건강과 웰니스

Health and Wellness

개정 8판

영 문 출 판 사

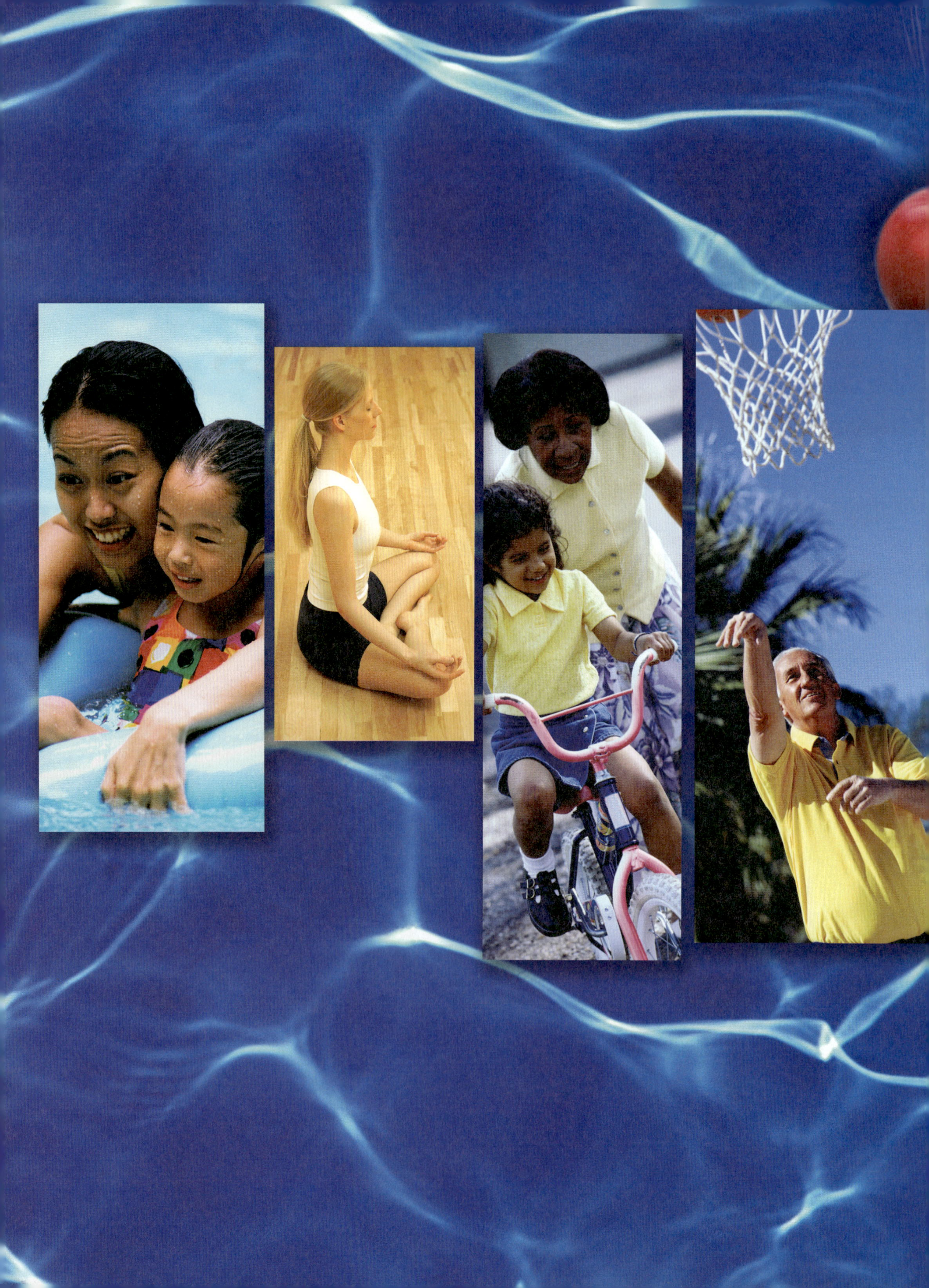

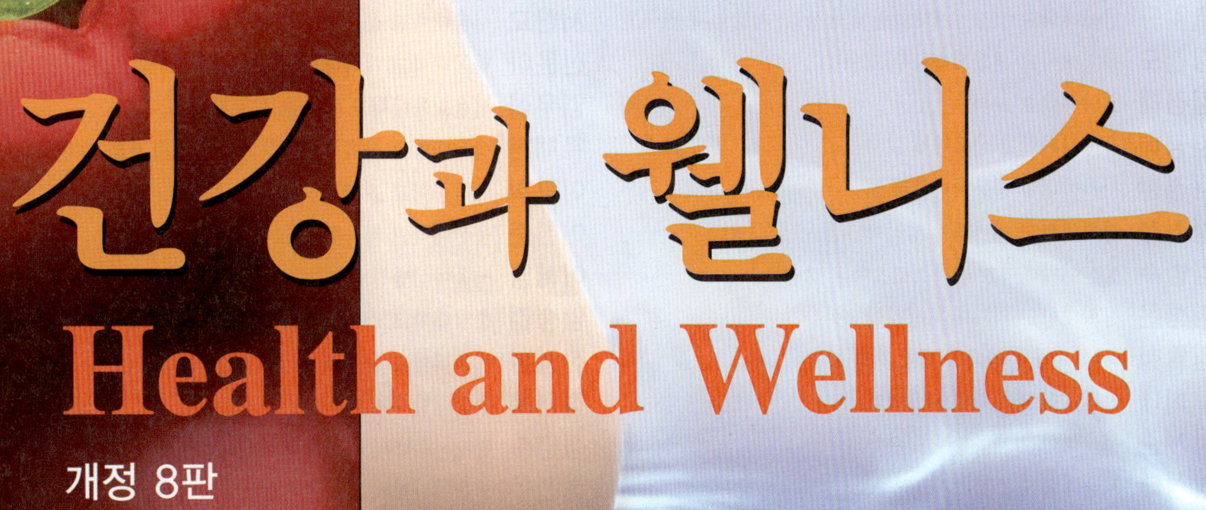

건강과 웰니스

Health and Wellness

개정 8판

Gordon Edlin
John A. Burns School of Medicine
University of Hawaii, Manoa Campus
Honolulu, Hawaii

Eric Golanty
Las Positas College
Livermore, California

영 문 출 판 사

■ 옮긴이 (가나다순)

강서정 상명대학교 체육학부 교수
고일규 한서대학교 건강증진대학원 운동생리·처방학과 연구원
김건도 세명대학교 생활체육학부 교수
김경래 효양중학교 교사
김경배 육군사관학교 체육학처 교수
김경한 서라벌대학 운동처방학과 교수
김기정 경희대학교 의과대학 생리학교실
김범수 성신여자대학교 레저스포츠학과 교수
김성은 경희대학교 의과대학 생리학교실
김효철 중국 요녕 중의약 대학교 객좌교수
노희태 연세대학교 대학원 체육학과
박계순 울산대학교 체육학부 교수
박성태 서울대학교 스포츠과학연구소
박은경 서울아산병원 스포츠건강의학센터
박익렬 진주산업대학교 교양학부 교수
박해찬 고려대학교 스포츠과학연구소
배윤정 동덕여자대학교 비만과학대학원 교수
백남섭 용인대학교 체육학과 교수
서한교 서울대학교 운동생리학 실험실
신윤아 단국대학교 체육대학 운동처방재활학과 교수
엄우섭 서울교육대학교 체육교육과 교수
유재현 삼육대학교 사회복지학부 보건관리학전공 교수
이광희 도곡중학교 교사
이한준 울산대학교 체육학부 교수
이혜영 서울아산병원 스포츠건강의학센터
임승길 중앙대학교 스포츠과학 연구소
전병환 서울대학교 운동생리학 실험실
정연옥 동원대학 휘트니스건강관리과 교수
정영수 명지전문대학 사회체육과 교수
정진욱 서울아산병원 스포츠건강의학센터
지용석 한서대학교 건강증진대학원 운동생리·처방학과 교수
최혜정 보바스 기념병원 스포츠의학센터
한시내 이화여자대학교 대학원

Health and Wellness, Eighth Edition
by Gordon Edlin / Eric Golanty

건강과 웰니스 개정 8판

2010년 1월 22일 초판인쇄
2010년 1월 29일 초판발행

지은이 : Gordon Edlin / Eric Golanty
옮긴이 : 이 한 준 외
발행인 : 박 병 조
발행처 : 도서출판 영문출판사
등 록 : 1987년 12월 21일 제2-419호
주 소 : 서울시 강남구 삼성동 69-1
전 화 : (02) 514-5590, 776-5590
팩 스 : (02) 756-8943
E-mail : yeongmunsa@empal.com
정 가 : 27,000원
ISBN 978-89-7224-217-8 93510

※ 파본은 교환해 드립니다.

주요 목차

제1부 웰니스를 성취하는 것 ····· 1

1 개인 건강의 성취 ····· 3

2 건강 유지를 위한 정신과 신체의 소통 ····· 23

3 스트레스 관리: 심신의 조화 회복 ····· 45

4 정서적 안녕감의 유지 ····· 65

제2부 건강 생활을 향한 식이와 운동 ····· 89

5 영양이 풍부한 식품의 선택 ····· 91

6 건강한 체중 관리 ····· 125

7 건강과 웰빙을 위한 신체 활동 ····· 147

제3부 건전한 관계 만들기 ····· 165

8 건전한 교제와 성관계 ····· 167

9 임신과 가족계획 ····· 193

10 피임조절법 선택하기 ····· 215

11 성병(성감염증)과 AIDS의 예방 ····· 237

제4부 질병의 이해와 예방 ····· 253

12 감염 감소와 면역 강화 : 지식 강화 예방 ····· 255

13 암: 위험과 예방법에 대한 이해 ····· 287

14 심혈관 질환: 위험의 이해와 예방 ····· 311

15 유전자와 건강 ····· 335

제5부 약물 사용과 남용 설명 ····· 351

16 올바른 약의 사용 ····· 353

17 담배 소비 제거하기 ····· 377

18 책임감 있는 음주 ····· 395

제6부 건강한 선택하기 ····· 413

19 건강관리에 대한 의사결정 ····· 415

20 대체 의학 탐구 ····· 431

21 갑작스런 상해와 사고 예방: 당신이 할 수 있는 것 ····· 447

제7부 장애 극복하기 ····· 465

22 노화와 죽음의 이해 ····· 467

23 사회 내 폭력 ····· 489

24 건강한 환경을 위한 노력 ····· 507

부록 A 스트레스 관리 기법 ····· 531

부록 B 건강 기관의 행사 달력 ····· 541

어휘 용어정의 ····· 545

학습 지침 및 자가 평가 ····· 559

찾아보기 ····· 627

사진 제공 ····· 633

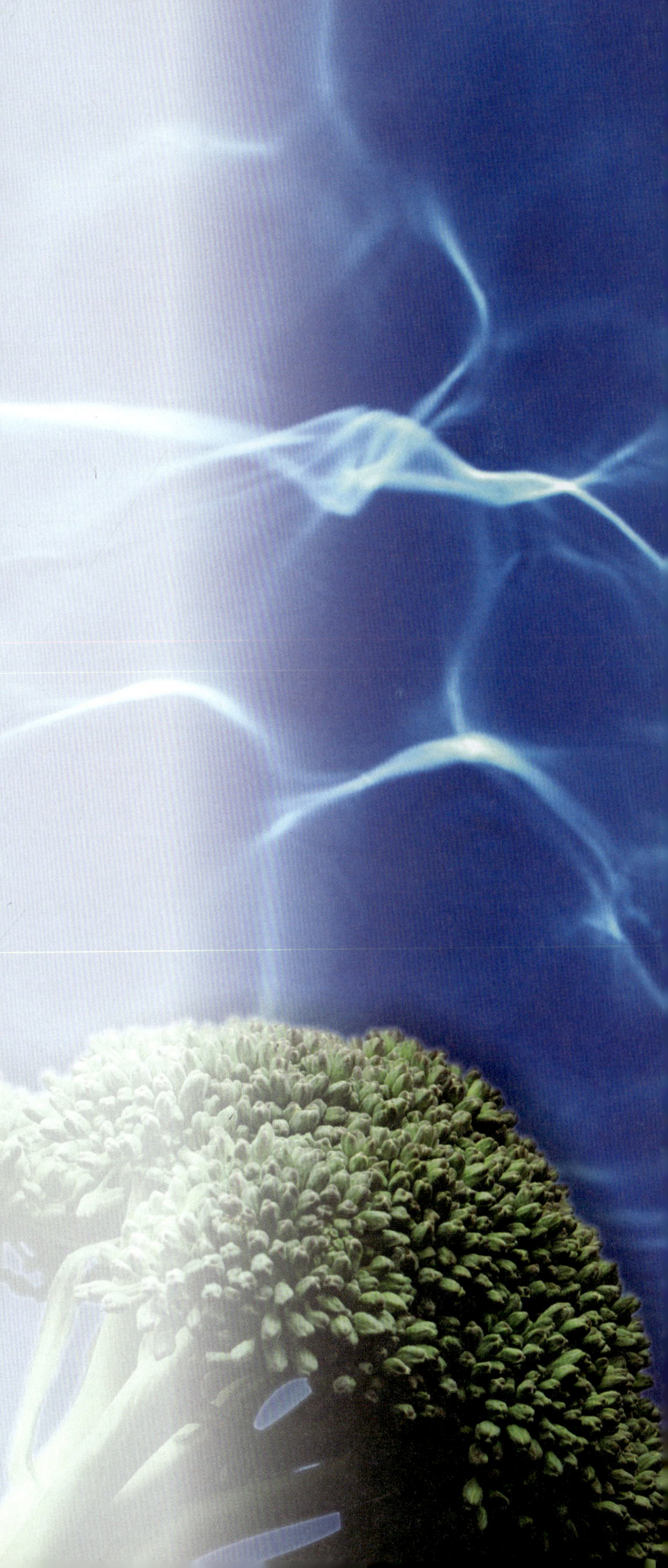

목 차

제1부 웰니스를 성취하는 것(Achieving Wellness) …1

1 개인 건강의 성취 (Achieving Personal Health)……3

건강과 웰니스의 정의 4
건강의 모델 4
의학적 모델 5
환경적 모델 5
통합적 모델 5
건강과 웰니스의 범주들 7
완전한 웰니스로서의 건강 8
통합적 건강의 철학 9
당신의 건강에 대한 책임지기 10
생활양식과 건강 12
생활습관병으로서의 제2형 당뇨병 13
근시 14
국가의 건강 목표 14
종교, 영성, 그리고 건강 15
건강한 변화 만들기 17
건강 믿음 모델 17
변화 이론 모델 18
당신에게 달렸다 18
건강에 대한 중요한 생각 20
건강 리뷰 20
건강과 웰니스 온라인 20
참고 문헌 21
추천 도서 21
추천된 웹사이트 21

2 건강 유지를 위한 정신과 신체의 소통 (Mind-Body Communications Maintain Wellness) ………………23

항상성과 건강 25
자율신경계 26
호르몬 28
마음이 질병도 건강도 만들어낼 수 있다 28
시험 걱정 30
플라시보 효과 31
약물 혹은 위약 : 어느 것이 더 효과적인가? 31
위약 사용의 윤리성 33
위약의 어두운 이면 34
신념과 치료 35
최면술과 치료 35
최면술의 이해는 당신이 긴장을 풀 수 있게 해줄 것이다 37
이완 반응 37
명상 38
암시의 힘 40
이미지 시각화기법 40
마음을 진정시키기 위한 시간 내기 41
건강에 대한 중요한 생각 42
건강 리뷰 42
건강과 웰니스 온라인 42
참고 문헌 43
추천 도서 43
추천된 웹사이트 43

3 스트레스 관리: 심신의 조화 회복 (Managing Stress: Restoring Mind-Body Harmony) ……………45

스트레스의 정의 46
스트레스의 정신적 요소 46
스트레스 경험에 영향을 미치는 요소들 48
스트레스의 생리학적 요인 48
스트레스원의 유형 50
스트레스원으로서의 생활 변화 50
스트레스원으로서의 매일의 사건들 53
스트레스가 질병을 유발하는 방식
일반적 적응 증후군 56
외상후 스트레스 증후군 56
스트레스와 면역계 57
스트레스 관리하기 58
건강에 대한 중요한 생각 60
건강 리뷰 61
건강과 웰니스 온라인 61
참고 문헌 62
추천 도서 62
추천된 웹사이트 63

4 정서적 안녕감의 유지 (Maintaining Emotional Wellness) ……………………………………………65

사고와 정서의 이해 67
대체전략의 개발 68
방어기전 68
대체전략의 추진 70
두려움, 공포증 및 불안 70
강박관념 장애 74
우울증 74
자살 77
노여움 79
수면과 꿈 80
수면문제 81
불면증 81
사건수면 82
꿈의 이해 82
꿈의 해석 83
정신 장애 83
건강에 대한 중요한 생각 85
건강 리뷰 86
건강과 웰니스 온라인 86

참고 문헌 87
추천 도서 87
추천된 웹사이트 87

제2부 건강 생활을 향한 식이와 운동(Eating and Exercising toward a Healthy Lifestyle) 89

5 영양이 풍부한 식품의 선택 (Choosing a Nutritious Diet) 91

먹는 권리를 위한 식이 지침 92
식품구성탑 93
식품표 96
식품의 3가지 기능 96
신체 구조와 기능 98
삶의 에너지 99
먹는 즐거움 100
식품의 7가지 성분 100
단백질 100
탄수화물 102
지방 105
비타민 107
무기질 110
식물 화학물 111
수분 111
식이 보충제 112
식품으로서 식이 보충제 112
약품으로서 식이 보충제 113
식품 첨가제 113
방부제 113
인공 감미료 114
식품 안전 114
패스트푸드 117
채식주의 식이 117
영양이 얼마나 뇌에 영향을 미치는가 118
건강에 대한 중요한 생각 120
건강 리뷰 120
건강과 웰니스 온라인 121
참고 문헌 121
추천 도서 122
추천된 웹사이트 123

6 건강한 체중 관리 (Managing a Healthy Weight) 125

건강 체중이란 무엇인가? 128
체지방 조절 130
식욕조절이 작용했을 때 130
식욕조절이 작용하지 않았을 때 130
민감한 체중 관리 132
과체중의 의학적 관리 134
상담과 최면요법 134
약물요법 135
수술요법 135
지방흡입술 135
체중관리유행과 체중관리에 대한 착오 136
바디 랩 137
화학물질들 137
다이어트 프로그램들 139
신체 이미지 140
섭식장애 140
신경성식욕부진증 141
거식증 142
폭식증 장애 143
여러분의 손 안에 있다 143
건강에 대한 중요한 생각 144
건강 리뷰 144
건강과 웰니스 온라인 144
참고 문헌 145
추천 도서 145
추천된 웹사이트 145

7 건강과 웰빙을 위한 신체 활동 (Physical Activity for Health and Well-Being) 147

신체적 활동이란 무엇인가? 148
신체 활동의 심리적인 혜택 149
신체 활동에 따른 건강상의 이점 149
신체적 활동으로 인한 심리적 이점 150
피트니스와 컨디셔닝 151
유산소 트레이닝 151
근력 트레이닝 153
약물과 운동 선수 트레이닝 153
신체 활동을 우선 순위에 올려 놓는 법 154
나에게 맞는 운동 선택하기 154
유익한 운동의 종류 155
운동의 남용 158
건강에 대한 중요한 생각 162
건강 리뷰 162
건강과 웰니스 온라인 162
참고 문헌 163
추천 도서 163
추천된 웹사이트 163

제3부 건전한 관계 만들기(Building Healthy Relationships) 165

8 건전한 교제와 성관계(Developing Healthy Intimate and Sexual Relationships) 167

성행위: 신체적 관점 168
여성의 성 해부학 169
생식능력 혹은 월경주기 173
폐경기 174
남성의 성 해부학 175
성행위: 심리학적 관점 175
성행위: 본능적 관점 176
성행위: 행동학적 관점 176
성적 흥분과 반응 177
오르가즘 178
자위 179
성적 절제 179

성적장애 180
성행위: 관계적 측면 182
친밀감이란 무엇인가? 182
친근한 관계들의 생활사 182
친근감 발전시키기 183
관계굳히기 184
결별 184
친밀한 관계에서 의사소통 185
의미를 정확하게 전달하기 186
효과적인 청취 187
적절하게 감정을 표현하기 188
건강에 대한 중요한 생각 190
건강 리뷰 190
건강과 웰니스 온라인 190
참고 문헌 191
추천 도서 191
추천된 웹사이트 191

9 임신과 가족계획 (Understanding Pregnancy and Parenthood) 193
부모가 되는 선택 194
임신과정 194
임신 196
태아성장 196
임신 동안의 성적 상호작용 197
임신 동안의 건강 습관 199
영양 199
신체활동과 운동 200
정서적 웰빙 201
출생 전 관리 201
태아 성장의 위험 201
마약 201
알코올 202
흡연 202
선천적 결함은 어떻게 발견 되는가 202
양수 천자 202
융모막 검사 202
임신기간중 문제점들 203
자연유산과 사산 203
분만 203
분만준비 203
분만 204
의학적 중재 206
고통조절을 위한 선택 206
회음절개 206
제왕절개 206
분만 후 단계 206
모유수유 208
불임증 209
임신할 수 있는 기회를 높이는 법 209
입양 210
건강에 대한 중요한 생각 211
건강 리뷰 212
건강과 웰니스 온라인 212
참고 문헌 213
추천 도서 213
추천된 웹사이트 213

10 피임조절법 선택하기 (Choosing a Fertility Control Method) 215
피임조절의 효율성 216
질외사정 217
세척 217
호르몬의 피임 218
복합 호르몬의 피임약들 218
순수 프로게스틴 피임법 220
자궁내 피임 기구 220
차단식 피임법들 221
피임용격막 221
경부 캡 222
피임 스펀지 222
질 살정제 222
남성 콘돔 223
여성 콘돔 223
불임 인식 방법 225
리듬 조절법 226
체온법 226
점액법 226
화학 법 227
불임수술 227
남성 불임수술 227
여성 불임수술 228
올바른 피임법 선택하기 228
피임에 대한 책임 229
피임의 책임에 대한 상의 230
피임에 대해 말하기 230
응급 피임 231
낙태 231
낙태의 합법성과 도덕성 232
건강에 대한 중요한 생각 234
건강 리뷰 234
건강과 웰니스 온라인 234
참고 문헌 235
추천 도서 235
추천된 웹사이트 235

11 성병(성감염증)과 AIDS의 예방 (Protecting Against Sexually Transmitted Diseases and AIDS) ···237
STD 위험요인 239
다수의 파트너와 성관계 239
안전 불감증 239
신호와 증상의 부재 239
치료 받지 않은 상태 239
잘못된 판단 239
면역의 결핍 239
바디 피어싱 240

가치 판단 240
절제 240
일반적인 STDs 240
트리코모나스감염증 240
클라미디아 241
임질 241
매독 242
음부포진 242
인간 유두종 바이러스와 생식기 사마귀 243
B형 감염 244
무사마귀 244
사면발이 244
옴 245
후천성 면역 결핍증 245
STDs 예방 248
안전한 성관계의 실천 248
효과적인 대화의 기술 249
건강에 대한 중요한 생각 250
건강 리뷰 250
건강과 웰니스 온라인 251
참고 문헌 251
추천 도서 251
추천된 웹사이트 251

제4부 질병의 이해와 예방 (Understanding and Preventing Disease) ······253

12 감염 감소와 면역 강화 : 지식 강화 예방 (Reducing Infections and Building Immunity: Knowledge Encourages Prevention) ······255

감염성 미생물 256
감염성 질환을 인식하는 약물 256
감염성 질환 치료 258
항생제 259
인체는 어떻게 자신을 보호하는가? 260
일반 감염 질환 261
감기와 독감 261
라임병 262
전염성 단핵구증 263
궤양 264
간염 265
프리온 병 266
최근 생겨난 전염성 질환 267
감염에 대항하는 면역계 268
림프계 269
면역화 271
논쟁에도 불구하고 예방주사는 안전하다 272
알레르기의 이해 273
접촉성 피부염 273
천식 274
음식 알레르기 275
자기 인식 276
자가 면역 질환 276
기관 이식 278
혈액 수혈과 Rh 인자 279
AIDS와 HIV 280
AIDS 와 면역계 281
에이즈 항체 검사 282
HIV 감염의 예방 283
감염의 예방 283
건강에 대한 중요한 생각 284
건강 리뷰 284
건강과 웰니스 온라인 284
참고 문헌 285
추천 도서 285
추천된 웹사이트 285

13 암: 위험과 예방법에 대한 이해 (Cancer: Understanding Risks and Means of Prevention) ······287

암에 대한 이해 289
여러 가지 암의 발생률 289
암이란? 289
암의 원인 291
대부분의 암은 유전되지 않는다 291
암 감수성 유전자 292
환경적 요소 293
이온화한 방사선 294
종양 바이러스 295
화학적 발암물질 295
크세노에스트로젠(환경호르몬)이 암을 유발하는가? 296
일반 암에 대한 사실 297
폐암 297
유방암 298
고환암 300
전립선암 300
피부암 301
결장암 302
다이어트와 암 위험 302
암 치료법 304
실험적인 암치료들 305
암 진단하기 305
건강에 대한 중요한 생각 308
건강 리뷰 308
건강과 웰니스 온라인 308
참고 문헌 309
추천 도서 309
추천된 웹사이트 309

14 심혈관 질환: 위험의 이해와 예방 (Cardiovascular Diseases: Understanding Risks and Measures of Prevention) ······311

심혈관 질환의 이해 312
심장과 혈관 312
혈류의 조절 314
죽상동맥경화증의 영향 315
죽상동맥경화증의 발현에 기여하는 위험 인자들 316
심장발작의 진단 317

막힌 동맥의 회복 317
뇌졸중 320
심혈관 질환에 대한 위험 요인들 320
콜레스테롤 321
고혈압 324
심혈관 질환의 원인인 흡연 325
호모시스테인 수준과 심장마비 위험 326
스트레스 326
소금 327
식이와 심혈관 질환 328
비타민 E 328
비타민 B 328
비타민 C 328
칼슘 329
콩 제품 329
생선 오일 329
차 330
아스피린 330
알콜 330
심혈관 질환의 예방 330
건강에 대한 중요한 생각 331
건강 리뷰 331
건강과 웰니스 온라인 331
참고 문헌 332
추천 도서 333
추천된 웹사이트 333

15 유전자와 건강 (How Genes Affects Health) …335
선천성 결함 336
탈리도마이드 338
디에틸스틸베스트롤 338
아큐탄 338
알코올 및 약물 338
비스페놀 A 338
인간의 유전 339
유전병 339
염색체 340
유전자 340
유전병의 예방 341
태아검진 341
유전자 상담 342
유전병 치료 343
유전자 치료 343
유전자 검사 344
유전자 조작 식품 345
동물과 인간을 복제해야만 하는가? 347
건강에 대한 중요한 생각 348
건강 리뷰 348
건강과 웰니스 온라인 349
참고 문헌 349
추천 도서 349
추천된 웹사이트 349

제5부 약물 사용과 남용 설명 (Explaining Drug Use and Abuse) ……351

16 올바른 약의 사용 (Using Drugs Responsibly) 353
약물이란 무엇인가? 354
약물은 어떻게 작용하는가 354
의도하지 않은 약물의 위해효과 355
약물투여의 경로 356
약물의 유효성 356
미국인의 과도투약 358
제약회사는 어떻게 당신의 지갑을 여는가 359
약물 사용의 중요성 360
중독 362
신체적 의존 363
내성 364
금단현상 364
심리적 의존 364
자극제 364
코카인 365
암페타민 366
엑스터시 366
카페인 367
진정제 368
진정제와 수면제 368
아편 369
마리화나(대마) 369
환각제 370
펜시클리딘 371
흡입제 372
아나볼릭 스테로이드 372
약물 사용 줄이기 372
건강에 대한 중요한 생각 374
건강 리뷰 374
건강과 웰니스 온라인 374
참고 문헌 375
추천 도서 375
추천된 웹사이트 375

17 담배 소비 제거하기 (Eliminating Tobacco Use) ……377
미국에서의 담배 소비 378
담배란 무엇인가? 379
담배의 생리학적 영향 380
무연 담배 380
시가 382
흡연과 질병 382
아이들에 있어서 부모 흡연의 영향 382
담배 소비가 건강에 미치는 영향 382
폐암 383
심장 질환 383
기관지염과 폐기종 383
비흡연자에 대한 담배 흡연자의 영향 384
왜 사람들은 담배를 피우는가? 385

금연하기 385
용어의 전쟁 387
영화와 TV에서의 흡연 장면 388
사회에 대한 담배의 피해 중지 389
건강에 대한 중요한 생각 391
건강 리뷰 392
건강과 웰니스 온라인 392
참고 문헌 393
추천 도서 393
추천된 웹사이트 393

18 책임감 있는 음주 (Using Alcohol Responsibly) 395

알콜 사용의 역사 397
대학에서의 음주 397
술이 인체에 미치는 영향 398
알콜 음료의 구성 398
알콜은 어떻게 흡수되고, 배설되며, 대사 되는가 399
숙취 400
알콜이 행동에 미치는 영향 400
성적인 행동 401
알콜의 다른 효과 402
장기적인 영향 403
태아 알콜 증후군 403
알콜의 건강상 이점 403
알콜 남용과 알콜 중독 403
알콜 중독의 단계 404
알콜 중독이 가족들에게 미치는 영향 405
알콜 중독 가정의 어린이들 406
도움찾기: 여러 가지 치료 방법 407
책임감 있는 음주 407
건강에 대한 중요한 생각 408
건강 리뷰 409
건강과 웰니스 온라인 409
참고 문헌 410
추천 도서 410
추천된 웹사이트 411

제6부 건강한 선택하기 (Making Healthy Choices) 413

19 건강관리에 대한 의사결정 (Making Decisions about Health Care) 415

현명한 건강관리 소비자 되기 416
건강관리 진료자 선택하기 417
의사 417
치과의사 417
발전문의 417
의사 방문하기 418
병원 419
건강보험 이해하기 420
개인보험 (private insurance) 420
건강유지기관 (Health Maintenace Organizations) 420
Preferred Provider Organizations 421
연방정부가 건강관리를 어떻게 지원 하는가 421
미래의 건강관리 문제들 422
증가하는 건강관리 비용 422
건강관리의 불공정성 424
의료관리의 질 424
아름다움을 위해서라면 얼마라도 425
건강에 대한 중요한 생각 427
건강 리뷰 427
건강과 웰니스 온라인 428
참고 문헌 428
추천 도서 429
추천된 웹사이트 429

20 대체 의학 탐구 (Exploring Alternative Medicine) 431

대체 의학의 정의 432
대체 의학 433
아유르베다 433
동종요법 435
카이로프랙틱 436
골병증 437
침술 437
약초 의학 438
자연요법 440
치료적 마사지 441
아로마테라피 443
대체 의학의 선택 443
건강에 대한 중요한 생각 444
건강 리뷰 444
건강과 웰니스 온라인 445
참고 문헌 445
추천 도서 445
추천된 웹사이트 445

21 갑작스런 상해와 사고 예방: 당신이 할 수 있는 것 (Preventing Unintentional Injuries and Accidents: What You Can Do) 447

갑작스런 상해와 사고 448
사고 위험 줄이기 449
갑작스런 상해의 분석 450
자동차 안전 451
안전벨트 453
오토바이 안전 454
보행자 안전 454
자전거 안전 455
가정안전 455
낙상 456
중독 456
익사 456
질식 457
화재 458
작업장 안전 458
스포츠 상해 460
응급처치 461

사고 예방 461
건강에 대한 중요한 생각 462
건강 리뷰 462
건강과 웰니스 온라인 463
참고 문헌 463
추천 도서 463
추천된 웹사이트 463

제7부 장애 극복하기 (Overcoming Obstacles) ······465

22 노화와 죽음의 이해 (Understanding Aging and Dying) ······467
미국의 노인 인구 469
인간은 얼마나 오랫동안 살 수 있는가? 470
노화 이론 471
노화를 조절하는 생물학적 시계 471
노화에 영향을 미치는 환경적 요인 472
노화를 지연시키는 저영양 472
알츠하이머병과 노인성 치매 473
식이요법과 치매 475
파킨슨씨병 476
골다공증 476
노화와 죽음에 대한 두려움 478
죽음의 존엄성 479
죽음의 단계 479
삶에 대한 의지 480
안락사 480
치료 완화 482
호스피스 482
건강한 노화 483
건강에 대한 중요한 생각 485
건강 리뷰 485
건강과 웰니스 온라인 486
참고 문헌 486
추천 도서 487
추천된 웹사이트 487

23 사회 내 폭력 (Violenc in Our Society) ······489
테러이즘과 폭력 490
생물테러의 위험 490
가정폭력 491
가정폭력 491
가정폭력의 원인 492
폭력적 행동을 제어하는 뇌 493
아동학대 494
아동학대의 사회적 국면 495
아동학대의 문화적 방면 496
아동학대예방 496
성폭력 496
지인강간 497
지인강간의 결과 497
성폭력 후 대처방법 498
노인학대 499
총기폭력 500
청소년 갱단 500
학교폭력 501
건강에 대한 중요한 생각 504
건강 리뷰 504
건강과 웰니스 온라인 504
참고 문헌 504
추천 도서 505
추천된 웹사이트 505

24 건강한 환경을 위한 노력 (Working Toward a Healthy Environment) ······507
외부 공기 오염 509
스모그 509
산성비 512
이산화탄소와 지구 온난화 512
오존층 515
공해의 위험 평가 516
내부 공해물질 516
라돈 517
중금속 오염 517
수질오염 519
토지오염 519
농약 520
폴리 염화 비페닐 522
환경 호르몬 522
전자기와 극초단파 방사능 522
소음공해 524
인구증가가 우리에게 미치는 영향 525
건강에 대한 중요한 생각 527
건강 리뷰 527
건강과 웰니스 온라인 528
참고 문헌 528
추천 도서 529
추천된 웹사이트 529

부록 A 스트레스 관리 기법 ······531
부록 B 건강 기관의 행사 달력 ······541
어휘 용어정의 ······545
학습 지침 및 자가 평가 ······559
찾아보기 ······627
사진 제공 ······633

요점(features)

건강 팁

칫솔과 치실의 사용은 건강 문제를 예방할 수 있다. 10
컴퓨터 앞에 앉아있을 때 스트레스를 줄여라. 19
이 문구를 반복하면 당신의 건강이 호전될 수도 있다 35
행동을 변화시키기 위해 당신 자신만의 만트라를 만들어라 39
스트레스 주의 신호 46
근심, 근심, 근심: 스트레스를 유발하는 생각을 멈추는 방법 51
정서적 웰니스를 위한 단신 67
노여움을 가라앉히는 방법 78
완전히 지워졌는가? 81
건강하게 먹기(건강식): 한번에 하나씩 94
먹어라! 먹어라! 아침을, 즉, 99
도보 133
주의 깊은 섭취 134
숙지하라: 금전을 소비하지 말고, 한번 시도해 봐라. 138
일상 생활에서 운동을 병행하는 방법 149
웨이트 트레이닝에서 해야 할 것과 하지 말아야 할 것 154
걷기를 통해 침착성 찾기 157
음주: 위험한 사회적 성적 윤활제 177
성적 경험을 강화하기 위한 방법 178
성에 관한 대화에 신경을 써라 179
임신과 출산: 복식 호흡 운동 204
약 먹는 것을 잊었을 때 217
콘돔을 씌우는 법 225
콘돔 센스 249
손에서 손으로의 접촉이 가장 쉬운 감기 경로이다. 262
금속니켈의 접촉으로 발진유발 274
주위의 발암물질에 대한 노출을 피해라 295
기적적인 암치료로 인해 바보가 되지 마라 304
잇몸 감염이 심장병을 야기한다. 315
고혈압을 줄이기 위한 호흡 운동 325
임신 전 엽산(folic acid) 섭취 337
유전자 정보의 보호 345
신약에의 5년 규칙 적용 360
흡연을 늘리는 것은 재정적으로 당신의 미래를 어둡게 한다. 378
당신은 문제 있는 음주가인가? 405
압점으로 두통 치료 440
커피와 소다 대신 허브차로 바꾸세요 440
방어운전 451
차량에서 사고를 피하는 방법 454
알츠하이머병의 위험을 줄이는 방법 474
죽음에 대한 두려움을 극복하는 법 479
가정폭력 핫라인 491
데이트 강간을 예방하는 방법 498
다음에 차를 살 때는 에너지 절약(green) 자동차로 구입하세요. 511
수은 온도계의 안전한 배치 518

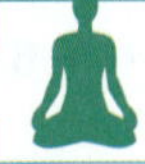

스트레스 관리

조화와 평화 7
시각화기법은 시험 걱정을 줄여준다 32
점진적 근육 이완법 36
두 명의 수도승과 강 59
유머 치료 69
내재되어 있는 비만의 정서적 원인을 치료하기 135
HIV에 감염되어 있는 것은 왜 치명적인가? 247
시각화의 예술 306
명상 365
중독행동을 없애는 것 406
명상 452
화를 다스리는 방법 493
"도로 위 분노" 증가 495
화 수치를 확인한다 499

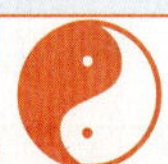

웰니스 지침

전체적 인간 웰니스 8
아, 두통이여! 11
대학생들의 건강 문제들 14
신체 치료를 위해 마음 이용하기 25
건강 증진을 위해 마음 이용하기 41
강력한 장군과 수도승 47
시간 조절 54
이미지 시각화는 스트레스를 줄인다. 58
친구가 자살을 고려하고 있다면 77
밤잠을 잘 자는 방법 80
하루 필요 칼로리 추정하기 100
탄산 음료에 중독되었는가? 103
치아와 잇몸을 관리하라 108
유기농 라벨을 위한 새로운 규칙 114
식품 안전을 위한 지침 116
체중관리를 위한 계획 136
엘리트 선수들은 식이장애의 위험에 놓여 있다. 142
계획 수립 156
건강상태를 개선하는 필라테스 158
피트니스 계획 161
당신의 성적 건강에 유념하라 168
당신의 이상형 187
자가임신 테스트 195
피임법들의 비교 219
허브로 인한 면역 증진 272
천식 치료 275
자가 유방 진단법 298
유방암 유전자 상속과 유방 제거: 무엇을 해야 할까? 300
피부암을 예방하는 법 301
코카인은 심장 발작을 야기할 수 있다. 316
심혈관 질환 위험요인들 322
혈중 콜레스테롤과 지질 측정값을 어떻게 해석하는가? 323
심장의 진탕 327
유전적으로 결함이 있는 아이를 출산할 위험이 있는지를 결정하는 것 343
게이 유전자(gay gene)가 있는가? 345
중독의 위험요인 362
금연 과정의 단계 387
여성과 담배 광고 388
어느 학생의 음주운전 경험 402
담당 의사와 성공적인 교류를 하기 위한 방법 419
등과 허리통증의 예방과 관리 421
건강 관리 보험 용어 423
대체의학에 대한 정보 제공처 434
사고를 피해라: 운전중 휴대폰을 사용하지 말아라. 452
차 안에 있는 당신의 아이를 보호해라. 453
화재경보기는 당신에게 기회를 준다. 458
호르몬 섭취가 젊음을 유지시켜 줄 수 있는가? 468
알츠하이머 치매 증상을 지연시켜 주는 은행나무 추출물 475
농약 사용을 위한 예방조치 521
EMFs 노출을 감소시키는 방법 524

글로벌 웰니스

음과 양 : 균형점 찾기 24
일본에서 과로는 사망을 유발함 51
우울증은 전 세계적.. 76
지중해인의 다이어트(식이) 95
섭식장애는 전 세계적인 관심사이다 141
유아사망률 207
피임제는 낙태를 줄일 수 있다 232
중국이 직면한 STD 위기 246
의학역사의 흥미로운 일화 259
위험한 신종 호흡계 바이러스의 출현 268
아프리카에서의 에이즈 : 에이즈 백신의 전망 282
세계의 암 비율이 급격하게 증가할 것으로 예상했다 297
영양과 심장 327
담배, 정책과 자산 381
건강도 인간의 기본 권리 422
신앙이 인간의 수명에 영향을 미칠 수 있는가? 478
미국의 폭력은 어떤 국가도 능가 한다 502
가이아(Gaia): 지구는 살아있는가? 508

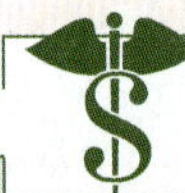

달러와 건강 상식

큰 회사들은 사람들을 아프게 만드는 생산품으로부터 이익을 얻는다. 12
걱정과 나쁜 습관을 위한 약물 72
식품 산업: 이익, 건강에 도움이 안됨 102
식이 보충제의 마케팅 104
기능성 식품이 이점을 높인다 107
체중감량제제의 마케팅 138
스포츠 보조 약물 사업 155
섹스판매 181
자가 임신과 인터넷에서의 건강 물품들 구매 198
산업의 압력이 정부 건강 정책을 막는다 261
향균제품과 "Superclean" 집들 271
제세동기: 제세동기의 대중 접근이 생명을 구할 수 있는가? 317
관상동맥 우회술의 비즈니스 318
심장질환을 막기위한 킬레이트 요법? 당신의 돈을 아껴라. 329
유전자 검사는 유전자 차별을 일으킬 수 있다 346
애완동물 복제 : 기업들은 애완동물 주인의 마음을 노린다 347
신속승인 의약품의 허가는 위험할 수 있다 355
직접-소비자 광고가 더 많은 약품을 판매한다 360
술과 레몬에이드 : 돈 버는 멋진 방법 399
신체 부위 판매 425
사람의 마음을 끄는 치유법은 사기치료이다 442
산업재해와 정부의 정책 460
영원한 생명은 얼마인가? 480
나이의 실제 가치 483
미국은 세계적으로 가장 큰 에너지 사용자이고 가장 거대한 오염원이다 513

서 문

이 교재의 목적은 학생들이 이해하고, 실행할 필요가 있는 신체적, 정신적, 그리고 영적 웰니스의 기본적인 원칙들에 대한 정보를 제공하는 것이다. 이 교재에서는 일생 동안 웰니스를 증진시킬 수 있는 생활방식을 개발시키고, 삶에서 건강한 변화들을 일으킬 수 있는 동기부여를 위해서, 가장 최신의 도구, 정보, 운동과 유머를 제공한다. 건강에 있어서 가장 중요한 것은 우리 자신의 행동들—과식 또는 절식, 음주 또는 흡연, 약물남용 또는 스트레스를 유발하는 활동에의 관여와 같은 부정적인 행동들과 주변 환경과 조화를 이루는 삶과 같은 긍정적인 행동들—에 대한 자기 책임감(self-responsibility)이다. 또한 건강은 우리 전체의 삶을 포함하는 것이지, 단순히 상처 입은 곳을 치료하는 것이 아니다.

건강하고 튼튼하다는 것은 무엇을 의미하는가? 우리는 종종 건강하다는 것을 어떤 이상적인 체중을 유지하는 것, 정기적으로 운동하는 것, 금연 또는 절대 감기에 걸리지 않는 것과 동일하게 생각한다. 그러나 전체적인 관점에서의 건강은 우리 행동의 훨씬 많은 부분들을 포함한다. 다음 질문들에 답해 보고, 학생들의 건강 변화에 대한 학생들의 의견을 생각해 보아라.

- 음주를 할 때, 책임감 있게 음주를 하는가? (예로, 음주를 하지 않은 후에 운전을 하는가? 아니면 음주를 한 후에 운전을 하는가?)
- 충분한 수면을 취하는가 (적어도 8시간 이상의 수면을 취하는가)?
- 스트레스가 많은 상황들을 화를 내거나, 초조해 하거나, 우울해 하는 것 없이 잘 대처할 수 있는가?
- 인간관계는 만족스러운가?
- 성적으로 활발할 때, 피임을 하고, 좀 더 안전한 성행위를 실천하는가?
- 식단이 패스트푸드, 피자, 아이스크림으로 구성되어 있는가?
- 정기적으로 운동을 하는가?
- 자연에서 휴식을 취하는가?
- 사회활동에 참여하는가?

기억하라! 우리 모두는 때때로 건강하지 않은 행동들을 한다. 그러나, 이러한 건강하지 못한 행동들을 학생 스스로가 바꿀 수 있다는 것을 알아야 한다. 웰니스는 단계가 아니라 과정이다. 저자들은 학생들이 이 교재를 사용함으로써, 학생들의 건강하지 못한 행동들을 알게 되길 바란다. 또한, 학생들 스스로가 건강하지 못한 행동들을 변화시킬 수 있도록 동기를 부여하고, 변화를 위한 전략을 제공할 수 있기를 바란다. 학생들이 자기 책임감(self-responsibility)을 통하여 일생 동안의 웰니스를 성취하길 바란다.

저자들은 학생들이 웰니스를 공부하는데 도움을 주기 위해서 많은 읽을거리들을 개발했다.

각 장은 여러분이 그 장에서 가장 중요한 개념을 파악할 수 있도록 **학습목표들**을 제시하고 있다.

학 습 목 표

1. 정신과 신체의 소통(화학적과 전기적)이 어떻게 신체적, 정신적 웰빙(well-being)을 강화하는지 설명한다.
2. 건강 유지를 위한 생체항상성의 역할을 설명한다.
3. 자율신경계의 기능을 설명한다.
4. 중국 사상에서의 음(yin)과 양(yang) 그리고 카이(chi) 에너지를 설명한다.
5. 호르몬과 신체 기능 사이의 관계에 대하여 설명한다.
6. 신체화 장애(somatization disorder)의 의미가 무엇인지 설명한다.
7. 시험에 대한 걱정 완화 방법에 대하여 설명한다.
8. 기도와 최면술이 어떻게 치료에 사용되는지 논의한다.
9. 이미지 시각화기법이 어떻게 행동의 변화를 증진시킬 수 있는지 설명한다.

중요한 용어들은 책의 마지막에 있는 용어해설 뿐만 아니라, 용어들이 소개되는 페이지에도 정의되어 있다. 복습을 위해 용어들은 **Built-in workbook 형태**로 제공되어 있으며, 플래쉬카드, 크로스워드 퍼즐과 쌍방향의 용어해설-사용자가 직접 단어를 입력하면서 확인할 수 있는 용어해설- 등으로 웹사이트 (health.jbpub.com/hwonline)에서 제공되고 있다.

에피그램들(epigrams)은 건강에 대한 진지하고 재미있는 인용으로 각 장을 흥미롭게 꾸미고 있다.

각 장에는 **건강 팁**을 마련하여, 학생들의 그들의 건강행동을 즉각적으로 변화시킬 수 있도록 하고 있다.

각 장의 일부 중요한 주제들은 **Web Icon,** ▭ 으로 강조해 뒀으며, 이들 추가되거나 최신 업데이트 된 정보들은 웹 사이트에서 이용할 수 있다. **Health and Wellness Online** (health.jbpub.com/hwonline)은 학생들이 시험을 준비하거나, 건강 주제에 대한 더 많은 정보를 찾기 위한 유용한 공급원이 될 것이다.

용 어

정서적 웰니스: 감정을 이해학 일상생활에서 발생하는 문제에 대처하는 방법과 스트레스를 해소하는 방법을 아는 것

지적 웰니스: 새로운 아이디어나 개념에 대해 마음을 여는 것

정신적 웰니스: 당신과 다른 사람들 간의 균형과 조화를 이루는 상태

직업적 웰니스: 돈을 벌고 사회에 공헌하기 위해 당신이 하는 것을 즐기는 것

사회적 웰니스: 사회적 역할을 효과적이고 편안하고 다른 사람에게 해를 입히지 않고 수행할 수 있는 능력

신체적 웰...

제, 건강...

전한 상태...

의 미개발국 사람들을 죽음으로 몰아넣고 있다. 가
양결핍은 치명적인 감염성 질환을 확산시키는 조건
고 있으며, 전 세계적으로
질환은 여전히 가장 광범
망원인이 되고 있다.

한동안의 하락 후에,
많은 감염성 질환의 발병
시 증가하고 있다. 결핵
식품성 박테리아로 인한 사망은 최근에 증가하고
히, 도시와 농촌의 빈민과 약물 혹은 알코올 중독
발병 위험이 커지고 있는 실정이다. 심각한 질병과

> 나는 이 상을 받을 자격이 없다. 또한 관절염을 갖고 싶지 않다.
>
> *Jack Benny*

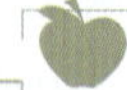

건강 팁

주위의 발암물질에 대한 노출을 피해라

- 흡연을 삼가 해라. 가능한 한 간접흡연과 대기오염에 대한 노출을 제한해라.
- 농약과 제초제를 제거하기 위해서 먹거나 요리하기 전에 모든 신선한 과일과 채소를 씻어라. 가능하다면 신... 공인된 유기농 과일과 채소를 구입해라.

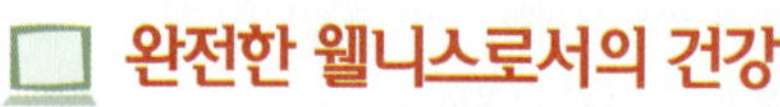

완전한 웰니스로서의 건강 (health as positive wellness)

병이 없는 것만이 건강하다는 의미가 아니라면 다른 것은 어떤 것이 있는가? 세계보건기구는 건강을 "완전한 신체적, 정신적, 사회적 웰빙의 상태이며 질병이나 허약함의 부재가 아니다." 라고 정의하였다. 이 정의는 매우 광범위하며 너무 많은 것을 포함하고 있어 어떤 사람들은 이것은 의미가 없다고 한다. 그러나 이것의 보편성의 정확히 맞는다. 사람들의 삶, 그리고 그러므로 그들의 건강은 삶의 모든 측면에 의해 영향을 받는다. 기후; 영양가 있는 음식, 편안한 휴식공간, 숨 쉴 수 있는 맑은 공기, 마실 수 있는 깨끗한 물의 공급; 그리고 가족, 연인, 고용주, 회사 동료, 친구 다양한 종류

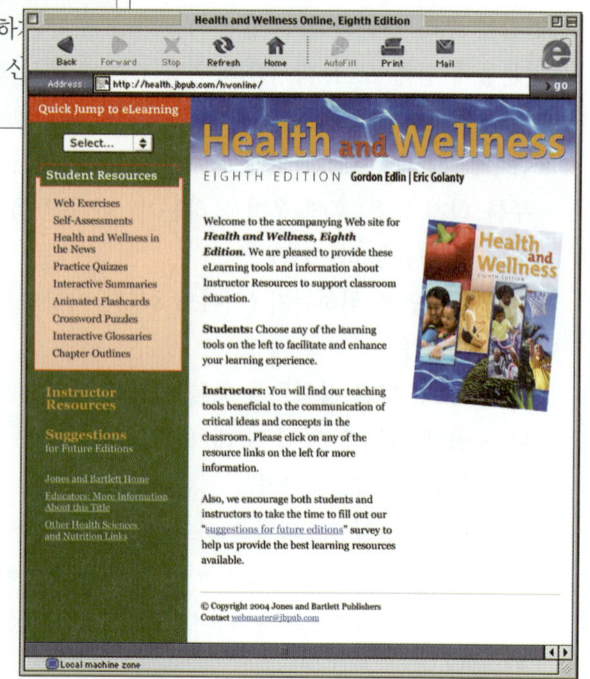

현재 흥미로운 주제들은 건강과 웰니스에 대한 학생들의 학습에서 완벽한 견해를 제시하기 위해서 상자 안에 강조되어 있다. **스트레스 관리** 상자는 유용한 스트레스 대처법들을 제공하며, **웰니스 지침**은 건강한 생활방식과 자기 책임감에 대한 단계, 기술, 정보 등을 제공한다. 건강과 웰니스가 다른 문화에 영향을 미침에 따라, **글로벌 웰니스** 상자는 전 세계적인 건강과 웰니스 이슈에 대한 정보를 제공한다. 업데이트된 **달러와 건강상식** 상자는 회사들이 쓸모없는 건강 보조제들, 위험하고 효과 없는 또는 불필요한 처방약들, 담배광고 등과 같이 건강에 해로운 상품들을 조장하는 방법에 초점을 맞춘다.

글로벌 웰니스

섭식장애는 전 세계적인 관심사이다

여성들 사이에서 섭식장애는 전 세계적인 문제가 되고 있다. 예전에는 주로 북아메리카와 … 은 사우디아라비아, 중국, 러시 … 함하여 전 세계적으로 섭식장이 …

전문가들은 TV, 영화, 잡지 … 와 광고모델을 닮으려고 노력 … 장애의 유행이 증가한다고 말 … 적으로 마른 여성을 "이상적인 … 것이 일부 여성들에게 사회적 … 들어, 그들로 하여금 비정상적 … 린 자신감을 … 가 도입 … 15%로 …

방송하는 유일한 TV 방송국을 가지고 있다. 섭식장애 유행의 증가가 TV 이외의 다른 것에 의한 것일 수 있음에도 불구하고, 연구자들은 TV 도입이 섭식장애 유행을 증가시켰다고 믿는다.

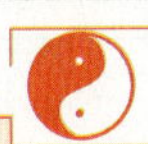

웰니스 지침

대학생들의 건강 문제들

북미의 천오백만 대학생들의 건강 문제는 무엇인가? 여기에 대학의 건강 교육자와 의학 전문가들이 생각하는 답이 있다 (Grace, 1997).

성 건강. 다른 어떤 것들보다도, 성적인 문제는 대학생들의 …

도하지 않은 임신(피임도구를 적절히 사용하지 않거나 전혀 사용하지 않음으로 인한), 그리고 성병의 전이(안전한 성관계를 하지 않는 것으로 인한)의 대부분과 관련이 깊다.

정신건강. 성적부진, 학업 스트레스, 사회적 지지의 부족, 초기 성인기에 대한 부적응, 사회적으로 잘 어울리지 못한다는 압박감 등은 학생들의 학업 수행 혹은 웰빙에 해를 입힐 수 있 … 이는 또한 스트 … 쟁적인 학업 환 … 킬 수 있다. … 즈나 체형에 대 … 위하여 영양결 … 섭식장애는 대다 … 들의 학생들에게

스트레스 관리

점진적 근육 이완법

점진적 이완(progressive relaxation)이라 불리는 기법에서, 당신은 조용하고 편안한 주위환경 안에서, 양발은 약간 벌리고 양손바닥은 위쪽을 향하게 한 채 등을 대고 눕는다. 운동을 시작하기 전, 하루에 대 … 마음속에 그냥 내버려 … 준비가 된 것이다.

1. 눈을 감고, 당신이 … 꼭 쥐어라. 다섯을 … 천천히 긴장을 풀 … 느껴지는지에 주 … 으면서 천천히 그 …
2. 당신의 손바닥을 … 정시키고 왼쪽 손 … 팽팽함이 느껴질 … 부려라. 다섯을 셀 … 을 푼다. 당신 손 … 듯한 감각에 유의하라. 오른손도 이와 같이 반복한다.
3. 손바닥을 위로 향한 채, 팔과 손가락 근육을 바짝 죄면서 왼손에 단단히 주먹을 쥔다. 다섯을 셀 동안 그 상태를 계속 유지한 다음 긴장을 풀라. 손과 팔에 얼얼하면서도 긴장이 풀리는 듯한 감각에 유의하라. 오른손도 이와 같이

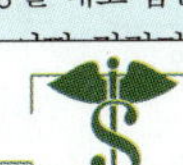

달러와 건강 상식

식이 보충제의 마케팅

최근 50년 동안 "효율성"은 무엇이 작용하는 것을 증명하기 위한 과학적 증명을 의미했다. 지금의 효율성은 얼마나 빨리 매장(선반)을 옮기느냐로 측정된다.

David Kessler, MD
전 식품의약국 위원

1906년과 1938년 미국 의회는 식품이 안전하고 약품은 안전하고 효과적인 것은 보장하기 위해 순수 식품과 약물 법안을 통과시켰다. 법을 보장하는 연방 정부인 식품의약국은 약물이 시장화 되기 전에 엄격한 검사를 요구하고 있다.

그러나 1994년 의회는 식이 보충제 사업에 대한 통제력을 가지고 있는 식품의약국 규제에 대한 분리된 법안을 통과시켰다. 이 법안은 식품의약국이 약품과 식이 첨가제에 대하여 가지고 있는 식이 보충제 규제를 막는 것이다. 그러나 연방은 아직 일반 대중에 의하여 건강에 해롭다면 생산품을 금지할 수 있다. 이러한 것은 식이 보충제의 제조업자들과 유통 관련자들이 정보가 입수되기 전까지는 가치가 없거나 해로울지라도 판매할 수 있다는 것은 의미한다—일반적으로 다수의 사람들이 병에 걸리거나 사망하는 것을 말한다.

법안 제안자들은 그들이 안전하다고 믿는 물질에 대한 정부의 규제를 반대한다(종종 그것들은 "식물성", "비의약품" 혹은 "천연성"이기 때문이다). 게다가 그러한 규제는 사람들이 먹을 수 있고 비타민에 대한 비용을 쉽게 할 수 있는 다양한 생산품을 제한한다고 믿고 있다. 또한 식품의약국의 규제는 실용적인 대체물에서부터 전통적인 의학과 처방약으로부터 식이 보충제 산업을 중단하게 할 수 있다.

법안의 반대자들은 독립적인 과학적 검정이 없이 소비자들이 보충제가 안전하고 혹은 효과적인지 확신할 수 없다고 주장하였다. 그들은 생산품이 불순하거나 알려지지 않은 작용 혹은 부정품에 의해 사람들이 해를 입을까 걱정하고 있다.

식품의약국의 전임 회장이었던 David Kessler 박사는 법안 통과를 위한 로비가 자기가 본 것 중 가장 강렬했다고 진술하고 있다. 식이 보충제 산업은 법안이 통과되지 않는다면 소비자가 비타민을 사기 위해서도 처방전이 필요할 것이라고 말했다 - 값은 값이면 전부 다 살 것이다!

놀란 수백만의 사람들은 그들의 대표자와 접촉하게 되었다. 그러한 로비는 엄청난 성공을 가져왔다; 법안은 의회에서 만장일치로 통과되었다.

시장에서 25,000 이상의 보충제와 현재의 경비로 인하여, 식품의약국은 보충제 제조업자들에 의해 만들어진 광고용 주장 혹은 생산품의 적은 부분이지만 검사를 모두 감독하기가 불가능하다. 보충제 산업의 비규제에 대한 제안자들은 매년 처방약의 복용으로부터 수천명의 사람들이 사망하는 것과 비교하여 단지 소수의 사람들이 보충제 섭취로 인하여 사망하고 있다고 지적하고 있다. 정부의 감독이 없기 때문에 소비자는 보충제 혹은 식물성 생산품을 소비하기 전에 현명한 소비자가 되어야 한다. 성분과 용법에 대한 생산품의 라벨을 읽어라. 소비자실험실(ConsumerLab.com)은 많은 보충제의 내용물을 증명하는 독립적인 실험실이다.

20장, "대체 의학"은 수많은 대체요법과 대체의학들에 대한 현재의 정보들로 구성되어 있다.

3장과 4장은 사스(SARS), 웨스트 나일 바이러스(West Nile Virus), 그리고 에이즈(AIDS)와 같이 전 세계적으로 발병하고 있는 전염성 질환에 대한 최신 논의를 제공하고 있다.

각 장들은 현재 논의가 되고 있거나 시사하는 바가 많은 상황을 제시하고, 학생들의 의견을 묻고, 그들의 편견에 대해 알아보는 **건강에 대한 중요한 생각**으로 마무리하고 있다.

각 장의 끝에는 각 장의 간략한 리뷰를 위한 **건강 리뷰**, 웹 상의 유용한 사이트인 **건강과 웰니스 온라인**, **참고문헌**, **추천 도서**, 그리고 부가적인 건강정보를 얻을 수 있는 **추천된 웹사이트** 등을 포함하고 있다.

이 교재는 또한 이완운동(relaxation exercises)과 스트레스 관리 기법(stress management techniques)—요가와 태극권에 대한 가이드를 포함하여—에 대한 부록을 포함하고 있다.

책에 포함된 **Workbook**은 배운 내용에 대한 학생들의 지식을 평가하기 위한 각 장의 리뷰들과 학생들 스스로의 자신의 건강을 평가할 수 있는 자가평가를 포함하고 있다.

건강에 대한 중요한 생각

1. Jordana는 더 이상 그녀 스스로 설 수가 없어서 그녀는 대학 내 건강 센터의 동료 영양 전문 상담 프로그램에 도움을 요청하기 위해 갔다.

"나는 내 자신이 혐오스러워", 그녀는 상담가에게 말 … 뚱뚱해, 뚱뚱해, 뚱뚱해 나는 이것을 변화시킬 수 있 … 다. 나는 달리기를 했고, 아이스크림도 먹지 않았어, 전 … Baywatch에 대한 주역 역할이 준비되지 않은 동안에 … 는 뚱뚱하지 않았다라고 그녀의 상담가는 말했다. 그 … 28.4였다 "이것은 약간 높은 수준에 해당한다"라고 상 … 다 "하지만 위험한 수준은 아니다."

"나의 아버지에게 말해 달라" Jordana는 빈정거렸다 … 의 남자친구, 그들이 나를 볼 때 그들의 눈은 나의 위를 … 다리위에 위치한 위가 나의 전부인 것 같았다!"

a. 신체의 크기와 체형에 대한 기대는 무엇인가?

b. 이러한 기대가 당신과 누구로부터(혹은 사회 기관 … 달될 것인가?

c. 이러한 기대가 동료들에게 어떻게 강요되고 있고, … 에 도달하지 못한 것에 대한 사회적 책임은 무엇인가

d. 이러한 기대에 도달하기 위해 사람들은 어느 기간 … 야 하는가? 이러한 연습에 있어 극단적이거나 비건 … 는 없는가?

2. Sam : 우와, 저사람 Roni가 아니야, 그녀는 너무 뚱뚱 …
Mick : 아니야, 그녀의 실제 모습은 매우 친절해, 그녀에 …

Sam : 싫어.

건강 리뷰

- 미국 인구의 약 3분의 2정도가 과체중을 가지고 있으며 … type 2 당뇨, 고혈압 방광질환과 같은 다양한 질병의 … 있다.
- 비만은 신장 대비 권장된 체중에 비해 남성의 경우 20% … 우 30%가 초과된 상태를 말하며, 혹은 신체질량지수 … 경우를 말한다.
- 건강에 대한 문제는 허리대 둔부의 비율이 여성은 … 0.95이하인 경우에 줄어들게 된다.
- 체지방은 뇌에 있는 식욕중추에 대한 신경학적 그리고 … 화활동에 의해 유지되며, 이러한 중추는 배고픔과 포만 … 다. 많은 생리학, 심리학, 사회학 그리고 환경학적 요인 … 영향을 미치고 따라서 체중에 영향을 미치게 된다.

559

제 1 장

학습목표를 리뷰하고 이 책에 대한 당신 지식을 테스트하기 위해 이 장의 핵심 용어를 리뷰한다. 핵심 용어는 웹사이트에 있는 플래시 카드로 이용가능하다. *health.jbpub.com/hwonline*

학습 목표

1. 건강이 무엇을 의미하는지 서술하시오.
2. 건강의 의학적, 환경적, 통합적 혹은 웰니스 모델을 서술하시오.
3. 웰니스 연속체와 개인 건강에 대한 그것의 영향을 설명하시오.
4. 웰니스의 6가지 범주들을 정의하고 서술하시오.
5. 웰니스의 6가지 범주와 관련된 개인의 자질에 대해 서술하시오.
6. 통합적 건강의 철학에 대해 설명하시오.
7. 최근 사망의 주요 원인이 되는 3가지를 나열하고, 생활습관과 행동이 이 질병에 어떠한 영향을 미치는지 설명하시오.
8. 현대 생활양식이 근시에 어떤 영향을 미치는지 설명하시오.
9. 영성이 어떻게 건강을 증진시키는지 설명하시오.
10. 2010년 국가의 건강 목표들의 중점을 설명하시오.

핵심 용어 (페이지)

정서적 웰니스 (8)
환경적 모델 (5)
건강 (4)
통합적 모델 (5)
발병률 (5)
지적 웰니스 (8)
주요 건강 지표 (15)
의학적 모델 (5)
이환률 (5)
사망률 (5)
직업적 웰니스 (8)
신체적 웰니스 (8)
유병률 (5)
사회적 웰니스 (8)
정신적 웰니스 (8)
인구통계 (5)
웰니스 (4)

학습 지침 및 자가 평가

감사의 언급

건강과 웰니스 출판과 관련하여, 많은 사람들이 지지와 도움을 주었다. 이 책은 그들의 코멘트와 의견, 사려 깊은 비평, 전문적 지식과 건설적인 제안으로 많은 도움을 받았다. 저자들은 이 프로젝트에 그들의 참여에 크게 감사를 드린다.

평론가

Pat Alsader, Planned Parenthood of West Central Illinois
David Anspaugh, Memphis State University
Judy B. Baker, East Carolina University
N. K. Bhagavan, University of Hawaii Medical School
Nancy J. Binkin, Centers for Disease Control and Prevention, Atlanta
David Birch, Indiana University
Donald Calitri, Eastern Kentucky University
Barbara Coombs, San Francisco City College
Linda Chaput, W. H. Freeman, New York
Dorothy Coltrin, De Anza College
Geoffrey Cooper, Harvard Medical School
Judy Drolet, Southern Illinois University at Carbondale
Philip Duryea, University of New Mexico
Seymour Eiseman, California State University—Northridge
Carol Ellison, Berkeley, California
Marianne Frauenknecht, Western Michigan University
Nicole Gegel, Illinois State University
Mal Goldsmith, Southern Illinois University at Edwardsville
Allan C. Henderson, California State University—Long Beach
Sherry Hineman, University of California—San Diego
Leo Hollister, Stanford Medical Center
Stanley Inkelis, Harbor General Hospital
William Kane, University of New Mexico
Mark Kittleson, Southern Illinois University at Carbondale
Tim Knickelbein, Normandale Community College
Dawn Larsen, Mankato State University
Will Lotter, University of California, Davis
Beverly Saxton Mahoney, The Pennsylvania State University
Mary Martin, University of California—San Francisco
Marion Micke, Illinois State University
Anne Nadakavukaren, Illinois State University
Marion Nestle, University of California—San Francisco
Roberta Ogletree, Southern Illinois University at Carbondale
Larry Olsen, The Pennsylvania State University
David Phelps, Oregon State University
Richard Plant, South Middlesex Community College
Bruce Ragon, Indiana University
Kerry J. Redican, Virginia Technical University
Dwayne Reed, Buck Center for Research in Aging
Janet Reis, University of Illinois at Urbana-Champaign
Brian Luke Seaward, University of Colorado—Boulder
Sam Singer, University of California—Santa Cruz
Susan Spreecher, Illinois State University
David Stronk, California State University—Hayward
John Struthers, Planned Parenthood of Sacramento County
Bryan Williams, University of Arkansas
Carol Wilson, University of Nevada at Las Vegas
Richard Wilson, Western Kentucky University

감사의 글

이 책은 Jones & Bartlett 출판사 스텝과 건강과 웰니스 팀: Jacqueline Ann Mark, Nicole Quinn, Julie Bolduc과 Ed McKenna의 노력이 없었다면 출판되지 못했을 것이다. 우리는 또한 콜로라도 대학의 Brian Luke Seaward 박사(Ph.D.)와 James Walsh, Esther M. Weekes, Martin Schulz, Shae Bearden, Rocky Young, Bharti Temkin, 텍사스 공대의 Laura Jones-Swann 의학박사(M.ED), 미국심폐재활학회 펠로우인 텍사스 공대의 Scott O. Roberts 박사(Ph.D)에게도 감사의 말을 전한다. 모두에게 우리의 감사를 표현한다.

Gordon Edlin
John A. Burns School of Medicine
University of Hawaii
Honolulu, Hawaii

Eric Golanty
Las Positas College
Livermore, California

역자 서문

대학에서 보건학을 가르키며 교양수업 교재로 마땅한 교재를 찾지 못하던차에 이 책을 알게 되었다. "health & wellness"는 건강과 보건 분야에서 이미 정평이 나 있는 추가적인 설명이 필요없는 훌륭한 저서이다. 지루하지 않은 편집과 다양한 정보등을 제공해 주고 있으며 컬러풀한 사진과 도표가 학습의 흥미를 유지시켜 준다. 특히 본 저서는 단순히 신체적인 건강에 대해서만 다루지 않고, mind & body 개념과 스트레스 관리 등 포괄적인 wellness를 위한 진정한 지침서라고 생각된다.

이 책은 교양서로서 뿐만아니라 전공 교재로도 충분히 소화할 수 있을 정도로 깊이있고, 건강과 관련하여 상세하면서도 많은 부분을 다루고 있기 때문에 보건계열 학생들과, 간호학과, 물리치료과 및 체육학과 학생들에게 많은 도움이 될 것이라 생각한다.

끝으로, 이 책이 출간되기 까지 많은 어려움과 노력이 있었다는 사실을 밝히고 싶다. 서로 바쁜 시간속에서 책을 완성하겠다는 의지로 끝까지 노력해준 역자들에게 깊은 감사의 마음을 전한다. 또한, 늦어지는 출간에도 불구하고 묵묵히 기다리며 어려움을 함께 해 준 박병조 사장님과 영문사 식구들에게도 감사의 말을 전하고 싶다.

모쪼록 좋은 책을 통해 많은 지식과 함께 건강한 생활습관을 갖기를 기원한다.

2009년 9월
대표역자 이한준

제 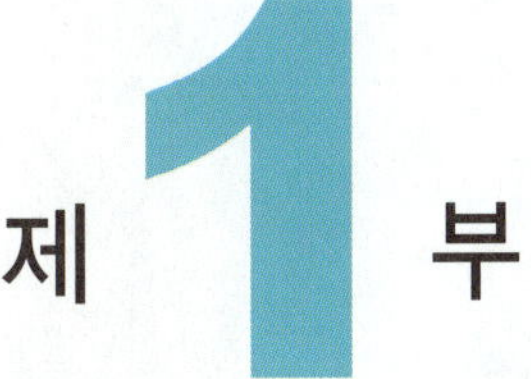 부

웰니스를 성취하는 것
(Achieving Wellness)

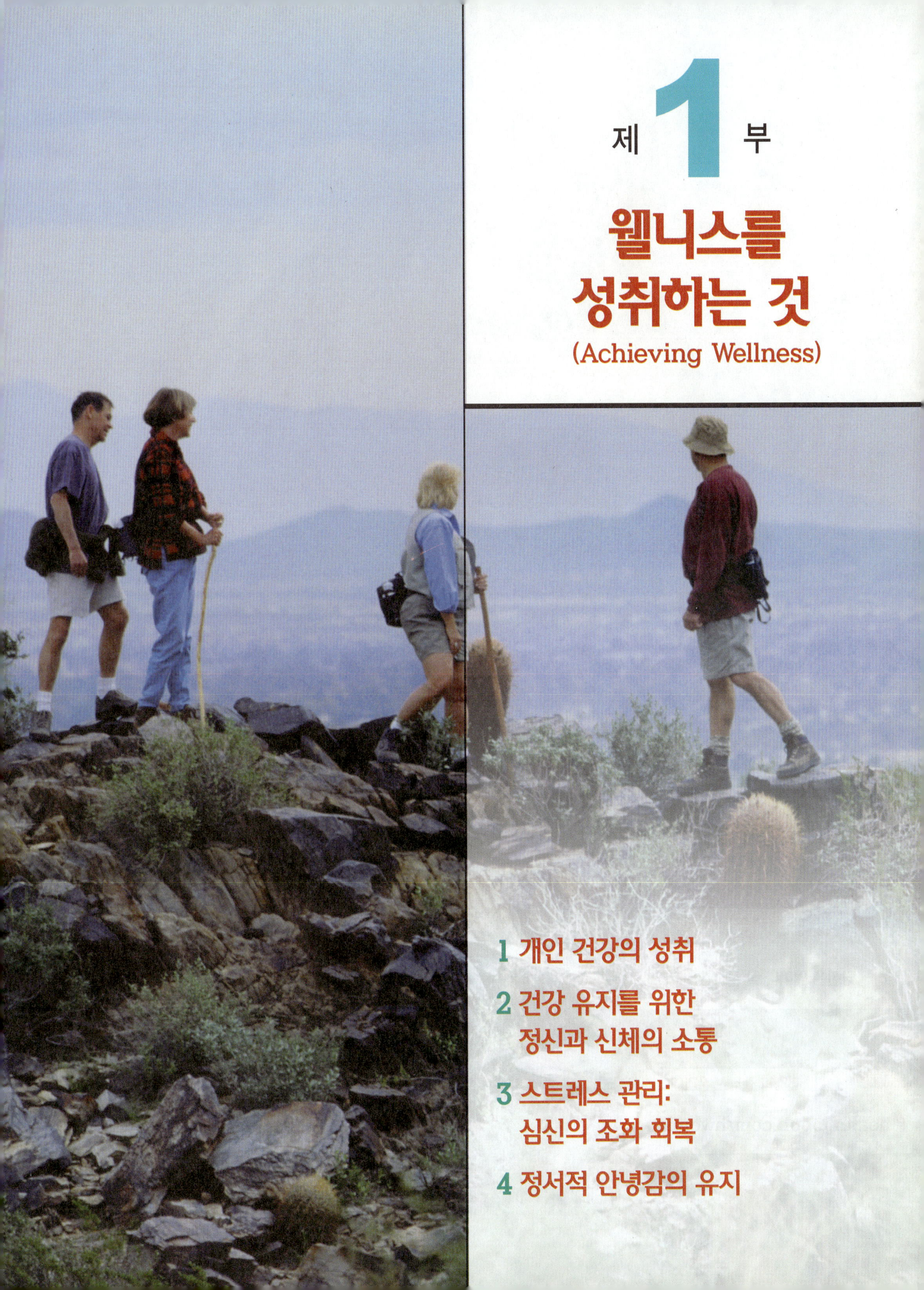

1 개인 건강의 성취

2 건강 유지를 위한 정신과 신체의 소통

3 스트레스 관리: 심신의 조화 회복

4 정서적 안녕감의 유지

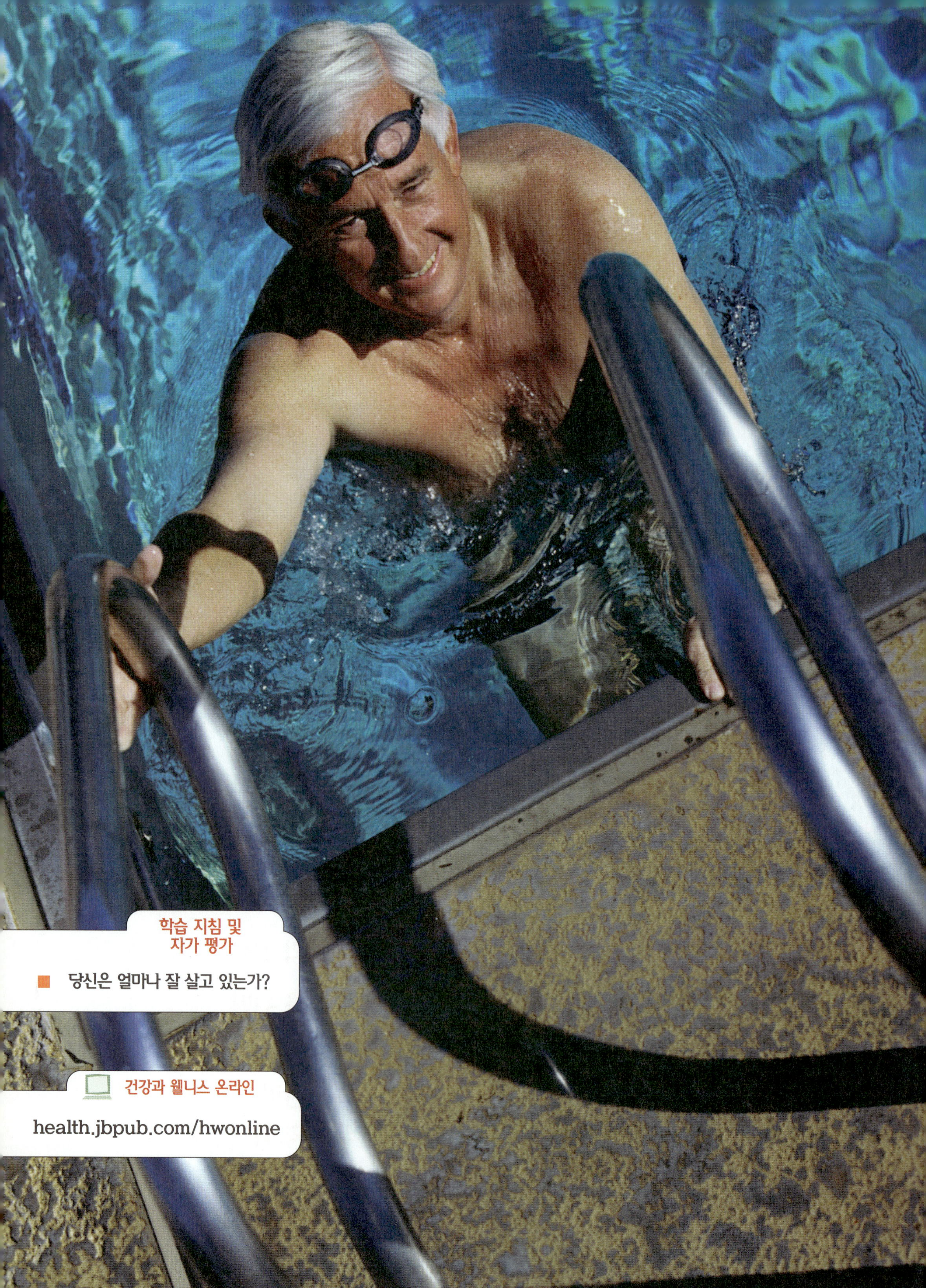

학습 지침 및
자가 평가

- 당신은 얼마나 잘 살고 있는가?

건강과 웰니스 온라인

health.jbpub.com/hwonline

학습목표

1. 건강하다는 것이 무엇을 의미하는지 서술한다.
2. 의학적, 환경적 그리고 통합적 혹은 웰니스, 건강의 모델들을 서술한다.
3. 웰니스 연속체와 개인 건강에 대한 영향을 설명한다.
4. 6가지 웰니스의 범주를 정의하고 서술한다.
5. 6가지 웰니스의 범주와 관련된 개인의 자질을 서술한다.
6. 통합적 건강의 철학을 설명한다.
7. 사망의 가장 흔한 3가지의 실제 원인을 나열하고 생활습관과 행동이 질병을 일으키는데 미치는 영향을 설명한다.
8. 현대의 생활습관이 근시에 어떻게 영향을 미치는지 서술한다.
9. 영성이 어떻게 건강을 고취시키는지를 이해한다.
10. 2010년 국가 건강 목표들의 중요성을 설명한다.

제 1 장

개인 건강의 성취

(Achieving Personal Health)

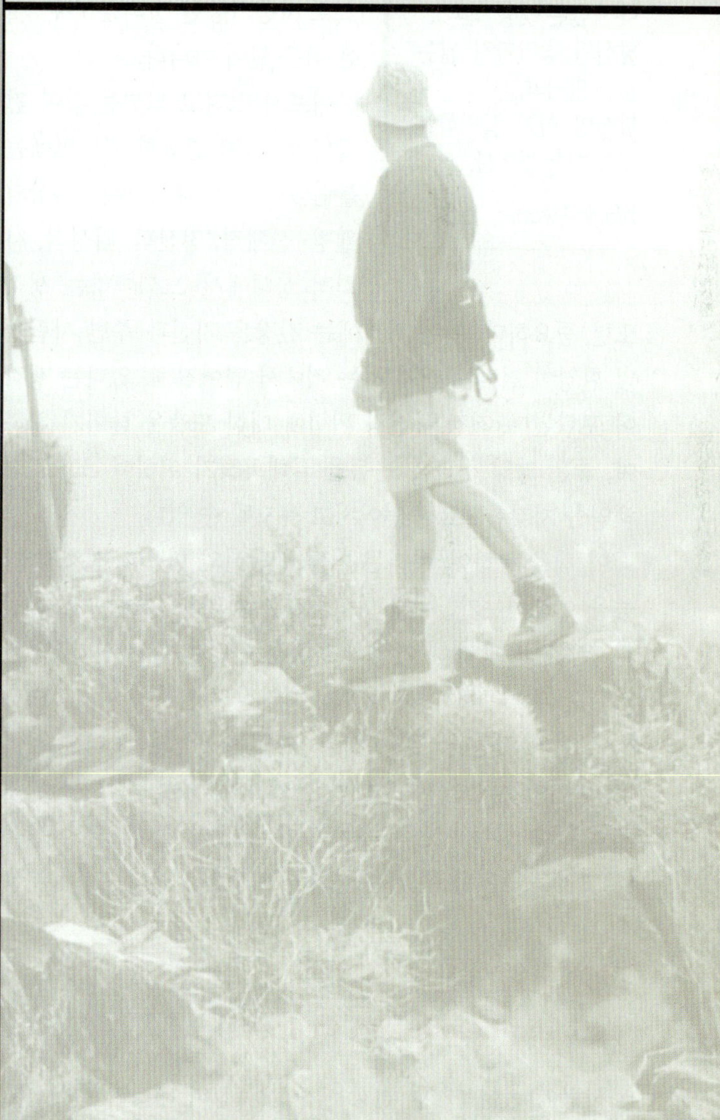

사람들에게 건강하게 사는 것 혹은 잘 사는 것이 무엇이라고 생각하는지 묻는다면 아마도 다양한 답변을 들을 수 있을 것이다. 대부분의 사람들은 일반적으로 병이 없는 것을 건강한 것이라고 생각한다. 그러나 예를 들어, 발가락이 하나 더 있는 것과 같이 비교적 해롭지 않은 유전적 질병을 갖고 있는 사람은 어떤가? 이 사람은 5개의 발가락을 갖고 있는 사람보다 덜 건강한가? 다르지만 그렇다고 덜 건강한 것은 아니다. 당신은 개인적인 문제로 고군분투하고 있을 때가 즐겁게 놀 때 보다 덜 잘 지낸다고 생각하는가? 건강 혹은 웰니스를 받아들일 수 있고 일반적으로 사용가능한 정의를 찾는 것은 쉬운 일이 아니다.

> 건강을 지킬 수 있는 유일한 방법은 당신이 원하지 않는 것을 먹고...
> 당신이 좋아하지 않는 것을 마시고...
> 당신이 하기 싫어하는 것을 하는 것이다.
>
> *Mark Twain*

아프지 않다고 느끼는 것이 건강의 한 가지 중요한 측면임에는 틀림없다. 그러나 건강은 최상의 웰빙–신체적, 정신적, 감성적, 사회적 상태에서–느낌이라는 생각 또한 중요하다. 이런 관점에는 건강은 자신과 주변 사람들 및 환경이 잘 어우러져 사는 것에서 얻어질 수 있다는 생각이 포함된다. 건강은 건강 위험에 대한 노출을 줄이기 위하여, 좋은 영양 상태와 운동을 극대화하기 위하여 스스로의 책임을 자각함으로써 얻어지고 유지될 수 있다.

이 책을 통하여, 우리는 어떻게 당신의 마음과 신체적 기능을 이해하는가? 유해 화학물질을 어떻게 피하는가? 건강과 건강관리에 대해 어떻게 올바른 판단을 할 것인가? 당신의 행동과 습관에 대해 어떻게 책임질 것인가를 이해함으로써 당신의 건강을 극대화시킬 수 있는 방법을 보여줄 것이다. 당신이 젊었을 때 원하는 건강과 에너지의 정도를 위해 책임질 수 있는 법을 배우는 것은 평생의 웰니스와 아팠을 때 그것을 대처할 수 있는 능력을 보장할 것이다.

건강과 웰니스의 정의 (defining health and wellness)

사랑이나 행복처럼 건강은 사실상 정의 내리기가 어렵고 측정하기 불가능한 삶의 질이다. **건강**은 전문가에 따라 다르게 정의된다. 그러나 모든 정의는 공통의 주제를 갖고 있다: 스스로 책임지며 건강한 생활습관을 받아들인다는 점이다.

> 건강은 완전한 신체적, 정신적 사회적 웰빙의 상태이며, 단지 질병이 없다거나 허약하지 않다거나 것을 의미하는 것이 아니다.
>
> – 세계보건기구, 1947

> 건강은 개인이 할 수 있는 잠재력을 극대화시키기 위해 시작된 기능들의 통합된 방법이다. 이것은 개인이 있는 환경에서의 균형의 연속과 의도적인 방향을 유지할 것을 요구한다.
>
> – Dunn, 1967

> **웰니스**는 건강을 증진시키는 생활습관 행동을 연습함으로써 웰빙을 위한 개인의 책임을 강조하는 개인 건강으로의 접근으로 정의될 수 있다.
>
> – Hurley and Schlaadt, 1992

웰니스는 때때로 단지 신체적 건강만을 의미하는 건강보다 광범위에서 여러 번 인용된다. 이 책의 목적을 위해, 우리는 건강을 다면적이면서 전체 환경에 대한 인간의 전체적 관계를 포함하도록 고려한다. 우리는 웰니스를 최상의 건강으로 이동하는 과정이라고 부른다.

건강의 모델 (models of health)

과학자들과 건강 교육자들은 건강을 정의하는 세 가지 방법으로 (1) 의학적 모델, (2) 환경적 모델, (3) 웰니스 혹은 통합적 모델을 개발했다. 여러 방법으로 건강하기 위하여 혹

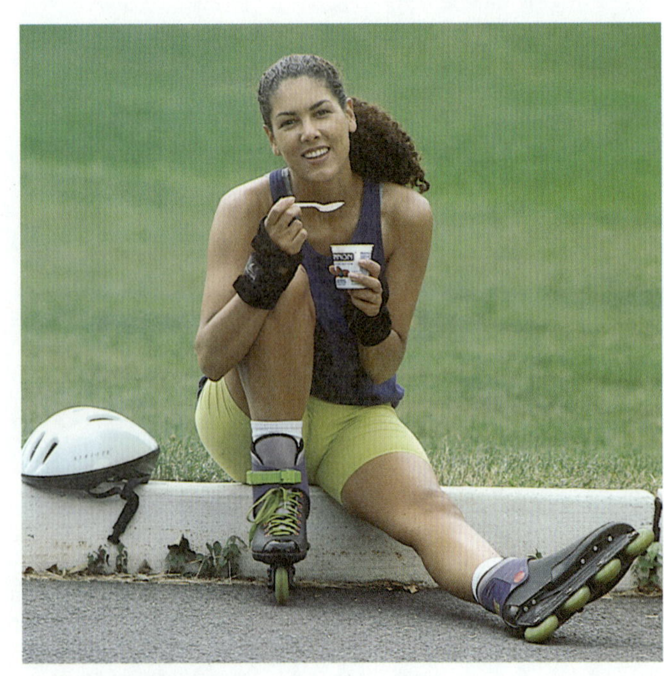

건강한 생활습관은 운동과 충분한 영양에 달렸다.

은 잘 살기 위하여 당신이 어떻게 접근하는지는 건강에 대한 당신의 개인적인 정의에 달려있다.

의학적 모델 (the medical model)

의학적 모델의 주요점은 건강은 다섯 가지 D—사망(death), 질병(disease), 불편함(discomfort), 장애(disability), 그리고 불만족(dissatisfaction) 중 하나 혹은 그 이상이 없는 것이다. 즉, 아프거나 죽은 것이 아니라면, 당신은 최상의 건강상태로 고려될 수 있는 것이다. 의학적 모델의 추종자들은 질병의 생물학적 설명에만 주로 의존하며 질병을 개인의 기관, 세포, 그리고 다른 생물학적 체계(예, 간질환, 심장질환, 겸상적혈구빈혈증)의 기능 이상이라고 해석하는 경향이 있다.

의학적 모델에서 집단의 건강은 주어진 집단에서 질병의 정도(**이환률**), 사망자의 숫자(**사망률**)를 나타내는 자료인 **인구통계**라는 용어로 측정된다. 인구 통계는 **유병률**(집단에서 두드러진 질병)과 **발병률**(어떤 특정 질병의 발생빈도)을 포함한다. 이러한 통계 측정치는 집단간의 비교뿐 아니라, 같은 집단 내에서 시간에 따른 차이를 비교할 수 있도록 한다.

의학적 모델은 건강에 영향을 미칠 수 있는 사회적 문제를 다루지 않고 질병이 생긴 기관으로부터 비롯되지 않은 정신적 행동적 문제를 통합하는 경향이 있다. 의학적 모델에서 건강은 질병을 치료함으로써 혹은 다친 신체 부분의 기능을 되찾음으로써 다시 찾을 수 있다. 생물학적 과정에만 특별히 초점이 맞추어져 있기 때문에, 의학적 모델은 제한점이 있다. 이것은 건강에 영향을 미치고 질병을 발생시킬 수 있는 정신적 사회적 요인을 이해하는데 도움을 주지 않는다.

질병에 대한 생물학적 해석에 의존하는 것은 의학적 모델의 성공에 지대한 공헌을 하였다. 항생제를 복용함으로써 심각한 감염을 치료한 적이 있거나 생명을 살리는 외과적 수술을 해본 경험이 있는 사람들이 그것을 증명할 수 있다. 반면에 생물학적 사고에 의존하는 것은 정신적 사회적 요인이라는 측면에서 건강과 질병을 이해하는데 도움을 주지 못할 뿐 아니라 건강하지 않은 생활습관과 파괴적인 행동으로 인해 야기되는 질병을 예방함으로써 건강을 점칠 수 있다는 점에서도 성공적이지 못하다.

환경적 모델 (the environmental model)

건강의 **환경적 모델**은 생태계의 근대적 분석과 인간 건강에 대한 환경적 위험으로부터 생겼다. 이 모델에서 건강은 상태가 바뀌는 환경에 대한 개인의 적응의 질이라고 정의할 수 있다. 이 모델(그림 1.1)은 사회경제적 지위, 교육, 다양한 환경 요인의 개인 건강에 대한 효과를 포함하고 있다.

기관의 질병과 생물학적으로 비정상인 것에 초점 맞추어진 의학적 모델과 달리, 환경적 모델은 그 혹은 그녀의 건강에 영향을 미칠 수 있는 개인의 외부 상태에 초점이 맞추어져 있다. 이런 상태들은 공기의 질, 수질, 생활 상태, 위험한 요소에 노출정도, 사회 경제적인 상태, 사회적 관계들, 건강관리 체계 등을 포함한다.

> 당신은 주의깊게 보는 것만으로도 많은 것을 관찰할 수 있을 것이다.
>
> *Yogi Berra*

다양한 관점에서 환경모델은 주변의 생물들 그리고 환경과의 조화로운 상호관계를 갖고 있는 건강과 연관된 고대 아시아 또는 미국 원주민 철학과 비슷하다. 특히, 환경이 바뀜에 따라, 개인과 주변과의 상호작용 또한 조화롭게 바뀌어야 한다. 질병은 인간과 환경과의 상호작용이 조화롭지 못한 것으로 해석된다.

통합적 모델 (the holistic model)

통합적 혹은 웰니스 모델은 건강을 아픈 한 부분이 아니라 개인 전체로 정의하는 것이다. **통합적 모델**은 개인과 사회

용어

건강: 건전한 신체적, 정신적, 사회적 웰빙 상태

웰니스: 건강을 증진시킬 수 있는 생활 습관의 연습을 통해 웰빙하기 위한 개인의 책임을 강조하는 것

의학적 모델: 건강을 질병의 유무를 해석하는 것

인구 통계: 출생, 사망, 질병, 결혼, 건강에 따른 수치화된 자료

이환률: 주어진 지역사회에서 건강한 사람에 대한 질병에 걸린 사람의 비율

사망률: 사망 비율, 특정 지역, 나이 범위 혹은 다른 그룹 안에서 인구 단위 당 사망자의 숫자(백 명당, 만 명당, 백만 명 당 등)

유병률: 특정 질병의 두드러짐

발병률: 특정 질병의 발생 빈도

환경적 모델: 사회경제적 상태, 교육, 그리고 다양한 환경요인과 같은 생태계의 현대적 분석과 건강에 대한 환경적 위험요인

통합적 모델: 건강의 생리적, 정신적, 정서적, 사회적, 정신적, 그리고 환경적 측면을 포함

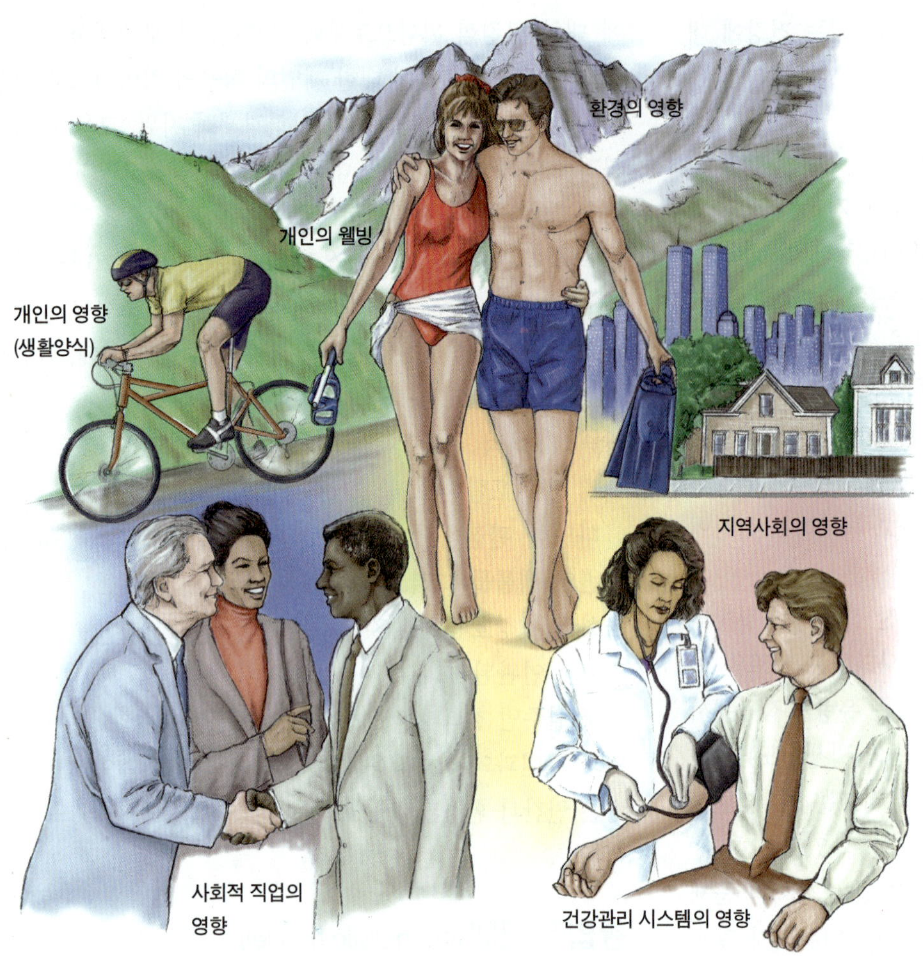

■ 그림 1.1

환경적 건강 모델

이 모델은 개인의 건강에 영향을 미칠 수 있는 서로 상호작용하는 모든 요인을 고려한다.

의 생리학적, 정신적, 감성적, 사회적, 그리고 환경적 측면을 포함한다. 이것은 궁극적 건강, 질병의 예방, 그리고 긍정적인 정신과 감성의 상태에 초점을 맞춘다.

통합적 모델은 의학적 모델에서 고려하지 않는 정신적 건강의 개념을 포함하고 있다. 사람이 아프지 않고, 질병으로 고통 받고 있지 않는 것이 가장 건강한 것이라는 의학적 모델과 달리 통합적 모델은 건강은 최상의 상태 혹은 긍정적인 웰니스라고 제안한다.

웰니스는 신체적인 건강 이상의 것이다. 이것은 인간의 정신적, 감정적 측면뿐 아니라, 이 들 사이의 관계를 말한다. 웰니스연속체는 건강의 의학적 개념과 웰니스 개념 사이를 묘사하는 것을 돕는다(그림 1.2). 대부분의 사람들은 그들 자신을 연속체의 중립부분에서 찾는다. 그러나 우리의 대부분은 장애 쪽으로 이동하거나, 최상의 건강 혹은 높은 수준의 웰니스로 이동하는 것을 기억할 수 있다.

인간은 의학적 치료에 따라 여러 번 질병 상태 또는 정상 상태로 이동할 것이다. 웰니스연속체 역시 급성 혹은 만성 질병을 예방하기 위해 적극적으로 행동하는 것을 의미하는

높은 수준의 웰니스 추구	발전	교육	자각	정상	징후	증상	장애	조기사망

■ 그림 1.2

웰니스연속체

웰니스연속체는 건강에 대한 웰니스와 의학적 접근간의 차이를 보여줄 것이다.

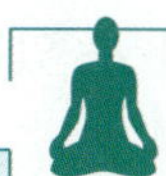

스트레스 관리

조화와 평화

많은 미국 원주민 문화와 부족들은 자연과 동물, 그리고 그들의 종교안의 다른 사람들과 조화로운 상호작용의 아이디어와 소통한다.

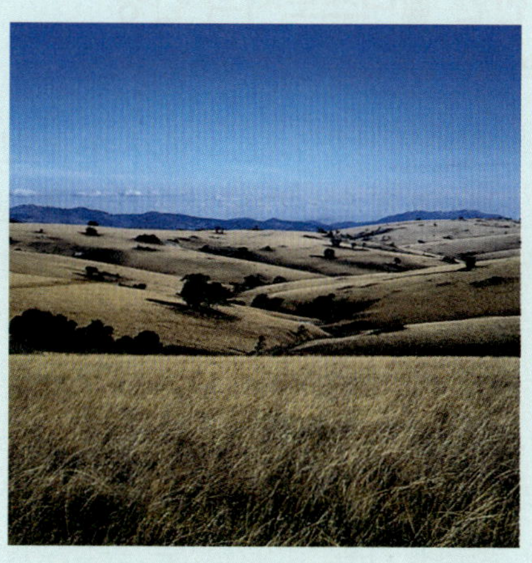

가장 중요한 첫 번째 평화는
그들이 우주에서 그들의 관계,
그들의 독자성, 그리고 모든 그것의 힘을 깨달을 때,
그리고 그들이 우주의 중심에
Wakan-Tanka(영혼의 정수) 가 있으며, 이 중심은
실제로 우리 개개인의 내부에 있다는 것을 깨달을 때,
인간의 영혼 안에서부터 나오는 것이다.
이것이 진정한 평화이며,
그 외는 단지 이것의 반향일 뿐이다.
두 번째 평화는 두 명의 개인 사이에서 만들어진 것이며,
세 번째는 두 나라 사이에서 만들어진 것이다.
그러나 무엇보다도
당신은 인간의 영혼 안에 있는
진정한 평화가 있다는 것을
먼저 깨닫기 전에는
국가 간의 평화는
절대 존재할 수 없다는 것을 알아야 한다.

출처: *The Sacred Pipe: Black Elk' s Account of the Seven Rites of the Oglala sioux*, by Joseph Epes Brown. Copyright ©1953, 1989 by the Universit of Oklahoma Press.

예방책을 포함한다.

웰니스는 정적인 것이 아니다. 이것은 무엇을 먹을 것인지, 운동을 얼마나 할 것인지, 운전을 하기 전에 술을 마실 것인지, 안전벨트를 착용할 것인지, 혹은 담배를 피울 것인지와 같은 매일 해야 하는 모든 선택을 설명하는 동적인 진행과정이다. 우리가 택하는 모든 선택들은 잠정적으로 건강과 웰니스에 영향을 미친다.

이 책에서 우리는 어디서든지 적절한 건강의 여러 다른 모델들의 측면을 논의할 것이다. 모델 각각은 아이디어의 축약이다. 그러나 실제 삶에서 개인은 무엇이던지 건강과 웰빙을 극대화 시킬 수 있는 실용적인 것을 사용할 필요가 있다. (건강은 많은 부분이 개인이 어떻게 생각하는가에 달려있다. 질병을 갖고 있는 사람들도 즐겁고, 긍정적이고 건강한 삶을 살수도 있고, 질병을 갖고 있지 않은 사람들도 힘없고, 불행하며, 아프다고 느낄 수도 있다.) 사람들은 건강을 증진시키고 가족과 친구와 환경이 조화롭게 살아가기 위해서 실현가능한 목표가 필요하다.

진실은 시간이 지나도 변하지 않는다. 현대 건강교육의 창시자 중 한 명인 제시 윌리엄스(Jesse Williams, 1937)는 건강을 다음과 같이 설명하였다.

> 가장 즐거운 삶, 가장 구조적인 일을 가능하게 만들 수 있으며 세계에 가장 최고의 서비스를 보여줄 수 있는 개인의 상태... 질병이 없는 건강은 평범함의 기준이며, 삶의 질로써 건강은 영혼의 기준이며 성취율을 증진시킬 수 있다.

이것이 우리가 믿는 목표이며 이 책의 내용은 이러한 관점을 반영할 것이다.

건강과 웰니스의 범주들 (dimensions of health and wellness)

웰니스는 동적이고 연속적이므로 웰니스의 기능 중 어떤 범주도 고립되어 있지 않다. 높은 수준의 웰니스 혹은 최상의 건강을 갖고 있다면, 모든 범주들은 통합될 것이며 함께 기능할 것이다. 개인의 환경(일, 학교, 가족, 지역사회 포함)

과 그 혹은 그녀의 신체적, 정서적, 지적, 직업적, 정신적, 그리고 사회적 차원의 웰니스는 조화롭기 위하여 서로 조정을 할 것이다. 건강 교육자들은 일반적으로 건강과 웰니스의 정서적, 지적, 정신적, 직업적, 사회적, 그리고 정신적의 여섯 가지 범주를 언급한다.

- **정서적 웰니스**는 감성을 이해하는 것과 일상생활에서 발생하는 문제를 대처할 있을 것을 요구한다.
- **지적 웰니스**는 새로운 아이디어와 개념에 마음을 열 수 있을 것을 포함한다. 만일 당신이 지적으로 건강하다면, 당신은 새로운 경험과 도전을 추구할 것이다.
- **정신적 웰니스**는 당신과 다른 사람과 조화로운 상태를 말한다. 이것은 외부세계와 내부의 욕구 사이의 균형을 맞출 수 있는 능력이다.
- **직업적 웰니스**는 그것이 대학이건, 비서, 의사 현장소장, 혹은 회계사로 일하고 있건 생계를 유지하고 사회에 봉사하기 위하여 하고 있는 것을 즐길 수 있는 것이다. 이것은 직업 속에서 창의적인 생각이나, 문제 해결, 원활한 의사소통과 같은 기술을 갖는 것을 의미한다.
- **사회적 웰니스**는 사회적 역할을 효율적이고 편안하고 다른 사람에게 해를 입히지 않으면서 수행할 수 있는 능력을 말한다.
- **신체적 웰니스**란 올바른 식사와 규칙적인 운동 유해한 습관의 금지, 건강에 대한 올바르고 책임 있는 결정, 필요에 따른 의학적 치료의 추구, 질병을 예방할 수 있는 활동의 참가 등을 통해 유지되는 건강한 몸이다.

완전한 웰니스로서의 건강 (health as positive wellness)

병이 없는 것만이 건강하다는 의미가 아니라면 다른 것은 어떤 것이 있는가? 세계보건기구는 건강을 "완전한 신체적, 정신적, 사회적 웰빙의 상태이며 질병이나 허약함의 부재가 아니다." 라고 정의하였다. 이 정의는 매우 광범위하며 너무 많은 것을 포함하고 있어 어떤 사람들은 이것은 의미가 없다고 한다. 그러나 이것의 보편성의 정확히 맞는다. 사람들의 삶, 그리고 그러므로 그들의 건강은 삶의 모든 측면에 의해 영향을 받는다. 기후; 영양가 있는 음식, 편안한 휴식공간, 숨 쉴 수 있는 맑은 공기, 마실 수 있는 깨끗한 물의 공급; 그리고 가족, 연인, 고용주, 회사 동료, 친구 다양한 종류

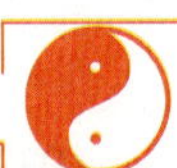

웰니스 지침

전체적 인간 웰니스

정서적 웰니스를 갖고 있는 사람은
- 유머를 유지할 수 있으며,
- 느낌을 인지하고 그것을 적절하게 표현할 수 있으며,
- 정서적 필요성을 유지하기 위해 노력하며, 그 혹은 그녀의 행동에 대한 책임을 질 수 있다.

지적 웰니스를 갖고 있는 사람은
- 말하거나 쓸 때 효과적으로 소통할 수 있으며,
- 문제의 한 가지 단면 이상을 볼 수 있으며,
- 국제적 문제에 뒤떨어지지 않을 수 있으며,
- 효과적인 시간 관리 기술을 보여줄 수 있다.

영적 웰니스를 갖고 있는 사람은
- 개인의 가치와 믿음을 밝힐 수 있으며,
- 삶의 목적을 설명하도록 도와주는 의미들을 찾을 수 있으며,
- 옳고 그름을 명확하게 이해할 수 있으며,
- 우주에서 자연의 힘에 감사할 수 있다.

직업적 웰니스를 갖고 있는 사람은
- 그 혹은 그녀의 일에서 성공에 대한 느낌을 느낄 수 있으며,
- 일과 삶의 다른 측면의 균형을 잘 맞출 수 있으며,
- 창의적이고 혁신적임으로서 만족을 찾을 수 있으며,
- 일하는 데 도전을 추구할 수 있다.

사회적 웰니스를 가진 사람은
- 사랑하는 사람과 긍정적인 관계로 발전할 수 있으며,
- 친구와의 관계를 발전시킬 수 있으며,
- 다른 사람들과 있는 것을 즐길 수 있으며,
- 자신과 다른 사람들과 효율적으로 의사소통할 수 있다.

신체적 웰니스를 갖고 있는 사람들은
- 규칙적으로 운동하며 균형 있는 식단을 고를 수 있으며,
- 안전하고 책임감 있게 성적 행동에 참여할 수 있으며,
- 약의 사용과 의학적 치료에 대하여 정보화된 선택을 할 수 있으며,
- 긍정적이며, 건강을 증진시키는 생활습관을 유지할 수 있다.

의 관계자들과 같은 다른 사람들과 같은 환경적 영향을 받는다.

세계보건기구의 건강의 정의는 당신의 몸의 상태뿐 아니라, 마음의 상태도 고려한다. 정신적 진행과정은 당신의 신체적 사회적 환경을 어떻게 다룰 것인지, 당신이 처한 삶에 대해 어떤 자세로 임하는지, 그리고 다른 사람들과 어떻게 소통하는 지를 결정하기 때문에 당신의 건강에 어쩌면 가장 중요한 영향을 미칠지도 모른다.

개인의 존재의 완전함 측면에서 건강은 개인의 삶의 전체적인 질에 영향을 미치는 신체적, 정신적, 정서적, 사회적, 정신적 그리고 환경적 요인들의 상호관계를 이해하는 전체적인 관점이다. 마음과 몸과 환경 중 어떤 것도 분리되거나 독립되지 않는다.

통합적 건강의 철학은 전통적인 의학의 사용과 양립한다. 오히려 의학회의 회원 간에서 폭넓게 받아들여지고 있는 사람은 그 혹은 그녀의 웰빙, 자가 치유 그리고 질병을 예방하도록 돕는 상태와 느낌의 개발을 위한 감각을 극대화시킬 능력과 책임을 갖고 있는 측면을 강조한다. 통합적 건강은 거의 혁명적인 아이디어이다. 고대 영문학의 뿌리에서 건강(health; hal 은 건전한 혹은 전체적이라는 의미이다)은 질병에서의 해방 보다 건강이라는 뜻을 더 함축하고 있다.

완전한 웰니스는 (1)질병의 증상이나 통증으로부터 최대한 자유로워지는 것; (2) 당신이 원하는 것을 당신이 원하는 시간에 할 수 있는 활동적인 상태; (3) 대부분의 시간에 건전한 정신 상태와 정서적으로 기분 좋은 건강한 상태에 있는 것을 포함한다. 이러한 특성들은 건강이 대학에서 학위를 따는 것처럼 특정시간에 갑자기 얻어지는 것이 아니라는 것을 나타낸다. 오히려 건강은 실제로 삶의 방법이며 최대한 많은 시간을 들여 조화롭게 서로 연결될 수 있도록 몸과 마음과 느낌의 모든 측면을 개발하는 진행과정이다.

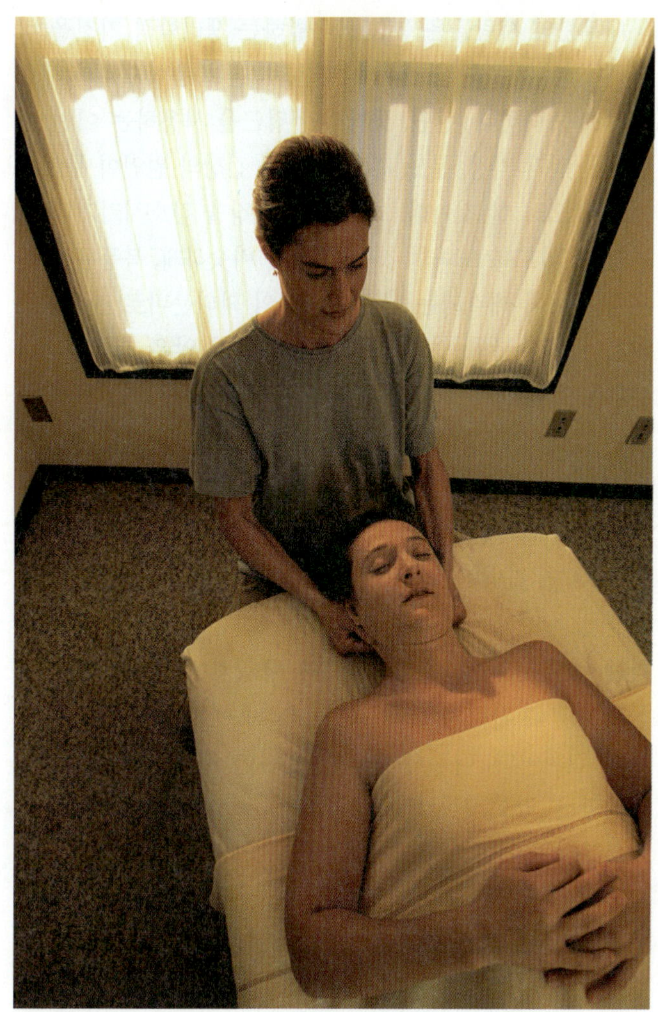
카이로프랙틱, 마사지, 침술과 같은 많은 대체 의학 방법들은 오늘날 합법적인 의학 치료로 간주되고 있으면 대부분 보험처리가 가능하다.

용 어

정서적 웰니스: 감정을 이해학 일상생활에서 발생하는 문제에 대처하는 방법과 스트레스를 해소하는 방법을 아는 것

지적 웰니스: 새로운 아이디어나 개념에 대해 마음을 여는 것

정신적 웰니스: 당신과 다른 사람들 간의 균형과 조화를 이루는 상태

직업적 웰니스: 돈을 벌고 사회에 공헌하기 위해 당신이 하는 것을 즐기는 것

사회적 웰니스: 사회적 역할을 효과적이고 편안하고 다른 사람에게 해를 입히지 않고 수행할 수 있는 능력

신체적 웰니스: 올바른 식사, 규칙적인 운동, 유해한 습관의 자제, 건강에 대한 유용하고 책임감 있는 선택을 통한 신체의 건전한 상태의 유지

통합적 건강의 철학
(the philosophy of holistic health)

통합적 건강의 철학은 몸과 영혼과 마음의 화합을 강조한다. 그러므로 병의 증상이나 질병은 개인의 전체적인 상태의 불균형이며 단순히 신체의 특정 부분의 기능이 잘못된 것이 아니라는 관점이다. 예를 들어, 두통과 같은 일반적인 약한 질병을 생각해보라. 80%에서 90%의 미국 성인이 최소한 일 년에 한 번의 두통을 경험한다. 두통이 뇌 손상이나 다른 질병의 증상일 수도 있지만, 대부분은 머리와 목의 근육들을 조이는 감성적인 스트레스에 의해 야기된다.

대부분의 사람들은 통증을 유발하는 생리학적 기전을 바꿀 수 있는 아스피린이나 다른 진통제를 복용함으로써 해소하려고 노력한다. 반면, 통합적인 접근을 사용하는 어떤 사람들은 먼저 걱정, 분노 혹은 좌절 등 긴장의 원인이 무엇인지를 찾으려 할 것이다. 그리고 그 긴장을 감소시키거나 제거할 수 있도록 노력할 것이다. 이와 비슷하게, 복통은 제산제를 먹어야 해결되는 단순한 위산의 과다분비로 간주되지 않는다. 대부분의 경우, 복통은 표현되지 않은 적개심이나 두려움으로부터 나타난다. 당신은 아마도 시험을 보거나, 어떤 사람과 논쟁을 벌이는 일상적인 일들이 위에 불편한 느낌을 가져온다는 것을 알 것이다.

통합적 접근은 증상이나 질병의 치료보다 자가 치유, 건강의 유지, 질병의 예방을 강조한다. 통합적 접근은 의학적 기술을 개인의 증상뿐 아니라, 부조화를 일으키는 원천을 찾는 폭넓은 치료와 통합시킨다. 통합적 관점에서 질병은 몸과 마음과 환경의 조화로운 상호작용에 어떤 불균형이 발생한 결과이다. 따라서 우리가 완전한 웰니스 프로그램을 이해할 수 있고, 건강한 환경을 만들 수 있다면, 우리는 질병으로부터 벗어날 수 있을 것이다.

의학에서의 위대한 진보 중 어떤 것은 질병을 단지 영향받은 신체 기관의 측면에서만 고려한 데서 비롯되었다. 실제로, 의학적 관심을 신체의 한 가지 특정 손상 부분에 집중하는 것은 때때로 의학적 문제를 치료하는 데 있어 가장 효율적인 방법이다. 이것이 왜 심장 전문의, 위장 전문의, 발전문의, 산부인과 전문의 등과 같이 우리 몸의 다른 부분의 병을 치료하는 데 각각의 전문의가 있는 이유이다.

어떤 건강 전문가들은 통합적 건강 요법과 통합적 의학을 옹호하는 사람들을 비판하고 개념과 방법이 과학적이지 않으며 그래서 해를 입힐 수 있다고 주장한다. 통합적 의학은 비과학적인 것이 아니다. 개인이 어떻게 그들의 의학적 서비스를 사용하는지를 포함하여 그들 자신의 건강을 관리하도록 장려함으로써, 통합적 의학 요법은 불필요한 수술과 같은 현대 의학 요법 보다 덜 해롭다고 할 수 있다.

당신의 건강에 대한 책임지기
(taking responsibility for your health)

얼마 전, 사람들은 그들이 거의 혹은 전혀 통제할 수 없는 다양한 질병에 잘 걸렸다. 20세기 초에는 기관계에 의해 야기되는 감염 질병이 미국의 주요 사망원인이었다(표 1.1). 그 당시에는 현대 공공 보건 방법과 항생제와 같은 현대 약이 없었다. 1918년, 세계의 수많은 사람들이 그 당시에는 원인을 알 수 없었던 독감으로 인해 사망하였다.

오늘날, 질병과 사망의 주요 원인은 감염 때문이 아니며 "생활 습관병"이다. 심장병, 암과 같은 질병은 개인의 행동과 그들이 선택한 삶의 방식으로부터 야기된다. 현대사회에서 질병과 사망의 주요원인이 생활습관이라는 생각은 새로운 것이 아니다. 한 세기 이전, 저명한 내과 의사이자 작가인 루이스 토마스(1978)는 우리의 생활습관이 우리를 죽인다는 것을 발견했다.

건강 팁

칫솔과 치실의 사용은 건강 문제를 예방할 수 있다.

우리는 종종 우리의 건강에 있어 치아가 얼마나 중요한 것인지를 잊어버린다. 우리는 씹기 위해 그리고 음식을 즐기기 위해 우리의 치아를 사용한다. 염증이 생긴 잇몸, 충치, 잇몸 질병은 이를 상하게 하고 여러 가지 건강 문제를 야기할 수 있다. 차이를 잃게 되는 주요 원인은 잇몸 질병이다.

칫솔질을 하는 것은 구강 위생과 건강을 유지하기 위해서 충분하지 않다. 매일 치실을 사용하는 것은 바쁜 젊은 사람들에게는 종종 무시될지라도 필수적이다. 치실질은 방해받지 않는다면 염증과 잇몸질병을 발생시키는 치아와 잇몸사이에 있는 박테리아를 제거한다. 게다가 치실질을 하지 않는 것은 구취에 큰 영향을 미친다. 약 90%의 구취가 구강의 박테리아에서 시작된다. 당신의 치아를 매일 그리고 확실히 치실을 사용하도록 하고 빼먹지 않도록 한다.

표 1.1

모든 나이, 모든 인종, 남, 여 1900, 1987, 2000년 10가지 주요 사망 원인

	1900	1987	2000
1.	결핵	심장병	심장병
2.	폐렴	암	암
3.	설사와 장염	뇌졸중	뇌졸중
4.	심장병	상해	만성하기도 질환
5.	간질환	기관지염과 기종	사고
6.	상해	폐렴과 독감	당뇨병
7.	뇌졸중	당뇨병	폐렴과 독감
8.	암	자살	알츠하이머 병
9.	폐기종	만성 간질환	신장질환
10.	디프테리아	동맥경화증	패혈증

출처: *National Vital Statistics Report*, Vol. 50, No. 16.

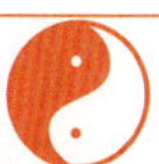

웰니스 지침

아, 두통이여!

두통은 인간을 불편하게 만드는 가장 흔한 것 중 하나이다. 두통이 뇌 질환이나 상해의 증상일 수도 있지만, 대부분의 두통은 불안, 긴장, 정신적 고통으로 인해 발생한다.

긴장성 두통은 가장 흔한 종류의 두통이다. 이것은 약물이나 음식에 대한 불안, 스트레스, 알레르기 반응목과 두피의 지속적인 수축으로 인해 발생한다. 긴장성 두통은 몇 시간동안 지속될 수 있으며, 자주 발생할 수 있으며, 몇 년 동안 지속될 수 있는 문제이다. 긴장성 두통의 통증은 몇 분 동안의 정신적 이완 혹은 목과 두피의 긴장된 근육의 마사지를 통해서 해소될 수 있다.

편두통, 혹은 혈관성 두통은 몇 시간 혹은 며칠 동안 지속될 수 있는 일시적인 통증을 수반한다. 편두통은 뇌혈관의 혈류를 변화시킨다. 목과 두피를 마사지 하는 것은 정신적으로 긴장을 풀어주며 머리로의 정상적인 혈류를 노출시킴으로써 통증을 완화하도록 도울 수 있다. 자기암시와 손이 따뜻해지도록 하는 것 또한 통증을 완화시킬 수 있다. 왜냐하면 어떤 혈류는 뇌에서 손으로 흐름이 바뀌기 때문에 뇌의 혈압을 떨어뜨리기 때문이다.

삶에서 긴장과 불안의 원인을 규명하고 제거하는 것이 두통을 막는 가장 확실한 방법이다. 어떤 사람들은 학교나 직장에서 꼭 해야 하는 일 같은 불편한 상황을 피하는 방법으로 "두통이 있다" 는 것을 사용하도록 배워왔다. 어린이들은 그들의 부모가 긴장과 스트레스에 대처하는 방법으로 "두통이 있다" 고 하는 것을 보아왔을 것이다. 따라서 그들 또한 "두통이 있다"라는 것이 불안을 일으키는 경험을 피하기 위해 사용될 수 있다고 배운다. 당신은 이와 같은 회피 기전을 만든 적이 있는가?

새로운 이론은, 대부분 오늘날 인간의 질병은 감염을 제쳐두고라도 본질적으로 다양한 요인이 있으며, 원인이 되는 기전의 환경에서의 어떤 것들의 영향, 그리고 각자의 개인적 생활습관이 두 가지 커다란 나열에 의해 발생된다. 이와 같은 질병을 다루는 데 있어서 의학이 효과적이려면, 환경을 바꾸어야 하며, 개인의 삶의 방식 또한 근본적으로 전환되어야 한다는 믿음이 일반화되어야 한다.

심장병은 과식(6장 참고), 흡연(17장 참고), 운동부족(7장 참고), 높은 스트레스(3장 참고), 그리고 고혈압과 고지혈증(14장 참고)을 포함한 오늘날 생활습관에서부터 주로 생겨난다. 암은 영양학적(5장 참고), 인간 활동의 환경적 요인(13장 참고)과 모두 관련이 있다. 부적절한 영양, 흡연, 생물학적인 변화를 일으킬 수 있는 환경에서의 위험한 요인에 노출은 암을 발생시킨다. 건강하지 않은 생활습관은 또한 자

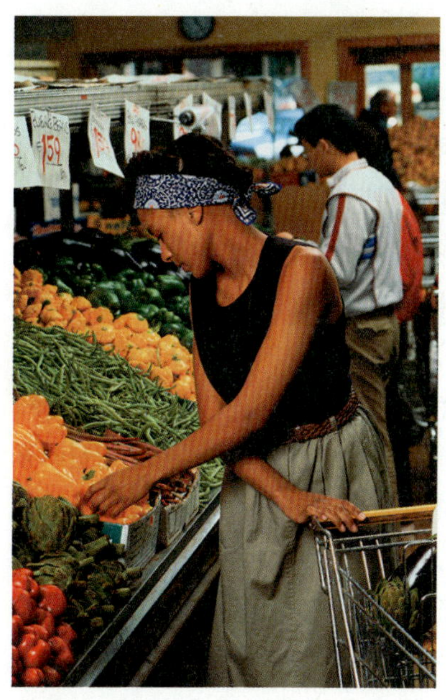

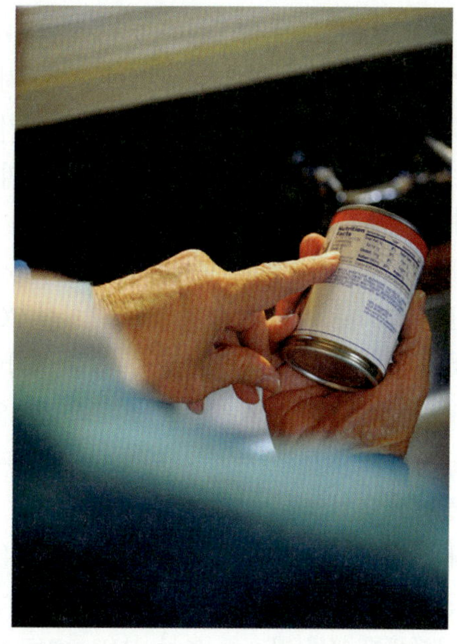

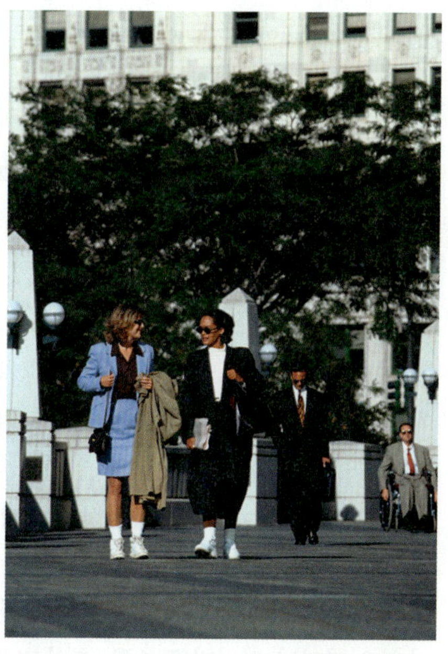

우리의 일상생활에서 간단한 행동들은 건강에 긍정적인 영향을 미칠 수 있다: 매일 과일과 야채를 다섯 서빙 섭취하는 것, 현명한 선택을 하기 위하여 음식 라벨을 읽는 것 그리고 가능할 때마다 걷는 것이다.

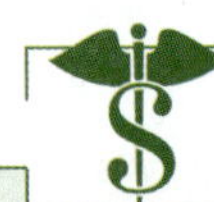

달러와 건강 상식

큰 회사들은 사람들을 아프게 만드는 생산품으로부터 이익을 얻는다.

심장병, 뇌졸중, 폐암, 대장암, 제2형 당뇨병, 그리고 만성폐쇄성폐질환은 미국에서 발생하는 사망의 거의 절반을 차지하고 있다. 이런 질병들은 주로 제대로 먹지 않거나, 흡연을 하거나, 과체중이거나, 운동을 하지 않는 것과 같은 건강하지 못한 생활습관으로부터 발생한다. 불행하게도, 많은 큰 회사들은 개인의 건강하지 못한 생활습관으로부터 이익을 얻는다. 뿐만 아니라 어떤 회사들은 그들의 사업의 기반을 위해 건강하지 않은 습관을 장려하기도 한다.

담배 산업은 다른 사람들을 해침으로써 경제적인 이익을 얻는 회사의 대표적인 예이다. 다른 어떤 회사도 직접적으로 사용했을 때, 질병이나 사망을 야기하는 제품을 만드는 곳은 없다. 1990년대 후반, 주요 담배 회사들은 연방 정부, 주정부, 그리고 개인으로부터 거의 50년 동안 그들의 제품의 중독성과 흡연이 야기할 수 있는 상해에 대하여 대중에게 거짓말을 해왔다는 이유로 고소를 당했다. 장기간의 흡연가(즉, 그들의 최고의 고객)들이 흡연을 10대에 시작하는 경향이 있는 것을 알듯이, 담배 산업은 젊은 사람들이 담배를 피우고 끊을 수 없도록 유혹하는 속임수를 마케팅 방법으로 사용했다. 담배 산업은 누구에게도 친구가 아니다.

담배처럼 명확한 것은 아니지만, 어떤 식품 회사들, 주로 패스트 푸드 회사들 또한 그들의 고객에게 해를 끼침으로써 이익을 얻는다. 패스트푸드의 전형적인 음식(예를 들어, 버거, 감자튀김, 그리고 탄산음료나 쉐이크)의 양은 약 1000칼로리 정도가 된다. 대략 이 칼로리의 1/3에서 1/2은 심장이나 혈관 질병의 주원인인 지방으로부터 온다. 패스트푸드는 또한 심장과 혈관 질병을 발생시키는 콜레스테롤과 소금을 대량 함유하고 있다. 연구들은 전형적인 패스트푸드를 섭취하는 젊은 사람들의 혈관이 섭취한 패스트푸드의 양에 비해 손상 정도를 볼 때, 질병 초기 단계를 보여주고 있다고 보고하였다. 또한 패스트푸드의 일반적인 양 안에 들어있는 칼로리는 개인이 하루에 필요한 에너지 양의 반 혹은 그 이상을 차지한다. 이것은 왜 패스트푸드를 계속 먹는 것이 체중의 문제를 일으키며 제2형 당뇨병과 같은 질병과 관련이 있는 지를 보여준다.

패스트푸드 회사가 질병을 발생시키는 지에 대해 법적인 고소를 당한 것은 아닐지라도, 그렇게 되는 날이 올지도 모른다. 결국, 20년 전, 담배회사가 법적인 공격을 이겨낼 수 없는 것처럼 보였으나 그것은 시간이 지나면서 변했다.

그러나 당신은 건강한 사람이 되기 위하여 법적인 도전을 기다릴 필요는 없다. 당신은 어떤 상황에서도 회사의 이익을 추구하는 것인 사람들이 건강하지 않은 생활 습관을 받아들이도록 장려하는 데서 시작된다는 것을 알 수 있게 될 것이며, 그리고 당신은 살아가는데 더 건강한 방법을 선택할 수 있어야 한다.

살과 살인(술, 약물, 스트레스), 사고(음주와 스트레스), 그리고 간경변증(과음)의 근저에 있다.

생활양식과 건강 (lifestyle and health)

사람이 죽을 때, 사망의 원인은 예를 들어, 심장병, 간경변증, 폐암과 같이 일반적으로 기관계가 제대로 작동하지 않아서 인간을 사망에 이르게 한다고 정의된다. 그러나 이것은 아마도 사망의 근본 원인을 정의하는 것이 아닐 것이다. 예를 들어, 어떤 사람이 폐암으로 사망했다는 것은 흡연이 실제적인 사망의 원인이라고 말하는 것은 아니다. 사망이 단순히 사망진단서에 보고된 것이 아니라 실제적 원인을 위해 조사된다면, 결과는 단지 미국에서 매해 발생하는 이백십만 사망자 중 약 반 정도는 생활 습관 요인 때문에 사망한 것으로 나타날 것이다(표 1.2). 그리고 연장선상에서 보다 건강하게 살아간다면, 수많은 사망을 미리 예방할 수 있을 것이다. (이 자료가 10년 전에 얻어진 것이라 하더라도, 결과는 아직까지 유효하다.)

생명을 단축시키는 행동 리스트 중 제일 우선순위는 매해 400,000명의 미국인의 사망을 부르는 흡연이다. 담배나 시가를 피우는 것, 담배를 씹는 것, 담배연기에 노출 되는 것 등은 모든 종류의 암, 심장병, 고혈압, 뇌졸중, 기관지염, 만성폐쇄성폐질환(COPD), 폐렴, 저체중출산, 화상에 의해 야기될 수 있는 사망에 충분히 영향을 미친다. 담배의 사용에 의해 삶과 건강에 있어 야기되는 수많은 희생이 건강관리공단, 의사, 정부가 과도하게 담배 사용을 제한하는 이유이다 (17장 참고).

담배 사용 다음은, 미국의 대부분의 사망원인인 건강하지 않은 식단과 활동패턴이다. 음식에 포함되어 있는 높은 수준의 콜레스테롤과 포화지방의 섭취는 심장병, 몇 가지 종류의 암, 그리고 뇌졸중과 관계가 깊다. 낮은 수준의 신체활

표 1.2

1990년 미국에서 예방 가능했던 사망자의 숫자

예측치는 실제 숫자(총기사망자)와 계산된 위험(흡연 사망자)을 포함한 자료를 포함한다. 백만 명 이상의 사망자가 생활습관과 행동–모두 예방 가능한 사망에 의해 생겨난다.

	사망자	
원인	예상 숫자	전체 사망자의 %
흡연	400 000	19
식이/활동 유형	300 000	14
알코올	100 000	5
미생물 병원체	90 000	4
독성 병원체	60 000	3
총기	35 000	2
성 행동	30 000	1
자동차	25 000	1
약물의 부정사용	20 000	<1
전체	1060 000	50

출처: McGuinnis, J. M., and Foege, W. H. (1993). Actual causes of death in the United States. *Journal of the American Medical Association*, 270, 2207-2212.

동과 고칼로리의 섭취는 사람들을 과체중, 당뇨병, 고혈압에 걸리기 쉽게 만든다. 좌업 생활습관은 만성질환(심장병, 고혈압, 뇌졸중, 당뇨병)으로 인한 사망의 23%를 차지한다.

약물의 사용과 남용은 미국의 매 해 100,000명 이상의 사망 원인이다. 알코올은 알코올 중독, 자동차 사고와 다른 조율의 사고, 살해 등으로부터 매 해 거의 100,000명의 사망자를 발생시킨다. 다른 20,000명의 사망자는 연간 알코올보다 합법적, 불법적 약의 사용으로 인해 발생한다. 이것들은 의도적인 과용, 사고로 인한 과용, 중독에 의한 치명적인 사고 등으로 인한 사망을 포함한다.

감염체의 전염은 120,000명 이상의 사망을 설명한다. 안전하지 않은 성관계와 주사 약물의 사용은 매 해 에이즈의 수많은 새로운 사례를 발생시킨다. 안전하지 않은 성관계와 주사 약물의 사용으로 인한 B형 간염 바이러스와 음식물 찌꺼기를 통한 간염 바이러스의 변종의 감염은 수많은 종류의 간부전을 발생시킨다. 항생제의 과다 사용은 항생제에 저항하는 박테리아 변종을 생산하고, 치료하기 어려운 감염체를 만들어낸다.

환경적 요인 또한 사망을 야기한다. 예를 들어, 작업장이나 다른 곳에서의 독성물질에 노출되는 것인 매 해 60,000명의 사망자를 발생시킨다. 살인, 자살, 그리고 우발적인 총기난사에 사용되는 소화기는 35,000명의 사망자를 낸다. 자동차 사고는 거의 50,000명의 사망자를 발생시킨다. 건강보험이 없는 4천만 미국 가구에 영향을 미치는 의학적 관리를 받지 못하는 경우도 매해 수많은 사망자를 내고 있다.

생활습관병으로서의 제2형 당뇨병 (type 2 diabetes as a lifestyle disease)

당뇨병은 혈중 당의 수준이 조절되지 않아 몸의 몇 몇 기관의 퇴화를 포함한 여러 종류의 증상을 야기하며, 결국에는 사망에 이르는 질병이다. 당뇨에는 두 가지 유형이 있다. 제1형 , 인슐린 의존형 당뇨병은 이 질병의 증상을 조절하기 위해 인슐린 주사를 맞아야 한다. 제2형, 비인슐린 의존형 당뇨병은 일반적으로 인슐린보다 식이, 운동, 혹은 약물로서 조절될 수 있다. 제1형 당뇨병은 아동기나 청소년기에 시작되는 경향이 있기 때문에 공식적으로 "소아 당뇨병" 이라 불린다. 제2형 당뇨병은 성인이 되어 나타나는 경향이 있기 때문에 공식적으로 "성인 당뇨병" 이라 불린다.

제2형 당뇨병이 생활습관병이라는 것은 짧은 시간 안에 그들의 생활습관을 극적으로 전환한 집단의 연구를 통해서 증명되었다. 예를 들어, 1949년 이스라엘로 이주한 예멘 유대인들은 1000명 중 1명 이하로 세계에서 가장 낮은 제2형 당뇨병의 발병률을 갖고 있는 집단이었다. 30년 후, 이스라엘의 서양 생활습관에 적응된 같은 집단에서 1000명 당 12명이 제2형 당뇨병을 갖고 있는 것으로 밝혀졌다.

다른 예는 미국 남서지역의 피마 인디언 사이의 당뇨병 유병률이다. 지난 세기에, 이 미국 원주민들은 대부분 옥수수, 콩, 야생 음식, 야채 등을 먹고 생활 했다. 그들은 활동적이었으며, 말랐었고, 강했다. 오늘날 많은 피마 인디언들은 좌업생활을 하고, 뚱뚱하며, 세계에서 당뇨병을 가장 많이 갖고 있게 되었다. 그들의 생활습관의 변화로 인한 결과, 3명 중 한명 이상의 피마 인디언이 당뇨병으로 고통 받고 있는 것이다.

제2형 당뇨병은 급속도로 증가하는 생활습관병이다. 과체중이 20%증가할 때마다, 당뇨병의 증가율은 2배가 된다. 제2형 당뇨병은 오늘날 미국 성인의 약8%에게 영향을 미친다. 광범위한 연구에서 당뇨병에 높은 위험인자를 갖고 있는 사람을 치료하는 데 있어 생활습관의 변화 혹은 약을 metformin 으로 바꿈으로써 당뇨병의 발전을 늦출 수 있다고 보고하였다. 이 연구는 또한 약물보다 생활습관을 바꾸는 것이 당뇨병을 예방하는데 더욱 효과적이라고 결론 내렸

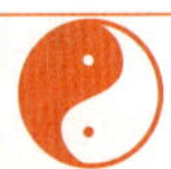

웰니스 지침

대학생들의 건강 문제들

북미의 천오백만 대학생들의 건강 문제는 무엇인가? 여기에 대학의 건강 교육자와 의학 전문가들이 생각하는 답이 있다(Grace, 1997).

성 건강. 다른 어떤 것들보다도, 성적인 문제는 대학생들의 건강에 영향을 미칠 잠재성이 크다. 이것들은 성병(7%에서 10%의 대학생들이 진단되지 않은 성병을 갖고 있다), 의도하지 않은 임신, 성폭행, 혹은 강간을 포함한다.

성적 관심은 자존심, 또래수용성, 외로움, 가벼운 성관계를 통한 학업 스트레스의 완화 등 정신적인 문제를 만들고 미래의 진지한 성관계를 갖는데 문제를 일으킬 수 있는 부정적인 태도와 행동을 만드는 문제들과 관계가 있다.

약물남용. 알코올, 약물, 담배, 그리고 음식의 남용은 또래 수용성, 주로 사회나 가족 구성원 중 건강하지 않은 사람을 모델로 얻기 위해 노력하거나, 정신적 충격에 대처하기 위해 노력하는 것과 관련이 있다. 부모가 약물 남용을 하는 경우는 학생들이 약물 남용을 하는 경향이 크다. 알코올 남용은 성폭행, 의도하지 않은 임신(피임도구를 적절히 사용하지 않거나 전혀 사용하지 않음으로 인한), 그리고 성병의 전이(안전한 성관계를 하지 않는 것으로 인한)의 대부분과 관련이 깊다.

정신건강. 성적부진, 학업 스트레스, 사회적 지지의 부족, 초기 성인기에 대한 부적응, 사회적으로 잘 어울리지 못한다는 압박감 등은 학생들의 학업 수행 혹은 웰빙에 해를 입힐 수 있는 정서적 문제(특히 불안과 우울)를 일으키다. 이는 또한 스트레스로 인한 신체적 질병을 일으킬 수 있다. 경쟁적인 학업 환경은 열등감, 불안감, 혹은 정서적 고통을 일으킬 수 있다.

음식과 체중. 많은 학생들은 그들의 몸의 사이즈나 체형에 대하여 관심이 크며 그들의 사회적 이상에 맞추기 위하여 영양결핍이 될 수 있다. 과식증이나 거식증과 같은 섭식장애는 대다수의 학생들에게 영향을 미친다.

건강관리. 미국 대학생들의 대부분은 대학들의 학생들에게 폭넓은 서비스를 제공하지 않고 학생들은 개인적 건강 보험이 없기 때문에 제한된 건강관리를 받는다.

사고와 상해. 많은 학생들은 자동차 사고(주로 술과 관련된)와 스포츠 상해를 당하기 쉽다.

다(Diabetes Prevention Program Research Group, 2002). 영양을 개선하고 적정 체중을 유지하는 것이 당뇨병을 예방하는데 도움이 될 것이다.

근시 (nearsightedness)

생활습관이 건강에 어떻게 영향을 미치는가를 보여주는 또 다른 극적인 예가 시력에 관한 것이다. 현대사회에서 많은 어린이들과 대부분의 성인들은 근시를 조정하기 위하여 안경 혹은 콘택트렌즈를 사용한다. 우리의 선조들이 음식을 구하기 위해 습격을 하거나 사냥을 해야 했을 때, 정확한 시력은 살아가기 위하여 필수적이었을 것이며 물론 교정 렌즈는 알려지지 않았을 것이다. 발달 초기에, 어린이들의 눈은 환경으로부터 받는 시력 정보에 적응이 될 것이다. 먼 거리의 물체를 보는 것은 일반적인 시력 또는 약간 원시안을 만드는 경향을 보일 것이다. 오늘날 대부분의 아이들은 가까운 곳의 시력을 요하는 TV나 컴퓨터 스크린 그리고 책, 잡지, 신문 등을 하루에 몇 시간씩 본다. 이런 활동들이 많은 어린이들에게 근시를 유발하게 된다.

시력에 미치는 현대 생활습관의 영향은 중국의 시골지역의 젊은 사람들의 시력과 홍콩의 중국인의 시력과 비교한 연구에서 나타난다(Wallman, 1994). 시골지역에서 생활하는 대부분의 젊은 사람들은 정상적인 시력 혹은 약간 원시를 갖고 있었다(그림 1.3). 반면, 홍콩에 거주하는 대부분의 중국 학생들은 근시였으며, 도수가 꽤 낮은 것으로 나타났다. 이와 같이 만일 20/20이 이상적인 시력이라면, 컴퓨터, TV, 독서 등을 포함한 우리 현대 생활습관은, 시력의 발달에 영향을 미치며 근시를 유발할 수 있다는 것이다. 우리가 환경과 시력의 발달에 영향을 미치는 유전적인 단서에 대하여 더 잘 이해할 수 있을 때까지 어린이들은 그들의 눈이 원거리의 물체에 초점을 더 맞출 수 있는 야외에서의 시간을 더 보낼 것이 권장된다.

국가의 건강 목표 (national health objectives)

1979년 처음으로 건강 증진과 질병예방에 관한 미국 위생 보건 당국의 보고서가 발표되었다. 이것의 목적은 개인이 자신의 건강에 대한 책임을 지고 건강하지 않은 행동들을 줄이는데 초점을 맞춤으로써 질병을 예방하는 것을 강조하는 것이었다. 이 보고서는 사람들이 건강해지기 위하여, 가난, 부족한 교육, 불충분한 주택, 배고픔, 약물 등에 대한

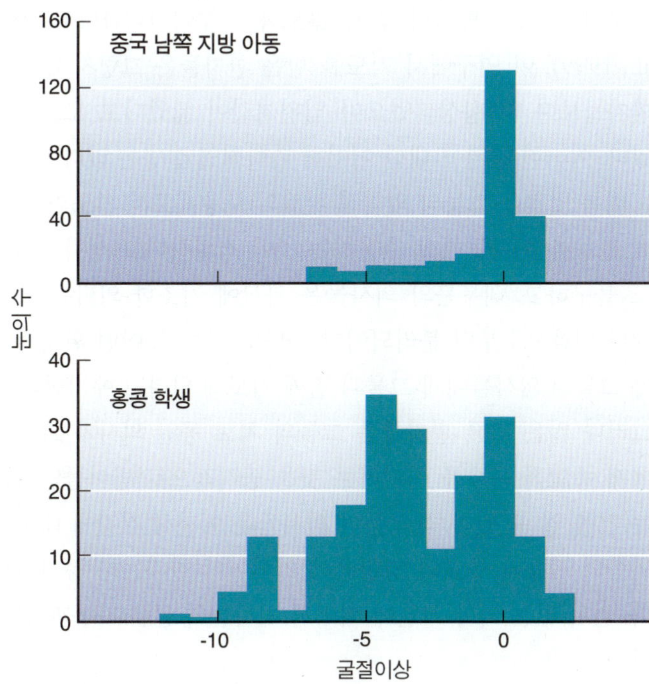

■ **그림 1.3**

홍콩과 중국 시골의 18-28세 학생들의 시력 정확도 비교. 대부분의 시골 학생들은 정상 시력을 갖고 있었으나 홍콩 학생들은 근시를 갖고 있었다.

출처: *Nature,* 371, 201-202. Copyright 1994 Macmillan Magazines Limited. Courtesy of Josh Wallman and Carly Lam.

사회적 변화가 일어나야 한다고 나타내고 있다.

1979년 최초 서전 제너럴 보고서가 발표된 이후, 미국 정부는 주기적으로 국가의 건강 목표를 발표하고 있다. 이 중 가장 최근의 것은 모든 연령의 사람들의 삶의 여명을 증가시키고, 그들의 삶의 질을 향상시키는 것 뿐만 아니라 다른 집단과의 건강 불균형을 제거하는 데 도움을 줄 수 있도록 고안된 건강한 사람 2010(Healthy People 2010)이다(Office of Disease Prevention and Health Promotion, 2000). 건강한 사람 2010은 467가지 특정 건강 목표들을 갖고 있으며 크게 28개의 중심 분야가 있다(그림 1.4). 특정 목표는 새로운 암환자의 숫자 감소, 암에 의한 질병과 사망의 감소, 장애인의 건강 증진, 식품 안전과 식품으로 인한 질병 감소 등을 포함하고 있다.

건강한 사람 2010의 몇 가지 특정 목표는 10가지 범주로 묶어져 있으며 미국의 주요 공중 보건 문제를 반영하는 **주요 건강 지표**로 불린다(그림 1.5). 주요 건강 지표는 개인과 지역사회에 크게 영향을 미치는 개인의 행동, 신체적 사회적 환경 요소, 그리고 중요한 건강 시스템의 문제점들을 명확하게 한다. 주요 건강 지표들은 사람들이 건강 증진과 질병 예방의 중요성을 더 쉽게 이해하고 건강의 향상시키기 위하여

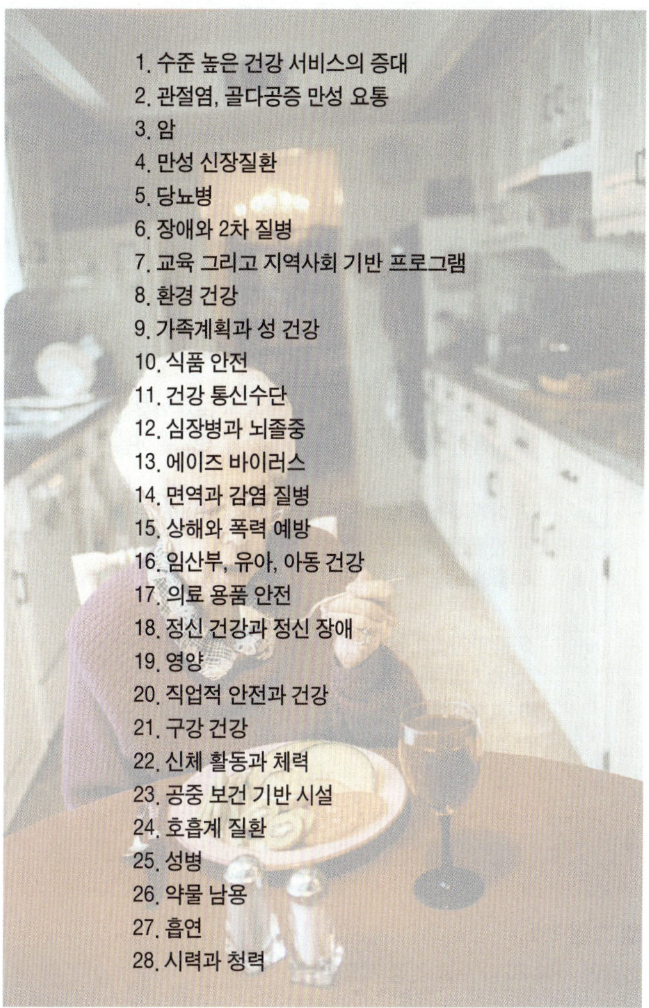

■ **그림 1.4**

건강한 사람 2010의 중심 분야

다방면으로 노력할 것을 권장하도록 한다.

종교, 영성, 그리고 건강 (religion, spirituality, and health)

건강에 대한 우리의 전통적인 생각의 대부분은 과학적으로 연구될 수 있는 신체적, 정신적, 그리고 정서적 진행과정에 의해서 영향 받는 것으로서의 웰니스와 질병의 상태를 보는 경향이 있다. 그러나 많은 사람들이 주관적 혹은 직관적인 상태인 영적인 경험을 믿고 있으며 또한 건강과 질병

용 어

주요 건강 지표: 중요한 미국의 공중 보건 문제를 나타내는 10가지 범주의 건강 목표들

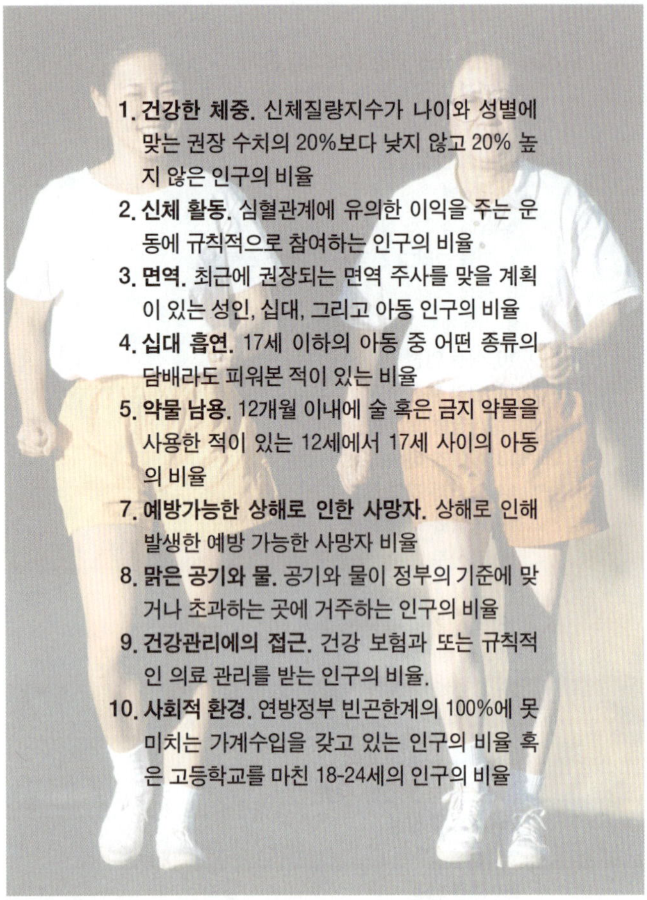

1. **건강한 체중.** 신체질량지수가 나이와 성별에 맞는 권장 수치의 20%보다 낮지 않고 20% 높지 않은 인구의 비율
2. **신체 활동.** 심혈관계에 유의한 이익을 주는 운동에 규칙적으로 참여하는 인구의 비율
3. **면역.** 최근에 권장되는 면역 주사를 맞을 계획이 있는 성인, 십대, 그리고 아동 인구의 비율
4. **십대 흡연.** 17세 이하의 아동 중 어떤 종류의 담배라도 피워본 적이 있는 비율
5. **약물 남용.** 12개월 이내에 술 혹은 금지 약물을 사용한 적이 있는 12세에서 17세 사이의 아동의 비율
7. **예방가능한 상해로 인한 사망자.** 상해로 인해 발생한 예방 가능한 사망자 비율
8. **맑은 공기와 물.** 공기와 물이 정부의 기준에 맞거나 초과하는 곳에 거주하는 인구의 비율
9. **건강관리에의 접근.** 건강 보험과 또는 규칙적인 의료 관리를 받는 인구의 비율.
10. **사회적 환경.** 연방정부 빈곤한계의 100%에 못 미치는 가계수입을 갖고 있는 인구의 비율 혹은 고등학교를 마친 18-24세의 인구의 비율

■ **그림 1.5**
건강한 사람 2010 주요 건강 지표들

에 있어 중요한 역할을 담당한다. 어떤 연구는 보다 영적인 사람이 더 건강한 경향이 있다고 보고하였다(McBride, Borrks, and Pilkington, 1998).

건강에 대하여 믿음이나 종교의 영향에 대한 흥미는 일반적인 대중사이에서나 의사들 사이에서 점점 증가하고 있다. 대다수의 미국인들은 기도에 의한 치료의 힘과 그들의 믿음이 병으로부터 낫도록 하는 능력을 믿고 있다. 최근의 연구는 77%의 입원 환자들이 그들의 의사가 자신의 영적 요구를 고려해 주길 원한다고 하며, 30%의 의과대학이 종교, 영성, 그리고 건강과 관련된 과목을 개설하고 있다고 보고하였다(Sloan et al., 2000).

어떤 연구는 믿음과 기도가 건강에 긍정적인 영향을 미친다는 생각을 지지한다. 예를 들어, 몇몇의 연구는 예배에 참여하는 사람들과 좋은 건강은 연관이 있다고 보고하였다. 더 놀라운 결과는 희박한, 중보의 기도가 병원의 관상동맥 질환 집중 치료 병동 환자의 결과에 영향을 미친다는 것이다. 환자는 무작위로 환자의 이름만 알고 있는 종교 집단으로부터 기도를 받거나 받지 않도록 나누어졌다(Harris et al., 1999). 이 연구에서 기도를 받은 환자들은 그렇지 않은 환자들보다 더 향상되었으며 입원기간이 짧았다고 보고하였다. 이러한 결과에 대한 어떠한 과학적인 설명은 없다.

비록 몇몇은 그들의 의학적 치료의 보충제로서 기도와 종교 활동을 환자들에게 추천하는 것이 적절하다고 생각함에도 불구하고, 대부분의 의사들은 과학에 기초한 의학은 종교나 믿음으로부터 분리되어야 한다고 믿는다. 어떤 환자들은 그들의 의사들에게 그들과 함께 기도해 달라고 얘기한다. 그러나 많은 다른 환자들은 그들의 치료 동안 의사가 그들에게 종교적 문제를 얘기하는 것을 공격적으로 받아들인다는 것을 알 수 있다. 대부분의 의사들은 여전히 건강에 대한 의학의 사용과 종교의 영향은 분리되어야 한다는데 동의한다. 권위 있는 의학 저널에 씌어진 의사들의 글은 다음과 같다.

> 우리는 종교 활동이 의료 혜택을 주는 과학적 증거를 얻기 위해, 그리고 표면적일 뿐 아니라 건강에 대한 그것의 효과로부터 파생되는 종교의 가치를 제안하는 의료혜택 결과를 얻기 위해, 이러한 활동을 도구적으로 사용하는 것을 시도하는 것을 염려한다. 종교는 느낌과 수행의 모음 이상의 것이며 그것의 가치는 도구적으로 결정될 수 없다. 세계에 존재하는 것은 영적 방법이다.

여러 세기 동안 과학과 종교는 세계를 이해하는 다른 방법을 제공했다. 정의를 내리자면, 종교적 경험이나 종교적 주장은 실험이나 재생산 가능한 것이 아니기 때문에 과학에 의하여 증명될 수 없다. 그러나 새로운 두뇌영상기술의 개발로 영적 경험과 뇌파 활동의 과학적 조사에 접근하기 쉽게 되었다. 신경신학이라 불리는 새로운 분야는 기도나 명상을 깊이 하는 사람의 뇌를 보여주는 것이다(Begley, 2001). 사람이 "우주와 합일, 자신의 상실, 신의 경지"를 경험하면 특히 측두엽 내에서 뇌의 활동은 변화한다. 잘 생각해보면, 강렬한 정서적 경험에서처럼, 강렬한 영적 경험의 반영으로 뇌활동의 변화가 일어난다는 것은 놀라운 일이 아니다. 아마도 절대 답을 알 수 없는 것은 뇌의 활동이 신비한 경험을 만들어 내는 것인지 혹은 신비한 경험이 인간 뇌에서 인식할 수 있는 그것만의 실체를 갖고 있는지 하는 것이다. 불교의 화두는 다음과 같이 묻는다. "나무가 숲에서 넘어진다면 그리고 아무도 그것을 듣지 못한다면 넘어진 나무는 존재하는 것인가?"

영적인 경험은 동정심과 감정이입, 마음의 평화, 힘과 권력과 혹은 개인보다 더 큰 가치와의 관계와 영적 교감, 환경과의 조화를 느끼게 하는 경향이 있다. 이러한 감정들이 건강의 초석이 된다고 믿어진다. 왜냐하면 그들은 인간의 경험의 내적 외적 측면 사이의 균형을 나타내기 때문이다. 어떤 측면에서, 삶의 영적 범주는 특정 종교를 믿는 것으로 국한되어 있다. 다른 측면에서는, 영적 범주는 비종교적이며 단순히 개인 철학의 일부분이다. 많은 것들이 존재의 영적 영역을 사람들이 경험할 수 있도록 도와줄 수 있다. 기도, 명상, 요가, 뮤지컬, 예술적 노력, 다른 사람을 돕는 것은 단지 몇 가지 흔한 것들이다.

보다 영적으로 깨어나는 것은 선택한 길에 상관없이 건강한 삶을 살아갈 수 있도록 한다. 당신의 영적 느낌과 교감하는 것은 당신과 다른 사람들을 이해하고 동정하는 사람의 굴곡을 다룰 수 있도록 도와준다. 당신은 수용과 인내라는 아주 깊은 의미의 사랑을 알게 될 것이다. 당신은 당신의 문제와 콤플렉스에도 불구하고 당신자신을 사랑하기 시작할 것이다. 당신은 관계가 틀어졌을 때도 당신의 가족과 친구들을 사랑할 것이다. 당신은 삶의 아름답고 조화로운 측면을 더 많이 볼 것이다. 그리고 결국에는 순식간일지라도, 완벽하고 즐겁게 살아있다는 놀라운 느낌을 경험할지도 모른다.

건강한 변화 만들기 (making healthy changes)

건강 교육의 중점적인 가설은 거의 모든 사람이 건강하고 잘 살기를 기본적으로 희망한다는 것이다. 그러나 그 많은 사람들이 잘 살기보다는 덜 잘살 수 있도록 만드는 생각이나 행동의 습관을 갖고 있다. 그러므로 건강 교육의 한 가지 목표는 사람들이 덜 건강하게 하는 태도나 행동을 포기하도록 하고 더 나은 건강과 웰니스, 삶의 만족을 가져올 수 있는 태도나 행동을 받아들이도록 하는 것이다.

'아는 것이 힘이다' 라는 말이 있다. 그러나 더 건강하게 산다는 측면에서는 이것이 항상 맞는 것은 아니다. 거의 모든 사람들이 흡연, 음주운전, 인스턴트 음식이 건강하지 않다는 것을 알고 있다. 그러나 많은 사람들이 어찌되었던 이러한 행동을 한다. 단순히 무엇을 해야 하는 가를 아는 것이 그 사람이 그것을 할 것이라고 보상하지는 않는다. 이것의 한 가지 이유는 건강하지 않은 태도나 행동이 비록 그것이 다른 측면에서 해가 되더라도(예를 들어, 흡연이 스트레스를 해소하는 것) 어떤 방식으로든지 돌아오기 때문이다. 또한 여러 종류의 생물학적, 사회적, 정신적 힘이 태도와 행동을 유지하도록 돕는다. 흡연가는 아마도 금연을 원할 것이나 만일 그 혹은 그녀의 친구들이 담배를 핀다면 금연이 친구들과의 관계를 위태롭게 할 것이다. 변화를 실행하려면, 개인은 변화로 인한 이익이 희생보다 클 것이라는 것을 믿어야 한다. 새해의 결심과 같은 의식이나 "실행 하라"와 같은 표어 는 어떻게 습관이 변화되는지의 비현실적인 모델을 제공한다. 소망과 의지력만으로는 충분하지 않다. 탐색, 계획, 사회적 지지의 목록화 등 또한 필요하다.

> 우리는 사물을 그것 자체로 보지 않는다... 우리는 사물을 우리가 원하는 대로 본다.
> *탈무드*

건강 행동의 변화 모델은 개인 변화모델, 사람간 변화 모델, 그리고 지역사회 모델 혹은 중재로 분류된다. 우리는 두 가지 개인 변화 모델과 그들이 어떻게 완전하고 건강한 변화를 만드는 능력 혹은 건강한 생활습관을 유지하는 능력을 적용했는지를 알아볼 것이다.

건강 믿음 모델 (the health belief model)

건강 믿음 모델(Health Belief Model; HBM)은 초기에 예방차원의 건강습관을 설명하고 예측하기 위한 체계적인 방법으로서 개발되었다. 그러나 질병이나 환자역할을 하는 행동을 건강행동과 구분하기 위해 일반적인 건강 동기유발을 포함하는 것으로 수정되었다. 이 모델의 주요 개념들은 다음과 같다.

> 어느 날 밖에서 거닐던 중, 부처와 그의 제자는 그들이 가는 길에 개미들이 줄지어선 것을 보게 되었다. 제자 중 한 명이 "스승님, 왜 개미들은 길을 건넙니까?" 하고 물었다. 부처는 "왜냐하면 그들은 행복하기를 원하기 때문이다"라고 대답하였다.

- **감수성 인식**. 사람은 그 혹은 그녀의 건강에 유해할 수 있는 상태의 경험과 같은 그들 자신만의 지각력을 갖고 있다. 사람은 질병이나 상태에 대한 감수성의 지각력을 폭넓게 다양화한다. 아주 감수성이 낮은 사람은 유해한 상태에 빠질 가능성을 부정한다. 현대 범주에 있는 사람은 질병 감수성의 통계적 확률을 받아들인다. 높은 감수성을 가진 개인은 유해한 상태를 경험할 또는 주어진 질병을 얻을 진정한 위험이 있다는 것을 느낀다.
- **심각성 인식**. 심각성 인식은 사람이 그 혹은 그녀의 상

태에 주어진 질병이나 이상상태의 결과를 유지하려는 믿음을 의미한다. 이 결과는 예를 들어, 통증과 불편함, 작업 시간의 부족, 재정적 문제, 가족 간의 불화, 인간관계의 문제, 미래 상황에 대한 감수성과 같이 서로 다른 관점에서 질병이 생겨날 수도 있다는 것을 반영한 것이다. 질병이나 이상 상태의 심각성을 고려할 때에는 이러한 감성적, 재정적 문제 등을 포함하는 것이 중요하다.

- **실천 혜택 인식**. 질병의 예방 혹은 질병을 다루는 것에 대한 실천은 개인이 질병에 대한 감수성을 받아들이고 그것의 심각성을 인식한 다음 단계이다. 개인이 선택하는 행동의 방향은 그 행동에 대한 그 혹은 그녀의 믿음에 의해 영향을 받을 것이다.
- **실천에 대한 장벽**. 행동은 실천하는 것에 대한 이익이 확실하다는 것을 믿는다 하더라도 실행되지 않을 수 있다. 이것은 아마도 불편함, 비용, 재미없음, 통증 혹은 분노를 포함한 장벽들 때문일 것이다. 이러한 특성들은 개인이 원하는 실행을 하지 못하도록 할 수 있다.
- **실행을 위한 신호**. 감수성이나 심각성의 수준에 대한 개인의 개념은 실행하기 위한 힘을 마련한다. 혜택, 낮아진 장벽은 실천할 수 있는 길을 제공한다. 그러나 "실행을 위한 신호"는 이상적인 행동의 실천을 필요로 할 것이다. 이러한 실행을 위한 신호들은 내부 혹은 외부적일 것이다.

변화 이론 모델 (the transtheoretical model)

건강 행동 변화의 가장 영향력 있는 모델 중 하나는 변화 이론 모델 또는 변화 진행과정 모델이다(Prochaska, DiClemente, and Norcross, 1992). 이 모델은 다음과 같은 단계를 통해 변화가 일어난다고 얘기하고 있다.

- **사전계획**. 예측 가능한 미래의 시간 내에 특정 행동을 변화할 생각이 없다. 이 단계에 있는 많은 사람들은 자신의 문제를 인식하지 못하거나 약하게 인식하고 있다. 이 단계에서는 정보가 중요하다.
- **계획**. 변화가 이상적이라는 것을 깨닫게 된다. 그러나 실행에 옮기지는 않는다. 개인은 왜 변화하기가 어려운가에만 항상 초점을 맞춘다. 이 단계에서는 어떻게 행동을 변화시킬 것인가에 대한 선택에 대한 정보가 도움이 된다.
- **준비**. 이 단계에 있는 사람은 변화를 원하며, 대부분 앞으로 30일 이내의 가까운 미래에 변화를 시도한다. 왜 그 혹은 그녀가 실행을 할 수 없는지를 생각하는 대신에, 시작하기 위하여 무엇을 해야 하는가에 초점을 맞춘다. 개인은 변화를 시도하기 위하여 장애를 극복할 수 있는 방법을 포함한 현실 가능한 계획을 만든다. 이 단계는 친구나 가족에게 변화할 것을 예고하거나, 변화를 어떻게 할 것인지를 탐색하거나, 계획표를 만들거나, 진행과정을 적거나 진행하는데 장애가 되는 것을 기록하기 위하여 일기를 쓰기 시작한다.
- **실행**. 계획을 실행한다. 오래된 행동과 그 행동을 하도록 만드는 주변 환경을 제거하고 새로운 행동과 이것을 지지하는 환경에 적응한다. 장애물이 예상되며 주의를 요한다. 그리고 이들을 극복하기 위한 전략이 실행된다. 이 단계를 통한 진행과정은 6개월이나 그 이상이 소요될 것이다.
- **유지**. 변화를 확고히 할 것이며, 잘못들을 인지할 것이고 포기하고 싶은 유혹이 생길 것이다. "썰물과 밀물"이 있을 것이며 실패한 것처럼 보이기 싫을 것이다. 이 싸움에서 무너지지 않도록 개인은 행동 변화로부터 얻을 수 있는 많은 이익을 생각할 수 있어야 한다.
- **종결**. 개인은 기존의 행동으로 돌아가기 위한 유혹을 받지 않는다.

당신에게 달렸다 (it' s up to you)

건강해지고 잘 살기를 원한다면, 그것은 당신에게 달렸다. 의학적 관리 체계—의사 또는 다른 의료 제공자, 제약회사, 병원, 클리닉, 보험회사, 그리고 정부의 어떤 단계 들은 당신이 아플 때 도와줄 수 있다. 그러나 당신만이 건강하고 잘 살겠다, 당신 삶에 영향을 미치는 당신의 생각, 느낌, 행동들의 방법에 대한 책임을 지는 것, 자신을 해치는 것 보다는 보살피는 것, 건강을 증진시킬 수 있는 습관들을 배우고 받아들이는 인생의 목표를 달성할 수 있다.

캘리포니아 버클리 대학의 과학자들은 다년간의 연구를 통해 많은 것들 중에서 건강과 수명에 공헌하는 습관들을 정하였다. 그들의 결과는 다음과 같다.

- 금연
- 하루에 7-8시간의 수면
- 권장되는 키와 체중의 10%이상 30% 이하의 유지
- 규칙적인 운동
- 약간의 음주 혹은 금주

- 규칙적인 아침식사
- 간식 줄이기

건강과 관련된 수많은 다양한 종류의 연구를 통하여 우리는 우리의 건강을 유지하고 향상시키기 위해서는 더 많은 노력을 해야 한다는 것을 알 수 있다. 사람들이 젊을 때에는 건강에 대한 관심이 크지 않다. 우리(저자들)는 우리가 10대이거나 대학생 때까지도 우리의 건강에 대하여 절대 걱정하지 않았다. 게다가 50년 전에는 당신이 먹을 수 있는 만큼의 육식을 하는 것, 흡연, 그리고 음주는 일반적으로 받아들여지는 습관이었다. 당신이 20세일 때, 60세 혹은 70세를 생각하는 것은 불가능하다. 50년 전과 달리, 오늘날 우리는 건강을 보호하는 것은 당신이 젊었을 때 시작해야 한다는 것을 안다. 당신이 나이가 들거나 (또는 현명해졌을 때) 건강습관을 바꾼다는 것은 대부분 너무 늦는다.

건강은 은퇴와 같다. 이것은 당신이 젊었을 때 계획을 세워야 하는 것이며, 주의를 기울여야 하는 것이다. 예를 들어 50년 동안 매달 몇 달러를 저금하여 쌓아놓는 것이다. 그러나 대부분의 우리들은 그것을 절대 생각하지 못한다. 건강도 마찬가지이다. 지금 당신의 건강과 생활습관에 있어 작고 긍정적인 방향으로의 변화는 미래에 커다란 기대 이상의 이득이 될 것이다.

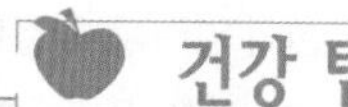

컴퓨터 앞에 앉아있을 때 스트레스를 줄여라.

한번에 30분 이상 컴퓨터 앞에 앉아있다면 일어나서 당신의 목, 어깨, 등을 스트레칭 할 것을 기억하라. 두통, 피로, 그리고 근육통을 피하기 위하여 최소한 5분 이상의 스트레칭을 실시하라. 한 연구에서 사실상 모든 사람들이 컴퓨터 앞에 앉자마자 어깨를 올리고 구부린다는 것을 알아냈다. 그리고 1/3은 얕은 호흡을 하기 시작한다. 미국 스트레스 연구소는 컴퓨터를 사용하는 동은 느리고 깊은 호흡을 할 것을 권장한다.

건강에 대한 중요한 생각

1. 이 장에서 지적한 것처럼 대학생들에게 가장 중요한 건강 문제는 성 건강, 정신적 건강, 약물남용, 체중, 사고와 상해, 그리고 건강관리이다. 당신 개인적으로 이 중 어떤 문제가 가장 염려되는지 토론하시오. 당신의 이유와 염려를 설명하시오. 당신의 건강을 증진시킬 수 있는 어떤 방법으로 당신의 염려를 해결할 것인가?
2. 당신의 건강을 해칠 수 있다고 생각되는(예로, 흡연) 주기적으로 실시하는 하나의 생활습관 혹은 행동을 서술하시오. 이런 건강하지 않은 행동을 지속하는 당신의 이유를 토론하시오. 이 행동을 바꾸기 위하여 당신은 무엇을 할 것인지를 고려해보고, 건강한 변화를 성공적으로 이루기 위하여 실시해야 하는 단계들을 나열하시오. 당신은 당신이 건강한 변화를 실천할 수 있다고 믿는가?
3. "종교, 영성 그리고 건강" 부분에 나타난 종교와 건강에 대한 의사들의 성명서를 주의 깊게 읽으시오. 당신 자신의 사람이나 당신의 가족들의 삶에서 종교적 영적 역할에 대한 당신의 생각은 무엇인가? 당신의 개인적 경험에서 기도가 어떤 사람의 질병을 극복하는데 도움을 준 적이 있는가? 그렇다면 건강에 대한 기도나 영적 행동의 효과를 어떻게 설명할 것인가?
4. 당신이 국가 건강 정책을 공식화 한 미국의 공중위생국장이라고 생각하라(전 위생국장 C. Everett Koop은 한 세대 이전에 금연운동을 공식화 하였다.). 오늘날 미국에서 가장 일차적인 건강 문제는 무엇이라고 생각하는지 서술하시오. 당신이 찾을 수 있는 가장 많은 사실로 당신의 선택을 정당화 하시오. 정부, 사기업, 기관, 그리고 개인이 이러한 건강 문제를 근절하기 위해서 실행되어야 된다고 당신이 믿는 방법을 서술하시오.

건강 리뷰

- 건강은 질병의 부재뿐만 아니라, 개인, 친구, 친척, 환경과 조화를 이루며 사는 것이다.
- 건강은 개인의 질병과 상해의 예방에 대한 책임을 질 수 있는 것뿐 아니라, 의학적 도움을 받아야 할 때가 언제인지 아는 것이다.
- 건강을 묘사하기 위하여 사용되는 세 가지 모델은 의학적, 환경적, 통합적 혹은 웰니스이다.
- 웰니스 연속체의 범위는 높은 수준의 웰니스에서 조기사망이다.
- 건강에 대한 통합적 접근은 질병과 상해 예방, 웰니스를 증진시킬 수 있는 영양, 운동, 그리고 다른 생활습관 측면들에 대하여 스스로 책임을 질 것을 강조한다.
- 웰니스의 범주들은 감성적, 지적, 영적, 직업적, 사회적, 신체적이다.
- 당뇨병, 심장병, 암과 같은 많은 만성 질환들은 일차적으로 건강하지 않은 생활 습관 때문이다. 당신이 젊었을 때 건강에 대한 책임을 지는 것이 나중에 만정 질환의 위험을 감소시키는 가장 훌륭한 방법이다.
- 건강하지 않은 생활습관이나 행동들은 매년 미국 전체 사망 원인의 반을 차지한다.
- 영적인 깨달음은 웰니스를 유지하고 질병을 예방하는 필수적인 것이다.
- 건강한 사람 2010은 삶의 질을 높이고, 예방가능한 질병과 조기사망의 유병률을 줄이고, 다른 인구 집단 간의 건강 상태의 차이를 줄이는 것에 의해 특성화 된 국가 건강 목표들의 세트이다.
- 건강 행동을 바꾸는 것은 지식, 계획, 사회적 지원이 필요하다. 건강 믿음 모델과 변화단계 이론 모델은 건강 행동 변화의 진행과정을 설명한다.

건강과 웰니스 온라인

웹 사이트는 건강과 웰니스에 대한 풍부한 정보를 담고 있다. 웹 브라우저 소프트웨어를 이용하여 인터넷을 실행하면 건강과 웰니스에 대한 현존하는 많은 주제에 대해 새로운 통찰력을 얻을 수 있을 것이다. Jones & Bartlett 출판사의 웹사이트인 health.jbpub.com/hwonline을 실행해라.

참고 문헌

Begley, S. (2001, May 7). Religion and the brain. *Newsweek*, 52–58.

Diabetes Prevention Program Research Group. (2002). Reduction in the incidence of type 2 diabetes with lifestyle intervention or metformin. *New England Journal of Medicine, 346*, 393–403.

McBride, J. L., Borrks, A. G., and Pilkington, L. (1998). The relationship between a patient's spirituality and health experiences. *Family Medicine, 30*, 122–126.

Office of Disease Prevention and Health Promotion, U.S. Department of Health and Human Services. (2000). Healthy People 2010. Available: http://www.health.gov/ healthypeople/Default.htm.

Grace, T. W. (1997). Health problems of college students. *Journal of American College Health, 45*, 243–250.

Harris, W. S., et al. (1999). A randomized controlled trial of the effects of remote intercessory prayer on outcomes in patients admitted to the coronary care unit. *Archives of Internal Medicine, 159*, 2273–2278.

Robinson, S., and Johnston, D. G. (1995). Advantages of diabetes. *Nature, 375*, 640.

Sloan, R. P., et al. (2000). Should physicians prescribe religious activities? *New England Journal of Medicine, 342*, 1913–1916.

Wallman, J. (1994). Nature and nurture of myopia. *Nature, 371*, 201–202.

추천 도서

Anders, G. (1996). *Health against wealth*. New York: Houghton Mifflin. A journalist's examination of the health care industry and the need for people to take responsibility for their own health.

Begley, S. (2001, May 7). Religion and the brain. *Newsweek*, 52–58. Discusses the recent research linking religious activities to better health and healing.

Breslow, L. (1999). From disease prevention to health promotion. *Journal of the American Medical Association, 281*, 1030–1033. Discusses why health promotion is more important than disease prevention.

Fraser, G. F., and Shavlik, D. J. (2001). Ten years of life. *Archives of Internal Medicine, 161*, 1645–1652. An investigative study of Seventh-Day Adventists concludes that making lifestyle changes regarding exercise, diet, and weight does result in extension of life expectancy.

Groopman, J. (2003, February 10). The Edmonton protocol. *The New Yorker*, 48–57. A fascinating account of how a few hundred people with type 1 diabetes have been cured with transplanted pancreas cells. The only hope for the remaining millions is stem cell research.

Ornish, D. (1998). *Love and survival: The scientific basis for the healing power of intimacy*. New York: HarperCollins. Discusses how personal intimacy and other aspects of emotional well-being contribute to better health, including stronger immune systems, better cardiovascular functioning, and longer life expectancies.

추천된 웹 사이트

이들 웹사이트를 연결하기 위해 health.jbpub.com/hwonline을 방문하라.

미국 통합 건강 협회(American Holistic Health Association)

건강한 생활습관 선택과 당신의 웰니스의 수준을 높이기 위한 정보

건강한 사람 2010 목표(Healthy People 2010 goals)

건강에 대해 가장 명확한 예방가능한 위협을 구별하고, 이러한 건강 위험들을 줄이기 위한 국가적 목표를 세우기 위해 고안된 미국 정부의 국가적 건강 목표

메이요 클리닉(The Mayo Clinic)

이 사이트는 다양한 건강 주제에 대한 권위 있는 정보를 담고 있다.

메드라인 플러스(Medline Plus)

미국 국가 의학도서관은 600개가 넘는 건강 주제에 대한 정보와 교육을 제공한다.

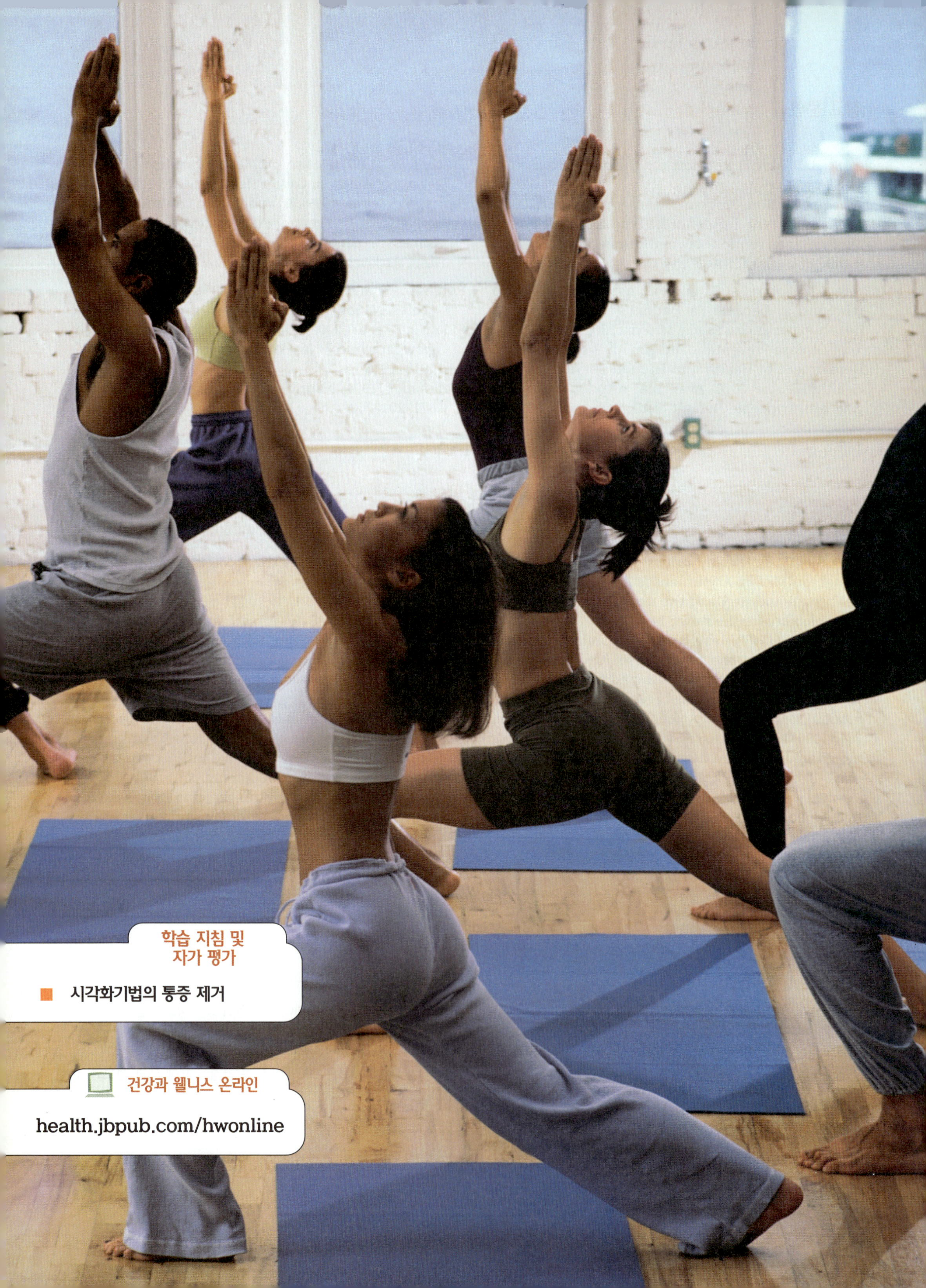

학습 지침 및
자가 평가

- 시각화기법의 통증 제거

건강과 웰니스 온라인

health.jbpub.com/hwonline

학 습 목 표

1. 정신과 신체의 소통(화학적과 전기적)이 어떻게 신체적, 정신적 웰빙(well-being)을 강화하는지 설명한다.
2. 건강 유지를 위한 항상성의 역할을 설명한다.
3. 자율신경계의 기능을 설명한다.
4. 중국 사상에서의 음(yin)과 양(yang) 그리고 카이(chi) 에너지를 설명한다.
5. 호르몬과 신체 기능 사이의 관계에 대하여 설명한다.
6. 신체화 장애(somatization disorder)의 의미가 무엇인지 설명한다.
7. 시험에 대한 걱정 완화 방법에 대하여 설명한다.
8. 기도와 최면술이 어떻게 치료에 사용되는지 논의한다.
9. 이미지 시각화기법이 어떻게 행동의 변화를 증진시킬 수 있는지 설명한다.

제 2 장

건강 유지를 위한 정신과 신체의 소통

(Mind-Body Communications Maintain Wellness)

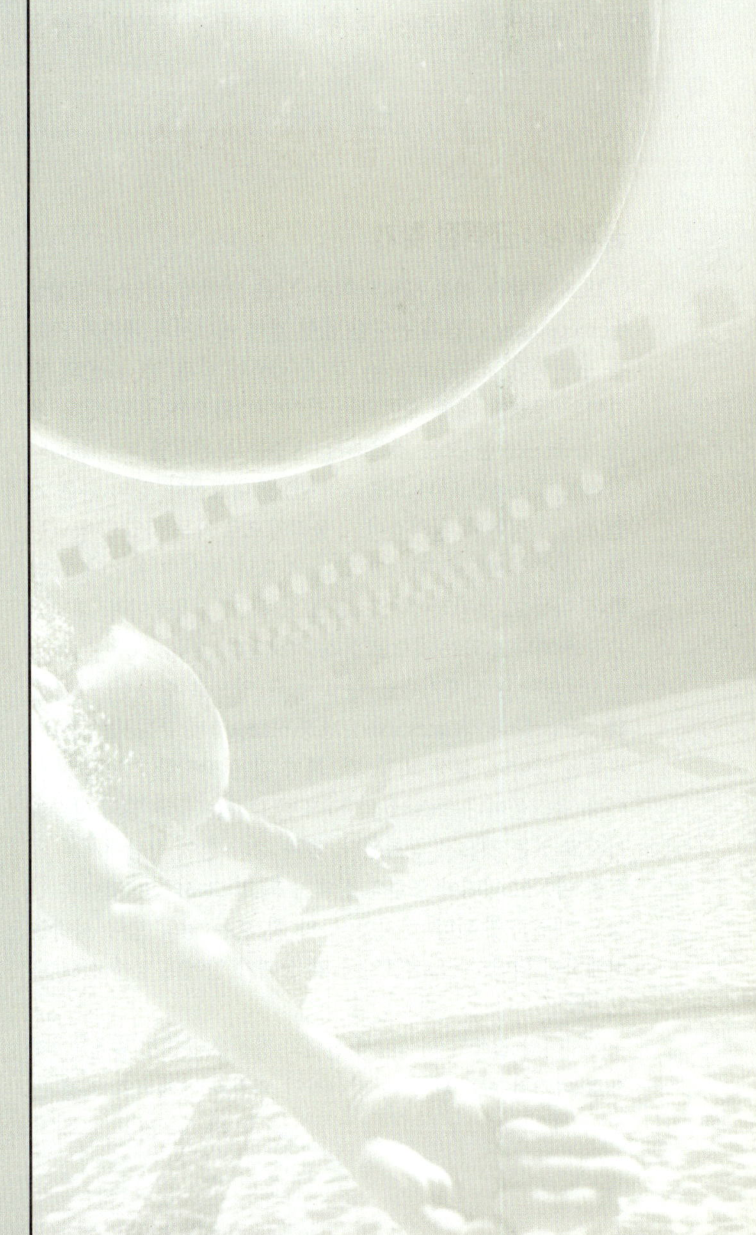

정신(mind)이 없는 인간의 신체(body)는 존재하지 않으며, 신체 없는 정신도 존재하지 않는다. 우리의 신체와 정신은 화학적인 전달자(예, 호르몬, 신경전달물질)나 신경계로부터의 전기적 신호에 의해 서로 소통을 하는데, 이것은 건강에 굉장히 중요하다. 우리 마음속에서 일어나는 일은 신체의 생리적 기능—소화, 혈압, 호흡수, 근장력(muscle tension), 성적 흥분(sexual arousal) 및 기타 여러 가지 과정들—에 영향을 준다. 또한, 신체의 생리적 기능들도 우리가 어떻게 느끼고 생각하는가에 영향을 미친다.

> 아이가 넘어지면 부모는 "괜찮아지게"하려고 아이의 작은 상처에 입맞춤을 해주는데, 이게 바로 고대 주술사의 기적의 정신이 깃든 마법적 의식이다.
>
> *Manley P. Hall*
> *Healing – The Divine Art*

뇌 중추의 생각(thought)과 감정(feeling)에 대한 장애는 신경계, 내분비계(호르몬) 및 면역체계의 정상적인 활동을 무너뜨릴 수 있다. 이런 일이 발생하면, 질병과 아픔을 유발하는 과정이 활성화 될 수도 있다. 사람들은 그들이 무엇을 먹고 어디에 사는지에 의해서 뿐만 아니라 생각하고 느끼는 것이 무엇인지에 의해서도 자신들의 건강에 영향을 미치게 된다. 생각과 감정에 따라 당신 몸속의 기관(organ)들이 어떻게 반응하는지를 깨닫는 일은 당신이 아플 때 치료(healing)를 촉진시켜주고 건강을 유지하도록 도와 줄 수 있다.

약물이나 치료법이 인간의 마음보다 더 나은 치유력(healing power)이 있는 것은 아니다. 이 말이 과장된 것처럼 들릴 수도 있겠지만, 스스로의 생각과 감정을 바꾸어 자신들의 심각한 질병들을 치료한 무수히 많은 사례들이 열거돼 왔으며, 영적인(정신적인) 치료는 수 세기에 걸쳐 조심스럽게 증명되기도 했다.

가령, 최면술, 명상법, 생체자기제어(biofeedback), 심상유도법(guided imagery), 자율 훈련법(autogenic training), 호흡 요법, 점진이완법(progressive relaxation), 호흡 치료

글로벌 웰니스

음과 양 : 균형점 찾기

도교 철학과 전통 중국의학은, 많은 면에서 서양의 항상성(homeostasis) 개념과 유사한 균형 잡힌 에너지와 내면의 조화를 구현한다. 조화(harmony)란 음(yin)의 힘과 양(yang)의 힘 사이의 균형에 의해 표현되는 것이다(그림 2.1). 음과 양은 우리 몸을 포함한 모든 것을 나타내주는 보편적인 카이(chi)의 양면성(대조적인 면과 보충적인 면)을 대표한다. 양의 힘은 가볍고, 긍정적이며, 창의적이고, 움직임으로 가득 차있으며(역동적), 하늘의 본질을 지니고 있는 것으로 특징 지워진다. 음의 힘은 어둡고, 부정적이며, 조용(고요)하고, 수용적이며, 대지의 본질을 지니고 있는 것으로 특징 지워진다.

중국의학은 신체기관을 주로 음과 양으로 분류한다. 가령, 위(stomach)나 장(intestines), 방광(bladder)과 같은 속이 빈 기관들은 양이며, 심장, 비장, 간, 폐와 같은 딱딱한 기관들은 음이다. 음식물이나 풀(herb,약초) 또한 대개는 음과 양의 성질을 가지고 있는 것으로 분류된다. 음과 양의 힘이 사람에게서 균형을 이루고 있어야 조화의 상태가 되고, 그 사람은 활력과 건강을 체험하게 된다. 하지만, 음의 힘 또는 양의 힘이 사람을 지배하게 되면, 부조화(불일치)의 상태가 일어나 병에 걸릴 수도 있다.

아시아의 철학과 의학에서 신체와 정신은 분리할 수 없는 것으로 여겨진다. 음과 양은 정신적인 과정과 신체적인 과정 둘다에 적용되고 있다. 치료법은 몸 전체를 포함하고 있으며, 심신의 조화를 회복할 수 있도록 고안된다. 음의 힘과 양의 힘 사이의 균형은 건강을 되돌리기 위해서라도 원래대로 복구되어야 한다.

태극권(T' ai chi ch' uan)과 (제-쿵(je-kung) 이라 발음되는) *기공(qigong)*은 건강 유지에 도움을 주고 질병을 예방하기 위해 점점 더 많은 사람들에 의해 실시되고 있는 중국의 두 가지 심신수련(mind-body exercise)기법이다. 이 수련법은 몸이 더 이상 활기 넘치는 운동을 견뎌낼 수 없는 노쇠한 사람들에게 특히 유용하다. 기공을 수련하는 사람들은 낮은 혈압, 혈액 순환 개선 및 면역체계 기능의 강화 등을 경험하게 된다.

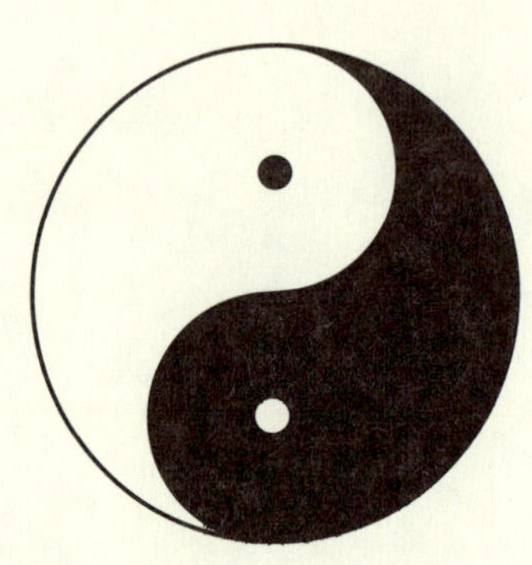

■ 그림 2.1
음(Yin)-양(Yang)의 상징
이 상징은 자연과 인간 내 힘의 조화로운 균형을 나타낸다. 상징 안의 흰색 점과 어두운 점은 인간 내면의 양(yang)에는 항상 몇몇 음(yin)이 있으며 반대의 경우도 있다는 것을 보여준다. 인생과 자연의 목표는 중국의 관점에 의하면 음과 양의 힘 사이의 조화로운 균형을 유지하는 것이다.

법, 요가와 같이 대부분 쉽게 터득되는 심신기법들은 설령 당신이 아프더라도, 건강을 유지하거나 건강함을 되찾는 데에 유용할 수 있다. 누구나 심신이완기법(mind-body relaxation techniques)들을 잘 알고 있어야 한다. 질병에 걸리거나 스트레스를 받을 때 혹은 단순히 건강을 유지하기 위해서 이용할 수 있으려면 말이다

우리는 서구문명에서 약물이나 외과적 수술 혹은 기타 의학적인 치료법으로 질병을 치료한다고 생각하는데 익숙하다. 과거 및 현 시대의 다른 문화권에서의 치료는 마법, (종교적) 의식, 신앙심 및 종교적(영적인) 관습을 통해 완성되어왔다. 치료에 대한 전통적인 접근방식은 정말로 효과가 있어 사람들의 수많은 질병을 실제로 치료해준다. 심지어 우리의 문화 속에서조차 환자의 태도(마음가짐)가 치료의 성공과 회복에 중요한 역할을 한다는 사실을 우리는 잘 알고 있다. 정신적이고 영적인 치료 풍습은 생각, 신념, 신앙심, 확신 등이 실제로 우리 몸의 화학적 성질과 생리 기능을 바꾸어 주기 때문에 효과적이다. 우리 각자는 긍정적인 생각, 건전한 감정을 이용하여 질병을 예방하고 아플 때 치료를 촉진시킬 수 있는 신념을 배울 수 있다.

항상성과 건강 (homeostasis and health)

호흡, 심장박동, 혈액순환, 소화 및 배설작용과 같은 우리 몸의 대다수 생명유지에 필요한(vital) 기능들은 의식적인 노력을 요하지 않는다. 당신은 일을 달성하기위해 호흡은 얼마나 자주해야 하는지에 대해 혹은 심장이 더 빠르게 뛰어야 하는지 아니면 더 느리게 뛰어야 하는지에 대해 생각해본 적이 거의 없을 것이다. 당신의 몸은 의식적인 조절(통제) 없이도 여러 기능들을 조절하여 통합하는 기전들을 가지고 있다. 이는 비교적 지속적인 체내의 생리적 환경을 유지하기 위함이다. 신체시스템이 서로 상호 작용하여 지속적인 생리적 상태를 유지하려는 경향을 이른바 **항상성**(homeostasis)이라 한다.

항상성 기전은 대부분 사람들의 혈압을 수은주 70~ 130 밀리미터 정도의 정상범위 내로, 체온은 98.6°F, 심박수는 분당 50에서 90사이, 혈당수치는 혈액 100밀리미터 당 80 밀리그램 정도로 유지시켜 준다. 이러한 과정들이 자동으로 조절되는 것은 아니지만, 스트레스나 분노, 감정의 기복, 생각 등에 의해 통제가 풀릴 수도 있다.

또한 항상성 기전은 배고픔이나 갈증, 졸음과 같은 욕구를 나타내어 대부분의 행동을 유발시킨다. 뇌 중추는 혈중

> **용어**
>
> **항상성(homeostasis)** : 신체시스템(body systems)들이 지속적인 생리적 상태를 유지하는 방식으로 서로 상호작용하려는 경향.

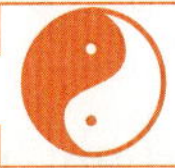

웰니스 지침

신체 치료를 위해 마음 이용하기

누구나 한두 번 쯤은 우연히 자기 손을 베이거나 화상을 입어본 경험이 있다. 어쩌면 야채를 자르다가 칼이 미끄러졌을 수도 있고, 어쩌면 스토브 위에 있는 팬에 손을 뻗다가 손잡이가 뜨겁다는 사실을 잊어버렸을 수도 있다. 그런 사고에 대한 보통의 반응은 부주의하거나 잊었다는 사실에 대한 분노 또는 갑작스러운 통증에 대해 화를 내는 것이다. 우린 이리저리 뛰어다니고, 욕설을 퍼붓기도 하며, 대개는 상처가 악화되어 치료가 지연되는 방식으로 행동하기도 한다. 즉각적인 의료적 응급처치가 필요하지 않은 작고 우발적인 상처에 대한 더 나은 반응은 다음과 같다.

베인 상처의 경우, 상처 위에 깨끗한 천을 대고 출혈이 멈출 수 있도록 서서히 눌러준다. 그런 다음 앉거나 눕는다. 눈을 감고 당신 스스로 정신적으로나 신체적으로 평온한 상태가 되도록 하라. 마음으로 상처 부위를 그려보고, 마치 사고 직전이었던 것처럼 바라보라. 피부가 다시 합쳐지는 모습을 보라. 고통이 멀리 사라지는 것을 느껴보라. 출혈이 전혀 없다는 것에 주목해보라. 당신이 침착해질 때까지 이것을 5분 내지는 그 이상의 시간동안 계속 한다. 사고가 화상에 의한 것이라면, 상처 위에 얼음주머니 또는 시원하고 젖은 천을 올려놓는다. 그 다음엔 누워서 피부가 점점 시원해지고 있다거나 화상부위 주변의 피부가 정상처럼 보인다고 마음속에 떠올려본다.

다친 이후에 즉각적으로 마음을 평온하게 하면, 그 부위의 염증이나 기타 해로운 생리적 반응들이 줄어들게 된다. 치료과정은 당신이 긍정적이고 평온한 생각과 이미지를 다친 부위로 전송하는 즉시 시작한다. 다친 부위에 마음속으로 떠올리는 치료를 계속 해보라.

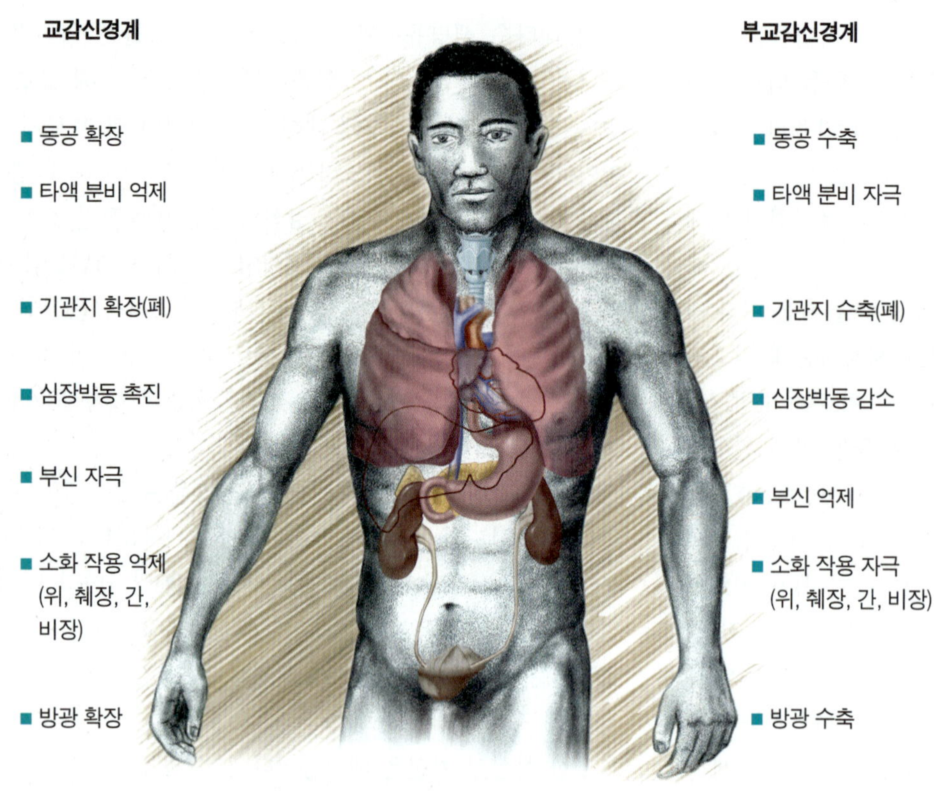

■ **그림 2.2**

자율신경계에 의한 기능 조절

교감신경계와 부교감신경계는 호흡과 소화, 그리고 심박수와 같은 정상적인 불수의적 기능을 조절한다.

영양소의 양과 신체조직 내 물의 양을 모니터(감시)한다. 영양소가 낮거나 몸이 물을 필요로 하면, 이러한 중추들이 활성화되기 때문에 당신이 배고픔 또는 갈증을 느끼게 되는 것이다. 몸이 차가워지면, 뇌는 중추에게 열을 발생시켜야 하니 떨라고 말한다. 몸이 과열된 상태라면, 뇌는 다시 체온을 줄여야 하니 땀을 흘리라고 말한다.

당신이 아주 건강하고 튼튼할 때 당신의 신체시스템은 조화롭게 기능을 한다. 이것은 게임 목표를 달성하기 위해 함께 협력하는 방식으로 플레이를 하는 팀 구성원들과 비슷하다. 하지만, 당신 몸 속 기관들 중 하나가 적절히 기능하지 못한다면, 다른 기관들 역시 올바르게 기능할 수가 없기 때문에 당신이 아프게 될 수가 있다. 그런 까닭에, 서양의학에서의 질병은 항상성의 방해 혹은 내부의 부조화로 간주될 수 있다. 중국 및 다른 아시아 문화권에서는 생리적 균형을 **카이**(chi)라 불리는 에너지로 정의하는데, 카이란 건강을 유지하기 위해 몸과 마음을 통하여 조화롭게 분포되어야 하는 것을 의미한다.

자율신경계 (the autonomic nervous system)

뇌는 신체의 모든 기관과 그 기능들을 사실상 조절(통제)해주는 특수한 신경그룹을 통하여 건강과 치료에 영향을 준다. 이러한 신경그룹을 **자율신경계**[autonomic nervous system(ANS)]라 하며, 많은 생리적 과정들을 조절해준다(그림 2.2). ANS는 *교감신경계*(sympathetic)와 *부교감신경계*(parasympathetic)로 나뉘는데, 이 둘은 서로 반대로 작용하려는 경향이 있다. 예를 들면, 교감신경의 활동은 심박수를 높여주는데 반해, 부교감신경의 활동은 심박수를 줄여준다. 교감신경계는 소화활동을 저하시키지만, 부교감신경계는 이를 증가시켜준다.

자율신경계라는 이름은 신경계의 활동이 의식적인 통제 없이도 정상적으로 작동한다는 사실에서 유래했다. 예컨대, 뇌의 외층에 입은 손상 때문에 깊은 혼수상태에 빠진 사람은 ANS에 의해 조절되어, 심장박동을 유지하거나 호흡을 계속하고, 음식물을 소화시키며 몸의 다른 기능들을 수행할 수 있다. 의식적 수준보다 훨씬 아래에 있는 뇌 중추는 생존을 위해 생명에 관한 기능들을 유지하고 있는 신체에 여러 신호들을 보낸다.

ANS가 의식적인 통제 없이 기능을 하긴 하지만, 신체로 전송하는 그 신호들은 생각이나 감정에 의해 바뀔 수 있다. 감정의 혼란상태(emotional upset)는 위에 탈이 나게 할 수가 있고, 공포감(panic)은 호흡이나 심박수에 즉각적인 영향을 미치기도 하며, 스트레스(stress)는 혈관을 수축시켜 두통이나 고혈압을 야기할 수도 있다.

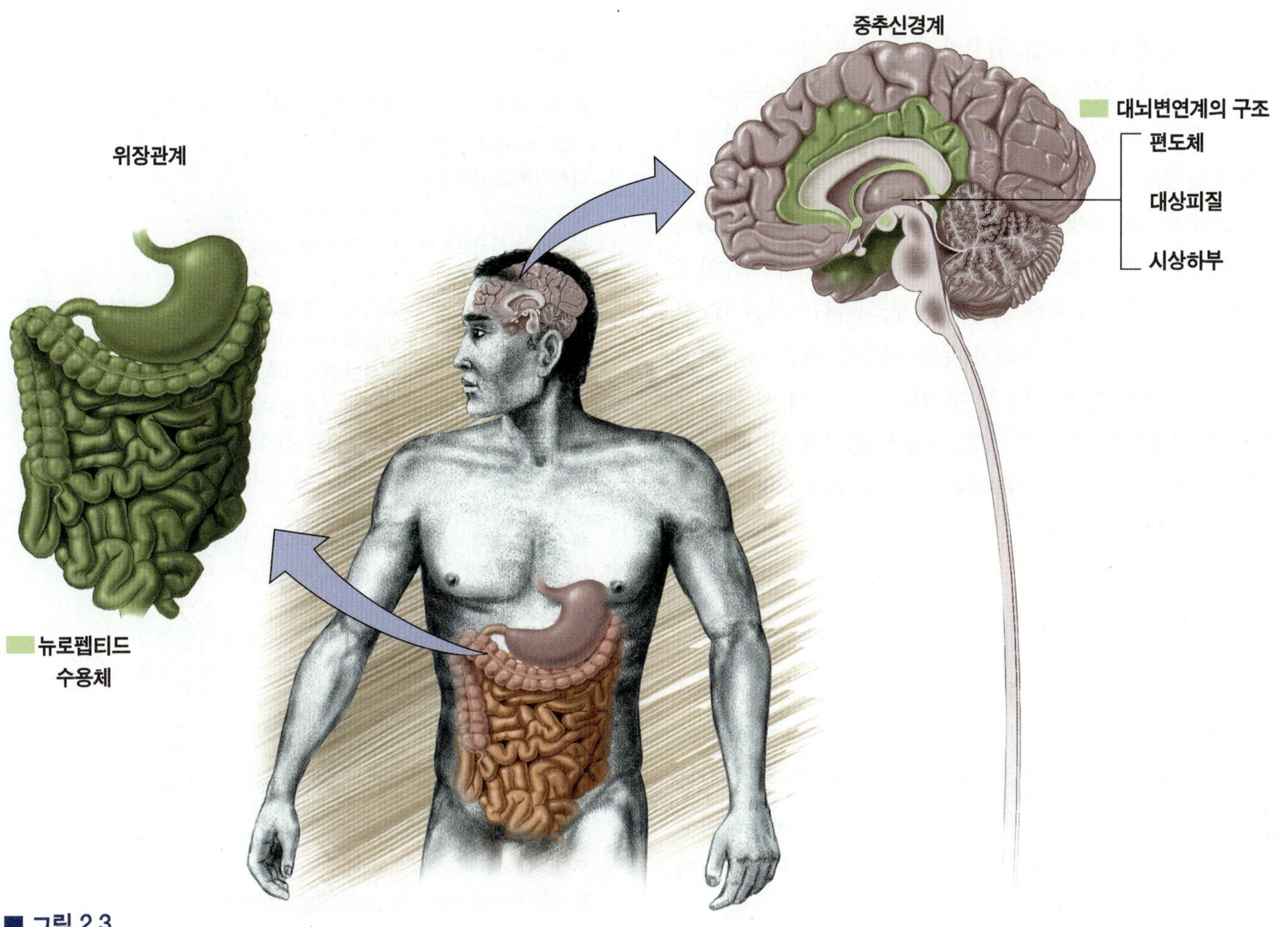

■ 그림 2.3
대뇌변연계
대뇌변연계의 구조 안에 위치한 뇌의 감정 중추는 위장관계와 뉴로펩티드라 불리는 작은 화학물질에 의하여 다른 기관들과 소통된다. 이러한 화학물질들은 혈액과 다른 체액으로 신체에 두루 운반된다. 뉴로펩티드는 서로 다른 세포의 수용체와 결합하고 그들의 화학적 반응의 패턴을 조절한다. 화학적 메시지는 뇌로부터 신체로, 그리고 신체로부터 뇌로 보내져 결국 우리의 생리 기능과 건강에 중요한 역할을 수행한다.

ANS의 통제 하에 있는 생리적 과정들을 바꾸기 위해 마음을 이용하는 능력이 소수 예외적인 사람들에게만 한정된 것은 아니다. **생체자기조절 훈련법**(biofeedback training)을 통하여, 거의 어느 누구라도 다른 손과 비교한 나머지 한쪽 손의 체온을 변화시키는 법 또는 두뇌 활동의 전기적 패턴을 바꾸는 법을 배울 수 있다. 생체자기제어 훈련에서, 개인은 모니터로 자신의 생리학적 반응을 관찰하고, 바라는 방향으로 반응을 변화시키는 어떠한 방식으로든 생각의 과정을 조정하려고 노력한다.

주류 의학 분야로 심신훈련기법들을 편입시키는 일이 지난 몇 년 사이에 가속화되었다. 치료에 있어서 심신훈련기법들의 가치를 깨달은 의사들의 자각은 주로 심신의 상호작용을 다스리는 기전에 대한 증대된 이해의 결과였다. 최근 몇 년 사이에 연구진들은 뇌 속의 감정과 기분 변화를 신체 내 여러 부분의 기관들, 특히 소화기계통으로 보내주는 **뉴로펩티드**(neuropeptides)라 불리는 12개의 작은 분자들을 확인했다(그림 2.3). 뇌 중추(*대뇌변연계, limbic system*)의 감정 세포들은 식도, 위, 장에서의 세포 수용체와 똑같은 뉴로펩티드에 대한 수용체(receptor)를 가지고 있다. 그것은 뇌

용어

카이(chi) : 체내의 에너지 균형에 주목한 중국 용어. 기의 영어 발음.

자율신경계(autonomic nervous system) : 몸 안의 기관들과 그 기관의 기능들 중 일부를 통제(조절)해주는 특수 신경그룹.

생체자기조절 훈련법(biofeedback training) : 마음이 원하는 방향으로 반응을 진행시키도록 하여 정보를 피드백해주는 모니터를 이용, 생리과정을 조정하는 것.

뉴로펩티드(neuropeptides) : 뇌 속 감정중추의 세포와 여러 기관들, 특히 장과 면역체계의 세포들을 묶어 몸 전체로 순환시켜주는 작은 분자들. 이 분자들은 심신의 의사소통에 이용된다.

속의 강한 감정이 목 막힘, 위장의 통증, 혹은 장의 소화불량처럼 느껴질 수 있는 이유이기도 하다. "난 내 뱃속의 내장까지 느낄 수 있어."라는 표현은, 사실 과학적으로도 정확한 묘사인 것이다.

심신의 의사소통에 이용되는 분자 메커니즘을 확인하는데 있어 빠른 진전이 이루어지고 있는 중이다. 새로운 연구는 마음이 우리가 소유한 가장 강력한 치유력이라는 옛 견해를 확실히 증명한다. 우리 모두는 어떻게 하면 긍정적인 방식으로 마음의 힘을 이용할 수 있는지에 대해 배울 필요가 있다. 부정적인 면에서 보면, 마음은 우리가 장기적으로 우울해하거나 화가 났을 때, 혹은 슬퍼할 때에 질병을 유발할 수도 있다.

호르몬 (hormones)

호르몬은 체내에서 생성된 화학물질로, (표 2.1)에서 몇 가지 언급한 것처럼, 성장, 생식기의 발달, 월경 주기, 위장의 소화력, 혈당 수준 등과 같은 광범위한 신체 기능에 영향을 준다. 호르몬은 합성되어 몸 전체에 위치한 특수한 분비샘에서 분비(방출)된다(그림 2.4). 호르몬의 합성과 체내에서의 분비는 마음과 신경계에 의해 조절된다.

5가지 감각기관(시각, 청각, 촉각, 미각, 후각)은 환경이 안전한지 적대적인지, 익숙한지 생소한지, 즐거운지 아니면 고통스러운지에 대해 끊임없이 기록을 한다. 환경의 자극에 적절하게 반응할 수 있도록 하기 위해, 마음이란 것은 순간순간마다 여러 경험들을 해석하여 화학적인 신호들을 체내의 여러 기관들로 보내주어야 한다. 호르몬은 신체가 어떻게 반응하는지를 말해주는 화학적 메시지를 전달한다.

예를 들면, 마음이 위협적이거나 무서운 것으로 상황을 해석할 때, 그 위험이 진짜인지 아니면 상상에 의한 것인지와는 상관없이, 호르몬은 신체가 놀라게 하거나 행동을 취할 준비를 하도록 분비된다. 두려움은 높아진 심박수와 혈압, 땀에 젖은 손바닥, 호흡 변화, 근육 긴장, 기타 등등의 반응을 생기게 한다. 이러한 두려움은, 특히 두려움이 장기화되거나 계속 진행 중인 경우에, 건강에 해를 입히거나 질병의 위험을 증가시킬 수가 있는 이유이기도 하다.

사람들이 흔히 스트레스라 말할 때는, 대개 마음이 해결하는데 어려움을 겪는 경험을 말하는 것이다. "스트레스"는 몸이 어떻게 기능을 할지에 영향을 미치는 호르몬적인 변화나 다른 화학적인 변화로 전환되고, 그 결과 항상성이 방해를 받는다. 분노나 걱정, 좌절감, 적개심, 죄책감과 같은 감정들은 반대의 호르몬적 변화를 야기할 수도 있다. 예컨대, 걱정이나 죄책감은 성적인 반응에 필요한 호르몬 분비를 막을 수 있다. 마음이 몸의 전반적인 화학적 성질을 지배하기 때문에, 마음이 건강이나 질병에 대한 가장 중요한 결정인자인 것이다.

표 2.1

호르몬을 생성하는 다양한 선(gland)과 기관의 기능

선(gland)과 호르몬	기능
시상하부와 뇌하수체	
성장호르몬	뼈와 골격의 성장 자극
부신피질 자극호르몬 (ACTH)	부신으로부터의 호르몬 분비 자극
갑상선 자극호르몬	갑상선의 성장과 티록신(thyroxin)의 분비 자극
황체형성호르몬	여성의 경우 난소와 난소호르몬의 분비 자극 남성의 경우 고환에서의 호르몬 생성 자극
난포 자극호르몬	여성의 경우 난자의 생성 자극 남성의 경우 정자의 생성 자극
프로락틴(prolactin)	가슴에서 모유 생성 자극
고환	
테스토스테론 (testosterone)	남성성(maleness) 조절
난소	
에스트로겐(estrogen)	여성성과 여성의 생식 작용 조절
프로게스테론 (progesterone)	여성성과 여성의 생식 작용 조절
췌장	
인슐린(insulin)	혈당 수준 조절
갑상선	
티록신(thyroxin)	대사 조절
부갑상선	
칼시토닌(calcitonin)	칼슘과 인(phosphorus) 수준 조절
부신	
알도스테론 (aldosterone)	인체 내 수분 균형 조절
코티솔(cortisol)	혈당 증가
아드레날린(에피네프린)	심박수 증가 및 근육 활성

마음이 질병도 건강도 만들어낼 수 있다 (the mind can create illness or wellness)

신체건강에 영향을 미치는 마음의 힘은 **정신신체 질환**(psychosomatic illnesses)으로 설명된다. 사람이 스트레스를 받거나 감정의 혼란상태가 생기면, 체내의 변화가 질병으로 나타날 수 있다(그림 2.5). *psycho(정신)*와 *soma(신체)*

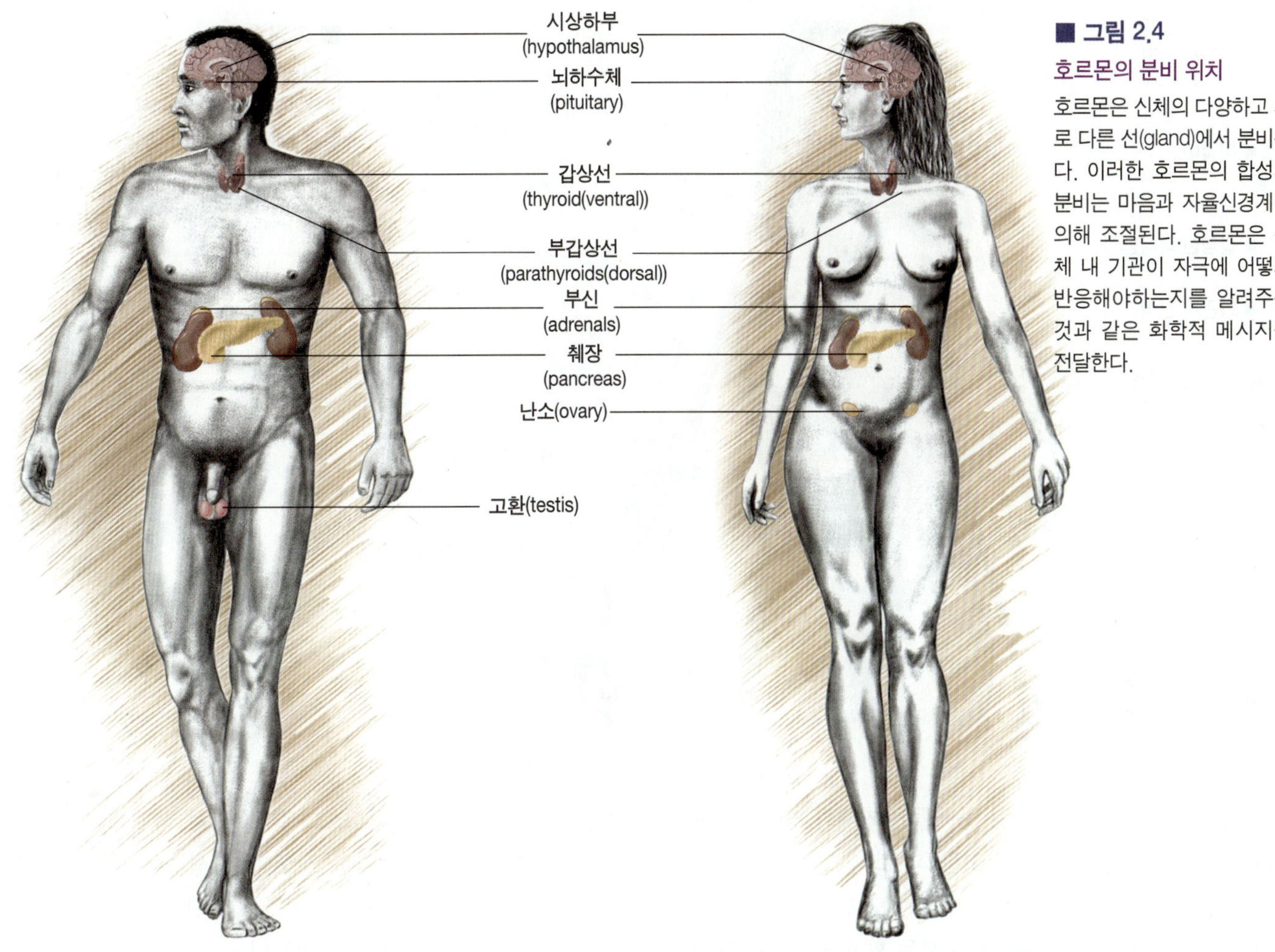

■ 그림 2.4

호르몬의 분비 위치

호르몬은 신체의 다양하고 서로 다른 선(gland)에서 분비된다. 이러한 호르몬의 합성과 분비는 마음과 자율신경계에 의해 조절된다. 호르몬은 신체 내 기관이 자극에 어떻게 반응해야하는지를 알려주는 것과 같은 화학적 메시지를 전달한다.

라는 용어는 건강에 대한 정신과 신체사이의 관계를 강조한다.

많은 사람들은 자신이 정신신체 질환을 가지고 있으면, 이렇게 상상한다. 그건 "모두 마음속에서 나오는 것"이라고 믿어버리는 것이다. 이것은 진실이 아니다. 스트레스로 인한 두통의 증상들은 마치 방망이로 머리를 얻어맞아 생기는 두통처럼 심할 수 있다. 첫 번째 사례(스트레스로 인한 두통)에서 스트레스는 머리를 통하는 혈류의 변화를 야기한다. 두 번째 사례(방망이로 머리를 맞아 생기는 두통)에서는 혈관이 상해로 인해 손상됐을지도 모를 일이다. 정신신체 질환들은 바이러스로 감기에 걸리는 것만큼이나 실질적이다.

서양의학은 정신신체 질환들을 다룰만한 채비를 잘 갖추지 못한 실정이다. 의사들이 그러한 증상들을 치료할 수 있긴 하겠지만, 질병을 유발하는 근원적인 정신 상태를 도와줄만한 훈련을 잘 받지 못한 상태다. 반면, 불교 및 중국의학에서는 모든 질병은 어느 정도에 따라서 개인의 마음 상태로 인해 생긴다는 입장을 취하고 있다. 서양의학에서는, 의사가 여러 증상들에 대한 근본 원인을 찾을 수가 없을 경우, 환자는 심리학자에게 가보라는 충고를 받을 수도 있고, 증상을 가리기 위한 약물을 받을 수도 있다.

이러한 관점이 질병이란 그저 사람의 마음 상태에 따라 생긴다는 것을 의미하는 것으로 해석되어서는 안 된다. 하지만, 우리의 정신적인 상태는, 언제라도 질병을 초래할 수가 있다. 감정적인 상태 혹은 정신적인 상태를 생리현상으로 변화시키기 위해서는 **신체화**(somatization)라 불리는 과정이 꼭 일어나야 한다. 신체화란 의학적으로 발견될 수 있는 질병이나 상해 없이 인간에게 신체적인 증상들이 발생하는 것을 말한다.

용 어

호르몬(hormones) : 신체기능을 조절해주는 체내에서 생성된 화학물질.

정신신체 질환(psychosomatic illnesses) : 스트레스나 감정의 기복과 같은 부정적인 정신상태 때문에 생기는 신체적 질병

신체화(somatization) : 신체상으로 존재할 수 있는 어떠한 질환이나 상해 없이 신체적인 증상이 발생하는 것.

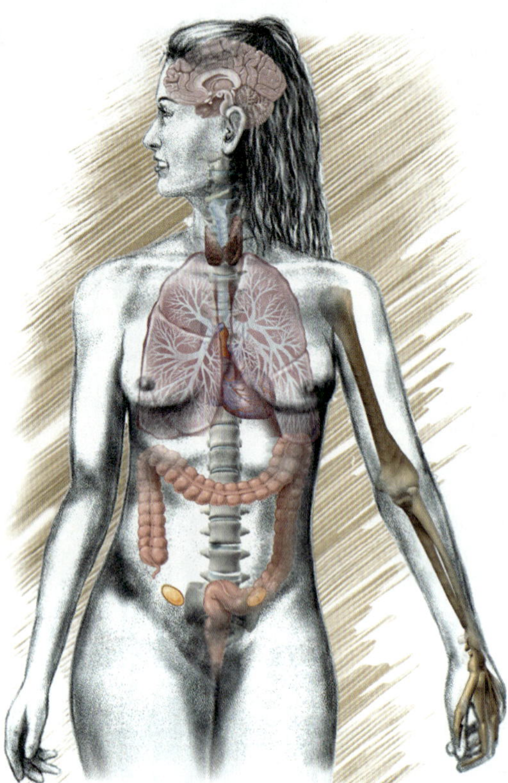

■ 그림 2.5
정신신체 질환
(psychosomatic illnesses)
많은 신체의 질환과 장애는 마음에서의 생각과 감정이 부분적인 원인이 되며 그 것은 정신신체 질환을 일으킨다.

정신적인 문제나 사회적인 문제들은 **신체화 장애**(somatization disorders)로 분류되는 고통, 피로, 메스꺼움, 설사, 성 기능부전 및 기타 증상들에 기여할 수도 있다. 1차 진료의(primary care physicians)를 찾는 모든 환자들의 25~75%정도가 신체화 장애 때문에 고통 받고 있는 것으로 추정된다. 이 장애는 치료하기도 어렵고, 의사들이 진단하는데도 시간이 걸리며, 건강관리 시스템도 비싸다. 신체화 장애에 대한 진단기준은 표 2.2에 나와 있는데, 주된 고충사항은 몇몇 신체 부위에 어떤 의학적인 상태나 상처로도 설명될 수 없는 오래 지속되는 고통(통증)이다.

많은 이들이 살아가기 위해 선택을 하는 삶 혹은 재정적인 상황이나 가족문제에 의해 살아가기를 강요받는 삶들은 결국 고통과 질병을 낳는 심신의 분열을 유발할 수 있다. 신체화 장애로 고통 받는 사람들은 그냥 아픈 척하는 것이 아니다. 그들은 심각할 정도로 심신간의 조화를 잃어버린 것이다.

시험 걱정 (exam anxiety)

누구나 한번쯤 겪어본 심신의 조화가 무너졌던 일 중 하나는 바로 시험에 대한 걱정(exam anxiety)일 것이다. 미국사회의 사람들은 교육에 대한 성공, 대학 학위, 전문 자격증 등을 중요한 인생 목표의 달성, 그중에서도 특히 재정적인 목표의 달성과 동일시한다. 그 결과, 모든 레벨에서 학생들 사이의 경쟁은 아주 심각한 정도다. 학생들은 평점과 시험 점수가 자신들의 삶이 직업, 경력, 돈과 관련하여 얼마나 성공적일지를 결정지을 것이라 믿는다.

학원의 압박이나 시험에 대한 걱정 때문에, 수많은 학생들이 건강상의 문제를 경험한다. 그들은 상습성 두통, 위나 내장의 문제, 섭식 장애, 재발성 감염 및 스트레스로 인한 기타 증상들로 고통을 받을 수 있다(3장 참조). 시험에 대한 걱정이 건강에 영향을 미치는 학생들은 목표를 추구하는 동안 걱정을 줄이려는 개인적인 조절이 필요하다.

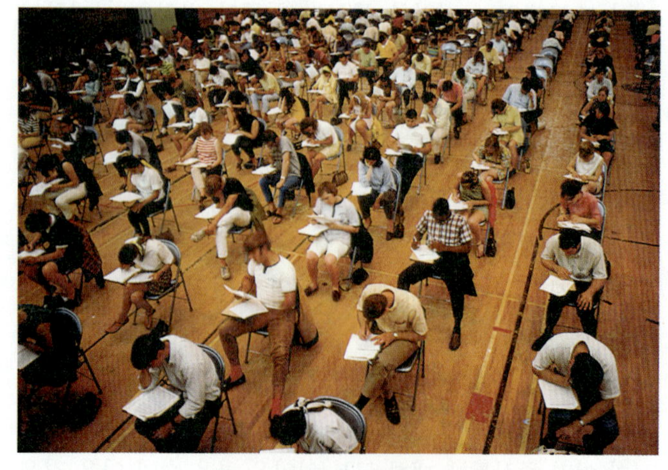

학원의 압박과 시험을 보는 것은 걱정과 스트레스를 일으킬 수 있다.

표 2.2

신체화 장애(somatization disorder)에 대한 진단 기준

A. 30세 이전에 시작되고, 최근 수년에 걸쳐 지속되어 온 신체적인 불편함에 대한 병력이 있고, 이로 인해 치료를 받게 되거나 사회적, 직업적 또는 기능상의 다른 유형에 심각한 장애가 초래된다.

B. 다음의 4가지 진단 기준이 충족되어야하며 각각의 증상은 언제든지 발생할 수 있다:

1. 적어도 4가지 부위 또는 기능과 연관되는 통증의 병력.
2. 통증 이외에 적어도 2가지 이상 소화기 증상의 병력.
3. 통증 이외에 적어도 1가지 성적 또는 생식 기능의 병력.
4. 적어도 1가지 이상의 통증에 국한되지 않는 신경학적 상태를 시사하는 병력(전환 증상, 분열 증상 또는 실신 이외의 의식 상실).

C. 2가지 진단 기준의 1가지는 충족되어야한다.

1. B의 증상들이 의학적 상태나 물질(투약)의 효과로 설명되지 않아야 한다.
2. 관련되는 의학적 상태가 있을 경우, 신체적 호소나 이로 인한 사회적, 직업적 장애가 과거력, 신체검사, 또는 임상검사 소견에서 예상되는 정도보다 훨씬 심 해야한다.

D. 증상은 의도적으로 만들어지거나 거짓된 것이 아니어야 한다.

출처 : American Psychiatric Association. (1994). *Diagnostic and statistical manual of mental disorders*(4th ed.). Washington, DC: American Psychiatric Association. Copyright 1994, American Psychiatric Association. Reprinted with permission.

이에 대해 깨달은 첫 번째 사실은 바로 시험에 대한 걱정은 행동으로 학습되며, 대개는 아주 초기의 학창시절에 시작된다는 점이다. 어쩌면 부모나 교사가 당신의 형편없는 성적에 대해 당신을 꾸짖거나 훈계를 했을 수도 있다. 바람직하지 않게 학습된 어떤 행동과 마찬가지로, 시험 걱정이 잊혀질 수도 있고, 시험 볼 때의 긴장되는 반응이 바뀔 수도 있다. 학생이 시험에 대해 느끼는 걱정은 종종 그 학생이 시험에 붙는다거나 평점을 받는 것(*이 과목에서 B학점을 받는다면, 내 인생은 완전 파멸이야!*)의 중요성과 관련된다. 시험걱정을 줄이는 첫 번째 단계는 인생은 어느 한 시험의 결과나 한 과목의 결과, 심지어 여러 과목일지라도 그 결과에 좌우되는 것이 아니라는 점을 깨닫는 것이다. 이런 종류의 걱정을 줄이는 또 다른 강력한 기법은 시험 보기 전 시각화 훈련을 연습하는 것이다.

플라시보 효과 (the placebo effect)

무해한 물질에 대한 개인의 신념에서 비롯되는 치료 또는 의학적 가치가 전혀 없는 치료를 이른바 **플라시보 효과**(위약효과, placebo effect)라 한다. *플라시보*(placebo)라는 용어는 구약성서의 시편 116편에서 처음 등장했다. 성경 구절의 영어번역문은 "기쁘게 해드리겠습니다(I shall please)."이다. 1785년, *플라시보*는 "평범한 약물 또는 흔해빠진 치료법"이라 정의되어 의학사전에 등장했다. 이후 이 용어는 약인척 하는 약물(make-believe medicine, 위약) 혹은 설탕으로 된 알약(sugar pill)을 의미하게 됐다. 오늘날엔 사람에게 치료 효과가 있거나 사람이 치료효과가 있다고 믿는 것은 어떤 것이든 플라시보라 불릴 수 있다. 기도, 명상, 암시, 최면술, 행운의 부적, 웃음, 만병통치약(불로장생약), 설탕으로 된 알약 등 이 모든 것들이 치료와 회복에 플라시보(위약)로 작용한다.

플라시보 효과는 얼마나 강력할까? 어떤 종류의 질병들이 위약(플라시보)에 반응을 하는 것일까? 많은 실험에서 위약의 치유력이 과학적으로 증명되어오긴 했지만, 소수의 사람들은 정말로 위약이 질병을 치료할 수 있다는 사실을 인정하고 있다. 어떤 플라시보 효과를 상기해보라, 그건 확실히 생리현상을 바꾸어놓고 치유도 해주는 마음(정신)이다.

약물 혹은 위약 : 어느 것이 더 효과적인가? (drugs or placebos : which are more effective?)

우울증(depression)은 종종 다른 증상들로 의학적 응급처치를 요구하는 환자들에게서 나타나는데, 특히 신체화 장애가 있는 환자들 사이에서 흔하다. 우울증이 신체적 증상들을 나타나게 하는 것인지 아니면 그 증상들에서 우울증이 비롯되는 것인지는 일반적으로 결론짓기가 불가능하다. 어느 쪽 경우이든 우울증은 치료되어야만 한다. 현재 가장 널리 대중화된 항우울제 중 하나인 프로작(Prozac)을 포함하여, 다양한 약물들이 우울증 치료에 이용가능하다.

모든 약물(우울증 치료에 이용되는 약물들 포함)은 미국 식품의약국(FDA)에 의해 승인받기 전에, 이중맹검법(double-blind), 위약통제 연구법(placebo-controlled study)으로 테스트를 거쳐야 한다. 그림 2.6은 두 가지 항우울제 약물의 효능과 통제집단으로 지정된 플라시보 알약들을 비교한 연구 결과를 보여주는데, 우울증에 걸린 환자들이 3개월 동안, 거의 항우울제 약물을 통해 얻을 수 있는 만큼의 약효(완화

용 어

신체화 장애(somatization disorder) : 질환 또는 상해 때문에 생기는 것이 아닌 장기적인 통증과 기타의 증상들.

플라시보 효과(placebo effect) : 의학적 가치가 전혀 없는 치료에 대해 개인이 갖는 신념에서 비롯되는 치료.

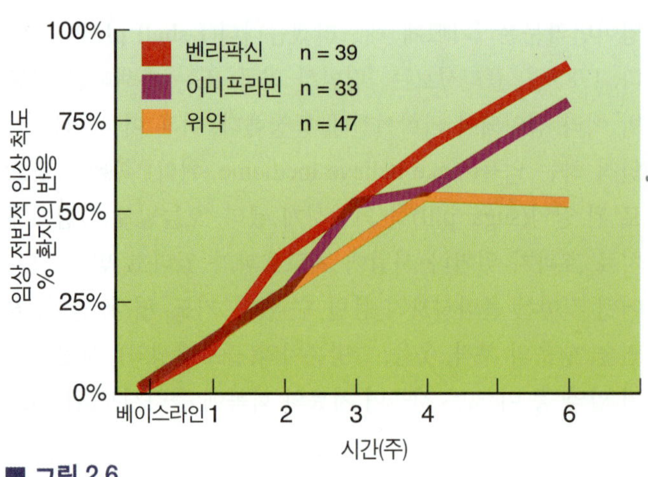

■ 그림 2.6

위약(placebo) 연구

임상 우울증 감소에 있어서 두 가지 항 우울제인 벤라팍신, 이미프라민과 위약을 비교한 이중맹검, 위약통제 연구.(n 은 각 그룹의 환자 수.) 최소한 한 달 동안, 위약을 투약한 환자들의 증상이 다른 두 가지 항 우울제와 마찬가지로 완화되었다.

정도)를 위약을 통해서 얻었다는 사실에 주목해보라. 그 약효가 몇 달 후면 왜 사라질까하는 것은 누군가의 추측일 뿐이다. 어쩌면 통제집단이 자신들이 위약을 받았다는 사실을 알아챘을 지도 모를 일이다.

Merck사의 새로운 약품인 MK-869가 실제로 우울증 환자들을 치료하는데 위약보다 효능이 떨어진다는 사실을 보여준 임상실험 이후, Merck사는 새로운 항우울제 약품 개발을 취소했다. 이로 인해 우울증 치료에서 위약의 효능이 입증되었다(Enserink, 1999). 게다가, 19가지의 항우울제 약물에 대한 분석은 위약의 효능이 현재 우울증 치료에 처방되는 어떠한 약물들 중에서도 평균적으로 완화(경감)정도의 75%나 되는 비율을 차지한다는 사실을 보여주었다. 이 사실은 우울증은 정신적인 상태에 따라 발병하며, 대부분의 환자들은 자신들이 효과적인 치료를 받고 있다고 그저 믿음으로써 자신의 상황을 역전시킬 능력도 있다는 점을 보여준다.

효능 있는 위약이 우울증을 겪는 환자들에게 효력이 있는지 없는지를 찾아내기 위해서는 뇌 속의 기능적인 변화들이 설명될 수 있어야 했는데, 연구진들은 뇌 속 다른 부위에 있는 글루코스 대사(glucose metabolism)를 실험하기 위해 양전자방출단층촬영술(positron emission tomography)을 이용했다(Mayberg et al., 2002). 그들 위약을 받은 환자들은 항우울제인 플루옥세틴(fluoxetine)을 받은 환자들과 마찬가지로 뇌 속에 거의 똑같은 대사적 변화가 있었다는 점을

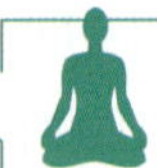

스트레스 관리

시각화기법은 시험 걱정을 줄여준다

다음의 연습은 시험 볼 때의 스트레스와 걱정을 줄여줄 수 있다. 이러한 연습이 점수의 향상을 가져올 수도 있고, 스트레스로 인해 생긴 증상들을 줄여줄 수도 있다.

1. 당신의 집이나 방에서 편안한 장소와 다른 사람들에게 방해받지 않을 시간을 찾아내라. 편안한 의자에 앉거나, 소파나 바닥 위에 눕는다. 중요한 것은 신체적으로 편안해지는 것이다. 음악이 당신을 편안하게 해준다면, 좋아하는 음악을 잔잔하게 틀어놓는다.

2. 눈을 감고 마음속에 당신이 느긋하게 느껴지는 시간과 장소를 떠올리도록 해보라. 휴가시간이 될 수도 있고, 누군가와 함께 있는 것이 될 수도 있다. 혹은 아름다운 경치 속에 혼자 있는 모습이 될 수도 있다. 당신이 행복하고 건강하게 느껴지는 장면을 재현할 수 있도록 상상력과 기억력을 이용하라. 당시에는 당신이 그곳에 아무런 관심이 없었다는 점에 유의해보라. 스스로를 그 장면에 연관시켜보자. 그 과정은 백일몽을 꾸거나 공상에 잠기는 것과 비슷하다. 당신의 마음이 즐거운 기억들에 집중하고 있는 동안, 당신의 몸은 자동적으로 편안해진다.

3. 당신이 완전히 편안하다고 느껴질 때, 마음으로 다가오는 시험에 다시 집중시켜보라. 느낌이 편안하고 확신에 차 있는 동안에 시험을 보고 있는 당신 자신을 지켜보라. 당신의 몸과 마음은 긴장이 풀리고 편안한 상태이기 때문에, 마음은 자동적으로 시험을 볼 때의 이미지와 똑같은 감정을 연상하게 된다. 시험 장소, 다른 학생들, 문제에 답을 하고 있는 당신 자신을 떠올려보라. 마음을 가능한 한 아주 세세한 것들로 집중시켜보자.

4. 이제 당신의 마음을 미래 속 실제 시험 날 시험을 치르는 장소로 투영시켜보라. 당신이 시험을 볼 때 얼마나 편안하게 느껴지는지에 주목하라. 당신이 경험하곤 했던 걱정은 모두 사라진 것처럼 보인다. 시험에서 선회하여 성적 때문에 자신감 넘치고 기쁨이 넘치는 당신 자신을 볼 때까지 시각화를 계속 하라.

5. 걱정이 생기는 시험을 보기 전 며칠 동안 이 연습을 해보라. 당신은 시험 날에 대한 신경과민과 스트레스가 없어진데에 놀라게 될 것이다. 당신 점수가 향상된 걸 보고 훨씬 더 기뻐하게 될 것이다.

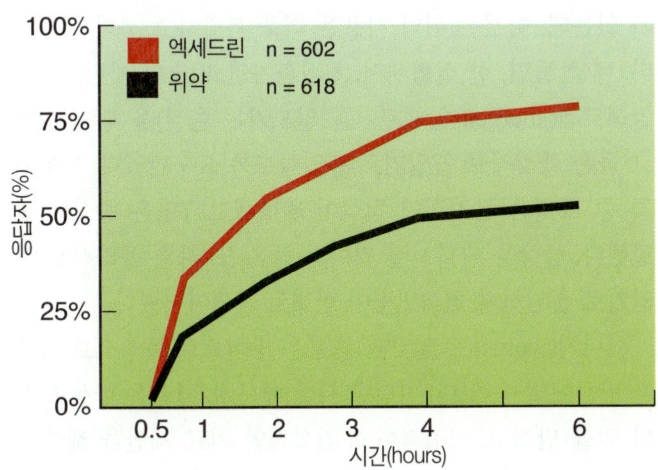

■ 그림 2.7

편두통 통증 완화에 대한 엑세드린과 위약의 비교를 위한 이중맹검, 위약통제 연구. 응답자는 중간정도의 통증 또는 심한 통증이 있는 환자로 통증은 치료에 따라 완화되거나 없어지는 것으로 감소되었다. 주목할 것은 편두통이 있는 600명이 넘는 환자 중 절반 이상이 위약 복용 후 통증이 완화되거나 없어진 것이다.

발견했다.

또 다른 연구에서도, 플라시보 효과는 파킨슨병의 증상들을 완화시키는 데에 매우 성공적이었다(Fuentes-Fernadez et al., 2001). 또한 이 연구는 위약을 받은 환자들은 뇌 속 도파민 생산에 자극을 받았고, 이것은 환자들의 호전된 증상을 설명해준다는 사실을 증명했다. 그러므로 플라시보 효과는 상상에 의한 것은 아니지만, 어쨌든 이 효과는 뇌에 분자 변화와 생리적 변화를 일으킨다.

위약은 몸이 아닌 마음의 질병을 전환시키는 데에만 효과적이라고 주장하는 사람들이 있을 수 있다. 하지만, 이것이 진실처럼 보이지는 않는다. 통증은 플라시보 효과에 이례적으로 잘 반응하는 증상인데, 종종 진통제, 심지어는 오피오이드(opioid-아편과 비슷한 마취제) 약물만큼의 통증완화를 가져오기도 한다(그림 2.7). 통증 완화 차원에서, 약물(마약)과 같은 위약들은 그저 통증에 대한 마음의 인식을 변화시킨다기보다는 오히려 생리기능에 영향을 미친다. 통증 완화에 대한 위약의 효과는 통증완화용 약물의 작용을 방해하는 낼럭손(naloxone-마약에 대한 길항제)이라 불리는 약품을 복용하면 방해받을 수가 있다(Christensen, 2001).

또 다른 주목할 만한 플라시보 효과로 보고된 것은 단백질(혈관내피성장인자, 혹은 VEGF)이 협심증(angina)(즉, 심장으로의 제한된 혈액 공급 때문에 일어나는 가슴 통증) 환자들에게 테스트되고 있다는 것이었다. 이 약물은 심장에서 새로운 혈관의 증식을 자극하여 협심증을 완화시키는 것으로 알려져 있다. VEGF로 치료를 한지 10개월 후, 환자들은 운동부하 검사(treadmill test)를 하는 동안 가슴통증에 대한 평가를 받았다. 위약을 받은 환자들이 VEGF를 받았던 환자들보다 통증이 덜 했으며, 운동부하 검사도 더 오래 수행했다.

위약에 반응하는 기타 생물학적 과정 또는 생물학적 질병에는 궤양, 수술 후 통증, 뱃멀미, 두통, 기침, 류머티스 관절염, 혈구 수치, 건초열(hay fever), 고혈압, 사마귀(wart) 등을 포함한다. 어느 종류의 증상이든 위약에 반응하는 사람들의 수는 약 30%~70% 정도의 범위를 이루는데, 대부분의 연구에서 약 50% 반응한다고 보고했다. 사람은 거의 어떠한 질병이나 증상에 대해서, 위약, 기도, 의사의 권고, 허브 차, 또는 마법의 힘 등을 그저 믿기만 해도 치유될 가능성이 50%나 된다는 것이다.

위약이 주관적인 (통증의) 완화를 가져다줄 뿐만 아니라 생리현상까지도 바꿔준다는 압도적인 증거에도 불구하고, 일부 통계학적 연구에서는 플라시보 효과가 "실질적인 것(real)"은 아니며, 환자의 건강상태가 무작위로 변동하기 때문일 수도 있다는 사실을 보고했다(Hrobjartsson and Gotzsche, 2001). 이 통계학적 연구의 저자들은 환자의 치료 목적을 위해서가 아니라 새로운 시약을 테스트할 때 위약을 이용하는 것이 유일하게 윤리적인 것이라고 주장한다. 아무리 통계학적으로 타당하다 하더라도, 이 연구는 중요한 생물학적 기능들을 실제로 변화시켜 위약의 심오한 효과를 보여주는 수많은 연구들에 의해 부정되었다.

위약 사용의 윤리성 (the ethics of using placebos)

환자들에게 이용되기 전 단 한번도 테스트 된 적이 없는 의학의 가장 성공적인 기술 중 하나는 바로 수술(surgery)이다. 일반적으로, 외과적 기술은 개발되어 환자들에게 시도되고, 그 결과에 기초하여 수정되거나 버려진다. 보통 "플라시보(가짜)" 수술을 실행하는 일은 불가능하지만, 때때로 실행되는 경우도 있다. 과거에는 몇몇 가짜(sham) 심장 수술이 협심증(가슴통증)을 완화시키기 위해 진행됐었다. 수술이 비록 성공적이긴 했으나, 나중엔 비윤리적인 것으로 낙인찍혔다.

골관절염(osteoarthritis)에 대한 무릎의 관절경 검사(arthroscopy)에 관하여 가짜 수술과 실제 수술을 비교하는 통제 실험이 2002년 실시되었다(Moseley et al., 2002). 이러한 조건에 기준이 되는 수술은 외과적으로 무릎을 절개하여 손상된 조직을 씻어 내거나 긁어서 벗겨내는 것이다. 미국에서는 650,000번 이상의 무릎 관절경 수술이 평균 비용 $5,000 선에서 매년 실시되었다. 환자들의 약 절반 정도가 이 시술을 받은 이후 무릎통증이 완화되었다고 보고했다.

플라시보 수술에는 피부 절개 시술 및 기구를 삽입하는 척하는 시술도 포함됐다. 하지만, 기구가 실제로 삽입된 것이 아니었고, 조직이 제거된 것도 아니었다. 환자들(180명)은 외과적 수술을 받는 그룹과 가짜 수술을 받는 그룹으로 무작위로(임의로) 배정되었다. 실제 수술을 받은 그룹에서 비롯된 연구 결과는 가짜 수술을 받은 그룹에서 나온 결과와 마찬가지였다.

이 수술을 받은 환자들이 미리 예측할 수 있는 어떠한 혜택도 없이 일정 위험에 노출되었다는 이유로 실험에 대한 윤리성이 비난받았다. 하지만, 이 실험은 조심스럽게 계획됐다. 환자들은 실험의 목적과 본질에 대한 이야기를 들었고, 그들은 (의사의) 고지에 입각한 동의서(informed consent)를 주었다. 이렇게 정밀한 의학 실험이 골관절염에 대한 무릎 수술에서 정복이 될 것인지 아닌지는 두고 봐야 할 문제로 남아있다. 사람들은 이용할 수 있는 다른 외과적 절차들이 얼마나 많이 널리 보급되어 있는지, 또한 플라시보 효과를 제외한 이익은 거의 없는 것인지에 대해 궁금해 한다.

위약의 어두운 이면 (the dark side of placebos)

만약에 위약이 치료에 그렇게 효과적이라면, 왜 의사들은 환자를 치료할 때 위약을 더 이용하지 않을까? 한 가지 이유는 바로 의사들이 갖는 윤리적 딜레마 즉, 위약이 어떤 환자에게는 효과가 있을 수 있지만, 다른 환자에게는 그렇지 않을 수도 있다는 점 때문이다. 위약이 처방된 약물 대신으로 진짜일 수 있다고는 하나, 의사는 FDA에 의해 임상적으로 테스트되고 승인을 받아 온 약물을 처방할 때 법적으로 보호를 받는다. 그러나 환자가 이 치료는 승인된 의학 표준을 충족시키지 못한다고 주장하며 (의사를) 고소하기로 결정한 경우, 위약을 처방한 의사에 대한 법적인 보호 장치는 전혀 없다.

그러나 위약이 의학적 업무의 일부가 되지 못하는 또 다른 이유는 약물이 위험할 수 있는 것처럼 위약 역시 위험할 수가 있다는 점 때문이다. 환자들은 통증완화를 위해 이용한 위약에 중독될 수도 있고, 위약 사용을 중단했을 때의 금단증상(withdrawal symptoms)으로 고통 받을 수도 있다. 또한 처방된 약과 마찬가지로, 위약 역시 부작용을 유발할 수가 있는데, 이것은 위약 사용을 더욱 복잡하고 까다롭게 한다. 예를 들면, 한 실험에서, 천식환자인 40명의 지원자들은 알레르겐(allergen-알레르기를 일으키는 물질)을 담고 있다고 들은 플라시보 흡입기로 흡입하도록 요구받았다. 지원자들 중 12명은 본격적인 천식이 발병했고, 7명은 증상이 좀 덜했다. 증상을 완화시킬 것이라 들은 또 다른 플라시보 흡입기로 흡입하자 천식발병이 반대로 바뀌어버렸다.

이야기(words)도 알약과 똑같은 방식으로 플라시보 효과를 만들어낼 수 있다. 이러한 사실 때문에, 당신은 항상 당신이 믿을 만하고, 긍정적이고 건설적인 치료 제안을 해주며, 당신이 자가-치료 연습에 몰두할 수 있도록 격려해주는 개업 의사들을 열심히 찾아야 한다. 부정적이고 비관적인 조언을 하는 의사들은 피하라. 가령, "당신은 아마 여생을 위해 이 약들을 복용해야 할 겁니다." 혹은 "그런 사고를 당하고 나서도 더 많이 움직일 수 있을지 의문이네요."와 같은 부정적인 충고를 들을 필요는 전혀 없다. 의사 앞에서 많은 환자들은 긍정적이거나 부정적인 충고 둘 다에 (마음이) 굉장히 열려있는 상태가 되는데, 이는 환자들의 마음 상태가 오로지 의사가 말하고 있는 것에만 집중하고 있기 때문이다. 그렇게 집중된 정신 상태는 명상이나 최면술로 얻게 되는 정신 상태와 비슷하다. 당신 건강에 대한 관심사 내지는 진단 테스트 결과물을 건강전문의와 논의할 때, 정신을 바짝 차리고 꼬치꼬치 캐묻는 연습을 하는 것이 더 도움이 된다고 하겠다. 물론 이것이 항상 행하기 쉬운 것은 아니다. 특히 전달받은 정보가 고통과 두려움을 유발할 때는 더욱 그렇다.

비참하지만 극적인, 심신의 의사소통과 부정적인 플라시보 효과의 힘에 대한 예에는 단 한 개의 단어를 읽고 확실히 죽어버린 환자의 경우도 포함된다(Hewlett, 1994). 이 사람은 대개 약물로 쉽게 조절되는 혈액암의 일종인 만성 림프성백혈병(chronic lymphatic leukemia)이라는 병력을 가지고 있었다. 환자는 간헐적인 약물치료만으로도 3년 이상의 시간동안 건강하게 잘 지내왔었다. 하지만, 그는 실제로 자신의 건강상태에 대한 근본적인 진단을 받은 적이 전혀 없었다.

어느 날 그는 일상적인 방문 차 의사의 진료실에 있었는데, 우연히 책상위에 놓여있던 의사의 진료기록을 읽게 되었다. 그리고는 자신의 파일에서 백혈병(leukemia)이라는 단어를 보았다. 그는 다음으로 예정되어 있던 진료실 방문도 빠졌고, 이후 얼마 안 있어 병원의 응급실에 나타났다. 그가 병원에서 죽은 것은 3주도 안됐을 때였다. 부검에서 찾아

낼 수 있는 사망의 원인은 전혀 없었고, 그의 백혈병은 여전히 완화된 상태였다. 환자는 자신의 의료기록에서 백혈병이라는 단어를 그저 본 것만으로 자신이 말기 암이었다고 분명하게 믿어버렸다. 마음이 (병을) 고칠 수도 있고, 마음이 (사람을) 죽일 수도 있다.

신념과 치료 (faith and healing)

수천 년 전, 고대 문명의 의료성직자(priest-healers)들이나 원시부족의 샤먼(무당)들은 주문으로 치료를 하고, 사악한 영혼은 내몰며, 질병을 유발한다고 생각되는 귀신들에게 이기기 위해 부족민들의 신념(믿음)을 이용했다. 인류역사 전체를 통한 문명 속에서 무당이나 믿음치료사, 주술사들(medicine men)의 존재는 그들의 치료 방식이 대체로 성공적인 것이 틀림없음을 시사한다. 이집트의 파피리(papyri)는 고대 이집트의 의료성직자들이 약초(풀)로 (약을) 처방하고, 외과적 수술도 시행하긴 했지만, 그들의 치료는 신의 치유력에 대한 사람들의 믿음에 의지하고 있었다는 점을 보여준다. 성직자들은 신전에서 환자들이 황홀경(몽환의 경지) 속으로 빠져들게 하여, 깨어났을 땐 병이 다 고쳐져 있을 것이라고 그들에게 말하곤 했다. 그리고 종종 고쳐져 있기도 했다.

그리스와 로마인들 역시 신, 성서, 치유의 성전을 가지고 있었다. 성직자들 또한 마음으로 잘 받아들일 수 있는 치유의 암시를 전해주기 위해 몽환의 경지와 무감각해진 정신 상태를 이용했다. 때때로 "기적의 치료"가 생기기도 했다. 또한 그리스 로마의 황제 및 성직자들은 "안수기도(laying on of hands)로 (병을) 고쳤는데, 사람들은 자신들의 지배자가 신성한 힘을 가지고 있다고 믿었기 때문에 고침을 받았다. 에피루스(Epirus)의 피루스(Pyrrhus) 왕은 아픈 환자들이 그의 엄지발가락을 건드리기만 해도 치유가 된다는 평판을 얻고 있었다.

> 믿음, 그것만으로 할 수 있는 일은 거의 없다. 그러나 믿음 없이 할 수 있는 일은 하나도 없다.
>
> *Samuel Butler*

모든 종교는 신성한 사람들이 치유력을 가지고 있다고 가르친다. 신약성서는 예수의 치유력에 대한 수많은 예들을 자세히 이야기한다.

> 너희 중에 병든 자가 있느냐? 저는 교회의 장로들을 청할 것이요 그들은 주의 이름으로 기름을 바르며 그를 위하여 기도 할지니라. 믿음의 기도는 병든 자를 구원할 것이니라. - 야고보서 5장 14-15절

> 저녁이 되자 사람들이 귀신들린 자를 많이 데리고 예수께 오거늘 예수께서 말씀으로 귀신들을 쫓아내시고 병든 자를 다 고치시니 - 마태복음 8장 16절

> 예수께서 여자에게 말씀하시되, "딸아, 네 믿음이 너를 구원하였으니 평안히 가라 네 병에서 놓여 건강할 지어다." - 마가복음 5장 34절

수 세기에 걸쳐 믿음과 기도는 많은 사람들을 치료해왔다. 혹자는 신의 힘이 치유를 하는 것이라 하며, 어떤 이들은 플라시보 효과로 만들어지는 믿음의 힘에 기인하는 것이라 말한다.

오늘날의 환자들은 마치 고대문명 사람들이 자신들의 성직자와 약초를 믿었던 것처럼, 의사의 지식과 의사들이 처방한 약물에 대한 믿음을 가지고 있다. 어떤 환자의 건강상태가 호전됐다면 이것은 치료자에 대한 신념과 치료의 효력이 결합된 것이라 하겠다.

건강 팁

이 문구를 반복하면 당신의 건강이 호전될 수도 있다

1900년대 초, 에밀 쿠어(Emile Coue, 1857-1926)라는 이름의 한 프랑스 약사는 모든 종류의 병을 가진 사람들을 치료하는데 자기암시법(autosuggestion)을 이용하여 유명해졌다. 그의 가장 유명한 자기암시는 바로 수백만 명의 사람들이 스스로 이렇게 읊어대는 것이었다: "날마다, 모든 면에서, 나는 점점 더 좋아지고 있어!(Every day, in every way, I' m getting better and better)"

이런 자기암시를 한번 해보라, 아니면 당신이 나아지고자 하는 특정 상황에 딱 맞도록 당신 자신의 것을 하나 만들어보라. 편하다고 느낄 수 있을 만큼 자주 당신의 마음속으로 암시를 되풀이해보라. 노력이나 기대감 없이 그것을 실행하라. 자기암시는 건강을 증진시키고 문제를 해결해주는 강력한 도구이다.

최면술과 치료 (hypnosis and healing)

의학 기법의 하나로서 최면술의 현대적인 이용은 18세기 후반에서 19세기 초에 실행에 옮긴 빈(Viennese)의 의사 프란츠 안톤 메스머(Franz Anton Mesmer)가 시작했다. 역사는 메스머가 자신의 환자들에게 생기게 했던 몽환적 상태인

메스머리즘(mesmerism, 최면술)이라는 용어를 남겼다. 여러 해가 지난 후, 스코틀랜드 의사인 제임스 브레이드(James Braid)가 *최면술(hypnosis)*(그리스어 *최면(hypnos)*로부터 도입, 뜻은 잠자다임)라는 용어를 도입했고, 질병 치료에 최면술을 이용하는 **최면요법**(hypnotherapy)을 행하기 시작했다.

메스머(Mesmer)는 자신의 치료 기법을 "동물자력(animal magnetism)"이라 불렀다. 왜냐하면 환자들이 몽환상태에 있는 동안에 치료 에너지를 가상으로 전달하는 금속막대를 환자들이 꼭 잡고 있게 했기 때문이었다. 메스머가 너무 성공적이었으므로 빈에 있는 다른 의사들은 당국에 그가 이단적 방식을 이용하지 못하게 명하도록 강요했다. 1778년 메스머는 파리로 이주하여, 그곳에서 다시 환자들을 끌어모으는데 성공했다. 결국 프랑스 당국은 벤자민 프랭클린(Benjamin Franklin)(당시 프랑스 주미대사)을 포함한 과학적 위원단을 임명하여 메스머와 그의 방법론을 조사하도록 했다. 위원단은 동물자력에 과학적인 근거가 전혀 없다는 결론을 내렸고, 메스머는 사기꾼이 되었다. 심지어 이 결론으로 인해, 위원단은 많은 환자들을 치료하는데 있어 메스머의 성공은 논의하지 조차 않기에 이르렀다. 의사와 과학자들에게 신임 받지 못한 메스머는 1815년 세상에 알려지지 않은 채 사망했다.

공식적으로는 불신임을 받았는데도 불구, 메스머리즘(현재에는 최면술이라 불림)은 19세기의 영국, 유럽 및 미국 전역을 통해 번성했다. 1847년, 매사추세츠 주 의사인 J. W. 로빈스(J.W.Robbins)는 섭식 장애를 치료하고, 사람들이 금연을 할 수 있도록 돕는데 최면요법을 이용하고 있다고 보고했다. 로빈스 박사는 환자들이 몽환상태에 있는 동안 혐오적인 암시를 이용했으며, 환자들에게 최면 후의 암시도 주었다. 오늘날 같은 절차의 상당부분이 이러한 행동장애를 치료하는데 이용된다.

19세기 후반, 두 명의 프랑스 의사들은 치료가 단지 암시에 의해서 이루어 질 수 있으며, 그러한 치료는 치유될 것이라는 환자의 기대에서 비롯된다고 밝혔다. 수천 명의 환자들에게 최면요법을 성공적으로 사용한 이뽈리뜨-마리 베르네임(Hippolyte-Marie Bernheim)은 거의 모든 치료는 환자들이 몽환상태에 있는 동안 그가 (최면을) 잘 받아들이는 환자들에게 준 암시에서 비롯된다고 주장했다.

치료 시 암시의 효과적인 이용은 정신적 이완상태가 복잡해진 정도에 의존하는 것으로 보인다. 일상생활의 의식적인

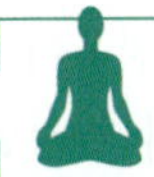

스트레스 관리

점진적 근육 이완법

점진적 이완(progressive relaxation)이라 불리는 기법에서, 당신은 조용하고 편안한 주위환경 안에서, 양발은 약간 벌리고 양손바닥은 위쪽을 향하게 한 채 등을 대고 눕는다. 운동을 시작하기 전, 하루에 대한 생각이나 어떤 걱정거리들을 당신의 마음속에 그냥 내버려두라. 그러면 당신은 이제 운동을 시작할 준비가 된 것이다.

1. 눈을 감고, 당신이 할 수 있는 한 팽팽하게 닫힌 눈꺼풀을 꼭 죄어라. 다섯을 셀 동안 닫힌 상태를 계속 유지한 다음, 천천히 긴장을 푼다. 긴장이 풀릴 때 당신의 눈이 어떻게 느껴지는지에 주목하라. 계속해서 눈꺼풀을 살짝 감고 있으면서 천천히 그리고 깊게 심호흡을 한다.
2. 당신의 손바닥을 아래쪽으로 돌린다. 팔뚝을 바닥위에 고정시키고 왼쪽 손등을 손목 쪽으로 구부린다. 팔뚝 근육에 팽팽함이 느껴질 때까지 할 수 있는 만큼 당신의 손을 구부려라. 다섯을 셀 동안 그 상태를 계속 유지한 다음 긴장을 푼다. 당신 손목으로 들어오는 따뜻하고 긴장이 풀리는 듯한 감각에 유의하라. 오른손도 이와 같이 반복한다.
3. 손바닥을 위로 향한 채, 팔과 손가락 근육을 바짝 죄면서 왼손에 단단히 주먹을 쥔다. 다섯을 셀 동안 그 상태를 계속 유지한 다음 긴장을 풀라. 손과 팔에 얼얼하면서도 긴장이 풀리는 듯한 감각에 유의하라. 오른손도 이와 같이 반복한다.
4. 당신의 왼쪽 다리에 주의를 집중하라. 발뒤꿈치를 바닥 위에 계속 두면서, 발끝을 할 수 있는 한 가장 앞쪽으로 천천히 가져온다. 아래쪽 다리 근육에서 느껴지는 팽팽함에 주목하라. 다섯을 셀 동안 그 상태를 계속 유지한 다음, 긴장을 풀라. 오른쪽 다리도 이와 같이 반복한다.
5. 왼발의 발가락 끝을 할 수 있는 한 아주 멀리 당신에게서 떨어뜨린다. 종아리 근육의 긴장감에 유의하면서, 천천히 긴장을 푼다. 오른발도 이와 같이 반복한다.

다른 근육을 긴장시키고 이완시키는데 이와 비슷한 운동들을 실행할 수 있다.

생각들과 관련된 마음은 완전히 분명치 못한 이유들 때문에 최면술이나 명상법, 기타 정신 이완 기법들을 통해 내적으로 긴장이 풀리는 것만큼 암시에 개방된 상황이 아니라 하겠다.

최면술의 이해는 당신이 긴장을 풀 수 있게 해줄 것이다 (understanding hypnosis may help you relax)

최면술 연구를 위해 연구진들은 최면 상태를 측정하는 방법을 가지고 있어야 한다. 12-포인트의 눈금으로 구성된 일련의 피암시성 테스트(suggestibility tests)는 1950년대 스탠퍼드 대학교의 심리학자들에 의해 개발되었다. 낮은 점수는 피험자가 최면상태에 들어오지 못한 것을 의미하고, 높은 점수는 피험자가 최면에 빠지기가 매우 쉬운 상태를 의미한다. 오늘날에도 여전히 연구진들이 이용하고 있는 스탠퍼드 테스트에서, 대부분의 사람들이 5에서 7점 사이의 점수를 받았다(Nash, 2001).

많은 사람들이 최면에 빠지는데 대한 두려움을 가지고 있다. 또한, 최면술에 대한 많은 속설도 여전히 존재한다. 어쩌면 사람들이 가지고 있는 가장 극심한 두려움은 바로 자신들이 최면에 빠졌을 때 뭔가 끔찍한 일이나 사악한 짓을 하도록 강요받을 수도 있다는 점일 것이다. 이러한 견해는 대중영화 The Manchurian Candidate(꼭두각시) 에 매우 많이 반영되었다고 할 수 있는데, 이 영화는 최면술사에 의해 특정한 명령어를 들으면 살인을 하도록 프로그램 된 채 최면에 빠진 사람들을 보여주는 영화이다. 어떤 사람들은 만약 자신이 최면에 빠지게 된다면 스스로의 도덕적 가치를 잃어버리게 될 것 같다고 생각한다. 하지만 이 역시 진실은 아니다. 최면술에 대한 일부 오해와 염려들이 표 2.3에 요약되어 있다.

최면요법은 의학 업무에 잠재적으로 가치 있는 보조자라 할 수 있으며, 오랜 시간의 성공적인 역사도 가지고 있다. 이 요법은 시간의 압박뿐만 아니라 올바른 약이 모든 병을 치유해줄 것이라는 거의 전 세계적인 믿음 때문에 널리 이용되지 못했다. 의사들은 환자들과의 관계를 발전시킬 시간을 충분히 가져야 하고, 모든 질문에 답변하는데 꼭 필요한 충분한 시간을 기꺼이 내야하며, 최면에 빠지는 환자가 편안해 하는지를 확인해야 한다. 관리의료(managed care)와 HMOs의 시대에 현대의학의 관행은 이것을 허용하지 않는다(19장을 보시오). 현대 의학의 관습에서는 바로 시간이 돈이다.

이완 반응 (the relaxation response)

1975년, 허버트 벤슨(Herbert Benson)과 그의 하버드 의

용 어

최면요법(hypnotherapy) : 질병 치료를 위해 최면술을 이용하는 것.

표 2.3

최면술에 대한 몇몇 속설과 사실

일반적인 속설	사실
최면에 걸린 피험자는 속고 있는 것이다.	뇌파 측정과 생리적 반응들은 피험자가 속고 있지 않다는 것을 보여준다.
최면에 걸리기 위해서는 반드시 조용하고 긴장을 푼 상태이어야 한다.	그렇지 않다. 그러한 상태는 도움이 될 수 있으나, 장거리 달리기 선수나 활기차게 운동하고 있는 사람도 최면 상태로 들어갈 수 있다.
최면은 수면과 같은 상태이다.	아니다. 최면에 걸린 사람은 완전한 의식이 있지는 않더라도 그들은 가거나 자라는 명령을 받아들인다.
최면에 걸리기 쉬운 특정한 성격을 가진 사람이 있다.	성격과 최면감수성 간에 상관관계는 없다.
최면에 걸린 사람은 무엇이든 하게 만들 수 있다.	그렇지 않다. 피험자는 난처하거나 부도덕한 것을 판단하여 거절할 것이다. 그들은 언제든지 최면 상태를 끝낼 수 있다.
최면 상태에서는 사건들을 좀 더 정확히 기억한다.	종종 반대의 경우도 있다. 최면에 걸린 사람의 증언은 범죄 사건이나 폭행 사건을 기억해 낼 때 종종 부정확하다.
최면에 걸린 사람은 최면상태에서 그들이 무엇을 하고 말했는지 기억하지 못한다.	만약 그들이 잊을 것이라는 제안을 받아들였다면, 그것은 무대 최면의 일부로서 잊었다라고 말할 수 있지만, 이것은 일시적이다.
최면에 걸린 사람은 종교적이나 도덕적 가치와 반대되는 일과 무시무시하고 사악한 일을 일으킬 수 있다.	절대 그렇지 않다.

과대학 동료들(Benson, Greenwood, and Klemchuk, 1975)은 인간 생리학에 관한 다양한 이완 기법들의 효과를 연구했다. 그들은 최면술(hypnosis), 사람의 호흡, 소리, 또는 이미지 등에 초점을 맞추는 **명상**(meditation), 신체 움직임과 정신집중을 결합한 **요가**(yoga)와 같은 것들이 비슷한 생리적 반응을 일으킨다는 사실을 발견했다. 또한 이 기법들로 연습하는 사람들은 낮은 혈압 및 심박수를 보였고, 산소소비량은 줄어들었으며, 근육은 더욱 이완되었고, 발한작용은 감소한 사실을 알아냈다.

벤슨(Benson)은 이러한 생리적 결과의 총체를 **이완반응**(relaxation response)이라 불렀다. 그는 이완기법을 이용하는 것과는 상관없이, 이완반응이 다음과 같은 4가지의 공통요소들을 포함한다는 점을 발견했다 : (1) 조용한 환경 (2) 정신을 한곳으로 집중시킬 수 있는 특정한 단어, 어구, 또는 운동의 반복 (3) 수동적이면서도 잘 받아들일 수 있는 정신적 상태 (4) 편안한 신체의 상태. 단순하면서 누구나 아주 쉽게 배울 수 있는 한 가지 이완 기법은 바로 **점진적 근육이완법**(progressive muscle relaxation)이다.

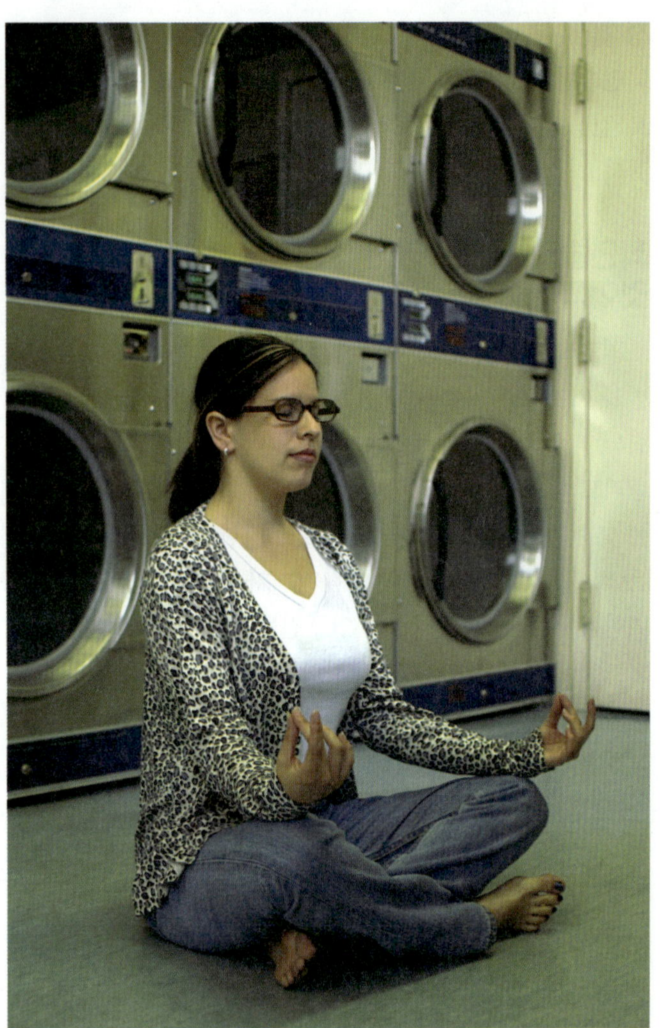
명상은 어느 장소에서나 언제든지 할 수 있다.

명상 (meditation)

명상은 수 세기 동안 동부지역과 서부지역 모두와 관련되어 왔다. 명상은 단순히 의식에 집중하는 것이다. 만약 당신이 어느 특정한 순간에 당신 마음속에서 무슨 일이 일어나고 있는지를 시험해 본다면, 다음과 같이 한 생각에서 다른 생각으로 생각이 이동하고 있는 것을 발견할 가능성이 있다는 점이다 : "내가 집을 나서기 전에 스토브(stove) 불 끄는 거 기억 했었나?" "발 아파 죽겠네, 이 신발을 신지 말았어야 했는데." "그녀가 오늘 어떤 기분일지 궁금해." "아이들이 이번 주에 외박할 거라는 것에 대해 뭐 말한 게 있었나?" 일반적으로 우리의 정신은 끊임없이 활동을 하고, 종종 감정의 동요나 재정적인 걱정거리, 일상 활동에 대한 압박감 등에 대해 생각하고 걱정하는 것과 관련된다.

> 명상은 당신이 무슨 생각을 하는 것이 아니다.
> *Krishnamurti*

마음을 평온하게 하는 것은 건강에 좋은데, 명상이 바로 평온한 마음 상태를 이루게 해줄 한 가지 방법이다. 의식을 집중하는 일은 무수히 많은 방법으로 이룰 수가 있으며, 다른 많은 종류의 명상도 존재한다. 참선[Zen meditation, (zazen)]은 다리를 교차시켜 앉는 자세로 조용히 앉아 마음속의 재잘거림을 비워내려 노력하는 것이다. 초월명상법(Transcendental meditation)은 내면에서 되풀이되는 특정 어구 [**만트라**(mantra)이라고 불리는]에 집중하도록 가르치는 것으로서, 여기서 한 가지 어구에 마음의 관심을 집중시키는 일이란 무작위로 떠오르는 다른 생각들을 배제시키는 것이다. 통찰명상법[(Insight meditation, (Vipassana)]은 명상자들이 마음을 이탈하여 빠져나간 생각의 흐름을 그저 잘 관찰할 수 있도록 가르치는 것이다. 불교도들, 특히 티베트의 불교도들은 종종 자신들의 관심을 종교적인 이미지[**만다라**(mandala)라고 불리는]에 집중시켜 명상을 한다. 기도(Prayer)는 의식을 신에게 집중시키는 명상법의 한 형식이다. 따라서 명상법이란 어느 누구나 경험해봤을 만한 것이라 하겠다. 심지어 그것이 명상이라 불린 적이 전혀 없을지라도 말이다.

명상이 종교적인 배경에서 행해져야 하는 것은 아니며, 그게 그리 복잡한 것도 아니다. 명상을 시작하려면 다음과 같은 단순한 암시들을 따라서 해보라 :

- 집 안 또는 밖에서 조용한 장소를 고르라.
- 등을 곧게 편 상태로 편안하게 앉을 장소를 찾으라. (눕는 것은 자는 것과 관련이 아주 많기 때문에 권하지 않는다.)
- 적어도 10분에서 30분 정도는 확실히 방해받지 않도록 하라.
- 명상을 시작하는 좋은 방법은 당신의 관심을 호흡에 집중시키는 것이다. 호흡하는 방법을 깨닫게 되면 시작하라. 느리고 깊은 호흡인가? 빠르고 얕은 호흡인가? 한쪽 콧구멍을 통해서만 호흡하는 것인가 아니면 양쪽을 다 통해서 하는 호흡인가?

횡격막을 움직이기 위해 당신의 위 근육을 이용하여 호흡하도록 점차 노력하라. 어떤 사람들은 4를 셀 동안 코로 들이마시고, 7을 셀 동안 참고 있다가, 8을 셀 동안 입술을 오므려 숨을 내쉬는, 호흡의 4/7/8 패턴을 추천한다. 만약 이러한 연속과정이 불편하다면, 당신 자신만의 법칙을 만들어 똑같은 방식으로 각각 호흡하는데 집중하라.

하루에 두 번 이 명상법을 연습하라. 특히 당신이 당황을 했다거나, 피곤할 때, 아니면 고통스러울 때 말이다. 일단 호흡 명상법이 편해지고 나면, 당신은 다른 형식의 명상법을 탐구해보고 싶어 할지도 모른다. 명상법은 증명된 수많은 건강상의 이익들 즉, 혈압을 낮춰주고, 심박수를 감소시키

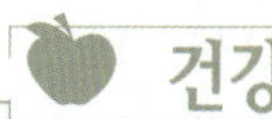
건강 팁

행동을 변화시키기 위해 당신 자신만의 만트라를 만들어라

행위나 행동의 어떤 모습을 바꾸려면 만트라(mantra)의 힘을 이용해보라. 당신이 바꾸거나 개선시키고 싶어 하는 어떤 행동이나 활동을 선택하라. 그런 다음 당신 자신만의 만트라를 창조해낸다. 만트라는 복잡한 것이 되어선 안 되지만, 당신이 느끼기에 소소한 것이라면 달성해 낼 수 있다. 만트라는 가능하면 특별한 것이어야 한다. 예를 들면:

스포츠(sports): 내 몸이 점점 더 강해지고 있음이 느껴져.
내 몸이 물속에서 더 빠르게 움직이는 것이 느껴져.
난 매 시간 트랙주변을 돌아도 피곤함이 덜해.

행동(behaviors): 배가 부르면 먹는 걸 중단할거야.
분노가 사라질 때까지 한마디도 안하겠어.
수업중이나 시험 볼 때는 정신 바짝 차리고 있어야지.

당신만의 만트라를 설계할 때엔 창조적이 되라. 또한 평온한 상태에서 매일 만트라를 마음속으로 암송하는 시간을 보내라. 당신이 회의론자가 될 수도 있지만, 만트라는 여전히 작용하고 있을 것이다.

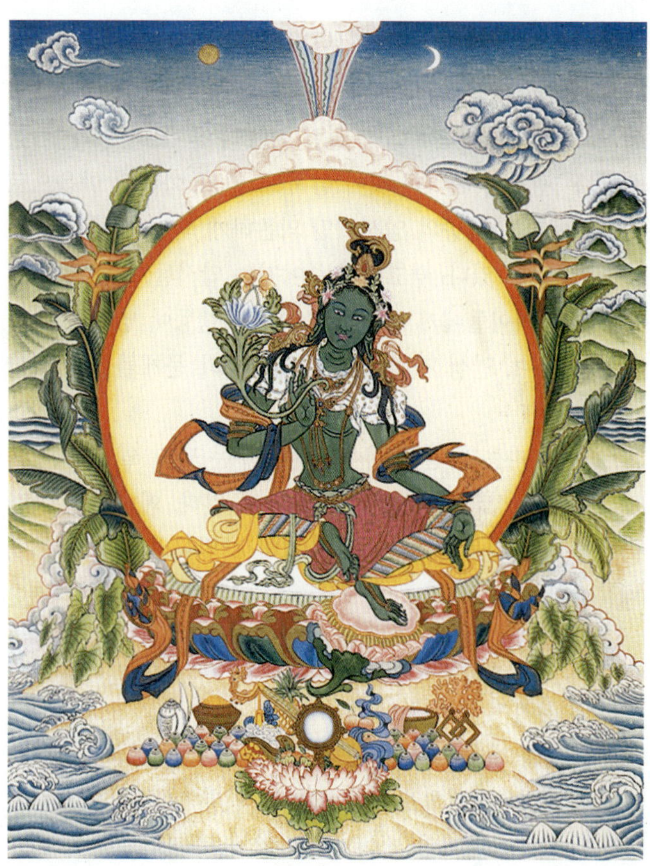
만다라(mandala)는 주의를 집중시키고 명상을 용의하게 하기 위해 이용되는 복합적인 시각 이미지이다. ("Green Tara," Maile Yawata의 원화)

용 어

명상(meditation) : 마음을 내적인 이미지나 소리 혹은 지나가는 생각에 집중하여 생긴 마음의 긴장이 풀린 상태.

요가(yoga) : 몸과 마음의 긴장이 풀리게 해주는 신체적 움직임과 정신 운동을 결합한 것.

이완 반응(relaxation response) : 정신적인 이완 기법들에서 비롯되는 몸속의 생리학적인 변화들.

점진적 근육이완법(progressive muscle relaxation) : 근육을 긴장시켰다가 이완시키면서 이완상태를 만들어내는 특별한 기법

만트라(mantra) : 명상의 상태를 만들도록 돕기 위해 마음속으로 반복되는 소리나 어구.

만다라(mandala) : 명상의 목적으로 이용되는 예술적이고 종교적인 디자인.

며, 스트레스는 줄여주고, 혈류를 증가시켜주고, 고통도 줄여주며, 천식이나 관절염, 과민성 장 증후군과 같은 수많은 만성질환을 완화시켜주는 이점을 가지고 있다. 세계가 점점 더 빨라질수록, 우리는 점점 더 느려질 필요가 있다.

암시의 힘 (the power of suggestion)

마음이란 것은 언제든지 집중할 수도, 느슨해질 수도 있다. 또한 암시에 대해 더욱 열린 마음이 될 수도 있다. 이러한 점은 굉장히 유익한 것이 될 수도 있고, 아니면 마음으로 받아들여지는 일종의 암시에만 의존하게 되는 문제점을 양산해 낼 수도 있다. 경고로서 주어지는 암시들, 특히 암시에 약한 어린아이들에게 주어지는 암시는 행동에 영향을 미칠 수가 있으며, 인생 전반에 걸쳐 건강상의 문제들을 야기할 수도 있다.

예컨대, 다음과 같이 아이들에게 주는 몇몇 일반적인 훈계들은 건강상의 문제를 일으킬 수도 있다. 왜냐하면 어린아이들은 자신들이 들은 것을 그대로 믿어버리기(believe) 때문이다.

- 눈 오는 날 외출할 때에는 부츠를 신어라. 그렇지 않으면 감기에 걸릴 거야.
- 쿠키를 계속 먹으면, 뚱뚱해질 것이다.
- 네가 더욱 열심히 노력하지 않으면, 인생에 실패할지도 몰라.
- 나무에 올라가면, 떨어져서 다치게 될 거야.
- 밤에 밖에 나가면, 유령들이 널 잡아갈 거야.

각각의 이러한 암시는 부정적인 결과를 예측하게 한다. 이런 부정적인 암시는 보통 몽환적이면서도 암시에 걸리기 쉬운 상태에 있는 아이의 마음속에 무의식중에 고정되어, 심지어는 수많은 해가 지난 후에도 해로운 영향을 미칠 수 있다.

마음은 우리가 일상생활에서 노출되는 여러 가지 것들로 인해 암시에 더 열려있는 상태가 될 수 있다. 예를 들면, 영화나 텔레비전은 이미지나 소리 둘 다에 관심을 집중시키게 된다. 그 결과 이 둘은 몽환적인 상태를 일으킬 수 있었고, 우리가 울거나 웃게 하기도, 화를 내거나 혼란스럽게 할 수도 있었다. 영화와 텔레비전은 실제로 빛과 소리를 통해 우리의 감정을 조종할 수 있다. 영화 스크린 때문에 죽는 사람은 아무도 없다. 하지만 우린 종종 영화에서 했던 것처럼 재연을 하기도 한다. 사람들이 영화나 TV에서 본 폭력과 공포는 종종 신체적인 상태나 감정적인 상태 모두에 정말로 영향을 미친다. 어떤 무서운 장면을 보고 난 결과로, 무언가가 잠재의식 상태의 마음속에 그 장면이 떠오르게 하고 두려움이 생긴다. 그러면 나중에 사람들은 실제로 몇 날, 몇 주, 혹은 몇 년까지도 아프게 될 수 있다.

광고주들은 시청자들의 암시에 걸리기 쉽고 최면에 빠지기 쉬운 마음 상태를 어떻게 이용할지를 안다. 대개 텔레비전 프로그램들은 스토리가 정서적 절정 상태에 있을 때 중단된다. 시청자들이 여전히 암시에 걸리기 쉬운 마음 상태에 있는 동안 제품을 광고하기 때문이다. 많은 이들이 자신들은 광고에 영향 받지 않는다고 믿고 있지만, 마케팅 연구는 다른 이면을 보여주고 있다. 대부분의 광고주는 사람들이 대개는 필요하지도 않은 제품을 구매하도록 설득하려고 노력한다. 당신이 얼마나 암시에 걸리기 쉬운 사람인지를 인식하는 것은 중요하다. 또한 마음의 건강과 평화를 해칠 수 있는 명백한 암시와 미묘한 암시 둘 모두로부터 당신 자신을 보호하는 것도 중요하다.

이미지 시각화기법 (image visualization)

건강을 증진시키고 바람직하지 않은 행동을 바꾸기 위한 가장 효과적인 방법 중 하나는 바로 **이미지 시각화기법**(image visualization)을 이용하는 것이다. 많은 심신치료 기법들은 어떤 형식의 이미지 시각화를 이용한다. 예를 들면, 과거로부터의 무서운 장면, 특히 아주 어린 시절의 무서운 장면들은 그 사람이 최면술 내지는 어떤 다른 기법으로 불러온 정신적 이완상태에 있을 때 재 경험 될 수가 있다. 그 장면이나 감정적인 혼란상태가 마음속에서 시각화되었기 때문에, 이것들은 건강이나 행동에 대한 부정적인 영향을 바꾸기 위해 재해석 되거나 재 프로그램 될 수도 있다. 정신적 심상(mental imagery) 역시 고통을 줄이고, 치료는 촉진하며, 스포츠에서는 성적을 향상시켜주고, 흡연이나 음주 및 섭식 행동을 바꾸어주기도 하며, 도박 할 때의 강박적 충동을 조절할 수 있도록 돕는데 이용될 수가 있다. 우리 모두는 살면서 한두번 정도는 백일몽을 꿈꾸거나, 우리가 가진 희망과 두려움을 그린 "내면의 영화"를 찍기도 한다. 그런 공상을 하는 동안 우린 경험을 시각화하고 감정을 창조해낸다. 이미지 시각화는 체온이나 혈류, 심장박동, 호흡률, 호르몬

용어

이미지 시각화기법(image visualization) : 치료를 촉진시키고 행동을 변화시키기 위해 정신적인 이미지들을 이용하는 것.

생성 및 기타 뇌에 의해 조절되는 신체 과정 등을 변화시킬 수 있다.

운동수행력(physical performance)을 향상시키려는 운동선수들과 함께 일하는 대부분의 심리학자들은 이미지 시각화방법을 이용한다. 테니스, 골프, 스키, 스케이팅 같은 소위 내적인 게임이라 이르는 운동들은 이미지 시각화법에 근거를 두고 있다. 타격 슬럼프를 겪고 있는 야구 선수들은 스스로 치는 모습을 "보기(see)" 위해서 이완법과 시각화기법을 이용한다. 농구 선수들도 그들의 자유투가 농구의 링(hoop)을 분명하게 관통해 들어가는 모습을 "보기(see)" 위해서 그 기법을 이용한다.

이미지 시각화기법 역시 성적인 반응과 즐거움을 높여줄 비밀이 있다. 성적인 흥분은 마음에서 시작되는데, 부정적인 생각이나 두려움은 성적인 반응을 억누를 수가 있다. 특히 성기는 마음에서 생겨난 이미지에 민감하다. 대부분의 성(sex) 치료전문가들은 고객들이 성경험을 개선하도록 돕기 위해 이완기법과 이미지 시각화기법을 이용한다. 성행위와 관련된 긴장감은 대개 바라는 성적 흥분을 경험하지 못하게 하는 주요 원인이 된다. 당신 인생의 모든 분야에서, 건강을 더욱 증진시키고, 일상 업무의 성과를 향상시키기 위해 당신의 정신적인 힘을 이용하기 시작해보라.

마음을 진정시키기 위한 시간 내기
(taking time out to quiet the mind)

우리 대부분은 시간의 압박과 정신적인 스트레스로 가득 찬 몹시 바쁜 삶을 살고 있다. 대부분의 젊은 사람들은 학교에 가거나, 직장에서 일을 하며, 아니면 두 가지를 다 한다. 학교와 직장 외에, 학생들은 과외활동, 스포츠, 콘서트, 휴대폰 대화, 컴퓨터 채팅, 비디오 게임, 영화, 텔레비전 등에 시간을 쓰는데, 이 항목에 나온 일들이 계속해서 진행된다. 이 모든 일들을 하는 데에는 건강한 몸과 마음이 필요하다. 보통, 젊은이들에게 건강이란 그것이 사라질 때까지는 너무도 당연한 어떤 것이다. 하지만 건강함을 유지한다는 것은, 심지어 당신이 어릴 때라도, (마음을) 가라앉히고, 스트레스 받는 생각들을 진정시키며, 몸의 긴장을 완화시키기 위한 시간을 찾는 것을 의미한다.

> 우리는 우리가 무엇인 척 하는 대로 된다. 그래서 우리는 어떤 것인 척 할까에 대해 더욱 조심해야 한다.
>
> *Kurt Vonnegut*
> *Mother Night*

평온해질 수 있는 방법은 굉장히 많이 있으며, 일부 암시나 기법들이 본 장(chapter)에 제시되기도 했다. 하지만 가장 최고의 방법은 당신 스스로를 위해 당신이 발견해 내는 것이다. 당신이 앉아서 인생의 좋은 것들을 반영할 수 있을 만한 조용한 지점을 공원이나 안뜰에서 찾아내라. 한동안은 세상의 모든 문제를 잊어라. 인생에서 성취할 필요가 있는 것들도 말이다. 그저 당신 주변의 것들, 특히 작고 사소한 것들에 주목해보라. 개미가 자기 몸집의 2배가 되는 식량을 운반하는 모습을 지켜보는 것도 해볼 만한 일이다. 밤하늘 별들의 패턴을 살펴보는 것도 좋다. 새롭게 내리는 눈의 신선함을 경험해 봐도 좋고, 빗물의 맛을 보는 것도 괜찮다. 그저 당신이 할 수 있는 한, 자주 고요한 상태로 있으면 된다. 그것이 바로 당신의 정신 건강이나 신체 건강에 좋은 일이다.

웰니스 지침

건강 증진을 위해 마음 이용하기

좀 더 깨닫게 된 당신 마음의 힘은 건강을 증진시키고, 치료를 촉진시키며, 당신이 학교생활과 다른 활동들을 더욱 잘 수행할 수 있도록 도와줘야만 한다. 스스로에 대한 믿음, 기도에 대한 믿음, 혹은 특별한 치료에 대한 믿음은 치료를 손쉽게 할 수 있도록 해주며 질병을 예방할 수 있도록 도와준다.

당신이 시험걱정을 줄일 수 있도록 또한 스포츠나 기타 활동에서 성적을 향상시킬 수 있도록 하기 위해 당신이 옳다고 느끼게 해주는 정신적인 이미지들을 이용하라. "오늘 좀 기분이 별로야," 내지는 "너무 피곤해서 못 뛰겠어," "내가 그걸 할 수 없다는 걸 잘 알아."와 같은 부정적인 생각이나 정신적 이미지들은 피하라. 긍정적인 이미지와 생각들을 창조해 낼 수 있게 당신의 마음을 이용하라. 당신은 바꾸고 개선시키려는 것들을 스스로에게 암시 하여 "나쁜" 하루처럼 보이는 것을 뒤바꿔 놓을 수도 있다.

편안하고 조용한 장소에서 정신 이완 기법을 매일 연습하라. 치료를 촉진시키거나 행동을 변화시키기 위해 당신의 몸에게 "이야기"를 하는 시간을 이용해보라. 당신이 알고 있는 과거 또는 미래로부터 건강하고 건설적인 장면들을 시각화하라. 당신의 마음을 이용하는 것에 좀 더 익숙해지면, 인생의 모든 면에서 정신 이완법을 이용할 수 있는 새로운 방식들을 발견하게 될 것이다.(우리가 어떻게 긍정적인 암시를 주입했는지에 대해 주목하라.)

건강에 대한 중요한 생각

1. 당신 인생에서 정말 심각하게 아팠었던 때(감기나 국소적인 부상은 계산하지 않음)를 한 번 확인해보라. 질병의 특징과 다시 건강해졌던 때를 묘사해본다. 당신이 생각하기에 스트레스, 감정적인 문제, 영양 부족, 기타 등등을 포함하여, 당신을 아프게 했을 수도 있는 모든 요소들을 검토해보라. 그 다음엔 의학적 치료, 기도, 대체의학 및 기타 요인들을 포함하여 당신이 다시 건강해지게끔 도와줬다고 생각하는 모든 요소들을 검토해본다. 당신을 아프게 한 가장 중요한 요인은 무엇이었는가? 치료과정에서는 무엇이 가장 중요한 요인이었는가?
2. 도서관에서 의학저널의 발췌부분을 찾아 약품회사의 광고를 살펴보라. 약물의 효능과 위약의 효능을 비교해서 보여주는 광고를 찾아, 주어진 데이터(보통은 그래프로 제시됨)에서 위약이 얼마나 효과적인지를 측정해본다. 그 다음엔 약물의 효능과 위약의 효능을 비교해본다. 만약 위약이 효과적이었다면, 이 사례에서 위약이 왜 그렇게 효과적이라고 생각하는지를 설명해보라. 의사가 효능 있는 약을 처방하기 전에, 어떤 조건에 맞게 위약을 처방해야 하는 것인지 아닌지에 대한 당신의 의견을 제시해본다.
3. 당신은 시험보기 전이나 시험을 보고 난 후에, 시험에 대한 걱정으로 신체적으로나 정신적으로 혼란스러워질 정도까지 경험해 본적 있는가? 만약 그렇다면, 당신의 증상과 감정을 설명해보라. 당신이 다음 몇 주 안으로 걱정스럽게 다가오는 시험이 있다면, 시험보기 전 적어도 일주일 동안은 "시각화가 시험 걱정을 줄여준다(Visualization Reduces Exam Anxiety)" 라는 제목이 붙은 스트레스 관리 박스 안에 설명되어 있는 운동을 한번 시도해보라. 시험을 보고 난 후엔, 당신의 경험을 자세히 기술하고, 시험을 당신이 예상했던 것 보다 더 잘 봤는지 아닌지를 표시해본다.
4. 명상법, 최면술, 요가, 기공, 이미지 시각화기법, 기타 형식의 정신집중 및 이완법 등에 대해 당신이 해봤던 체험은 어떤 것이든 기술해보라. 당신이 이 활동에 어떻게 참여하게 됐고 어떤 목적으로 그 방법을 이용했었는지에 대해 설명해보라. 그 방법이 당신이 특별한 건강 문제나 감정적인 문제를 해결하는데 도움이 되었는가? 당신은 다른 이들에게 이 기법을 추천해주고 싶은가?

건강 리뷰

- 인간의 마음은 생각과 감정을 통해 몸의 화학적 성질 변화를 유도할 수 있는데, 이것은 당신의 건강에 긍정적인 효과나 부정적인 효과를 줄 수 있다.
- 최적의 건강상태는 몸과 마음이 서로 조화롭게 소통할 때 달성된다.
- 체내의 모든 생명유지에 필요한 과정을 무의식중에 조절하는 것을 이른바 항상성이라 부른다.
- 질병이란 항상성의 방해 혹은 심신의 조화로운 상호작용의 방해로 여겨질 수 있다.
- 마음과 신체의 기관들은 자율신경계를 통해 끊임없이 소통하는데, 심박수, 혈당수치, 체온 등과 같은 꼭 필요한 몸의 기능들을 유지해 준다.
- 정신신체 질환은 스트레스, 걱정, 감정의 기복 등에 의해 야기되는 신체적 증상이다.
- 신체화 장애는 정신신체의 문제 때문에 발생한다.
- 종종 플라시보 효과는 질병의 증상들을 치료할 때 거의 약물만큼이나 강력하다.
- 종교 활동은 종종 더 건강한 생활방식과 관련된다.
- 최면술과 명상법은 질병을 치료하는데 긍정적인 역할을 할 수 있다.
- 믿음, 신념, 암시 이 모든 것들은 치유의 힘을 가지고 있다. 왜냐하면 마음은 방해받은 신체 기능을 바꾸어 항상성을 회복시킬 수 있기 때문이다.
- 건강을 유지하고 개선시킬 열쇠는 정신 이완 기법을 배워서 연습하는 것이다.
- 이미지 시각화기법은 걱정과 스트레스를 줄이고, 행동을 고치며, 성적을 향상시키는데 이용될 수 있다.

건강과 웰니스 온라인

웹 사이트는 건강과 웰니스에 대한 풍부한 정보를 담고 있다. 웹 브라우저 소프트웨어를 이용하여 인터넷을 실행하면 건강과 웰니스에 대한 현존하는 많은 주제에 대해 새로운 통찰력을 얻을 수 있을 것이다. Jones & Bartlett 출판사의 웹사이트인 health.jbpub.com/hwonline을 실행해라.

참고 문헌

Benson, H., Greenwood, M., and Klemchuk, H. (1975). The relaxation response: Psychophysiologic aspects and clinical applications. *International Journal of Psychiatric Medicine*, 6, 87–98.

Fuentes-Fernandez, R. de la, et al. (2001). Expectation and dopamine release: Mechanism of the placebo effect in Parkinson's disease. *Science*, 293, 1154–1166.

Hewlett, C. (1994). Killed by a word. *Lancet*, 344, 695.

Hróbjartsson, A., and Gotzsche, P. C. (2001). Is the placebo powerless? An analysis of clinical trials comparing placebo treatment with no treatment. *New England Journal of Medicine*, 344, 594–602.

Christensen, D. (2001). Medicinal mimicry. *Science News*, 159, 74–76.

Enserink, M. (1999). Can the placebo be the cure? *Science*, 284, 238–240.

Mayberg, H. S., et al. (2002). The functional neuroanatomy of the placebo effect. *American Journal of Psychiatry*, 5, 728–735.

Moseley, J. B., et al. (2002). A controlled trial of arthroscopic surgery for osteoarthritis of the knee. *New England Journal of Medicine*, 347, 81–88.

Nash, M. R. (2001, June). The truth and hype of hypnosis. *Scientific American*, 37–54.

추천 도서

Christensen, D. (2001, February 3). Medicinal mimicry. *Science News*, 74–78. Describes some of the experiments aimed at understanding placebo effects and discusses some of the concerns about their use.

Cohen, K. S. (1997). *The way of qigong*. New York: Ballantine. The definitive guide to qigong — what it is, how it works, and what it can do for you.

Hendricks, G. (1995). *Conscious breathing*. New York: Bantam Books. Explains the benefits of breathing meditations and describes many advanced techniques for practicing conscious breathing.

LeShan, L. (1999). *How to meditate*. Boston: Back Bay Books. A good introduction to the practice of meditation and its benefits.

Nash, M. R. (2001, June). The truth and hype of hypnosis. *Scientific American*, 37–54. A good introduction to our scientific understanding of hypnosis.

Sternberg, E. M. (2001). *The balance within: The science connecting health and emotions*. New York: Freeman. A National Institutes of Health researcher discusses how hormones and other molecules affect the body's organs and immune system. She argues that physicians need to pay more attention to mind–body interactions.

추천된 웹 사이트

이들 웹사이트를 연결하기 위해 health.jbpub.com/hwonline을 방문하라.

명상

명상 실습의 몇 가지 종류에 대하여 기술한다.

오디오 이완 카세트

밀러(Emmett E. Miller) 박사가 정신 건강에 대한 논문을 소개하고 건강과 치료에 대한 다양한 면에서의 이미지 시각화기법, 자기-최면과 관련된 오디오카세트를 선전한다.

학습 도움

토론토 대학에서는 학업 기능의 숙달과 수업과 학습으로부터의 스트레스 감소를 위한 제언을 한다.

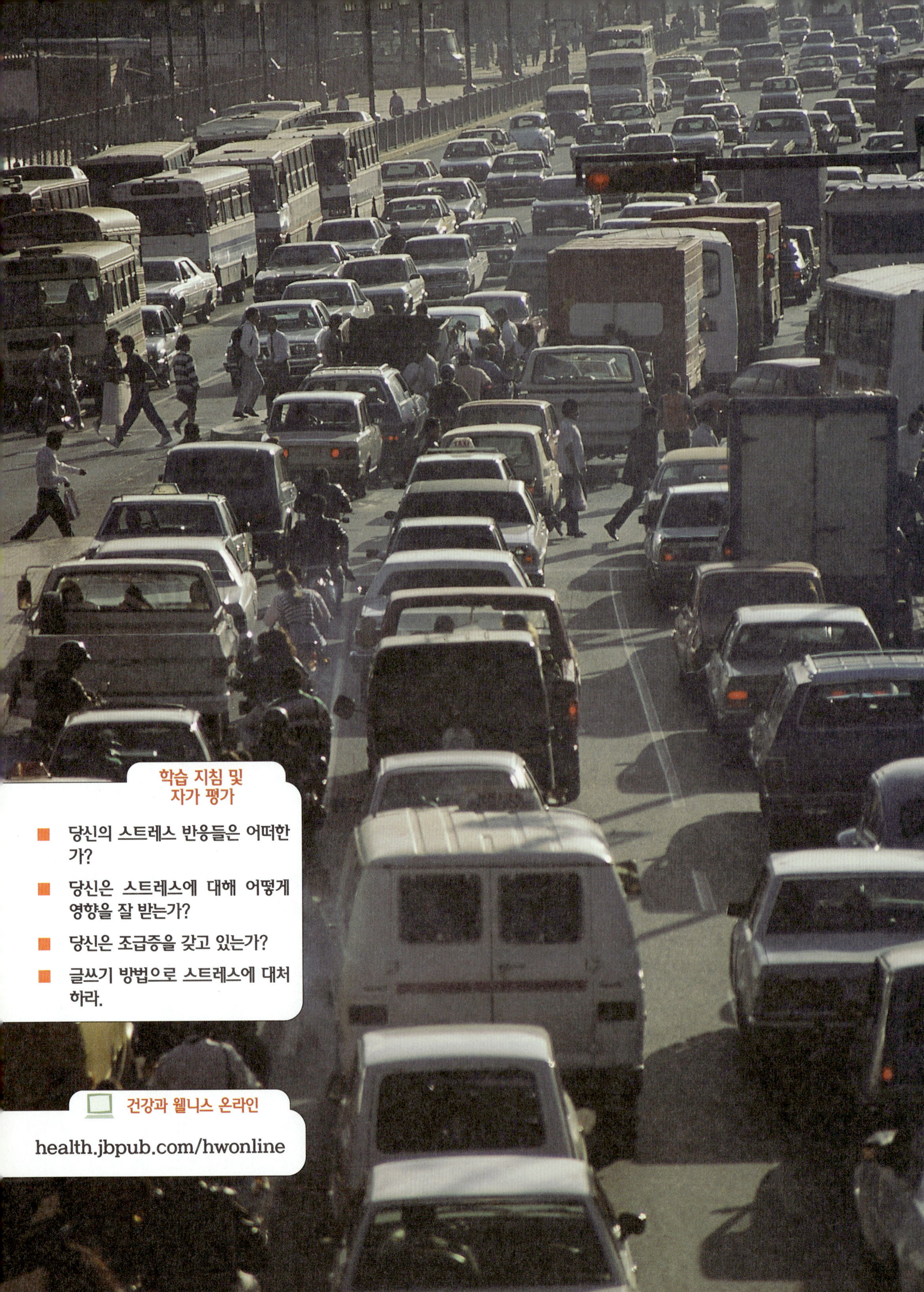

학습 지침 및 자가 평가

- 당신의 스트레스 반응들은 어떠한가?
- 당신은 스트레스에 대해 어떻게 영향을 잘 받는가?
- 당신은 조급증을 갖고 있는가?
- 글쓰기 방법으로 스트레스에 대처하라.

건강과 웰니스 온라인

health.jbpub.com/hwonline

학 습 목 표

1. 스트레스, 스트레스원(stressor), 좋은 스트레스(eustress), 나쁜 스트레스(distress), 그리고 스트레스와 관련된 질병 등의 용어를 정의한다.
2. 스트레스의 정신적 요소와 스트레스 경험에 영향을 미치는 요인들에 대해 설명한다.
3. 스트레스의 생리학적 요소들에 대해 설명한다.
4. 일반적 적응증후군의 3가지 단계를 설명한다.
5. 생활의 변화 단위와 그것이 스트레스 측정에 어떻게 사용되는지 설명한다.
6. 스트레스와 관련된 질병들을 적어도 3가지는 나열한다.
7. 스트레스가 어떻게 면역계에 영향을 미치는지를 설명한다.
8. 스트레스를 관리하는 방법들을 설명한다.

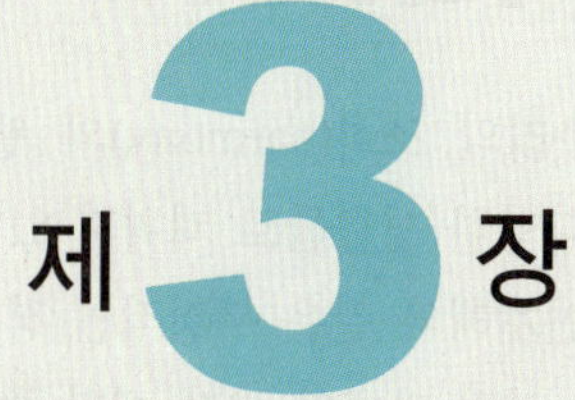

제 3 장

스트레스 관리: 심신의 조화 회복

(Managing Stress: Restoring Mind-Body Harmony)

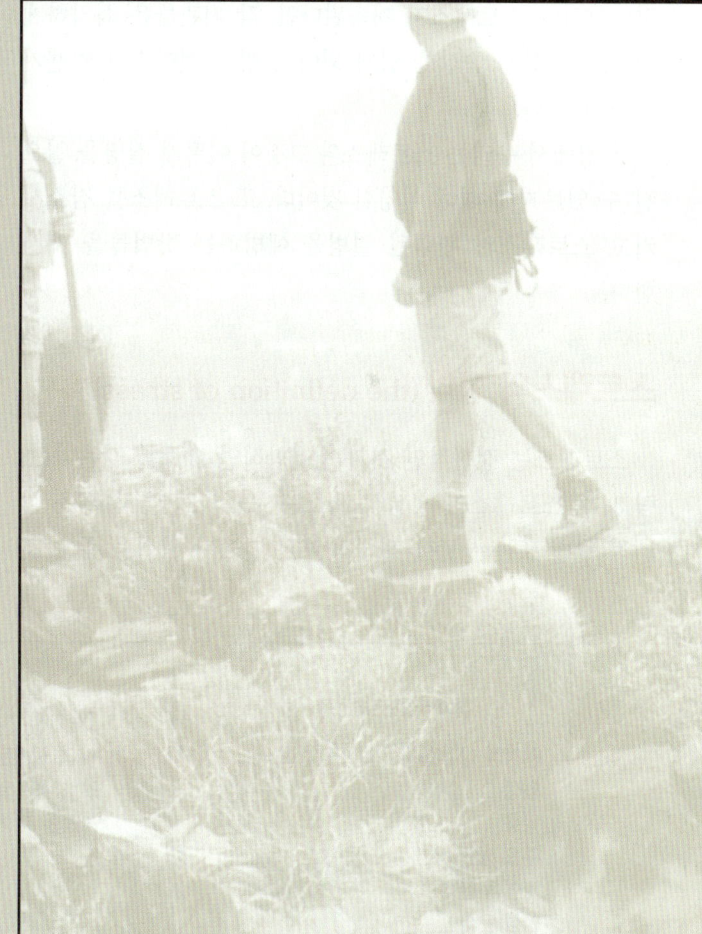

인생은 우리의 조화(harmony)와 웰빙(well-being) 상태를 뒤엎는 다양한 상황들로 채워져 있다. 이들 상황들은 폭행 혹은 자연재해와 같은 부정적인 경험들이 될 수도 있고, 혹은 새로운 사랑 관계의 시작, 대학 졸업, 또는 부모가 되는 것과 같은 긍정적인 경험들이 될 수도 있다. 심신 조화의 분열이 충분한 강도로 존재할 때, 그것은 **스트레스**로 불린다. 심신의 조화를 심각하게 파괴하여 스트레스를 주는 상황과 사건들은 **스트레스원**이라 불린다.

어떤 상황들이 웰빙과 조화에 대한 우리의 의식을 파괴할 때, 신경, 내분비(호르몬), 그리고 면역계는 그 도전에 대처하고 잃어버린 균형감을 회복하기 위해 반응한다. 스트레스원을 다루는 데 성공한다면, 정신적, 생리학적 균형이 회복된다(그 다음의 스트레스원이 우리의 진로에 끼어들기 전까지). 그러나 스트레스가 지속된다면, 각 기관들은 쇠약하게 되며, 면역성은 손상을 입게 되어 질병에 걸리거나 언젠가는 죽게 된다.

본 장에서 우리는 스트레스와 그것이 어떻게 질병을 일으킬 수 있는지에 대해 설명할 것이다. 또 스트레스를 감소시키고 스트레스와 관련된 질병을 예방하는 방법들을 제시한다.

스트레스의 정의 (the definition of stress)

스트레스는 정신적인 것과 생리학적인 요소를 갖는다(그림 3-1). 스트레스의 정신적 요소는 우리의 신체적 혹은 심리적 웰빙 또는 생존에 절대적 혹은 잠재적 위협을 주는 것과 같은 어떤 상황에 대한 평가이다. 그 상황은 현실적이거나 상상적일 수 있다. 스트레스의 생리학적 요소는 위협과 같은 실제적인 혹은 상상적인 상황에 대한 자동적인 반응이다.

스트레스의 정신적 요소 (the mental component of stress)

Chicken Little 동화는 스트레스의 정신적 요소를 보여준

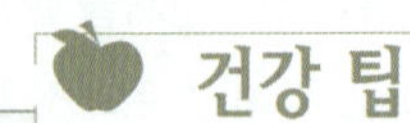

스트레스 주의 신호

스트레스가 대학 생활을 그르치게 할지라도, 그것이 신체적 혹은 정신적 건강에 위협이 되는 때를 인식하는 것이 항상 쉬운 것은 아니다. 여러분이 이들 스트레스 신호들을 경험한다면, 이는 생활에서 어떤 변화가 일어나는 시기일 것이며, 아마도 그것을 줄이기 위해 전문가의 도움을 찾을 것이다.

- 불면증
- 숙면 장애
- 피곤한 상태에서 깨어나고 충분한 휴식을 갖지 못함
- 식습관에서의 변화
- 단 것, 지방질, 염분 과다 섭취
- 빈번한 두통
- 신경질적이거나 안절부절 못함
- 감기와 잔병치레가 빈번함
- 근육 통증 혹은 경직
- 집중력과 기억력 혹은 준비성 장애

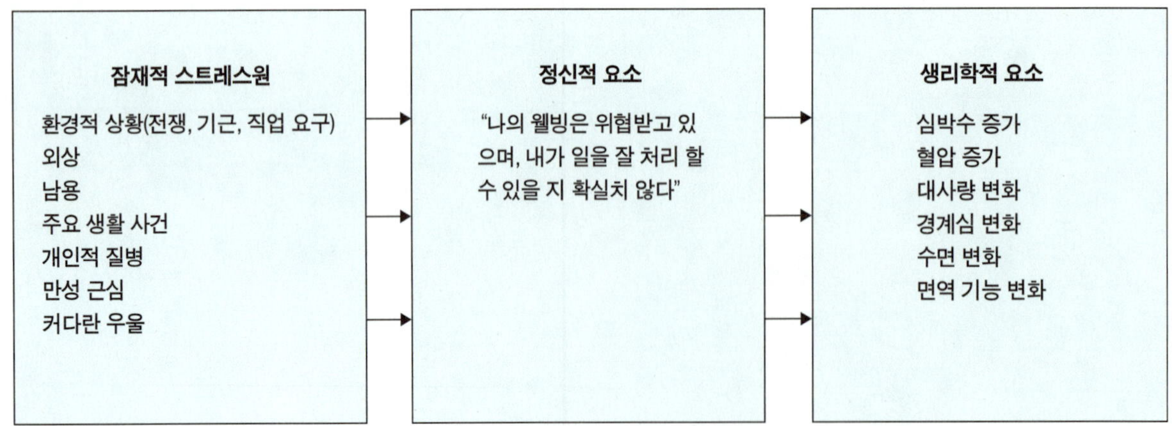

■ 그림 3.1
스트레스의 정신적, 생리학적 요소
스트레스의 정신적 요소는 환경적 상황과 생활 경험을 위협적이고 압도적인 것으로 경험한다. 스트레스의 생리학적 요소는 정신적 요소에 대한 신체의 반응이다.

다. 그 동화에서 리틀 치킨은 그의 부리에 한 방울의 비가 떨어질 때, 도로를 걸어서 내려갔다. 리틀 치킨은 하늘이 떨어지는 것으로 생각하고 "오 노!"라고 소리치며, 크게 스트레스를 받았다.

리틀 치킨 동화는 스트레스가 상황을 위협적인 것으로 해석하는 것에서 시작함을 보여준다. 게다가 각 개인은 그 위협을 극복하고, 피하고, 벗어나는 충분한 자원을 동원할 수 없다고 결정한다("오 노!"). 다른 말로, 스트레스는 "이 상황은 나의 웰빙을 위기에 처하게 하며, 이 도전을 충족하고 OK라고 말할 수 있는 개인적, 사회적, 경제적 혹은 신체적 자원을 내가 가지고 있는지에 대한 확신이 없다"라는 생각에서 생겨난다. 많은 대학생들에게서 스트레스는 "나는 할 일이 너무 많고 그것을 할 시간이 충분치 않다"라고 생각하는 결과이다.

스트레스의 정신적 요소는 어떤 상황과 상황 그 자체에서 반드시 필요하지 않은 각 개인의 해석에서 생겨난다. 물방울로 생기는 부리의 촉감에 대해 리틀 치킨이 정확하게 해석하였다면, 리틀 치킨은 스트레스 상태가 되지 않았을 수도 있었을 것이다. 또한 스트레스의 정신적 요소는 어떤 도전을 충족하기 위한 그것의 자원 평가, 그리고 반드시 필요하지는 않지만 적절하고 충분한 자원들이 실제적으로 가까이에 존재하는지 등을 포함한다. 만약 리틀 치킨이 떨어지는 하늘로부터 자신을 보호할 수 있음을 믿었더라면, 리틀 치킨은 더 적은 스트레스를 경험했을 것이다. 너무나 시간이 부족하다고 자신들에게 말하기 보다 바쁜 학생들은 그들의 스케줄이 꽉 차 있지만 집중적이고 현명한 시간 관리를 통해 그것들을 조절할 수 있음을 알 수 있다.

실제 상황이 아닌 어떤 상황에 대한 개인적 사고의 틀에서 스트레스를 정의하는 것은 그 개인의 환경에서의 변화를 요구하기보다는 개인적 통제하에서 스트레스를 피하거나 방어하게 한다. 여러분들은 다른 사람 혹은 사회와 환경 상황을 조절하는 것보다는 자기 자신의 변화를 통해 더 잘 조절할 수 있다. 여러분들이 설령 할 수 없다고 하더라도, 자신

용 어

스트레스 : 신체와 마음의 조화를 깨뜨리는 어떤 자극에 대한 신체적이고 정서적인 반응들의 총합

스트레스원 : 스트레스를 유발하는 어떤 신체적 혹은 심리학적 상황

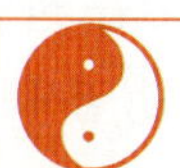

웰니스 지침

강력한 장군과 수도승

강력한 장군과 그의 군대가 이웃 나라의 경계지점에 도착했다. 정찰을 위해 지방으로 정찰병을 파견했다. 시간이 흐른 후에 정찰병이 돌아왔다. 말에서 뛰어내리자마자, 그는 강력한 장군의 발 앞에서 무릎을 꿇고 절을 했다.

"정찰 결과는 무엇이냐?" 강력한 장군은 소리쳤다.

"장군님, 당신의 수많은 막강한 군대가 도착했다는 말을 듣고, 수 마일 주변의 모든 사람들이 달아났습니다."라고 그 정찰병이 대답했다.

그 강력한 장군은 자랑스럽게 웃음을 띠며 서 있었다. 그 정찰병은 아주 무기력하게 쳐다보면서 계속적으로 말했다. "단지 수도승만 달아나지 않았습니다."

"뭐라고?!?"

"예 장군님, 수도승만이 달아나지 않았습니다."

그 정찰병은 고개를 들고 다시 말했다. "여기서부터 말을 타고가면 15분도 걸리지 않는 마을이 있는데, 그는 그 언덕 꼭대기의 오두막에 있습니다."

격노한 강력한 장군은 그의 칼과 군장을 매고 커다란 백말에 올라타고 해안도로를 따라 남쪽으로 전속력으로 달려갔다. 그 마을에 도착하자, 장군은 언덕을 재빠르게 올라가서 수도승의 오두막 앞에서 신속하게 말에서 내렸다. 칼집에서 칼을 꺼낸 장군은 오두막 속으로 쳐들어갔다. 그 속에는 머리를 깎은 채 깨끗하지만 다 해진 법복을 입고 있는 작은 남자가 방석에 앉아 묵상하고 있었다.

강력한 장군은 그 수도승의 목에 그의 칼끝을 갖다 대면서 깊숙한 곳에서 우러나오는 가장 명령적인 목소리로 말했다. "네가 감히 나의 가장 강력한 군대 앞에서 도망가지 않았단 말이지? 한 눈을 깜빡거리지 않고도 나의 칼이 너에게로 달려갈 수 있음을 깨달았느냐?"

그 수도승은 눈을 떠서 장군을 쳐다보면서 말했다. "내가 한 눈을 깜빡거리지 않고도 너의 칼이 네게로 달려오게 하는 것을 깨달았는가?"

그 장군은 잠시 동안 생각한 후에, 그는 칼을 칼집에 다시 집어넣고, 그 수도승에게 절을 한 후 말을 타고 가 버렸다.

을 신뢰하는 것은 웰빙에 대한 도전을 극복할 수 있고, 자신의 스트레스를 줄일 수 있다.

어떤 상황이 스트레스를 유발하는가의 정도는 각 개인의 심리학적 기질(성격)에 의존한다. 모든 사람들은 세계와 사건들을 다르게 해석한다. 따라서 이 사람에게 스트레스를 주고 화나게 하는 상황은 다른 사람에게 동일하게 성가시게 하지는 않을 것이다. 그러나 일반적으로 스트레스를 주는 상황은 다음과 같은 유형으로 분류될 수 있다:

- **해악과 손실 상황**은 사랑하는 사람의 죽음, 개인적 재산의 도난 혹은 손상, 신체적 부상 혹은 조직 손실, 신체적 공격 혹은 자아 존중감 상실. 해악과 손실 신호로서 정서적인 것에는 슬픔, 분노, 우울 등이 있다.
- **위협 상황**은 어떤 해악 혹은 손실이 실제로 발생하든 않든 상관없이 해악과 손실을 발생시킬 것처럼 인식된다. 그 경험은 잠재적 위험들을 계속적으로 주시하거나 피하는 것 중의 하나이다. 위협과 관련이 있는 정서로는 근심, 화, 적대, 좌절, 그리고 우울이다.
- **도전 상황**은 성장, 숙련, 그리고 습득을 위한 기회들로 인식된다. 아주 빈번하게 도전 상황들은 독립생활을 시작하기 위해 가족과 떨어짐, 대학 졸업, 혹은 결혼과 같은 주요 인생 전환을 포함한다. 비록 그것들이 좋은 것으로 해석되지만, 생활의 전환(변화)은 그것들이 상당한 정도의 심리학적이고 신체적인 적응을 요구하기 때문에 스트레스를 주는 상황이 될 수도 있다. 종종 생활의 전환은 슬픔과 흥분을 함께 동반한다: 즉 친지를 잃는 데서 오는 슬픔과 새로운 것에 대한 예측에서 오는 흥분. 도전 상황에서 발생하는 스트레스는 해악과 손실, 위협을 수반하는 **나쁜 스트레스**(부정적 스트레스)에 반대되는 것으로 **좋은 스트레스**로 불린다.

스트레스 경험에 영향을 미치는 요소들 (factors affecting the experience of stress)

여러 가지 요인들이 개인의 스트레스 경험 정도에 영향을 준다. 그 중에는 예측, 개인적 조절, 극복에 대한 믿음, 그리고 사회적 지지 등이 속한다.

예측 스트레스를 주는 상황이 일어날 때를 아는 것은 모르는 것보다 덜 스트레스를 유발한다. 이는 그것을 모를 때 계속적인 경계(일반적인 질문들에 직면하는 것)를 개인이 취해야 하는 반면, 스트레스를 주는 사건이 언제 일어날 것인지를 아는 것은 일시적으로 이완을 가져다주기 때문이다. 예를 들어 그들의 고용 상태가 확고한 사람은 자신의 직업을 잃을 것에 대해 계속적으로 걱정을 해야 하는 사람보다 덜 스트레스를 갖는다(Ferrie et al., 2002). 제2차 세계대전 중에 런던은 매일 밤 폭격을 받았지만 런던 교외는 그렇지 않았다. 런던 시민들은 교외에 거주하는 사람들보다 더 적은 궤양을 가졌는데, 예측컨대 그들은 폭탄 투하가 일어나는 때를 알았기 때문일 것이다.

개인적 조절 자신이 그들 자신의 생활에 영향을 미칠 수 있음을 믿는 사람들은 그들의 운명이 그들의 통제 바깥의 요인들에 의해 결정된다라고 믿는 사람들보다 덜 스트레스에 노출될 것이다(Schmitz, Neumann, and Oppermann, 2000). 중요한 요소는 통제가 실제적으로 가능한지 아닌지가 아닌 상황을 통제하는 개인의 능력에 대한 믿음이다. 예를 들어 일을 수행하는 데 많은 즐거움이 있지만, 그 과제가 수행되는 방법을 결정하는 기회가 그들에게 적게 제공되는 직업을 갖는 사람은 선택(결정)에 대해 더 많은 조절을 갖는 일꾼보다 더 많은 스트레스를 가질 것이다(de Jonge, Bosma, rmflrh Siegrist, 2000).

극복에 대한 신념 어떤 일이 잘 될 것이라고 믿는 사람들(낙천주의자)은 일이 잘못될 것이라고 믿는 사람(염세주의자)보다 더 적은 스트레스를 경험한다.

사회적 지지 대화할 누군가가 있으며, 그 사람이 신체적, 정서적, 혹은 지적 도움을 제공함으로써 스트레스원을 관리하는 데 도움을 줄 수 있다고 믿는 것은 스트레스를 경감시킨다. 예를 들어, 심장마비 환자들은 만약 그들이 사회적 지지를 갖는다면, 스트레스를 덜 경험할 것이다(Graig, Lynch, and Quartner, 2000). 또한 임박한 외과수술에 대한 그들의 두려움을 그들 의사와 대화를 하는 환자들은 정보가 제공되지 않고 지원되지 않은 상태에서 그런 절차를 진행하는 환자들보다 더 적은 스트레스 반응을 가질 것이다.

스트레스의 생리학적 요인 (the physiological component of stress)

스트레스의 정신적 요소는 뇌에서 발생한다. 뇌의 사고 중추가 어떤 상황을 위협적이고 조절할 수 없는 것으로 해석할 때, 신경과 호르몬 신호가 뇌의 정서 중추에 전달되고 각 개인은 근심, 두려움, 그리고 일종의 화를 느낀다. 이 정

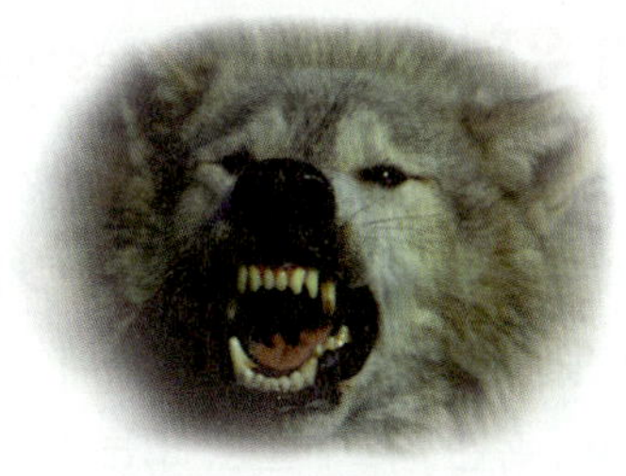

심장 : 심박수와 수축력을 증가시킨다.

혈액 : 복부 내장에 있는 것을 수축시키고, 골격근에 있는 것을 확장시킨다.

눈 : 홍채의 요골 근육을 수축시키고, 속눈썹 근육을 이완시킨다.

장 : 괄약근의 이동성과 이완이 감소된다.

피부 : 모발운동 근육과 한선이 수축한다.

비장 : 수축한다.

뇌 : 망상체가 활성화한다.

■ **그림 3.2**

투쟁 혹은 도피 반응

모든 인간은 그들이 두렵거나 위협적인 것으로 해석하는 도전들에 직면했을 때 이 반응을 나타낸다.

신적 활동은 그 사람이 정신적으로 스트레스를 받았던 뇌의 다른 부분으로 신호를 보내며, 이를 통해 그 인지된 스트레스를 다루기 위해 특수하고 자율적인 생물학적 반응들이 일어난다.

스트레스에 대한 생물학적 반응의 하나는 **투쟁 혹은 도피 반응**(fight-or-flight response)이다(그림 3-2). 그것의 목적은 각 개인이 그것을 직면함으로써(투쟁) 혹은 그것을 피하거나 벗어남으로써(도피) 어떤 스트레스원을 다루기 위한 준비이다. 투쟁 혹은 도피 반응은 자율신경계의 조화로운 활성과 부신선(신장 위 흉곽에 위치함)으로부터의 아드레날린(에피네프린이라고도 불림)의 방출을 포함한다. 자율신경계의 활성 스트레스는 심박수와 혈압을 올리고(근육으로 더 많은 혈액을 보내기 위해), 피부쪽의 혈관을 수축하며(만약 손상을 입으면 출혈을 제한함), 동공을 확대하며(더 많은 빛이 들어와 시각을 향상시킴), 뇌의 망상체에서 활성을 증가시키고(경계심과 각성 상태를 증가시킴), 그것이 저장된 신체부위로 부터 글루코스와 유리지방산을 방출하며(근육과 뇌, 다른 조직과 기관들이 더 많은 에너지를 이용하도록), 그리고 만약 손상을 입었다면 신체 방어를 준비하기 위해 특정 면역 세포를 활성화한다.

스트레스에 대한 두번째 생물학적 반응은 **시상하부-뇌하수체-부신(HPA) 축**이다(그림 3.3). 어떤 사람이 스트레스를 주는 상황이라고 생각하는 것은 뇌의 시상하부가 코티코트로핀 방출 요소(CRF)라 불리는 호르몬을 방출하기 때문이다. 이 호르몬은 부신피질자극호르몬(ACTH)라 불리는 호르몬을 혈류속으로 방출하기 위해 뇌하수체선(뇌의 기저부에 있는)을 자극한다. ACTH는 혈액에서 순환하며, 혈류속으로 코티졸이라 불리는 또다른 호르몬을 방출하기 위해 두개의 부신선을 자극한다. 스트레스에 대한 즉각적(급성) 반응에서, 이 호르몬은 혈액속에서 순환하면서 일반적으로 대결(fight)을 위해, 혹은 도피(flight), 감염 매체와의 투쟁, 그리고 부상 치료를 위한 에너지를 제공함으로써 그 스트레스원에 조직이 반응하게 한다. 그러나 스트레스에 대한 확장된(만성) 반응에서, 이 호르몬은 대사작용을 변화시켜 과체중과 제2형 당뇨병을 유발한다; 면역계를 억제하여 전염병과 암의 발병가능성을 증가시킨다; 뼈를 약화시킨다; 기억력을 손상시킨다; 그리고 우울증을 악화시킨다(Tsigos and Chrousos, 2002).

투쟁 혹은 도피 반응과 HPA 축의 활성은 스트레스를 주는 상황의 단기적(수분에서 몇 시간) 조절을 위해 계획되었다. 만약 각 개인이 그 상황을 총체적으로 위협적인 것이라고 상이하게 생각할 수 있거나 인식을 변화시키기 위해 무언가를 한다면, 신경계의 스트레스 활성과 스트레스 호르몬 분비는 멈추고, 그 사람의 마음과 몸은 균형을 되찾을 것이다. 이는 스트레스를 주는 상황을 변화시키려는 시도, 그것에 대한 각 개인의 해석 변화, 혹은 그 상황을 압도적인 것으로 보기보다는 조절가능하다는 생각을 통해 이룩될 수 있다. 그러나 만약 변화가 없고 그 스트레스 반응이 계속된다

용어

해악과 손실 상황 : 죽음, 재산손실, 부상, 그리고 질병을 포함하여 스트레스를 주는 사건들

위협 상황 : 해악과 손실이 발생할지도 모른다는 인식으로 인해 스트레스를 유발하는 사건들

도전 상황 : 주요한 인생 전환을 포함하며, 스트레스를 유발할 수도 있는 긍정적인 사건들

좋은 스트레스 : 즐거운 스트레스원에서 생기는 스트레스

나쁜 스트레스 : 불쾌한 스트레스원에서 생기는 스트레스

투쟁 혹은 도피 반응 : 유기체가 호르몬, 심혈관계, 대사와 다른 것들을 발휘함으로써 투쟁과 도피를 준비하는 방어적 반응

시상하부-뇌하수체- 부신 축 : 뇌의 시상하부와 뇌하수체, 그리고 부신선을 포함하는 스트레스에 대한 조절된 생리학적인 반응

표 3.1

스트레스에 의해 발생될 수 있거나 악화되는 장애들

- *위장 장애*
  - 변비
  - 설사
  - 십이지장 궤양
  - 신경성 식욕부진
  - 비만
  - 궤양성 대장염
- *호흡기 장애*
  - 천식
  - 고초열
  - 결핵증
- *피부 장애*
  - 습진
  - 소양증
  - 두드러기
  - 건선
- *근골격계 장애*
  - 류머티성 관절염
  - 요통
  - 편두통
  - 근육 긴장
- *대사 장애*
  - 갑상선 기능항진증
  - 갑상선 기능저하증
  - 당뇨
  - 과체중
  - 대사 증후군
- *심혈관 장애*
  - 관상동맥질환
  - 본태성 고혈압
  - 울혈성 심부전
- *생리불순*
- *암*
- *사고 경향*

면, 그 다음에 그 사람은 걱정, 우울, 불안, 피로, 쇠퇴 등의 증상을 느낄 수 있으며, 그리고 정신적이고 신체적인 질병 모두 발생할 위험이 증가한다(표 3.1).

스트레스원의 유형 (types of stressors)

스트레스원은 각 개인의 정서적 혹은 정신적 상태를 혼란스럽게 하는 잠재성을 갖는 상황들이다. 스트레스원은 주요한 외부적 사건(전쟁, 홍수, 기근), 사람과의 불쾌한 상호작용이 될 수 있으며, 혹은 사고, 질병, 또는 노화를 유발하는 신체 변화의 결과일 수도 있다. 적절치 않은 정서적 요구 혹은 결혼이나 로또 당첨과 같은 행복한 사건들도 스트레스를 활성화시킬 수 있다.

스트레스원으로서의 생활 변화 (life changes as stressors)

스트레스 연구자들은 스트레스 활성인자가 될 수 있는 생활 경험에 대한 잠재성을 밝히고 측정하기 위해 다양한 방법들을 개발해 왔다. 이들 중에서 가장 일반적인 것의 하나는 사회 재적응 척도 점수(SRRS)이며, 여기에는 43개의 일반적인 생활 사건들이 열거되어 있고, 각 사건은 생활 변화 단위(LCUs)의 수와 일치한다(Holmes and Rahe, 1967). LCUs는 특수한 생활 사건으로 유발된 도전을 극복하기 위해 요구되는 심리학적이고 생리학적인 적응의 상대적인 양을 반영한다. 예를 들어, SRRS에서, 배우자의 죽음은 LCU 값의 임의적 수치가 100인 가장 많은 적응을 요구한다. 결혼은 50 LCUs를 나타내며, 휴가는 13 LCUs를 갖는다. 긍

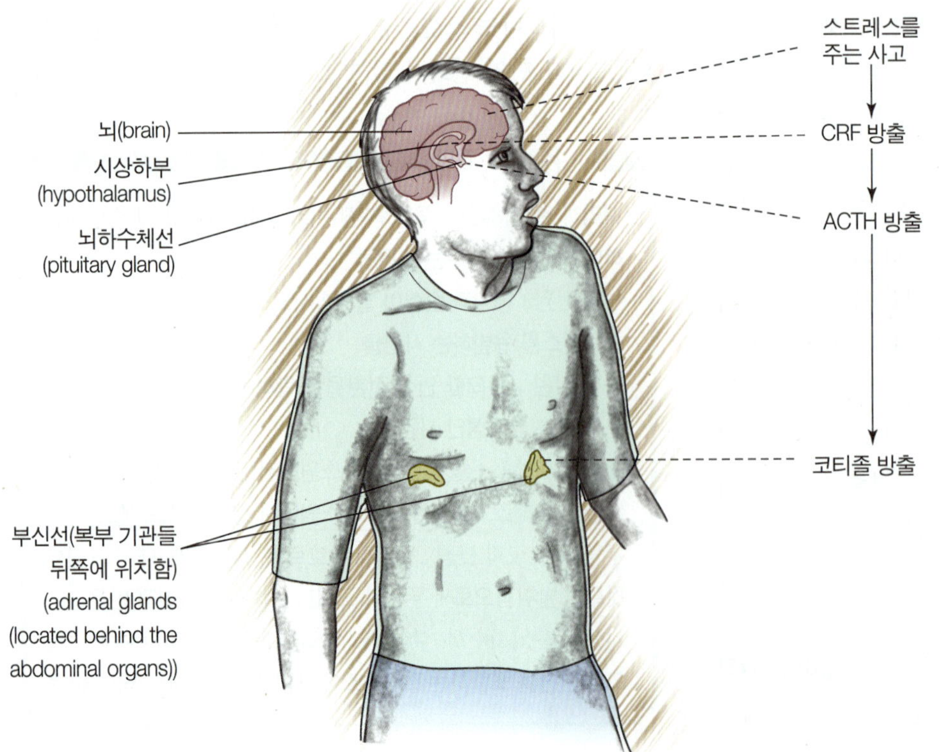

■ **그림 3.3**

시상하부-뇌하수체-부신 축

스트레스성 사고는 뇌의 시상하부에서 코티코트로핀 방출 요소(CRF)라 불리는 호르몬 방출을 유발한다. CRF는 혈류를 통해 뇌하수체선으로 흐르며, 그곳에서 CRF는 ACTH 방출을 자극한다. ACTH는 혈류를 통해 부신선으로 흐르며, 그곳에서 ACTH는 코티졸과 다른 스트레스 호르몬 방출을 자극한다. 급성 스트레스 상황에서, 코티졸은 신체가 투쟁, 도피, 부상 치료, 그리고 감염을 준비하는 데 도움을 준다. 만성적 스트레스 상황에서, 코티졸은 대사작용의 균형을 깨뜨리고, 면역계를 억압한다.

글로벌 웰니스

일본에서 과로는 사망을 유발함

스트레스는 사람에게 전염병과 질병에 걸릴 가능성을 증가시킬 뿐만 아니라, 일본에서 발표된 것처럼 사망을 유발할 수도 있다. 일본의 많은 사람들은 오랜 시간 일을 하며, 때때로 그들이 조절할 수 있는 것 이상으로 일을 할 것을 강요받는다. 과로로부터 생기는 스트레스는 혈압을 증가시키고, 면역계 기능을 저하시키며, 몇몇 사람들에게는 급사를 유발하는 변화를 일으킨다. 일본에서 과로로 인한 급사를 karoshi라 부른다.

일본 노동청은 공식적으로 karoshi를 죽음의 한 원인으로 인식하고 있다. 2001년에, 143의 karoshi 사례를 발표했으나, 과로로 인해 사망하는 실제적 사례는 약 1만에 이르는 것으로 생각된다. Karoshi로 누군가를 잃었던 가족들은 스트레스가 많은 작업량을 부과한 고용주를 상대로 소송을 제기할 수 있다. 예를 들어 1994년에, Shimbi Gakuen School은 과로로 인해 발생한 뇌출혈로 고생하다가 죽은 44세 교사의 가족에게 123,000불을 지불했다.

정적 사건(결혼과 휴가)과 부정적 사건(배우자 사망)은 모두 그 범주에 존재함을 알아야 한다.

6개월 이내에 150 LCUs 이상의 축적은 부정적인 건강 변화를 경험하게 할 가능성이 매우 높은 것과 관련된다는 연구 결과가 발표되었다. 건강 변화의 본질은 누구에게 일어날 것이라는 것밖에는 예측되지 않는다. 부정적인 건강 변화에는 심장마비, 사고, 감염성 질병, 이전 질병의 악화, 부상, 그리고 대사적 질병 등을 포함한다.

최근 생활 변화 설문지(RLCQ)(표 3.2)는 SRRS(Miller and Rahe, 1997)의 신판이다(지금까지 출간되는 대부분의 연구들은 아직도 SRRS를 언급하고 있다). RLCQ는 오늘날 미국사회에 살아가는 사람들에게 민감한 스트레스원인 74개의 생활 사건을 담고 있다. 6개월 이내에 300점 이상의 LCUs 축적, 혹은 1년 이내 500 LCUs 축적은 최근의 생활 스트레스가 매우 높음을 나타낸다.

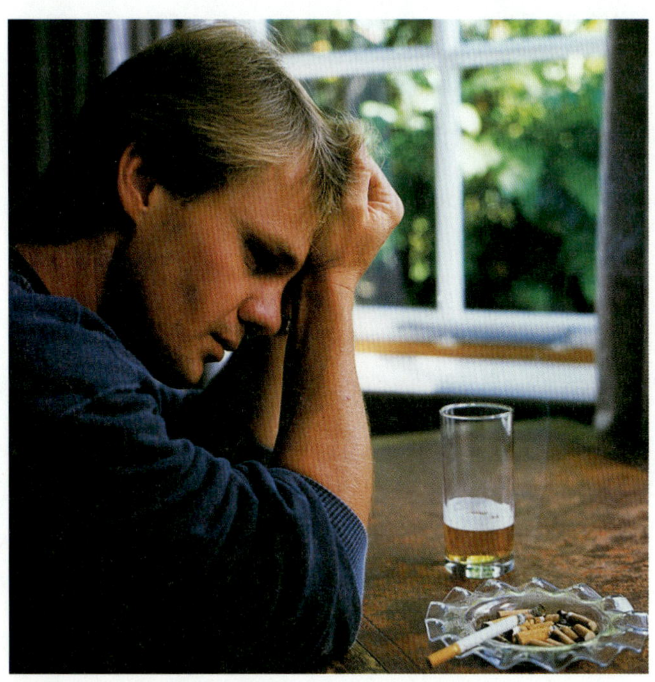
스트레스는 음주, 흡연과 같은 건강에 좋지 않은 행동을 유발할 수 있다.

다양한 생활 상황에 대한 사람들의 반응들이 강도 측면에서 다르다고 인식함으로써, Irwin Sarason과 그의 동료들은 (1985) 학생들을 위한 생활 경험 조사(LES)를 개발했다. LES는 많은 것들이 SRRS에서도 나타나는 잠재적 스트레

건강 팁

근심, 근심, 근심: 스트레스를 유발하는 생각을 멈추는 방법

당신이 계속해서 동일한 귀찮은 생각을 갖는다면, 다음과 같이 시도해 보라:

1. 당신이 그것을 갖고 있다고 생각할 때 *그 사고를 중단하라.* 그리고 다음과 같이 자신에게 말하라. "걱정거리는 다시 나타난다. 멈춰!"

2. 더욱 긍정적인 사고로 *그 생각을 대체하라.*

여기에 하나의 예시가 있다: 한 학생이 시험 시간이 얼마나 남았는지를 알아보기 위해 자신의 시계를 쳐다보고 있을 때 그는 "시간이 충분치 않구나"라고 즉각적으로 생각하였다. 그 생각이 계속적으로 일어나서 그에게 스트레스를 주고 그의 집중력을 분산시켰다. 그는 사고를 중단하는 것을 배우고 있다. 그 다음에 이것이 발생하고, 그는 멈췄다. 그는 연필을 내려놓고 자신에게 다음과 같이 말한다. " 그런 생각은 또다시 생겨나며, 나는 이완하고 그것을 멈출 것이다." 몇 초가 흐른 후, 그 생각은 사라졌으며, 그의 마음은 깨끗해졌다. 그리고 그는 시험을 다시 치른다.

표 3.2

최근 생활 변화 설문지

사건들	생활 변화 점수 여자	생활 변화 점수 남자	사건들	생활 변화 점수 여자	생활 변화 점수 남자
자녀의 사망	135	103	가벼운 질병	47	39
배우자의 사망	122	113	개인 재산의 손실 혹은 손해	47	35
형제 자매의 사망	111	87	성적 문제	44	44
부모의 사망	105	90	직위 하락	44	39
이혼	102	85	생활 상태의 커다란 변화	44	37
가족 구성원의 사망	96	78	수입 증가	43	30
직장에서의 해고	85	69	대인관계 문제	42	34
결혼생활의 문제로 별거	79	70	법률적 문제	41	33
주요 부상 혹은 질병	79	64	학교 및 대학 입학 또는 졸업	40	35
교도소 수감	78	71	중요한 구매	40	33
임신	74	55	새로운 인간관계 유지	39	34
유산 혹은 사산	74	51	뛰어난 업적 성취	38	33
친한 친구의 사망	73	64	직장에서 동료와의 문제	37	32
일시 해고	73	59	학교 혹은 대학의 변화	37	31
출산	71	56	작업 시간과 조건의 변화	36	32
입양	71	54	자신의 감독자와의 문제	35	34
큰 사업 적응	67	47	직장을 옮김	33	31
수입 감소	66	49	지위가 향상됨	33	29
부모 이혼	63	52	종교 신념의 변화	31	27
친척이 이사옴	62	53	성탄절	30	25
저당권 혹은 질권 상실	62	51	직장에서 많은 책임감 부여	29	29
주식투자 /신용 어려움	62	46	직장에서 보스와의 문제점	29	29
부부관계 화해	61	48	여가 종류와 양에서 큰 변화	29	28
가족의 건강 혹은 행동 큰변화	58	50	일반적인 일 문제	29	27
배우자와의 토론에서 변화	55	41	사회 활동의 변화	29	24
은퇴	54	48	식습관의 큰 변화	29	23
가까운 미래에 대한 중대 결정	54	46	수면 습관의 큰 변화	28	23
일로 인해 배우자와 별거	53	54	가족 유대감에서의 변화	28	20
사고	53	38	개인적 습관 변화	27	24
부모 재혼	52	45	심한 치아 문제	27	23
다른 도시로의 주거 변화	52	39	동일 도시에서의 주거 변화	27	21
새로운 형태의 직업선택	51	50	정치적 신념 변화	26	21
밀접한 개인적 관계가 벌어짐	50	41	휴가	26	20
결혼	50	50	직장에서의 책임감 감소	22	21
배우자 전업	50	38	적당한 상품구매	22	18
자녀가 집을 떠남	48	38	교회 활동에서의 변화	21	20
손자, 손녀 출생	48	34	사소한 법규 위반	20	19
약혼	47	42	직장생활에 이로운 통신교육과정	19	16

출처 : Miller, M. A., and Rahe, R. H. (1997). Life changes scaling for the 1990s. *Journal of Psychosomatic Research*, 43, 279-292, with permission from Elsevier Science.

표 3.3

학생들이 경험한 일상 생활 변화와 관련된 스트레스

사건	LES 점수*
가족 구성원의 죽음	100
친한 친구의 죽음	73
부모의 이혼	65
감옥 기간	63
개인적 큰 부상 혹은 질병	63
결혼	58
해고	50
중요한 과정의 실패	47
가족 구성원의 건강 변화	45
임신	45
성 문제	44
친한 친구와의 심한 논쟁	40
재정 상태의 변화	39
부모와 관련된 문제	39
전공 변경	39
새로운 여자친구 혹은 남자친구 생김	38
학교 과제 증가	37
뛰어난 개인적 업적	36
대학에서의 첫학기 혹은 1학년 시기	35
생활 조건의 변화	31
스승과의 심한 논쟁	30
기대 이하의 낮은 점수	29
수면 습관의 변화	29
사회 활동의 변화	29
식습관의 변화	28
만성적 차량 문제	26
화목한 가족 수의 변화	26
많은 수업 결손	25
대학 혹은 직장 변화	24
한 과목 이상의 낙제	23
사소한 교통 법규 위반	20

출처 : Sarason, I. G., Sarason, B. R., and Johnson, J. H. (1985). Stressful life events: Measurement, moderators, and adaptation. In S. R. Burchfield (Ed.), *Stress*. Washington, DC: Hemisphere.

*LES, 생활경험조사(Life Experience Survey).

스 활성인자인 생활 사건들을 열거하고 있다. LES는 가치를 사건들에 부여하지는 않는다; 그러나 각 반응자는 경험했을 때 각 사건들에 대해 스트레스를 주는 정도를 범주화하도록 요구받는다. LES를 이용한 연구 결과는 SRRS를 통해 획득한 결과들과 유사하게 나타났다(표 3.3).

SRRS, LES와 같은 평가는 문화와 결집되어 있다; 즉 그들이 평가하는 건강 변화의 잠재성은 특정 사건에 부과하는 사람들의 의미와 중요성에 의존한다. 사회적 계급 혹은 민족적 분류가 상이한 각 개인들이 서로 다른 가치, 신념, 그리고 태도를 갖고 있기 때문에, 그들은 종종 동일한 활성 인자에 다르게 반응한다.

스트레스원으로서의 매일의 사건들 (daily events as stressors)

우리를 성가시게 하는 매일 매일 소동의 누적으로 인해 발생하는 스트레스는 우리를 근심스럽게 하고, 정신과 신체에 긴장을 유발한다. 좌절, 내부 분쟁, 그리고 사회적 압력과 요구 등이 일상의 소동에 속한다.

좌절은 어딘 가를 갈려고 할 때, 교통 체증으로 오도 가도 못하게 되는 것과 같은 개인적 목표 획득이 방해받는 것으로 생기는 감정이다. 불쾌한 감정이외에, 좌절은 잠재적인 질병을 유발하는 생리학적 변화(심박수 증가, 호르몬 수준 변화, 그리고 면역기능 감소)를 일으킨다. 좌절은 공격적인 성향(장벽 극복을 위한 동기유발)을 유발할 수 있다. 좌절과 공격적인 성향이 작동하여, 교통체증에 갇힌 운전자는 경적을 울리거나 다른 운전자에게 소리를 질러 이 도로를 선택한 자신에게 화를 내거나 운전대를 세게 칠 것이다. 이들 행동을 통해 교통 체증이 풀릴 수 있는 것은 아무것도 없다; 대신 그들에게 단지 좌절만 더 증가될 것이다. 자신의 목표의 중요성을 변화(그 일에 늦는다고 세상이 끝나지는 않는다)시키거나 무언가 성취할 수 있는 목표로 변화(지금 나는 어쩔 도리가 없으므로 좋은 음악을 듣겠다)시킴으로써 좌절을 줄이는 것이 더욱 건강에 좋을 것이다. 건강에 도움을 주는 방향으로 좌절을 방출하는 것이 그것을 내부적으로 억제하여 사람들을 병에 걸리게 하는 것보다 더 낫다.

내부적 분쟁은 함께 할 수 없는 두 목표 중에서 선택을 해야만 하는 것으로 나타난다. 그 선택은 두 바람직한 목표(유사-유사 분쟁), 두 바람직하지 않은 목표(회피-회피 분쟁), 혹은 하나는 바람직하고 다른 하나는 바람직하지 않은 목표(유사-회피 분쟁) 중에서 이루어진다. 어떤 영화를 볼 것이냐, 피자에 무엇을 넣을 것이냐를 선택하는 것과 같은 두 바람직한 목표 중에서의 선택은 거의 스트레스를 유발하지 않는다. 두 요구되지 않는 목표 중에서의 선택은 많은 스트레스를 유발한다.

유사-회피 상황은 종종 동요, 무반응, 혹은 지연(꾸물거리기)을 보인다. 예를 들어, 어떤 사람이 누군가에게 도움을 요청하고자 할 때 거절의 두려움으로 인해 다소간 머뭇거린다. 유사-회피로 부터 벗어나기 위해서, 심리학자들은 일반

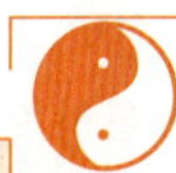

웰니스 지침

시간 조절

대학생 스트레스의 주요 원인은 할 일이 너무 많고, 그것을 할 수 있는 시간이 없다고 생각하는 것이다. 더 많은 시간을 가질 수 없기 때문에 이 압박을 간단하게 하는 방법은 여러분이 갖고 있는 시간을 최대한으로 이용하는 것이다. 아래에 시간 조절을 위한 몇가지 핵심이 있다:

- *시간 계획서를 작성하라.* 적어도 일주일에 3일은 매 24시간 동안 여러분이 하는 모든 것을 적어라. 도표를 만들어라. 잘 이용할 수 있는 시간대를 알아내고, 그에 따라서 여러분의 활동들을 변화시켜라.
- *에너지를 충분히 보충해라.* 가장 많은 관심과 주의를 기울려야 하는 그날의 시간대를 위한 중요한 활동들을 계획하라. 예를 들어, 아침형 인간이라면 오전 수업을 선택하고, 그 사이사이에 공부하라. 오후에 운동과 사회적 활동을 계획하라. 야간형 인간은 그 반대로 하라.
- *해야 할 목록을 작성하라.* 하루를 시작할 때, 혹은 자기 전에, 여러분이 해야 할 모든 일들을 작성하라.
- *과제들을 주기화하라.* 중요한 것부터 실시하라. *급박하고 중요한 순서*에 따라 과제를 분류하고, 그 순서에 따라 실시하라: (1) 급하고 중요한 것; (2) 급하진 않지만 중요한 것; (3) 급하지만 중요하지 않은 것; (4) 급하지도 중요하지도 않은 것. 급하지만 중요하지 않은 과제로부터 급하고 중요한 과제를 우선 구분한다. 급한 것은 마음의 상태이며, 이는 모든 것을 중요한 것으로 여기게 하기 때문에 간혹 어려움을 가져다 준다. 여러분이 해야 할 목록에서 각 항목의 우선을 정하기 전에, 정신적으로 신체적으로 안정을 갖기 위해 약간의 시간을 가져라. 이것은 여러분에게 여러분이 해야 할 목록 최우선에 진정으로 급하고 중요한 항목을 배치하도록 하게 할 것이다.
- *사소한 일에 땀을 흘리지 말라.* 여러분의 목록에서 중요하지 않은 과제는 제거하라. 여러분에게 가장 중요한 가치 혹은 장기간의 인생 목표에 부합하지 않는 모든 것에 대해 걱정하거나 생각하지 말라.
- *장애물들을 통제하라.* 잠시 방문과 같은 행동을 삼가라; 쪽지나 전화에 응답하지 마라(그것이 중요하다면 그 사람이 다시 올 것이다); TV, 컴퓨터 게임, 그리고 인터넷으로부터 멀어져라.
- *당신만을 위한 시간을 계획하라.* 하루에 단지 짧은 시간 밖에 없더라도 의미있는 것을 찾기 위한 활동 시간(독서, 기도, 명상, 일기쓰기, 편지쓰기, 음악 혹은 예술 추구 등)을 가져라. 이는 정력 소모로부터 여러분을 지켜줄 것이다.
- *즐거움을 위한 시간을 계획하라.* 놀이를 하고 사회생활을 하는 것을 잊지 마라.
- *충분한 수면을 취하라.* 충분히 자지 않으면, 은행 예금잔고에서 돈을 너무 많이 인출하는 것과 같다: 결국 그것을 다시 갚아야 한다. 더욱이 잠이 부족하면 여러분의 신체 기능은 50%~70%의 효율로 작동하며, 이는 학교 과제를 수행하는 데 더 많은 시간이 걸리게 하며, 시간이 부족하다는 감각을 부가시킨다.
- *모든 것을 완벽하게 처리하려는 생각을 줄여라.* 모든 것을 완벽하게 하려고 하지 마라. 여러분이 투입하는 시간과 에너지가 다시 돌아올 수 있다고 합당하게 여기는 것 이상이 될 때 모든 과제는 수익 체감의 법칙을 갖는다.
- *지연에 대한 어떤 경향도 이해하라.* 지연은 종종 실패 혹은 노출(여러분 혹은 여러분의 일을 보고 그것을 가혹하게 판단하는 사람)의 두려움을 발전시킨다. 어떤 과제에 대해 일을 하지 않은 지루한 변명을 여러분이 스스로 들을 때, 두려움이 무엇인지를 스스로 자문하라. 여러분 자신이 가장 친한 친구가 되어 앞서서 나아가도록 자신을 격려하라. 그 과제를 더 작게 세분화하여 그것들을 하나씩 차분차분하게 해결하라. 하나가 끝날 때마다 자신에게 보상하라.

적으로 부정적인 생각을 줄이고(거절은 속상하지만 아직 다른 사람들이 있다), 긍정적인 생각(만약 그들이 도움을 준다면 좋을 것이다)을 갖도록 조언한다. 꾸물거리는 사람들은 자신이 열등하다는 판단을 멈추는 대신, 그들이 목표 추구를 회피하는 이유를 줄이는 데 집중한다.

압력은 우리가 어떤 방식으로 처신하는 기대 혹은 요구이다. 압력은 외부적(사회 혹은 동료간 압력) 혹은 내부적(자신에 대한 완벽주의자)일 수도 있다. 압력은 그것이 근심을 높이기 때문에 스트레스를 유발한다. 순응하지 않으면 그 집단으로부터 거절의 위험이 있고, 수행하지 않으면 자아존중의 손실 위험이 있다.

매일의 스트레스원과 관련되는 좌절과 내부 분쟁의 부정적인 영향에 대한 방어수단은 여러분에게 기쁨을 주는 생활의 일상을 매일 향상시키는 것이다: 좋은 사람과 함께 시간 보내기, 즐거움 갖기, 좋은 영화보기, 산책하기, 양서 읽기 등등.

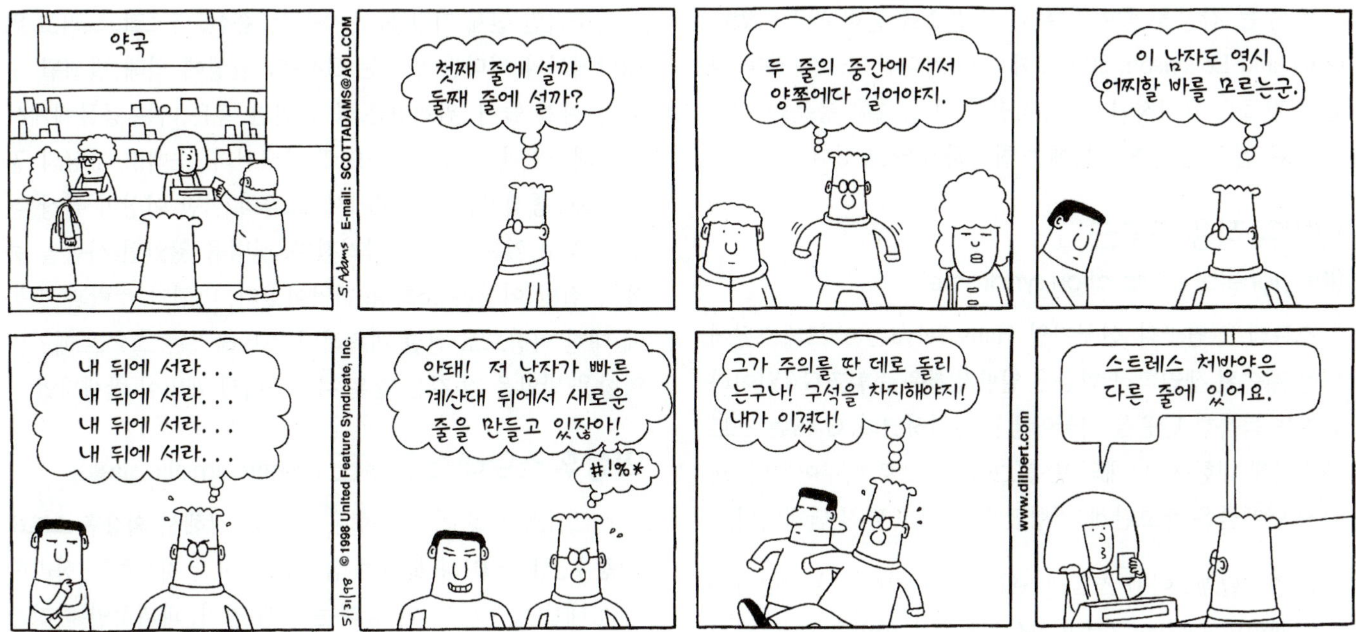

Dilbert by Scott Adams

스트레스가 질병을 유발하는 방식
(how stress contributes to illness)

인간의 마음이 주어진 상황을 해롭고 위협적이며, 도전적인 것이라고 해석하더라도, 뇌와 신체의 나머지 조직을 연결하는 신경계와 내분비계는 생리학적인 변화를 일으켜 질병을 유발한다(그림 3.4). 스트레스를 주는 경험과 관련있는 감정들(두려움, 화, 슬픔 등)은 신경계와 내분비계를 활성화하여 계속적으로 면역계와 생리체계에서의 변화를 유발한다. 신경계와 내분비계가 계속적으로 활성화되거나 지나치게 흥분될 때 질병이 생긴다. 근심, 슬픔, 좌절, 그리고 다른 정서 상태는 심장, 혈관, 면역계 등 여러 기관들의 기능을 변화시킨다. 그것들이 장기간 지속된다면, 그런 변화들은 심장 질환, 고혈압, 감염성 질병에 걸릴 가능성을 증가시켜 암을 유발시킬 수 있다(12, 13, 14장 참조).

스트레스는 또한 건강하지 못한 행동을 촉진함으로써 건강에 나쁜 영향을 미친다. 스트레스를 주는 감정을 조절하기 위해, 사람들은 담배를 피우고, 과식하며, 적게 먹고, 지나치게 일하며, 술을 마시거나 다른 약물을 복용한다. 예를 들어, 미국 대학생 중에는 많은 양의 알코올 섭취가 스트레

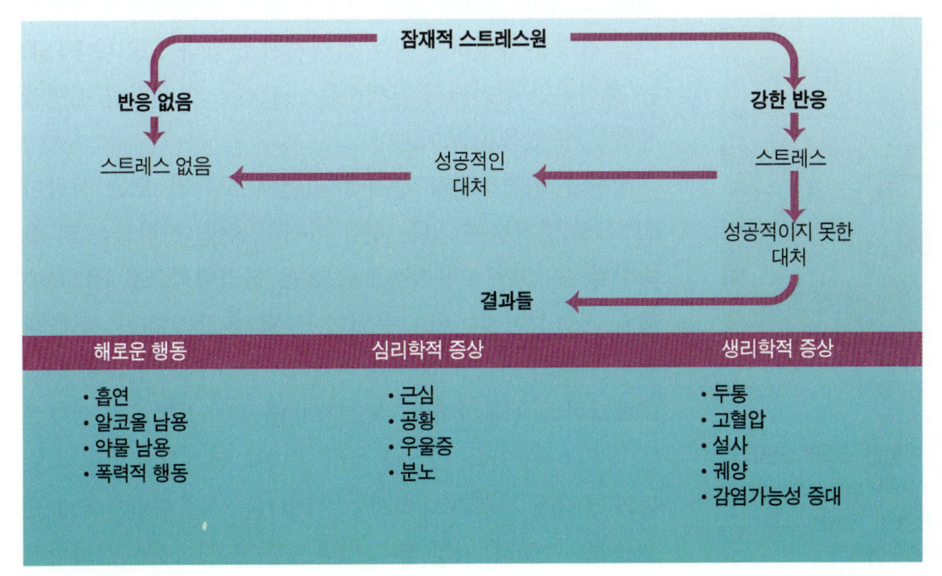

■ 그림 3.4

스트레스-질병 관계

그들이 어떻게 해석되는지에 의존하여, 잠재적 스트레스원 상황들은 스트레스를 줄 수도 그렇지 않을 수도 있다. 성공적인 대처가 스트레스를 줄인다. 성공적이지 못한 대처방법은 생리학적이고 심리학적인 증상들과 건강하지 못한 행동들을 야기시킬 수 있다.

스를 주는 감정을 줄이기 위한 방편으로 흔히 적용되었다(Park and Levenson, 2002). 게다가 커다란 스트레스를 갖는 사람들은 규칙적인 운동, 적절한 식사, 혹은 충분한 수면과 같은 건강 증진 활동들에는 참가하지 않고 있다.

일반적 적응 증후군 (the general adaptation syndrome)

스트레스 연구의 선구자인 Hans Selye는 스트레스원에 대한 계속된 생리학적 반응은 **일반적 적응 증후군(GAS)**이라 불리는 독특한 반응을 이끌어냄을 발견하였다. GAS는 스트레스원에 대한 세 단계의 반응(그림 3.5)으로 이루어진다. 세 가지 단계들은 경고단계, 저항단계, 그리고 탈진 단계이다.

1. *경고단계* : 어떤 스트레스원 유형에 견디거나 저항하는 개인의 능력은 그것이 화상, 팔 골절, 애인을 잃음, 성적 낙제에 대한 두려움, 혹은 실직 등 어떤 것이든 간에, 그 스트레스원을 다루는 요구에 의해 경감된다.
2. *저항단계* : 신체는 계속되는 스트레스원의 발생에 더 많은 에피네프린을 분비하고, 혈압을 올리고, 경계심을 높이고, 면역계를 억압하고, 그리고 근육을 긴장함으로써 적응한다. 만약 스트레스원과의 상호작용이 만성적으로 이루어지면 저항하는 능력은 고갈된다.
3. *탈진단계* : 저항하는 능력이 고갈될 때, 그 사람은 질병에 걸린다. 수 개월 혹은 심지어 수 년 동안의 손상은 신체의 저항력이 소모되기 전에 요구될 수 있기 때문에, 질병은 그 스트레스원과의 초기 상호작용 후, 오랫동안 나타나지 않을 것이다.

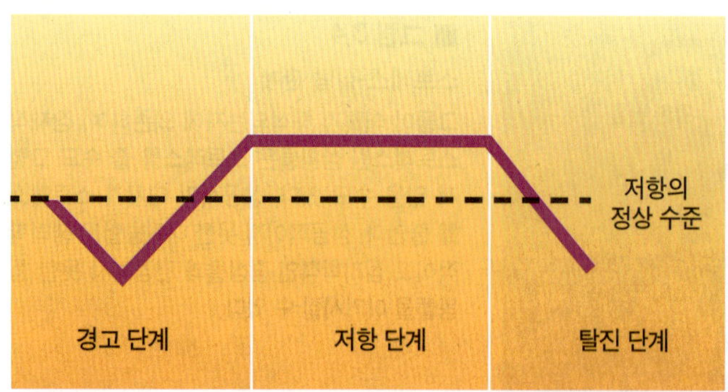

■ 그림 3.5

일반적 적응 증후군의 세 단계

경고 단계에서, 스트레스에 대한 신체의 정상적인 저항은 스트레스원과의 초기 상호작용으로부터 낮아졌다. 저항 단계에서, 신체는 스트레스원의 계속된 출현에 적응하고, 저항은 증가한다. 탈진 단계에서, 신체는 스트레스원에 더 이상 저항하는 자신의 능력을 잃고 탈진 상태에 이른다.

필수적인 신체 기관-특히 부신선, 흉선, 림프절, 그리고 위 내막에서의 커다란 변화는 GAS의 활성에 의해 발생될 수 있다. 예를 들어, 위궤양은 종종 인간 혹은 다른 동물에게서 스트레스원과의 상호작용으로 발생된다. 수백명 이상의 공중 교통 통제자들의 연구에서, 그들의 절반 이상이 위장 질환을 갖고 있는 것으로 알려졌다. 질병을 앓았던 사람들 중에서 절반 이상은 소화성 궤양이었다. 비행기 추락과 충돌에 대한 걱정으로 인한 계속적인 스트레스는 그 스트레스의 영향을 받았을 것 같은 많은 사람들에서 궤양이 발생되었다.

외상후 스트레스 증후군 (posttraumatic stress)

스트레스의 몇 가지 유형은 너무나 강해서 **외상후 스트레스 증후군(PTSD)**라 불리는 심각한 장시간 지속하는 심리학적 상태를 일으킨다. 이 상태는 전쟁 참가, 파괴적인 허리케인 혹은 토네이도와 같은 자연 재해를 통한 생존뿐만 아니라, 폭행, 강간, 혹은 생명을 위협하는 질병에 의해 생긴다. 미국 인구의 약 4%가 정신적 충격과 위협적인 경험의 결과로서 PTSD를 갖는 것으로 추정된다. PTSD에 대한 진단 기준의 예는 다음과 같다. (1) 정신적 충격을 유발하는 사건이 계속적으로 생각나거나 그 경험이 사고나 꿈에서 재현됨; (2) 불면, 화가 폭발함, 그리고 지나치게 경계심을 갖고 쉽게 놀람; (3) 매일의 활동에 대한 관심 결여, 다른 사람과의 단절감, 그리고 제한된 미래에 대한 생각.

PTSD는 베트남 전쟁 퇴역자 중에서 눈에 띄게 발생하며, 심지어 오늘날 PTSD로 진단된 많은 퇴역자들은 감염성 질병에 잘 걸릴 뿐만 아니라, 순환, 소화, 호흡, 그리고 근골격계 장애의 발생 비율이 매우 높게 나타난다. 전시 전투, 자연 재해, 그리고 신체와 성적 남용의 심한 스트레스가 어떻게 이들 질병을 유발하는 지는 밝혀지지 않았다. 그러나 PTSD는 충격적인 사건에서 경험하는 스트레스가 심각한 질병을 유발할 수 있음을 보여준다.

생활을 위협하거나 충격적 사건에 노출된 모든 사람이 PTSD로 발전될 수 있는 것은 아니다; 어떤 사람들은 더 잘 대항할 수 있거나 유전적으로 혹은 심리학적으로 PTSD에 걸릴 가능성이 더 낮다. 무엇이 PTSD를 유발하는 지에 대해서는 여러 가지 이론들이 존재하지만, PTSD 환자에서 심리학적이고 생물학적인 증상들의 배열을 정확하게 설명하는 것은 아직 없다. 그러나 여러 형태의 심리학적 조언이 그들의 충격적 경험과 대적하는 PTSD를 갖는 사람들에게 도움을 줄 수 있다. 가장 좋은 방법으로 보이는 것은 심리학적인 치료 형태라기 보다는 환자와 조언자 간의 래포(rapport)를 형성하는 것이다. 항우울제와 진정제 등의 약물 또한 환자가 충격적 경험과 대적하는 것을 배우는 동안 증상들을 경감시키기 위해 처방될 수 있을 것이다.

스트레스와 면역계
(stress and the immune system)

다양한 연구들이 스트레스가 면역계의 기능들을 손상시키는 것으로 밝혀왔다(Kiecolt-Glaser et al., 2002). 예를 들어, 시험보기 전에 상당한 스트레스를 경험하는 학생들은 면역계 세포의 혈액 수준의 감소를 보여주며(12장의 자연살해 세포, T 세포 참조), 그 결과 감기나 독감의 위험 요소인 시험 스트레스를 만든다. 또한 스트레스는 백신에 대해 면역 반응을 높이는 신체 능력을 보여준다. 최근에 아내가 죽었던 사람들은 정상 수준의 면역 세포보다 더 적은 것으로 알려져 왔다. 즉, 노인들 중에 배우자보다 오래사는 사람은 사별 기간 중에 기대되는 것 이상 죽음의 위험을 갖고 있다. 배우자를 잃는 것 이외에, 불행한 결혼, 미혼, 그리고 최근에 이혼한 사람들은 해직된 사람들이 경험하는 것과 같은 면역 기능의 감소를 보여준다.

스트레스와 관련된 면역계의 손상은 스트레스에 대한 호르몬과 신경적 반응들에 의해 중재된다. 뇌의 시상하부, 뇌하수체선, 그리고 부신선에서 분비되는 호르몬들의 다양성 변화는 면역계의 세포와 결합하며 그들의 기능을 변화시킨다. 면역계 세포와 분자들을 만들어 뇌를 조직과 기관을 연결시키는 교감신경계의 활성은 또한 면역 기능을 변화시킨다. 면역계는 스트레스에 부정적으로 반응하지만, 이완과는 긍정적으로 반응한다.

> 고통을 두려워하는 사람은 이미 그가 두려워하는 것으로부터 고통을 받고 있다.
>
> *Montaigne(몽테뉴)*

면역계에 미치는 스트레스의 주요 영향은 부신선에서 분비되는 코티졸이라는 호르몬에 의해 중재된다. 장시간 지속된 스트레스는 혈류속의 코티졸 수준을 증가시킨다. 코티졸은 면역 세포로 들어가 감염균과 싸우며, 암세포를 파괴하는 그들의 능력을 손상시킨다. 예를 들어, 최근 유방암에 걸린 희생자의 생존하는 배우자는 높은 코티졸 수준을 갖고 있었으며, 그 결과 면역계가 더 약화되었다(Chiapelli and Hodgson, 2000).

용 어

일반적 적응 증후군(GAS) : 스트레스에 대한 세 가지 단계의 생물학적 반응

외상후 스트레스 증후군(PTSD) : 심한 정신적 충격으로부터 발생하는 신체적, 정신적 질병

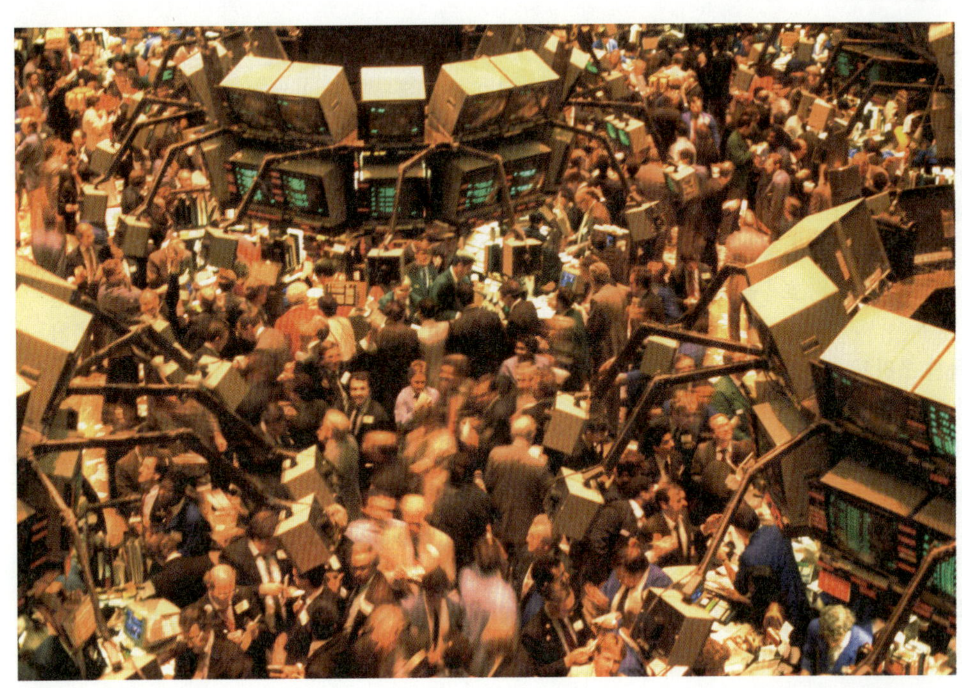

여러 번의 심장마비 사건들이 뉴욕 주식 거래장에서 매년 일어나며, 그곳은 미국에서 가장 높은 심장마비 발생 장소의 하나가 되었다. 거래소는 주식 거래의 주문서들을 놓아두던 전화 선반 가까이에 세동제거기를 설치하였고, 심장마비가 발생할 때는 그 세동제거기를 사용하고 심폐소생술(CPR)을 실시하기 위해 근로자들을 훈련시켜 왔다.

스트레스 관리하기 (managing stress)

스트레스를 주는 상황을 관리하기 위해 사람들은 다양한 전략을 사용한다. 일반적으로 심한 위협으로 인지된 실제적인 문제와 상황들은 동작을 취하거나 사회적 지지를 추구하며, 혹은 둘 모두의 전략들을 불러일으킨다. 손실과 관련된 상황들은 종교, 신앙심, 그리고 수용을 이용하는 전략들을 불러일으키곤 한다. 스트레스를 주는 상황을 피하거나 많이 생각하는 것은 그것에 관해 아무것도 하지 않는 것으로 효과적이지 못하다.

스트레스를 관리하는 가장 좋은 방법은 생활에서 스트레스를 주는 방식들을 평화, 즐거움, 몸과 마음의 조화를 증진시키는 신념, 태도 그리고 행동들로 대체하는 것이다. 그것은 여러분이 반드시 은둔적으로 되거나 일상생활에서의 논쟁과 긴장의 모든 원천을 제거해야만 하는 것을 의미하지는 않는다. 사람들에게는 창조적이며 심리학적이고 영적인 성장을 위한 도전이 필요하다. 그러나 그것은 사고와 행동에서 자기를 해치는 몇 가지 방식들을 변화시키는 것을 의미한다(표 3.4).

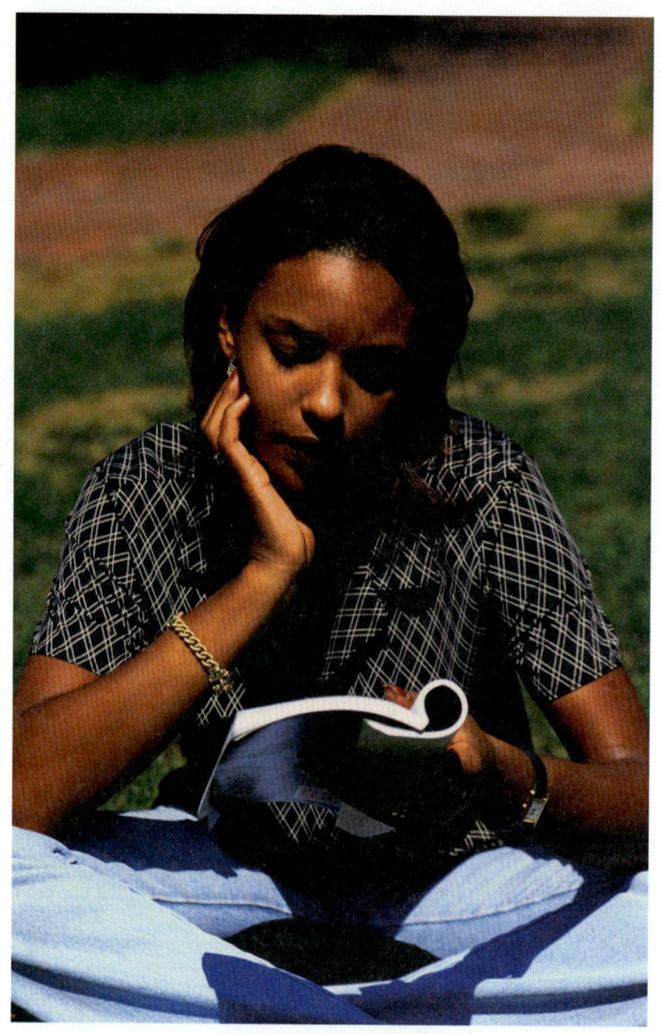

이완 시간을 갖는 것은 스트레스 해소에 도움을 준다.

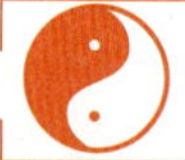

웰니스 지침

이미지 시각화는 스트레스를 줄인다.

이미지 시각화는 스스로에게 하나의 이야기를 들려주며, 마음의 눈에 있는 이미지를 보게 한다. LA에 있는 한 변호사는 그의 점심 시간에 우선 처음 몇 분 동안에 이미지 시각화를 사용한다. 그녀는 사무실의 문을 닫고, 신발을 벗고, 벽에 등을 기댄 상태에서 바닥에 앉는다. 그녀는 눈을 감고 깊은 호흡을 내쉰다. 그 다음에 그녀는 상상한다...

...그녀는 황금빛 야생화들로 가득찬 초원의 가장자리에 서 있다. 태양은 빛나고, 공기는 아주 상쾌하다. 초원의 먼 저편은 언덕이 있다. 그녀는 이전에 산책으로 인해 꽃들이 다 망가진 작은 길로 언덕을 향해 초원을 가로질러 천천히 걸어가고 있는 자신을 상상한다. 그녀가 언덕에 도착했을 때, 그녀는 부드럽게 굽이쳐 있는 작은 길을 통해 언덕 정상으로 걸어가기 시작한다. 그녀가 걷고 있을 때, 새들의 소리와 근처의 시냇물 소리를 듣는다. 그녀는 작은 길 양쪽에 있는 덤불과 작은 나무들, 작은 꽃들, 그리고 작은 돌들을 본다. 마침내 그녀는 언덕의 정상에 도달하는데, 그곳에는 커다란 나무가 사랑스럽게 서 있다. 나무 주변에는 빈터가 있으며, 다른 한쪽 빈터에는 쓰러진 통나무가 있었다. 그녀는 통나무에 앉아 큰 나무 가지 사이로 쓰며드는 따뜻한 햇볕을 즐긴다. 그녀는 눈을 감고 휴식을 취한다. 몇 분이 지난 후, 돌아갈 시간이 되어, 그녀는 눈을 뜨고 일어나서 매우 크고, 매끄러운 흰 큰 자갈의 빈터를 가로질러 걸어간다. 그녀는 큰 자갈의 꼭대기를 바라보았고, 그곳에는 바로 그녀에서 쓰여진 개인적 메시지가 있었다. 그녀는 그 메시지를 읽고, 그 다음 초원을 향해 아직까지 새들의 소리와 물소리가 들리고, 태양을 따뜻함을 느낄 수 있는 작은 길을 따라 아래로 걷기 시작한다. 마침내 그녀는 초원에 도착하고, 황금 꽃들을 가로질러 걸었던 그 길들을 회상한다. 그리고 ...

...그녀는 눈을 뜨고 그녀의 오후 일과를 시작한다.

표 3.4

스트레스를 경감시키는 방법들

- 스트레스원과의 상호작용을 제한하거나 제거하라(예로, 전직, 전과)
- 스트레스를 주는 상황에 대한 자신의 인식을 변화시켜라. 어떤 상황을 덜 도전적인 것으로 인식함으로써, 여러분은 무력감을 경감시킬 수 있다. "나는 이 상황을 현실적으로 보고 있는가? 그리고 심지어 내가 그렇다면, 그것이 정말로 위협적인 것인가?"를 자신에게 끊임없이 질문하라.
- 믿음과 목표를 변화시켜라. 승리하는 것은 운동선수의 최고 목표이지만, 지는 것에 대한 걱정은 사람을 병들게 할 수 있다. 해결책은 스포츠를 포기하는 것이 아니라 아마도 경쟁의 결과보다는 참가의 즐거움을 강조함으로써 우선성(중요성)을 변화시키는 것이다.
- 스트레스를 경감시키는 자신의 능력에 대해 자신감을 가져라. 보이지 않는 행운에 대한 믿음보다는 차라리 스트레스를 줄이기 위해 자신이 수행했던 일들에 대해 자신에게 믿음을 주어라. 이는 여러분이 직면하는 많은 상황들을 조절할 수 있다는 신념과 확신을 높여줄 것이다. 스트레스는 도전적인 상황을 관리하는 개인적 신념의 한 기능임을 명심하라.
- 사회적 지지자를 찾아라. 친구, 가족구성원, 조언자, 선생님과 대화하라. 여러분이 믿는 그들 각각은 이해할 수 있고 애정을 주며, 건전한 피드백을 주며, 만약 여러분이 요구한다면 충고도 줄 수 있다. 하나의 문제를 나누면 절반이 됨을 명심하라.
- 스트레스의 정신적 신체적 경험을 변화시켜라. 산보를 하고, 자전거를 타고, 조깅을 하거나 요가, 점진적 근육 이완 혹은 태극권을 하라. 이들 신체 활동은 근육의 긴장을 풀어주고, 여러분을 문제에서 벗어나 마음을 무언가에 집중하게 한다.
- 마음을 편하게 하라. 생리학적인 스트레스 반응을 멈출 수 있고, 대신에 이완 반응을 유발할 수 있는(2장 참조) 다양한 심신 운동들을 활용하라. 이들에는 명상, 이미지 시각화, 안내된 상상, 글쓰기와 기도 등이 있다.
- 건강하게 생활하라. 적절히 먹고, 운동하고, 충분한 수면을 취하며, 카페인, 알코올, 그리고 다른 약물의 소비를 제한하라(담배 포함).
- 외출하라. 단지 몇 분만이라도 마음속의 문제들에서 벗어나라. 스트레스로부터 자신을 벗어나도록 하라.

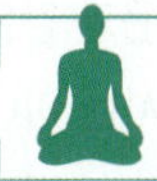

스트레스 관리

두 명의 수도승과 강

두 명의 수도승이 그들 수도원 생활의 마지막 여행을 떠났다. 오전 중간쯤에, 그들은 좁은 강에 도착하였고, 그 강 둑에는 아름다운 젊은 처녀가 서 있었다.

"강 건너는 것을 도와 줄까요?" 첫 번째 수도승이 말했다.

"어머, 예, 당신은 아주 친절하군요," 그 처녀가 대답했다.

따라서 그 첫 번째 수도승은 그 처녀를 그의 등에 들어올려서 그녀를 강 건너로 옮겨주었다. 그들은 인사를 하고 각자의 길을 갔다.

한 두 시간 걸은 후에, 두 번째 수도승이 첫 번째 수도승에게 말했다, "그런 행동을 하다니 나는 너를 믿을 수 없어! 나는 그것도 믿을 수 없어! 우리는 순결을 맹세하였고, 너는 한 여인과 접촉했다. 너는 심지어 여성과 말을 했어! 우리가 수도원에 돌아왔을 때 대수도원장에게 무어라 말해야 하지? 그가 우리의 여행이 어떠했냐고 물으면 우리는 거짓말을 할 수 없어. 우리는 무어라 말해야 하지?"

또 다시 2시간이 흐른 후, 두 번째 수도승은 또다시 폭발했다. "어떻게 그런 행동을 할 수 있었단 말이야? 심지어 그녀는 요구하지도 않았어. 네가 먼저 제안했잖아! 대수도원장은 엄청나게 화를 내실 것이야."

늦은 오후가 되어서야 두 수도승은 그들의 수도원 근처에 도착했다. 그리고 두 번째 수도승은 이젠 근심으로 가득 차 있었으며, 다음과 같이 말했다. " 나는 네가 그렇게 행동했다는 것을 믿을 수 없어! 너는 여성과 접촉했어. 너는 심지어 그 여성을 등에 태워주었어. 대수도원장에게 어떻게 이야기해야 하지?"

첫 번째 수도승이 걸음을 멈추고, 두 번째 수도승을 바라보면서 다음과 같이 말했다. " 잘 들어 봐, 내가 그 젊은 처녀를 강을 건너게 해준 것은 사실이야. 그러나 나는 수 시간 전에 그녀를 강 둑에 내려놓았어. 반면에 너는 하루 종일 그녀를 데리고 다니고 있잖아."

건강에 대한 중요한 생각

1. 세 집단의 사람들이 시험 물질(누구도 아프게 하지 않은 것)에 대해 예방접종을 받았다. 집단 1은 최종 시험 중인 학생들이었고, 집단 2는 외로움을 호소하는 사람들이고, 집단 3은 그들의 배우자가 암에 걸린 사람들이다. 각 집단은 또다시 더 세부적인 두 집단으로 나뉘어졌다. 각각의 대 집단에서 하나의 세부집단은 6주 동안 주 1회로 그들 환경의 스트레스를 줄이는 것에 대한 지원 집단의 토론과 교육이 주어졌다. 대 집단의 다른 세부집단은 어떤 지원이나 교육도 제공되지 않았다. 다음 그림은 그 시험 예방접종에 대한 면역 반응의 영향력 결과를 보여준다.

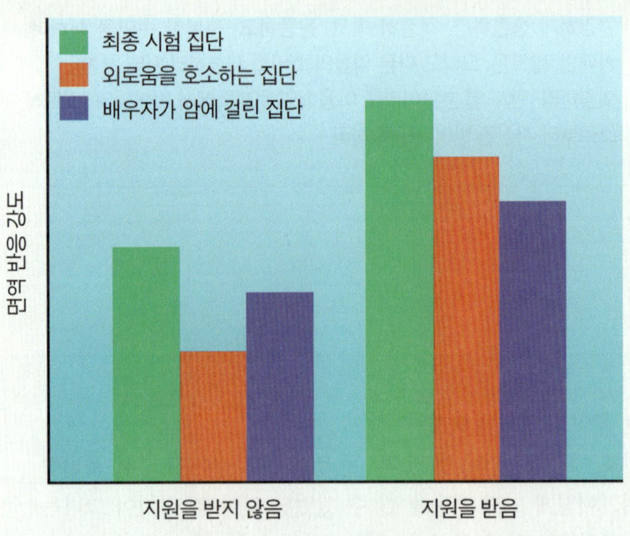

   a. 그 실험의 결과를 설명하라.
   b. 그 실험의 결과를 설명하기 위한 가설을 제시하라.
   c. 일상생활에서 어떻게 하면 우리가 스트레스를 더 잘 다룰 수 있는가를 그 결과가 제시하는 것은 무엇인가?

2. 파우스트와 다른 문학 작품의 독일 작가인 요한 볼프강 폰 괴테 Johann Wolfgang von Goethe(1749-1832)는 다음과 같이 글을 썼다: "가장 좋은 상태에 있는 어떤 문제가 결코 가장 나쁜 어떤 상태로 되지는 않는다(즉, 중요하지 않는 것을 한 다음에 중요한 것을 해서는 안 된다)" 자신이 하는 일에 관심과 신념을 갖지 않으면 안 된다. 그리고 누구나 자기가 옳다고 굳게 믿는 일을 실행할 만한 힘은 가지고 있는 법이다. 자기 자신에게 그러한 힘이 있을까 망설이지 말고 앞으로 나아가라. 〈요한 볼프강 폰 괴테〉 독일의 시인.(1749년~1832년)

   a. 괴테의 사상에 대한 당신의 해석을 무엇인가?
   b. "가장 좋은 상태에 있는 어떤 문제가 결코 가장 나쁜 어떤 상태로 되지는 않는다"라는 사상이 어떻게 스트레스에 기여하게 하는가?
   c. "가장 좋은 상태에 있는 어떤 문제가 결코 가장 나쁜 어떤 상태로 되지는 않는다"는 스트레스로부터 여러분이 어떻게 영향을 받을 수 있는가? 그와 같이 스트레스를 줄이기 위해 당신이 변화시킬 수 있는 것은 무엇인가?

3. 다음 이야기에 대해 설명하라: 1980년대에, 연구자들은 강으로 분리된 두 공동체에서 생활하는 성인의 건강을 연구했다. 강 북쪽은 번창하는 교외였고, 강 남쪽은 자동차 공장이 문을 닫은 많은 노동자들이 살고 있는 산업지역이었다. 그 연구는 다음과 같은 결과를 얻었다. 자동차 공장이 문을 닫은 후 강 남쪽에 사는 아이들은 강 북쪽에 사는 아이들보다 감염성 질병과 알러지로 더 많이 병원을 찾았다. 또한 강 남쪽에 사는 어른들도 강 북쪽에 사는 사람들보다 더 많은 자동차 사고와 겨울에 더 많은 감기와 독감에 걸렸다(그림 3.4에서 언급하는 것 참조).

4. 최근의 생활 변화 질문지에서, 아이들, 배우자, 형제자매, 혹은 부모의 사망은 최고의 LCU 값을 갖는다.

   a. 그와 같은 결과를 설명할 가설을 제시하라. 여러분의 가설에서, 인간관계에서 그와 같은 종류의 본질과 누군가가 죽었을 때 무엇을 잃는지를 설명하라.
   b. 사랑하는 사람을 잃는 것은 최고로 높은 LCU 값과 관련이 있음이 제시되었으며, 그와 같은 상처를 경험한 사람들은 그들의 스트레스와 질병으로 발전하는 위험을 줄이기 위해 어떻게 생활해 나가는가?
   c. 사랑하는 사람을 잃은 것을 극복할 가장 좋은 방법은 무엇인가?

건강 리뷰

- 스트레스는 인생의 목표를 달성하고, 생활의 바람직한 변화를 이룩하는 과정에서 발생하는 정신적 충격, 생활의 위협 혹은 장애를 통한 마음과 몸 조화의 파괴이다.
- 스트레스원은 스트레스를 유발하는 상황과 환경이다.
- 스트레스의 정신적 요소는 어떤 상황을 위협적인 것으로 해석하고, 각 개인의 자원이 스트레스를 주는 상황을 다루는 요구들을 충족할 수 없다라고 평가하는 것으로 구성한다.
- 스트레스의 생리학적 요소에는 투쟁 혹은 도피 반응과 시상하부-뇌하수체-부신 축에 의해 코티졸과 같은 스트레스 호르몬 분비 등이 있다.
- 인생의 주요 변화와 매일의 논쟁과 소동은 일반적인 스트레스원이다.
- 일반적 적응증후군에는 다음과 같은 세 가지 단계가 있다: (1) 경고단계, (2) 저항단계, (3) 탈진단계.
- 스트레스는 스트레스원으로부터의 해방을 통해 줄일 수 있으며, 그리고/혹은 인식과 목표를 변화시켜, 그 결과 스트레스와 관련된 질병 가능성을 줄일 수 있다.
- 스트레스는 이미지 시각화, 명상, 운동, 요가, 그리고 스트레스를 가볍게 여김과 같은 것을 통해 평온한 상태를 유지하는 그런 기법을 통해 줄일 수 있다.

건강과 웰니스 온라인

웹 사이트는 건강과 웰니스에 대한 풍부한 정보를 담고 있다. 웹 브라우저 소프트웨어를 이용하여 인터넷을 실행하면 건강과 웰니스에 대한 현존하는 많은 주제에 대해 새로운 통찰력을 얻을 수 있을 것이다. Jones & Bartlett 출판사의 웹사이트인 health.jbpub.com/hwonline을 실행해라.

참고 문헌

Chiapelli, F., and Hodgson, D. (2000). Immune suppression. In G. Fink, (Ed.), *The encyclopedia of stress* (pp. 531–536). New York: Academic Press.

Craig, F. W., Lynch, J. J., and Quartner, J. L. (2000). The perception of available social support is related to reduced cardiovascular reactivity in phase II cardiac rehabilitation patients. *Integration of Physiological and Behavioral Science*, 35, 272–283.

de Jonge, J., Bosma, H., and Siegrist, J. (2000). Job strain, effort–reward imbalance and employee well-being. *Social Science and Medicine*, 50, 1317–1327.

Ferrie, J. E., et al. (2002). Effects of chronic job insecurity and change in job security on self reported health, minor psychiatric morbidity, physiological measures, and health related behaviours in British civil servants. *Journal of Epidemiology and Community Health*, 56, 450–454.

Holmes, T. H., and Rahe, R. H. (1967). The social readjustment rating scale. *Journal of Psychosomatic Research*, 11, 213–218.

Kiecolt-Glaser, J. K., et al. (2002). Emotions, morbidity and mortality: New perspectives from psychoneuroimmunology. *Annual Review of Psychology*, 53, 83–107.

Miller, M. A., and Rahe, R. H. (1997). Life changes scaling for the 1990s. *Journal of Psychosomatic Research*, 43, 279–292.

Park, C. L., and Levenson, M. R. (2002). Drinking to cope among college students: Prevalence, problems and coping processes. *Journal of Studies of Alcohol*, 63, 486–497.

Sarason, I. G., Sarason, B. R., and Johnson, J. H. (1985). Stressful life events: Measurement, moderators, and adaptation. In S. R. Burchfield (Ed.), *Stress* (pp. 279–299). Washington, DC: Hemisphere.

Schmitz, N., Neumann, W., and Oppermann, R. (2000). The relationship of burnout, stress and locus of control in nurses. *International Journal of Nursing Studies*, 37, 95–99.

Smyth, J., and Helm, R. (2003). Focused expressive writing as self-help for stress and trauma. *Journal of Clinical Psychology*, 59, 227–235.

Tsigos, C., and Chrousos, G. P. (2002). Hypothalamic-pituitary-adrenal axis, neuroendocrine factors and stress. *Journal of Psychosomatic Research*, 53, 8655–8871.

추천 도서

Davis, M. (2000). *The relaxation and stress reduction workbook*. Oakland, CA: New Harbinger. Offers many self-assessment tools and calming techniques to help overcome anxiety and promote physical and emotional well-being.

Kiecolt-Glaser, J. K., et al. (2002). Emotions, morbidity and mortality: New perspectives from psychoneuroimmunology. *Annual Review of Psychology*, 53, 83–107. A review of the scientific research on the effects of emotions on the immune system and consequent risks of disease.

Levey, J., Levey, M., and Green, E. (2003). *The fine arts of relaxation, concentration and meditation: Ancient skills for modern minds*. New York: Wisdom Publications. A presentation of several techniques for releasing stress and tension.

Ligier, S., and Sternberg, E. M. (2000). Immune response. In G. Fink (Ed.), *The encyclopedia of stress* (pp. 523–531). New York: Academic Press. A concise description of the fundamental biology of the nervous system affecting the immune system.

McEwan, B., and Lasley, E. L. (2003). *The end of stress as we know it*. Washington, DC: John Henry Press. A world-famous neurobiologist explains stress and offers suggestions for reducing it in one's life.

추천된 웹 사이트

이들 웹사이트를 연결하기 위해 health.jbpub.com/hwonline을 방문하라.

고정하기(Anchoring)

*건강과 웰니스*의 공동 저자이며, Las Positas 대학의 건강 교수인 Eric Golanty 박사에 의한 마음을 평안하게 하는 방법에 대한 온라인 지도서.

건강 심리학 자료들 : 스트레스와 관련된 연결

스트레스에 관한 많은 믿을 만한 웹자료들의 편집은 건강심리학자인 Fuscia M.Sirois에 의해 관리된다.

스트레스 자료들

미국 국립의학 도서관

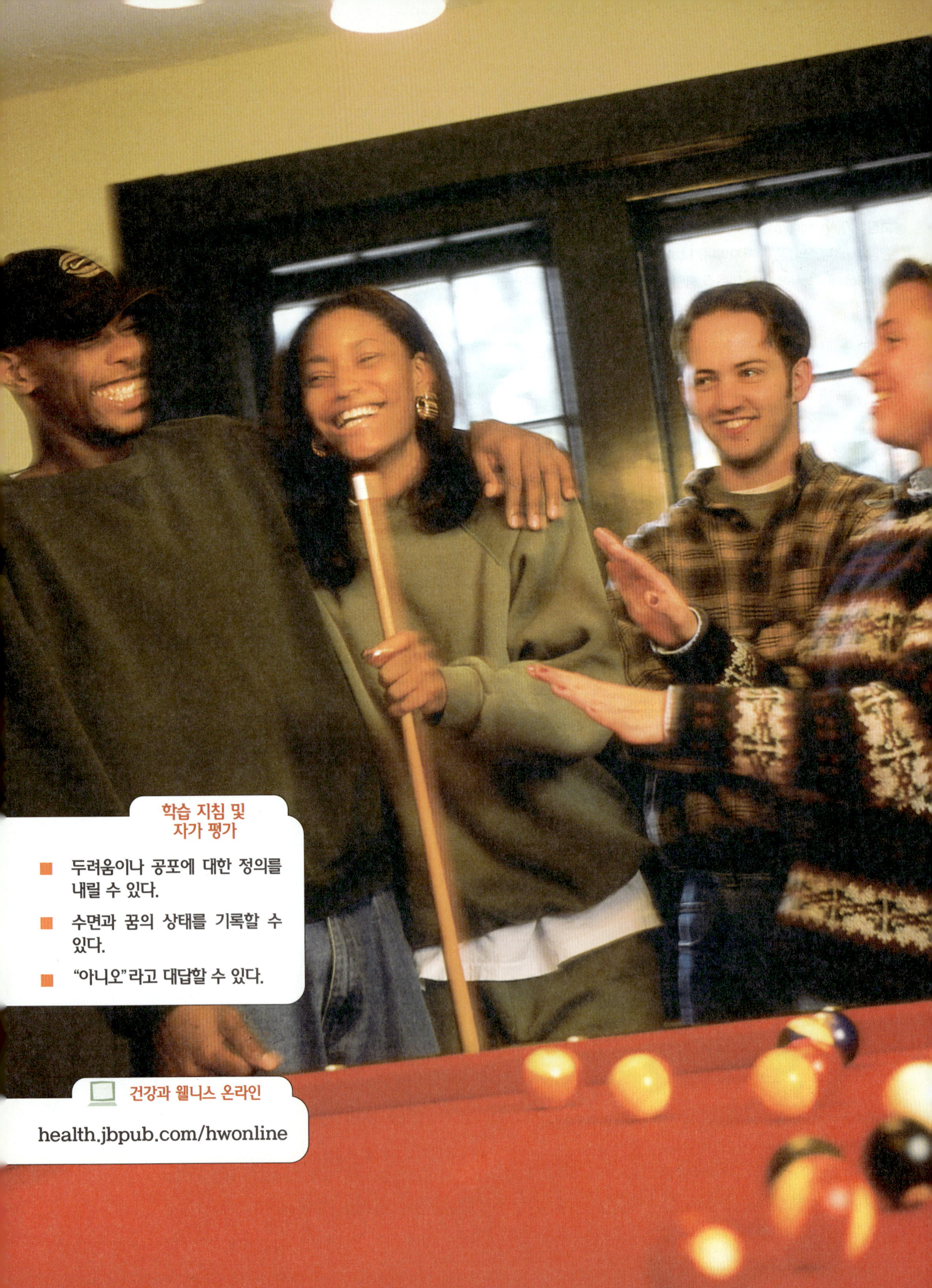

학습 지침 및 자가 평가

- 두려움이나 공포에 대한 정의를 내릴 수 있다.
- 수면과 꿈의 상태를 기록할 수 있다.
- "아니오"라고 대답할 수 있다.

건강과 웰니스 온라인

health.jbpub.com/hwonline

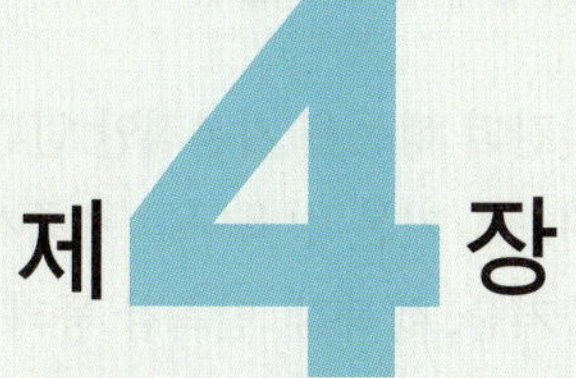

제 4 장

정서적 안녕감의 유지

(Maintaining Emotional Wellness)

학 습 목 표

1. 정서적 안녕감(wellness)의 필요성에 대한 Maslow의 분류를 설명하고, 그것이 정서적 안녕감(wellness)에 어떤 역할을 하는지를 설명한다.
2. 정서적 스트레스(distress)를 다루기 위한 여러 가지 전략을 모색한다.
3. 다양한 방어적 기전을 모색한다.
4. 공포(fear)와 공포병(phobia)을 구분하고, 설명한다.
5. 우울증의 특성을 설명한다.
6. 자살의 유병율과 여러 가지 증세에 대해 토론한다.
7. 정신적 웰빙(well-being)을 위한 수면의 중요성에 대하여 논의한다.
8. 정신분열증(schizophrenia)의 특성을 파악한다.

수많은 인간의 행동은 기본적인 인간적 욕구에 의해 동기가 부여된다. 즉, 기본적 욕구를 충족시키는데 성공을 거둘 경우에는 즐거움, 행복감, 만족감 등과 같은 유쾌한 정서 상태를 경험하게 된다. 그러나 실패할 경우에는 좌절, 분노, 슬픔, 우울함 및 창피함과 같은 불쾌한 정서 상태를 경험하게 된다.

좋지 않은 감정을 느낀 후에는 좋은 감정이 일어나기 전까지 결코 유쾌해 질 수 없다.

William Least
–흥분한 달
냉정한 하이웨이

기본적인 욕구가 인간에게 동일하게 내재되어 있지만, 모든 사람들이 그것에 만족하는 방법은 똑같지 않다. 예를 들어, 모든 사람은 음식에 대한 섭취욕구가 있어도, 같은 방법으로 음식물을 섭취하지 않는다. 또한 같은 종류의 음식물을 선택하는 것도 아니다. 이러한 방법과 유사하게도 많은 사람들은 다양한 종류의 활동이나, 직업의 선택, 친구와의 모임, 여가생활 등에 참여하여 자신들의 욕구를 충족시키려 한다.

영유아기는 욕구를 충족시킬 만한 레퍼토리(repertoire)가 제한되어 있다. 어린아이는 배가고프거나 혹은 무언가 안락함을 원할 때 울음을 터트리며, 살며시 만져주거나 놀아줄 경우에는 웃음을 짓기도 한다. 유소년기에는 욕구의 본질을 이해하게 되며, 그 욕구를 충족시킬 만한 환경과 관련있는 법칙을 개척하게 된다.

기본적인 인간의 욕구는 두 가지이다. 즉, 한 가지는 **유지욕구**(maintenance needs)로서 신체적 안전과 생존을 포함하고 있으며, 다른 한 가지는 **성장욕구**(growth needs)로서 사회귀속, 자긍심, 그리고 정신적, 심리적, 내지는 영혼적 자극을 내포하고 있다. 정신적 그리고 정서적 건강이란 한 개인이 본인의 기본적 욕구를 충족시키고, 욕구가 충족되지 못할 때 그 상황을 성공적으로 대처해낼 수 있는 기능의 정도라고 표현한다. 내적욕구뿐 아니라 환경적 도전을 적절하게 해석하고 반응을 하는데 도움이 되는 생각과 믿음, 그리고 태도가 여기에 포함된다. 이를 위해 환경을 정확히 해석하여 그 환경과 상호관련을 맺는데 도움을 주는 정서적 경험과 생물학적으로 건강한 두뇌 및 신경계를 소유해야만 하고, 영양결핍, 질병, 혹은 약물 혹은 알코올 중독 등은 배제하도록 노력해야 한다.

심리학자들에 의하면, 일련의 **욕구 단계**(hierarchy of needs)가 있다고 한다. 여기에는 생리적 욕구(physiological needs), 안전 혹은 무해(safety), 사랑(love), 자긍심(self-esteem), 그리고 자아실현(self-actualization)이 포함되어 있다(그림 4.1). 음식, 의복 및 거주에 대한 욕구가 충족되면, 사소한 욕구가 선행된다. 즉, 욕구가 충족될수록 그 단계는 위로 상승하게 되는 것이다. 궁극적으로 가장 풍족한 삶을 누리므로서 **자아실현**(최상위 레벨)을 맛보게 된다. 자아실현이 이루어진 사람들은 기본적인 욕구가 충족된 것으로, 그리고 자신이 완전한 인간적 잠재력에 도달했음을 느끼게 된다(Maslow, 1970).

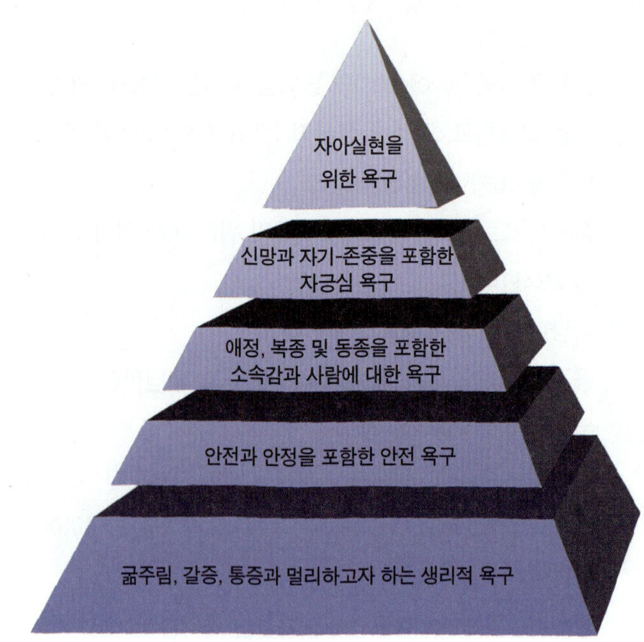

■ 그림 4.1
Maslow의 인간욕구에 대한 체계도

정서적으로 건강해 지기 위해서는 모든 사람들과 같이 될 필요는 없다. 본인에 대한 진실함이 사회적으로 복종을 당하는 것보다도 삶에 있어 더욱 큰 만족을 가져다 준다. 또, 정신적으로 건강해진다는 것은 우리가 분노하거나, 불안해하며, 외로워하고, 우울해하며, 혼란스럽고, 혹은 의기가 꺾이는 것을 느끼지 말아야 한다는 것을 의미하는 것이 아니다. 이러한 것들은 정상적인 인간의 정서 상태들이다. 더욱이, 정신적으로 건강해 진다는 것은 누군가에게 도움을 주고, 충고를 하며, 여러 가지 종류의 도움을 제공할 필요가 없다는 것을 의미하는 것도 아니다. 사실, 내제된 힘이란 우리의 한계를 인식하고, 도움을 찾거나 그 도움을 받아 드릴 수 있는 상태로 우리의 정신적 · 정서적 자원이 소진되었을 때 이 상황에 조화롭게 대처할 수 있는 '재충전 능력'이라고 할 수 있다.

사고와 정서의 이해 (understanding thoughts and emotions)

정신적 건강을 도모할 수 있는 한 가지는 세상을 현실적으로 바라보는 것이다. 이러한 시각은 사람들에게 다양한 전략을 고안하도록 하여 욕구를 충족시킬 수 있도록 한다.

우리가 세상을 바라보는 방법은 소위 **인지**(cognition: 라틴어의 cogito는 "나는 안다"를 의미함)라고 부르는 정신적 과정에 의해 결정된다. 인지는 아래의 정신적 과정을 포함하고 있다.

- *지각*(perception): 감각 수용체(시각, 후각, 청각, 미각, 촉각, 움직임)에 의해 수집된 자료를 해석하는 것.
- *학습*(learning): 전에 것을 새로운 지각으로 해석하고, 그것을 기억 속에 가치, 믿음 및 태도로 저장하는 것.
- *합리와 문제해결*(reasoning and problem solving): 실행을 위한 계획을 명확히 하는 것.

일부의 사고와 믿음 및 태도는 **의식적인**(conscious) 것으로, 한 개인이 그것을 깨달을 수 있는 것을 의미하는 반면, **무의식적인**(unconscious) 것은 우리의 일상에서 깨달을 수 없는 것을 의미한다. 무의식적인 사고란 최면, 꿈, 환상 및 여러 가지 형태의 창조적 경험을 통해 다가갈 수 있다.

인지는 대개 정서와 관련이 있다. 정서는 자연적으로 일어나거나, 현재와 과거에 경험한 것을 인지적으로 평가함으로써 일어나며, 혹은 우리가 경험할 수 있다고 믿게 되는 뇌(brain)에서의 에너지 패턴을 말한다. 정서는 즐겁거나 그렇지 않은 감각을 제공하며, 이것은 우리의 경험을 평가하는데 도움을 준다. 이 과정은 적절한 행위(behavior)의 단계로 설정되어 있다. 또 정서는 행위를 위한 에너지원이나 동기유발을 자극할 수 있고, 행위의 결과를 평가하는데 부분적인 역할을 한다.

행위에 영향을 주는 인지와 정서에 대한 예를 제시하면 다음과 같다. 경제학 강의에서 계획된 시험이 있다. 한 학생

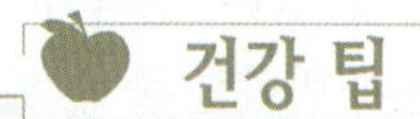

건강 팁

정서적 웰니스를 위한 단신

긍정적 자기-이미지를 가지고 있는 사람들

. . .이들은 본인의 공포, 노여움, 사랑, 질투 또는 죄책감에 의해 무능력해지지 않는다.

. . .이들은 삶에 대한 실망을 기꺼이 잘 받아들일 수 있다.

. . .이들은 본인과 타인에 대해 인내심 있는 태도를 보유하고 있다. 즉, 그들의 단점과 실수를 보고 웃어넘길 줄 아는 사람들이다.

. . .이들은 자신을 존중하고 자기-신뢰도가 높다.

. . .이들은 앞으로 다가올 대부분의 상황에 잘 대처한다.

. . .이들은 단순하고 일상에서의 기쁨에도 만족해 할 줄 아는 사람들이다.

타인에 대해 긍정적으로 느끼는 사람들

. . .이들은 자신이 처한 것처럼 타인을 사랑하고 수용할 수 있다.

. . .이들은 만족하고 있는 개인적 관계를 보유하고 있다.

. . .이들은 타인을 좋아하고 신뢰하며, 한편 다른 사람들이 자신을 좋아하고 신뢰한다고 믿고 있다.

. . .이들은 사람들과의 만남에서 많은 의견차를 존중하려고 한다.

. . .이들은 타인들을 통제하거나 압박하려고 하지 않는다.

. . .이들은 친구와 사회에 대해 책임감을 느끼고 있다.

삶의 욕구를 충족시킬 수 있는 사람들

. . .이들은 자신이 일으킨 문제에 대해 무언가를 하려고 한다.

. . .이들은 자신의 책임에 대해 기꺼이 수용한다.

. . .이들은 가능할 때마다 자신의 환경을 정리하고, 그 환경에 맞추려고 노력한다.

. . .이들은 앞날을 계획하고, 미래를 두려워하지 않는다.

. . .이들은 새로운 아이디어와 경험을 좋아한다.

. . .이들은 본연의 능력과 자질을 이용할 줄 안다.

. . .이들은 자신을 위한 접근 가능하고 현실적인 목표를 설정해 놓고 있다.

. . .이들은 자신이 이루어낸 것에 만족해하는 사람들이다.

용 어

유지욕구: 생리적 안전과 생존을 위한 요구 즉, 음식과 수분 섭취 등을 포함한 인간의 욕구.

성장욕구: 사회적 소속감, 자긍심 및 영혼의 성장을 포함한 인간의 욕구.

욕구단계: 생리적 욕구, 안전, 사랑, 자긍심 및 자아실현을 포함한 인간의 요구에 대한 과정.

자아실현: Maslow의 욕구체계도에서 성장에 있어 보다 높은 단계를 달성한 상태.

인지: 광범위한 감정을 알고자 하는 행위 또는 과정.

의식: 자신 안에서 무언가를 알고 있거나 이해하고 있는 상태.

무의식: 마음속에 무언가가 존재하고 있으나, 의식적인 상태에서는 떠오르지 않는 상태.

이 시험을 잘 치러 이득(예, 잘하는 것이 욕구를 충족시킨 것)이 되었다고 믿는다면, 도전적이고 열정적인 느낌을 갖게 된다. 이러한 정서는 공부를 하도록 동기를 자극시킨다. 시험을 잘 보았다면, 행복한 감정을 느끼게 될 것이다. 특히, 학생이 공부를 하여 성공을 하는데 기여했다면, 다음 시험을 위해 공부할 가능성이 높아지고, 자신에 대해 그리고 학교 과제를 마스터하는데 필요한 본인의 능력에 대해 만족감을 느끼게 된다.

똑같은 경제학 강의에서 시험을 치른 다른 학생은 시험에 대한 수행이 바로 학교와 그 학생의 인생과정에서 장래에 성공을 가져오게 되는 계기가 된다고 믿게 한다. 그러나 시험을 망치기 쉽다고 생각하는 믿음은 집중을 할 수 없을 정도로 매우 강렬한 불안(anxiety)을 불러일으킨다. 즉, 이 학생은 몸이 아프거나 혹은 심리적으로 시험 당일에 필요한 능력을 저해시키게 한다(2장 참조). 이러한 경험은 너무나 불쾌하여 경제학에서 낙제하거나, 학교를 자퇴하게 만들 수도 있다. 이 학생의 경우 시험에 대한 의미에 대하여 자신의 믿음을 변화시켜야 도움이 되며, 그러므로서 그 학생의 정서적 경험을 변화시키게 만든다. 이는 행위적 선택의 다른 설정을 자극시킬 수 있게 한다. 즉, 다른 관점에서 볼 때, 그 학생은 시험을 잘 치를 수도 있게 될 것이다.

대체전략의 개발 (developing coping strategies)

모든 것이 잘 되어 가는 것처럼 보이는 삶의 어느 시점이 있으며, 크나큰 즐거움을 오랜 기간 동안 경험하게 한다. 그러나 변화는 실질적인 삶이며, 만족감이 영구적이진 못하다. 한편, 신체적 욕구가 충족될 경우, 조화로운 삶을 살며, 일과 과제는 의미가 있고 이행하기가 쉽다. 그러나 성장욕구를 만족시키기 위해 새롭고 풍부한 경험을 추구하는 삶 속에서는 변화를 시도해야 하기 때문에 어느 정도의 좌절과 갈등을 경험하기도 한다.

대체전략(coping strategies)이란 욕구를 충족하지 못해 일어나는 정서적 스트레스(distress)를 처리하게 만드는 방법이다. 일반적으로 세 가지 대체전략이 있다. 여러분은 (1) 스트레스의 원인이 되는 것에 변화를 줄 수 있고, (2) 충족되지 못한 욕구의 중요성에 대한 사고와 믿음을 변화시키며, 혹은 (3) 그 상황이나 그것에 대한 생각하는 방법이 변하지 않는 스트레스성 감정에 변화를 줄 수 있다.

아래에 제시된 전술한 상황에 대한 상호관계를 변화시키므로서 정서적 스트레스를 최소화할 수 있다.

- 그 상황을 머릿속에서 처리한다("나는 묻고 싶은 것이 많지만, 혼자 접근하여 처리 할 거야").
- 그 상황을 회피한다("나는 있을 만한 실패를 너무 싫어해. 그래서 난 다음번에 실행해야지").
- 그 상황에 적응한다("난 누군가에게 질문을 할 때마다 신경이 곤두서지만, 그건 정상적인 거야. 뭐 어때?").

아래에 제시된 것을 참조하여 충족되지 못한 욕구의 중요성에 대한 사고와 믿음에 변화를 줄 수 있다.

- 누군가의 상황보다는 스트레스가 적은 상황을 파악한다("적어도 난 사람들을 만족시키고 있어. 가엽은 John은 너무 많은 일을 해서 누군가를 만족시키지 못해").
- 스트레스를 필연적인 것 혹은 일시적인 것으로 생각한다("이것이 현실적인 방법이야" 혹은 "궁극적으로 난 누군가를 찾게 되고, 더 이상 혼자서는 해내지 못 할 거야").
- 어떤 상황의 긍정적 관점에 초점을 두고, 부정적인 생각을 최소화한다("누군가 예라고 하면, 난 우리가 좋은 시간을 보낸 거라고 확신해").
- 목표를 낮추며, 결과에 연연하지 않고 잘 할 수 있다는 믿음을 가진다("누군가 No라고 해도, 그건 세상이 끝났음을 의미하진 않아").

감정 자체의 강도를 변화시키거나 줄이므로서 정서적 스트레스를 감소시키는 것이 선택적 활동을 통한 정서적 에너지원을 불러일으킨다.

- 운동은 좌절감과 노여움을 가라앉게 만든다.
- 명상은 슬픔과 노여움을 희석시키도록 한다.
- 호감이 있는 사람과 대화를 하게 되면 슬픔, 비열함 그리고 각성상태를 낮출 수 있게 한다.

방어기전 (defense mechanisms)

방어기전이란 불쾌한 생각, 기억, 정서 및 상황을 회피하게 만드는 현실적 지각 및 의식을 왜곡시키는 전략이다(표 4.1). 일반적인 방어기전은 거부(denial)로서, 진실을 믿지 않는 것을 말한다. 거부는 흡연이 암을 유발한다는 사실을 알고 있는데도 불구하고, 자신이 폐암에 대한 위험에 노출되어 있지 않다고 믿는 흡연자를 좋은 예로 들 수 있다. 이 사람은 죽음에 대한 공포를 피하기 위해 진실에 대한 현실

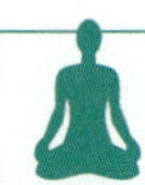

스트레스 관리

유머 치료

웃음은 최고의 명약이다. 평균적으로 일반 사람들은 일일 약 15회 정도의 웃음을 짓는다. 그러나 이 수준은 노여움, 두려움, 또는 슬픔이 작용하게 되면 극단적으로 감소한다. 해결되지 않은 감정이 궁극적으로 인체에 부정적인 영향을 미치는 것과 같이, 긍정적인 감정 또한 건강에 영향을 미친다. 건강에 대한 유머의 중요성은 고대 그리스까지 거슬러 올라가 재해석해 볼 수 있다. 플라톤은 영혼의 짐을 가볍게 하고, 자신의 건강을 개선하고자 하는 수단으로 유머를 이용한 강력한 유머 옹호자이었다. 왕실의 어릿광대에서 서커스의 익살꾼에 이르기까지 유머는 심신의 치료를 위한 지혜로서 오랫동안 이용되어 왔다. 현재 웃음이 좋은 명약이라는 사실은 수 세기동안 본능적으로 인지해 온 것을 학습하게 하는 의료과학으로 자리매김하고 있다.

본인은 Norman Cousins와 심리치료면역학 분야를 개발시키고자 했던 그의 발자취를 이어준 다른 연구자들의 연구업적에 찬사를 보내며, 그들을 통해 우리는 우리의 감정이 생리적 반응, 즉 특별한 뉴로펩타이드(neuropeptides)가 방출되어 치료적 효과를 제공한다는 사실을 깨닫게 되었다. 여러 주기의 웃음은 사실상 항상성을 증가시켜 인체가 안정을 찾는데 도움을 주며, 궁극적으로 내적 평화를 불러일으킨다.

현재 유머 치료의 취지는 정서적 균형감 즉, 노여움, 두려움, 즐거움, 사랑 등의 감정을 느끼게 해준다는 사실을 알고 있어야 한다. Norman이 세상을 떠나기 직전에 그는 유머가 자신을 치료하지는 못했고, 그 치료수단은 사랑이었다고 말한 바 있다. 그는 동정이 유머의 치료과정을 실행하도록 하는 한 가지 방법인 것이라고 천명하였다.

아래 나열한 것들은 여러분을 웃음짓게 하는 몇 가지 방법이며, 매일 15회의 웃음을 짓도록 해보자.

1. 여러분의 얼굴에서 미소를 짓게 하는 만화나 스토리, 사진 및 기타 항목들이 갖추어진 노트를 만들어 보자. 여러분의 감정이 누그러졌을 때 그 노트를 자주 이용하도록 한다.
2. 선물카드 상점을 방문하여 가장 즐거운 카드 다섯 장을 구비한다.
3. 여러분에게 일어난 난처한 일들을 친한 친구에게 이야기해준다.
4. 열 송이 장미를 사서, 가까운 병원이나 너싱홈에 들어가 그 꽃을 마주친 처음 10명에게 무작정 나누어준다.
5. 주말이 되면, 비디오대여점에 들러 코미디프로를 집어 든다. 가정에서는 유머 있게 보이도록 한다.
6. 재미난 소설을 읽는다.
7. 재미난 오디오 테이프나 CD를 듣는다.
8. 학교 운동장에 나가 30분 동안 아이들이 뛰어 노는 모습을 지켜본다.
9. 욕탕에 따뜻한 물을 담고, 거품과 타월 등을 넣어둔다. 그 속에서 자신을 맡겨본다.
10. 잠시 동안 담소를 나누지 못했던 옛 친구들에게 전화를 걸어 그들의 삶의 얘기를 들어보자. 재미난 농담도 하고, 여러분이 그들을 사랑하고 있다는 것도 이야기할 수 있도록 한다.

을 거부하고 있는 것이다.

방어기전은 우리를 위협하고 있는 사고(생각)와 믿음으로부터 스스로를 보호하도록 만든다. 이렇게 왜곡된 현실은 왜곡된 생각 때문에 안전하다고 느끼게 한다. 잘못된 사실에 초석이 된 욕구를 충족하기 위한 전략은 결국 욕구를 충족시키지 못하게 만드는 결과가 된다. 이것은 실망, 우울, 자책감, 비슷한 상황에 참여하길 꺼려하게 만드는 상태를 초래한다.

그러나 왜곡된 현실이 반드시 나쁜 것만은 아니다. 외상이나 남용 등 때문에 어느 순간에는 그것이 필요하기도 하다. 이에 대한 예로, 거부는 매우 높은 스트레스성 심리상태가 될 수 있는 것을 다루도록 하는데 도움이 된다. 그밖에 거부는 정신적 휴양을 취하게 만드는 한 가지 방법이 될 수도 있다. 한편, 정신적 건강 측면에서의 주요한 열쇠는 여러분이 환상여행을 하고 있는 시점과 특정한 사고의 방어 방법이 습관화되지 않는 시점을 주지하고 있어야 한다는 것이다. 본인의 마음이 어떻게 작용하고 있는 가를 관찰하기 위해서는 학습을 통해서만 가능하다. 이와 같은 자가-인지는 명상, 요가, 현대 심리치료 및 기타 훈련의 목표가 되며, 앎에 초점을 맞추고, 본인의 의식에 빠져드는데 도움을 준다.

용어

대체전략 : 이행하지 못한 욕구의 정서적 스트레스를 예방하거나, 회피 또는 조절하고자 하는 궁리.

방어기전 : 유쾌하지 못한 감정을 회피하기 위한 정신적 전략.

표 4.1

일반적인 방어기전

방어	설명	예문
거부(denial)	사실이나 객관적인 현실에 대해 완강히 거절함.	하루에 맥주6캔을 마시는 대학생이 알코올로 인한 문제가 전혀 없다고 생각한다.
억압(repression)	스트레스 받은 생각을 참고, 무의식적으로 느낌.	공격이나 비난을 기억하지 않는 희생양.
주관의 객관화(projection)	본인의 생각과 감정을 타인에 탓으로 돌림.	한 학생이 룸메이트를 싫어하지만, 그 룸메이트도 자신을 싫어한다고 생각한다.
감정전이(displacement)	근본적 목표 또는 원인을 다른 것으로 돌리려는 것.	부모에게 화가 났으나, 그 화풀이를 친구에게 쏟아 붓는다.
반응형성(reaction formation)	진실한 것으로 느끼는 것의 반대쪽을 믿고 경험함.	싫어하는 누군가와 친하게 지낸다.
문식작용(rationalization)	그럴듯하게 만들어 내지만, 행위에 대해 잘못된 것이 있는 경우.	시험에서 낙제하는 것이 자신의 비효과적인 학습방법 때문이 아니라, 선생님이 잘못 가르쳤기 때문이라고 생각한다.
동일시화(identification)	누군가 혹은 어떤 집단의 성공이 본인의 탓이라고 상상하는 경우.	좋아하는 스포츠 팀이 승리하기 때문에 우월한 느낌을 가진다.
고립과 분열 (isolation & dissociation)	여러 다른 지식에 있어 생각과 느낌을 구획화해 놓는 경우.	성공한 전문 거래인이 종종 이웃과 다툰다.

대체전략의 추진 (facilitating coping)

정서는 우리의 삶에서 무언가 잘 되지 않는다는 것을 깨닫게 만들며, 그 문제가 무엇인지 혹은 그것을 처리하는데 가장 좋은 방법이 무엇인지, 혹은 어떻게 변화나 장기적인 침체에 대한 공포를 극복할 수 있는지를 항상 알고 있는 것은 아니다. 사람은 고요함을 참지 못하거나 스스로가 결점이 있는 것 혹은 "미쳤다는 것"을 인정하려 하지 않는다. 이러한 경우에 믿고 있는 가족 구성원과 친구, 교사, 성직자 및 정신건강 전문가 예로, 카운슬러, 심리치료사 및 정신과 의사가 제공하는 지도와 충고가 도움이 된다. 스트레스에 노출된 사람들이 전술한 사람들과 만나게 되면, 자신의 문제에 관한 새로운 지견을 제공받고 해결 가능한 방법을 찾는 데에도 도움을 얻게 된다.

심리치료사는 정서적 스트레스를 치료하는데 도움을 줄 수 있는 여러 가지 훈련을 쌓은 전문가들이다. 열등감(inferiority)을 느끼고 있는 사람이 사랑에 대해 고통스럽게 의존하여 문제가 되었거나 공포감으로 움직임이 둔화된 사람들의 경우는 전문치료사가 그 사람들의 삶을 보다 좋은 방향으로 변화시키는데 적지 않은 도움을 제공한다. 변화는 대화를 통해서 가능할 뿐만 아니라, 스트레스에 노출된 사람에게 새로운 행위와 태도를 채택하도록 만드는 데에도 기여한다. 개인의 문제 원인과 그 문제에 대해 어떻게 대처할 것인가를 인지적으로 알 수 있게 하는 것이 한 가지 방법이지만, 불쾌한 정서에 직면해야 하고, 새로운 행위를 채택해야 하는 것이 또 다른 문제가 되기도 한다.

방법적 문제에도 불구하고, 심리치료의 가치는 스트레스에 처한 사람이 변화를 추진하는 전문가의 능력을 믿게 만드는데 있다. 이러한 신뢰는 스트레스에 처한 사람이 자신에 대해 정직해 지고, 친구나 친지와 공유할 수 없는 고통스럽고 고르지 못한 사고와 기억 및 정서로부터 벗어나게 하는 상황을 제공한다.

두려움, 공포증 및 불안 (fears, phobias, and anxiety)

어느 순간에 누구나 두려움을 경험한다. 두려움이란 인체에 위협적인 것으로 평가되는 상황에서 초래된 강력한 정서

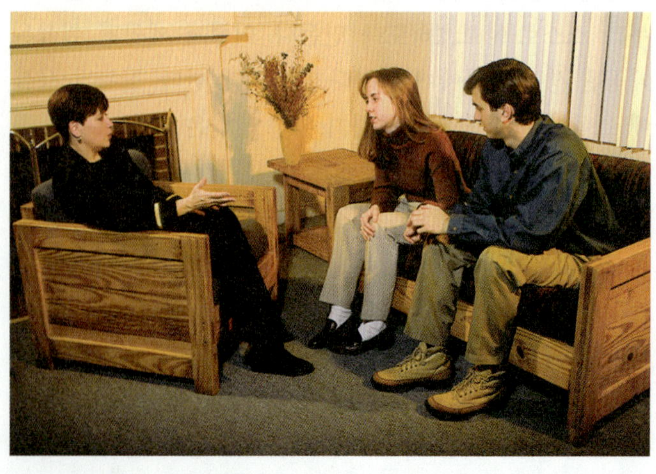

상담가와 대화를 나누면 정서적 문제들을 해결하는데 도움이 된다.

상태를 말한다. 두려움이 일어나는 것은 일반적으로 싸우거나, 도망치거나 혹은 도움을 요청하는 등의 보호적 행위를 위해 경계태세를 취하기 위함이다. 예로, 숲을 거닐다 뱀과 마주친 경우에 자연적으로 그 상황을 위험한 것으로 판단하며, 두려운 정서를 일으키고, 순차적으로 자기-보호 행위—즉, 그 상황을 모면하려는 시도를 동기화할 것이다. 그러나 뱀이 위험하지 않다고 깨닫게 된다면, 그 상황에 대한 판단을 위험한 것 그리고 지속적인 두려운 정서 등이 잘못된 것이라고 여기게 된다. 인지적인 판단 강령이 두려움을 경험하는데 있어 얼마나 중요한지를 알 필요가 있다.

두려움이 위협적인 것으로 판단되는 상황이라면, 대개 아직 일어나지 않은 앞으로의 어떤 일 즉, 공상적 상황에 대한 반응으로 **불안**(anxiety)이 일어나며 위협감으로 판단하게 된다. 불안이 일어나는 것은 잠재적인 위협적 상황을 경고하고, 여러 가지 행태를 취할 수 있도록 하기 위함이다(그림 4.2). 예를 들어, 잠재적인 위험으로 각성상태가 고조되어 있는 동안, 산책도중 뱀과 마주쳐 일어난 불안은 산책을 매우 불쾌하게 만들거나 뱀이 없다 하더라도 다른 장소에서 산책을 하게끔 만들기도 한다.

> 떡이 돌아다니고 있는 곳에서 스케이트를 타야지, 이미 지나간 곳에서는 그럴 필요가 있겠는가.
>
> *Wayne Gretsky*

공포(phobia)는 그리스어의 phobos에서 기원되었고, "도주하다"의 의미를 내포하고 있다. 따라서 공포는 두려워하는 물체나 상황을 회피하게 만든다. 즉, 은유적으로 혹은 행위적으로 그 상황으로부터 도주하게 만든다. 공포는 한 사람의 생활을 위협할 수 있는 강렬하고, 분별없는 두려움을 포함

용 어

불안: 상상 속에서 위협을 느끼는 두려움.

공포: 어떤 사물에 대한 강력하고 분별없는 두려움.

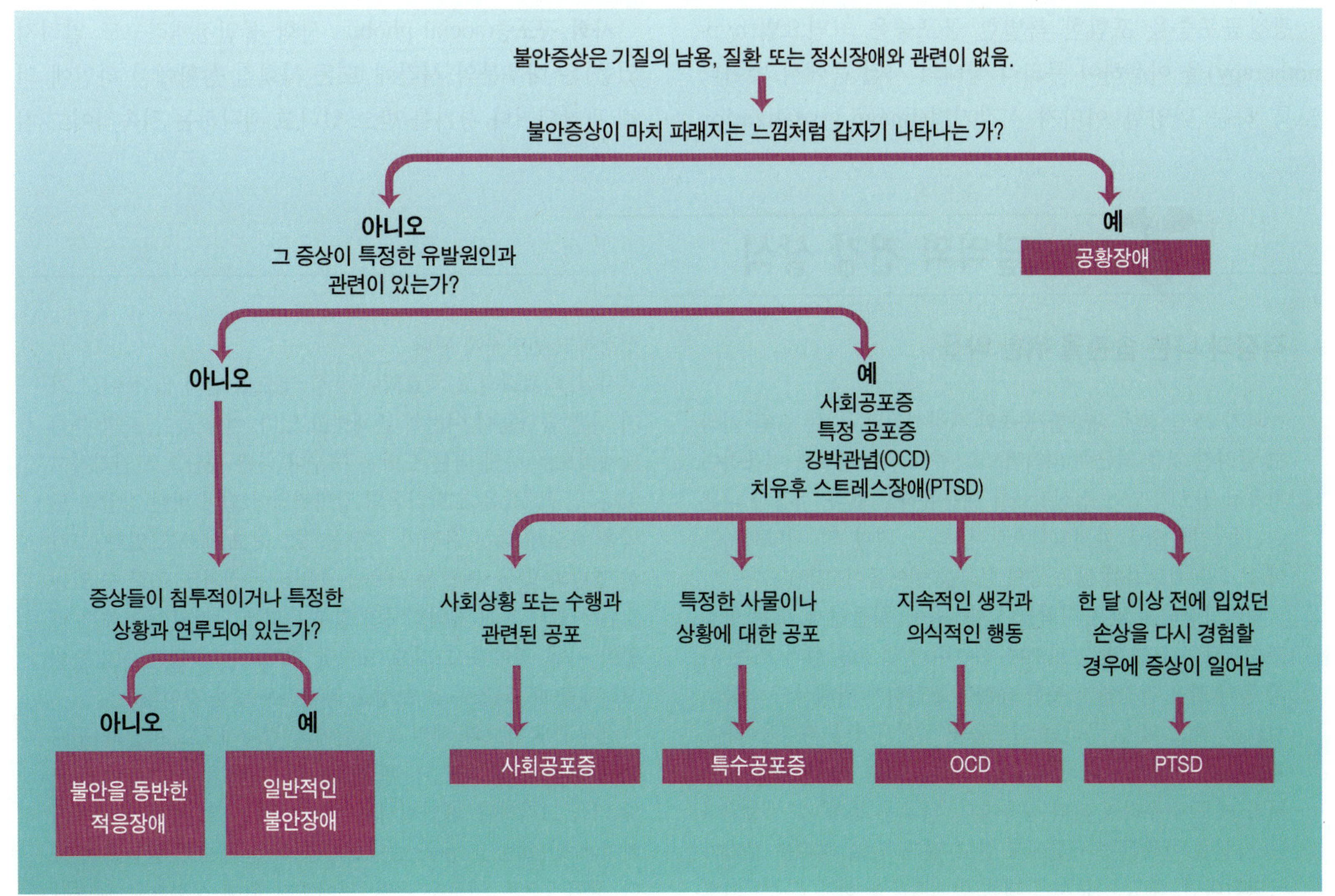

■ 그림 4.2
다양한 불안장애
출처 : American Psychiatric Association, *DSM-IV-PC*, 1994.

하고 있다. 또 공포는 거미, 벌래, 뱀, 벌, 장비, 색깔, 파리, 배, 어두움 등에 대한 두려움이 될 수도 있으며, 이를 나열하면 너무나 길다. 일반적으로 흔한 공포증으로는 *고소공포증*(acrophobia), *불결공포증*(mysophobia), *뱀공포증*(ophediophobia), 및 *동물공포증*(zoophobia)이 있다. 특히 장애로 인식되는 공포증은 *광장공포증*(agoraphobia)으로 열린 공간에 대한 두려움을 말한다. 광장공포증 환자는 신랄한 두려움을 자주 느끼므로, 심부름을 가거나 쇼핑을 가기조차 두려워 집에서 나가는 것을 매우 싫어한다.

공포증을 가지고 있는 사람은 두려움이 분별력 없고, 불합리한 것으로 변하지 않는 것이라고 알고 있지만, 공포스러운 물체나 상황을 생각만 하더라도 불안한 감정을 조절할 수가 없게 된다. 공포증은 의식적으로나 무의식적으로 일어난 두려운 사건을 맞이해 본 유년기 시절에 종종 일어난다. 예를 들어, 네살난 아이가 정원에서 장미꽃 냄새를 맡다가 벌에 쏘인 경우에 세월이 흘러 성인이 되어서도 장미꽃 냄새를 맡거나 또는 벌을 보게되면 두려움이 유발될 수 있다.

광장공포증을 포함한 특별한 공포증은 최면요법(hypnotherapy)을 이용하여 무의식 상태의 사건 등에서 벗어나도록 하는 다양한 이미지 시각기법(image visualization techniques)과 체계적인 탈감각화요법(desensitization therapy)에 의해 치료될 수 있다. 공포는 단지 마음속에서 존재하고 있기 때문에, 마음이 바로 치료가 되어야 하는 장소인 것이다. 상상기법은 강력한 도구이기도 하다. 안락하고 편안한 본인의 집이나 치료실에서 공포스러운 무언가를 상상함으로써 그 마음이 공포를 조장하는 물체나 상황으로부터 편안해지는 것을 점차 습득하게 된다. 예를 들어, 광장공포증을 앓고 있는 사람이 집에서 누워 있다가 서서히 닫힌 문을 열고, 밖을 바라보는 것으로 치료가 시작된다고 할 수 있다. 열린 문을 이용한 시각요법을 며칠간 이행한 이후에 광장공포증 환자는 좀더 나아가 계단을 걸어서 내려온다거나 기타 등의 활동을 실현할 수도 있다.

외부로의 여행을 상상한 이후에, 다음 단계는 실제로 문밖으로 나가 밖을 거니는 것이다. 체계적인 탈감각화의 주요 사안은 광장공포증 환자의 불안 정도를 관찰하고, 안전하다고 느껴지는 단계만을 실행하도록 하는 것이다. 신뢰감이 있는 상담자나 친구가 이 과정에서 매우 중요하다.

사회 공포증(social phobia, 사회 불안장애라고도 알려져 있음)은 대부분의 시간에 모든 사회적 상황에서 타인에 의해 관찰되거나 평가를 받고 있다고 생각하는 지속적이고 침

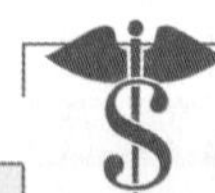

달러와 건강 상식

걱정과 나쁜 습관을 위한 약물

과거 25년 전에 다양한 종류의 걱정꺼리와 "나쁜 습관"이라고 알려진 것을 최근에 의학적으로, 주로 약물치료를 이용하여 치유될 필요가 있는 정신장애를 재분류하고 있다. 걱정과 나쁜 습관을 질환으로 재정의함으로써, 의사, 병원 및 제약회사는 이 문제를 치료하여 많은 양의 현금을 벌어들이고 있다.

의미심장하게 많은 사람들이 항우울제, 항불안제, 또는 항공포증제로 치료를 받고 있으며, 흡연이나 알코올 섭취 또는 과식 등과 같은 건강하지 못한 습관을 조절하기 위해서도 약물로 치료를 받고 있다. 우리는 알코올을 섭취하거나 과식을 하여, 과도하게 무언가에 대해 걱정을 하거나, 혹은 지나치게 수줍어 하기 때문에 우리의 뇌와 몸속에서 "해로운 분자"가 생성된다는 사실을 이해하는 세상에서 살고 있다. 만일 해로운 분자가 규명된다면, 해로운 분자에 대해 반대작용을 하게 되는 "이로운 약"이 개발될 수도 있다. 보다 건강하지 못한 행동과 불안이 분자화되고 의료화될 때, 의료 및 약물치료 산업은 끊임없이 성장하고 번영하게 된다.

사실, 의료화되고 치료되어야 할 것으로 남아 있는 여러 가지 나쁜 습관들이 여전히 존재하고 있다. 예를 들어, 도박 특히 강제적으로 하게 되는 도박은 누구나 나쁜 습관으로 인식하고 있다. 연구자들은 도박가들의 강박관념이 되어 버린 강압적 도박을 유도해 내는 유전자 성분을 찾으려고 애쓰고 있다. 그러한 영향과 맞설 수 있는 약물을 증명된 유전자로 옮길 수 있는 것은 시간과 돈과 제약회사의 일부 노력에 달려있다고 해도 과언이 아닐 것이다. 그리고 도박을 좋아하는 수많은 사람들을 고려해볼 때, 되돌아 올 보상은 작지만은 않을 것이다.

강제구매(광고와 세일즈 점원에게 강제적으로 이끌려 구매하는 경우)는 또 다른 나쁜 습관이며, 특히 지불할 돈이 없을 때 더욱 그러하다. 제약회사는 현재 어쩔 수 없이 구매 충동에 빠지게 만드는 것 등을 증명하기 위하여 약제를 실험하고 있다. 궁극적으로 새로운 옷을 구매하기 위해 상점으로 달려갈 것인지 아니면, 구매충동을 억제하게 만드는 처방전을 받기 위해 돈을 쓸 것인지는 구매자들에게 달려있다.

습적인 두려움을 특징으로 한다. 사회 공포증으로 진단된 환자들은 자기 자신이나 타인들에게 난처하거나 치욕적인 것을 행하거나 말하지나 않을까 언제나 고민을 한다. 이 환자들은 전술한 감정을 타인과의 사회적 상황이나 접촉을 피하므로서 상쇄하려고 하며, 만일 피할 수 없는 경우에는 심한 불안감과 스트레스가 유발된다고 한다. 사회 공포증으로 이미 진단된 사람들은 전형적으로 친구가 거의 없거나, 학교를 중퇴하게 되며, 작업환경이나 그 직업을 유지하는 것 조차 매우 어려우며, 불안감을 해소하고자 술과 약물을 남용하여 종종 다른 심리적 문제들을 초래하기도 한다.

현재 사회 공포증은 매우 일반적이고, 심각한 정신건강상의 문제이며, 우울증과 알콜 중독에 이어 3위에 드는 질환으로 여겨지고 있다. 다시 말해, 미국인의 약 5%이상이 사회 공포증과 유사한 증상을 보일만큼 심각한 수줍음(shyness)이 있는 것으로 추정되고 있다. 사회 공포증의 진단은 직장이나 사회 환경에서 타인과의 관계에 대해 수줍어하거나 예민한 행동을 수반한다는 사실이 강조되어야 한다. 대개 단순한 종류의 관계로부터 자신을 고립시키는 것들이 여기에 해당한다. 예를 들어, 교사나 상사와 같이 권위적인 인물에게 말을 걸 수 없는 경우, 타인의 초대를 수락하지 않고, 동료들과의 공식적인 만남을 피하는 경우, 작은 그룹에서 조차 대화를 꺼리는 경우 등이 포함된다. 그러므로 이와 관련하여 제약회사의 광고에서는 대부분의 수줍은 형태가 사회 공포증으로 이끌기 때문에 약물복용이 필요한 것으로 여기도록 하고 있다.

공황장애(panic disorder)는 공포증(파리나 뱀과 같은 특정 사물에 대한 두려움)이나 일반적인 불안장애와 혼동해서는 안 된다. 공황장애는 심잡음이나 호흡곤란, 발한 및 죽을 것 거나 상실된 통제력에 대한 두려움을 갑자기 경험해 본 건강하고 젊은 성인에게서 종종 일어난다(Feldman, 2000). 이러한 증상들 때문에, 예전부터 공황장애는 빈맥성 심장(irritable heart) 또는 *과환기증후군*(hyperventilation syndrome)으로 알려져 왔다.

공황장애는 3%이상의 건강한 성인에게서 나타나며, 삶의 질을 심각하게 파괴시킨다. 공황장애 환자들은 어지럼증이나 위장 장애 및 심장마비 증상으로 고생하다가 응급실에 실려 오기도 한다. 공황장애에 대한 사례에 있어 모든 의학적 진단검사는 질환이 없는 음성(negative)으로 판정되지만, 그 증상은 계속해서 나타난다고 한다. 현재까지도 공황장애에 대한 원인이 잘 알려져 있지 않지만, 뇌에서 존재하는 신경전달물질의 장애가 일어난 것이라고 보고되고 있다.

공황장애를 통제하기에 가장 효과적인 방법들 중 한 가지는 깊은 복식호흡을 하는 것인데, 이것은 과환기와 기타 관련된 증상을 예방하는데 도움을 준다. 요가 호흡기법도 시작하기에 좋은 방법이며, 이 방법은 환자에게 얕고 빠른 호흡을 피할 수 있는 테크닉을 가르치는 호흡전문가에게 지도를 받아야 한다. 공황장애는 특정한 삶의 주기 중 일부 시기에만 나타나며, 생물학적 혹은 유전적 원인은 알려져 있지 않고, 심리치료나 위약 치료로 증상이 완화된다는 사실을 환자들에게 알려 심각하고 퇴화시키는 공황장애의 결과로부터 자유로워질 수 있는 삶의 변화를 갖도록 하는 것이 필요하다(Barlow et al., 2000).

일반화된 불안장애(generalized anxiety disorder)는 지속적이고 과도한 걱정과 불안감을 특징으로 한다. 지난 20년 전부터 일반화된 불안장애는 공포증이나 공황장애 또는 사회 공포증과 다소 다른 정신질환이라고 인식되어오고 있다(참조 그림 4.2). 그러나 일반화된 불안장애는 현재 아래와 같은 진단기준을 설정해 두고 있다.

- 직장이나 학교에서 과도한 걱정과 불안이 적어도 6개월 이상 지속된 경우.
- 환자가 불안을 통제하거나 다스릴 수 없는 경우 또는 불안이 직장이나 기타 일상생활에서 수행능력을 저해하고 있다고 느끼는 경우.
- 불안이 적어도 다음의 세 가지 이상과 함께 동반되는 경우: 안절부절 또는 흥분 상태, 피로감, 집중 곤란, 민감함, 근긴장, 수면곤란.
- 불안이 어떤 약물(법적 혹은 불법적)의 결과에 의한 것이 아닌 경우 그리고 심리적 상태(예, 갑상선항진)에 의해 야기되지 않은 경우.

과연 정상적인 걱정은 어디에서 끝나며, 과도한 불안은 어느 곳에서 시작되는가? 이 질문에 대한 분명하고 간단한 해답은 존재하지 않는 듯하다. 예를 들어, 수많은 사람들은

용 어

사회 공포증: 사회적 상황에서 타인에 의해 관찰되고 평가되는 것이 두려움.

공황장애: 신체적 증상을 동반한 심각한 불안상태.

일반화된 불안장애: 지속적이고 비특이적인 걱정과 불안이 동반된 장애.

청구서에 대한 금액을 지불할 때, 직장을 유지하려고 할 때, 혹은 학교에서 좋은 점수를 획득하려고 할 때 지속적인 걱정(일반적인 불안)을 하게 된다. 걱정이 많은 사람들은 숙면을 취하기가 어렵고, 대부분의 시간에 다소 격앙되어 있다. 그러면 금전 관리나, 직장문제 또는 학교문제에 대해 얼마나 걱정을 하느냐에 따라 정신적으로 쇠약한 것일까 아니면 건강한 것일까? 이 질문이 바로 지속적으로 걱정에 빠져있는 환자를 처치해야 하는 심리치료사들의 딜레마이다.

강박관념 장애 (obsessive-compulsive disorder)

강박관념 장애(OCD)란 통제되지 않는(compulsion, 강요) 특정한 의식에 빠져 다급한 욕구가 동반되는 지속적이고, 유쾌하지 못한 사고나 이미지(obsession, 강박관념)를 특징으로 한다. 손을 씻는 것, 계산을 하는 것, 비교를 하거나 혹은 청소를 하는 것과 같은 행위는 강박적 생각을 예방하고, 그 생각이 사라지길 바라는 희망에서 종종 수행된다. 그러나 이러한 행위를 수행하는 것은 일시적인 믿음만을 제공하며, 수행하지 않을 경우에는 불안감이 눈에 띄게 증가한다. 강박관념 장애는 미국인의 약 2%가 진단을 받은 것으로 조사되고 있다. 이 상태는 전형적으로 청소년기 또는 이른 유아기에 시작된다. 이것은 때때로 우울증, 식이장애, 혹은 기타의 불안장애가 동반되기도 한다. 또 강박관념 장애의 증상은 거의 공존하거나 일련의 신경학적 장애 즉, Tourette's syndrome의 일부분 처럼 나타나기도 한다. 강박관념 장애는 신경생물학적인 근간에서 시작된 것일 수도 있으며, 가족의 문제나 유아기에 경험한 태도 즉, 특정한 생각이 위험하다거나 수락할 수 없는 믿음 또는 청결함에 대한 터무니없는 강조에 의해 일어나는 것이 아닐 수도 있다. 강박관념을 치료하기 위해서는 약물요법과 행동수정요법이 필요하다.

우울증 (depression)

삶을 살아가는 과정동안에 약 17%의 미국인들이 무력감, 절망감, 과거에 재미있던 활동에 대한 관심의 저하 및 다양한 기타 증상(표 4.2) 등을 특징으로 하는 **우울증**을 한 번쯤은 경험하게 된다. 우울증 환자들에게 어떤 느낌이 드는지를 묻게 되면, 환자들은 대개 "삶은 지겹네." 또는 "무언가를 해봐야 무슨 소용이 있나?" 등을 말한다고 한다.

우울증은 한 사람이 가치가 있다고 생각하는 것 또는 사랑하는 것, 직장, 건강 및 자긍심(예, 어떤 과제에서 성공하지 못할 때 중요한 작용을 함)이 상실되어 일어나는 정상적인 반응을 말한다. 상실감을 경험하게 되면, 슬프고 우울한 감정이 들거나 상실감에 빠져 암울해 지는 것은 당연한 일이다. 슬픔과 고통은 상실당한 마음을 치유하고, 새로운 것에 집착하도록 하는 인간의 정신적 수단과 같다. 우울증이 어떤 상실감과 관련이 있을 때, 우울증 환자는 동시에 그 경험이 일시적인 것임을 알 수 있으며, 슬픈 정도에 따라 앞으

표 4.2

우울증의 일반적인 증상

심리적 증상	행위적 증상	신체적 증상
우울한 기분	울면서 말하기	피로
성미가 급함	타인과의 대결	수면저하 또는 수면과잉
불안/ 신경질	화내며 공격하기/ 감정의 격발	식욕감퇴 또는 식욕증진
집중력 감소	불안유발 상황의 회피	체중감소/ 증가
흥미/동기유발 저조	사회적 위축	두통과 통증
무언가를 즐기지 못함	일중독	근긴장
성욕감퇴	흡연/알코올/약물 남용	심계항진
비난/거절에 대해 과민함	자기-희생/ 희생양	타는 느낌/ 소양증
우유부단함	자살 시도/ 제스처	
비관/절망		
무력감		
자신에 대한 선입관		
죽음, 자살에 대한 생각		

로 희망이 있다고도 생각할 수 있다. 이러한 종류의 우울증은 고통이 사라진 이후에 나타나는 경향이 있다.

상실감이 동반되는 "정상" 우울증과 비교하여, 일부 사람들은 장기적으로 지속되는 우울한 상태를 경험하거나 혹은 자가-제한이 안 되거나 삶을 저해하며 심지어 위험하게 만들 수 있는 깊은 우울증에 빠지기도 한다. 이러한 우울증은 스트레스나 심한 심리적 외상, 상해, 질환, 일부 뇌의 생물학적 기능저하 혹은 여러 가지 요인의 병합 등에 대한 반응일 수 있다. 몇몇 사람들에 있어, 주요 우울증에 대한 에피소드는 흥분된 도취감("mania") 기간이 동반되어 **양극장애**(bipolar disorder)라고 불리는 상태가 유발된다.

일부 환자들은 겨울철에 우울증이 더욱 심화되는데, 그 이유는 햇볕이 부족한 계절이 기분(mood)에 영향을 주는 뇌의 신경전달물질 생성을 저해하기 때문이다. 이 **계절적 영향성 장애**(seasonal affective disorder, SAD)는 햇볕이 많이 드는 남향에 위치한 곳이나 햇볕과 유사하게 만들어진 보다 강렬한 옥내 불빛에 자주 노출됨으로서 치료가 되기도 한다.

또 우울증은 많이 아프거나 상해를 입은 것과 같은 경험을 동반하기도 한다. 이러한 경우에, 우울증은 건강을 해치는 고통과 함께 또는 아픈 상태를 유발하는 스트레스를 다루어야 하거나, 운동이 부족한 경우 및 일상생활이 부정적인 경우 또는 규칙적인 사회활동이 무너진 경우, 뇌의 화학적 기전이 변환되어 인체의 생리적 상태가 변화된 경우 등이 혼합적으로 뒤엉켜 일어난 결과라고 볼 수 있다. 약물은 우울증에 더욱 깊이 빠지도록 만들 수도 있다. 일부 사람들은 **기분변조**(dysthymia)라고 불리는 경증의 우울증을 경험하기도 한다. 주요 우울증과 유사하게, 이 기분변조는 수면장애, 식욕장애 및 집중력 장애와 관련이 있다.

> 늘상 여러분이 느끼는 반대상황을 말하는 여하에 따라 건강에 적지 않은 영향을 미친다.
>
> *Boris Pasternak*, 닥터 지바고

심한 우울증의 특징 중 한 가지는 부정적 생각이 상당한 정도를 보이며, 심각한 자기비난이 특징적이며, 자신, 세상 혹은 미래에 대한 부정적 시각; 자신과 세상을 평가하는데 있어 논리성 부족 등이 매우 강하게 나타난다. 이와 같은 논리성 부족은 다음과 같은 경우를 포함한다.

- *실무율(all-or-none)적 사고* : 극단적인 것만을 보는 경우(예, 모든 것이 좋거나 모든 것이 나쁘다).
- *과일반화(overgeneralizing)* : 하나의 좌절을 모든 유사한 상황이 영원히 나쁘게 전환될 것이라는 증거로 해석.
- *부정적 여과(negative filtering)* : 긍정적인 면을 여과시키고, 부정적인 것만을 내세우는 경우.
- *자격박탈(disqualifying)* : 긍정적인 사건을 부정적인 경험으로 전환시키는 경우.

환자 스스로가 부정적인 사고(자주 *부정적 자기-대화*)를 점차 깨닫게 됨으로써 긍정적인 자기-이미지를 채택하게 되고, 보다 현실적인 세상에 대한 평가를 받아들이게 된다. 다시 말해, 이러한 태도는 우울한 상태를 감소시키는데 도움이 된다. 인지적 행위치료는 우울증 환자들의 부정적 사고

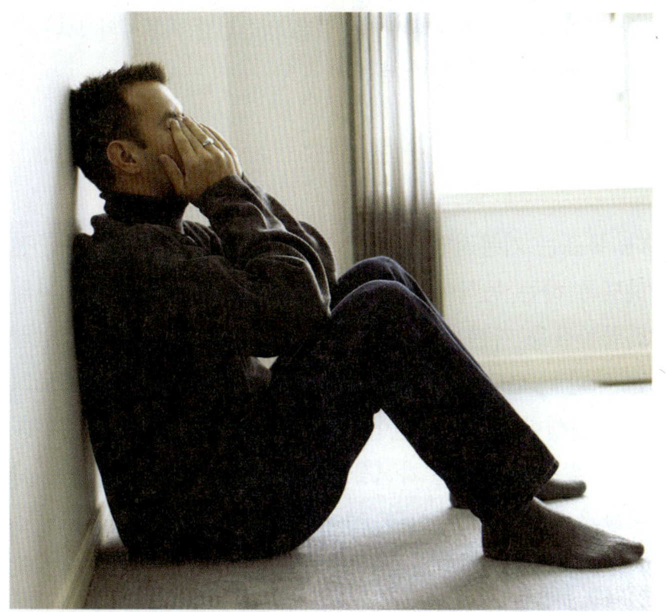
여러가지 일들이 일시적으로 우울하게 만들기도 한다.

용어

강박관념 장애: 완고하고, 비우호적인 사고와 이미지 그리고 강요는 통제되지 못하는 특정한 의식에 포함될 필요가 있다고 생각하는 장애.

우울증: 무력함, 절망감 및 자책감을 특징으로 하는 정신적 상태.

양극장애: 마니아적 증상발현 이후에 우울증이 나타나는 장애.

계절적 영향성 장애: 가을이나 겨울 그리고 산발적으로 봄에 나타나는 우울증 증상.

기분변조: 오랫동안 지속되는 경미한 형태의 우울증.

글로벌 웰니스

우울증은 전 세계적..

Missing my dear mother, as a son,
my liver and intestines are painfully broken!
Crying for my old mother, as a son,
my tears pour into my chest!
Thinking about my old mother, as a son,
to swallow food and tea is difficult!
Searching for my old mother, as a son,
I cannot sleep day and night!

Si-Lang, *Searching for Mother*
Tenth Century Beijing Opera

위에 제시된 영시는 수천년전 중국지역에서 우울증이 나타난 사람의 신체적 특징을 보여주고 있는 시이며, 슬픔과 우울증은 전 세계적이고, 국경이 없다는 것을 보여주고 있다. 우울증은 그 이환율이 다양하지만, 모든 문화에서 그 기록이 전해져 왔다(세계보건기구, 2001). 예를 들어, 아시아에서 우울증은 북아메리카와 유럽에서의 우울증 보다 낮은 것으로 나타나고 있다(표 4.3). 미국에서 우울증 비율은 문화적 집단에 따라 다르기도 하다. 즉, 아프리카계와 히스파닉계의 사람들은 우울증 이환율이 약 12%에 달하는 반면, 유럽계 사람들은 17%에 육박한다.

이환율과는 별개로, 우울증은 문화적으로 차이가 있음은 분명한 사실이다. 다양한 토착 미국문화에서는 우울증이 사회적 고독감으로 표현된다. 전형적인 코카시안 북미계 또는 유럽계는 우울증을 심리학적 증상, 예로, 슬픔, 기분저하, 흥미감소로 경험하는 듯하다. 그러나 아시아 문화권 내에서의 우울증은 신체적 불편함(위에서 전술한 중국의 시처럼) 즉, 피로, 식욕상실 및 수면문제 등으로 경험하는 듯하다.

표 4.3

세계 각국의 우울증 이환율

국적	우울증 이환율(%)
칠레	29.5
영국	16.9
네덜란드	15.9
브라질	15.8
프랑스	13.7
터키	11.6
독일	11.2
미국	6.3
나이지리아	4.2
중국	4.0
일본	2.6

출처 : World Health Organization. (2001). World Health Report. Available: http://www.who.int/whr2001/2001/main/en/tables/table2.2.htm.

또한, 우울증에 대해 도움을 찾는 행동도 각 문화권마다 다양하게 나타난다. 라틴아메리카 남성들과 중국 사람들은 우울증을 치료하고자 요구되는 도움을 찾지 않는 듯하다. 이유는 그러한 도움을 찾는 것이 오히려 그들을 허약하게 만든다고 생각하기 때문이다. 한편, 우울증으로 인해 신체적 고통을 경험하게 된다는 일본과 홍콩에서는 신체적 증상을 완화시키기 위해 의사를 방문하여 상담을 받는 경향이 많다. 라틴아메리카계 여성들과 유럽계-아메리카 사람들은 정신건강 치료사와 보다 많은 상담을 하는 것으로 보인다.

패턴을 변화시키는데 도움을 주는 매우 훌륭한 방법이다.

우울증의 또 다른 특징은 우울증 자체를 강화시켜 '우울증 고리'를 만들어내는 것이다. 우울증 환자의 부정적 사고, 사회적 위축 및 즐거운 경험에 대한 흥미 감소 등은 무익함, 무력함, 침울함 및 파멸 등의 감정을 더욱 강화시키도록 만든다. 우울증으로부터의 회복은 우울증 고리를 끊고, 우울증을 만들어내는 삶을 교정함으로써 가능하다.

우울증을 치료할 수 있는 한 가지 방법은 삶을 다시 활기차게 만드는데 있다. 이것은 간단한 시간에 이행할 수 있는 단순하고도 도달 가능한 목표를 설정하여 성취하도록 만든다. 목표는 기본적인 호흡법과 기타 심신의 리듬을 재충전하도록 하는 동작이 포함되어야 하며, 이러한 동작은 뇌의 화학물질을 기쁜 무드상태로 전환시키도록 하는데 조장하는 역할을 한다. 많은 우울증 환자는 규칙적인 운동프로그램을 실행함으로써 심신이 이완됨을 느끼게 된다.

또 우울증 환자는 자신을 위로해 주거나 도움을 주는 사람들과 접촉해야만 한다. 고독한 삶을 유지할 경우에는 단지 상실감과 무익함만을 가중시키게 된다. 특히, 지루한 삶에 대해 친구나 가족과 장황한 대화를 길게 하는 것은 도움이 되지 못한다. 레크리에이션 활동이 부정적인 생각으로부터 멀어지게 만들며, 우울증 고리를 약하게 만든다.

여러 가지 종류의 약물은 우울증을 회복시키는데 효과적인 도움을 준다. 이러한 약물에는 삼환계 항우울증제(tricyclic antidepressants), 선택적 세로토닌 흡수억제제(selective serotonin reuptake inhibitors, SSRIs) 및 모노아민 산화효소 억제제(monoamine oxidase inhibitors)가 포함되어 있다. 우울증에 대한 약물요법은 초기 단계의 약물로 우울증 고리를 차단하며, 평형감각을 재생하고, 삶에 대한 통제를 하도록 만들며, 차후에 심리적 상담(대개 인지적 행위치료)을 통해 안녕감(well-being)이 지속되도록 비의학적 치료를 찾도록 도와준다(Whooley and Simon, 2000).

사실 우울증은 운동부족, 사회적 위축, 무력함, 자기-비난적 사고 및 행위 등을 특징으로 하기 때문에 환자 스스로가 치료할 수 있는 프로그램을 활성화시키기가 쉽지 않다. 이러한 시점에서 친숙한 친구 혹은 가족 구성원의 참여와 그리고 치료사, 상담사 혹은 다른 조력자 등의 지도는 매우 큰 가치가 된다. 전술한 사람들은 우울증 환자가 우울증을 일으킨 원인과 맞서 싸울 수 있도록 하며, 부정적 자기-대화즉, 자신, 세상 및 미래에 대한 부정적 시각; 대화 속의 자기-비난; 및 자신과 일상에 대한 비논리적 평가를 최소화하는데 대항하도록 도움을 준다.

자살(suicide)

우울증에 대한 가장 큰 문제점 중 하나는 바로 자살에 대한 위험을 들 수 있다. 미국에서 자살은 10대 사망률 중 수위를 차지하고 있으며, 거의 매년 30,000명이 자살을 하고 있는 것으로 추정되고 있다. 보고되고 있는 자살 건수는 자살 시도의 10-15%만을 반영하고 있는 것으로 여겨지고 있다. 연령대 중에서 65세 이상 노인이 자살을 시도하고 있는 연령대로 손꼽히고 있다. 젊은 세대들(15-24세) 사이에는 자살이 사고사와 살인 그 다음의 세 번째의 사망원인으로 차지하고 있다.

자살은 질환이 아니며, 부모로부터 물려받는 장애 또한 아니다. 자살은 날씨나 보름달에 의해 영향을 받지 않는다. 일반적으로 사람들은 자신이 압박감을 받고 있거나 삶에 대한 고통스런 스트레스를 받고 있기 때문에 자살을 고려하는 것으로 생각하고 있으며, 자살이 자신들의 유일한 선택이라고 믿고 있다. 때로는 죽고 싶기 때문이 아니라 타인에 대한

웰니스 지침

친구가 자살을 고려하고 있다면

친구가 자살을 고려하고 있다고 의심이 가는 경우에 여러분은 어떤 도움을 줄 수 있겠는가? 여러 가지 할 수 있는 행동을 취할 수가 있으며, 구체적인 중재방안이 되는 모든 것이 여기에 포함된다. 중재는 쉽지가 않다. 무언가 더 나아질 거라든지 또는 내일은 오늘과 다를 것이라는 사실을 스스로에게 말하는 것은 매우 쉬운 일이다. 그러나 중재는 복잡하다. 합리화와 지체는 우울증 혹은 잠재적인 자살을 포함하는 상황에서 유용한 행동이 되지 못한다. 여러분들이 할 수 있는 몇 가지 선택사항을 살펴보기로 하자.

- 친구와 대화를 나눈다. 여러분이 관심이 있다는 사실을 친구에게 말을 하라. 여러분에게 걱정꺼리가 되는 행동을 설명해 주어라. 여러분이 도움이 될 수 있는 가도 물어보자(친구가 아니라고 말을 해도 절대 포기하지 않는다).
- 자살을 생각하고 있는지를 친구에게 직접 물어본다. 친구가 예라고 대답한다거나, 또는 자살관경을 보았던 누군가가 자살이 잠재적인 해결방법이라고 말을 한다면, 매우 충격적일 것이다. 여러분의 친구가 자살에 대한 생각을 긍정적으로 생각하고 있다면, 그 계획에 대해서 물어보도록 한다.
- 친구와 헤어지기 전에 "자살을 하지 않을 것"임을 이해시키고, 동의하도록 만든다. 어떤 경우에라도 자살을 시도하지 않겠다는 동의를 요청한다. 친구가 특정한 시점에서 그것을 변화시키고자 한다는 약속이나 시행에 동의하지 않는다면, 자살에 대한 위험은 매우 높아지게 된다. 이 상황을 재빨리 전문 상담가에게 보고하도록 한다. 전문가가 도와주러 올 때까지 친구 옆에 머물거나, 누군가를 곁에 있도록 한다.
- 여러분의 친구가 "자살을 하지 않을 것"에 동의를 한다면, 학교 건강서비스 혹은 지역의 상담가를 찾아 친구의 행동에 대해 얘기를 해준다. 전문가는 그 상황을 조율하는데 있어 가장 좋은 방법을 알고 있다. 여러분이 친구와의 신뢰를 깨트렸다고 느낄지언정 여러분은 한 생명을 구하고 있는 셈이 된다. 하나의 중재는 자살을 예방할 수 있도록 한다.
- 여러분의 걱정꺼리를 말할 수 있고, 도움이 되겠다고 판단되는 다른 친구, 지역에 상담가 또는 교사에게 말을 한다. 가장 중요한 행동은 잠재적으로 위험한 결과가 된다는 것을 인지한 이후에 무언가를 행동으로 옮기는 것이다.

노염을 표출하고자 할 때 자살이 시도된다. 사실, 자살에 대한 시도는 제한된 자기-파괴적 행위를 특징으로 하는데, 예를 들어 치명적인 치사량 이하의 수면제를 복용한다던지 아니면 자신의 목숨이 어느 시점에서 구재될 수 있도록 알리려고 하는 행위 등이 여기에 속한다.

이따금 사람은 친구나 친척들에게 자살에 대한 생각을 표현하기도 한다. 이것은 듣는 사람들에게 막중한 스트레스를 가할 수 있으며, 불신과 당황스러움 또는 회피와 같은 반응을 보이도록 만든다. 자신의 불편한 감정을 처리하기 위하여, 듣고 있던 사람은 "힘내, 무언가를 위한 삶이 많이 남아

건강 팁

노여움을 가라앉히는 방법

아래 나열된 문구는 화가 났을 때 슬기롭게 대처하거나 표현할 수 있는 방법들이다.

- *화가 났음을 인식한다.* 여러분이 화가 났다는 사실을 알게 되었을 때 스스로가 그 노여움에 대해 관심을 갖도록 한다. 그런 후 시간을 두고 노여움의 원인이 무엇 때문인가를 파악해 보도록 한다. 여러분이 상처를 입었는가, 좌절되었는가, 또는 두려운가? 화를 나게 만드는 것은 무엇인가?
- *화가 났음을 인정하라.* "모든 것이 네 잘못이야!" 또는 "너만 아니었더라면" 또는 "내가 그렇게 하지 않았더라면" 과 같은 생각을 한다거나 말을 함으로써 화가 난 감정을 다른 사람에게 내뱉지 않는다. 여러분이 그곳에 속해 있다는 사실이 확실하지 않다면 다른 사람에게 화를 내지 않도록 한다.
- *냉정해 지자.* 몹시 화가 났더라도 그 감정을 즉각적으로 표현하지 않도록 한다. 대신에 시간을 두고 원인에 대해 생각해 보며, 표현할 수 있는 가장 좋은 방법을 생각해 보도록 한다.
- *노여움을 해결하라.* 시간이 지나면서 노여움이 쌓이지 않도록 한다. 만일 그렇게 하고 있다면, 성 잘 내는 사람이 되고 만다. 이것은 여러분 자신을 감성적으로나, 육체적으로 멀어지게 만들며, 어린아이나 동료와 같은 타인들과도 멀어지게 만든다.
- *마음속에 담아두고 있지 않도록 한다.* 적어도 예상했던 것이 옳지 않아 분개하더라도, 단념하거나, 화를 내거나 또는 비난하지 않도록 한다.
- *특별히 대처하라.* 여러분이 감성적인 갈등에 대해 이야기하고 있을 때, 성나게 하는 것에 이름을 대고, 그 문제에 대해서만 고착한다. 전에 입었던 상처를 끌어내지 않는다. 첫 번째 문제가 해결되기 전까지는 두세 번째 문제를 꺼내지 않는다. 만일 주제와 다른 문제가 불거진다면, 다음에 토론할 수 있도록 문서로 작성해 둔다. 문제가 토론되고 있을 때 그것을 기록할 수 있는 연필과 종이를 구비해 놓는 습관을 만든다. 다친 감정을 완화시키기 위해 또는 그 문제를 직접 해결하고 싶지 않을 때에도 두 번째 문제를 끌어내고자 하는 유혹을 자제하도록 한다.
- *비겁해 지지 않도록 한다.* 논쟁이 심한 과정 중에 논쟁에서 지고 있다고 생각되는 경우라 할지라도 다른 사람의 마음에 상처를 줄 수 있는 말을 하지 않도록 한다.
- *문제를 파헤치되, 다른 사람은 공격하지 않는다.* 타인의 감정을 해치거나 비난하는 인물로 낙인찍히지 않도록 한다. "내가"라는 말을 이용하여 분개한 상황에 대처한다. 만일 누군가가 화해를 청하지 않고, 감정을 해치는 말로 공격을 한다면, "아이쿠 가슴이 아프네." 등의 표현을 할 수 있다. 이것은 비난을 시정하거나, 그 문제를 지속적으로 토론하게 만드는 실마리가 될 수 있다. 이러한 상황이 일어나지 않는다면, 대화는 주요 쟁점에서 멀어질 수 있고, 상처 받은 감정에 대한 싸움이 계속해서 일어나게 된다.
- *경의를 표하거나 존경해 주도록 한다.* 하나의 문제를 해결하려고 할 때, 타인에 대해 존경하는 태도를 끝까지 유지하도록 한다. 타인의 관점을 이해하려고 노력한다. 그리고 여러분이 동의하지 않더라도, 타인에게 여러분과 여러분의 감정을 존중해 줄 것을 부탁하도록 한다.
- *시간을 갖는다.* 성나게 하는 문제가 여전히 해결되지 않고 있다는 느낌을 간혹 느낄 수 있다. 그렇게 생각되는 것은 누구나 그러하며, 그 문제를 다시 고려하기 위해 몇 시간 또는 며칠을 두고 기다린다. 차후에 다시 그 문제에 대해 논의하도록 한다. 때로는 감정이 너무나 격앙되어, 분명하게 생각이 나지 않는 경우도 있다. 문제를 떠올리고 구체화하기 위해서는 시간만이 해결책이다.
- *신체적 영향은 수용한다.* 문제가 해결된다는 전조로 느껴지지 않는 한은 문제가 해결되기 전에 성(sex)적 또는 기타의 애정행위는 수용한다. 애정행위는 무언가에 대한 논쟁이 관심 범위 내에서 받아들여질 수 있는 것임을 보여준다.
- *모두가 이긴 것이다.* 한 문제가 토론되어 왔고, 상대방이 결과에 대해 동의를 하게 되면, 한쪽 또는 다른 쪽 사람이 질투를 한다고 느끼더라도 그 논쟁은 승자와 패자를 만들게 되어, 결국에는 서로의 관계가 손상되기 쉽다. 질투심이 남아 있다는 것은 그 문제가 아직 해결되지 않았음을 나타내는 전조이다. 다시 논의하는 것이 바람직하다.

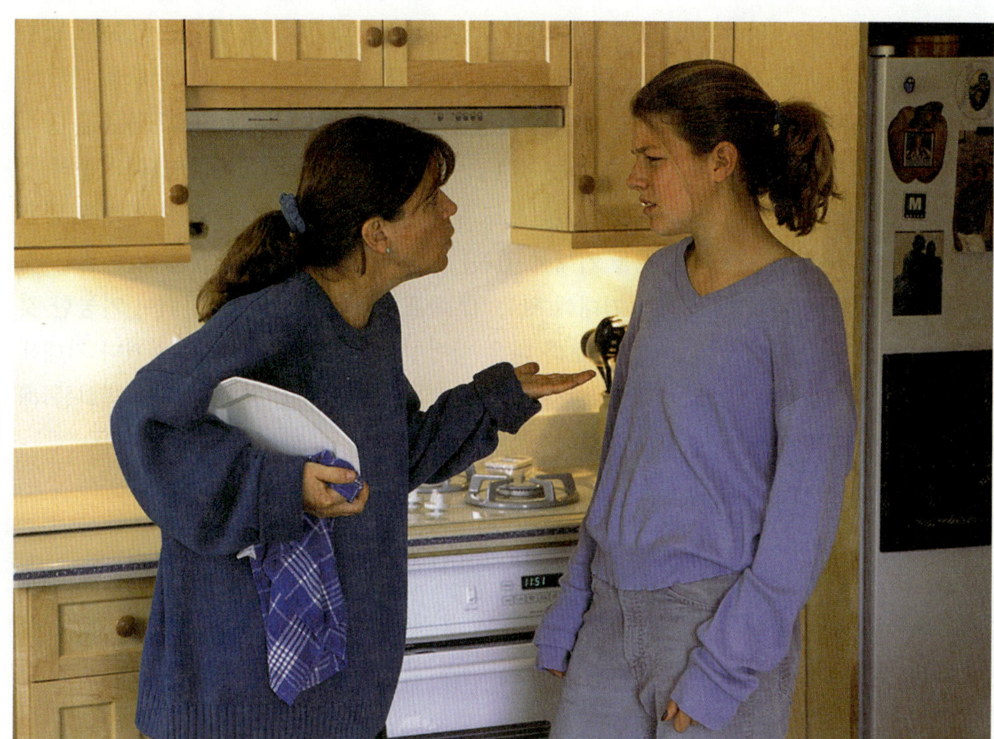

가족과의 논쟁은 부모와 아이들의 정서적 안녕감을 붕괴시킨다.

있잖아", 또는 "나보다 훨씬 좋아지고 있어", 또는 "심각해지지 않을 거야!" 등의 이야기를 할 수 있다. 이와 같은 이야기나 혹은 유사한 말들은 스트레스를 받은 사람들의 감정을 부인하는 효과를 갖는다. 심리학자들은 듣는 사람들이 자살에 대한 생각("왜 자신을 해하고 싶은지를 더 얘기해봐")을 직접적으로 말하지 말고, 스트레스를 받고 있는 사람에게 동정과 관심을 보이고, 확고하게 그러나 인내심을 갖고 전문적인 도움을 받도록 청하는 것이 바람직하다고 얘기하고 있다.

종종 자살을 기도하는 사람들은 전문가를 만나지 않기 위해 변명을 늘어놓거나, 심지어 한 친구에게 자신에게 위협을 주는 문구("누군가에게 말하면 난 자살을 할 거야")의 공갈편지를 쓰기도 한다. 친구는 마음을 굳건히 하고, 필요하다면 학생 건강센터나 병원 응급실의 상담 전문의 또는 심리치료사와 약속을 정해 스트레스를 받고 있는 사람을 그곳으로 데리고 가거나 자살예방 문의소에 전화를 걸어두는 것이 좋은 방법이다.

자살에 대해 고민하는 시점에서는 삶 그 자체가 절대적으로 희망이 없는 것처럼 보인다. 그러나 부분적인 삶의 문제는 해결방안이 없는 것도 아니다. 삶의 위기가 개선되고, 스트레스를 받았던 감정이 사라지기도 한다. 특히, 시간은 많은 상처를 치유할 수 있다. 그리고 삶의 피곤한 시간 속에서 일을 하며 얻은 경험이 타협과 식견 및 이해를 불러일으킬 수 있다. 여러 가지 경험과 이해를 얻은 사람은 삶의 문제를 보다 쉽게 해결할 수 있으며, 타인들에게도 도전의식을 고취시키는데 많은 도움을 제공할 수 있다.

노여움 (anger)

노여움은 공격을 받거나, 비난 및 마음에 상처를 입는 경우 또는 상실감을 느낄 때에 일어난다. 그리고 타인의 공격, 비난 및 마음에 상처를 입거나 상실감을 느꼈다고 상상하는 경우에도 일어난다. 혹은 공격이나 비난, 상처 및 상실감을 받을 수 있다고 상상할 때 또는 중요한 목표의 추구가 엉망이 되었을 때에도 일어날 수 있다. 노여움은 흥분성 감정으로 관심을 갖고 있는 자신이나 사물을 보호하려는 것 또는 목표에 대한 장애물을 극복하려는 동기유발성 에너지를 말한다. 일반적으로 생리적 혹은 심리적 남용을 막기 위해 화를 내거나 마음의 상실로부터 자신을 보호하기 위해 화를 내곤 한다. 때때로 현실적으로 존재하지 않는 것이 위협적으로 다가오는 것이라고 인식할 때에도 노여움이 유발된다. 이러한 경우에, 우리가 생각하는 것에 의해 자신에게 화를 내게 된다.

많은 사람들은 자신이나 타인에게 화를 낼 때 이것을 처리하기가 쉽지 않다. 이 감정에 대한 강도에 대해 두려워하기도 한다. 노여운 표현과 동반되기 쉬운 폭력에 대한 가능성에 대해서도 두려워한다. 또 보복이나 거절을 두려워하기도 한다.

노여움을 다스리기 위한 한 가지 건설적인 방법은 그 감정에 대한 원인을 이해하는데 있다. 예를 들어, 좌절감을 다스리기 위하여 도달할 수 없는 목표에 대한 장점을 재평가하거나 그 목표에 도달하기 위해 취할 수 있는 전략을 다시 고려하도록 한다. 사실, 어떤 문제점에 대해 다른 사람을 비난하는 것이 올바르다고 생각할 수 있으나, 그 상황에 어떻게 기여할 수 있는 가를 재평가해보는 것이 보다 생산적일 수 있다.

노여움을 느끼는 다음 시점에서 몇 초, 몇 분, 또는 필요하다면 하루 종일 "중간 휴식"을 갖도록 한다. 한편, 현재 화가 나는 것이 전에도 경험한 바가 있는 가를 자신에게 물어보도록 한다. 다시 말해, 진정 내가 해를 당하고 있는지 또는 위협을 당하고 있는지 또는 이처럼 하나의 상황을 판단해 왔기 때문에 자신에게 더욱 화가 나고 있나요? 목표를 달성할 수 없는 것 때문에 좌절감을 느끼게 된다면, 여러분의 목표가 현실적으로 도달할 수 있는 것인가? 자신에 대해 많은 것을 기대해 왔는가? 타인에 대해 터무니없이 너무 많은 것을 기대해 왔는가? 목표를 달성하기 위한 전략이 가능한 것인가? 보다 나은 방법이 있는가? 여러분이 원하거나 기대해도 되는 사람과 목표, 욕구, 계획 및 희망에 대해 대화를 해 본 경험이 있는가?

수면과 꿈 (sleep and dreams)

모든 생명체는 휴식과 활동의 고리를 반복하고 있으며, 특히 인간의 경우는 일상을 잠과 잠이 깨어 있는 상태 즉,

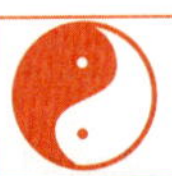

웰니스 지침

밤잠을 잘 자는 방법

아래 나열된 문구는 밤잠을 잘 자기 위한 방법들이다.

- *규칙적인 수면시간을 만든다.* 본인의 자연적인 수면 사이클을 만들어 낮과 밤의 사이클이 조화를 이루도록 한다. 다시 말해, 매일 밤(한 시간 이상 또는 이하) *같은 시간에 잠을 청하고 알람시계 없이 잠에서 깨어나도록 한다.* 이것은 본인에게 충분한 수면시간을 주기 위해 충분히 일찍 잠에 들라는 것을 의미하는 것이다. 주말에도 규칙적인 수면시간을 갖도록 노력한다. 주간에 일찍 일어나고 주말에 늦게 일어나는 습관은 수면 사이클의 리듬을 엉망으로 만들 수 있다.
- *적절한 수면 환경을 만든다.* 수면 환경은 어둡고, 조용하며, 방해되는 것이 없거나, 너무 덥지 않은 환경이 가장 좋은 잠을 유도한다. 만일 잠을 청하기 위해 라디오나 TV를 이용한다면, 잠이 든 이후에 소음이 차단되는 타이머를 작동시켜 놓도록 한다.
- *침대 위로 올라가기 전에 몸을 푼다.* 취침 전 약 20-30분가량은 정신적 또는 육체적 동요를 일으킬 수 있는 활동, 즉, 일이나 운동을 중단해야 한다. 그리고 수면에 빠질 수 있는 "조용한" 활동을 취하도록 한다. 이 전환 활동(transitional activities)은 독서, "맘에 없는" TV시청, 따뜻한 목욕이나 샤워, 명상 또는 사랑을 나누는 일 등이 포함된다.
- *수면을 취하기 위해서만 침실을 이용한다.* 침실을 좋은 밤잠을 위한 장소로 만들어야 한다. 침실에서 일을 하지 않도록 하며, 동반자와 어떤 문제에 대해 토론하지 않도록 한다.
- *침대 위에서는 머릿속에 걱정꺼리를 만들지 않는다.* 침대 위에 누운 후 다음 날 해야 할 일들 때문에 걱정이 되어 30분 이상이 지나도 잠이 오지 않는다면, 자리에서 일어나 제한된 활동 예를 들면, 잡지책 읽기나, 설거지를 하거나 또는 명상 등을 실시한다. 이후에 노곤해 지면 다시 침대에 누워 잠을 청한다. 만일 여러분이 온통 해야 할 일에 대한 생각들 때문에 잠이 오지 않는다면, 여러분의 마음속에 있는 것을 글로 적어, 잠이 드는 동안 그 종이를 움켜지고 있도록 한다. 아침이 되면 그 기억을 상기해낼 수 있다.
- *알코올과 카페인을 피하도록 한다.* 일부 어떤 사람들은 잠들기 전에 심신을 이완시키기 위하여 맥주나 와인을 한 잔정도 마시고 있다고 한다. 많은 양의 알코올 섭취는 물론 잠에 푹 빠지게 만들지만, 정상적인 수면과 꿈 패턴을 차단하고 만다. 한편, 카페인은 몸속에서 여러 시간동안 남아있기 때문에, 카페인에 민감한 사람들은 저녁시간 이후에 카페인 섭취를 삼가도록 한다.
- *규칙적으로 운동을 한다.* 일주일에 3-4회씩 20-30분 동안 운동을 한다면 수면 능력을 증대시킬 수 있다. 그러나 잠들기 3시간 전에 격렬하게 운동을 할 경우에는 잠을 자다가 일어나게 할 가능성이 높아진다.

sleep-wake cycle을 반복한다. 누구나 자신의 이상적인 신체적, 정신적 및 영혼의 웰빙과 일치하는 잠과 잠이 깨어 있는 상태를 가지고 있다. 일부 연구들은 충분한 수면이 상냥함, 집중력, 우호적 무드 및 동기유발을 증가시키는 것으로 보고하고 있다. 반면에 수면이 부족할 경우에는 생산적이고, 좋은 유머감각, 삶에 만족하거나 심지어 농담을 해도 웃을 수 있는 능력이 손상되는 것으로 여겨지고 있다. 수면부족은 판단력을 심각할 정도로 손상시킬 수 있다. 즉, 수면부족은 자동차 사고의 원인으로서 알코올 만취 다음으로 심각한 상태이다. 장기적인 수면 결핍은 생명에도 치명적일 수 있다.

수면 연구가들은 대다수의 미국인들이 그날에 피곤함을 덜고 에너지를 얻는 시간으로 하룻밤에 7, 8, 혹은 9시간 이하 중 60-90분간만 잠을 자고 있는 것으로 믿고 있다. 현대인의 삶의 특징인 바쁜 스케줄에서 다른 것을 위한 시간을 만들어 내기에는 그 수면이 턱없이 부족하다. 잠을 자는 것이 소용없는 일이며, 잠을 자지 않는 것이 어떤 열정과 충동을 나타내는 것이라고 여기고 있다. 더욱이 TV나 라디오 매체를 가까이 하고 있는 시간 때문에 수면을 취하기가 더욱 쉽지 않다. 1800년대 말경 전기를 이용한 전등이 개발되기 이전에는 사람들이 하룻밤에 대략 9시간의 수면을 취했었다. 다시 말해, 어둠이 찾아오면 사람들은 잠을 청했다. 그 당시에 수면은 전체적인 웰빙 상태와 큰 관련이 있었기 때문에 건강한 수면습관을 갖는 것이 심신의 조화를 가져오도록 한 것으로 여겼던 것이다.

수면문제 (sleep problems)

삶에 있어 끊임없는 도전 등 때문에, 모든 사람들은 삶의 기간 동안 한 번쯤은 수면에 문제를 갖게 된다. 흔히 수면 패턴을 파괴하는 경험은 몸이 아프거나, 시차, 다가올 시험에 대한 걱정 또는 새로운 것에 대한 흥분 등이 포함되며, 과식, 알코올 섭취 혹은 카페인 섭취, 사랑하는 사람을 잃은 경우도 여기에 포함된다. 다행히도, 대부분의 사람들은 이와 같은 상황에 잘 적응을 하며, 며칠 사이에 정상적인 수면 리듬을 되찾게 된다. 그러나 대다수의 미국인들은 수주에서 수년에 달하는 수면문제에 빠지기도 한다. 가장 흔한 수면 문제는 잠을 충분히 못자는 것(불면증, insomnia), 낮에 잠을 자는 것(과도한 낮잠 수준, daytime sleepiness), 및 수면과 관련된 이례적인 활동(사건수면, parasomnias)을 꼽을 수 있다.

불면증 (insomnia)

대부분의 사람들이 오랫동안 지속되는 수면문제인 **불면증**을 경험할 수 있다. 이들은 잠이 들지 못하거나 잠에 빠지는데 문제가 있으며, 잠이든지 몇 시간도 되지 않아 일어나거나 다시 잠들기가 쉽지 않은 것으로 보고되고 있다. 불면증이 나타내는 대낮의 증상은 피로, 낮잠을 자고 싶은 욕망, 집중력 저하, 판단력 저하 및 삶에 대한 풍미부족 등이다. 불면증은 뇌의 수면중추에서 질병이나 상해가 일어난 경우일 수 있으나, 대개는 신체적 질병, 만성 통증, 스트레스, 우울증, 불안감, 강박관념적 묵상, 공황장애, 상해후 스트레스 장애 또는 약물, 알코올 남용 등이 원인이다.

때때로, 불면증을 앓고 있는 사람들은 대낮에 깨어 있는 상태를 유지하기가 어려울 수도 있다. 그들은 대부분의 시간에 잠이 오는 기분을 느끼게 되며, 일상 활동 시에도 쉽게 꾸벅꾸벅 졸거나, 짧은 기회만 주어져도 낮잠을 자려고 한다. 사실, 그들은 밤에 충분한 숙면을 취하지 못하기 때문에, 약 20%의 대학생들이 어두운 방안에서 누울 수 있는 기회만 찾아와도 즉시 잠에 빠질 수가 있다. 극도로 대낮에 잠에 빠지는 성향을 **기면발작**(narcolepsy)이라고 부른다.

용 어

불면증(insomnia): 장기적으로 충분한 수면을 취하지 못함.

기면발작 또는 낮잠(narcolepsy): 대낮에 잠에 빠지기 쉬운 성향.

건강 팁

완전히 지워졌는가?

피로는 지치고, 기운 없거나, 녹초가 되었다는 느낌을 들게 한다. 만일 여러분이 마라톤을 달리고 있다면, 그 후에는 매우 지칠 수 있으나 휴식을 취하고 나면 체력이 회복되고 기운이 다시 솟아날 것이다. 여러분이 아픈 경우에는 회복될 때까지는 나른하고 피곤하다는 느낌이 떠나질 않을 것이다. 그러나 많은 대학생들처럼 며칠간 충분한 잠을 못자거나, 스트레스가 여전히 남아 있다면, 체력이 무지막지하게 소진되어 뼈조차 닳아버렸다는 느낌을 받을 수 있다. 활기참을 다시 느끼기 위해서는 좋은 수면습관을 만들고, 하루에 몇 시간은 휴식을 취하거나, 적절한 영양섭취가 필요하고, 자신을 피로하게 만드는 것은 "없다"라고 외친다던가, 담배, 알코올 및 기타의 약물로부터 멀어지는 것이 바람직하다.

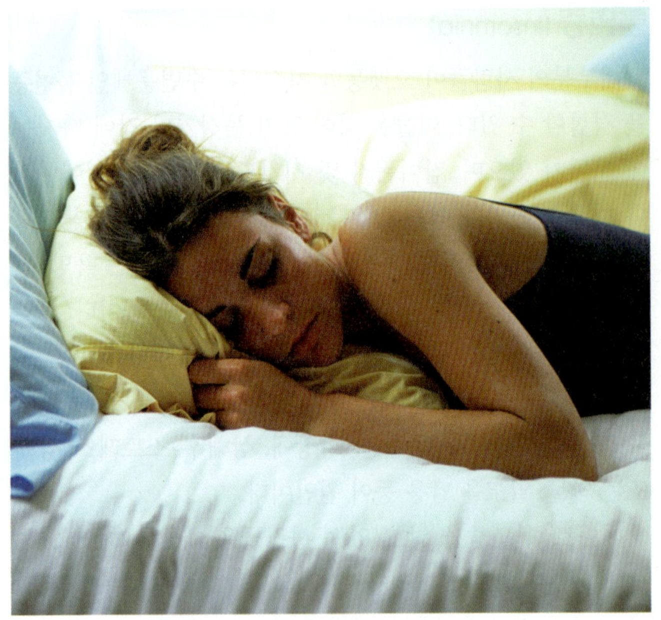

충분한 수면과 잠은 정신건강에 매우 중요하다.

사건수면 (parasomnias)

사건수면은 여러 가지 형태로 일어나며, 숙면을 방해할 가능성이 높다. 악몽이란 공포, 두려움, 공황 또는 불안감을 일으키는 꿈을 말한다. **몽유병**(somnambulism)이란 주로 유년기에 나타나는 현상이며, 주로 불안, 피로 또는 스트레스와 관련되어 있다. 몽유병 환자는 잠을 자는 동안 자율적인 활동 즉, 대개 침대에서 일어나 주변을 걸어 다니게 되지만 잠에서 깨어나면 무엇을 했는지 기억을 하지 못한다. 기타의 과격한 행동, 예를 들어 주먹 지르기, 발로 차기, 야간에 두려운 행동(크게 울음을 터뜨리기 시작하며, 이후에 맥박이 올라가고, 발한과 패닉현상이 일어남) 등 또한 수면을 방해하게 된다. 또 다른 비정상적 수면상태는 **수면 무호흡**(sleep apnea)으로, 수면 중에 호흡이 멈추게 되고 보통 30초 이내에 호흡이 다시 시작된다.

주요한 수면문제는 일정한 형태로 환자 자신 내에서의 부조화 또는 주변 환경과의 부조화로 나타나기 때문에, 조화로움을 회복시키는 것이 자연스러운 휴식-활동의 사이클로 되돌아오게 만드는 방법이다. 이 방법은 심신을 위한 건강기법, 예로, 명상, 운동 및 적절한 영양섭취를 통해 달성될 수 있다. 극심한 수면장애를 위해서는 전문가의 도움이 필요하다.

일부 사람들은 알코올, 수면제, 진정제 및 기타의 약물을 복용하게 된다. 그러나 이러한 방법들은 수면장애를 위한 단시간의 증상완화제 역할을 할 뿐이다. 환자의 삶의 유형과 태도에 대한 근원적인 접근과 근본적인 변화 없이, 자연적인 수면리듬을 회복하기 위해 약물에만 의존하게 된다면, 이것은 건강을 해칠 뿐만 아니라 신체적으로 남에게 의존하게 되는 의식과 그 습관 등이 일어날 수도 있다.

꿈의 이해 (understanding your dreams)

우리 모두는 잠을 자는 동안 꿈을 꾼다. 심지어 동물들도 꿈을 꾼다. 일부 사람들은 그들이 꾸는 꿈을 부인하지만, 이것은 그들이 잠에서 깨어났을 때 자신들의 꿈을 상기하지 못하기 때문이다. 반면에, 일부 사람들은 그들이 밤(습득될 수 있는 기술)에 꾸었던 여러 가지 꿈을 생생하게 기억해 내기도 한다.

꿈은 **빠른 동공운동**(rapid eye movement, REM) **수면**이라고 불리는 수면 단계에서 일어나는 경향이 있다(**그림** 4.3). 잠이 들어 있는 동안에, 사람들은 4단계를 여러 차례 순환한다. 꿈은 일반적으로 4단계(숙면 단계)와 다음 사이클의 1단계(가벼운 수면)로 되돌아가는 순간에 일어난다.

사실, 누구도 꿈을 왜 꾸는지는 알지 못한다. 일부 연구자들은 REM 수면상태가 뇌의 성장, 일상의 정보처리 및 세포의 재생을 위해 반드시 필요한 것이라고 제시해 오고 있다. 다른 연구자들은 꿈이 뇌에서 더 이상 이용하지 않는 정보

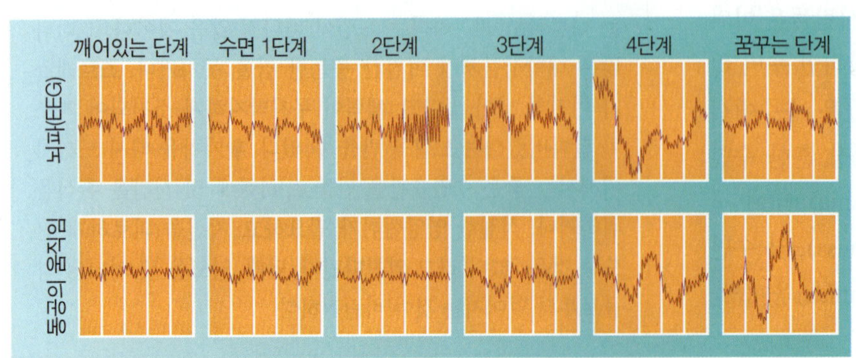

■ **그림 4.3**
수면 단계 동안에 유도된 전기신호의 추적
작은 유도가 사람의 머리와 눈꺼풀 주변에 부착된다. 이 유도는 뇌 속에서의 전기적 신호와 동공의 움직임을 검파한다. REM은 꿈을 꾸고 있는 동안에 나타난다.

와 기억을 처리하고 제거하는 방법이라고 믿고 있다. 이유를 떠나서, 꿈은 건강을 위해 필요하다. 꿈을 꿀 기회를 박탈당한 실험 집단에 속한 피험자들(실험자들이 REM 수면 동안 피험자들이 잠을 자지 못하도록 함)은 기괴한 행동과 정신이상 증상을 나타내었다. 박탈된 REM 시간을 충족시키기 위해 적어도 하룻밤 동안 잠을 재운 후에는 정상으로 돌아갔다고 한다.

수천년 동안 꿈은 많은 문화 속에서 정신적, 신체적 건강을 회복시키는 것으로 이용되어 왔다. Asclepius 사원은 고대 그리스에서 천년 이상 동안 꿈을 치료하고 성직자들이 그것을 해석해주는 장소로 이용되어 왔다.

꿈을 꾸는 것이 건강해 진다고 한 것은 "꿈을 꾸는 사람들"이라고 알려진 말레이시아의 Senoi 연구에서 그 기원을 찾아볼 수 있다. Senoi는 우호적이고, 비전투적이며, 공동생활을 하는 사회에서 살고 있다. 부족의 구성원들은 정신적으로나 감성적으로 건강한 정도가 눈에 띄었으며, 꿈에 대해 토론하고 해석하는 일상의 의식에 의해 영향을 받고 있는 것으로 보였다. 어린이들과 성인들은 매일 아침에 모여 단독으로 또는 그룹으로 자신들의 꿈에 대해 이야기를 하였다. Senoi 관습에 따르면, 꿈속에서 나타나는 사건과 불안 및 사람들은 현실적이며, 인식되거나 다루어지는 것이라고 여겼다. 이러한 행위는 꿈속에서 의미를 찾는 관습과 유사하며, 특히 심리치료와 비슷한 것으로 나타났다.

꿈의 해석 (interpreting your dreams)

문화적으로 수많은 양의 꿈에 대한 해석이 제시되어 오고 있다. 이중에서도 가장 잘 알려진 이론은 Sigmund Freud와 Carl Jung의 이론인데, 그들은 꿈에서 나타나는 상징과 사건에 대한 의미를 파헤치기 위해 보편적으로 접근 가능한 규칙을 제시하였다. 그러나 대부분의 현대 꿈 연구가들은 보편적인 상징화를 믿지 않고 있다. 대신에 꿈에 대한 그 상징물과 의미가 유일하다는 것은 신뢰를 하고 있다. 꿈은 자신과의 개인적인 대화로, 기상천외하거나, 연극과 같으며, 정서적이고, 다소 과장된 이미지에 대한 매우 개인적인 언어로 의사소통을 한다.

많은 꿈 연구가들은 꿈이 우리 일상의 의식에서 다루어지지 않는 최근의 해프닝, 생각 및 감정 등이 반영되는 것이라고 제안하고 있다. 많은 사람들은 너무나 바쁜 나머지 그들이 경험하고, 생각하고, 느끼는 모든 것에 대해 관심을 갖지 못한다. 때로는 그것이 즐겁지 못하여 현실에서 일부러 다루려고 하지 않는 경우도 있다. 그러나 꿈속에서 자기 자신을 투명하게 만들기도 한다. 잠에서 깨어 있는 동안 관심을 갖지 못했던 미묘한 감정과 인상을 불러내기도 한다. 또 잠에서 깨어 있을 때 다루지 못하는 두려움과 걱정, 갈등 및 문제에 대한 가장 깊은 생각과 느낌에 속박되기도 한다. 다시 말해, 많은 문제점(때로는 해결이 되기도 함!)들이 꿈속에서 나타나게 되는 것이다.

한편, 꿈에는 관심이 없었던 현실이 꾸밈없이 묘사되기도 한다. 예를 들어, 꿈에 쥐가 나타났었는데, 아침에 부엌에서 쥐를 보게 되는 경우가 있으며, 코너를 바라보고 있을 때 어떤 움직임만 있더라도 그것이 쥐라고 생각하기도 한다. 어느 경우에서도 집안에 있는 쥐에 대한 불편한 생각이 의식 속에서 그 생각을 차단하게 만드는 원인이 된다.

꿈속에서 메시지를 찾게 되는 또 다른 방법은 꿈에 대한 그 의미가 아니라 감정에 대해 초점을 맞추는 것이다. 여러분이 무대 위에서 믿을 수 없이 현란한 솔로 댄스를 하고 있는 동안 관중들의 뜨거운 갈채를 받고 있는 꿈을 꾸었다면, 꿈에서의 진정한 감정은 두려움으로 찾아 올수도 있다. 다시 말해, 꿈은 자랑꺼리나 목표성취라기 보다는 두려움에 가깝다고 할 수 있다.

정신 장애 (mental disorders)

다른 모든 인체의 기관과 마찬가지로 뇌(brain)는 분자와 세포로 구성되어 있으며, 생물학적 과정에 의해 그 기능이 통제되고 있다. 따라서 뇌 조직은 화학적 불균형, 상해, 감염, 독성 및 유전적 장애에 의해 영향을 받을 수 있다. 뇌의 상해나 질환이 일어날 경우에는 우리의 사고와 기분 및 행동이 손상될 수 있다. 대부분의 경우에 정신 장애에 대한 생물학적 기초는 잘 알려져 있지 못한 실정이다.

용어

사건수면(parasomnias): 휴식을 취할 만한 수면을 방해하는 활동.

몽유병(somnambulism): 자면서 걸어다님.

수면 무호흡증(sleep apnea): 수면시 호흡이 곤란해지거나 방해를 받는 상태.

빠른 동공운동 수면(rapid eye movement, REM sleep): 꿈이 나타나는 수면 단계.

정신분열증(schizophrenia)은 쇠약한 정신 장애로 환각, 망상, 논리적이고 시종일관된 생각을 유지하기 어렵거나, 위축되어 있는 감정과 사회경험 및 보잘 것 없는 목적의식 등을 특징으로 한다(표 4.4). 전형적으로 정신분열증은 10대 무렵에 뚜렷이 나타나고 성인이 되어서도 진행이 된다. 이 질환은 전 세계 모든 사회에서 유사한 비율(0.85%)로 조사되고 있으며, 총 미국건강 소비국에서는 약 2.5%로 추정되고 있다. 정신분열증의 원인은 잘 알려져 있지 않지만, 과학자들은 생물학적(유전적 소인) 요인이 부분적으로 관련되어 있다고 믿고 있다. 약물과 심리사회적 재활은 증상을 완화시키는데 도움을 줄 수 있으나, 치료가 되는 것은 아니다. 정신분열증 환자의 약 1/3은 자연적으로 일어나지만, 정신분열증으로 진단을 받은 환자는 지속적인 의학적, 심리학적 도움이 필요하다.

용 어

정신분열증(schizophrenia): 생각하는 것이나, 현실을 직시하는 것 또는 기능을 하는 것이 교란되어 있는 정신적 장애.

표 4.4

정신분열증의 전조

삶의 국면	전형적인 증상
정서(emotions)	자극에 대한 비적절한 반응
	퉁명스럽거나 단조로운 정서
	덥거나 꽉 막힌 장소를 두려워함
	변덕스럽고, 부정적인 감정
사고(thought)	현실과 비현실을 구분지어 말하지 못함
	망각과 환상
	방향성 없고 혼동된 사고
	목적에서 벗어나거나 상황에만 치우친 대화 능력
	기상천외한 생각과 언어
대인관계 (interpersonal relationship)	오로지 자신만의 생각에 빠짐, 자폐증
	다가갔을 때 예상치 못한 반응을 보임
	사회적 고립
	반응 결핍
	위축
	손상된 역할 기능
행위(behavior)	기능이 악화된 수준, 무가동
	결정력의 상실
	잘못된 판단력
	기괴하거나 괴상한 행동
	무감각, 창의력 상실
	잘못된 개인위생과 몸을 가꾸지 못함

건강에 대한 중요한 생각

1. Razmataz박사의 책, 30일간의 이례적인 정신건강서는 10주 동안 베스트셀러에 올랐으나, TV프로그램인 'Inside This Week' 에 모습을 들어 낸 이후에는 그 판매량이 하늘을 찌를 정도로 높아졌다. 엔터테이너, 사업이사, 스포츠선수 및 정치지도자들은 그의 프로그램의 가치는 불필요한 걱정을 감소시키거나, 잠을 개선하였고, 기분과 자긍심, 기억 및 정신적 면밀함을 증가시킨다고 칭송하였다.

Razmataz박사는 10년간의 연구를 그의 프로그램에 접목시켰고, Ersatz 정신건강 클리닉에 소장으로 역임하고 있었다. 그의 서적과 매체영상물에서 Razmataz박사는 특정한 정신장애의 유형과 심각성은 뇌에서 존재하는 6개의 기본적인 신경전달물질의 생성을 조절하는 유전자가 과활동 내지 저활동에 의해 원인이 되는 것이라고 설명하고 있다. 설명의 요지는 환자의 유전자 성분을 결정하는 것이며, 6개의 특정한 유기체적 음식물 중 한 가지가 그 유전자와 일치한다는 것이다.

질문:

a. Razmataz박사의 이론이 믿을 수 있고, 효능이 있는가를 누군가에게 제시하고 있는 설명문에서 언급된 요소는 무엇인가?

b. 이러한 요소 중 어떤 것이 건강해지겠다고 결정을 했을 때 영향을 주는 요소가 되겠는가?

c. Razmataz박사의 방법을 시도하기 전에 여러분이 원하고 있는 추가적인 정보는 무엇이며, 다른 사람들에게 권장할 방법은 무엇인가?

2. 정신적으로 건강한 사람의 5가지 특징을 나열하시오. 만일 여러분이 부모의 입장이라면, 여러분의 자녀가 그 리스트에 나열된 5가지 특징을 분명히 나타낸다는 사실을 어떻게 확신할 수 있겠는가? 또 각 개인이 그들의 지역사회에서 사람들의 정신건강에 어떻게 기여할 수 있는지를 토론해 보시오.

3. John은 직장에서의 첫날 이후로 Margie의 관리자가 되는 것을 좋아하지 않고 있었다. 그녀는 그것을 이루지 못했다. 그녀는 사장의 조카이기 때문에 그가 할 수 있는 일이 거의 없었다. 6개월이 지나고, Margie가 John의 쉬프트팀(shift team)에 합류하자마자, 본인이 스트레스가 너무 많아 직장에 가길 꺼려하고 있음을 알게 되었다.

a. 이 장에는 정서적 스트레스를 처리할 수 있는 여러 가지 방법이 기술되어 있다. 여기에는 (1) 스트레스(distress)를 일으키는 상황을 변화시키는 것, (2) 스트레스 상황에 처한 중요한 사안을 변화시키는 것, (3) 스트레스 감정을 감소시키는 것이 포함되어 있다. John이 자신의 감성적 스트레스를 줄이기 위한 대체전략(coping strategies) 중 어떤 것을 채택할 수 있는지 토론해 보도록 하자. 그리고 John이 각 대체전략을 이행한 이후의 결과에 대해 기술해 보도록 하자.

b. 여러분이 정서적 스트레스를 경험하게 될 때, 세 가지 대체전략 중 어떤 것을 가장 자주 채택하게 될 것인가? 하나의 대체전략이 다른 전략들보다도 나은 역할을 한다는 것을 알고 있는가?

4. 수많은 사람들은 정신적, 감성적 웰빙을 행복과 동일한 것으로 생각하고 있다. 만일 행복한 감정을 느끼고 있다면 자신들에게도 정서적으로 괜찮은 것으로 동일화하려고 할 수 있다. 의견을 수렴할 경우, 정서적 웰빙과 행복과 관련된 것이 무엇이라고 할 수 있는가? 불쾌한 감정, 예를 들면 슬픔, 우울함, 창피함, 죄책감 및 노여움 등이 어떻게 정서적 웰빙에 영향을 줄 수 있겠는가? 정신적, 정서적 웰빙으로의 길이 행복에 대한 추구라고 논쟁할 수 있는가? 여러분의 관점에서 그렇게 생각하고 있지 않다면, 정신적, 정서적 웰빙으로의 길을 만들 수 있는 것은 과연 무엇이라고 생각하는가?

건강 리뷰

- 정신적, 정서적 건강은 유지욕구와 성장욕구를 얼마나 잘 충족시킬 수 있는가와 욕구가 충족되지 못한 상황을 얼마나 잘 대처하느냐에 따라 달라진다.
- 사람은 환경과 인체에서 느껴지는 것을 해석함으로써 자신의 욕구를 이해하게 된다. 특히, 성장과 더불어 본인의 정서적 욕구를 충족시킬 수 있는 전략 등을 익히고, 그에 대한 아이디어를 개발하게 된다.
- 만족된 것이 무엇인지 그리고, 경험과 계획 및 행위의 결과로부터 얻은 만족된 수준이 무엇인지에 따라 정서(emotion)가 표출된다.
- 정서적 스트레스는 욕구가 충족되지 못할 때 일어난다. 사람들은 정서적 스트레스를 환경에 대한 상호작용적 유형을 변화시킴으로써, 충족되지 못한 욕구의 중요성을 낮춤으로써, 또는 상처받은 감정을 변화시킴으로써 정서적 스트레스에 대처하고 있다.
- 상담가, 치료사 및 기타 주변 사람들은 정서적 스트레스에 대한 근원을 제거하는데 도움을 주며, 그 스트레스에 대처하는 건강한 방법을 찾을 수 있도록 도와준다.
- 두려움과 불안 및 우울증은 일반적인 정서적 문제이다.
- 일반적인 공포증은 고소공포증, 광장공포증, 밀실공포증, 불결공포증, 뱀공포증 및 동물공포증을 말한다.
- 기타의 우울증 장애에는 공황장애, 사회공포증 및 강박관념 장애가 포함된다.
- 우울증은 낙담, 죄책감, 실의, 자기 비난, 식욕저하, 불면증, 성욕감퇴, 친구들로부터 멀어짐, 집중력 저하, 자긍심 저하 및 부정적인 사고 등을 특징으로 한다.
- 자살은 모든 인종과 성별에 관계없이 15-24세 사이에 일어나는 세 번째 사망의 원인이다.
- 우울증의 여러 가지 증상이 일부 자살을 기도한 사람들 사이에서 일어난다. 많은 자살 기도자들은 삶이 허무해질 때 자살에 대해 이야기를 하곤 한다.
- 수면과 꿈은 인간의 건강에 있어 근본이 되는 요소이다. 수면은 네 단계로 이루어져 있다. 꿈을 꾸게 되는 단계인 REM수면상태는 깊은 단계에서 낮은 단계에 이르는 수면 사이클 동안에 형성된다.
- 많은 사람들은 자신의 꿈을 이용하여 스트레스 상황과 혼돈된 감정을 이해하고 대처하기도 한다.
- 정신분열증은 망각, 논리적이고 일관된 사고의 저하, 감소된 사회 · 정서적 경험 및 목적의식의 감소를 특징으로 하는 정신장애를 말한다.

건강과 웰니스 온라인

웹 사이트는 건강과 웰니스에 대한 풍부한 정보를 담고 있다. 웹 브라우져 소프트웨어를 이용하여 인터넷을 실행하면 건강과 웰니스에 대한 현존하는 많은 주제에 대해 새로운 통찰력을 얻을 수 있을 것이다.

Jones & Bartlett 출판사의 웹사이트인 health.jbpub.com/hwonline 을 실행해라.

참고 문헌

Barlow, D. H., et al. (2000). Cognitive-behavioral therapy, imipramine, or their combination for panic disorder: A randomized controlled trial. *Journal of the American Medical Association, 283*, 2529–2536.

Espie, C. A. (2002). Insomnia: Conceptual issues in the development, persistence, and treatment of sleep disorders in adults. *Annual Review of Psychology, 53*, 245–277.

Feldman, M. D. (2000, July 5). Managing psychiatric disorders in primary care: Anxiety. *Hospital Practice*, 77–84.

Maslow, A. L. (1970). *Motivation and personality*. New York: Harper & Row.

Whooley, M. A., and Simon, G. E. (2000). Managing depression in medical outpatients. *New England Journal of Medicine, 343*, 1942–1950.

World Health Organization. (2001). *Mental health: New understanding, new hope*. The World Health Report. Available: http://www.who.int/whr2001/2001.

추천 도서

Acocella, J. (2000, May 8). The empty couch — what is lost when psychiatry turns to drugs. *The New Yorker*, 82–118. A thoughtful article addressing the serious problems stemming from excessive use of therapeutic drugs in the treatment of mental disorders.

Bourne, E. J. (2000). *The anxiety and phobia workbook*. Presents step-by-step guidelines, questionnaires, and exercises to help sufferers learn skills and make lifestyle changes to help them get relief from the most distressing symptoms.

Bower, B. (2001). Brains in dreamland. *Science News, 160*, 90–92. A discussion of the current status of dream research.

Cassano, P., and Fava, A. M. (2002). Depression and public health: An overview. *Journal of Psychosomatic Research*, 53, 849–857. A thorough discussion of major depressive disorder.

Dement, W. C., and Vaughan, C. (2000). *The promise of sleep: A pioneer in sleep medicine explores the vital connection between health, happiness, and a good night's sleep*. New York: Dell. One of the most renowned sleep experts offers the latest sleep information so people can "reclaim healthy sleep" in their own lives.

Espie, C. A. (2002). Insomnia: Conceptual issues in the development, persistence, and treatment of sleep disorders in adults. *Annual Review of Psychology*, 53, 245–277. A neurobiologist discusses models of sleep and sleep problems.

National Institute of Mental Health. (2001). *In harm's way: Suicide in America* (NIH Publication No. 01-4594). Available: http://www.nimh.nih.gov/publicat/harmaway.cfm. A summary of suicide issues in the United States.

Saul, H. (2002). *Phobias: Fighting the fear*. New York: Arcade. An examination of phobias from psychological and physiological viewpoints.

Your mind, your body. (2003, January 20). *Time*, 62–63. A discussion of how emotions affect physical health.

추천된 웹 사이트

이들 웹사이트를 연결하기 위해 health.jbpub.com/hwonline을 방문하라.

정신건강과 행동에 대한 MedlinePlus

국립의학도서관 webpage에는 정신건강을 주제로 한 많은 자료가 비치되어 있음.

우울증 적격 검사(DST)

국립정신건강협회에서 발췌함.

PsychDirect

맥마스터 대학 심리치료 및 행동과학학과에 의해 유지되고 있는 정신건강정보와 자료를 참고함.

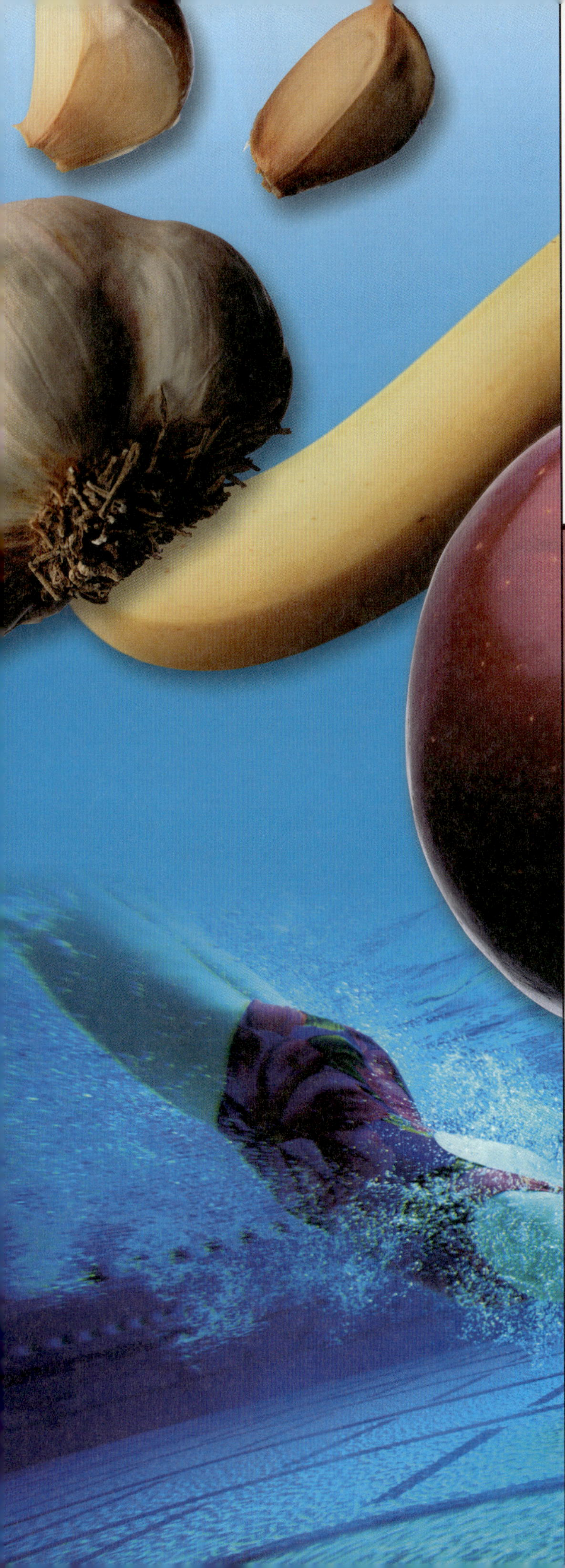

제 2 부

건강 생활을 향한 식이와 운동

(Eating and Exercising toward a Healthy Lifestyle)

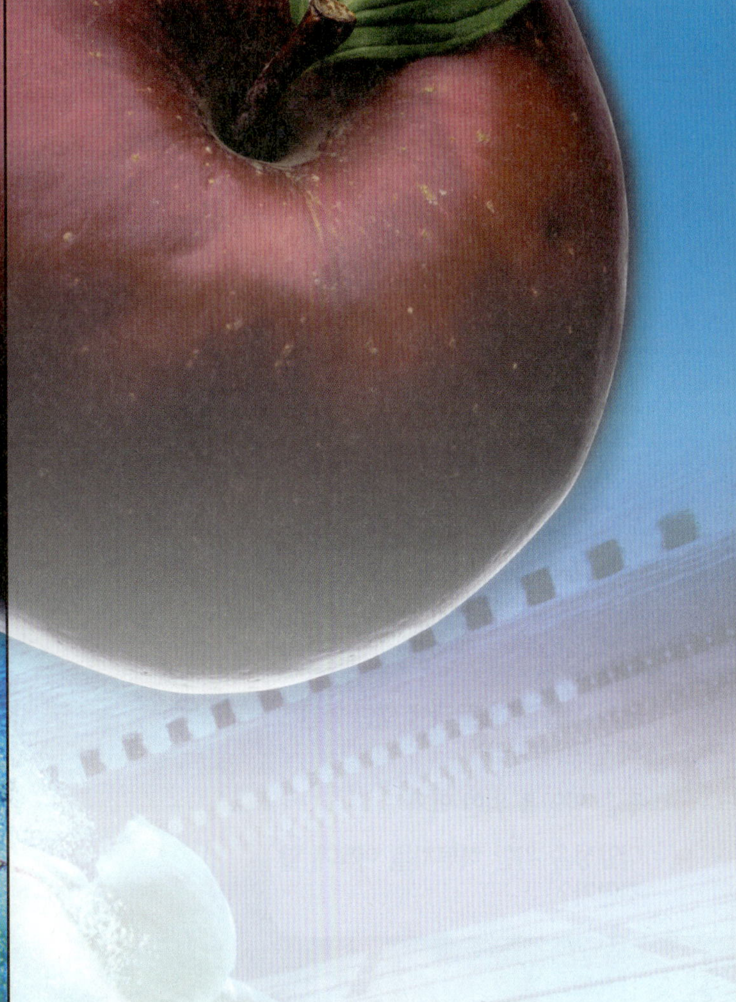

5 영양이 풍부한 식품의 선택

6 건강한 체중 관리

7 건강과 웰빙을 위한 신체 활동

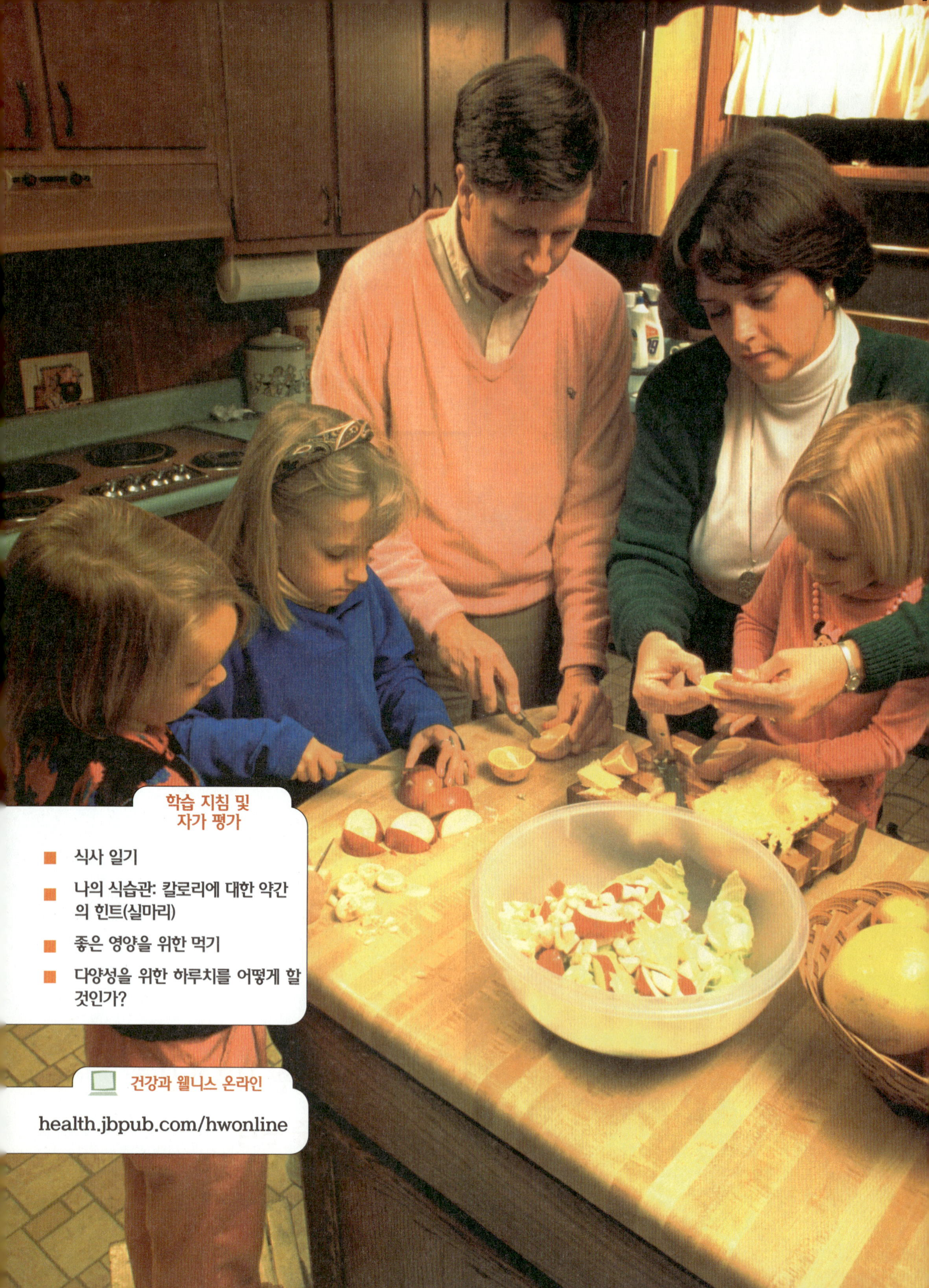

학습 지침 및 자가 평가

- 식사 일기
- 나의 식습관: 칼로리에 대한 약간의 힌트(실마리)
- 좋은 영양을 위한 먹기
- 다양성을 위한 하루치를 어떻게 할 것인가?

건강과 웰니스 온라인

health.jbpub.com/hwonline

학 습 목 표

1. 식이 선택에 영향을 미치는 다양한 요인들을 열거하시오.
2. 건강 단체에 의해 제안된 식이 지침을 기술하시오.
3. 식품구성탑에서 맨 아래와 위에 위치한 식품과 그렇게 위치된 이유를 기술하시오.
4. 가공 식품의 성분과 영양분석표 라벨을 기술하시오.
5. 식품의 3가지 기능을 기술하시오.
6. 칼로리를 정의하시오.
7. 식품의 7가지 성분과 각 성분을 확인할 수 있는 일반적 식품을 나열하시오.
8. 음식으로 약으로 사용되는 식이 보충제를 규정하고 구분하시오.
9. 항산화제의 근원을 정의하고 밝히시오.
10. 3가지 유형의 채식 식단과 채식주의의 이유를 기술하시오.

제 5 장 영양이 풍부한 식품의 선택 (Choosing a Nutritious Diet)

행복을 추구하기 위해서 할 수 있는 많은 일들 중에서 적절한 영양 유지 보다 중요한 것은 없다. 많은 사람들이 좋은 영양이 근본적이고 건강하게 먹기를 바란다. 그러나 영양과 건강 그리고 식품에 대한 공격적인 구매에 대한 과도한 요구와 반대는 오히려 계몽보다 더 혼란스럽게 한다. 실제로 한 연구에서 40%의 미국인들은 그들이 먹어야 할 것과 먹지 말아야 할 것에 대해 듣는 것이 공식적인 식이 지침에 대하여 회의적으로 만들고 있다고 보고하고 있다(Patterson 등, 2001).

아침 식사가 중요하다면 왜 사람들은 준비하지 않는가?
Lily Tomlin

더욱이 영양적 지식보다 많은 요인들이 사람들의 식이 선택에 영향을 미친다—가족, 윤리, 문화적 먹는 양식; 사회적 요인(친구가 먹는 것을 먹는); 식품의 유행 그리고 식품을 사려 깊게 구매하고 준비하지 못하거나 식품을 먹음직스럽게 만들지 못하는 시간적 압력. 스트레스 또한 긴장된 신경과 감정을 진정시키기 위하여 고지방식과 당류의 소비를 촉진시키는 것으로 식품 선택에 영향을 미친다.

마케팅과 광고 또한 미국인들의 식품 소비 양식에 주요한 영향을 미친다. 식품 마케터는 자동차 마케터 다음으로 연간 300억불 정도의 큰 광고주이다. 식품 광고의 70%는 식품 생산에 대한 광고이며, 주로 포장 식품, 스낵, 탄산음료이다. 나머지 28%는 식품 서비스(대부분 패스트푸드)가 차지한다. 맥도날드와 버거킹은 연간 광고료로 10억불 이상 지출하고 있다. 이에 대비해서 과일, 채소, 곡물 그리고 콩류의 광고는 식품 광고의 2%도 미치지 못하고 있다. 대부분의 식품 광고는 TV를 통하는데, 예를 들면, 패스트푸드사가 그들 광고 비용의 95%를 소비하고 있다.

먹는 권리를 위한 식이 지침 (dietary guidelines for eating right)

연 2조원은 미국의 식품 산업에서 기술과 마케팅에서 놀라운 일이다. 이것은 국내 생산의 13%를 차지하며, 17%의 미국인들을 고용하고 있다(USDA; 미국농림부). 100년 전과 비교했을 때 소비자 비용의 많은 부분이 농부 혹은 재배자에게 돌아간 반면, 지금은 단지 26%만 그러하다. 식품 가공(9%), 유통(37%), 가게와 레스토랑을 통한 배달(27%)이 그 나머지를 차지하고 있다. 20년 전에도 식품 산업은 미국 역사에서 어느 시대보다 더 적은 비용으로 더 많은 칼로리를 공급하는 방식으로 효율적으로 증가했다.

오늘날 미국 사회에서 음식 산업의 거대함에도 불구하고, 미국인들에게 대체로 건강함과 안전한 식품을 공급하지 못하고 있다. 미국인들의 식단은 너무 많은 포화와 전이지방, 설탕, 정제된 탄수화물, 소금으로 구성되어 있다. 이러한 물질들은 패스트푸드, 스낵, 포장된 빵과 과자류, 가공 식품과 레스토랑 음식, 소다수에 의해서 섭취된다. 잘못된 영양은 심장병, 고혈압, 암, Ⅱ형 당뇨병 그리고 비만을 증가시킨다.

건강한 식이 선택을 격려하고 도모하기 위하여 미국 정부, 세계보건기구(WHO), 미국심장협회(AHA), 미국암협회(ACS)가 지침(표 5.1)을 제시하였다. 이러한 지침은 좋은 영양을 위하여 최신의 과학적 증거, 특정 식이 성분의 생물학적 효과, 다른 연령대에서 식이 양식과 질병의 발생률을 바탕으로 하였다. 예를 들면, 육류, 정제된 밀가루 음식, 포장

표 5.1

미국심장협회와 미국암협회의 지침

건강한 심장을 위한 미국심장협회의 식이 지침
- 매일 5서빙 이상 다양한 과일과 채소 먹기
- 매일 6서빙 이상 다양한 정제하지 않은 곡물 먹기
- 저지방 우유류, 생선, 콩류, 껍질이 제거된 가금, 살코기 먹기
- 매일 먹는 칼로리와 소비하는 칼로리의 균형 맞추기
- 고칼로리와 낮은 영양 음식 섭취를 제한하기
- 매일 6g 이하 소금 섭취하기
- 지방질의 유제품, 고기류, 열대 기름, 경화유, 달걀 노른자와 같은 높은 포화지방, 전이지방, 콜레스테롤 섭취 제한하기
- 매일 한잔(여성) 혹은 두잔(남성) 알코올 섭취하기

암 예방을 위한 미국암협회의 식이 지침
- 매일 5서빙 이상 다양한 과일과 채소 먹기
- 매일 정제되지 않은 빵, 시리얼, 곡류, 쌀, 파스타, 콩류를 여러 번 먹기
- 저지방식 선택하기
- 고지방 육류 섭취 제한하기
- 주당 최소한 30분 이상의 적절한 운동 거의 매일하기
- 건강 체중 범위 유지하기
- 꼭 마셔야 한다면 알코올 음료 섭취 제한하기

된 지방식 혹은 설탕이 많은 스낵과 캔디를 주로 하는 일반적인 미국인의 식이와 심장병과 여러 종의 암을 덜 발생시키는 것으로 알려진 전통적 아시아인과 지중해인의 식이(가공되지 않은 곡물, 콩류, 신선한 채소와 과일, 생선)를 비교를 하는 것이다.

주기적으로 미국 농무부는 미국인들의 복지와 좋지 않은 영양으로 인한 질병을 예방하기 위하여 식이 지침을 발표하며(USDA, 2000), 다음의 것들을 포함한다.

- 심장병, 여러 기관의 암, 과체중은 고지방식에서 발병한다.
- 결장암은 붉은 고기를 너무 많이 섭취한 것에서 발병한다.
- 위장기관의 질병은 충분한 섬유를 섭취하지 않아서 발병한다.
- 고혈압은 과다한 소금 섭취로 발병한다.

실마리
● 지방(자연적이고 추가된) ▼ 설탕(추가된)
이러한 상징은 지방과 추가된 설탕은 대부분 지방, 기름, 캔디에서 얻어진다. 그러나 부분적이거나 추가된 음식물은 다른 음식군에서도 얻어질 수 있다.

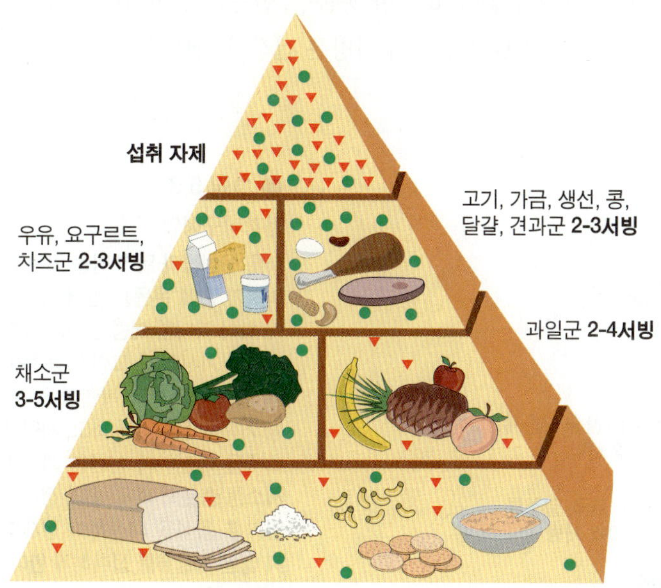

■ 그림 5.1
식품구성탑: 매일의 식품 선택 안내
각각의 식품군은 당신에 필요한 영양소를 전체는 아니지만 일부 제공한다. 건강을 위해서 어느 군이 다른 군보다 중요하다는 것은 아니지만 모두가 필요하다. 식품구성탑 끝에 있는 지방, 기름, 캔디류에는 덜 접근하는 것이다.

출처: U.S. Department of Agriculture and U.S. Department of Health and Human Services.

용어

식품구성탑: 곡물, 과일, 채소류를 바탕으로 한 건강 식이에 대한 지침

- 충치와 과체중은 과다한 설탕의 섭취로 발병한다.

식품구성탑 (food guide pyramid)

1992년 미국 정부는 국민들에게 건강식의 구성을 상기시키기 위해서 **식품구성탑**을 만들게 되었다(그림 5.1). 식품구성탑의 목적은 국민들에게 "구성탑에서 낮은 곳에 있는 것을 섭취하라" 를 제안하면서 심장병과 암의 위험성을 줄이기 위한 것이었다. 구성탑은 사람들에게 정제되지 않은 곡물, 과일 그리고 채소를 기본으로 한 식이를 만드는 것과 포화 지방과 콜레스테롤을 적절하게 섭취하게 조언하는 것이다. "하루에 다섯"이라는 표어는 사람들에게 하루에 총 5서빙의 과일과 채소 섭취를 상기시키도록 한다.

전형적인 미국인들의 식품탑은 매일 설탕, 지방, 적은 과일, 검정색 잎과 노란 채소로 괴로워(고민)하고 있는 것이었다(그림 5.2). 밑에 있는 곡물군은 식품구성탑에 제시된 것보다 더 컸다. 그러나 이러한 곡물은 섬유와 영양이 풍부한 정제되지 않은 곡물(밀, 귀리, 밀)보다 정제된 곡물(흰빵, 제분된 쌀)로 이루어져 영양적으로 빈약하였다. 식품 소비 양식(Putnam, Allshouse, and Kantor, 2002)에 따르면 채소군은 냉동 양상추, 감자(대부분 감자 튀김, 칩), 토마토소스로 주로 이루어졌다. 설탕은 감미료가 가공 식품(시럽으로 감싸진 곡물)에 의해 섭취되고, 설탕이 소다수, 캔디, 패스트리에 첨가되었다. 많은 지방이 제조된 전이지방 형태로 상품과 레스토랑 음식에 첨가됨에 따라 섭취된다. 현재 미국인들의 식이에서 설탕과 지방의 양은 1985년 평균치의 15%를 넘어섰다. 따라서 과체중과 비만이 건강상 심각한 문제가 되는 것이 놀라운 일이 아니다.

식품구성탑은 정치적으로 강력한 육류와 낙농 회사의 편의를 도모하였고, 건강한 식품 선택에 충분한 정보를 제공하지 못했기 때문에 비난받아 왔다. 예를 들면, 육류와 낙농 제품은 높은 포화지방을 포함할 수도 있고, 많은 섬유와 낮은 지방을 함유한 콩과 콩류를 함께 포함하고 있는 것이다. 곡물군 중에서 어떤 생산물은 상당한 설탕과 소금으로 생산되었지만, 이러한 첨가물은 추천에 반영되지 않았다. 곡물군에서 많은 영양소와 섬유를 가진 정제되지 않은 곡물과 제

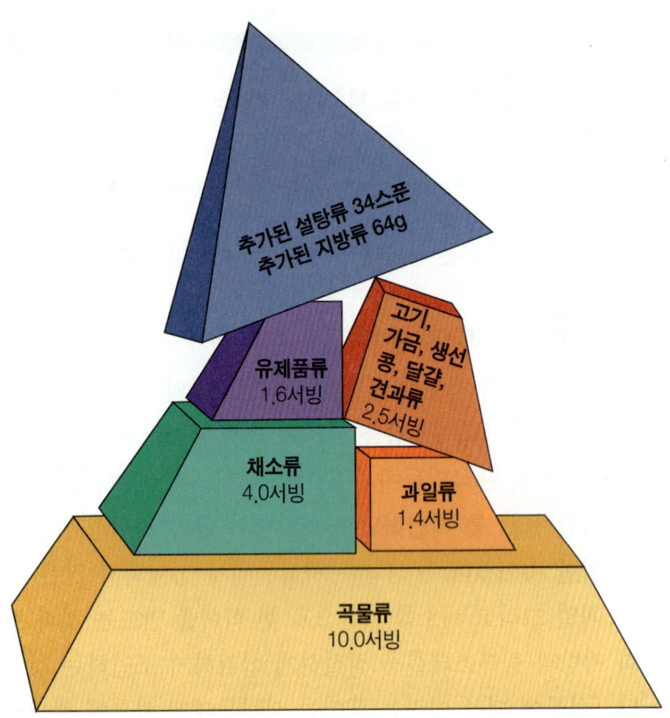

■ 그림 5.2

전형적인 미국인들의 식단

정제된 생산물과 소다수에서 설탕이, 제조품과 레스토랑 음식에서 전이지방에서 지방이 너무 섭취되고, 너무 적게 과일과 녹색 채소가 섭취되어 구성탑에 불균형을 초래했다.

출처: Putnam, J., Kantor, L. S., and Allshouse, J. (2000). Per capita food supply trends: Progress toward dietary guidelines. *FoodReview, 23*, no. 3, 2-15.

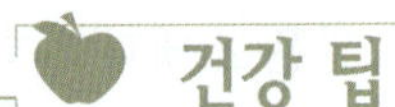

건강하게 먹기(건강식): 한번에 하나씩

당신의 식단을 개선하고 싶다면 한 번에 한 가지씩 건강한 변화를 줘라. 다음 몇 가지 제안이 있다.

- 아침을 최소한 정제되지 않은 곡물과 과일로 먹어라.
- 하루에 소다수를 1서빙의 진짜 과일 주스로 대체하라.
- 하루에 캔디나 한 움큼(두 움큼)의 칩을 1서빙의 과일 혹은 견과류로 대체하라.
- 패스트푸드 햄버거, 생선 앙트레, 타코스 혹은 부리토를 정제되지 않은 흰빵에 토마토와 살코기가 곁들인 샌드위치로 대체하라.

조자에 의해서 첨가된 영양소와 섬유가 없는 정제된 밀가루의 구분이 없다. 채소군에서도 감자와 토마토와 같은 뿌리 채소와 시금치, 근대 그리고 케일과 같은 잎 채소와 구분이 없다.

식품구성탑에 대한 다른 비판은 모든 지방이 건강에 해롭지는 않다고 하는 지방에 대한 반대이다. 견과류, 샐러드 그리고 요리용 기름에서 발견되는 단일 그리고 복합불포화지방은 건강에 좋다. 하지만 동물성, 인공적 전이지방, 중요 가공품과 레스토랑 음식의 지방은 건강에 나쁘다.

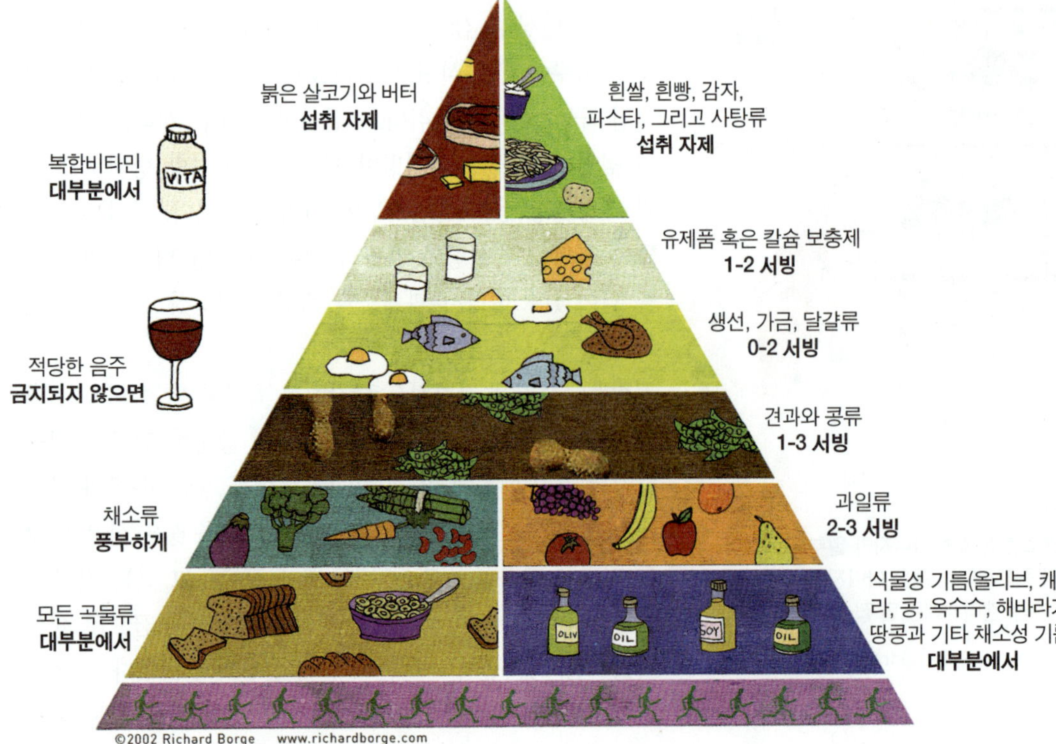

■ 그림 5.3

건강식구성탑

다른 구성탑과 달리 먹는 것은 생각하기 전에 운동을 먼저 생각하게 하여 과다한 체중 증가가 되지 않게 상기시킨다. 그런 다음 동물성 포화지방 보다 복합불포화지방 기름을 섭취하게 하고, 사탕과 스낵을 대신하여 신선한 과일과 채소를 충분히 먹게 하고, 정제된 밀가루 음식을 대신하여 정제되지 않은 곡물류를 섭취하게 한다.

출처: Willett, W. C., and Stampfer, M. F. (2003, January). Rebuild the Food Pyramid. *Scientific American*, 64-71. Used by permission.

건강식구성탑(그림 5.3)은 비정부 연구자들에 의해서 식품구성탑의 결점을 제기하기 위하여 고안되었다(Willet & Stampfer, 2003). 식품구성탑에서와 같이 건강식구성탑의 제안은 심장병과 암의 위험성을 낮추기 위한 것이다.

또한 식품구성탑과는 달리 건강식구성탑은 제안은 과체중이 되는 것에 대한 위험성을 줄이기 위한 것이다. 특히, 건강식구성탑은 다음을 제안하고 있다.

- 매일 운동을 하라. 운동을 체중을 조절하고, 체중 조절과 관계없이 신체적 정신적 건강을 유지하게 한다.
- 육류에서 포화지방산과 콜레스테롤 그리고 유제품, 전이지방 제품과 레스토랑 음식을 캐놀라, 올리브, 해바라기 그리고 옥수수 기름의 복합불포화지방으로 대체하라.
- 정제된 곡물(짙은 밀가루, 갈아 만든 흰쌀, 감자)를 정제되지 않은 곡물(오트밀, 구운 밀식품, 보리, 밀 제품, 옥수수 가루)로 대체하라.
- 하루에 5서빙 이상의 다양한 과일과 채소, 특히, 검푸른 잎, 노란색, 오렌지색 그리고 붉은색을 먹고, 콩류를 많이 먹어라.

용 어

건강식구성탑: 건강을 강화하고, 과체중을 줄이기 위한 식이 지침

글로벌 웰니스

지중해인의 다이어트(식이)

지중해인의 식이는 장수와 심장병과 암 발생의 위험률을 낮추는 것과 관련이 있다. 그들의 식이는 정제되지 않은 곡물, 신선한 과일과 채소, 최소의 육류와 전이지방 그리고 낮은 붉은 고기 섭취를 바탕으로 하고 있다.

지중해인의 식이는 무엇인가?

- 정제되지 않은 곡물을 바탕으로 한 곡물류: 빵, 파스타, 쿠스쿠스, 폴렌타 죽, 밀 제품
- 풍부하고 신선한 채소와 과일
- 많은 콩류, 견과류 그리고 씨앗류
- 지방의 공급원이 되는 올리브 기름
- 양념으로 사용되는 마늘, 양파, 허브
- 적절한 생선 섭취
- 적절한 유제품 섭취
- 최소의 붉은 고기 섭취
- 낮거나 적절한 알코올 섭취

지중해인의 식이를 건강하게 하는 것은 무엇인가?

- 낮은 포화지방과 콜레스테롤
- 불포화지방산에 의한 에너지 공급(올리브 기름과 견과류에 있음)
- 전이지방을 섭취하지 않음(인공적 지방은 포장된 패스트리와 마가린에 있음)
- 많은 섬유
- 많은 항산화제
- 적은 정제된 설탕과 밀가루
- 식물성 비타민과 미세 영양소

프랑스 학자들은 지중해들의 식이가 심장병과 여러 종류의 암 발생의 위험을 낮춘다고 보고하였다. 단일 그리고 복합불포화지방이 주가 되는 지방으로부터 많은 칼로리에도 불구하고 HDL(좋은 콜레스테롤이라 불리는)을 높인다. 거의 섭취하지 않는 동물성 지방(포화지방 그리고 콜레스테롤)과 제조된 전이지방은 LDL(나쁜 콜레스테롤이라 불리는)을 높인다. 지중해인들의 높은 항산화제와 다른 미세영양소의 섭취는 심혈관질환과 암의 위험성을 낮춘다.

판에 구운 고기를 중심으로, 지나치게 요리한 야채와 버터를 뜸북 바른 감자를 한 두가지 곁들인 전형적인 미국인들의 식사는 전형적인 지중해인들의 식사와 매우 다르다: 정제되지 않은 밀가루로 만들어서 최소한의 요리된 채소(토마토, 양파, 후추), 콩류(완두콩, 잠두콩), 뿌려진 치즈(파르마 혹은 로마노)를 얹은. 후식으로는 지중해인들은 케이크, 쿠키 그리고 아이스크림을 대신하여 아몬드와 신선한 과일을 먹는다.

미국인들은 몇 세대에 걸쳐 식이 습관을 바꾸기를 요구 당했다. 그러나 근본적인 식사 습관의 변화가 없이 지중해인들의 식이를 건강적인 측면에서 몇 가지 혼합하는 식이었다:

- 일반적으로 포화지방과 콜레스테롤의 50%를 차지하는 패스트푸드 줄이기
- 후식으로 케이크와 아이스크림 대신 과일 샐러드와 견과류 대체하기
- 육류 중심에서 곡물과 콩류 중심으로 대체하기
- 도넛과 설탕이 많은 스낵을 과일과 여러 견과류로 대체하기

건강을 위하며 드십시오!

- 단백질원인 육류 대신 생선, 달걀, 견과류, 씨앗류 그리고 콩류를 먹어라.
- 하루에 칼슘을 섭취하기 위해서 1-2서빙의 유제품을 먹어라.
- 하루에 많아야 한잔(여성) 혹은 두잔(남성)만 알코올성 음료(맥주, 와인, 혼합주(칵테일) 한잔)를 마셔라.

한편으로 식품구성탑의 제안자들은 그림상 건강에 가장 좋은 것은 아래쪽에 넓게 위치하게 하고, 건강에 나쁜 것은 위에 최소로 제시하는 것이 기억하기 쉽다고 지적하고 있다. 그들은 사람들에게 칼로리와 무게를 계산하는 것은 멈추게 하고, 구성탑의 아래에서 발견되는 식품을 바탕으로 식단을 만들도록 할 수 있다고 믿고 있다: 이러한 것에는 정제되지 않은 곡물류, 신선한 과일 그리고 신선한 채소가 있으며, 좋은 건강을 위해서 적절한 양양소와 칼로리를 제공하는 것을 포함하고 있다.

매일 음식을 선택하는 것은 포기되고 혼란스러울 수 있다. 그러나 식품구성탑과 건강식구성탑을 이용하는 것은 자신이나 다른 사람을 위해서 쇼핑, 계획, 그리고 음식을 준비할 때 다양하고 건강한 식단을 제공할 수 있을 것이다.

식품표 (food labels)

미국 정부는 모든 제조품에 대하여 두 가지 식품표를 붙이게 하였다: **성분표**(그림 5.4)와 **영양 분석표**(그림 5.5). 성분표는 식품의 화학적 구성, 다시 말해서 제조업자가 사용하는 모든 구성 물질을 표시하는 것으로, 다른 식품(예, 곡물, 달걀), 천연 그리고 인공 감미료, 천연 그리고 인공 지방, 수분, 천연 그리고 인공 농축제, 천연 그리고 인공 조미료, 색소 그리고 방부제를 포함한다. 성분표는 무게의 의해서 하향 순서로 나타낸다; 물질 중에서 가장 양이 많은 것이 처음으로, 가장 적은 것이 마지막으로 나타내어진다.

성분표는 식품에서 무게나 비율이 얼마인지를 일일이 나열하는 것이 아니고, 다른 성분에 대한 상대적인 양만 제시하는 것이다. 또한 개개의 물질을 열거하면서 성분표는 식품에 있어서 설탕이나 지방의 양을 정확하게 표시할 수 없을 수도 있다. 예를 들면, 스낵 식품에서 성분표는 따로따로 자당, 과당 그리고 옥수수 감미료를 열거할 수 있지만, 결국 이들 모두 설탕이 되는 것이다.

성분표와는 달리, 영양 분석표는 식품의 특정 영양소에 대한 *양적인 정보*(좋은 건강을 위해서 소비가 관리되어야 한다)와 식품이 가지고 있는 칼로리를 제공한다. 각 영양소와 칼로리는 양적이며, 제조자에 의해 결정되는 전체 혹은 부분의 서빙으로서 의미를 가진다. 제조자에 의한 서빙의 정의는 서빙 크기(serving sizes)로 영양 분석표의 위에 제시된다.

게다가 영양소와 칼로리의 실제 양은 영양 분석표에서 각 영양소를 위한 **하루 필요율**(PDV)로 나타내어지는데, 하루 필요율은 식품이 가지고 있는 하루 권장량의 비율을 의미한다. (영양 분석표에서 하루 필요율은 어떤 사람의 칼로리가 2,000이라는 것이다; 많거나 적은 칼로리의 필요는 PDV를 많거나 적게 한다). 밑에 있는 영양 분석표는 하루 영양권장량으로 2,000-2,500 칼로리 식이를 무게(그램)로 제시되어 있다.

소비자가 건강과 관련된 식품표에서 결정하기 쉽도록 미국 정부는 제조자에게 특정 정의를 붙이기를 요구한다(표 5.2).

용 어

성분표: 무게에 의해서 내림 순서로 제조품에 성분을 표시한 표
영양 분석표: 제조품에 특정 영양소의 양과 영양소의 하루 필요율을 표시한 표
하루 필요율: 식품에서 발견되는 특정 영양소의 하루 권장량의 비율

식품의 3가지 기능 (the three function of food)

식품은 다음 3가지의 기능을 가지고 있다.

1. 신체의 화학적 성분 공급
2. 삶의 에너지 공급
3. 즐겁게 함: 사회적 활동의 즐거움과 관련이 있는 것으로, 배고픔에 대한 만족감을 냄새, 맛, 눈요기, 입으로 씹음으

성분: 밀가루, 설탕, 오트밀, 옥수수 감미료, 당밀, 홍화씨 기름, 소금, 판토텐산, 환원철, 노란색 6번, 노란색 5번, 피리독신, 비타민 C, BHT, 리보플라빈, 엽산

■ 그림 5.4
성분표
정부는 식품 제조업자에게 그들의 제품에 무게로 많은 것에서부터 적은 것까지 내용물을 표기하게 요구하고 있다.

서빙 크기

당신의 서빙 크기가 레벨과 같은가? 당신이 제시된 2배의 서빙 크기로 먹는다면, 2배의 영양소와 칼로리가 필요하다. 반으로 줄이면 영양소와 칼로리도 반으로 줄여야 한다.

칼로리

과체중인가? 칼로리를 줄여라! 서빙이 하루 총량에 얼마나 추가되는지 보라! 만약 활동적인 여성이 키 162cm, 체중 63kg이면 하루 2,200칼로리가, 활동적인 남성이 키 178cm, 78kg이라면 2,900칼로리가 필요하다. 당신은 어떤가?

총 탄수화물

지방을 줄일 때 탄수화물을 더 섭취하게 된다. 탄수화물은 빵, 감자, 과일 그리고 채소에 들어있으니 종종 선택하면 영양소와 에너지를 줄 것이다.

식이 섬유소

할머니는 '거친 음식' 이라고 부르지만, 그녀의 충고는 아직도 현대적이며, 수용성과 불용성 식이 섬유소를 포함한다. 과일, 채소, 정제되지 않은 곡물, 콩 그리고 완두는 모두 좋은 공급원이고 심장병과 암의 위험성을 줄이는 데 도움이 된다.

단백질

대부분의 미국인은 필요량보다 더 많이 단백질을 섭취한다. 동물성 단백질은 지방과 콜레스테롤을 포함한다. 지방 함량이 적은 고기, 생선과 가금류를 먹어라. 탈지나 저지방 우유, 요거트 그리고 치즈를 이용하라.

비타민 & 무기질

목표치는 매일 100%이다. 한 가지 음식에만 의존하지 말고, 골고루 섭취하라.

영양 분석표

서빙 크기 1컵 (228g)
서빙 용기당 2

서빙 당량	
칼로리 250	지방으로부터 칼로리 110
	% 하루치*
총 지방 12g	18%
포화지방 3g	15%
전이지방 1.5g	
콜레스테롤 30mg	10%
염분 470g	20%
총 탄수화물 31g	10%
식이섬유소 0g	0%
당분 5g	
단백질 5g	

비타민 A	4%	•	비타민 C	2%
칼슘	20%	•	철분	4%

*하루치 비율은 2,000칼로리에 기본을 둔다. 당신의 하루치 비율은 칼로리 요구에 따라 높거나 낮아질 수 있다.

		칼로리 2,000	2,500
총 지방	미만	65g	80g
포화지방	미만	20g	25g
콜레스테롤	미만	300mg	300mg
염분	미만	2,400mg	2,400mg
총 탄수화물		300g	375g
식이섬유소		25g	30g

더 많은 영양소가 라벨에 나열될 수 있다.

총 지방

낮추어라: 대부분의 사람들은 지방 섭취를 낮추어야 한다! 너무 많은 지방의 섭취는 심장병과 암을 유발할 수 있다. 지방으로부터의 칼로리 섭취를 제한하도록 해야 한다. 건강한 심장을 위해서는 낮은 칼로리를 섭취하도록 음식을 선택해야 한다.

포화지방

새로운 지방이 아니라 포화지방은 총 지방의 일부분이다. 이것은 혈중 콜레스테롤 수치와 심장병의 위험을 높이기 때문에 분리하여 제시된다. 적게 먹어라!

전이지방

심장병 발병을 유발하는 포장된 음식이나 음식점에서 제조된 물질을 말한다.

콜레스테롤

너무 많은 콜레스테롤(지방의 사촌)은 심장병을 유발한다. 하루에 300mg 이하로 섭취하도록 해야 한다.

염분

"소금"이라고 부르지만, "염분"으로 표시된다. 어느 쪽이든 몇몇에 있어서 고혈압을 유발한다. 따라서 하루에 2,400-3,000mg 이하로 섭취해야 한다. 미국심장병협회에서도 하루에 건강한 성인에 있어서 3,000mg 정도로 권장한다.

하루치

수치에 혼란스러울 것이다. 하루치가 지침이 될 것이다. 하루치는 하루에 2,000칼로리 혹은 2,500칼로리로 제시된다. 너무 많게 혹은 너무 적게 먹으면 레벨에 제시된 것 보다 높거나 낮은 것이다.

지방, 포화지방, 콜레스테롤, 염분은 하루치 보다 낮은 비율로 음식을 선택하고, 총 탄수화물, 식이 섬유소, 비타민 그리고 무기질은 하루치에 맞게 섭취해야 한다.

■ **그림 5.5**
영양 분석표 라벨

표 5.2

생산표에 적힌 낱말의 뜻은 무엇인가?

칼로리 없음	매 서빙(serving)당 5칼로리 이내
칼로리 적음	1/3보다 적은 칼로리 혹은 단지 고지방, 지방 변형물 칼로리의 1/2; 높은 소금 변형물의 1/2
지방 없음	매 서빙당 0.5g 이하
낮은 지방	매 서빙당 3g 혹은 이하
감소된 지방	적어도 매 서빙당 고지방 변형물 보다 25% 이하의 지방
영양 적음	매 서빙당 지방 10g, 포화지방 4g, 콜레스테롤 95mg 이하
기타 영양 적음	매 서빙당 지방 5g, 포화지방 2g, 콜레스테롤 95mg 이하
낮은 포화지방	매 서빙당 1g(혹은 이하)의 포화지방과 포화지방산으로부터 많아야 15%의 칼로리
콜레스테롤 없음	매 서빙당 2mg의 콜레스테롤과 2g(혹은 이하) 포화지방
낮은 콜레스테롤	매 서빙당 20mg(혹은 이하)의 콜레스테롤과 2g(혹은 이하)의 포화지방
감소된 콜레스테롤	적어도 매 서빙당 높은 콜레스테롤 변형물 보다 25% 이하의 콜레스테롤 그리고 2g(혹은 이하)의 포화지방
소금 없음	매 서빙당 5mg 이하의 소금 그리고 성분에 염화나트륨(NaCl)이 없음
아주 적은 소금	매 서빙당 35mg(혹은 이하)의 소금
낮은 소금	매 서빙당 140mg(혹은 이하)의 소금
감소된 소금	적어도 매 서빙당 높은 소금 변형물 보다 25% 이하의 소금
설탕 없음	매 서빙당 0.5g 이하의 설탕
높은 섬유	매 서빙당 5g(이상)의 섬유
좋은 섬유 공급원	매 서빙당 2.5-4.9g의 섬유

로 느끼게 된다.

신체 구조와 기능 (Body Structure and Function)

당신의 신체는 수많은 원자와 분자가 특별한 조합과 비율의 정렬로 구성되어 있다. 현재 당신의 신체를 구성하고 있는 대부분의 원자와 분자는 몇 주 전에는 당신 신체의 일부가 아니었다. 왜냐하면 지속적으로 살아있는 물질은 환경에 따라 신체의 화학적 성분을 교체하기 때문이다. 식품은 신체의 세포가 당신을 당신답게 만드는 특정한 화학적 물질을 생산하도록 "원재료"를 공급한다.

필수 영양소(표 5.3)라 불리고, 신체에 알맞은 총 40개의 화학적 물질은 신체를 위하여 지속적으로 공급되어야 한다. 이러한 것들이 제대로 공급되지 못하면 요오드가 부족하면

표 5.3

필수 영양소*

아미노산	지방	수분	비타민	무기질
이소류신	리놀레산		아스코르브산 (비타민 C)	칼슘
루이신	리놀렌산		비오틴	염소
리신			코발라민 (비타민 B12)	크롬
메티오닌			엽산	코발트
페닐알라닌			니아신 (비타민 B3)	구리
트레오닌			판토텐산	요오드
트립토판			피리독신 (비타민 B6)	철분
발린			리보플라빈 (비타민 B2)	마그네슘
아르기닌+			티아민 (비타민 B1)	망간
히스티딘+			비타민 A	몰리브덴
			비타민 D	인
			비타민 E	칼륨
			비타민 K	셀레늄
				소금
				황
				아연

* 식품을 통해서 공급되어야 함
+ 성인에게는 필수가 아님; 어린이 성장에 필요

갑상선종이 발생하는 것과 같이 영양 결핍증을 초래한다. **빈혈증**은 철분의 불충분으로, 비타민 A의 부족은 널리 알려진 것처럼 야맹증의 원인이 된다.

학자들은 결핍증을 예방하기에 얼마나 필수 영양소가 요구되는지를 결정해 왔다. 많은 국가와 세계보건기구는 그러한 연구를 바탕으로 식이 표준을 만들었다. 미국에서 이러한 요구를 **하루권장량**(RDA)라고 하며, 하루권장량에는 단백질, 11가지 비타민, 7가지의 무기질이 열거되어 있다. 하루권장량의 잠재적 가정은 영양소가 권장량에서와 같이 섭취된다면, 다른 필수 영양소도 그럴 것이라는 것이다. 또한 하루권장량은 임산부, 수유 여성, 어린이를 위한 수치를 제시한다. 하루권장량은 좋은 건강을 위해서 합리적으로 구성되어 있다. 다시 말해서 주요 질병 혹은 과도한 스트레스로 인해서 고통 받지 않게 하는 것이다.

통계적으로 많은 미국인들은 하루권장량 만큼의 칼슘, 비타민 B6, 마그네슘, 아연, 구리, 칼륨을 섭취하지 않는다고 지적하고 있다. 사람들은 조견표와 웹사이트의 식품 구성표

를 통하여 특정한 영양소의 하루권장량을 포함하고 있는지를 결정할 수 있다. 식품 포장지도 식품의 영양 성분에 대한 정보를 제시하고 있다.

삶의 에너지 (energy for life)

음식은 신체에 에너지를 공급한다. 복합 유기체를 위한 에너지의 근원은 태양빛으로 녹색 식물에 의해 화학적 에너지로 전환되어 식물 재료로 저장된다. 인간이 초식 동물로부터 식물 성분이나 조직을 먹을 때, 저장된 화학적 에너지를 얻게 된다. 생물학적 에너지는 숨을 쉬어 유리된 산소가 존재할 때 가장 효율적으로 사용된다. 그 과정에서 음식물은 이산화탄소, 수분과 다른 폐기물로 전환되어 호기 가스, 오줌, 변 그리고 땀으로 제거된다.

생물체에서 에너지의 전환은 **칼로리**란 용어로 논의된다. 칼로리란 14.5℃의 물 1g을 15.5℃로 1℃ 올리는데 필요한 열에너지를 말한다. **영양학적인 칼로리**는 '1,000칼로리' 혹은 **'킬로칼로리'** 라고 한다. 인체 영양학과 체력을 논의하는 책에서는 종종 실제로 킬로칼로리를 "칼로리"라는 말로 사용한다. 이 책에서도 이와 같은 규정을 따른다.

에너지는 식품으로부터 탄수화물, 지방 그리고 당백질의 분해로부터 얻어진다. 탄수화물과 단백질은 대략 g당 4 칼로리를 공급하고, 지방은 g당 9 칼로리를 공급한다. 실제로 모든 인체의 세포는 영양소 분자로부터 화학적 에너지를 추출하는 화학적 전환의 과정을 수행할 수 있다. 에너지를 추출하기 위한 분자의 분해, 세포 분자의 제조를 위하여 물질을 얻는 과정을 **대사**라고 부른다.

에너지는 3가지 과정을 지지하기 위하여 필요하다:

(1) **기초**(혹은 안정) **대사**로, 이것은 신체를 살아있도록 하는데 필요한 에너지를 말함; (2) 신체 활동(당신이 완전한 휴식이 아닐 때 움직이는 것을 말함); (3) 성장. 기초 대사를 지지하는 에너지는 세포 기능을 유지하고, 체온이 정상적인 범주에 머물도록 유지하고, 심장과 폐, 신장 그리고 다른 내장 기관들의 기능을 유지하게 하는 것이다. 기초 대사 유지에 필요한 에너지의 양을 **기초대사량**(BMR), 혹은 안정대사량RMR)이라 부른다. 성인 여성의 기초대사량은 하루에 1,100칼로리고, 성인 남성은 1,300칼로리다.

게다가 기초대사에 필요한 에너지는 신체 활동에서도 사용한다: 걷기, 달리기, 일하기 등. 이러한 활동에서 사용된 에너지 소비량은 얼마나 거친 운동이었는가, 얼마나 오래 하였는가, 신체의 크기 그리고 주변의 기온에 달려 있다. 기온이 적당할 때보다 더운 날씨에서 활동하는 것이 더 많은 에너지가 사용된다. 날씨가 추울 때 체온 유지에 더 많은 에너지가 요구된다.

에너지 요구량은 개인의 신체 크기와 구성 성분; 신체 활동; 청소년기에 필요한 성장; 임신 혹은 수유; 상해 혹은 질병과 같이 여러 요인들에 따라 다양하다. 미국 남성들의 하루권장량은 하루에 2,800칼로리이며; 임신이나 수유를 하지

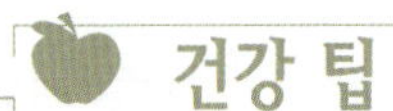

먹어라! 먹어라! 아침을, 즉,

몇 시간을 잤더라도 당신이 일어났을 때는 마지막으로 먹은 후로 5-10시간이 지났다. 당신의 생물학적 가스통은 거의 비어있다. 당신의 일과를 시작하기 전에 당신이 좋아하고 건강에 좋고 영양적으로 합리적인 것으로 몇 백 칼로리의 아침을 먹어라. 커피와 패스트리를 먹을 수 있지만, 곡물 시리얼 혹은 곡물 빵 혹은 도넛과 약간의 과일 혹은 과일 주스가 더 좋다. 곡물은 에너지를 신체 속으로 천천히 넣어주어, 몇 시간 동안 저혈당과 커피와 패스트리를 먹고 싶어하는 것으로부터 졸리거나 게걸들지 않게 한다. 과일 혹은 과일 주스는 비타민, 무기질, 식물 화학물, 단맛을 제공한다.

용 어

필수 영양소: 식품에서 얻어지는 화학적 물질로 신체의 성장, 유지, 혹은 조직의 재생에 필요함; 신체에서 만들어지지 않음; 반드시 식품을 통해서 얻어짐

갑상선종: 요오드의 결핍으로 갑상선이 커져 목의 전면이 부풀어 오름

빈혈증: 적혈구의 결핍; 종종 불충분한 철분이 원인이 됨

하루권장량(RDA): 국가식품영양국에 의해 권고된 영양 수준으로 건강한 개인의 성별과 나이에 따른 하루 섭취량

칼로리: 14.5℃의 물 1g을 15.5℃로 1℃ 올리는데 필요한 에너지량

영양학적 칼로리: 에너지 단위; 종종 킬로칼로리라는 용어와 교체 사용됨

킬로칼로리: 에너지 단위; 1kg의 물을 1℃ 올리는데 필요한 열로 1,000칼로리와 동일함

대사: 음식이나 신체로부터 얻어진 분자의 화학적 분해를 통해 에너지와 물질을 얻는 과정

기초대사: 신체가 살아있도록 하는데 필요한 최소의 에너지량

기초대사량: 하루에 휴식시 신체의 기능 유지에 필요한 에너지량

않은 성인 여성들은 2,200칼로리다. 영양학자들은 곡물, 채소, 과일로부터 얻어지는 탄수화물이 주요 에너지원이 되게 하며, 총 에너지 소비의 50%를 공급하도록 권고하고 있다. 지방은 단지 총 에너지 소비의 30%가 되어야 한다. 단백질은 일반적으로 에너지원으로 권고되지는 않지만, 신체 조직과 기관을 만드는 공급원이 된다.

먹는 즐거움 (pleasure of eating)

모든 사람은 배고픔의 경험과 무엇인가를 먹으면서 충족감을 경험하고 있다. 그러나 '배고픔'이란 우리 사회에서 단지 먹기 위한 이유는 아니다. 많은 시간 동안에 우리는 "먹을 시간이 되어서", 누군가 음식을 제공하고 혹은 특히, 지방 혹은 단것과 같이 무엇인가가 먹기 좋기 때문에 먹는다. 음식이 언제라도 먹을 수 있다는 것은 현대 사회만의 독특한 것이다; 백년 전만해도 각 거리에 슈퍼마켓, 패스트푸드점, 혹은 편의점이 없었다. 광고 역시 종종 더 먹도록 자극하고 있다.

식품의 7가지 성분 (the seven components of food)

식품은 7가지 종류의 화학적 물질로 구성되어 있다: 단백질, 탄수화물, 지방, 비타민, 무기질, 식물 화합물, 수분. 식이 단백질, 다수의 탄수화물, 다수의 지방은 체내에서 소화 기관에서 더 작은 화학적 단위로 분해하기 전까지는 사용되지 못한다(그림 5.6). 사실, 비타민, 무기질, 몇 종류의 탄수화물과 수분은 신체에서 그대로 흡수된다.

단백질 (proteins)

체중의 20%가 **단백질**이다. 신체의 많은 구조와 생명과 관련된 기능이 단백질에 의해 수행된다. 단백질은 **아미노산**이라 불리는 화학적 단위로 구성되어 있으며, 20여 종이 있다. 아미노산은 **필수**와 **비필수**로 분류된다. 8종의 필수 아미노산은 성인에게 요구되고; 그러한 8종과 2종의 유아(소아)에게 요구된다. 동물성 단백질은 우유와 유제품, 살코기, 생선, 가금류 그리고 달걀에 포함되어 있다. 식물성은 빵과 곡물 생산품, 콩류, 견과류와 씨앗에 있다.

아미노산은 체내에 감지할 수 있을 정도로 저장되지 않는다; 그러므로 매일 신체가 요구하는 필수 지방산의 요구를 위해서 충분한 단백질 섭취가 필요하다. 성인 여성은 매일 45g이 공급되어야 하고, 성인 남성은 55~60g이 필요하다. 북미 성인들은 권장량의 2배를 먹고 있다; 불필요한 단백질은 신체에 의해서 분해되고 오줌으로 배출되거나 지방으로 저장된다.

대부분의 동물성 단백질의 아미노산 구성이 비슷하기 때문에, 사람들은 생선, 살코기, 달걀 그리고 유제품과 같은 동물성 조직으로부터 필수 아미노산의 적당량을 얻고자 한다. 그러나 대부분의 식물성 단백질은 필수 아미노산이 하나 혹은 그 이상 결핍된다. 따라서 결핍되거나 살코기나 유제품을 먹지 않은 사람들은 다른 것에서 아미노산의 부족분을 보충하기 위하여 다른 음식을 먹어주어야 한다. 예를 들면, 밀과 쌀, 귀리는 매우 적은 리신을 가지고 있지만, 메티오닌

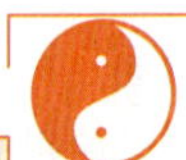

웰니스 지침

하루 필요 칼로리 추정하기

단계 1: 신장은 얼마인가?
( )feet, ( )inches

단계 2: 체질량 단위는 얼마인가?
다음의 방법으로 계산하기:
여성: 처음 5피트 키에 대해 체질량 단위 100 + 매 인치당 5씩 더하기
남성: 처음 5피트 키에 대해 체질량 단위 106 + 매 인치당 6씩 더하기

나의 총 체질량 단위 = ______

단계 3: 신체 활동 지수는 얼마인가?
좌업적= 13
활동적= 15
매우 활동적= 17

단계 4: 추정된 하루 필요 칼로리는 얼마인가?
체질량 단위 × 신체 활동 지수 = ______

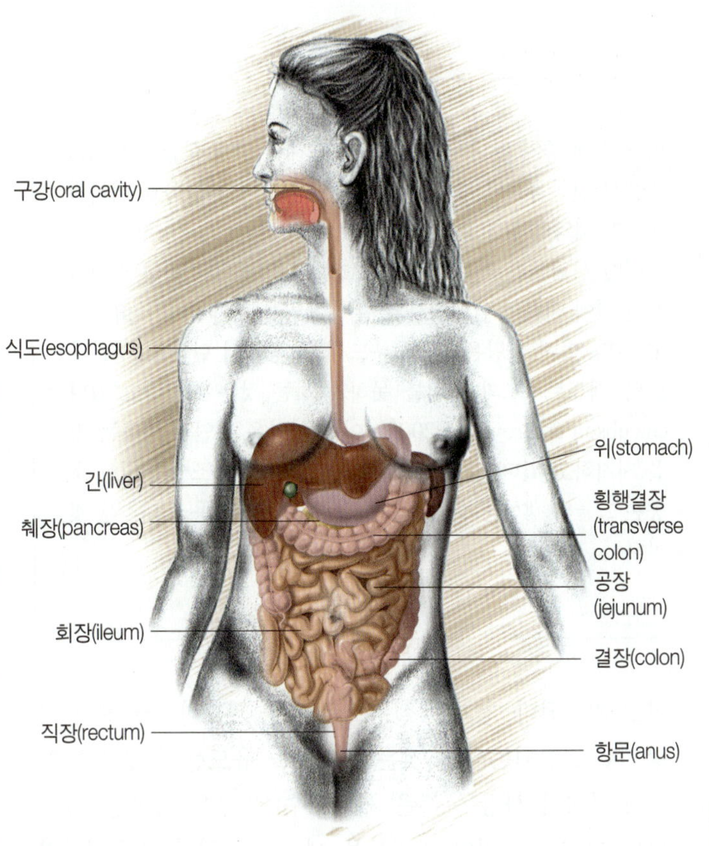

■ 그림 5.6

인간의 소화계

입 안에서 치아와 선의 분비는 음식의 분쇄를 돕고, 식도는 위로 이동시킨다. 위는 약간의 음식 분자를 분해시켜서 소화관으로 지나가게 한다: 십이지장, 공장, 회장, 결장과 직장. 췌장은 효소를 분비하고 소화 과정을 돕기 위하여 십이지장으로 유입된다. 간은 신체로 흡수된 영양소의 방출을 통제한다. 소회되지 않은 물질은 항문을 통해 체내에서 제거된다.

과 트립토판은 많은 양을 포함하고 있다. 대두와 콩류는 상대적으로 많은 리신을 함유하고 있지만, 메티오닌과 트립토판은 적게 가지고 있다. 곡물과 콩류(쌀과 콩, 옥수수와 콩, 밀과 대두)로 구성된 식사는 필수 아미노산을 적절하게 공급할 수 있다.

살코기, 유제품, 달걀은 필수 아미노산을 공급하지만, 높은 지방을 가질 수 있어서 건강상의 문제를 야기할 수 있다. 이러한 이유로 영양학자들은 지방이 없거나 저지방 유제품을 섭취하며, 버터를 요리의 재료로 사용하는 것이 아니라 뿌리는 것으로 사용하며, 아이스크림의 양도 주의하며, 주당 많은 달걀의 소비도 제한하는 것을 권장하고 있다. 또한 영양학자들은 요리 전에 지방을 손질하며, 저지방 고기를 선택하며, 비율적으로 살코기 보다 지방이 적은 가금류(지방 때문에 껍질 제거)와 생선 먹기를 지지하고 있다. 그들은 살코기 위주의 식사 보다 곡물 혹은 콩류에 곁들여지게 하여 먹기를 권장하고 있다.

살코기 위주를 피하는 다른 큰 이유는 결장암과 관련이 있다. 1인당 살코기 소비율이 가장 높은 나라—뉴질랜드, 캐나다, 미국—는 직장암 발생률도 가장 높다. 이러한 관련성이 정확히는 밝혀지지 않았다. 하나의 가능성은 상업적으로 길러지고 유통되는 살코기는 발암 혹은 암을 촉진하는 살충제 잔류(DDT), 산업용 화학물(PCBs), 성장호르몬(DES), 표백제 그리고 **질산염**과 **아질산염**과 같은 방부제가 종종 핫도그, 햄, 소시지, 육포에서 발견된다는 것이다. 다른 가능성은 결장에서 지방 소화(담즙산)에 필요한 물질인 박테리아가 발암물질로 전환된다는 것이다. 세 번째 가능성은 요리할 때 탄 고기의 성분이 암을 유발하는 이종고리식 아민(HCAs)으로 전환된다는 것이다.

> 채소는 나의 고기와 감자가 아니다.
>
> *Yogi Berra*

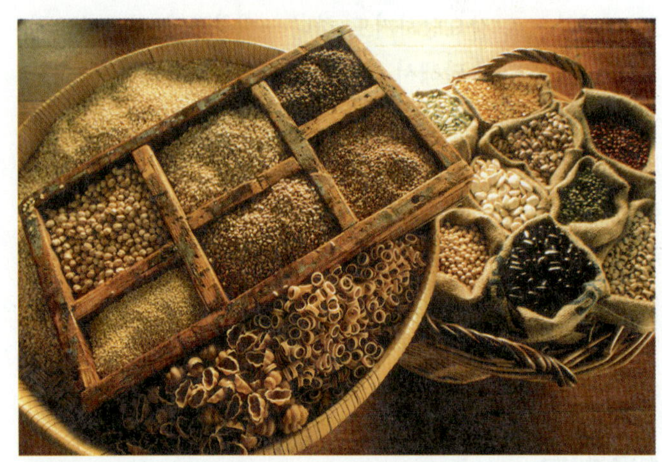

자연적이고 덜 가공된 음식이 최고의 영양을 공급한다.

용 어

단백질: 모든 체세포의 기초; 아미노산 고리로 구성된 생물학적 분자.

아미노산: 단백질의 불럭을 만드는 질소를 포함한 화합물.

필수 아미노산: 아미노산으로 체내에서 만들어지지 않은 것으로 음식에 의해서만 공급됨.

비필수 아미노산: 단백질 합성에 필요한 11개의 아미노산으로 체내에서 만들어지며 식이에서 특별히 요구되지는 않음.

질산염: 소금 혹은 질산의 에스테르를 함유한 방부제. 어떤 사람은 질산염에 민감하여 섭취 후 두통, 설사 혹은 두드러기로 고생할 수 있음.

아질산염: 소금 혹은 질산 에스테르를 함유한 방부제.

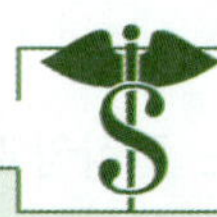

달러와 건강 상식

식품 산업: 이익, 건강에 도움이 안됨

몇몇 미국의 가장 큰 회사들은 건강과 관련이 먼 포장된 식품, 스낵, 탄산음료, 패스트푸드와 같은 유통 관련 회사들이다. 공립학교에서 "쏟아지는 권리"는 이익의 추구가 얼마나 나쁜 건강을 초래하는지를 설명하고 있다.

어린이와 십대들에게 접근하기 위해서 탄산음료 회사들은 자금이 부족한 학교에 돈은 주면서 캠퍼스에 탄산음료 기계를 들여놓고 식당에 그들의 상품을 파는 독점적 권리를 교환하고 있다. 오직 우유와 물만 탄산음료 회사의 생산품 대체로 공급될 수 있다. 이것은 실리적인 면에서는 좋을지라도, 탄산음료가 여분의 영양가가 낮은 칼로리를 제공하기 때문에 어린이들의 건강에 좋지 않다. 좋은 영양을 위해서 몇몇 학교들은 캠퍼스에서 탄산음료의 판매를 금지하고 있으며 탄산음료 회사와 독점적 계약을 금지하고 있다.

어떤 사람들은 식품회사들이 그들의 식품으로 인한 건강을 해친 것에 대하여 담배회사와 같이 책임을 져야 한다고 요구하고 있다. 어떤 사람은 "정크 푸드세"를 통해서 탄산음료, 캔디, 스낵, 패스트푸드의 소비를 못하게 하는 것은 지지하고 있다 (Jacobson & Brownell, 2000). 어떤 사람은 흡연과 싸우는 것을 지지하고 있다: 정크 푸드와 패스트 푸드 제조사에 대한 소송은 그들의 생산품 소비로부터 건강에 대한 비용을 되찾는 것이다.

운동선수들은 종종 단백질 섭취의 증가를 총 칼로리의 30% 이상으로 강요당하기도 한다—비활동적 성인의 2배. 체내 단백질(다시 말해서 근육 조직)은 운동을 하는 동안 탄수화물과 지방의 이용이 불가능하다면 에너지원이 될 수 있기 때문에, 어떤 지구성 운동선수들은 권장량보다 많이 섭취한다. 지구성 선수와 그와 관련된 근력 트레이닝의 일반적인 권장은 매일 파운드당 0.6-0.9g의 단백질이다. 이러한 단백질은 살코기, 생선, 가금류, 채소, 곡물과 콩류에서 얻어질 수 있다. 흔히 말하는 고단백 음료의 섭취가 꼭 필요한 것은 아니다. 일상식도 충분할 것이다.

탄수화물 (carbohydrate)

탄수화물은 체내 에너지의 주요 공급원이고, **디옥시리보핵산(DNA)**과 같은 유전 물질의 구성 요소로도 사용된다. 신체는 다른 물질로부터 이들을 만들기 때문에 탄수화물은 필수 영양소로 취급되지는 않는다. 그러나 탄수화물은 발상이 나쁜 감량식으로 충분히 먹지 않으면 신체가 근육 조직을 분해해서 생명 활동에 필요한 에너지를 공급하게 할 수 있다.

대부분의 동물들은 "단것을 좋아함"을 가지고 있고, 인간도 예외는 아니다. 그러한 이유로 식품 제조자들이 종종 설탕과 기타 감미료(높은 과당과 같은 옥수수 시럽)를 생산품에 첨가하기도 한다. 실제로 많은 상업용 아침식사용 시리얼은 무게의 40%가 설탕이다. 첨가된 설탕은 칼로리는 제공하지만 필수 영양소가 없기 때문에 식이에서 "빈 칼로리"라고 기술된다. 첨가된 설탕으로 인한 과도한 칼로리는 지방으로 전환되는데, 이것은 과체중을 유도한다. 많은 양의 자당(정제된 사탕무 혹은 사탕수수)은 높은 심장병, 비만, 당뇨 그리고 충치의 발병률을 제시하고 있다. 미국에서의 설탕 소비의 평균의 연간 1인당 156파운드이다.

2가지 주요한 형태의 탄수화물이 있다: 과일에서 주로 발견되는 **단당**과 곡물, 과일 그리고 채소의 줄기, 잎, 뿌리에서 발견되는 **복합 탄수화물**이다. 단당은 미국인의 식이에서 평균적으로 총 칼로리의 20%를 차지하고 있다.

포도당은 가장 흔한 단당이다; 모든 식물과 동물에서 발견된다. 포도당은 혈관을 통해서 순환하고 일반적으로 "혈당"이라고 불린다. 다른 단당은 과당으로 과일과 꿀에서 발견된다. **과당**은 가장 달콤한 설탕 중의 하나로, 다른 단당 보다 과당을 덜 먹을 수 있음을 의미하고 달콤함은 동등한 맛은 낸다. 높은 과당인 옥수수 시럽은 다양한 상업적 식품 생산품에 첨가되는 일반적인 감미료이다.

일반적인 설탕("정제된" 설탕으로 많은 포장된 식품에 첨가됨)인 **자당**은 포도당과 과당의 조합이다. 자당은 포도당과 과동으로 분해되면서 소화된다. 과당이 자당보다 더 달기 때문에 식이에서 파스트리를 신선한 과일과 꿀로 대체함으로써 단맛을 제거 없이 설탕의 양을 줄일 수 있다. 더욱이 과일과 꿀에서는 정제된 과당에는 존재하지 않는 다른 영양소를 얻을 수 있을 것이다.

주로 유제품에서 발견되는 **유당**은 포도당과 단순당인 **젖당**과 혼합된 형태로 존재한다. 유당이 소화될 때, 포도당과

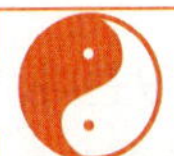

웰니스 지침

탄산 음료에 중독되었는가?

당신이 하루에 12온스 캔을 먹는다면, 당신이 먹는 양이 제시되어 있다(표 5.4 참조):

- 40g 이상의 설탕(약 10 티스푼)
- 160 칼로리
- 콜라를 마신다면 40mg 이상의 카페인

하루에 2개, 3개 혹은 4개의 탄산음료(혹은 32온스 "꿀꺽꿀꺽")를 마신다면, 계산해야 한다.

탄산음료를 마실 때 당신에게 일어나는 변화들이다:

- 설탕이 비영양적 칼로리로 추가된다
- 설탕이 충치를 초래한다
- 아마도 우유를 덜 마실 것이며(마시지 않거나), 칼슘을 덜 섭취하게 된다—뼈에 해로움
- 탄산음료의 인산이 뼈를 약하게 한다
- 카페인은 수면을 방해한다
- 카페인은 중독성이다

게다가 연간 450억개의 캔은 재활용되지 않고 매립될 수 있다.

대체물: 나쁜 선택

다이어트 탄산음료. 설탕과 열량을 제거하지만 아직도 뼈, 수면, 환경에 영향을 받게 된다. 그리고 사람들에게 건강을 위협할 수 있는 2g의 아스파테임을 섭취하게 된다.

과일 음료. 색깔과 향이 있는 설탕물을 말한다—거품과 카페인이 없는 탄산음료. 20온스 용기에 들어있으며, 설탕으로부터 칼로리는 12온스 캔의 탄산음료보다 더 많이 함유하고 있다.

대체물: 좋은 선택

수분
과일 주스 (무설탕 "칵테일")
무카페인 차
저지방 우유

표 5.4

탄산음료 비교

음료	양(oz)	설탕(g)	칼로리	카페인(mg)
오렌지 탄산음료	20	75	300	n/a
마운틴듀	12	46	184	55
펩시	12	41	164	37
닥터 페퍼	12	40	160	40
코카콜라	12	39	156	34
세븐업	12	39	156	0
다이어트 콜라	12	n/a	4	42
레드불	8	27	108	80
졸트	8	27	108	71

젖당이 분리되고 젖당은 포도당으로 전환된다. 거의 대부분의 모든 아기들은 유당(모유의 주요 당분)을 소화시킬 수 있는 능력을 가지고 있는 반면에 많은 어린이들과 어른들, 특히 흑인과 아시아인은 필요한 효소인 **락타아제**(유당 분해효소)가 부족하기 때문에 소화시킬 수 없다. 락타아제는 유당을 포도당과 젖당으로 분해시킨다. 락타아제가 부족한 사람들이 유제품을 섭취할 때 위장의 역류, 설사 그리고 종종 심각한 질병을 경험하게 된다. 이러한 사람들은 식이에 락타아제를 함유한(예를 들면, 락테이드) 제품이나 요거트, 치즈 그리고 유당이 발효 과정에 의해 분해된 다른 유제품으로 보충할 수 있다. 왜냐하면 유제품은 북미인들의 식이에서 칼슘의 주요 공급원고 유제품을 피하는 사람은 칼슘이 풍부한 채소(예를 들면, 브로콜리와 완두콩)와 칼슘 보충제를 섭취해야 하기 때문이다.

복합 탄수화물은 주로 곡물(밀, 쌀, 옥수수, 귀리, 보리); 콩류(완두, 콩); 식물의 잎, 줄기 그리고 뿌리: 약간의 동물성

용어

탄수화물: 가장 경제적이고 효율적인 에너지원; 생물학적 분자는 1개 혹은 그 이상의 설탕 분자로 이루어짐

디옥시리보 핵산(DNA): 세포핵에서 존재하는 물질; 유전자 운반체; 모든 종의 체세포에 존재함.

단당: 단당류라 불리는 탄수화물의 종류; 모든 탄수화물은 소화를 위하여 단당으로 감소되어야 함

복합 탄수화물: 복합당이라 불리는 탄수화물의 한 종류; 음식은 녹말과 섬유소로 구성됨

포도당: 모든 세포에서 주요 에너지원; 우선당이라고도 불림

과당: 과일과 꿀에서 발견되는 단당

자당: 일반적 정제 설탕; 포도당과 과당의 분자가 화학적으로 결합됨

유당: 포도당과 젖당의 분자가 화학적으로 결합됨, 주로 유유에서 발견됨

젖당: 유당에서 분리된 단당류

락타아제: 소장에서 분비되는 효소로 젖당을 단당으로 전환함

조직에서 얻어진다. 복합 탄수화물은 2가지 주요 종류가 있다: 소화가 가능한 **녹말**과 소화가 안 되는 (식이)**섬유**가 있다.

녹말은 많은 포도당 분자로 함께 연결되어 있다. 이것은 필요할 때까지 유기체가 포도당으로 저장하는 방식이다. 식물에서 일반적으로 녹말은 씨앗, 꼬투리 혹은 뿌리에 미립의 형태로 존재한다. 예를 들면, 밀가루는 밀을 갈아서 만든 것으로 중간 부분인 녹말 함유 부분과 배(胚)에서 껍질을 분리한 것이다. 일반적으로 제빵에서 밀가루는 "70% 추출"이라고 하는데, 분쇄 후에도 70%의 원래 곡물이 남아있음을 의미한다. 70% 추출 가루의 제분 과정에서 많은 영양소가 밀에서 손실된다. 따라서 제조업자들은 다수의 비타민과 무기질은 첨가하여 "풍부한 밀가루"를 만든다. 반면에 "정제되지 않은 가루"는 90-95% 추출이며 첨가하지 않는다. 합리적이고 다양한 식이에서 영양소가 밀가루에 없더라도 다른 음식물에서 섭취된다. 밀에서의 모든 영양은 정제되지 않는 가루를 선택함으로써 얻을 수 있다.

정제되지 않은 가루로 만든 빵은 갈색이지만, 모든 갈색 빵이 정제되지 않은 빵은 아니다. 몇몇 제조업자들은 갈색을 내기 위해서 하얀 가루 반죽에 당밀과 꿀은 첨가하는데, 생산표에 "섞어 만든 빵"이라고 제시되어 있다. 이러한 이유로 물건을 사기 전에 포장지를 읽는 것이 중요하다.

녹말 또한 감자에서 발견되는데, 살찌게 한다는 이유로 부당한 명성을 가지고 있다. 감자는 요리할 때 감자 튀김과 감자 칩에서 사용되는 많은 지방과 혹은 기름을 사용하지 않는다면 다른 어느 녹말 식품보다 살찌게 하는 것이 아니

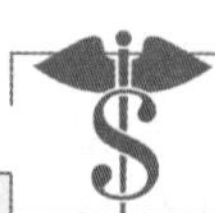

달러와 건강 상식

식이 보충제의 마케팅

최근 50년 동안 "효율성"은 무엇이 작용하는 것을 증명하기 위한 과학적 증명을 의미했다. 지금의 효율성은 얼마나 빨리 매장(선반)을 옮기느냐로 측정된다.

David Kessler, MD
전 식품의약국 위원

1906년과 1938년 미국 의회는 식품이 안전하고 약품은 안전하고 효과적인 것은 보장하기 위해 순수 식품과 약물 법안을 통과시켰다. 법을 보장하는 연방 정부인 식품의약국은 약물이 시장화 되기 전에 엄격한 검사를 요구하고 있다.

그러나 1994년 의회는 식이 보충제 사업에 대한 통제력을 가지고 있는 식품의약국 규제에 대한 분리된 법안을 통과시켰다. 이 법안은 식품의약국이 약품과 식이 첨가제에 대하여 가지고 있는 식이 보충제 규제를 막는 것이다. 그러나 연방은 아직 일반 대중에 의하여 건강에 해롭다면 생산품을 금지할 수 있다. 이러한 것은 식이 보충제의 제조업자들과 유통 관련자들이 정보가 입수되기 전까지는 가치가 없거나 해로울지라도 판매할 수 있다는 것은 의미한다—일반적으로 다수의 사람들이 병에 걸리거나 사망하는 것을 말한다.

법안 제안자들은 그들이 안전하다고 믿는 물질에 대한 정부의 규제를 반대한다(종종 그것들은 "식물성", "비의약품" 혹은 "천연성"이기 때문이다). 게다가 그러한 규제는 사람들이 먹을 수 있고 비타민에 대한 비용을 쉽게 할 수 있는 다양한 생산품을 제한한다고 믿고 있다. 또한 식품의약국의 규제는 실용적인 대체물에서부터 전통적인 의학과 처방약으로부터 식이 보충제 산업을 중단하게 할 수 있다.

법안의 반대자들은 독립적인 과학적 검정이 없이 소비자들이 보충제가 안전하고 혹은 효과적인지 확신할 수 없다고 주장하였다. 그들은 생산품이 불순하거나 알려지지 않은 작용 혹은 부정품에 의해 사람들이 해를 입을까 걱정하고 있다.

식품의약국의 전임 회장이었던 David Kessler 박사는 법안 통과를 위한 로비가 자기가 본 것 중 가장 강력했다고 진술하고 있다. 식이 보충제 산업은 법안이 통과되지 않는다면 소비자가 비타민을 사기 위해서도 처방전이 필요할 것이라고 말했다 - 값은 값이면 전부 다 살 것이다!

놀란 수백만의 사람들은 그들의 대표자와 접촉하게 되었다. 그러한 로비는 엄청난 성공을 가져왔다; 법안은 의회에서 만장일치로 통과되었다.

시장에서 25,000 이상의 보충제와 현재의 경비로 인하여, 식품의약국은 보충제 제조업자들에 의해 만들어진 광고용 주장 혹은 생산품의 적은 부분이지만 검사를 모두 감독하기가 불가능하다. 보충제 산업의 비규제에 대한 제안자들은 매년 처방약의 복용으로부터 수천명의 사람들이 사망하는 것과 비교하여 단지 소수의 사람들이 보충제 섭취로 인하여 사망하고 있다고 지적하고 있다. 정부의 감독이 없기 때문에 소비자는 보충제 혹은 식물성 생산품을 소비하기 전에 현명한 소비자가 되어야 한다. 성분과 용법에 대한 생산품의 라벨을 읽어라. 소비자실험실(ConsumerLab.com)은 많은 보충제의 내용물을 증명하는 독립적인 실험실이다.

다. 큰 감자 하나는 100칼로리인데, 중간 크기의 탄산음료보다 칼로리가 적다. 그러나 중간 크기의 감자로 만들어진 감자 튀김은 300칼로리 이상이다.

동물과 인간은 근육과 간에서 **당원**이라 불리는 녹말을 만든다. 에너지가 필요할 때, 당원이 분해되고 구성물인 포도당이 방출된다. 운동선수들은 때때로 시합 전에 당원의 공급을 위하여 많은 양의 탄수화물을 섭취하는데, *탄수화물 축적*이라고 알려져 있다. 탄수화물 축적은 특히, 당뇨병에서는 위험성을 초래할 수 있다.

섬유는 복합 탄수화물에서 두 번째 주된 종류이다. 두 가지 종류의 섬유가 있다: 물에 녹지 않는 **불용성 섬유**와 물에 녹는 **수용성 섬유**. 불용성 섬유는 **셀룰로오스**와 **헤미셀룰로오스**로 구성되는데, 식물(나무; 줄기; 견과, 씨앗, 곡물의 껍질; 과일과 채소의 껍질과 표피)에 견고함을 제공한다. 수용성 섬유는 펙틴, 고무, 점액으로 구성된다. 불용성과 수용성 섬유의 차이는 건강을 위해서는 중요하지 않다. 영양학자들은 형태에 관계없이 하루에 20-35g의 섬유가 필요하다고 권장하고 있다(표 5.5).

섬유는 변의 크기를 증가시켜서 변비와 배변 동안 장기간 증가된 복압으로 인한 외치핵과 탈장과 병을 예방한다. 또한 섬유는 소화 기관을 통해 폐기물의 운반을 용이하게 하여, 맹장염, 게실염(대장벽에 생긴 염증)의 그리고 결장과 직장암의 위험을 줄인다. 고섬유 식이는 심장병과 몇 가지 암의 위험률을 줄이는데 도움이 될 수 있다.

지방 (lipids(fats))

지방은 다양한 물질군으로 상대적으로 물에 녹지 않는 일반적 성질을 가지고 있다. 약간의 물질은 세포막의 필수 구성분인 **콜레스테롤**과 **레시틴**을 가지고 있다; 생식기관과 부신에서 만들어지는 스테로이드 호르몬; 비타민 A, D, E 그리고 K; 지방의 소화를 돕는 담즙산. 현재 인공 지방의 유행에도 불구하고, 지방은 식이에서 필수적인 부분이다. 지방은 칼로리와 음식에 향과 씹히는 느낌을 제공하고, 소화용 지방은 포만과 행복감을 제공한다. 지방의 한 종류인 **리놀레산**은 홍화, 해바라기 그리고 옥수수와 같은 채소의 기름에서 발견되는데, 필수 지방으로 음식물을 통해서 섭취되어야 한다. 이 물질의 결핍은 피부 장애를 초래할 수 있다.

식이에서 많이 소비되는 지방은 트리글리세리드는 **지방산**으로 구성되어 있다. 이 물질은 화학적 결합에 따라 **포화**, **단순불포화** 혹은 **복합불포화**로 분류된다. 포화라는 것은 수소

표 5.5

다양한 음식물의 섬유량

음식물	양	섬유(g)
정제되지 않은 빵	1 조각	1.6
호밀 빵	1 조각	1.0
흰 빵	1 조각	0.6
갈색 쌀(요리된)	1/2 컵	2.4
흰색 쌀(요리된)	1/2 컵	0.1
스파게티(요리된)	1/2 컵	0.8
강낭콩(요리된)	1/2 컵	5.8
리마콩(요리된)	1/2 컵	4.9
감자(구운)	중간	3.8
옥수수	1/2 컵	3.9
시금치	1/2 컵	2.0
상추	1/2 컵	0.3
딸기	3/4 컵	2.0
바나나	중간	2.0
사과(껍질 있는)	중간	2.6
오렌지	작은	1.2

용 어

녹말: 포도당 분자의 복합 고리

섬유: 식물의 골격을 구성하고 있는 복합물; 소화되지는 않음

당원: 인간과 동물에 저장된 탄수화물의 형태

불용성 섬유: 물에 녹지 않음

수용성 섬유: 물에 녹음

셀룰로오스: 탄수화물에서 대부분의 식물 구조와 식물 세포에서 골격을 형성함; 자연의 다당류에 주로 풍부하고 식이 섬유의 공급원임.

헤미셀룰로오스: 식물 세포의 벽에서 발견되는 물질로 다양한 설탕들이 화학적으로 얽혀있음.

지방: 콜레스테놀과 트리틀리세리드와 같은 지방

콜레스테롤: 담즙, 혈액, 뇌, 신경조직, 간 그리고 신체의 다른 부분에서 발생되는 지방과 유사한 혼합물

레시틴: 세포막의 필수 구성 성분

리놀레산: 음식으로부터 섭취되어야 하는 필수 지방

지방산: 포화지방 혹은 불포화지방(단순불포화지방 혹은 복합불포화지방)이든 지방에서 자연적으로 발생됨

포화지방: 일반적으로 실내 온도에서는 고체로 있음; 동물에서 얻어짐

단순불포화지방: 가능하다면 수소 원자를 1개 운반함

복합불포화지방: 포화지방일 때보다 적어도 수소 원자를 2개 적게 운반함

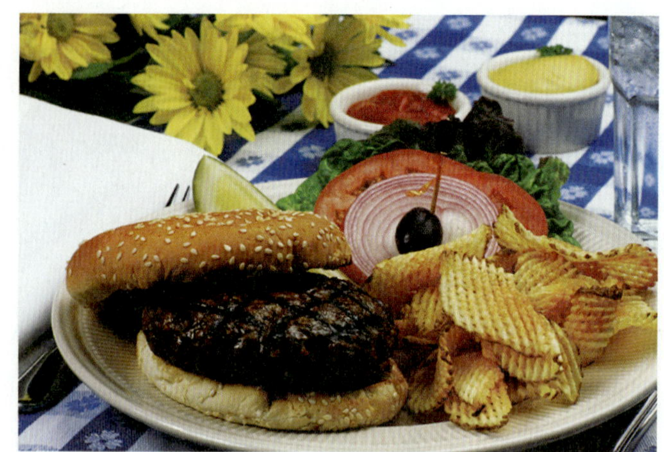

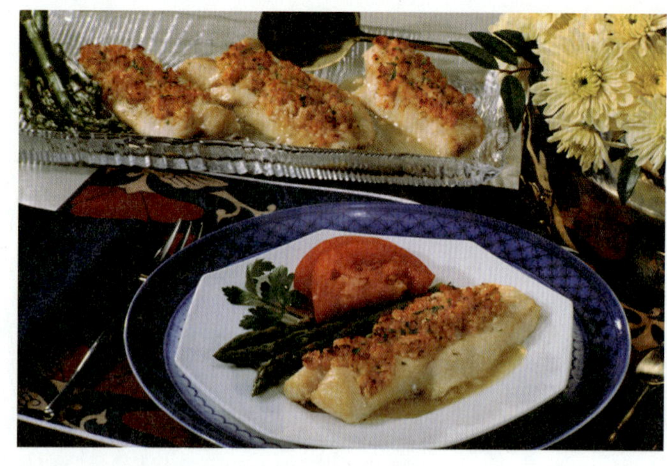

■ 그림 5.7

건강에 나쁜 지방과 좋은 지방

패스트푸드에 있는 전이-포화지방과 포장된 식품은 생선과 견과류 그리고 식물성 기름보다 건강에 나쁘다.

원자(그리고 양의 에너지)가 지방산을 포함하고 있는 것이다. 포화지방산은 모든 수소 원자를 운반한다. 단순불포화지방산(MUFA)은 모든 수소 원자에 대하여 1개를 운반한다. 복합불포화지방산은 2개 혹은 더 많은 수소 원자가 부족하다. 식이 지방은 가장 많이 포함하고 있는 지방산에 따라 포화, 단순불포화 혹은 복합불포화로 분류된다.

포화지방은 전체 우유와 우유로 만든 유제품; 난황; 살코기; 살코기 지방; 코코넛과 야자 기름; 초콜릿; 표준 마아가린; 수소화된 채소 쇼트닝에서 발견된다. 단순불포화지방은 올리브 기름과 약간의 견과를 포함한다. 복합불포화지방은 홍화, 면화씨, 옥수수, 완두콩, 참기름, 기름진 생선에서 발견된다(그림 5.7).

높은 콜레스테롤과 포화지방 식이는 심장병, 몇 가지 암과 비만을 증가시킨다. 많은 영양학자들은 하루에 기껏해야 300mg의 콜레스테롤과 총 칼로리의 10%나 그 이하의 포화지방 섭취를 권장한다. 쉽게 눈에 띄는 식이 지방은 버터, 크림과 모든 우유이다. 숨은 식이 지방은 달걀 노른자, 견과류, 씨앗류, 올리브, 아보카도, 케이크, 파이, 스낵, 살코기를 포함하는데, 4-12%의 지방을 차지하고 있다. 반대로 복합불포화지방은 혈중 콜레스테롤을 낮추는 경향이 있는데, 영양학자들이 채소 기름, 견과류 그리고 생선을 권장하는 이유다.

식품 제조업자들은 채소 기름에서 추출된 천연의 복합불포화지방산을 실온에서 고체로 존재하는 인공적 **전이지방산**으로 전환하기 위하여 화학적 과정을 사용한다. 이러한 방법으로 마가린과 쇼트닝이 만들어졌다. 마가린은 콜레스테롤이나 동물성 지방을 가지고 있지 않기 때문에 많은 사람들이 버터보다 더 건강하다고 믿고 있다. 최근 몇 년에 패스트푸드 산업은 채소 쇼트닝이 동물성 지방보다 건강하다고 지지되고, 비용이 저렴하기 때문에 튀기기 위한 것으로 사용되는 고기 기름(우지)을 채소 쇼트닝으로 전환하고 있다. 제빵 산업도 같은 이유로 쿠키, 도넛 그리고 케이크를 만들기 위해서 채소 쇼트닝을 사용하고 있다. 그러나 마가린 혹은 채소 쇼트닝이 동물성 지방과 더 건강하다는 증거는 없다.

실제로 87,000명 이상의 미국 간호사들의 식이 양식의 분석은 가장 높은 전이지방의 섭취(총 칼로리의 3.2%)는 심장병의 유병률이 가장 높았음을 보여주고 있다. 건강을 위해서 마가린, 감자 튀김 혹은 도넛 먹기를 포기할 필요는 없지만, 적당한 것이 필요하다. 식료품에서 전이지방의 양은 생산표에 제시되어 있다. 이러한 인공적인 물질을 섭취하는 것은 가능하다면 복합불포화지방산을 함유하고 있는 액상 채소 기름을 사용함으로써 제한할 수 있다. 더욱이 채소 기름은 자연적으로 콜레스테롤이 결여되어 있다.

인공지방은 주로 칼로리의 부가 없이 포장된 파스트리와 스낵에 지방의 맛이 첨가된 화합물이다. 그러나 이러한 물질을 섭취하는 것은 위험성이 있다. 왜냐하면 소화기관으로부터 지용성 비타민의 흡수를 금지하고 설사를 유발할 수 있기 때문이다. 인공지방의 이점은—체중 조절에 기여 한다—분명히 소비자가 지방으로부터 에너지의 부족을 더 많은 탄수화물의 섭취로 보상하려는 경향이 있기 때문에 과장되었다.

비타민 (vitamins)

비타민은 다양한 생물학적 과정을 용이하기 하는 물질이다. 비타민은 신체 조직의 제조를 위해 덩어리를 만들거나 신체 기능에 필요한 연료를 공급하지도 않는다. 이것이 신체가 단백질, 탄수화물 그리고 지방 보다 더 적은 양을 비타민을 필요로 하는 이유이다. 신체는 비타민을 만들지 못한다; 반드시 음식물을 통해서 얻어져야 한다(표 5.6). 비타민은 그들이 화학적 성질에 따라 **수용성** 혹은 **지용성**으로 분류된다.

비타민 A(식이의 전구체, 베타카로틴), C 그리고 E는 화학적 산화에 의해 생물학적 구조에 해를 입히는 *활성 산소*라 불리는 화합물을 중화시키는 능력을 가지고 있기 때문에 **항산화제**로 분류된다. 항산화 비타민은 다양한 과일과 채소(콩은 아님)에서 발견되고, 비타민 보충제에서 얻어진다. 식이 연구는 항산화 비타민을 많이 섭취한 사람들이 적은 양을 섭취한 사람들보다 암, 심장병, 백내장의 위험이 덜 하다고 보고하였다. 그러나 실험실 연구에서는 항산화 비타민인 비타민 C, E 그리고 베타카로틴이 암 혹은 백내장의 예방을 못한다고 보고되었지만, 비타민 E가 동맥경화와 심장병을 유발할 수 있는 특정 분자의 산화를 막는다고 하였다(Fairfield & Fletcher, 2002). 이러한 차이에 대한 가능한 설명은 다음을 포함한다: (1) 과일과 채소가 풍부한 식이는 비타민 A, C, E보다 유익한 물질(예를 들면, 식물화합물)을 함유하고 있다; (2) 많은 임상적 연구들이 이미 암 혹은 심장병을 가지고 있는 혹은 그런 질병(예를 들면, 흡연자)에 위험률이 높은 사람들을 대상으로 실시되었다; (3) 암을 예방하기 위해서는 항산화 비타민이 약제에 들어있지 않는 다른 식물성 물질이 필요하다.

검정잎 채소, 콩, 과일에서 발견되는 엽산(*폴레트* 혹은 *폴라신*이라 불리는) 비타민은 신생아에서 척추피열과 신경관

용 어

전이지방산: 단순불포화지방과 복합불포화지방산의 화학적 성질을 바꾸어 만든 인공지방

인공지방: 칼로리는 없지만 지방의 맛과 씹히는 감을 위해 화학적으로 첨가된 포장식품

비타민: 체내의 특수한 기능을 위해 매일 적은 양의 필수 유기적 물질

수용성 비타민: 물에 녹음; 9가지의 수용성 비타민이 있음

지용성 비타민: 지방에 녹음; 4가지의 지용성 비타민이 있음

항산화제: 다른 화합물에 산화작용을 막는 약간의 물질

기능성 식품: 음식물에 부가적으로 비타민, 무기질, 허브 혹은 다른 물질을 첨가하여 제조업자가 건강에 대한 가치를 부여하게 함

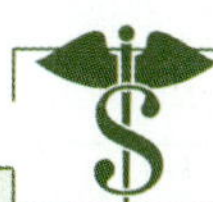

달러와 건강 상식

기능성 식품이 이점을 높인다

비타민, 무기질, 허브 혹은 다른 물질이 식품에 첨가될 때 제조업자들은 건강에 대한 가치를 부여하여 **기능성 식품**이라고 부른다. 미국인들은 요오드 결핍에 의하여 갑상선 질병인 갑상선종을 예방하기 위하여 요오드가 소금에 첨가되었을 때인 1924년 이후 기능성 식품을 먹고 있다. 그 후 몇 년 동안 어떤 식품(풍부해진 밀가루와 같은)은 별도의 비타민과 무기질이 제조업자의 건강에 대한 가치 부여 없이 강화되었다. 그런 변화가 있던 1993년 식품의약국은 많은 양의 칼슘을 포함하고 있는 우유와 요구르트는 생산품이 골다공증 예방에 도움이 되는 라벨의 요구를 제기하는 것을 쟁점화 하였다. 다른 식품 제조업자들은 재빨리 칼슘을 다른 식품—(오렌지 주스, 와플, 감자튀김)—에 첨가하여, 건강에 대한 가치 부여를 할 수 있었다.

회사는 건강에 대한 가치를 부여하여 판매량을 증가시킨다는 것을 빠르게 인식하였다. 그리하여 지금 탄산음료는 카바 혹은 인삼(진정을 위하여), 곡물은 껍질(심장병과 암을 막기 위하여), 마가린은 식물성 스테롤(콜레스테롤을 낮추기 위하여), 아이스크림은 에키나시아(면역계를 돕기 위하여), 스프는 허브(우울병을 위하여)를 첨가하게 되었다. 사람들이 건강을 위하여 식이 보충제 섭취를 노력함에 따라 식료품 회사는 "건강-자각" 시장에서 돈을 벌려고 하였다("The New Foods", 1999).

기능성 식품은 위험과 비쌀 수도 있다. 음식물에 첨가된 허브는 경우에 따라서 그 양이 잘 조절되지 않을 수도 있고, 허브가 어떤 약물의 작용을 방해할 수 있다. 어떤 사람들은 많은 것이 좋은 것인 줄 잘못 믿고 있으며, 식이 보충제와 기능성 식품의 섭취에 의한 비타민, 무기질 혹은 식물성 생산품의 과용으로 위험에 처할 수도 있다. 더욱이 기능성 식품은 종종 더 비싸고, 때때로 보충제 없이 동등한 식품보다 더 많이 비싸다.

표 5.6

수용성과 지용성 비타민

수용성 비타민	왜 필요한가?	주요 공급원	결핍시 나타나는 결과
아스코르브산(비타민 C)	치아와 뼈 구성; 결합조직의 산물; 상처 치표; 면역 증강	감귤류 과일, 토마토, 후추, 양배추, 감자, 멜론	괴혈병(뼈, 치아, 잇몸 퇴화)
비오틴	지방과 아미노산의 합성과 분해	효모, 간, 우유, 많은 채소, 바나나, 포도	피부 문제; 피로; 근통증; 메스꺼움
코발라민(비타민 B12)	1개의 탄소 원자 이동과 관련; DNA 합성에 필수	근육살, 달걀, 우유, 유제품(채소에는 없음)	악성 빈혈; 신경계 기능 부전
엽산	DNA와 다른 분자의 합성에 필수	녹색잎 채소, 과육, 정제되지 않은 밀 제품	빈혈; 설사 그리고 다른 위장계 문제
니아신	에너지 생산과 세포 분자의 합성과 관련	곡물, 살코기, 콩류	펠라그라(피부, 위, 정신 이상)
판토텐산	에너지 생산과 합성 그리고 많은 분자의 분해와 관련	효모, 고기와 생선, 달걀, 거의 모든 채소와 과일	구토; 복부 경련; 불안; 불면
피리독신(비타민 B6)	아미노산의 합성과 분해와 포화지방으로부터 불포화지방의 생산에 필수	고기, 정제되지 않은 곡물, 대부분 채소	박약; 성급함; 수면과 걷기 문제; 피부 문제
리보플라빈(비타민 B2)	에너지 생산 관련; 건강한 눈에 중요	우유와 유제품, 고기, 달걀, 채소, 곡물	눈과 피부 문제
티아민(비타민 B1)	음식 분자의 분해와 에너지 생산에 필수	고기, 콩류, 곡물, 몇 가지 채소	각기(신경 손상, 박약, 심장부전)
지용성 비타민	**왜 필요한가?**	**주요 공급원**	**결핍시 나타나는 결과**
비타민 A(레티놀)	눈과 피부의 유지에 필수; 뼈와 치아 생성에 영향	간, 신장, 노랗고 녹색잎 채소, 살구	결핍: 야맹증; 눈 손상; 피부 마름. 과잉: 식욕부진; 피부 문제; 발목과 발 부종
비타민 D(칼시페놀)	칼슘 대사 조절; 뼈와 치아의 성장에 중요	올리브유, 유제품, 달걀	결핍: 소아 구루병(뼈 굽음); 성인 뼈 파괴. 과잉: 갈증; 메스꺼움; 체중 감소; 신장 손상
비타민 E(토코페롤)	산화로부터 세포 손상 방지; 적혈구 파괴 예방	맥아, 채소 기름, 채소, 난황, 견과류	결핍: 빈혈, 신경세포 손상
비타민 K(필로키논)	혈액 응고 도움	간, 채소 기름, 녹색잎 채소, 토마토	결핍: 심한 출혈

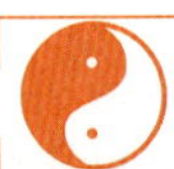

웰니스 지침

치아와 잇몸을 관리하라

치아와 잇몸을 관리하는 것은 충치와 잇몸병을 예방하여 구강 건강을 실천하는 것이다. 충치와 잇몸병은 입 속에 살고 있는 다양한 박테리아의 활동에 의해서 발생되는데, 음식물에서 설탕을 분해하여 산을 만든다. 산이 치아의 에나멜을 공격하여 충치를 유발한다. 다른 박테리아는 설탕과 침 속의 몇 가지 물질을 플라크라고 불리는 아교질로 전환하는데 관계가 있다. 플라크는 치아와 잇몸에 붙어서 박테리아의 성장과 충치를 더욱 가속화시킨다.

치아와 잇몸병은 (1) 입으로부터 박테리아가 제거된다면, (2) 입으로부터 박테리아가 산과 플라크를 만드는 설탕과 다른 물질을 제거한다면, 혹은 (3) 치아가 박테리아의 산물로부터 보호된다면 예방될 수 있다.

아직은 입으로부터 치아와 잇몸병을 일으키는 박테리아를 혹은 해가 없이 하는 것이 불가능하다. 그래서 충치와 잇몸병을 예방하기 위해서는 입에서 설탕과 플라크를 제거하는 것이 가장 좋은 방법이다. 이러한 방법으로 될 수 있다:

- 식사 시간 사이에 설탕이나 설탕이 함유된 음식 안 먹기
- 가급적 고형물보다 액상으로 된 단것 섭취하기
- 끈적하고 혹은 천천히 분해되는 단것은 피하기
- 매 식사 후 칫솔질과 치실하기
- 스낵 혹은 식사 후 칫솔질을 못할 때 더운 물로 입안 헹구기
- 치약, 양치질 물약, 음료수로부터 불화물(충치 예방) 얻기
- 정기적인 치과 검진하기

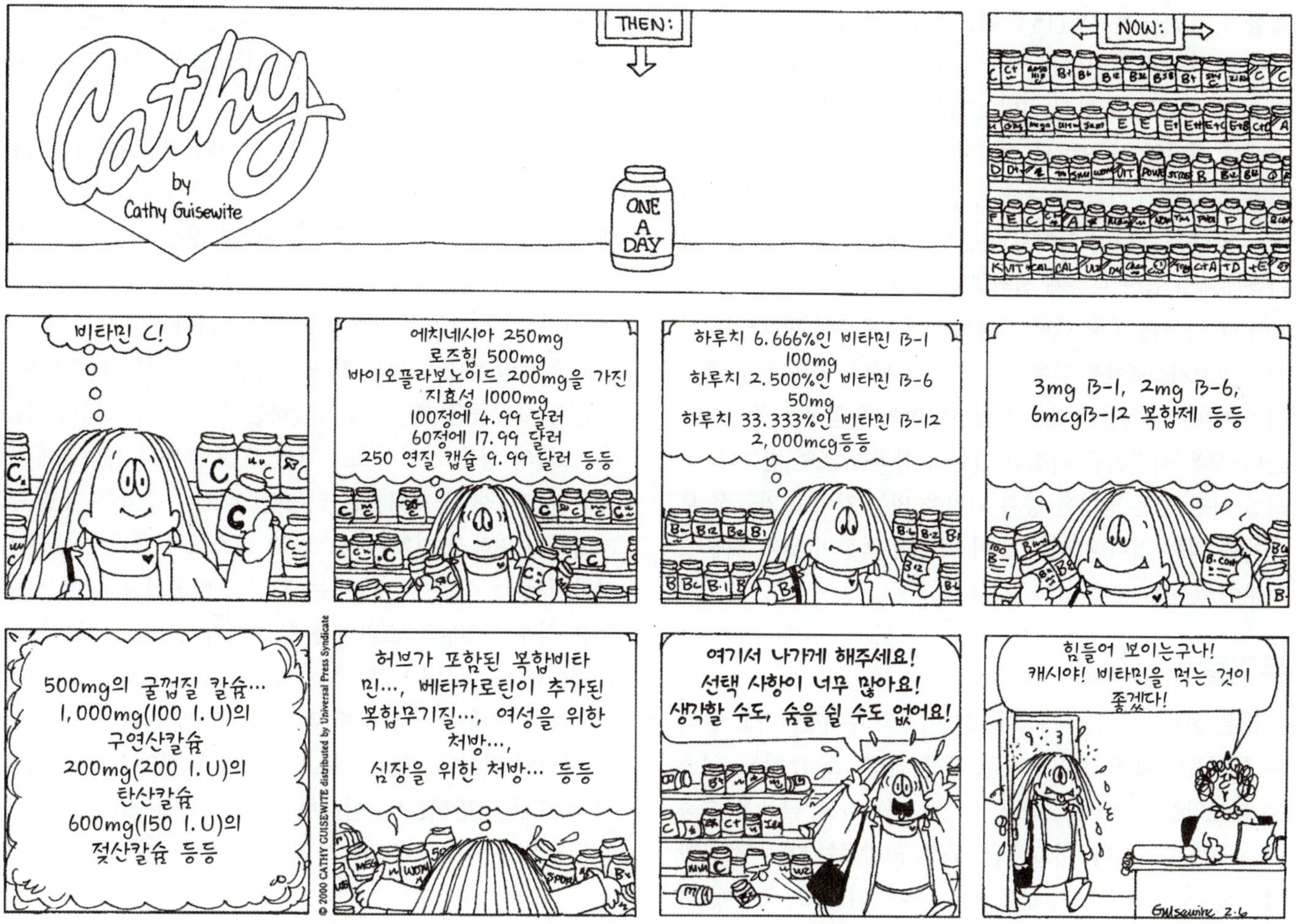

Cathy by Cathy Guisewite

THEN:

ONE A DAY

NOW:

비타민 C!

에치네시아 250mg 로즈힙 500mg 바이오플라보노이드 200mg을 가진 지효성 1000mg 100정에 4.99 달러 60정에 17.99 달러 250 연질 캡슐 9.99 달러 등등

하루치 6.666%인 비타민 B-1 100mg 하루치 2.500%인 비타민 B-6 50mg 하루치 33.333%인 비타민 B-12 2,000mcg등등

3mg B-1, 2mg B-6, 6mcgB-12 복합제 등등

500mg의 굴껍질 칼슘… 1,000mg(100 I.U)의 구연산칼슘 200mg(200 I.U)의 탄산칼슘 600mg(150 I.U)의 젖산칼슘 등등

허브가 포함된 복합비타민…, 베타카로틴이 추가된 복합무기질…, 여성을 위한 처방…, 심장을 위한 처방… 등등

여기서 나가게 해주세요! 선택 사항이 너무 많아요! 생각할 수도, 숨을 쉴 수도 없어요!

힘들어 보이는구나! 캐시야! 비타민을 먹는 것이 좋겠다!

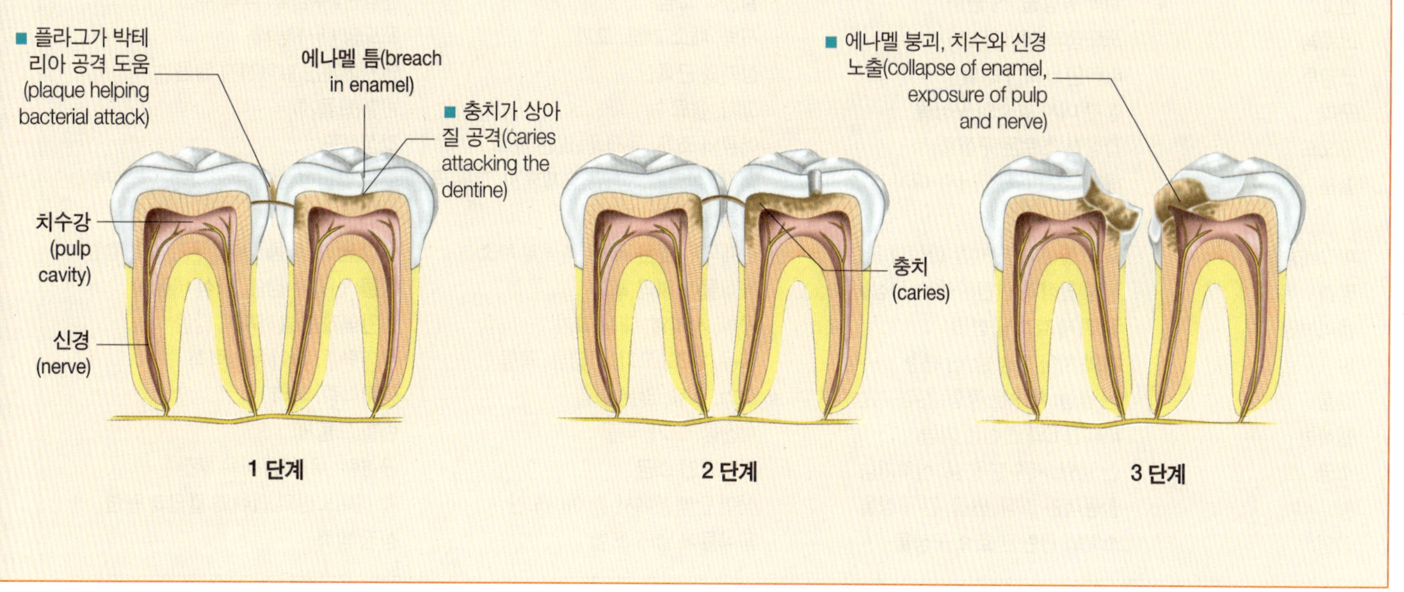

결함의 예방을 돕는다(15장 참조). 대부분의 미국인들의 식이에서 여성과 성인들은 엽산 결핍(평균 매일 200mg 소비되고; 400mg이 권장됨)이다. 그래서 연방정부는 제조업자들에게 시리얼 식품(에로, 빵, 아침용 시리얼, 파스타)에 엽산을 강화해 주기를 요구한다. 강화된 식품에 엽산의 양이 너무 낮다는 논란이 있어서 임산부는 태아의 건강관리 공급자들에게서 엽산 보충제 섭취를 충고 받고 있다.

또한 엽산은 필수 단백질 메티오닌으로부터 발생되는 신체의 **호모시스테인**을 낮추는데 도움이 된다. 높은 혈중 호모시스테인은 관상동맥질환과 심장마비의 위험성을 증가시키는데, 모든 사람들은 적절한 엽산의 섭취를 조언 받는다. 이러한 가장 좋은 방법은 콩과 과일을 먹는 것이고 가급적 보충제를 먹는 것이다(너무 많이 먹으면 독성이 있기 때문에 하루에 총 700mg을 넘지 않게).

무기질 (minerals)

많은 신체 기능은 1개 혹은 그 이상의 **무기질**이라고 불리는 무기물이 필요하다(표 5.7). 예를 들면, 소금, 칼륨, 염소는 세포막을 유지하고, 신경 충격을 전도하고, 근육을 수축하는데 필수적이다. 마그네슘, 구리, 코발트는 어떤 생화학적 반응을 도와주고; 철분은 헤모글로빈의 산소 운반에 필수적이고; 요오드는 갑상선 호르몬을 생산하는데 필요하고; 칼슘과 인은 뼈와 치아를 만든다. 셀레늄은 아마도 항산화제의 역할로 암의 위험을 낮춘다.

무기질은 거의 모든 식품에서 발견되는데, 특히 신선한 채소이다. 여성과 젊은 사람들은 철분 결핍에 걸리기 쉽기 때문에 달걀, 살코기, 밀기울, 정제되지 않은 곡물과 녹색잎 채소와 같이 철분이 풍부한 식품을 먹어야 한다. 많은 여성과 나이 든 사람들은 유제품과 브로콜리와 순무와 같은 몇 가지 녹색잎 채소에 있는 칼슘을 너무 적게 먹는다(표 5.8).

많은 사람들은 고혈압을 유발하는 소금을 너무 많이 먹는다. 소금의 양은 자연적으로 거의 모든 종류의 음식물에 존재하기 때문에 문제되지는 않는다; 과도한 소금은 맛을 증가시키기 위해서 첨가된 제조품과 레스토랑 음식을 통해서, 식탁에서 너무 많이 사용하는 것에서 비롯된다. 어떤 사람들은 하루에 20g을 소비하는데, 신체가 필요로 하는 2g의 10배이다. 운동선수들은 종종 땀으로 인한 소금의 손실을 대체하기 위해서 소금 정제 먹기를 조언 받는다; 이런 조언은 잘못된 것이다. 종종 스포츠 보다 이뇨제와 관련된 의료적 치료와 동반되는데, 심각한 수분의 손실을 제외하고는 소금은 먹는 음식물에 의해서 충분히 대체될 수 있다.

표 5.7

필수 무기질

무기질	왜 필요한가?	주요 공급원	결핍시 나타나는 결과
칼슘	뼈와 치아의 형성물; 혈액 응고; 신경 전도	우유, 치즈, 검녹색 채소, 말린 콩류	성장 멈춤; 구루병, 골다공증; 경련
염소	위액 형성물; 산 균형	일반적 소금	근경련; 무감정; 식욕 부진
크로뮴	포도당과 에너지 대사	지방, 채소 기름, 고기	포도당 대사 방해
코발트	비타민 B12 구성물	장기와 근육살	인간에게는 밝혀지지 않음
구리	철분 대사 효소의 구성물	고기, 음료수	빈혈(드물게)
요오드	갑상선 호르몬 구성물	어류와 조개, 유제품, 많은 채소	갑상선종
철분	헤모글로빈과 에너지 대사 효소의 구성물	달걀, 살코기, 콩류, 정제되지 않은 곡물, 녹색잎 채소	철분 결핍성 빈혈(무기력증, 면역 저하)
마그네슘	효소 활성화; 단백질 합성과 관련	정제되지 않은 곡물, 녹색잎 채소	성장 방해; 행동 장애; 무기력증, 경련
망간	지방 합성과 관련된 효소 구성물	음식물에 널리 포함	동물; 신경계 장애, 생식 비정상
몰리브덴	몇 가지 효소 구성물	콩류, 시리얼, 내장 고기	인간에게는 밝혀지지 않음
인	뼈와 치아 형성물; 산 평형	우유, 치즈, 고기, 가금류, 곡물	무기력증; 뼈의 무기력화
칼륨	산 평형; 체수분 평형; 신경 기능	고기, 우유, 많은 과일	근무력증; 마비
셀레늄	비타민 E와 관련된 기능	해산물, 고기, 곡물	빈혈(드물게)
소금	산 평형; 체수분 평형; 신경기능	일반적인 소금	근경련; 무감정; 식욕 부진
황	활동적인 조직, 연골, 건 구성물	식이 단백질에서 황 아미노산	황 아미노산의 섭취와 결핍과 관련
아연	소화와 관련된 효소 구성물	음식물에 널리 포함	성장 방해

용어

호모시스테인: 아미노산 메티오닌에서 추출된 물질로; 혈중 높은 수치는 심장병의 위험을 높임; 적절한 엽산의 섭취로 낮춰짐
무기질: 체내에서 유기물과 조합으로 혹은 단독으로 발견되는 무기 요소
식물 화학물: 식물에서 만들어진 화학물

식물 화학물 (phytochemicals)

많은 채소와 과일은 화학물을 가지고 있다, 이를 **식물 화학물**이라고 하는데 영양소는 아니지만 그 자체로 인체 생리학에 긍정적인 영향을 미친다(표 5.9). 식물 화학물은 대사의 부산물로 인하여 환경 혹은 조직 손상으로 얻어진 예를 들면, 활성산소와 같은 독소를 파괴하고 제거하는 것을 돕는다. 예를 들면, 십자화과의 채소(브로콜리, 케일, 꽃양배추, 싹양배추, 양배추, 황색 채소)는 암을 예방하는 식물 화학물인 *설포라판*과 *이소티오시아네이트*가 풍부하다. 토마토와 토마토 생산품(케첩, 토마토소스), 분홍 포도, 파파야, 복숭아, 수박은 *리코펜*이라고 불리는 식물 화학물을 함유하고 있다. 이 물질은 산화적 손상으로부터 보호하고, 암과 심장병의 위험을 감소시켜 준다.

검정과 밝은 색의 채소에 있는 *루테인*은 심장병과 눈의 노화와 관련된 눈 질환을 감소시킨다. 녹색과 검정 차, 양파, 사과 그리고 포도는 **플라보노이드**(flavonoids)라 불리는 식물 화학물을 함유하고 있어서 암과 심장병으로부터 보호한다.

수분 (water)

수분은 혈액의 주요 성분이며 모든 세포의 주요 구성요소이다. 수분은 모든 세포 활동이 일어날 수 있는 매개(배지)를 제공한다.

체수분은 신경, 내분비, 배설계를 통해서 상대적으로 일정한 수준으로 유지된다. 만약 체수분이 낮아지면, 갈증을 느껴 물을 마시게 된다. 낮은 체수분은 오줌의 양을 줄이도록 호르몬을 자극한다. 과도한 체수분은 오줌의 생산을 증가하도록 호르몬을 자극한다. 소변으로 인한 증가는 종종 혈압, 심장마비 후 체액의 흐름이나 부푼 감을 줄인다. 하루에 최대 8잔의 물을 마셔야 하는 것은 부분적으로 정확하다. 성인의 평균 손실은 땀, 호기로 인한 습기, 오줌과 변을 통해 그만큼 손실된다. 이러한 손실은 음료수와 다른 음료나 음식을 통해 상쇄된다.

표 5.8

다양한 음식물에 있는 칼슘

하루에 성인은 1,000mg이 권장된다.

음식물	서빙 크기	칼슘(mg)
칼슘 가공 두부	1/3 컵	581
일반 요거트	8 oz 용기	411
걷어낸 저지방 우유	1컵	301
완전히 볶은 참깨씨	1oz	297
스위스 치즈	1oz	288
체더 치즈	1oz	216
모차렐라 치즈	1oz	194
요리된 완두콩	1/2 컵	131
요리된 녹색 순무	1/2 컵	116
요리된 검은 완두콩	1/2 컵	115
왕겨 곡물	1/2 컵	106
콜라드	1/2 컵	101
캔에 든 정어리	1 oz	105
캔에 든 연어	1 oz	59

표 5.9

과일과 채소에 있는 식물 화학물과 가능한 이점들

음식물	식물 화학물	가능한 이점
베리(딸기류) 블루베리, 스토베리, 레스베리, 블랙베리, 건포도 등	안토시아닌, 엘라직산	항산화제 암 예방
칠리 후추	캅사이신	부항산화제 국부 통증 완화
감귤류 과일 오렌지, 포도, 레몬, 라임 등	플라보노이드(tangeretic, nobiletin, hesperitin) 카로티노이드	항산화제
십자화과 채소 브로콜리, 케일, 꽃양배추, 싹양배추, 양배추, 황색 채소	인돌 이소티오네이드 설도라판 카로티노이드	항산화제 항암 요소
마늘류 마늘, 양파, 샬롯, 부추, 골파, 봄양파	황화알릴 플라보노이드 (quercetin)	항암 요소
콩	다이드제인, 에쿠올, 제니스테인, 엔테로락톤, 다른 식물 에스트로겐	유방암, 전립선암 감소; 심장병 감소

체수분은 탄산음료가 아닌 생수, 우유, 혹은 과일 주스로 보충되어야 한다. 소위 말하는 강화된 물은 순수하지 않다. 그것은 몇 그램의 설탕, 적은 양의 비타민, 카페인을 함유하고 있다. 한 연구는 탄산음료를 마시는 신체적으로 활동적인 10대 소녀들이 마시지 않는 소녀들보다 4-5배 정도 골절률이 높다는 것을 보고하였다. 왜냐하면 탄산음료의 인산이 칼슘 대사와 뼈 질량에 영향을 미치기 때문이다. 또 다른 가능성은 10대들이 뼈를 튼튼히 하는 칼슘이 든 우유 대신에 탄산음료를 마신다는 것이다. 카페인(커피, 차, 탄산음료)과 알코올을 함유하고 있는 음료수는 이뇨 작용을 하는데, 흡수된 수분이 추가적인 오줌의 생성으로 손실된다는 것을 의미한다.

많은 사람들이 맹물(수돗물) 보다 병에 든 물이 더 건강에 좋을 것이라 믿고 마신다. 모든 병에 든 물이 상표에서 제시한 바와 같이 "천연적"이지는 않다. 몇 종류의 병에 든 물의 근원은 국내의 맹물이다. 물의 근원을 확인하기 위해서는 생산표를 봐야 한다.

식이 보충제 (dietary supplements)

미국에서는 25,000개 이상의 이용할 수 있는 식이 보충제가 있다. 엄밀히 말하면, **식이 보충제**는 특수한 비타민, 무기질, 혹은 아미노산(표 5.3 참조)과 같은 40여 개의 필수 영양소를 1개 혹은 그 이상을 공급하기 위하여 흡수되는 것이다. 예를 들면, 어떤 사람이 매일 모든 비타민의 적절한 섭취를 위하여 종합 비타민제를 먹는 것이다(Willett & Stampfer, 2001).

그러나 비타민 외에 식이 보충제는 특수한 생리학적 혹은 심리적 효과를 위해 하나 혹은 그 이상 신체의 생물학적 체계를 변화하려는 의도로 다양한 무기질, 효소, 아미노산, 허브, 호르몬 그리고 핵산(DNA와 RNA)을 포함한다. 예를 들면, 어떤 사람이 혈중 지질을 낮춤으로써 심장 마비 혹은 발작을 예방하기 위해 오메가-3 지방산(생선 기름)을 함유한 캡슐을 먹을 수 있다. 혹은 생기를 돋워주기 위해 허브차를 마실 수 있다. 식이 보충제는 병과 질병을 예방 혹은 처치하기 위한 것으로, **기능 식품**이라고 불린다.

식이 보충제가 식이의 영양학적 질을 높이는데 사용될 때, 식품으로 간주되고, 식이 보충제가 특정한 생물학적 변화를 위해서 사용되면, 약물로 간주된다. 매년 1억명 이상의 미국인들이 식이 보충제에 총 150-200억불을 사용한다.

식품으로서 식이 보충제 (dietary supplements as food)

식품구성탑의 권장대로 따르는 다양한 식이는 대부분의 사람들에게 좋은 건강을 위하여 충분한 필수 영양소를 제공하는 것이다. 이런 사람들에게는 아마도 영양학적으로 식이 보충제가 필요하겠지만, 어떤 사람들에게는 "식이 보험"의 형식으로 한 가지는 원할 것이다.

그들의 식이가 영양학적으로 부적절하다고 의심하는 사람들은 매일 종합비타민과 무기질 보충제를 먹는 것이 도움이 될 것이다(Fletcher & Fairfield, 2002).

예를 들면:

- 식사를 건너뛰고 가공품과 패스트푸드를 많이 먹는 사람들
- 체중감소를 위해 이례적이거나 저칼로리 식이를 하는 사람들
- 경제적인 어려움으로 영양학적으로 부적절한 식이를 하는 사람들
- 신체 크기와 관련된 운동선수들
- 많은 양의 커피/알코올을 먹는 사람들

식이 보충제로 이점을 얻을 수 있는 또 다른 사람들은 주로 동물 조직으로부터 얻는 비타민 B_{12}가 필요한 엄격한 채식주의자를 포함한다; 유당 과민성(유제품 소화에 어려움이 있는)인 사람; 엽산과 철분이 부족한 임산부. 식이에 비타민과 무기질을 보충할 때 기억해야 할 것은 더 많이 먹을 필요는 없다는 것이다. 높은 용량의 비타민 A, D, E, B_3(니아신) 그리고 B_6(피리독신)는 독성이 될 수 있다.

효소, 다른 단백질과 핵산을 가진 보충제는 소화관으로부터 원래대로 흡수되지 않는다; 대신에 더 작은 하위 단위로 분해된다. 락타아제와 같이 소화기관에서 사용하고자 하는 보충제는 소화되기 전에 작용하는 물질이기 때문에 덜 문제가 된다. 그러나 효소나 핵산은 체내에 그대로 흡수되지 않기 때문에, 돈만 낭비하는 것이다.

물질이 천연이든 합성이든 제조자가 순수하다고 하는 것은 화학적으로 별 차이가 없다. 1990년 수천명의 미국인들이 제품 제조상 불순물로 인한 아미노산 트립토판 보충제를 먹고 나서 병들고 30명 이상이 사망했다. 더욱이 제품에 적힌 "천연적" 혹은 "식물성"이란 말은 안전하거나 효과적이라는 것을 의미하지 않는다. "천연적" 혹은 "식물성" 제품은 다수의 불순물일 수도 있고, 독성이 될 수 있다.

표 5.10

과학적으로 검증된 식이 보충제의 이점들

보충제	기능
황콘드로이틴과 글루코사민	관절염 증세 완화
에치네시아	면역기능 높임
마늘(갈릭)	심장병 위험 완화
징코빌로바(은행)	치매 완화
오메가-3 지방산	심장병과 심장마비 예방
S-아데노실 메치오닌	우울증 완화
성조인트 워트(허브)	우울증 완화
소 팔메토(톱야자)	전립선 치료

약품으로서 식이 보충제 (dietary supplements as drugs)

식이의 영양학적 질을 증대하기 위한 의도 외에, 많은 식이 보충제는 제조업자들에 의해 병, 스트레스, 침울과 보양제의 예방약 혹은 치료제로 권유되고 있다. 약품으로 효험이 있는 몇 가지 보충제는 특정한 조건에서 안전하고 효과적이라고 과학적 증명이 된 것이다(표 5.10).

처방전과 (의사의 처방이 필요없는)점두 판매와는 달리, 식이 보충제는 시판되기 전에 증명할 필요가 없다. 따라서 소비자가 보충제의 내용물이 불순물이 없다든가, 해가 없다든가 혹은 실제로 어느 정도 이익이 있다는 것에 대한 확신이 없다. 몇 가지 보충제 문제점에 대한 예는 다음과 같다:

불확실 혹은 불순한 내용물: 다양한 보충제(예로, 엽산, 세인트존스워트(허브), DHEA)의 독립적인 검사는 생산표에 제시된 효력이 있는 성분의 양이 없다는 것이다. 슈퍼마켓, 약국, 건강식 상점에서 수거된 에키나시아 표본의 단지 49%만 에키나시아를 함유하고 있음을 밝혔다; 6%는 아예 없었다(Gilroy 등, 2003). 다른 분석은 보충제가 오염과 불순물로부터 안전하다는 것을 보증할 수 있는 "현재 상품 제조 기준"을 지킬 것과 정확하게 표기할 것을 제안했다.

해로운 보충제: 에페드라(*에페드린* 혹은 *마황*이라 불리는)를 함유한 제품은 체중감소와 운동선수의 경기력과 에너지의 향상을 위해서 시판되고 있다. 2003년 식품의약국은 에페드라를 함유한 제품의 소비로부터 발작, 공황 발작, 몇 가지 뇌일혈, 심장마비를 포함한 16,000건의 반작용을 밝혔다. 대학과 프로 선수를 포함한 다수의 사람들이 에페드라 성분의 제품으로부터 사망하였다.

세인트존스워트(허브)는 시판되기 전에 엄격한 검사를 안 했기 때문에 허브가 독성화학물과 약물을 불활성화하는 간을 자극할 수 있다는 것이 알려지지 않았다. 그리하여 부주의하게 세인트존스워트(허브)를 먹는다는 것이 다른 이유로 복용한 약물의 분해를 초래할 수 있다. 예를 들면, 이 허브는 항에이즈 약물, 심장이식 환자의 면역억제제, 항발작 약물, 유방암 약물 그리고 피임약의 체내 수준(밀도)을 줄일 수 있다. 경구 피임약과 허브를 복용한 여성이 임신이 되는 숫자는 허브의 바람직하지 않는 효과에 대한 단서를 제공한다.

식품 첨가제 (food additive)

제조 식품은 감촉, 향, 색깔과 안정성을 변화시키는 다양한 첨가제를 가지고 있다. 이러한 첨가제는 판매력의 증가와 보존 기간을 늘리는데 도움을 준다.

방부제 (preservative)

매년 세계 식품 공급의 20%는 부패로 손실된다. 일반적인 방부제는 BHA, BHT와 소금 아질산염을 포함한다. 이런 각각의 물질을 과도하게 먹는다면 인체에 독성과 해가 될 수 있다; 그러나 현재의 식품에 있는 일반적인 양은 안전하다고 가정된다.

아황산염은 박테리아를 죽이고 식품의 분해를 늦추기 위해 첨가된다. 아황산염은 일반적으로 와인, 건조된 수프, 채소 그리고 과일(사과, 살구, 건포도, 배, 복숭아)에 첨가된다. 채소를 신선하게 보존하기 위해 레스토랑에서도 샐러드 바를 이용한다. 특히, 천식이 있는 사람들은 아황산염에 극도로 민감할 수 있고, 구역질, 설사, 호흡 곤란과 피부 발진을 경험할 수 있다. 그런 문제로 레스토랑에서 아황산염 사용이 금지되었다.

용 어

식이 보충제 : 1개 혹은 그 이상의 40개 필수 영양소 혹은 비타민, 무기질, 효소, 아미노산, 허브, 호르몬 그리고 핵산과 같은 비필수 영양소를 공급하는 생산품

기능 식품 : 병 혹은 질병을 예방하거나 치료하기 위한 식이 보충제

아황산염 : 샐러드, 신선한 과일, 채소, 와인, 맥주, 말린 과일을 위한 방부제; 특히, 천식을 가진 사람은 심각한 부작용을 보이기 쉬움.

많은 식품 첨가제는 영양학적으로 불필요하고, 어떤 것은 건강에 해를 미칠 수 있다. 예로, 설탕과 소금은 맛을 증가시키고, 판매를 늘리기 위해 첨가된다. 금지되어 온 식품 착색제는 인체의 암과 알레르기의 원인으로 연루되고 있다. 식품 의약국은 100,000명 만큼의 미국인들이 냉동 아침용 파스트리, 정제 코팅과 약간의 음료수에서와 같이 황색 색소로 수백 개의 제조 식품에 첨가되는 **타르트라진**(tartrazine)에 과민성이라고 추산되고 있다.

첨가제에 대해 관심있는 소비자는 생산표를 읽어야 한다. 제조자는 식품에 상대적인 비율에 따라 모든 첨가물을 제시해야 한다. "천연", "유기농", "건강식"이라는 말이 첨가제가 여분의 설탕과 소금에 자유롭다고 가정하지 마라. 식품 내용물에 대해 확신할 수 있는 확실한 방법은 어떻게 만들어졌는지를 아는 것이다.

인공 감미료 (artificial sweeteners)

5-7백만 명의 미국인들이 인공 감미료를 사용한다. 과체중에 대한 지속적인 경계와 당뇨병에 대한 이론적인 해법은 모든 형태의 음식에 있는 인공 감미료이다. 그러나 식이에서 가장 널리 사용되는 것은 음료수이다. 주요 4가지 인공 감미료—아세셀팩케이, 수크랄로스, 사카린, 애스파타임—는 건강의 위험과 관련이 있다. 1970년대 시클라메이트와 사카린은 암과 관련이 있었다. 아아미노산 아스파라긴산으로 만들어지고, 페닐알라닌으로 변형된 애스파타임은 기분전환, 불면증 그리고 발작과 관련이 있다. 건강에 의식이 있는 소비자들은 인공 감미료가 섭취하는 제품에 사용되고 있다는 것을 알고 있어야 한다.

식품 안전 (food safety)

미국에서 시장용 고기와 가금류, 과일의 박테리아와 바이러스의 오염으로 인한 식중독의 급증은 식품 공급의 안전에 대한 관심을 증가시켰다. 미국에서 매년 7백만 명이 음식으로 인한 질병이 발생하고, 325,000명이 입원을 하게 된다; 5개의 병원균—*살모넬라, 대장균 0157: H7, 캄필로박터, 리스테리아균 그리고 톡소플라스마*—이 대부분 감염의 원인이 되고, 대략 매년 1,600명이 사망한다(표 5.11). 박테리아에 의한 식중독의 증상은 두통, 메스꺼움 그리고 발열이다.

용 어

타르트라진: 황색 식용 색소로 식품의약국에서 "FD & C 황색 5번"으로 불림

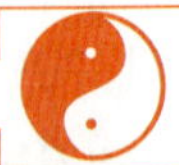

웰니스 지침

유기농 라벨을 위한 새로운 규칙

몇 년간의 토론 후 2002년, 미국 농무부(USDA)는 최종적으로 "유기농"이라는 식품 라벨 표준을 만들었다. "100% 유기농"과 "유기농"으로 라벨된 식품은 하수 침전물, 전리 방사선, 인공 성장 호르몬, 유전자 조작 농작물, 그리고 대부분 인공적인 비료와 살충제를 사용할 수 없다. 라벨에 필요한 요구는 신선한 제품과 가공품에도 적용된다. 유기농으로 팔리고, 라벨되고 혹은 상징화된 식품은 미국 농무부의 새로운 표준에 따라서 생산되고 가공되어야 하고, "미국 농무부 유기농"이라고 봉인된다.

라벨에 필요한 요구는 제품에 유기농 성분의 비율에 바탕을 두고 있다. "100% 유기농"이라고 라벨된 식품과 식품의 생산품은(물과 소금을 제외하고) 단지 유기적으로 생산된 성분을 포함해야 한다. "유기농"이라고 라벨된 제품은 적어도 95%가 유기적으로 생산된 성분으로 이루어져야 한다. 다른 잔여 성분은 비농업 물질로 정부 항목 또는 유기 형태로 시판되지 않는 제품으로 허가된 것으로 구성되어야 한다.

적어도 70%의 유기농 성분을 포함한 가공품은 "유기농 성분으로 만들어진"이라는 문구를 사용할 수 있고, 생산표에 3가지의 유기농 성분 혹은 식품군을 제시할 수 있다. 예를 들면, 적어도 70%의 유기농 성분과 단지 유기농 채소로 만들어진 수프는 "유기농 배, 감자 그리고 당근으로 만들어진 수프"나 "유기농 채소로 만들어진 수프"라는 것을 라벨할 수 있다. 70% 이하의 유기농 성분으로 만들어진 가공품은 "유기농"이라는 용어를 어디에서나 사용할 수 없다. 그러나 성분 정보판에서 유기적으로 생산되었다는 특수한 성분을 확인할 수는 있다.

새로운 규칙이 효력을 발생한 몇 달 안에 의원들은 가금류 생산자들이 자신들의 동물들이 유기농 식품으로 비육되지 않음에도 그들의 제품에 "유기농"이라는 것을 라벨하도록 허락하는 대규모 변호 법안을 흘러들게 함으로써 새로운 규칙을 훼손하고 있었다. 이것이 밝혀져 은밀한 법안은 파기되었다.

출처: 미국 농무부 유기농 프로그램(USDA National Organic Program). http://www.ams.usda.gov/nop/.

표 5.11

음식을 통해 질병을 일으키는 박테리아

박테리아	발견되는 장소	전염	증상
캄필로박터	동물과 새의 장관(腸管), 원유, 미처리된 물 그리고 하수침전물	오염된 물, 원유, 날것 혹은 요리중인 고기, 가금류 혹은 조개	설사(때때로 출혈), 복통과 메스꺼움 후 발열, 두통, 근육통. 증상은 식후 2-5일 나타남; 7-10일까지 지속됨.
클로스트리듐 보툴리눔	자연에 널리 분포됨; 토양, 수분, 식물 그리고 동물과 생선의 장관. 산소가 적거나 없을 때 성장함.	박테리아는 병을 일으키는 독소를 생성한다. 부적절한 캔식품, 기름 속 마늘, 진공팩과 단단히 싼 음식	독소가 신경계에 영향을 미침. 증상은 대개 식후 18-36시간 후 나타남. 그러나 때때로 식후 4시간 혹은 8일 후 나타나기도 함. 복시, 눈꺼풀 쳐짐, 말과 삼키기 장애 그리고 호흡 곤란. 치료하지 않는다면 3-10일이 치명적임.
클로스트리듐(가스괴저균)	토양, 먼지, 하수, 그리고 동물과 인간의 장관. 산소가 적거나 없을 때 성장함.	"식당 세균"이라 불린다. 왜냐하면 스팀 테이블 혹은 실온에서 오랫동안 남겨진 음식으로부터 발병하기 때문. 박테리아는 요리에 의해서 파괴되지만, 몇몇 독성을 만드는 종자는 살아남을 수 있음.	설사와 가스통이 식후 8-24시간 후에 나타날 수 있음; 대개 1시간 지속됨, 그러나 1-2주 동안 덜 심한 증상이 지속됨.
대장균 O157:H7	몇몇 포유동물의 장관, 원유, 비염소화된 물, 인간의 질병도 유발함.	오염된 물, 원유, 날 것 혹은 드물게 육우, 소독하지 않은 사과 주스나 사이다, 요리 안 된 과일과 채소; 개인 대 개인으로.	설사 혹은 출혈성 설사, 복부 경련, 메스꺼움 그리고 불쾌감; 식후 2-5일 후 시작되고, 8일 동안 지속됨. 특히, 아주 젊은 사람들은 급성 신장 부전을 일으키는 용혈성요독증후군으로 발전됨. 비슷한 질환으로 성인에게는 혈전성혈소판감소성자반병이 발생할 수 있음.
리스테리아	인간과 동물의 장과, 우유, 토양, 잎채소; 냉장온에서도 천천히 성장함.	핫도그, 도시락용불고기, 냉육, 영구적 혹은 말린 소세지 그리고 미리 조제된 고기와 가금류, 부드러운 치즈 그리고 비소독된 우유.	발열, 한기, 두통, 배통, 때때로 위탈과 설사; 병으로는 진행은 3주 소요됨; 위험군(임산부와 신생아, 노인 그리고 면역이 약한 사람)에서는 나중에 보다 심각한 병으로 발전됨.
살모넬라(2,300종 이상)	동물의 장관과 변: 살모넬라 장염균은 달걀에 있음	날 혹은 요리중인 달걀, 가금류와 고기; 원유와 유제품, 해산물; 조리사.	대개 식후 8-72시간 후에 위통, 설사, 메스꺼움, 한기, 발열 그리고 두통이 나타남; 1-2일 지속될 수 있음.
시겔라(이질균; 30종 이상)	인간의 장관; 다른 동물에서 드물게 발견됨.	변-입의 경로로 개인 대 개인으로; 식품과 물의 분변 오염. 식품 특히, 샐러드를 통한 것은 종사자의 불결한 청결로 준비와 조리로 인하여 대부분 발발됨.	시겔라 혹은 적리라고 불리는 질환. 출혈성 설사와 점액, 발열, 복부 경련, 한기 그리고 구토; 박테리아 감염 후 12-50시간 후 발현; 며칠에서 2주까지 지속됨.
포도상구균 아우레우스	인간(피부, 감염된 상처, 여드름, 코, 인후)	부적절한 조리로 인한 개인 대 개인. 병을 일으키는 독소는 실온에서 급속히 가중됨.	식후 1-6시간 후에 심한 메스꺼움, 복부 경련, 구토 그리고 설사가 나타남; 2-3일 이내 회복함 - 더 길어지면 탈수가 발생함.

출처 : 미국농무부(U. S. Department of Agriculture), 식품안전교육(Food safety education): 식중독-소비자 알아야 할 것들(Foodborne illness-What cosumers need to know). Available : http://www.fsis.usda.gov/OA/ pubs/fact_fbi.htm.

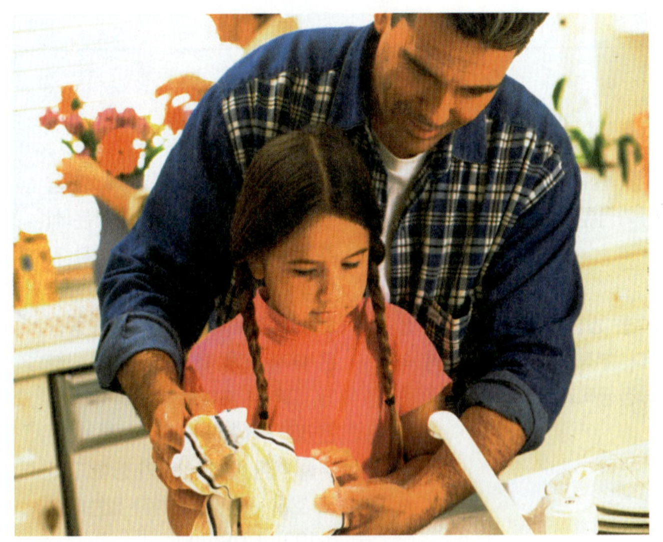
손씻기는 안전한 음식 준비에 필수적이다.

식품의약국과 농무부의 검사관들은 거의 60,000명의 식품 제조업자, 가공업자와 엄청난 수입 식품을 감독하고 있다— 분명히 중대한 의미가 있는 임무이다. 그것은 바로 소비자가 사고, 저장하고 음식을 준비할 때 식품안전 지침을 따르게 하는데 필수적이기 때문이다.

식품을 보호하는 방법 중의 하나가 곰팡이, 박테리아 그리고 다른 미생물을 죽이기 위해서 **감마 방사선 요법**을 하는 방법이다. 감마 조사에 대한 몇몇 반대자들은 안전이 증명되지 않았다고 주장하고 있다.

그들의 관심은 조사가 발암이나 제품에 의한 독성, 혹은 무생물의 조사 저항에 의한 독성 돌연변이를 유발할 수 있다는 것이다. 더욱이 비타민은 조사에 의해 파괴된다. 그

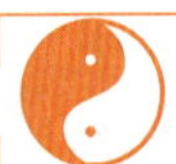

웰니스 지침

 health.jbpub.com/hwonline

식품 안전을 위한 지침

식품을 구입할 때

1. 고기와 가금류는 다른 물건이나 식품을 사고 나서 구입을 하고, 특히, 요리가 없이 바로 먹을 수 있는 식품은 다른 음식과 따로 따로 구별한다. 비닐 봉지를 이용하여 날고기와 가금류를 개별적으로 포장하는 것을 고려하라.
2. 고기와 가금류를 살 때는 날고기든, 포장되었든, 미리 요리되었든 냉동이어야 한다.
3. 미국 농무부는 신선하고, 바로 잡은 것을 구입하기를 강력히 조언한다.
4. 캔에 들어있는 식품은 움푹 들어가거나 볼록한 것은 구입하지 않는다.
5. 식품은 집으로 바로 가져가서 냉동해야 한다. 만약에 가는 거리가 1시간 이상이면 잘 상하는 음식을 냉각기에다 넣어 보관하고, 더운 날에는 자리에 보관한다.

집에서 음식을 보관할 때

1. 냉장고를 온도계로 온도를 맞춘다.— 냉장고는 화씨 40도 혹은 그 이하로 낮추고; 냉동고는 화씨 0도에 맞춘다; 모든 음식 박테리아는 화씨 40도에서 서서히 성장한다. 이것이 안전한 냉장고 온도이다. 냉동고는 화씨 0도 또는 그 이하면 박테리아가 자라지 않는다.
2. 집에서 고기나 가금류는 즉시 냉장하거나 냉동한다.
3. 즙을 냉장고의 다른 음식물에 흘리지 않는 위해서는 고기나 가금류를 비닐 봉지나 선반에 보관하는 것이다.
4. 생고기, 가금류, 해물들은 만지기 전에는 손을 비누로 20초 이상 씻는다.
5. 캔에 들어있는 것들은 시원하고, 깨끗하고, 마른 장소에 보관한다. 지나치게 뜨겁거나 차가운 것은 캔의 내용물에 해로운 영향을 미친다.
6. 어떤 음식물이라도 싱크 밑에도 보관하지 말고, 바닥에서 떨어지고 그리고 청소 용구와 분리해야 한다.

음식물을 준비할 때

1. 손을 씻는 중요성은 지나치게 강조해도 나쁘지 않다. 이 간단한 실천은 종종 잊지만 가장 경제적이며, 오염 혹은 상호 오염을 방지하는 방법이다.
2. 손은 씻을 때(장갑을 끼든 안 끼든) 비누와 물로 20초 동안 씻는다: (a) 준비를 시작하기 전에; (b) 고기, 가금류, 달걀, 해산물을 만진 후에; (c) 동물을 만진 후에; (d) 화장실을 다녀온 후; (e) 기저귀를 바꾼 후; (f) 코를 푼 후에
3. 생고기, 가금류 혹은 해산물의 요리에서 나오는 즙을 흘려서는 안된다. 또한 과일과 샐러드와 같이 날로 먹는 것에도 흘려서는 안된다.
4. 손, 카운터, 장비, 도구, 도마를 사용 후 즉시 비누와 물로 씻는다. 위의 것들을 물 쿼터당 염소 한 스푼으로 소독한다. 씻은 후 세워두거나 소독 제품의 설명서에 따른다.
5. 얼린 고기는 냉장고에서 녹인다. 절대로 조리대 위에서가 아니다. 또한 밀폐된 비닐 랩이나 봉지에서 차가운 물로 녹여

럼에도 불구하고 정부는 모든 축산물은 해로운 박테리아를 없애기 위해 조사되어야 한다고 권장하고 있다. 조사가 식품에 방사성이 있게 하는 것은 아니므로 소비자는 조사의 위험은 없다. 미국 정부는 조사된 식품의 문서화된 방사선 노출량을 요구하고 있다; 그러나 방사능 조사(radura) 심벌의 사용은 선택적이다.

패스트푸드 (fast food)

패스트푸드 음식은 미국인들에게는 필수이다. 하루에 약 460만 명, 미국 인구의 20%가 패스트푸드 레스토랑에서 먹는다. 패스트푸드는 조심스럽게 선택되어야 한다. 왜냐하면 콜레스테롤, 소금 그리고 탄수화물이 높게 들어있고, 비타민 A와 C는 적게 들어있기 때문이다(표 5.12).

패스트푸드 회사는 손님들의 건강에 대한 관심의 보답으로 샐러드, 찐감자, 구운 쇠고기, 구운 닭을 제공한다. 구운 쇠고기는 햄버거보다 지방이 더 낮고, 구운 통닭 가슴은 튀긴 치킨 보다 지방이 없다. 하지만 조심해야 한다. 생선은 지방이 낮지만, 튀긴다면 50%의 지방이 더해질지 모른다. 샐러드와 찐감자도 지방이 높은 편이다.

채식주의 식이 (vegetarian diets)

채식주의 생활은 아주 오랫동안 존재하고 있어서 유명하였던 레오나르도 다빈치, 조지 버나드쇼, 마하트마 간디 그

용 어

감마 방사선 요법: 음식 보존의 비화학적인 방법

도 된다. 고기가 녹을 때까지 매 30분마다 물을 바꾸어준다; 혹은 전자레인지나 조리 도구로 즉시 녹여도 된다.

6. 냉장고에 있는 절인 음식물은 조리대에 놓지 마라.

7. 미국 농무부는 만약 가금류를 선택한다면, 채워 넣은 안쪽의 온도를 확인하기 위해서 고기용 온도계를 사용하라고 권장한다. 오븐에서 꺼내기 전에 채워 넣은 가금류의 중앙 온도가 화씨 165도가 되어야 한다. 고기용 온도계가 없다면 밖에서 조리해야 한다. 또한 뜨거운 것을 냉동된 새 안에 넣지 말아야 한다. 녹을 때면 내부는 오염되었을 것이다.

요리할 때

1. 언제나 요리는 철저하게 해야 한다. 해로운 박테리아가 존재하더라도 요리를 통해 제거될 수 있다; 냉동이나 차가운 물에서 헹굼은 박테리아 제거에 불충분하다.

2. 고기, 가금류 혹은 냄비 요리를 내부 온도(굽고 썬 고기는 화씨 145도, 가금류는 화씨 180도, 간 고기는 화씨 160도, 남은 음식은 화씨 165도)가 안전한 온도에 도착했는지를 결정하기 위해서는 고기 온도계를 사용해야 한다. 살모넬라와 대장균과 같은 해로운 박테리아를 제거하기 위해서 안전한 온도가 되었는지를 확인하기 위해 여러 부위를 확인해야 한다.

3. 요리가 중단되어서는 안된다. 그릴이나 오븐에서 나중에 완성하기 위해 부분적으로 요리된 것을 절대 냉장해서는 안된다. 고기와 가금류는 한번에 완전하게 요리하고, 그 다음 냉장과 안전한 데움이 된다.

4. 전자레인지 음식은 주의깊게 설명서를 따른다. 전차레인지용 용기와 뚜껑을 사용하고, 표준 시간으로 완전히 요리해야 한다.

서빙을 할 때

1. 서빙 혹은 먹기 전에 비누로 손을 씻어야 한다.

2. 요리된 음식을 깨끗한 접시에 깨끗한 도구와 손으로 서빙한다. 처음에 접시를 비누와 뜨거운 물로 씻지 않으면 깨끗하지 않은 내용물이 묻어있는 접시에 서빙해서는 안된다.

3. 뜨거운 음식은 화씨 140도 이상, 차가운 음식은 화씨 40도 이하로 유지하라.

4. 실온에서 2시간 이상 음식물이나, 재료 혹은 요리된 것을 두지 마라. 화씨 90도가 되는 뜨거운 혹은 더운 날에는 이러한 시간이 1시간으로 줄어든다.

남은 음식을 처리할 때

1. 남은 음식을 만지기 전과 후에 손을 씻는다. 깨끗한 도구를 사용하라.

2. 남은 음식을 작은 규모로 나누고 빠른 냉각을 위해 얇은 용기에 보관하라. 요리 후 2시간 이내에 냉장하라.

3. 너무 밖에 오래 있었으면 버린다

4. 안전한지 맛을 절대 보지 마라

5. 남은 음식을 데울 때는 화씨 165도로 완전히 데운다. 혹은 뜨겁거나 김이 날 때까지 데운다. 수프, 소스와 고기국물은 끓어야 먹는다.

6. 만약 이상이 있으면 버려야 한다.

출처: 미국농무부(U.S.Department of Agriculture), 식품안전조사국(Food Safety and Inspection Service).

표 5.12

패스트푸드의 부분적 요소

식품	총 칼로리	총 지방(g)	지방 칼로리	콜레스테롤(mmg)	소금(mmg)
빅맥	560	31	280	85	1070
부리토	440	18	170	45	1220
감자 튀김	370	20	180	00	240
칠면조 샌드위치	273	4	34	19	1391
닭 가슴살	400	24	220	135	1116
피자	300	14	120	25	610
시저 샐리더	240	13	120	25	780
시저 샐러드	520	43	390	40	1420
쵸콜릿 세이크	320	7	60	20	230

리고 아인슈타인도 지지하였다. 사람들은 다음의 다양한 이유로 채식주의를 선택한다:

1. 동물을 스스로 죽이든지, 타인에 의해 죽임을 당하는 것을 피하기 위한 것이다. 어떤 사람들은 동물을 사랑하기 때문에 동물을 죽여 음식으로 만드는 것을 강하게 반대한다.
2. 전 세계의 단백질 공급의 사용을 더욱 효율화하는데 기여하는 것이다. 1파운드의 고기를 생산하기 위해서 옥수수 혹은 콩 10파운드가 가축의 먹이로 필요하다. 분명하게도 10파운드의 옥수수와 콩은 1파운드의 고기보다 더 많은 사람들을 먹일 수 있다. 매 30년 마다 두 배 정도로 증가하는 인구는 전 세계적으로 음식 공급의 형평에 기여할 수 있는 음식원에 대한 과소비를 피하는 도덕적 책임감을 느끼게 될 것이다.
3. 더 오래 그리고 더 건강하게 살자는 것이다. 많은 여건에서 채식주의와 생활 양식의 조합의 결과로 건강에 대한 이점이 있다. 채식주의는 비채식주의에 비해서 더 가늘고, 더 많이 운동하고, 담배를 피우지 않고, 알코올에 탐닉되지 않는다. 채식주의자들은 콜레스테롤과 동물성 지방을 적게 섭취하기 때문에 심장과 혈관, 직장암의 위험성을 줄이게 된다. 증가된 섬유 또한 직장암을 줄이게 된다.

> 당신의 위가 당신을 괴롭힌다면 차분하게 누워서 진정시켜라.
>
> Leroy "Satchel" Paige

채식주의자 식이는 3가지가 있다: 엄격 혹은 **완벽한 채식주의자**로서 동물성 생산품은 제외하고, 우유, 치즈, 달걀 그리고 다른 유제품을 포함한다; **유제품 채식주의자**는 고기, 가금류, 생선 그리고 달걀은 제외하고, 유제품은 포함한다. **유란 채식주의자**는 고기, 가름, 수산물은 제외하고, 달걀과 유제품은 포함한다. 제대로 계획된 채식주의자 식이는 특히, 적절한 필수 아미노산을 섭취를 위한 단백질원과 조합된다면 신체의 영양적 요구를 만족시킬 수 있다. 완벽한 채식주의는 비타민 B_{12}(코발라민)의 보충이 필요하다.

영양이 얼마나 뇌에 영향을 미치는가 (How nutrition affects the brain)

뇌는 정상적인 기능을 위해서 영양소가 필요하다. 예를 들면, 뇌에서 신경전도체인 세로토닌은 혈중 아미노산 트립토판과 최근에 먹은 탄수화물에 의해 영향을 받는다. 트립토판(식이 단백질에서 추출된)을 함유한 식사와 높은 탄수화물은 뇌의 세로토닌의 수준을 높인다. 아미노산 티로신, 신경전도체의 전구체인 도파민, 노르에피네프린 그리고 에피네프린의 뇌 수준은 식사에서 티로신 함유 단백질을 섭취한 후에 증가된다. 섭취된 염소, 레시틴의 구성물(달걀 난황, 간과 콩에서 발견되는)의 섭취는 신경전도체인 아세틸콜린의 수준을 증가시킨다.

어느 정도 감정, 생기 그리고 수면 양식은 섭취되는 신경전도체의 양에 의존하므로 간접적으로 식사에 의존한다. 취침 시간에 쿠키와 우유를 먹는 습관은 뇌에 세로토닌을 증가시켜 평화로운 수면을 유도할 수 있다. 어떤 예비 실험은 티로신은 침울을 완화시키고, 콜린은 특정한 자세 반사와 운동 장애를 교정하는 것을 돕는다고 지적하였다.

몇몇 개인의 사고, 감정 그리고 신체감은 그들이 단순히 먹는 당분의 양에 따라 매우 민간하다. 도넛 몇 개 혹은 막대 사탕은 섭취한 직후 불안, 떨림, 피로, 나약함, 침울 그리고 집중력 저하를 경험했을 것이다. 이러한 반응을 **반응성 저혈당**이라고 부르는데, 인슐린이 분비될 때 혈당이 급격하게 떨어진 결과이다; 이번에는 이런 저하가 혈중에 많은 부하의 당분에 대한 반응으로 생성된다. 반응성 저혈당과 유사한 것은 근본적으로 식사 양식에 많다: 두 시간 후에 반응성 혈당 저하로 이어지는 아침의 고농도 당분식을 소비는 오전 중반의 당분 "엄습(hit)"을 자극한다. 이런 주기는 정오와 오후 중반 그리고 식사 중과 저녁 늦게까지 반복된다. 이런 주기를 끊기 위해서 단백질, 약간의 지방과 함께 복합 탄수화물을 섭취하는 것이다. 그로 인하여 신체에 단당이 적절한 비율로 들어가게 하는 것이다.

용 어

채식주의자: 고기, 가름, 혹은 생선을 먹지 않는 사람

완벽한 채식주의자: 식이에서 모든 동물성 제품을 제외하고, 우유, 치즈, 달걀 그리고 다른 유제품을 포함하는 사람

유제품 채식주의자: 고기, 가금, 생선, 달걀을 제외하고, 유제품을 포함한 사람

유란 채식주의자: 고기, 가금과 생선은 제외하고, 달걀과 유제품은 포함한 사람

반응성 저혈당: 탄수화물 섭취 후 인슐린 분비로 이어져 발생되는 현상

건강에 대한 중요한 생각

1. XTA-9781호에 탐승한 모든 사람들은 그들의 우주선 감지기가 은하수에서 돌며, 생명체가 있는 작은 행성을 발견했을 때 흥분을 느꼈다. 접촉과 탐험을 위해서 여섯 명의 탐험원들은 지구에서 살아남고, 의사전달과 서로 작용하기 위해 지구인을 닮기 위한 분자적인 재배열을 실시하였다.

   "지표면에 도착하면, 충전(연료 보급)을 하기 전에 8시간이 걸린다. 에너지 다발은 대규모로 정지된 슈퍼마켓이라는 곳에서 얻을 수 있다." 고 사령관이 설명했다.

   탐험원들은 고개를 끄덕였다. 혼란을 막기 위해 자신들의 행성이 Zorax에서와 같이 비슷하게 보였다.

   "한가지만 제외하고", "거기에는 수천 종의 에너지 다발이 있는데, 적절한 것을 선택해야 한다." 고 주의를 주었다.

   "적절한 것?" 선장 보조원들이 물었다.

   "예, 연료 다발이 효율적인 것이 하나도 없다. 분류하고 선택해야 한다." 승무원은 신경질적으로 이동했다.

   사령관은 모두에게 식품구성탑의 복사본을 나눠주면서 "걱정마라" 고 말했다. "그들의 지도자는 충전 지침을 준비해왔다. 때가 되면 이것을 이용하라."

   a. 식품 선택이 풍부한 미국의 슈퍼마켓에서 어떻게 Zoracian 탐험원들에게 미국 정부는 어떻게 먹는 것이 적당하다고 충고하는지를 설명할 것인가?
   b. Zoracian의 관점에서 많은 종류의 식품이 풍부하지만, 미국인들의 식품 공급은 충전에 대해서는 불충분하다. 왜 미국인들의 식품 공급이 다양하면서도 영양학적으로 불충분한지를 설명하라.
   c. 당신의 식품 선택에 영향을 미치는 요인을 무엇인가?

2. 영양 개혁에 참여하는 기자는 수프 회사의 베스트셀러 식품의 식품 라벨이 제품이 6g의 지방을 함유하고 있음을 표기하고 있다고 지적했다. 두려움으로 소비자들은 구매를 멈출 것이고, 회사는 몇 주 안에 3g의 지방을 함유하고 있다고 반응을 할 것이다. 회사는 제품에 아무런 변화를 주지 않았다.
   a. 왜 제품이 절반의 지방을 함유하고 있다고 라벨이 보여주는가?
   b. 있다면 식품 제조업자들이 붙일 수 있는 제품표에 당신이 지지하는 제한은 무엇인가? 매주의 위험이 있는 자유 기업과 공익 사이에서 어디로 구분하는가?
   c. 식품 생산표에 얼마나 관심을 두고 있는가?

3. 어떻게 제초제가 수백 마일 떨어진 여성의 모유를 긴장시키는가? 식품 공급에서 제초제와 첨가제에 관심이 있는가? 왜 혹은 괜찮지 않는가?

건강 리뷰

- 미국 정부와 다양한 건강 단체들은 심장병, 암 그리고 다른 질병을 예방하기 위해서 영양적 선택을 돕는 식이 지침을 만들고 있다.
- 식품구성탑은 고기, 지방이 많은 유제품, 지방질, 당분이 많은 스낵과 사탕의 소비를 제한하는 반면, 정제되지 않은 곡물, 과일 그리고 채소의 소비를 강조하고 있다.
- 건강식 구성탑은 정제된 곡물 생산품, 고기와 사탕보다 운동과 복합불포화지방산, 과일과 채소의 소비를 강조하고 있다.
- 식품의 성분표는 무게에 따라 제품의 성분들이 내림차순으로 나열하고 있다.
- 영양표는 식품에 있는 특정 영양소의 양에 대한 정보를 제공한다.
- 식품은 3가지 기능이 있다: 신체의 화학적 성분, 에너지 그리고 즐거움을 제공함
- 식품은 7가지 성분으로 구성된다: 단백질, 탄수화물, 지방, 수분, 비타민, 무기질 그리고 식물 화학물.
- 식이 보충제는 식이의 영양적 적절함을 높이고, 병을 치료 혹은 예방하기 위해서 사용되는 규제되지 않은 물질이다.
- 제품은 씹히는 느낌, 향, 색깔과 안정성을 변화하기 위해서 다양한 첨가제를 함유하고 있다. 방부제는 아황산염을 통해 부패로부터 식품을 보호한다.
- 식품 보존의 한 가지 비화학적인 방법은 미생물을 죽이기 위해 식품을 감마선에 조사하는 것이다.
- 인공 감미료는 널리 사용되는데, 대부분의 "식이용" 음료수에도 사용된다.
- 채식주의에 대한 여러 가지 이유는 건강, 자연 환경과 세계적인 문제에 대한 관심의 증가를 포함한다; 경제적인 문제; 동물을 죽이지 않는 철학. 엄격한 채식주의 혹은 완벽한 채식주의는 식이에서 우유, 치즈, 달걀 그리고 다른 유제품을 포함한 모든 동물성 생산물을 제거하는 것이다.

건강과 웰니스 온라인

웹 사이트는 건강과 웰니스에 대한 풍부한 정보를 담고 있다. 웹 브라우져 소프트웨어를 이용하여 인터넷을 실행하면 건강과 웰니스에 대한 현존하는 많은 주제에 대해 새로운 통찰력을 얻을 수 있을 것이다.

Jones & Bartlett 출판사의 웹사이트인 health.jbpub.com/hwonline을 실행해라.

참고 문헌

Fairfield, K. M., and Fletcher, R. H. (2002). Vitamins for chronic disease prevention: Scientific review. *Journal of the American Medical Association, 287*, 3116–3126.

Fletcher, R. H., and Fairfield, K. M. (2002). Vitamins for chronic disease prevention: Clinical applications. *Journal of the American Medical Association, 287*, 3127–3129.

Gilroy, C. M., et al. (2003). Echinacea and truth in labeling. *Archives of Internal Medicine, 163*, 699–704.

Is fat the next tobacco? (2003, February). *Fortune*, 51–67.

Jacobson, M. F., and Brownell, K. D. (2000). Small taxes on soft drinks and snack foods to promote health. *American Journal of Public Health, 90*, 854–857.

The new foods: Functional or dysfunctional? (1999, June). *Consumer Reports*, 1–5.

Patterson, R. E., et al. (2001). Is there a consumer backlash against the diet and health message? *Journal of the American Dietetic Association, 101*, 37–41.

Putnam, J., Allshouse, J., and Kantor, L. S. (2002). Per capita food supply trends: More calories, refined carbohydrates, and fats. *FoodReview* 25, no. 3, 2–15.

Putnam, J., Kantor, L. S., and Allshouse, J. (2000). Per capita food supply trends: Progress toward dietary guidelines. *FoodReview*, 25, no. 3, 2–15.

U.S. Department of Agriculture. (2002). Per capita food supply trends. *FoodReview*, 25, 2–15.

U.S. Department of Agriculture. (2000). Dietary guidelines for Americans (5th ed). Available: http://www.usda.gov/cnpp/Pubs/DG2000/Index.htm.

Willett, W. C., and Stampfer, M. F. (2001). What vitamins should I be taking, Doctor? *New England Journal of Medicine, 354*, 1819–1823.

Willett, W. C., and Stampfer, M. F. (2003, January). Rebuild the Food Pyramid. *Scientific American*, 64–71.

추천 도서

Cowley, G. (2003, January 20). A better way to eat. *Time*, 46–70. A discussion of the state of the healthfulness of the current American diet.

Nestle, M. (2002). *Food politics: How the food industry influences nutrition and health*. Berkeley: University of California Press. A noted professor of nutrition analyzes how the food industry, in its search for profits, contributes to ill health.

Nestle, M. (2003). *Safe food: Bacteria, biotechnology and bioterrorism*. Berkeley: University of California Press. An analysis of how lack of government oversight and political influence from the food industry contribute to an unsafe food supply.

Pollan, M. (2001, May 13). How organic became a marketing niche and a multibillion-dollar industry — naturally. *New York Times Magazine*, 30–65. Describes how "organic" foods have been turned into TV dinners and other processed foods and still conform to the legal definition of organic.

Sabate, J. (Ed.). (2001). *Vegetarian nutrition*. Boca Raton, FL: CRC Press. Expert summaries of all aspects of plant-based, meatless diets.

Schlosser, E. (2001). *Fast food nation*. NY: Houghton Mifflin. Everything you ever wanted to know (and not know) about fast food: Its history, role in the economy, and contribution to the epidemic of obesity.

Willett, W. C., and Skerrett, P. J. (2001). *Eat, drink and be healthy*. New York: Simon and Schuster. Two prominent nutritionists explain healthy eating.

Willett, W. C., and Stampfer, M. F. (2003, January). Rebuild the Food Pyramid. *Scientific American*, 64–71. Prominent nutritionists discuss the problems with the current Food Guide Pyramid and offer an alternative guide to healthy eating.

추천된 웹 사이트

이들 웹사이트를 연결하기 위해 health.jbpub.com/hwonline을 방문하라.

American Cancer Society

암 예방에 있어서 영양의 중요성 토론.

American Dietetic Association

정보와 일상의 팁 제공.

American Heart Association

먹는 계획에 정보 제공.

Herbs and Botanical Information

건강과 질병에 관한 130개 이상의 식물에 대한 정보 제공.

Nutritional Analysis Tool(NAT)

다양한 영양 공급원에 대한 정보 제공.

Nutrition.gov

건강한 먹거리, 신체활동과 식품 안전을 포함하여 연방 정부의 영양에 관한 정보에 쉽게 접근할 수 있게 도움.

Nutrition Source

하버드 대학의 영양센터는 식이와 건강에 대한 최신의 소식과 주제를 대중, 저널리스트, 전문 영양학자들에게 정보와 교육을 하고자 광범위한 웹사이트를 제공.

Quackwatch

식이 보충제의 안전과 건강에 대한 정보 제공.

U.S. Department of Agriculture Food Safety and Inspection Service

식중독에 대한 조언 제공.

U.S Department of Agriculture National Organic Program

유기농에 대한 정보 제공.

U.S.Food and Drug Administration Center for Food Safety and Applied Nutrition

식품안전, 식품 첨가제, 식이 보충제, 식품생물공학에 대한 정보 제공.

U.S.Food and Drug Administration Food Labeling Publications Page

빵, 시리얼, 캔과 냉동식품, 스낵, 디저트, 음료 등과 같은 가공 식품의 레벨에 대한 정보 제공.

Vegetarian Resource Guide

채식주의 식이에서 먹어야 할 것과 먹지 말아야 할 것에 대한 정보 제공.

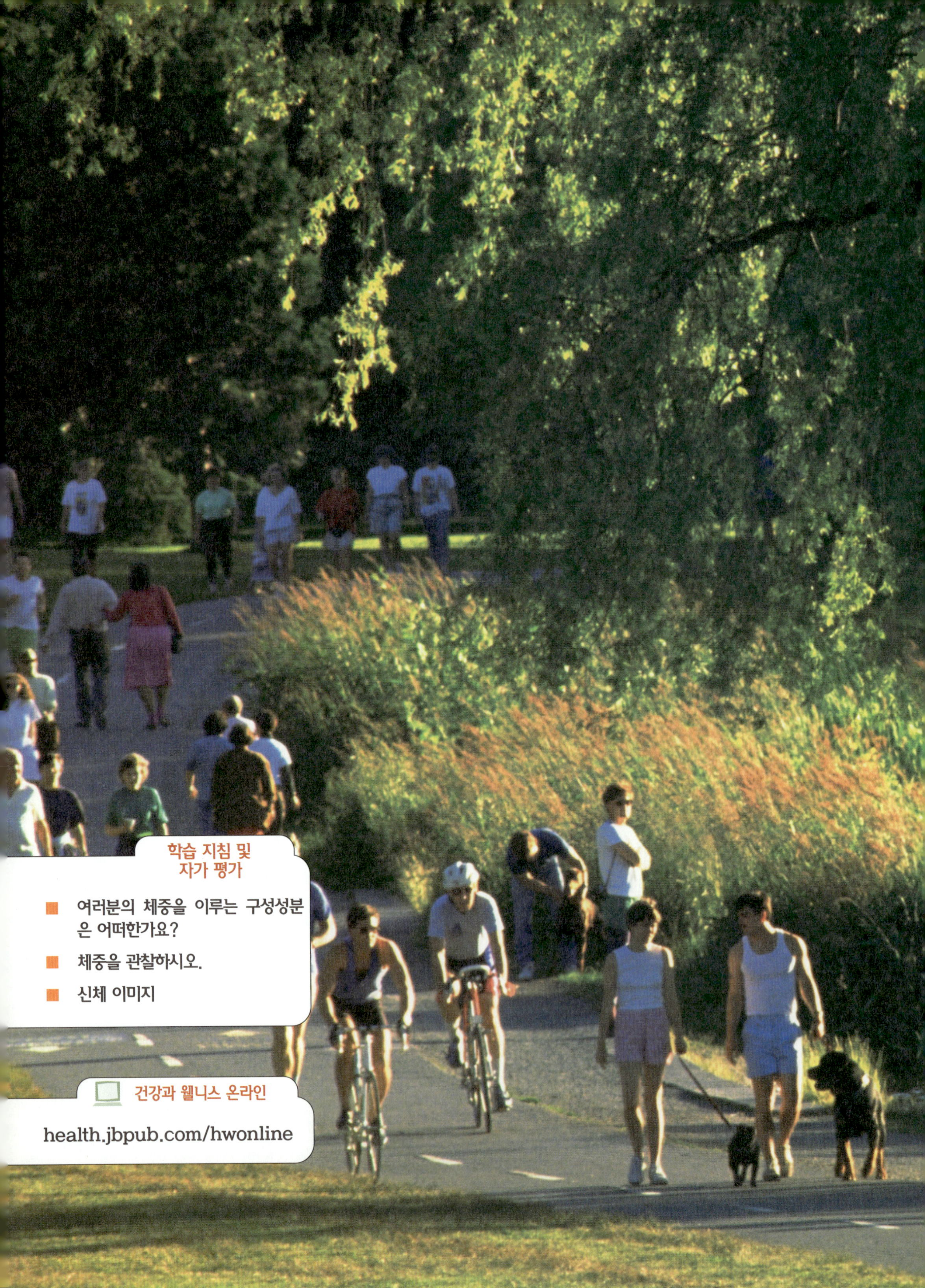

학습 지침 및 자가 평가

- 여러분의 체중을 이루는 구성성분은 어떠한가요?
- 체중을 관찰하시오.
- 신체 이미지

건강과 웰니스 온라인

health.jbpub.com/hwonline

제 6 장

건강한 체중 관리
(Managing a Healthy Weight)

학 습 목 표

1. 미국사회에서 과체중의 증가정도와 원인을 설명하시오.
2. 건강을 위한 신체질량지수(BMI)의 중요성을 설명하시오.
3. 식욕조절과 영향을 미치는 요인들에 대하여 설명하시오.
4. 체중 감량을 위한 방법으로서 칼로리 제한 방법이 왜 실패하는가를 설명하시오.
5. 효과적인 체중관리 방법을 나열하시오.
6. 과체중을 위한 의학적 치료방법들의 장점과 단점에 대하여 논하시오.
7. 일반적으로 유행하는 체중 감량법과 잘못된 이론에 대하여 설명하시오.
8. 신경성 식욕부진, 거식증 그리고 폭식증에 대한 정의를 내리시오.

이제 과체중은 미국사회와 전 세계에 걸친 심각한 건강의 문제로 대두되었다. 성인의 65%에 해당하는 약 1억 7,700만의 미국 성인들이 과체중인 것으로 추정되고 있다(**그림 6.1**).

6-19세의 연령에 해당하는 미국 어린이의 15%가 과체중인 것으로 판단되고 있다. 세계보건기구(World Health Organization)에서는 전 세계적으로 과체중이 약 30억만 인구에 달하는 것으로 추정하고 있으며, 이는 1995년에 20억만 으로부터 크게 증가한 것으로 조사되었다(세계보건기구, 2003). 많은 사람들이 최근에 매우 날씬한 것에 대한 유행으로 인해 과체중을 미용적인 측면에서만 주로 고민하고 있다. 매력적인 면도 중요하긴 하지만, 과체중은 심각한 건강상의 문제를 가지고 있다.

당신이 들 수 있는 것 보다 절대 더 먹지 마시오.
미스 새끼돼지

미국 사회에서 과체중을 가진 사람들은 제2형 당뇨로 인해 일어날 수 있는 시각상실, 신장질환 그리고 치료되지 않는 피부 궤양과 이로 인한 비외상성 절단과 같은 다양한 질병의 위험에 놓여 있다(**그림 6.2**). 과체중은 대사적 질환으로 분리되고 있으며, 잠재적으로 심장에 대한 위험을 가져올 수 있다. 대사적 증후군은 주로 복부주변에 체지방이 높고, 고혈당과 중성지방의 수준이 높으며, 고혈압 그리고 인슐린에 대한 반응이 둔해지는 특성을 나타내게 된다. 과체중을 가진 사람들은 정상체중을 가진 사람들에 비해 짧은 수명을 나타낸다(Fontaine등, 2003). 연간 약 300,000명의 미국인들이 과체중으로 인한 합병증으로 인해 사망하고 있으며, 흡연에 앞서 사망률 감소를 위한 제 1의 문제로 대두되고 있다. 미국의 연간 건강관리 비용에서 1,200억 달러의 예산이 비만으로 인해 지출되고 있다.

미국의 과체중 인구의 비율은 1970년 이후로 계속적으로 증가하고 있다(**그림 6.3**). 과체중이 증가하는 원인으로는 다

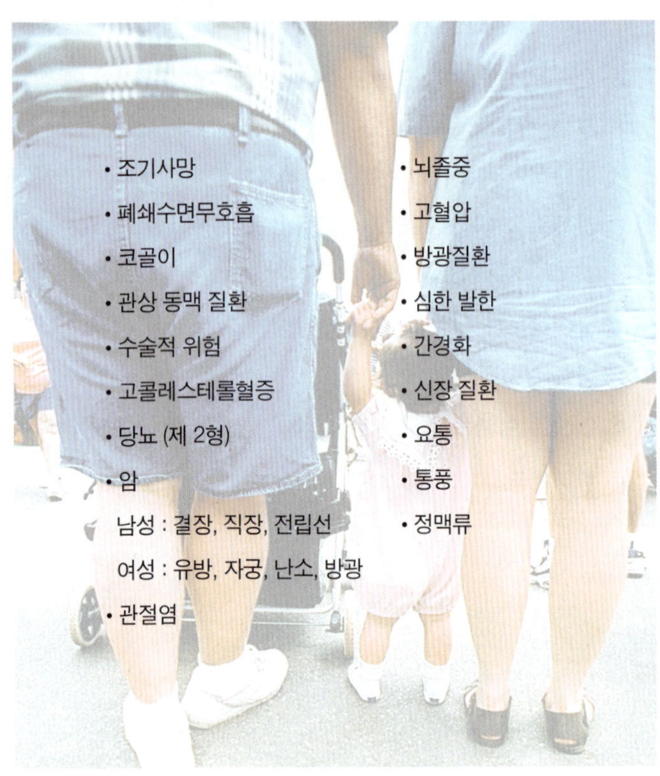

■ 그림 6.2

과체중과 비만인 사람들은 정상인 체중의 사람들에 비해 심각한 건강상의 문제를 가져올 수 있다.

■ 그림 6.1

미국내에 과체중의 보급

과체중은 신체질량지수 25.0 이상으로 규정한다.

출처 : Centers for Disease Control and Prevention, National Center for Health Statistics.

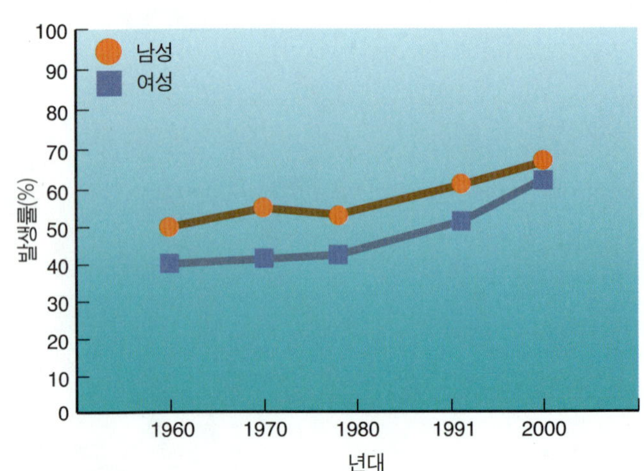

■ 그림 6.3

미국내 과체중

매년, 미국 성인의 과체중의 비율 (신체질량지수〉25)

음과 같은 내용이 포함된다(Hill등, 2003).

- 에너지소비에 비해 칼로리가 높은 음식을 과다 섭취하는 데 있다. 1977-1996년 사이에, 미국인의 평균 일일 칼로리 섭취량은 1,793칼로리에서 1,985칼로리로 증가되었으며, 신체활동을 통한 보상적 칼로리 소모의 증가는 이루어지지 않았다(Nielsen과 Popkin, 2003).
- 값싸고, 맛있는 음식이 풍족해져(과다 홍보로 인한) 체중은 증가하고 있다(가공처리 된 음식과 스넥, 소다 그리고 페스트 푸드가 증가하였다).
- 용기의 크기가 증가하였다. 예를 들어, "보통크기"의 음료수가 10온스에서 16온스의 크기로 증가하였다. 슈퍼사이즈의 소다는 64온스가 들어있다.
- 신체적 노동을 요구하는 직업이 감소하였다.
- 신체적 활동의 여가시간이 감소하였다.
- 걷기나 자전거타기보다는 자가용에 의존하는 도시 생활이 증가하였다.
- 학교 체육시간과 방과 후 신체활동시간이 감소하였다.
- TV보기, 컴퓨터하기, 비디오 게임하기 등으로 보내는 시간이 증가하였다.
- 포장된 음식과 패스트푸드 등이 만들어 낸 음식 생활의 속도는 매우 빨라졌다.
- 생활 속의 스트레스는 증가하였고, 지방과 설탕이 많이 함유된 "입에 단 음식"의 섭취와 이로 인해 변화된 물질대사의 대사적 증후군으로 체중이 증가될 수 밖에 없게 되었다(Tsigos와 Chrousos, 2002).

많은 사람들이 체중에 대한 건강상의 문제보다는 여전히 체중을 미용적인 측면으로만 생각하는 경향이 있다. 그들의 목표는 사회의 풍조에 따른 "완벽한" 체형(광고사업과 패션사업이 만들어 낸)과 신체 사이즈에 도달하는 것이다. 이러한 사람들은 5, 10, 20파운드에 대한 끊임없는 시도를 하고 있고, 조금 더 젊어 보이고 매력적으로 보이기 위해 노력하고 있다. 체중에 대한 고민들은 400억의 체중감소기계와 프로그램, 특수한 음식들 그리고 식이보충제와 같은 사업들을 창출해 냈으며, 이들 대부분은 장기적으로 볼 때 효과는 떨어지며 비싼 가격으로 형성되어 있다.

많은 교재와 잡지의 기사로부터 여러 가지의 "확실한" 체중감량방법의 소개와 TV 정보를 보면서 할 수 있는 페달링 운동 장비들은 미국의 국가적 과제가 체중조절이라는 것을 나타내고 있다. 대신에, 여성의 절반과 남성의 약 25%가 소위 식이감량이라는 방법을 시도하고 있다(여기서 "소위"라는 표현을 쓴 것을 일반적으로 장기간 체중조절을 위한 방법으로는 실패하기 때문이다).

표 6.1

패스트푸드에 의해 제공되는 일일 칼로리의 비율

음식	3가지의 다른 일일 칼로리 수준의 비율		
	1600칼로리/일	2000칼로리/일	2500칼로리/일
1/4파운드의 감자튀김 밀크쉐이크	73	58	47
와퍼 감자튀김 다이어트 음료	66	54	43
피자2조각 다이어트 음료	33	25	20

날씬하고자 하는 모든 정열은 놀라운 것이 아니며, 많은 사람들이 자신에게서 제거해야 할 지방은 가지고 있다고 생각한다. 그러나, 인간의 몸은 음식이 부족한 환경에서 오랫동안 적응해 왔기 때문에 쉽게 지방을 저장하는 능력과 효율은 인체의 기능을 위해 수 천년동안 우리 조상들에게 제공해 왔다. 단지 지난 수십 년 동안, 부유 경제층에서만 이 지방과 관련된 건강상의 문제가 많이 일어났었다. 사람들은 더 이상 낟알과 씨앗을 모으는데 그들의 대부분의 시간과 에너지를 사용하지 않으며, 다시 사냥을 통해 고기를 잡는 것을 희망할 것이다. 최근에는 슈퍼마켓이나 패스트푸드 레스토랑을 가기 위해 운전을 해야 하며, 매우 적은 비용으로도 필요한 일일 칼로리 대부분을 얻을 수 있다(표 6.1).

체중의 문제는 음식섭취에 대한 문제만은 아니며, 음식섭취는 다른 많은 요인들과 관련이 있다: 좌업생활습관, 유전, 음식의 유통확장을 위한 광고, 적당한 영양을 고려하기 위한 지침의 부족, 건강과 웰빙에 좋은 음식에 대한 정보의 혼란, 사회의 비정상적 체형 문화, 스트레스가 많은 생활습관 등과 관련이 있다. 이러한 복잡한 환경속에서 음식의 과이용은 영양과 삶의 에너지를 제공하기 보다는 다른 다양한 이유로 접근되는 경우가 많다.

건강 체중이란 무엇인가? (what is healthy weight?)

대부분의 예들에서, 과체중에 대한 관심은 실제로 과지방에 대한 관심이라고 할 수 있다. 이것은 서로 차이점이 있다. 예를 들어, 몇몇 전문적인 남성 운동선수들은 비슷한 신장을 기준으로 권장된 표준 체중에 비해 무거운 것을 알 수 있다. 그들은 체중의 약 1%정도의 수준만이 지방으로 구성되어 있다. 단련된 선수의 대부분의 체중은 근육과 뼈로 구성되어 있다. 여성 바디 빌더가 여성 운동 선수들 중 지방이 가장 적으며, 체중의 약 8-13%만이 지방으로 구성되어 있다. 이것은 아마도 건강한 여성일 수록 지방이 매우 낮은 수준을 나타낸다는 것을 알 수 있다.

체지방은 두 부분으로 구성되어 있다: **필수 지방**(essential fat)-신경 전도와 같은 정상적 생리학적 기능을 위해 필요한 지방- 그리고 **저장지방**(storage fat). 필수 지방은 남성의 경우 체중의 약 3-7% 정도를 차지하고 있으며, 여성의 경우에는 약 10-12%정도로 구성되어 있다. 이러한 차이는 호르몬에 의한 차이 때문일 수도 있으며, 여성의 경우 둔부, 대퇴, 가슴 부위에 많은 양이 저장되어 있기 때문일 수도 있다. 또한 저장지방은 마른 사람의 총체중에 대해서는 매우 적은 비율을 차지하고 있으며, 대부분의 정상적인 체중의 경우에는 체중의 약 5-25%정도를 차지하고 있다. **비만**(obesity)은 저장지방이 체중의 약 30%를 초과하는 경우를 말한다.

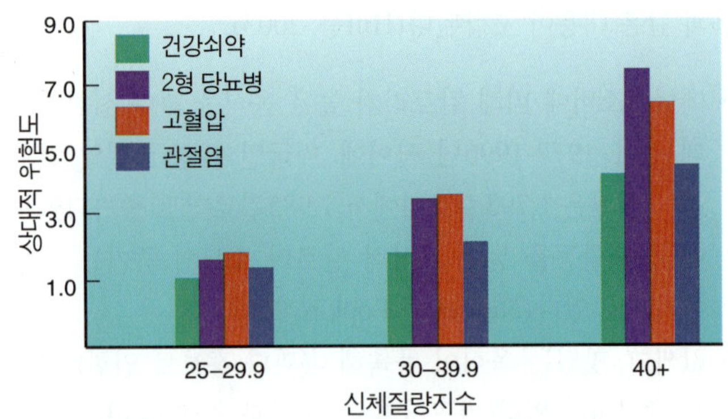

■ **그림 6.4**

여러 가지 신체질량지수에 대한 건강 위험도의 관계

2형당뇨, 고혈압, 관절염과 같은 건강쇠약의 위험도는 신체질량지수의 증가와 같이 높아진다. BMI 18.5에서 24.9를 정상으로 고려하며, 각각의 BMI 수치는 건강상의 위험부담을 의미한다.

출처 : Adapted from Mokdad, A, H., et al. (2003). Prevalence of obesity, diabetes, and obesity-related health risk factors, 2001. *Journal of the American Medical Association*, 289, 76-79.

대부분 "바람직한" 혹은 "이상적인" 체중과 체구성(지방 비율)에 대한 사회적 기준은 매우 다양하다. 예를 들어, 어떤 문화에서는 여성이 어느 정도 저장지방을 가지고 있는 것이 신체적으로 매력적이고 성적인 매력을 가진 것으로 여겨지는가 하면, 아이들에게 지방이 많은 것이 매우 건강함을 나타낸다고 생각한다. 미국 사회에서 이상적인 체형의 변화에

표 6.2

주요도시의 생명보험회사의 신장과 체중지표

여성(옷 입은 상태)

신장(2인치 굽의 신발을 신은 상태)

4′10″	92–98	96–107	104–119
4′11″	94–101	98–110	106–122
5′0″	96–104	101–113	109–125
1″	99–107	104–116	112–128
2″	102–110	107–119	115–131
3″	105–113	110–122	118–134
4″	108–116	113–126	121–138
5″	111–119	116–130	125–142
6″	114–123	120–135	129–146
7″	118–127	124–139	133–150
8″	122–131	128–143	137–154
9″	126–135	132–147	141–158
10″	130–140	136–151	145–163
11″	134–144	140–155	149–168
6′0″	138–148	144–159	153–173

여성(옷 입은 상태)

신장(2인치 굽의 신발을 신은 상태)

5′2″	112–120	118–129	126–141
3″	115–123	121–133	129–144
4″	118–126	124–136	142–148
5″	121–129	127–139	135–152
6″	124–133	130–143	138–156
7″	128–137	134–147	142–161
8″	132–141	138–152	147–166
9″	136–145	142–156	151–170
10″	140–150	146–160	155–174
11″	144–154	150–165	159–179
6′0″	148–158	154–170	164–184
1″	152–162	158–175	168–189
2″	156–167	162–180	173–194
3″	160–171	167–185	178–199
4″	164–175	172–190	182–204

Source: Metropolitan Life Insurance Company. Used by permission.

표 6.3

신체질량지수 표

BMI	19	20	21	22	23	24	25	26	27	28	29	30	31	32	33	34	35
신장	체중(파운드)																
4'10" (58")	91	96	100	105	110	115	119	124	129	134	138	143	148	153	158	162	167
4'11" (59")	94	99	104	109	114	119	124	128	133	138	143	148	153	158	163	168	173
5' (60")	97	102	107	112	118	123	128	133	138	143	148	153	158	163	168	174	179
5'1" (61")	100	106	111	116	122	127	132	137	143	148	153	158	164	169	174	180	185
5'2" (62")	104	109	115	120	126	131	136	142	147	153	158	164	169	175	180	186	191
5'3" (63")	107	113	118	124	130	135	141	146	152	158	163	169	175	180	186	191	197
5'4" (64")	110	116	122	128	134	140	145	151	157	163	169	174	180	186	192	197	204
5'5" (65")	114	120	126	132	138	144	150	156	162	168	174	180	186	192	198	204	210
5'6" (66")	118	124	130	136	142	148	155	161	167	173	179	186	192	198	204	210	216
5'7" (67")	121	127	134	140	146	153	159	166	172	178	185	191	198	204	211	217	223
5'8" (68")	125	131	138	144	151	158	164	171	177	184	190	197	203	210	216	223	230
5'9" (69")	128	135	142	149	155	162	169	176	182	189	196	203	209	216	223	230	236
5'10" (70")	132	139	146	153	160	167	174	181	188	195	202	209	216	222	229	236	243
5'11" (71")	136	143	150	157	165	172	179	186	193	200	208	215	222	229	236	243	250
6' (72")	140	147	154	162	169	177	184	191	199	206	213	221	228	235	242	250	258
6'1" (73")	144	151	159	166	174	182	189	197	204	212	219	227	235	242	250	257	265
6'2" (74")	148	155	163	171	179	186	194	202	210	218	225	233	241	249	256	264	272
6'3" (75")	152	160	168	176	184	192	200	208	216	224	232	240	248	256	264	272	279

좌측 칸에서 본인의 신장을 찾는다. 다음, 본인의 체중에 맞는 칸으로 이동한다. 다음, 본인의 BMI를 확인하기 위해 가장 위에 있는 칸을 확인한다.

정상 BMI:18-24.99, 과체중 BMI: 25-29.99, 비만 BMI: 30 이상

Source: NIH/National Heart, Lung, and Blood Institute (NHLBI).

관한 태도는 자주 패션 경향에 중요한 열쇠가 되어 왔다. 예를 들어, 1950년대에는 큰 신체의 크기와 같은 "전반적인 외형"이 이상적인 남성과 여성을 구분 짓는 특징이 되어 왔으나, 최근에는 "매우 마른" 체형이 인기를 얻고 있다.

건강 체중의 지표가 "신장에 대한 이상 체중"의 표에 나타나 있으며, 이러한 자료는 정부기관과 보험회사로부터 발행되었고, 장기간의 통계자료에 근거하고 있으며(표 6.2), **신체질량지수**(body mass index; BMI)는 킬로그램 단위의 체중에서 미터단위의 신장의 제곱 값을 나눈 것으로부터 결정되었다(표 6.3). 연구 자료에서는 좋은 건강은 체중 대 신장 표준 기준치에서 5% 미만으로 벗어나거나, 남성의 경우 20% 여성의 경우 30%이상으로 벗어나지 않아야 하며, 19-25사이의 신체질량지수를 가지고 있어야 하다고 설명하고 있다(그림 6.4).

이러한 측정값의 상위 제한 수준을 벗어난 사람들은 당

용 어

필수 지방 : 정상적인 신체기능에서 요구되는 필수지방.

저장지방 : 저장지방이라고도 불림; 신체의 여러 부위에 지방처럼 에너지가 저장되어 있음.

비만 : 체중에서 저장된 체지방이 30% 초과 시.

신체질량지수 : 체지방률의 측정은 신장(cm)의 제곱 값으로 체중(kg)을 나누어 계산되어진다.

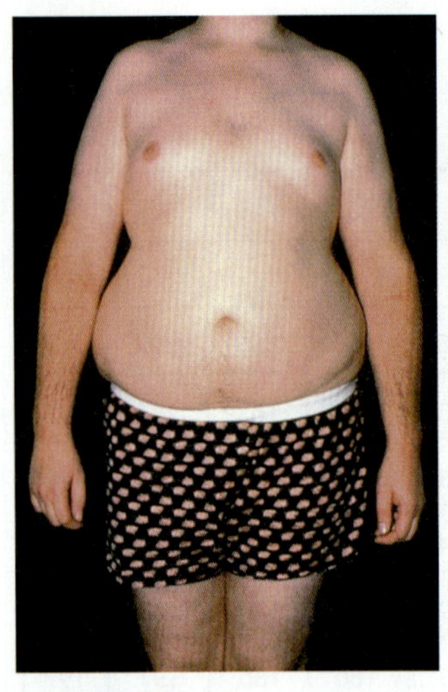

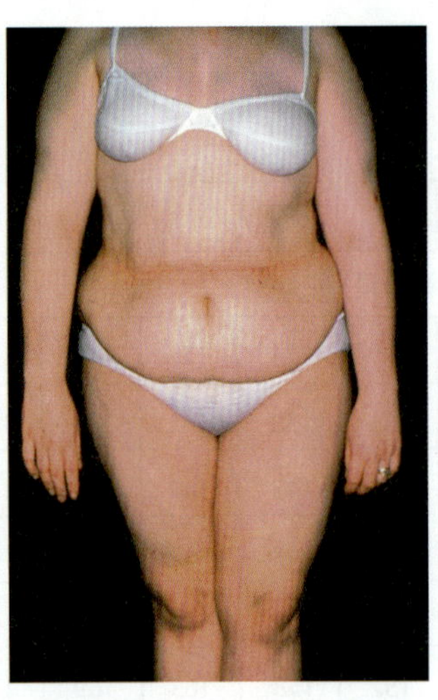

■ 그림 6.5
사과 혹은 배?
사과형 사람들은 허리에 복부에 체지방이 많이 축적된다. 서양배형 비만은 허벅지나 둔부에 체지방이 축적되게 된다. 현재까지 연구에서는 사과형 비만보다 서양배형 비만이 건강적인 측면에서 낫다고 보고있다.

뇨, 방광질환, 정맥류, 관절염, 심장질환, 뇌졸중, 고혈압, 호흡에 대한 문제와 낙상(큰 체형으로 인하여)에 대한 위험을 갖게 된다. 심각한 과체중을 가진 사람들은 자주 직장에서 차별대우를 받고, 낮은 사회적 선호도 그리고 낮은 자긍심과 같은 불명예를 경험하기도 한다.

또 다른 건강에 관한 신체 크기의 지표로는 허리와 둔부의 비율을 들 수 있는데, 이것은 허리의 둘레를 둔부의 둘레로 나눔으로써 계산될 수 있다. 예를 들어, 허리둘레는 28인치 둔부 둘레는 37인치인 사람의 경우 허리대 둔부 둘레의 비율은 0.75가 된다. 건강상의 문제는 여성의 경우에는 허리대 둔부 둘레의 비율이 0.8이하인 경우, 남성의 경우에는 0.95이하인 경우에 그 위험 수준이 낮게 나타난다. 다시 말해, 사과모양의 체형에 비해 배모양의 체형이 좀 더 건강하며, 복부비만이 아닌 사람이 건강한 사람이라고 할 수 있다(그림 6.5). 가끔 의사들은 과체중에 관한 건강상의 위험 지표로 허리둘레만을 이용하기도 한다. 허리둘레는 남성인 경우 40인치 이상, 여성의 경우에는 35인치 이상인 경우에 건강에 대한 위험이 수준이 높다고 할 수 있다.

체지방 조절 (the regulation of body fat)

건강 체중 관리를 위한 주요 원리는 만약 소모되는 칼로리보다 더 많은 칼로리를 섭취한다면 지방은 축적될 것이라는 사실이다. 음식을 통해 인체 내로 유입되는 칼로리는 단백질 혹은 탄수화물의 경우 1g당 4칼로리, 알콜은 1g당 7칼로리, 지방은 1g당 9칼로리의 열량을 내게 된다. 이러한 칼로리는 인체의 기초대사량, 신체활동, 성장, 상처의 회복과 체온을 유지하는데 사용하게 된다. 이용되지 않은 음식물의 칼로리는 **글리코겐**(glycogen)이라고 하는 복합 탄수화물 형태로 간이나 근육에 저장되며, 혹은 **중성지방**의 형태로 신체에 있는 지방 조직에 옮겨지게 된다. 1g당 9칼로리의 열량을 내는 지방은 가장 효율적인 에너지 저장형태이며(지방 1파운드는 40마일을 걸을 수 있는 연료가 될 수 있다), 지방은 다른 생물학적 잇점을 가지고 있는데: 이것의 무게는 가벼우며, 밀도가 치밀하고, 폭신폭신하며, 좋은 절연물질이다.

인체는 매우 복잡한 에너지조절 시스템을 가지고 있으며, 생명을 위해 필요한 에너지를 효율적으로 공급하도록 구조적으로 이루어져 있다(Marx, 2003). 이러한 시스템은 뇌의 시상하부의 중심에 위치하고 있으며, 식욕과 식이행동을 조절하기 때문에 **식욕조절**(appestat)중추라고도 한다. 인체가 에너지가 필요할 때 신경과 호르몬들은 식욕조절중추에 신호를 보내게 되고 배가 고프다는 것을 느끼게 된다. 인체가 충분한 칼로리를 섭취하게 되면, 신경과 호르몬들은 식욕조절중추에 다시 신호를 보내 배가 부르다는 느낌을 갖게 된다. 많은 상황과 요인들이 식욕중추에 영향을 미치게 된다.

식욕조절이 작용했을 때 (appestat turn-ons)

- *인체 내에 활용할 수 있는 에너지의 양* : 당신은 몇 시간 동안 섭취한 것이 없고, 당신의 혈당 수준은 매우 낮은 상태이다.
- *식사 습관* : 일반적인 저녁 시간이 되고, 당신은 배가 고픈 상태에 따라 먹을 것을 기대하게 된다.
- *음식에 대한 자극* : 쇼핑몰 안으로 들어가 신선하게 구워진 작은 초콜렛칩 쿠키를 보고 거부할 수 없다.

식욕조절이 작용하지 않았을 때 (appestat turn-offs)

- *위의 팽창* : 당신은 단지 많은 음식을 먹고 위가 터질 것 같은 기분을 갖게 된다.
- *풍미 좋은 음식* : 친구가 토핑을 얹은 피자를 주문하는 것을 좋아하지 않으며, 갑자기 배가 고프지 않다는 느낌을 갖게 된다.
- *사회적 환경* : 저녁식사에 새로운 관심을 갖게 되고, 먹고 싶은 충동에 너무 괴로워한다.

머지않아 당신은 정상적으로 건강해지며, 식욕조절은 적당히 조절하게 되어, 칼로리를 섭취하여도 체중이 크게 증가하지 않도록, 섭취한 칼로리를 동일하게 소모하는 것에 대한 관심을 갖게 된다. 이것을 **에너지 균형**(energy balance) 상태라고 한다. 그러나, 에너지 균형에 대하여 지나치게 신경 쓰는 것은 균형이 깨지게 되면 체중에 대한 문제를 야기시킬 수 있게 된다. 예를 들어:

> Marci는 BMI 23으로 정상체중을 가진 26세의 여성이고 최근에 직업을 바꾼 바 있다. 이전에는 작은 부동산 중개 회사에 사무장으로 있었으며, 현재는 더 큰 회사의 사무보조원으로 근무하고 있다. 이러한 변화에 따른 두 가지 결과는 (1) Marci는 그녀의 직책에 대한 일보다는 책상에서 타이핑을 하거나 전화문의에 대한 답변을 하는 시간이 더욱 많아져, 매일 사무실 일로 주된 시간을 보내게 되었고, (2) 그녀는 같은 사무실의 직원과 새로운 점심을 먹으로 간다. 움직임은 적고 페스트 푸드의 섭취량은 많아져 Marci의 일일 칼로리 섭취는 소비하는 것보다 10%정도가 초과된 상태이다.

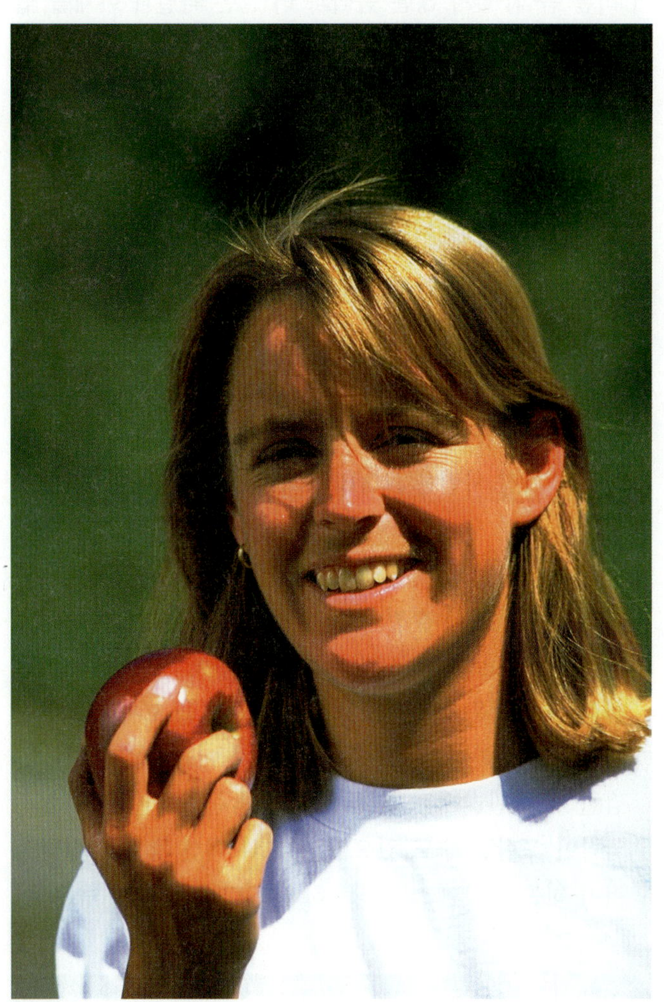
간식을 먹어야만 한다면, 과일이나 야채와 같은 건강에 효과적인 음식을 선택하라.

여기서 10%란? 근무일당 약 160칼로리를 초과하게 되므로, 한달이면 3,200칼로리가 된다. 3500칼로리는 1파운드의 체중을 증가시킬 수 있으므로 Marci는 1년이면 10파운드의 체중을 늘리기에 충분한 가능성을 가지고 있다. 이 직장에서 몇 년을 근무 한 후, Marci의 허리 라인을 상상할 수 있을 것이다. 사무실 직원들은 점심을 먹으로 갈 때, 서로 간의 사회적 결속을 강화하고 사무실의 스트레스로부터 벗어나고자 하는 경향을 반영하게 된다. 그들은 많은 점심을 섭취하지 않으려고 노력하지도 않는다. 그러나, 사회적 요구에 맞춰진 음식의 냄새와 조각의 크기는 식욕조절 중추로부터 내려오는 포만감의 신호를 쉽게 무시해 버리게 되어 과식하게 만든다.

물론, Marci는 그녀의 점심시간에 대한 식이 행동을 더욱 조절하고 매일 몇 분의 걷기를 추가함으로써 10파운드의 체중증가를 예방할 수도 있다. 쿠키를 덜 먹거나, 12온스의 소다를 절반으로 줄임으로써 음식섭취로 인한 칼로리를 하루에 80칼로리를 줄여나갈 수 있다. 또한, 그녀가 직장으로부터 약 10분 정도 걸어야 하는 장소에 주차를 해 놓는다면, 그녀는 평소보다 80칼로리를 더 소모하게 되는 것이다. 80칼로리를 덜 섭취하고 80칼로리를 걷기로 소모하게 되면 일일 160칼로리, 연간 10파운드에 해당하는 지방의 축적을 막을 수 있을 것이다. 그러나, 음식섭취를 줄이거나 운동을 하는 것을 실천하지 않았다면, 그녀의 몸에는 지방과 같은 초과적 칼로리가 저장되게 되고, 2년 안에 30에 가까운 BMI 수준을 가지게 될 것이며, 큰 사이즈의 옷들로 교체를 해야 할 것이다. 이러한 일이 발생한다면 그녀는 여분의 지방을 감소해야 할 것을 결심하게 되며, 체중감소를 위해 운동과 식이 습관을 지속적으로 바꾸어야 하며, 그래야 체중이 원래의 상태대로 감소 될 것이라는 사실을 발견할 것이다. 인

용 어

글리코겐 : 탄수화물의 저장형태

중성지방 : 지방의 저장형태

식욕조절 : 식욕과 섭취를 조절하며 시상하부에 위치함

에너지 균형 : 음식에서 에너지를 섭취할 때 생활에서 동일한 양의 에너지 소비를 말함.

체는 체내 지방이 축적되는 것을 좋아하지 않기 때문에 지방 감소를 위한 방어기전이 일어나게 된다고 과학자들은 말하고 있다.

기억해야 할 것은 인체는 지방 저장이 쉽게 일어나도록 계획되어 있어, 선조들은 음식을 먹지 않고도 몇 날 몇 일을 가야하는 경우가 있었다. 물론, 현대인들에게는 이러한 일이 발생하지 않지만, 효과적인 지방 저장의 기전은 여전히 남아 있다. 지방을 저장하기는 쉬우며, 이를 감소시키기는 매우 어렵다. 지방을 감소하기 어려운 한 가지 이유로는 체지방 자극이 감소하여 인체가 사용해야 하는 에너지량은 증가하게 된다. 안정시 대사율은 감소하고 근육이 해야 할 에너지 사용은 증가하게 된다.

지방감소에 대한 인체의 또 다른 방법은 **렙틴**(leptin)이라고 하는 호르몬의 활동을 통해 일어날 수 있으며, 이러한 호르몬은 지방세포로부터 만들어지게 된다. 지방세포가 중성지방을 포함하였을 때, 렙틴은 혈액의 이동에 따라 분비되며, 식욕중추를 자극하여 식욕을 감소시키고 에너지 사용은 증가시키게 된다. 지방세포에 중성지방이 포함되어 있지 않으면, 렙틴의 분비는 감소하게 되고 식욕은 증가하게 된다. 만약 어떤 사람이 렙틴이 충분히 분비되지 않거나 렙틴에 대한 식욕중추의 반응이 일어나지 않는다면, 과지방으로 진행 될 가능성이 있다. 렙틴 조절 시스템에 있어서의 유전적 차이는 과지방을 가진 몇몇 사람들을 통해 설명될 수 있다(Friedman, 2003).

체중 감소에 있어서 신체는 왜 음식의 섭취에 대한 교육을 통한 열성적인 식이요법의 시도가 체중 감소하는 방법으로 실패를 가져오는 가를 설명하고 있다.

약간 배고픈 상태에 있는 사람에게 칼로리를 제한하게 되면, 체지방과 에너지 소비를 보존하기 위한 생리학적 기전들이 자극되게 된다. 더구나 칼로리 제한은 유쾌하지 않다. 사람은 가끔 동일한 음식을 먹는 것을 지겨워하거나 음식을 먹고 싶은 종류대로 실컷 먹지 못할 경우에 실망하게 된다. 음식에 의해 괴로워지며, 이후에는 식이요법을 포기하게 되고 다시 그들의 일상적인 식습관 형태로 돌아가게 된다. 그리고 다시 체중은 원래의 상태대로 증가하게 되고, 그들은 실패의 원인을 약한 의지력 때문인 것으로 책임을 돌리게 된다.

칼로리를 제한하지 않는 체중 감소 프로그램은 중장기적으로 볼 때 큰 부작용 없이 효과를 나타내는 것으로 보인다. 2, 6, 12, 혹은 24주 프로그램의 지속은 특별한 음식과 비율이 체중감소를 일으킬 것으로 고려되고 있지만, 다시 체중이 증가한 사람들 중 67%가 1년 이내에, 95%가 5년 이내에 체중이 다시 증가하였다고 한다.

민감한 체중 관리 (sensible weight management)

만약 칼로리 제한 식이요법이 계속적으로 체중감소를 일으키지 않는다면, 무엇을 시도해야 할까? 연구에서는 체중을 감소한 후 매일 1시간 정도의 적당한 활동을 통해 체중을 유지하고 있는 미국인에 대하여 설명하고 있다. 고탄수화물, 저지방 식사 혹은 스넥으로 작은 양씩 5끼니를 섭취하고, 규칙적으로 스스로의 체중을 관찰하고, 운동하고, 패스트푸드는 거의 먹지 않았다고 한다(Wing과 Hill, 2001). 다른 연구에서는 장기간의 체중 감량을 추천하였으며, 일주일에 최소한 주 3회의 운동을 실시하였고, 평소에 신체활동량을 증가시키도록 유도하였다(예를 들어, 계단오르기). 지방이 적은 음식, 달지 않은 음식과 더 많은 과일과 야채를 섭취하였다("The Truth About Dieting," 2002). "이상적" 신체의 크기를 만드는데 있어서 흔하지 않은 체중 감소 방법의 선택은 예민하며, 성공적으로 체중을 감소한 사람들에게 건강하게 생활하고 그들이 유지해야 할 이상적인 체중관리 방법을 가르쳐 주게 되는데, 그러한 내용은 다음과 같다.

- *날씬해진다는 생각은 버리고, 건강을 위해 실천하라.* 방송과 광고에서의 이미지는 마르고 근육질인 체형이 건강한 체형이다. 그러나, 다양한 신체의 크기, 모양 그리고 체구성이 건강을 나타낼 수 있다. 예를 들어, 5피트 4인치의 신장을 가진 사람은 110(BMI=19)-148(BMI25)파운드의 체중을 가질 수 있고, 이것은 건강한 체중의 기준을 나타낸다.
- *현실적인 목표를 설정하라.* 임상적으로 과지방은 아니지만, 미학적으로 더욱 날씬함을 원해 판에 박힌 매력을 현실화 하는 것은 선천적으로 타고난 외형을 고치거나 성형외과를 방문하지 않고서는 획득하기 어려울 수 있다. 민감한 체중 관리에는 실현 불가능 한 목표를 향한 사회적 압력이 포함될 수도 있으며, 광고와 패션 경향에 발맞추어야 하는 스트레스가 작용하게 된다. 건강을 이유로 체

용 어

렙틴 : 식욕조절 호르몬

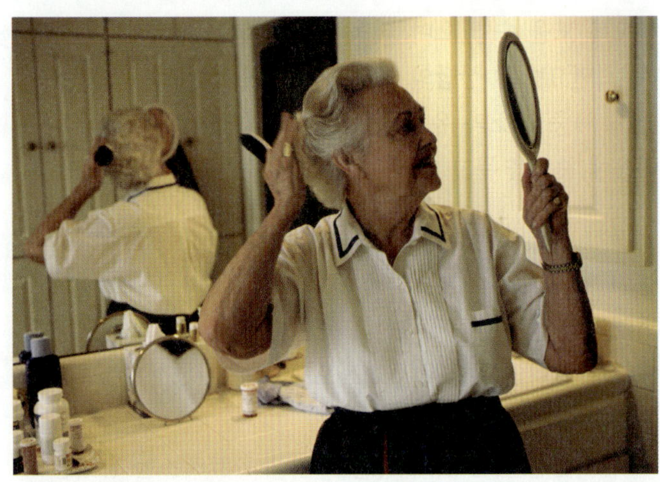

대부분 사람들은 자신의 신체가 건강하기를 원한다.

중을 감량해야 하는 사람들은 지방을 감소하기 위한 체중 감량 방법으로 접근해야 한다. 따라서 BMI 20수준에 빠르게 도달하기 위한 노력 보다는 BMI가 30수준이라면 장기적인 목표를 가지고 체중을 점차적으로 감소시키는 것에 목적을 두어야 성공에 도달할 수 있다.

- *배가 고플 때만 먹고 과식하지 않아야 한다.* 식욕중추로부터 배고픔과 포만감에 대한 신호를 잘 인식한다. 습관과 문화는 당신의 식이 행동에 영향을 미치게 된다. 당신의 배고픈 느낌에 상관없이 하루 중 미리 결정된 시간에만 식사를 하는가(식사시간, 수업사이의 시간, 업무 중 시간)? 매번 만찬의 식사를 하는가? 먹는 동안에 일을 하거나 공부를 하는가? 식욕중추로부터 오는 포만감의 신호를 감지해야 한다. 자신에게 타일러라 "지금 이정도면 충분해"
- *건강에 좋은 음식을 섭취한다.* 통곡물 음식, 콩류, 땅콩 그리고 신선한 과일과 야채들을 섭취한다. 식단에 이러한 영양소를 추가시키고, 영양적으로 하위에 있는 기름진 음식으로 칼로리 섭취가 증가되지 않도록 제한한다.
- *운동.* 일일 최소한 20분간의 운동을 통해 신체를 움직이도록 한다. 운동이 식욕을 증가시키고 음식섭취량을 늘린다는 것은 사실이 아니다. 사실, 엄청나게 많은 양의 칼로리를 소모하는 운동선수(풋볼선수)를 제외하고는 그것은 맞지 않는 이야기이다. 식욕과 음식의 섭취는 신체활동이 증가할수록 감소하는 경향이 있다.

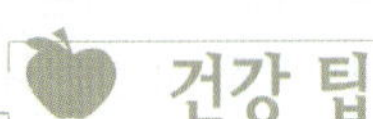

건강 팁

도보

보수계를 사용하여 하루에 당신이 몇 걸음을 걷는지 확인하라. 하루에 10,000 걸음을 목표로 해보자, (약 5 마일)

- *생각 없는 군것질은 제한해야 한다.* 생각 없는 군것질이란 배가 너무 고픈 상태나, 스트레스를 받았을 때, TV를 보면서 먹는 상황을 말한다. 사람들은 과자 봉지가 바닥이 없길 바라기도 한다. TV광고들은 이러한 생각 없는 군것질을 장려하기도 한다. 광고주들은 사람들이 TV를 시청하는 동안에 약간의 최면상태에 빠져 있다는 사실을 알고 있으며, 그 틈을 이용해 음식에 대한 유혹을 높이기 위해 맥주, 과자, 사탕 그리고 음료수에 이미지들을 쏟아 놓는다.
- *적은양의 음식을 섭취하거나 혹은 알콜은 피해야 한다.* 알콜은 그램당 7칼로리(맥주는 12온스, 와인 4온스, 위스키 1잔 당 약 100칼로리의 열량을 낸다), 음식량을 줄이거나 운동을 하는 등의 칼로리 소모 없이 하루에 맥주 한 컵씩을 마시는 것은 체지방의 축적이 보다 빠르게 일어날 수 있다.
- *음식의 유혹에 주의해야 한다.* 주변 환경에 따라 음식의 유혹이 많을 수 있다. 예를 들어, 어떤 사람들은 사탕이나 음료수 자동판매기의 음식을 먹지 않고는 지나칠 수 없어 동전을 교환하기도 한다. 직장에서는 호의적인 직장 상사가 패스트리나 사탕을 그의 직장 부하들에게 제공하기도 하며, 이러한 군것질은 스트레스를 많이 받거나 피로가 누적되었을 때 거부하기 어려워 질 수 도 있다.
- *기분대로 먹어서는 안된다.* 스트레스, 불안, 외로움, 지루함 그리고 화가 난 기분들은 과식을 유발시킬 수 있다. 많은 사람들이 음식을 통해 정서적 안정을 찾곤 한다. 한 가지 가능한 설명으로는 어린아이처럼 우리는 먹는 것을 통해 사랑을 받는것, 감동, 편안함을 배우게 된다(특히 유아를 보살피는 것을 통해). 다른 가능성은 특히 설탕, 지방이 포함된 음식을 섭취했을 때 행복의 기분을 느끼게 된다.

체지방 1파운드는 3,500칼로리의 열량을 낸다. 체중감소 프로그램을 선택하길 원한다면, 한 달에 1파운드의 체중을 감소시키며, 식이섭취형태와 신체활동을 계획함으로써 일일 120칼로리를 소모할 수 있다. 매일 조금씩 걷는 양을 늘리거나 음료수나 쿠키를 먹는 것을 줄여야 한다. 일주일에 1파운드의 체중을 감소시키길 원한다면 일일 500칼로리를 감소하기 위한 계획을 세워야 하며, 이러한 계획에는 최소한 300칼로리 정도가 소모되는 운동을 매일 실시해야 한다

표 6.4

다양한 활동에 대한 에너지 소비량의 분류

가벼운 운동 (분당 4칼로리 소모의 운동)		
사이클 5 mph	느린 댄스	탁구
걷기 3 mph	배구	요가
카누	소프트볼	태극권
집안청소	골프	
적당한 수준의 운동 (분당 7칼로리 소모의 운동)		
테니스	농구	눈치우기
빠른 댄스	수영 30m/min	걷기 4.5mph
사이클 9mph	힘든 수준의 정원가꾸기	롤러스케이트
힘든 수준의 운동 (분당 10칼로리의 운동)		
조깅	등산	스키
계단오르기	사이클 12mph	아이스 스케이트
풋볼	핸드볼과 라켓볼	

(표 6.4). 많은 양의 칼로리가 계획되는 것보다는 *실제적으로 장기간 실천할 수 있는 것이 무엇보다도 중요하다.* 다른 몇 가지 사항이 추천되고 있다.

- 체중 감소 운동을 매일 기록하고 실천하지 않은 것은 계획 속에서 수정한다.
- 건강한 체중을 획득하기 위한 의지를 확고히 한다. 불가피한 상황에서 갈등해서는 안된다.
- 칼로리나 체중 유지 상태만 체크하지 말고, 건강한 행동을 하고 기분을 좋게 하는데 목적을 두어야 한다.
- 체중 감소와 운동 기구 광고는 무시해도 좋다.

과체중의 의학적 관리 (the medical management of overweight)

체중 관리는 건강한 생활습관을 가지기 위한 중요한 문제이다. 음식피라미드에서 낮은 수준의 음식을 섭취하고, 패스트푸드와 기름진 음식을 제한하며 운동량을 증가시켜야 한다. 여전히 몇몇 사람들은 자신의 체중관리에 실패하고 있고, 이러한 사람들은 건강전문가의 도움에 의해 효과를 나타낼 수도 있다. 사람들이 체중을 감소하고 유지하기 위해 사용하는 방법들로는 심리적 상담, 최면요법, 약물 그리고 수술 등의 방법이 있다.

상담과 최면요법 (counseling and hypnosis)

체중감소를 위한 상담방법은 인지적 행동 치료 방법으로 그들의 건강하지 못한 식이습관과 운동행동의 원인을 검토하도록 도울 수 있으며, 더욱 건강한 행동을 가지도록 돕는다. 최면요법은 상담의 효과를 증가시키기 위해 사용되어 왔다. 체중 감소와 유지를 위한 심리적 상담은 다음과 같은 내용에 중점을 두고 있다.

- 자기 내면의 마음에 대한 자각의 증가는 체중문제에 도움이 될 수 있다.
- 영양과 신체활동에 대한 교육을 실시한다.
- 체중 관리의 목표를 현실적으로 세우고 그것에 도달하기 위한 실천이 이루어져야 한다.
- "음식물을 먹는 것에 대한 느낌"과 스트레스를 받았을 때 음식을 먹는 성향에 관해 교육한다.
- 체중 관리 활동을 위한 사회적 지지를 제공해 준다.
- 우울증, 불안과 같은 체중 문제와 관련이 있는 정신적 건강 문제를 확인하고 관리한다.

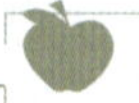
건강 팁

주의 깊은 섭취

섭취하는 것은 편안하며, 즐거운 활동이나 우리의 생활속에서 이러한 열정은 거의 찾을 수가 없다. 우리는 달리면서 먹거나 단지 손에 쥐고 있는 음식을 한입 먹는 것에만 간신히 시간을 제공하고 있다. 대부분의 십대들은 2분 이내에 접시에 가득한 음식을 해치워버린다. 신체활동에 시간을 투자하는 것은 당신의 몸을 위해 중요하며, 따라서 이러한 활동은 식사와 함께 시간이 소요된다. 당신은 "주의 깊은 섭취"를 연습함으로써 음식에 대한 탐욕을 낮추는 습관을 갖기 시작할 수 있다.

포도, 당근 조각, 말린 과일 조금과 같은 매우 적은 크기의 음식 선택하기 시작해야 한다. 조용히 앉아 입속에 음식을 천천히 넣어 먹는다. 음식의 질감과 향을 즐긴다.

천천히 씹고 입속의 느낌을 만끽한다—어떻게 타액을 분비하고, 턱을 움직이는가를. 삼킬 준비가 될 때까지 씹으며, 삼키는 과정에 대해서도 집중하도록 한다. 이러한 느낌을 가질 때까지 주의 깊은 섭취 방법에 대한 매일의 연습은 더욱 음식을 느끼게 되고, 음식으로부터 받는 느낌이 풍부해 진다.

식사를 할 때, 음식에 모든 관심을 기울이고 먹는 것에 만족해한다. 먹는 동안에 책을 읽거나 TV를 시청해서는 안된다. 조용하게 그것을 즐기며 섭취하도록 한다. 식탁위에서 문제를 제기하거나 논쟁을 해서는 안된다. 천천히 조용하게 섭취하면 위에서 배가 부르다는 메시지를 듣게 될 것이다. 메시지가 들리면 섭취하는 것을 중단해야 한다.

주의 깊은 섭취는 체중을 조절하고 많은 음식을 요구하지 않도록 음식의 섭취를 제한하기 위한 강력한 기술이다.

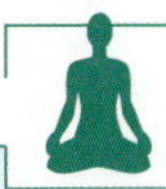

스트레스 관리

내재되어 있는 비만의 정서적 원인을 치료하기

Mrs. Johnson은 체중증가에 대해 의논하기 위해서 임상심리사와의 상담을 예약하였다. 그녀는 40세이며, 165.1 cm에 81 kg 이다. 그녀는 지역사회 병원에서 간호사로 근무하고 있으며, 심각한 질환을 앓고 있지 않다. 그녀는 기혼이며, 그녀의 남편은 실업자이다. 또한 그녀는 세 명의 십대 자녀를 두고 있다. 그녀의 월급은 그다지 많지 않고, 그녀의 가족은 넉넉한 생활을 유지할 수 없다. 그녀는 주로 패스트푸드점의 영양가가 낮은 음식들을 먹으며, 운동을 하지 않는다.

적절한 체중은 건강한 식단과 운동으로 결정되기 때문에, 상담자는 건강한 식단과 운동을 방해하는 장애요인들을 찾아야 한다. 상담자는 환자가 체중 문제를 일으키는 스트레스와 부정적 감정의 원인들을 찾을 수 있게 도울 수 있어야 한다. 일반적으로 이러한 원인들은 직업 또는 가족에 의한 스트레스원, 우울, 분노, 외로움 또는 권태 등이다. 때때로, 성인비만은 어린 시절 성적 학대를 당한 경우에도 발생한다 (예를 들어, 뚱뚱한 몸을 가지는 것이 성적으로 덜 매력적으로 작용하여, 보호 받을 수 있다고 생각한다).

과체중을 유발하는 사회적 요인들 또한 연구되어야 한다. 무엇이 건강한 식품을 섭취하는 것을 방해하는가? 오랜 시간 앉아 있거나, 많은 외근시간을 필요로 하는 직업인가? 어떻게 일상생활에서 운동을 실천할 수 있는가?

Mrs. Johnson의 경우에, 그녀는 많은 스트레스를 받고 있으며, 적은 임금, 불행한 결혼생활, 그리고 질풍노도의 시기에 있는 자녀들을 두고 있다. 그녀의 생활방식은 통제불능이다. 상담자의 도움으로, Mrs. Johnson은 저지방 식단을 시행하고, 출근하기 전 아침에 조깅을 시작했다. 나중에, 그녀는 운동 프로그램에 웨이트 트레이닝을 포함시켰다. 몇 달 후에, 그녀는 정규직으로 더 나은 월급을 받게 되었다. 그녀와 그녀의 남편은 결혼에 대해 상담을 한 후, 결국 이혼하기로 결정했다. 일년 후, Mrs. Johnson의 몸무게는 58.5 kg으로 안정화되었다. 그녀는 저지방 식단을 계속 유지했으며, 운동을 계속했다. 그녀는 새로운 친구들을 사귀게 되었고, 남자와 데이트를 하기 시작했다.

과체중인 많은 사람들의 Mrs. Johnson과 비슷한 문제들을 가지고 있다. 상담, 식단 변화, 운동 그리고 사회적 지원이 그들의 삶을 변화시키려고 노력하는 과체중인 사람들을 도울 수 있을 것이다.

심리학 상담은 일주일에 1파운드의 체중과 초기체중에 대한 유의한 감소를 촉진하는 효과를 가져다주며, 또한 상담은 치료가 끝난 후에도 수 개월 동안 감소된 체중이 유지되도록 돕는다(Poston and Foreyt, 2000).

약물요법 (medications)

체중을 감량시키기 위한 약물에는 식욕억제제—공복감을 덜 느끼게 만들기 위해서 노르에피네프린 또는 세로토닌과 같은 뇌에서 분비되는 어떤 신경전달물질을 바꾸는 제제들—와 장내에서 지방의 흡수를 막는 제제들(orlistat; 올리스타트-제니칼)이 있다. 약물만으로는 효과적인 체중감량의 효과를 볼 수 없으며, 일반적으로 약물을 중단했을 때, 다시 체중이 증가하게 된다. 이것이 건강전문가들이 약물요법을 체중감량을 위한 유일한 방법이 아닌, 식단, 운동, 식습관 알기와 같은 생활방식교정(lifestyle modification)의 보조적 요소로 생각하는 이유이다.

수술요법 (surgery)

체중감량(bariatric) 수술은 체질량지수가 40 이상, 또는 심장질환이나 2형 당뇨병과 같은 비만과 관련된 질환을 가지고 있으며, 체질량 지수가 35에서 40 사이에 있는 사람들과 식이요법, 운동요법, 그리고 약물요법으로 치료할 수 없는 사람들을 위한 치료법이다. 체중감량 수술 방법에는 여러 가지가 있다. 위절제술은 대상자가 적은 양의 음식물을 섭취한 후에, 포만감을 느낄 수 있게 해준다. 다른 수술법은 위장관들의 구조를 변화시켜, 소화된 음식의 일부만이 인체에 흡수할 수 있게 해준다. 체중감량 수술은 효과적이나, 위험부담이 있다.

지방흡입술 (liposuction)

지방흡입술은 피하지방을 흡입하여 제거하는 수술법이나, 적절한 식단, 운동, 체중감량과 체중관리를 위한 상담의 대체 방법으로 권고되지 않는다. 지방흡입술은 체형을 위한 수술이다. 게다가, 수술 후에 식단과 운동에 주의하지 않으

용어

지방흡입술(liposuction): 신체의 일부분을 성형하기 위한 목적으로, 피하지방을 제거하기 위해 시행되는 수술

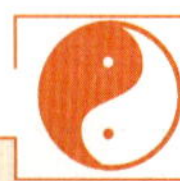

웰니스 지침

체중관리를 위한 계획

다음과 같은 방법으로 집안 환경을 관리해라.

1. 주방 또는 식탁에서만 음식을 먹어라.
2. 음식을 먹으면서 책을 읽거나 TV를 시청하지 말아라.
3. 식욕을 돋우는 음식을 눈에서 안 보이는 곳, 손에 쉽게 닿지 않는 곳에 두어라.
4. 간식을 먹을 경우, 저칼로리 음식을 먹어라.
5. 식욕을 돋우는 음식을 불투명한 용기에 보관하거나, 열기 어려운 용기에 보관해라.
6. 다른 가족들에게 그들 자신의 식품창고를 넘겨주어라.
7. 주방에서는 음식과 관련되지 않은 활동들을 하지 말아라. 그리고 가능한 한 주방에서 멀리 떨어져라.

다음과 같은 방법으로 직장 환경을 관리해라.

1. 일을 하는 동안 또는 책상에서 음식을 먹지 말아라. 정해진 장소에서만 음식을 먹어라.
2. 식욕을 돋우는 음식을 일하는 곳 가까이 두지 말아라.
3. 저칼로리의 간식을 준비하라.
4. 자판기 이용을 위한 잔돈을 가지고 다니지 말아라.
5. 휴식을 취할 때, 간식 대신에 운동을 해라.
6. 카페테리아에서 음식을 먹을 때, 주문할 음식을 미리 계획하고, 필요한 만큼의 돈만 준비하라.

일상 음식을 관리해라.

1. 배고플 때, 식품 쇼핑을 하지 말아라.
2. 미리 식품 쇼핑 목록을 준비하여 식품을 구입하라.
3. 쇼핑은 빠른 시간 내에 해라.
4. 큰 사이즈의 고칼로리 식품을 사지 말아라.
5. 배고프지 않을 때, 음식을 준비해라.
6. 한번에 점심과 저녁 모두를 준비해라.
7. 식사시간 후에 가능한 한 빨리 남은 음식들을 치워라.

식사시간 환경을 관리하라.

1. 식탁 위에 음식 그릇들을 두지 말아라.
2. 작은 접시, 그릇, 컵, 스푼을 사용해라.
3. 식사가 끝난 후에는, 가능한 빨리 접시를 치워라.
4. 여분의 음식을 제공받았을 때, 정중하게 거절해라.

천천히 먹기

1. 한번씩 먹은 후에 음식을 내려놓아라.
2. 다음 음식을 먹기 전에, 입안의 음식을 삼켜라.
3. 음식을 한번에 먹기 보다는 작게 잘라서 먹어라.
4. 먹는 속도를 조절하기 위해서, 식사시간에 잠시 먹는 것을 멈춰라.
5. 평상시 먹는 같은 양을 두 번 나누어서 먹어라.

간식 조절하기

1. 간식 대신에, 먹는 것과 상반된 다른 활동을 해라.
2. 간식 대신에, 좋아하는 일을 하거나, 집이나 직장 주변을 산책해라.
3. 간식 대신에, 이완 운동을 하거나 에너지를 분출 시킬 수 있는 강렬한 활동을 해라.
4. 식욕을 가라앉히기 위해서 양치질을 하거나 입안을 헹궈라.
5. 간식을 구하기 어렵게 해라.
6. 간식을 먹기 전에 큰 컵으로 물 한잔을 마셔라.
7. 고칼로리 음식 보다는 저칼로리 간식을 먹어라.

참고: J. Waltz, *Food habit management* (Seattle, WA: Northwest learning Associates, Inc., 1978)

면, 지방이 다른 신체 부위에 나타날 수 있다. 미국에서는 매년 240,000건 이상의 지방흡입술이 성형외과 전문의, 피부과 전문의, 그리고 다른 외과의들에 의해 시행되고 있다. 지방흡입술은 현재 가장 일반적인 미용성형수술이다 (Matarasso and Hutchinson, 2001). 지방흡입술은 수술 시 위험하기 때문에, 이 수술을 받고자 하는 사람은 수술과정에 대해서 철저하게 조사해야 한다. 드물기는 하지만, 간혹 지방흡입술로 인해 사망하는 경우도 있다.

체중관리유행과 체중관리에 대한 착오 (weight-control fads and fallacies)

"노력하지 않고 살을 뺀다. 심지어 잠자는 동안 살이 빠진다!", "새로운 다이어트 방법으로 단 일주일 동안 몇 킬로를 뺄 수 있다!" 체중이 증가하는 것을 걱정하는 사람들과 지속적으로 체중관리를 시행하는 사람들에게 체중관리 방법과 상품을 판매하기 위한 광고들은 이렇게 광고한다. "다이어트 반지"와 체중감소 비누와 같은 일부 상품들은 분명하게 효과가 없다. 그러나 일부 과체중인 사람들은 너무 절망적이어서, (비록 효과가 없다 하더라도) 무엇이라도 시도하려고 할 것이다.

소비자들에게는 불행하게도, 과도하게 광고되는 체중감량법과 상품들이 주장하는 거의 모든 내용은 과장되어 있으며, 잘못되어 있다. 이러한 프로그램들은 장기간의 체중감량 효과를 나타내지 않는다. 체중을 감량시키고 건강한 체중을 유지할 수 있는 유일한 방법은 식습관을 변화시키고, 신체적 활동을 증가시키는 생활방식교정(lifestyle modification) 이다.

세 가지 효과 없는 체중관리 상품 또는 방법은 바디 랩, 화학약품, 그리고 체중감량 프로그램들이다.

바디 랩 (body wraps)

바디 랩(body wraps)은 플라스틱 또는 고무의류이다. 바디 랩은 허리벨트에서부터 전체 바디슈트까지 다양하며, 체중을 감량시키기 위해서 운동, 일상생활 활동, 또는 잠자는 동안 착용하게 된다. 허리 또는 엉덩이와 같이 신체의 일부분만을 위해 디자인된 랩은 그 신체부위의 크기만을 감소시킬 것이다. 이것을 "spot reducing"이라고 한다.

바디 랩은 결과적으로 체중을 감소시키고 신체의 크기를 감소시킨다. 그러나 알아야 것은 체지방이 아닌 체내 수분 손실에 의한 체중감량이라는 것이다. 이러한 의류들은 발한을 증가시킨다. 따라서 바디 랩은 체내 지방저장을 감소시키지는 않는다. 체내 수분 손실은 재빨리 회복되고, 따라서 감량된 체중 또한 재빨리 회복된다. 이러한 상품들은 채내 수분을 손실시키기 때문에, 잠재적으로 탈수의 위험이 있다. 바디 랩을 착용하고 운동하던 어떤 운동선수들은 사망하기도 하였다.

바디 랩이 선호되는 이유는 지방이 열에 의해 제거될 수 있다는 잘못된 생각에서 기인한다. "지방소진 (burning off fat)"이라는 말은 생리학자들의 전문용어로, 이러한 잘못된 생각을 불러일으킨다. 신체의 지방이 감소되는 과정에는 열을 관여하지 않는다. (인간의 체온은 일정하게 37°C를 유지하고 있다.) 생리학자들이 말하는 "소진"이라는 말은 일반인들이 생각하는 고온에 의한 액화와 증발을 의미하는 것이

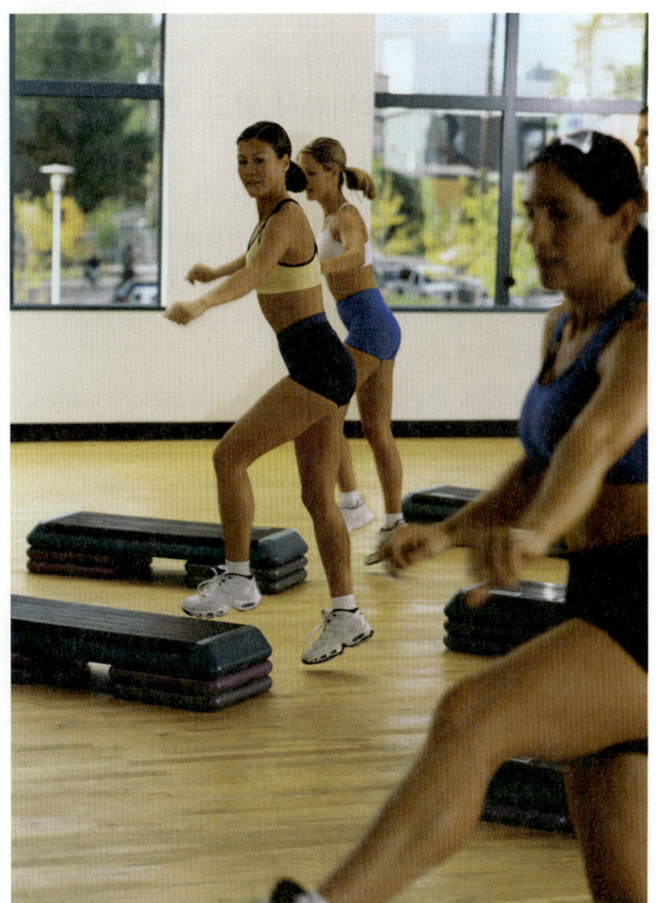

운동은 효과적인 체중 관리에 필수적이다.

아니라, 산소를 필요로 하는 지방분자의 화학적 분해를 의미한다. 그러므로 바디 랩이 지방을 녹여서 신체 크기를 감소시킨다는 것은 아주 잘못된 생각이다.

화학물질들 (chemicals)

약과 천연물질을 포함하는 많은 상품들은 체중감량 치료제로 판매되고 있다. 이러한 상품들은 종종 식이요법(dieting)과 식습관 교정, 그리고 운동 프로그램과 함께 이용된다. 따라서 이러한 상품들은 순진한 소비자들에게 효과가 있는 것처럼 보인다. 그러나 이 상품 자체만으로는 안전하고 지속적인 체중감량효과를 나타내지 않는다.

마취제의 일종인, **벤조카인**(benzocaine)은 체중감량 보조제로써 판매되는 츄잉껌, 막대사탕, 캔디류에 들어있다. 벤조카인은 미각을 마비시켜 식욕을 억제함으로써 체중감량

용 어

벤조카인(benzocaine): 미각을 마비시키는 체중관리 약제로 사용되는 마취제로, 의사의 처방전 없이 구매할 수 있음

건강 팁

숙지하라: 금전을 소비하지 말고, 한번 시도해 봐라.

식이보조제는 규제되지 않는다. 무언가를 시도하기 전에, 전문가들이 그것에 대해 말하는 것을 점검해라. 인터넷을 이용해라. 정보를 제공하기 보다는 상품을 팔려는 웹 사이트가 많기 때문에, 일반적인 검색은 삼가라. 다음과 같은 믿을만한 웹 사이트를 이용하라.

- 약초와 식물에 대한 정보(Herb and Botanical Information, http://wwww.mskcc.org/about herbs)
- 국립보완대체의학센터(National Center for Complementary and Alternative Medicine)
- 미국식품의약품청(U.S Food and Drug Adminstration, http://fda.gov)

을 촉진시킨다. 그러나 일시적으로 미각을 감소시키는 것이 체중을 감량시킨다는 과학적인 증거는 없다. 벤조카인이 국소 마취제이기 때문에, 이것을 삼키지만 않는다면, 이러한 상품들은 유용하다.

메틸셀룰로오스(methycellulose), 차전차피(psyllium), 한천(agar)과 같은 **식이섬유 제품들**(bulk-producing agenst)은 위장관의 포만감을 느끼게 함으로써, 식욕을 억제한다. 물과 섞이면 부풀어 오르는 이러한 약제들은 체중감량제로서의 하제들(laxatives)보다 더 효과적이다. 곤약줄기로부터 뽑아낸 섬유질을 만드는 녹말인, 글루코만난(glucomannan)은 건강식품 열성 지지자들에 의해서 자연적인 체중감량법으로서 과장되게 추천된다. 글루코만난이나 기타 다른 식이섬유 제품들이 체중감량을 촉진한다는 증거는 없다.

고나도트로핀(gonadotropin; 생식샘 자극호르몬), 갑상선

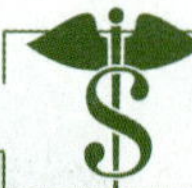

달러와 건강 상식

체중감량제제의 마케팅

미국 성인 인구의 3분의 2가 과체중이고, 30%가 비만이기 때문에, "지방을 서서히 사라지게 하는" 약을 개발하는 것이 많은 돈을 벌 수 있다는 것은 생각할 필요도 없다. 지금까지, 반대주장에도 불구하고, 그러한 약은 존재하지 않았다. 제약회사들은 체중감량을 위한 약을 생산하고, 막대한 마케팅 캠페인으로 상품을 선전한다.

뇌에서 노르에피네프린과 세로토닌의 수치를 증가시키는 식욕억제제인, *시부트라민*(sibutramine)는 이러한 약들 중에 하나이다. 심한 과체중인 사람들을 치료하는 클리닉에서, 시부트라민(sibutramine) 사용 6개월 후에, 체중의 5% 또는 약 4.5kg을 감량시켰다. 그러나 생활방식의 변화, 상담, 저칼로리의 유동식과 시부트라민(sibutramine)을 혼용했을 때, 체중감량은 15%까지 증가했다. 약 복용에 의한 체중감량은 한 달에 약 0.225kg 정도였으며, 이것은 하루에 15분 더 걷기운동을 해야 감량되는 양이다.

식욕억제제(appetite suppressants)는 오랫동안 검증되어왔다. 1960년대에, 암페타민(amphetamine)은 종종 체중감량을 위해서 처방되었다(그 이전에는 불법이었다). 그러나 이 치료제는 신체적의존성과 여러 가지 부정적인 신체적 그리고 정신적인 부작용을 나타낸다(16장 참고). 1990년대 중반에, 펜터마인(phentermine)과 펜플루라민(fenfluramine)의 복합제(일명 "펜펜 (phen/fen)")가 처방되었다. 이 약은 폐고혈압(치명적인 상태)을 야기 시켰으며, 심판막을 손상시켰다. 1997년에, "펜펜(phen/fen)"은 FDA에 의해 금지되었다.

*올리스타트(orlistat (xenical))*는 소화관에서의 지방의 흡수를 방해하는 약이다. 비록 체중감량에 대한 올리스타트의 효과가 미비하다 하더라도 (심한 과체중인 사람들이 1년 동안 약을 복용한 후에 평균적으로 3.15kg만을 감량시켰다. 이는 하루에 20분 걷기 운동으로 감량할 수 있는 양이다), 1998년에 FDA는 체중감량을 위한 올리스타트의 사용을 승인하였다. FDA의 승인패널(approval panel)의 전문가들의 반이 올리스타트의 승인을 반대했다. 그러나 어찌되었건, 올리스타트는 승인되었다. 올리스타트는 복부팽만, 헛배부름(고창), 지질성 대변, 설사, 대변실금과 같은 부작용을 나타낸다. 또한 올리스타트는 필수 지용성비타민의 흡수를 방해한다. 일부 올리스타트의 지지자들은 이러한 부작용이 기름진 음식을 먹는 것을 방해하기 때문에, 이런 부작용이 치료의 일부라고 이야기한다.

시부트라민(sibutramine)과 올리스타트(orlistat)와 같은 약의 아주 적은 효과에도 불구하고, 이 약들을 생산하는 제약회사와 효능에 대한 과대광고를 하는 다양한 사업체 (인터넷상의 판매자)들이 열성적으로 마케팅을 한다. 그러나 이러한 약들은 최소한의 효과만 있기 때문에, 과체중인 사람들이 잘못된 기대를 하게 만들어, 그들을 더욱 더 낙담시킬지도 모른다. 제약회사들이 체중감량제로부터 상당한 이득을 얻게 되는 반면, 사용자들은 거의 이득을 얻지 못하고, 종종 더 큰 실망과 불쾌감, 그리고 금전손해를 겪게 된다.

호르몬(thyroid hormone)과 같은 **호르몬**(hormones)과 갑상선 호르몬과 같은 활성을 나타내는 화학약품들은 종종 체중감량을 위한 보조제로써 비양심적인 병원과 인터넷에 의해서 제시된다. 이들 중 어떤 것도 체중감량제로서의 효과가 없다. 게다가 호르몬은 체내 항상성 메커니즘을 조절하기 때문에, 전문가에 의한 처방 없이 이러한 호르몬제를 사용하는 것은 결코 현명하지 못하다.

비타민, 미네랄과 일부 아미노산 (아르기닌, 오르니틴, 트립토판과 페닐알라닌과 같은)은 간혹 체중감량제로 판매되고 있고 있다. 예를 들어, 남조식물로 만들어진 스피루리나는 신체의 식욕을 조절하는 것으로 예상되는 페닐알라닌이라는 아미노산을 포함하고 있기 때문에, 체중감량에 효과적일 것이라고 알려져 있다. 그러나 비타민과 미네랄, 아미노산은 체중을 감량시키는데 효과적이라는 증거가 없다. 오히려 비록 천연물이라 하더라도, 고농도에서 일부 물질들은 해로울 수 있다.

에페드린이라고 불리는 **마황**(ephedra)—중추신경자극제—을 포함하는 제품들은 단기간 동안 몇 킬로그램의 체중을 감량시킬 수 있다. 그러나 체중감량효과와 함께, 정신적 합병증과, 체온조절, 위장관 관련 합병증을 세배 정도 증가시킬 수 있다 (Shekelle et al., 2003). 마황을 포함하는 제품들은 수요의 1% 이하를 차지하지만, 부작용의 64%의 원인이 되고 있다 (Bent et al., 2003).

다이어트 프로그램들 (diet programs)

돈을 벌고 싶다면, 체중감량을 위한 "혁신적인" 새로운 다이어트에 대한 책을 출판하는데 동참해라. 많은 사람들이 최신 유행하는 다이어트 방법을 시도해보게 되어, 그 책은 아주 많이 팔리게 된다. 새로 개발된 다이어트 방법은 운동을 할 필요가 없어야 하며, "새로운" 식이요법 또는 새로운 영양소에 기반을 두어야 하며, 권위성 (authoritativeness)을 갖추어야 하며, 반드시 체지방을 감소시킬 필요는 없어도, 빠른 시간 내에 체중을 감량시킬 수 있어야 한다. 단시간 내에 감량된 체중을 원상복귀 시킨다고 해도 문제될 것이 없다. 사실, 다이어트 사업에 있어서 지속적으로 체중을 감량시킬 수 없는 다이어트 방법이 더 좋을 수 있다. 그래야 후에 다른 다이어트에 대한 책들이 출판되어 판매될 수 있기 때문이다.

거쳐 간 많은 체중감량 다이어트 방법들은 세 가지 기본적인 영양소들—단백질, 지방, 탄수화물—의 비율을 바꾸는

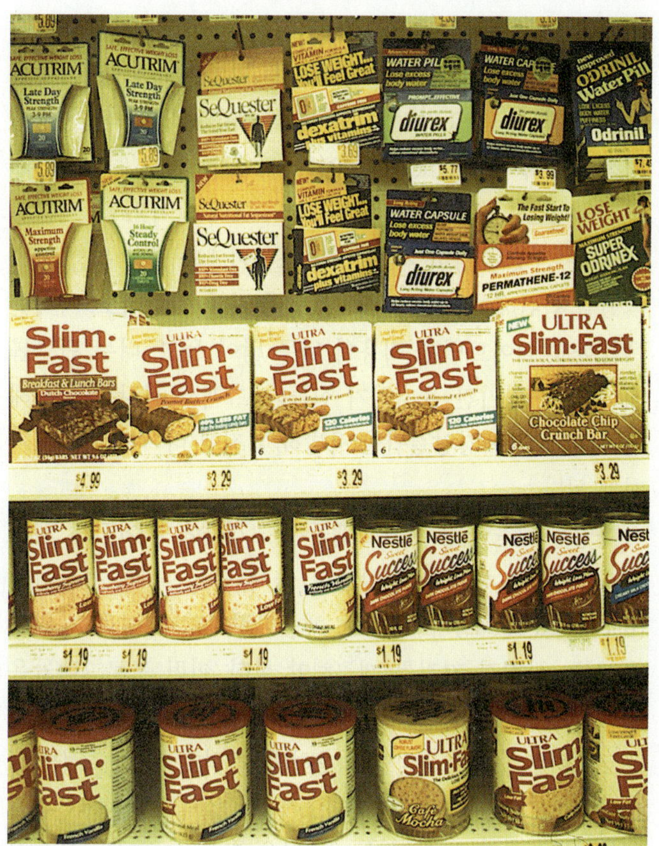

수많은 사람들은 체중을 감량하기 위하여 백여종의 약초, 보조제 및 약물을 섭취한다.

것에 근거를 두고 있다. 그러므로 고지방, 저지방, 고탄수화물, 저탄수화물, 고단백질, 저단백질 식이요법은 계속해서 전성기를 이루고 있다. 다이어트가 체중감량의 효과를 나타냈다면, 그것은 섭취된 음식의 종류와 비율 때문이 아니라, 섭취된 많은 칼로리를 감소시켰기 때문이다 (Bravata et al, 2003). (고단백질과 고지방 섭취를 하게 되는) 저탄수화물 다이어트의 장점은 영양은 없고 칼로리만을 높이는 단당과 정제된 복합 탄수화물의 섭취를 감소시킬 수 있다는 것이다. 저탄수화물 다이어트의 단점은 지방과 단백질 섭취를 많이

용어

식이섬유 제품들(bulk-producing agents): 위장관의 포만감을 느끼게 해서 식욕을 억제시키는 약제들

호르몬(hormones): 내분비선에서 생산되고 분비되어, 혈액을 통해 운반되는 화학물질들

식욕억제제 (appetite suppressants): 공복감을 줄이는 약제들

마황 (ephedra): 약초로 만들어진 체중감량제품에 포함된 자극제

하게 되어, 혈중 콜레스테롤과 심장질환의 위험을 높일 수 있으며, 통풍의 위험을 증가시킬 수 있다는 것이다. 이것이 영양학자들과 체중감량 전문가들이 Atkins 다이어트에 회의적인 이유이다 (Atkins, 2001).

간혹 포도나 파파야와 같은 과일, 코티지 치즈 (탈지분유로 만든 신맛이 강한 치즈) 또는 스테이크와 같이 특정한 음식만을 섭취해야 하는 다이어트법이 있다. 불행히도, 이러한 독특한 다이어트법은 비용이 너무 많이 들고, 너무 단조롭거나 또는 장기간 유지하기 힘들다. 그래서 건강상의 위해를 야기시키는 영양결핍을 유발하기 전에 다이어트를 포기하게 된다.

다양한 체중감량 프로그램들은 고객들에게 어떻게 체중을 감량해야 하는지에 설명해 줄 뿐만 아니라, 포장식품(packaged foods)과 때때로, 체중감량자의 노력을 지원할 수 있는 사회적 지지를 제공해야 한다. 이런 프로그램들은 과도하게 칼로리가 제한된 요법에 기반을 두고 있다. 어떤 프로그램은 "실제"음식을 이용하되, 음식의 양을 조절한다. 다른 프로그램은 지나친 신체조직의 손실을 예방하기 위해서 충분한 단백질, 비타민, 미네랄을 포함하고 있는 유동식을 이용한다. 체중감량을 위한 다른 특별한 노력을 기울임에도 불구하고, 식이요법 계획을 유지하기에 어렵거나 비용이 많이 들기 때문에, 그리고 그 계획들이 건강한 체중 유지를 증진시키는 생활방식의 변화를 포함하고 있지 않기 때문에, 식이요법 계획은 종종 실패한다.

신체 이미지 (body image)

신체 이미지(body image)는 자신의 신체에 대한 마음에 그리는 그림이다. 거의 모든 사람들은 신체 이미지를 가지고 있다. 모든 사람들은 자신의 신체 이미지를 연인이나 가족, 친구와 같이 그들 자신에게 중요한 사람들과 그들의 문화에 의해 표준화된 "이상적인 신체"와 비교해서 좋거나 혹은 덜 좋은 것으로 판단하게 된다. 사람이 그 자신의 신체 이미지에 대해서 형성한 판단을 "신체존중감(body esteem)"이라고 부른다. 긍정적인 신체 이미지를 가진 사람들은 덜 긍정적인 신체 이미지를 가진 사람들보다 더 높은 신체존중감을 가지게 된다.

많은 여성들은 그들의 신체 이미지에 대해서 지나치게 걱정한다. 그리고 그들 스스로가 과체중이라고 생각하기 때문에 낮은 신체존중감을 가지게 된다. 책, 영화, TV 그리고 잡지 (특히 여성잡지)는 끊임없이 우리 사회는 날씬한 여성들을 높이 평가하고 뚱뚱한 여성들을 경멸한다는 메시지를 보낸다. 적절한 신체 사이즈를 유지하는 것이 건강을 연상시키는 반면, 비정상적인 날씬함을 성취하려고 시도하는 것이 많은 여성들을 우울하게 만든다. 비정상적인 표준을 충족시키지 못하는 것이 많은 여성들로 하여금 그들 스스로를 덜 매력적이라고 느끼게 하고, 그들의 자존감을 떨어뜨린다.

현재 날씬함에 대한 강조는 일시적인 유행이며—날씬함이 병약함을 연상시키고, 풍만함이 건강하고 매력적이던 시기가 있었다—건강하고 튼튼함에 대한 일시적인 바램이다. 마른 신체는 높은 지위, 성적 매력, 젊음을 연상시키고, 좌식습관과 과식이 일반적인 문화 속에서 튼튼하고 좋은 상태를 유지할 수 있는 개인의 힘을 증명하는 것이다.

대부분, 매력적이고 건강한 외형에 대한 기준은 상품을 판매하고 이득을 증대시키려는 회사들에 의해서 결정된다. 광고들은 여성들이 이상적으로 생각되는 기준에 못 미친다고 느끼게 만들어서, 여성 자신의 체형과 사이즈를 변화시키기 위해서 다이어트 상품을 구매하거나, 다이어트를 하거나, 또는 운동을 함으로써, 그들의 삶과 그들 스스로를 개선시킬 수 있다고 설득하려 한다. 이러한 메시지는 여성들로 하여금, 그들 스스로를 어떻게 봐야 하는지를 생각하게 만들고, 많은 남성들이 주로 외모로만 여성을 평가하게 만든다. 신체이미지와 체중에 대한 지나친 관심은 다음과 같은 유해한 결과를 낳을 수 있다.

- 낮은 신체존중감과 낮은 자존감에 의한 우울증
- 지나친 다이어트에 의한 영양결핍
- 부족한 칼슘과 철분의 섭취
- 식욕부진 또는 폭식증
- 과도한 운동으로 인한 근골격계 손상
- 성형수술과 관련된 위험요인들
- 체중감량을 위한 흡연

섭식장애 (eating disorders)

섭식장애는 강박적이고 비정상적인 식습관으로 나타나는 복잡한 심리-생리학적 상태이다. 가장 일반적인 섭식장애 중의 세 가지가 신경성식욕부진(anorexia nervosa), 거식증(a voluntary refusal to eat; bulimia), 폭식증(binge eating disorder)이다. 거식증은 폭식을 한 후에, 즉시 구토나 하제를 이용해서 섭취한 음식물을 다 토해내는 것을 의미하며,

글로벌 웰니스

섭식장애는 전 세계적인 관심사이다

여성들 사이에서 섭식장애는 전 세계적인 문제가 되고 있다. 예전에는 주로 북아메리카와 유럽에서만 발생하였으나, 지금은 사우디아라비아, 중국, 러시아, 라틴아메리카, 아시아를 포함하여 전 세계적으로 섭식장애가 발병하고 있다.

전문가들은 TV, 영화, 잡지 그리고 인터넷에서 나오는 배우와 광고모델을 닮으려고 노력하는 젊은 여성들에 의해서 섭식장애의 유행이 증가한다고 말한다. 이러한 대중매체가 비정상적으로 마른 여성을 "이상적인 (ideal)" 여성으로 묘사하고, 이것이 일부 여성들에게 사회적이고 심리적인 자신감을 잃게 만들어, 그들로 하여금 비정상적인 섭식행동을 함으로써 잃어버린 자신감을 되찾게 한다. 예를 들어, 1995년에 피지섬으로 TV가 도입된 후에, 섭식장애를 가진 십대소녀의 수가 3%에서 15%로 증가하였다. 피지는 미국, 오스트레일리아, 영국의 쇼를 방송하는 유일한 TV 방송국을 가지고 있다. 섭식장애 유행의 증가가 TV 이외의 다른 것에 의한 것일 수 있음에도 불구하고, 연구자들은 TV 도입이 섭식장애 유행을 증가시켰다고 믿는다.

아르헨티나에서는 일반적으로 다이어트와 성형산업에 의한 적극적인 광고가 섭식장애의 유행에 기여했다고 여겨진다. 대부분의 신문들이 다이어트와 지방흡입클리닉의 할인쿠폰을 배포한다. 그리고 아르헨티나의 의류 제조업자들은 여성의 옷을 국제규격에 맞지 않게 더 작게 만들고 (예를 들어, "미디엄" T-셔츠는 성인보다는 청소년들에게 더 적합하다), 이것이 여성들은 정상보다 훨씬 더 날씬해야 한다는 생각을 강화시킨다. 아르헨티나 정부와 보건기구는 섭식, 신체사이즈, 성형수술에 대해서 TV, 영화, 잡지에서 보는 것을 그대로 믿게 될 위험에 처한 젊은 여성들을 교육시키기 위해서, 큰 대중매체 캠페인을 시작해오고 있다.

폭식증은 연이은 구토 없이 폭식을 하는 것을 의미한다.

신경성식욕부진증 (anorexia nervosa)

신경성식욕부진증은 날씬함에 대한 맹목적인 추구로, 점진적인 체중감소와 대사이상을 유발하게 된다. 신경성식욕부진증은 대부분의 젊은 여성들에게 영향을 미친다. 신경성식욕부진증은 질환을 일으키는 원인물질에 의한 것이 아니라, 스스로 유발한 기아에 의해 발병된다. 이러한 자기 유도적 기아는 심각한 질환을 일으킬 수 있으며, 심지에 사망에 이르게 할 수 있다.

영국의 유명한 시인 중의 한명인 Elizabeth Barrett Browning (1806-1861)는 신경성식욕부진증을 앓았던 것으로 알려져 있다. 십대 때, Elizabeth의 부모들은 그녀에게 음식을 먹이고 체중을 증가시키려고 노력했다. 그러나 그녀는 토스트 이상의 것을 먹는 것을 완강하게 거부했다. 그녀가 그녀의 남편이 될 시인, Robert Browning을 만났을 때, 그녀는 겨우 39.2kg 이었다. Barrett가는 식욕부진을 겪는 가족 구성원이 있는 다른 가정들에서 발견되는 특징들—과잉보호, 과잉간섭, 가족 간의 대립을 해결할 능력의 부재—을 가 졌다.

완고함과 아이러니는 신경성식욕부진증의 특징들이다. 예를 들어, 신경성식욕부진증이 있는 사람들은 그들의 야윈 외모를 정상이라고 옹호하며, 체중증가가 그들을 뚱뚱하게 느끼도록 만든다고 주장한다. 정상적인 신체 이미지에 대한 왜곡과 더불어, 식욕부진증을 가진 사람들은 음식에 열광적으로 심취하는 경향이 있다. 이들은 다른 사람들을 위해서 정성스럽게 식사를 준비하는데 지나치게 많은 시간을 보낸다. 그러나 그들 스스로는 적은 양만을 먹으며, 배가 부르다고 말한다. 간혹 그들은 다른 사람들이 있을 경우에는 음식을 먹지 않으려는 경향이 있는데, 그럴 경우, 그들은 음식을 앞에 두고 꾸물거린다. 또 다른 식욕부진증을 가진 사람들은 체중을 감량하기 위해서 이뇨제 또는 하제를 습관적으로 사용하거나 자발적으로 구토를 유도한다. 이러한 습관들은 체내 미네랄을 지나치게 고갈시켜, 비정상적인 심박동을 발생시킬 수 있으며, 심지어는 심장마비를 초래할 수도 있다.

용어

신체이미지(body image): 자신의 신체에 대해 마음속으로 그리는 그림

신경성식욕부진증(anorexia nervosa): 주로 성인 여성들에게서 발생하는 질환으로, 비정상적인 신체이미지, 비만에 대한 두려움, 음식에 대한 지속적인 거부 등의 특징을 가짐. 간혹 사망에 이르게 할 수도 있음

낮은 칼로리를 섭취함에도 불구하고, 식욕부진증을 가진 사람들은 눈에 띄게 원기 왕성하고, 지나치게 활동적인 경향이 있다.

신경성 식욕부진의 또 다른 특징들로는 무력해짐에 있다. 식욕부진을 가진 사람들은 삶에 있어서 독창적인 것 보다는 다른 요구들에 대한 반응을 나타내게 된다. 식욕부진을 가진 어린이들은 순종적이고, 성실하며, 뛰어난 학생들이다. 어떤 심리학자들은 무능력함에 대한 두려움을 표출하는 방법으로 강한 선입견과 체중 감소를 나타내는 것으로 해석하고 있다.

섭취하는 것을 통한 체중조절에 대한 조절은 일반적인 조절과 자격을 나타내는 하나의 방법이 되어 버렸다. 한 이론에서 식욕부진은 매우 마른 것을 지향하는 (그리고 무월경과 관련된) 선입견이라는 것을 설명하기 위해, 이러한 시도를 하는 아이들은 과연 누가 돌보고 있으며, 무엇을 먹고 있고, 고집이 센지, 완강한지, 자신의 성적 주체성이나 이상을 가지고 있는가를 관찰하였다. 또 다른 이론에서 제시하는 것은 식욕부진은 환경의 통제를 통해 주체성과 자신의 능력을 확인하는 방법으로 고집을 부리는 것이라고 제안하고 있다. 고집이 세지고, 반항적인 행동은 다른 것으로부터 받는 관심을 강요받게 된다. 식욕부진이 결국에는 가족 간의 상호관계도 악화시킬 수 있다는 것에 대한 다른 제시된 이론은 아직 부족하다. 식욕부진을 가진 사람의 가족은 증상에 모두 몰두하게 되고 가족간에 충돌이 일어나는 것을 회피하게 된다.

다음의 세 가지 목표는 신경성 식욕부진을 치료하기 위해 설명된다. (1) 체중의 증가 (2) 음식과 섭취 태도 변화 그리고 (3) 개인적 그리고 가족관의 마찰을 해결하는 것. 불행하게도, 치료적 중재방법이 항상 성공하는 것은 아니며, 이러한 상황은 수 년 동안 지속될 수 있다. 신경성 식욕부진으로 인한 사망률은 15-20%에나 이른다.

거식증 (bulimia)

거식증은 먹고-비우는 과정을 통해 자의적으로 음식을 제한하는 특징을 가지고 있다. 심하게 과식을 하고, 칼로리가 많은 기름진 음식을 섭취하자마자 즉각적으로 자신이 구토를 유도하거나, 이뇨제를 사용하거나, 이완제 혹은 강한 운동을 실시하게 된다. 신경성 식욕부진과 같이 거식증은 살

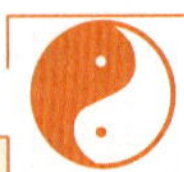

웰니스 지침

엘리트 선수들은 식이장애의 위험에 놓여 있다.

1988년 16살의 나이를 가진 Christie Henrich는 20점보다 낮은 점수를 받아 미국의 여자 체조 올림픽 팀에서 탈락되었다. 최고의 기능을 가진 시기에 Christie의 체중은 93파운드 였다. 1988년 국제 시합당시 한 심사위원은 그녀가 만약 챔피언이 되길 원한다면 그녀의 체중을 조절할 필요가 있다고 말하였다. 그녀의 코치에 의하면, Christie는 그녀가 올림픽 시합을 출전하기에 너무 뚱뚱하다고 느끼고 있으며, 그래서 그녀는 굶기 시작하고(식욕부진) 음식물을 섭취하면 다시 구토를 유도하는 증상을 가지고 있다고 설명하였다. 1990년이 되던 해부터 시합을 하기에 너무 약해있었고, 미국의 여자 체조 선수들 중 10위 안에 들 정도의 성적만을 나타냈다. 1994년에 Christie Henrich는 사망하였고 그녀의 체중은 60파운드 미만의 체중을 가지고 있었다.

만약 주위의 사람들 중 식이장애를 가진 사람들이 있다면, 몇 가지 도울 수 있는 방법이 있다.

- 체중 감소의 현상에 대한 당신의 관심을 표시하라. 만약 그러한 사실을 부인한다면, 어떠한 점이 잘못되었는가를 정확하게 알려주어야 한다.
- 스스로가 느끼는 문제점이나 고민들에 대하여 설사, 그것이 음식에 관한 고민이 아니더라도 말할 수 있도록 용기를 주어야 한다. 판단을 내리지 말고 경청한다.
- 건강 전문 상담가, 의사 혹은 정신 건강 전문가에게 의뢰할 것을 추천한다.
- 전문 상담가에게 자신의 고민을 상담하는 것은 조정과 도움을 받을 수 있다.

일반인들 중 식이장애를 가진 사람들은 약 1-3%정도로 추정되며, 여성 운동선수들 중에는 15-62%정도가 이에 해당한다(Tofler등, 1996). 많은 야심찬 여성 운동선수들이 "여성 운동선수의 세 가지 문제점"이라고 하는 문제들로 고통 받고 있는데, 이러한 문제들로는 식이장애, 월경 이상, 골다공증을 말한다. 코우치, 부모, 그리고 운동선수 자신들은 자신의 건강에 더 많은 관심을 기울여야 하며, 선수들의 과도한 목표가 심각한 질병 혹은 심지어 사망까지 가져오는 결과를 만들어서는 안된다.

식욕부진과 거식증은 매우 심각한 장애이며, 반드시 전문가의 도움이 필요하다.

이 찌기를 병적으로 두려워하며, 잔인할 정도로 마른 것을 지향하는 젊은 여성들에게서 흔히 나타난다. 거식증을 가진 대부분의 사람들은 모델, 모범생, 운동선수, 사회적인 사람과 호감적인 사람들이다. 자신의 거식증적 행동이 들킬까봐 두려워 먹고-비우는 행동들을 자주 남들의 눈을 피해 행동하게 된다. 거식증을 가진 사람들은 자신의 먹고-비우는 행동이 비정상적인라는 염려를 자주 하게 된다. 그러나, 그들은 그 자체를 통제할 수가 없다. 그러한 문제에 관하여 많은 죄책감을 느끼고 우울해하며, 결국은 자신의 행동을 감추는 증상으로 나타나게 된다. 거식증은 식욕부진과 같은 원인들로 인한 건강상의 심각한 문제를 가져올 수 있다.

몇 가지 이론들이 거식증을 설명하기 위해 제안되어왔다. 한 이론에서는 거식증은 불안과 외로움, 화가남을 달래기 위한 부적응적 방법이라고 설명하고 있다. 다른 설명으로는 거식증은 날씬함에 대한 사회적 기준에 도달하고자 "이상적인" 여성이 되기 위한 조절 현상으로 설명하고 있다. 거식증을 가진 사람은 자긍심이 낮고 주체성이 약한 경향을 나타낸다.

거식증을 회복하는 방법은 회복은 먹고-비우는 반복을 중단하고 과식하는 행동의 조절을 다시 회복하는 것이다. 거식증을 가진 사람들은 불행한 느낌 밀접한 관계에 대한 불편함을 조절하기 위해 더욱 적당한 방법을 계획해야 하며, 자신의 자긍심을 향상시켜야 한다. 심리상담가와의 상담이 자주 필요하다.

폭식증 장애 (binge eating disorder)

폭식증 장애는 단숨에 많은 양의 음식을 조절하지 못하고 먹는 상태를 말하며, 심지어 이러한 사람들은 배고픔의 느낌이 없는 상태를 말한다. 많은 양의 음식을 먹는 행동 동안에 음식을 빨리 섭취하게 되고 빈도는 음식의 양과 상관없이 자주 먹는다. 다식 행동은 혐오스러움, 우울증, 죄책감의 기분에 의해 자주 일어나게 된다.

용어

거식증(bulimia): 특히 청소년들과 젊은 여성들 사이에 흔히 나타나는 심각한 장애로 많은 양의 음식을 섭취한 후 스스로 구토, 설사 혹은 공복을 시도하는 증상이 나타난다.

폭식증 장애(binge eating disorder): 단숨에 많은 양의 음식을 조절하지 못하고 섭취하는 증상으로, 배고픔의 증상을 느끼지 않는다.

미국의 성인들 중 약 2%정도(약 4백만 명)가 폭식증의 장애를 가지고 있으며, 이들 대부분이 과체중을 가지고 있다. 국민의 약 10-15%가 약간의 비만으로 스스로가 체중감소를 시도하거 있거나, 상업적 체중 감소 프로그램을 시도하는 사람들이며, 이들 대부분 폭식증 장애를 가지고 있다. 이 장애는 매우 심한 과체중을 가진 사람들에게서 더욱 흔하게 나타난다.

폭식증 장애를 가진 대부분의 사람들은 우울증과 충동적 행동 (생각 없이 즉각적으로 실천에 옮기는)에 대한 과거력을 가지고 있다. 폭식증을 가지고 있다고 말하는 많은 사람들이 화남, 슬픔, 지루함 혹은 걱정을 가지고 있고 이것이 폭식증의 증상을 유발 할 수 있다. 폭식증 장애를 가진 사람들은 많은 양의 지방과 설탕을 섭취하고 적은 양의 필수 영양소를 섭취하기 때문에 영양결핍상태를 가져오는 경향이 있다.

폭식증을 가진 사람들의 대부분은 자신의 체중을 조절하기 위해 노력하지만, 장기간 조절이 지속될 수는 없다. 폭식증 장애를 가진 사람들은 건강전문가를 통해 어떻게 먹어야 하는지에 대한 지도와 건강하지 못한 식이습관의 변화, 이러한 문제를 일으키는 사회적 원인들의 발견, 심리적 상담 그리고 약물에 대한 도움을 받아야 한다.

여러분의 손 안에 있다 (it' s in your hands)

성공적 체중 관리는 칼로리 섭취를 줄이고(과식하게 되는 사회적 심리적 원인들을 자주 파악함으로써), 신체활동 수준을 증가시키는 것이다. 몸을 감싸는 랩, 다이어트 약물, 사행적 다이어트와 같은 과대 광고된 감량 방법들은 영구히 지방을 감소시키고 체중을 감소시키기에는 전반적으로 비효과적이다.

주된 이유로는 사람들은 과지방에 대한 생활습관에 있어서, 섭취된 음식의 칼로리의 소모를 위해 충분한 신체활동을 실시하는 것을 포함하고 있지 않기 때문이다. 당신은 오늘 무엇을 먹었으며 어떻게 운동했는가를 의식적으로 관찰하는 것을 시작할 수 있다. 당장 전력을 다한 식이요법이나 운동요법을 시작할 필요는 없다. 서서히 시작해야 한다. 제공되는 과자를 먹는 것을 줄여나간다. 엘리베이터와 계단을 사이에 두고 선택해야 되는 상황에 직면하게 되면 계단을 선택하라. 이러한 노력들은 매우 사소하지만 매일 실천하고 장기간 지속되었을 때 효과를 가져 올 수 있다.

건강에 대한 중요한 생각

1. Jordana는 더 이상 그녀 스스로 설 수가 없어서 그녀는 대학 내 건강 센터의 동료 영양 전문 상담 프로그램에 도움을 요청하기 위해 갔다.

"나는 내 자신이 혐오스러워", 그녀는 상담가에게 말했다. "나는 뚱뚱해, 뚱뚱해, 뚱뚱해 나는 이것을 변화시킬 수 있는 방법이 없다. 나는 달리기를 했고, 아이스크림도 먹지 않았어, 젠장"

Baywatch에 대한 주역 역할이 준비되지 않은 동안에도 Jordana는 뚱뚱하지 않았다라고 그녀의 상담가는 말했다. 그녀의 BMI는 28.4였다 "이것은 약간 높은 수준에 해당한다"라고 상담가는 말했다 "하지만 위험한 수준은 아니다."

"나의 아버지에게 말해 달라" Jordana는 빈정거렸다. "그리고 나의 남자친구, 그들이 나를 볼 때 그들의 눈은 나의 위를 향해 있다. 다리위에 위치한 위가 나의 전부인 것 같았다!"

a. 신체의 크기와 체형에 대한 기대는 무엇인가?
b. 이러한 기대가 당신과 누구로부터(혹은 사회 기관으로부터) 전달될 것인가?
c. 이러한 기대가 동료들에게 어떻게 강요되고 있고, 그러한 기대에 도달하지 못한 것에 대한 사회적 책임은 무엇인가?
d. 이러한 기대에 도달하기 위해 사람들은 어느 기간 정도 실시해야 하는가? 이러한 연습에 있어 극단적이거나 비건강적인 문제는 없는가?

2. Sam : 우와, 저사람 Roni가 아니야, 그녀는 너무 뚱뚱해!
Mick : 아니야, 그녀의 실제 모습은 매우 친절해, 그녀에게 연락해봐.
Sam : 싫어.
Mick : 너 그녀의 얼굴이 너무 넓적하기 때문에 Nan을 좋아하지 않는구나. 너 Carla의 키가 너무 크기 때문에 좋아하지 않고. Evy도 좋아하지 않는데.... 왜 좋아하지 않지? 나 잊어버렸다.
Sam : 뚱뚱한 허벅지 때문이지.
Mick : 너는 평생 너혼자 자아도취에 빠져 살아야 할거다.

a. Sam은 실재로 외롭게 지내야 하는 운명일까 혹은 그가 원하는 이상적인 체형의 누군가를 만나기 위해 기다리는 것이 현명할까?
b. 동료들 중에, 이상과는 다르지만 매력적인 사람의 예가 있는가? 이러한 모순에 관하여 설명할 수 있는가?
c. 이상적인 체형과 크기를 원하는 사회적 목적은 무엇인가?

3. 머지않아 많은 약물들이 체중 감소에 있어서 적절한 효과를 나타내게 될 것이다. 이러한 약물들은 또한 건강에 위험을 가져올 것이다.

a. 당신이 생각하기에 이러한 약물들이 그것을 원하는 사람들에게 효과적일 것인가, 혹은 이러한 약물들이 건강에 대한 심각한 문제와 조기사망을을 일으킬 수 있어 사람들에게 제한되어야 할 것인가?
b. 부작용에 의한 잠재적 위험이 있어 수정된 식이요법과 운동습관 그리고 스트레스를 감소시키는 학습 대신에 약물에 매우 의존적인 사람들에게 적당한가?

4. 식이장애가 당신의 삶에 어떻게 작용했는가?

건강 리뷰

- 미국 인구의 약 3분의 2정도가 과체중을 가지고 있으며, 심장질환, type 2 당뇨, 고혈압 방광질환과 같은 다양한 질병의 위험에 놓여 있다.
- 비만은 신장 대비 권장된 체중에 비해 남성의 경우 20%, 여성의 경우 30%가 초과된 상태를 말하며, 혹은 신체질량지수가 30이상인 경우를 말한다.
- 건강에 대한 문제는 허리대 둔부의 비율이 여성은 0.8, 남성은 0.95이하인 경우에 줄어들게 된다.
- 체지방은 뇌에 있는 식욕중추에 대한 신경학적 그리고 호르몬적 신화활동에 의해 유지되며, 이러한 중추는 배고픔과 포만감을 조절한다. 많은 생리학, 심리학, 사회학 그리고 환경학적 요인들이 식욕에 영향을 미치고 따라서 체중에 영향을 미치게 된다.
- 건강 체중은 신체질량지수가 19-25정도의 수준을 말한다. 건강 체중에 도달하기 위한 많은 방법들이 있다. 굶는 다이어트는 이러한 방법에 속하지 않는다.
- 상담, 수술과 약물은 과체중인 사람들의 체지방 감소와 건강체중을 유지하는데 도움을 줄 수 있다.
- 사람들은 배고픔보다는 사회적 상호작용, 레크레이션, 스트레스를 푸는 등의 다른 이유에서 먹는다.
- 성공적인 체중조절에는 식사와 운동습관의 변화가 포함된다.
- 체중조절 행동에 있어서 세 가지 주된 비효과적인 방법들로는 : 바디 랩, 다이어트 약물 그리고 다이어트 프로그램이다.
- 가장 흔한 세 가지 식이 장애로는 신경성 식욕부진, 거식증, 폭식증 장애가 있다.

건강과 웰니스 온라인

웹 사이트는 건강과 웰니스에 대한 풍부한 정보를 담고 있다. 웹 브라우저 소프트웨어를 이용하여 인터넷을 실행하면 건강과 웰니스에 대한 현존하는 많은 주제에 대해 새로운 통찰력을 얻을 수 있을 것이다. Jones & Bartlett 출판사의 웹사이트인 health.jbpub.com/hwonline을 실행해라.

참고 문헌

Atkins, R. C. (2001). *Dr. Atkins' new diet revolution.* New York: Avon.

Bent, S., et al. (2003). The relative safety of ephedra compared with other herbal products. *Annals of Internal Medicine, 138,* 468–471.

Bravata, D. M., et al. (2003). Efficacy and safety of low-carbohydrate diets: A systematic review. *Journal of the American Medical Association, 289,* 1837–1850.

Fontaine, K. R., et al. (2003). Years of life lost due to obesity. *Journal of the American Medical Association, 289,* 187–193.

Friedman, J. M. (2003). A war on obesity, not the obese. *Science, 299,* 856–858.

Hill, J. O., et al. (2003). Obesity and the environment: Where do we go from here? *Science, 299,* 853–855.

Marx, J. (2003). Cellular warriors at the battle of the bulge. *Science, 299,* 845–849.

Matarasso, A., and Hutchinson, O. H. Z. (2001). Liposuction. *Journal of the American Medical Association, 285,* 266–268.

Mokdad, A. H., et al. (2003). Prevalence of obesity, diabetes, and obesity-related health risk factors, 2001. *Journal of the American Medical Association, 289,* 76–79.

Nielsen, S. J., and Popkin, B. M. (2003). Patterns and trends in food portion sizes, 1977–1998. *Journal of the American Medical Association, 289,* 450–453.

Poston, W. S., and Foreyt, J. P. (2000). Successful management of the obese patient. *American Family Physician, 61,* 3615–3622.

Shekelle, P. G., et al. (2003). Efficacy and safety of ephedra and ephedrine for weight loss and athletic performance: A meta-analysis. *Journal of the American Medical Association, 289,* 1537–1545.

The truth about dieting. (2002, June). *Consumer Reports,* 26–31.

Tsigos, C., and Chrousos, G. P. (2002). Hypothalamic-pituitary-adrenal axis, neuroendocrine factors, and stress. *Journal of Psychosomatic Research, 53,* 865–871.

Wing, R. R., and Hill, J. O. (2001). Successful weight loss maintenance. *Annual Review of Nutrition, 21,* 323–341.

World Health Organization. (2003). Controlling the global obesity epidemic. Available: http://www.who.int/nut/obs.htm.

추천 도서

Becker, A. E., et al. (1999). Eating disorders. *New England Journal of Medicine, 340,* 1092–1098. An up-to-date review of the topic.

Bray, G. A. (2003). Low carbohydrate diets and the realities of weight loss. *Journal of the American Medical Association, 289,* 1853–1855. A noted researcher and physician explains weight-loss dynamics and how low-carbohydrate diets affect them.

Brownell, K. D. (2000). *The LEARN program for weight management* (10th ed.) New York: American Health Publishing. This is the most widely used weight-control manual in the world.

Kassirer, J. P., and Angell, M. (1998). Losing weight — An ill-fated New Year's resolution. *New England Journal of Medicine, 338,* 52–54. Puts the issue of weight loss for health reasons in perspective and cautions against overconcern about body size.

Must, A., et al. (2000). The disease burden associated with overweight and obesity. *Journal of the American Medical Association, 282,* 1523–1529. Examines the prevalence of obesity-related diseases in the United States.

Obesity — What is to be done? (2003, 7 February). *Science,* 845–860. Experts contribute research-supported viewpoints on the topic of overweight and obesity.

Ornish, D. (2000). *Eat more, weigh less: Dr. Dean Ornish's Advantage Ten program for losing weight safely while eating abundantly.* New York: Quill. You can eat more and weigh less if you know what to eat.

Polivy, J., and Herman, P. C. (2002). Causes of eating disorders. *Annual Review of Psychology, 53,* 187–213. Review of current research.

Regulation of body weight. (1998, May 29). *Science,* 1363–1390. This issue contains a series of up-to-date articles on the causes of obesity, treatment options, and research strategies for finding ways to prevent or treat obesity.

Taubes, G. (2001). The soft science of dietary fat. *Science, 291,* 2536–2545. An analysis of how fat has become a dietary demon but has never been proved to be bad for otherwise healthy people.

The truth about dieting. (2002, June). *Consumer Reports,* 26–31. A valuable report on weight loss.

Weil, A. (2000). *Eating well for optimum health: The essential guide to food, diet and nutrition.* New York: Knopf. The well-known physician describes his nutritional formula for supplying the basic needs of the body for calories and nutrients, reducing risks of disease, and fortifying the body's defenses and intrinsic mechanisms of healing.

추천된 웹 사이트

이들 웹사이트를 연결하기 위해 health.jbpub.com/hwonline을 방문하라.

미국 비만 협회
제1형 당뇨, 제2형 당뇨 및 소아당뇨에 대한 교육, 정보제공과 충고 등이 제시되어 있음.

미국을 가꾸자!
인생을 위한 건강한 체중을 유지하는 정보를 제공.

체중 조절 정보 네트워크
미국 건강 연구소는 과체중과 체중조절에 대한 과학적 기반의 정보를 제공하고 있음.

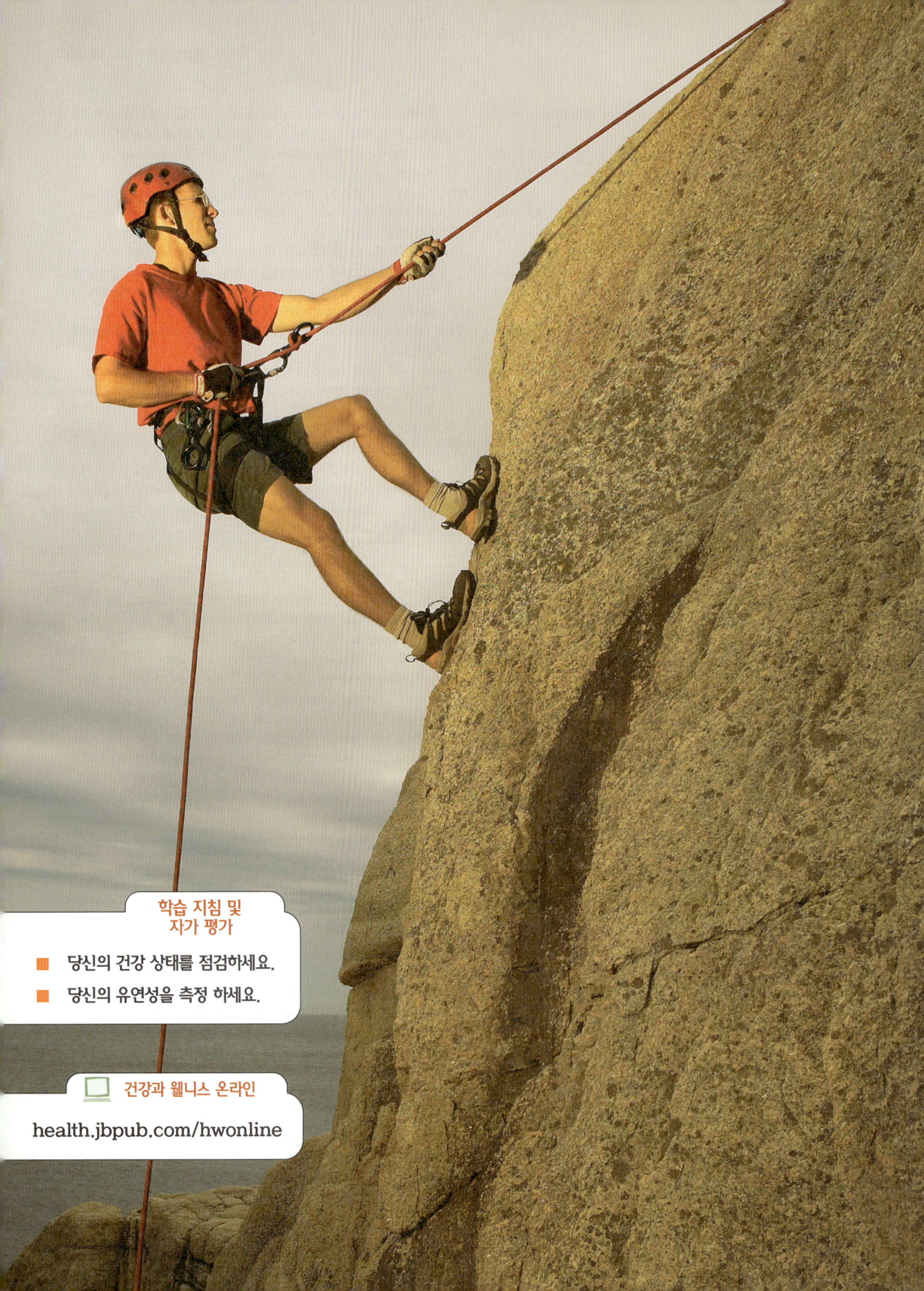

학습 지침 및
자가 평가
■ 당신의 건강 상태를 점검하세요.
■ 당신의 유연성을 측정 하세요.
건강과 웰니스 온라인
health.jbpub.com/hwonline

제 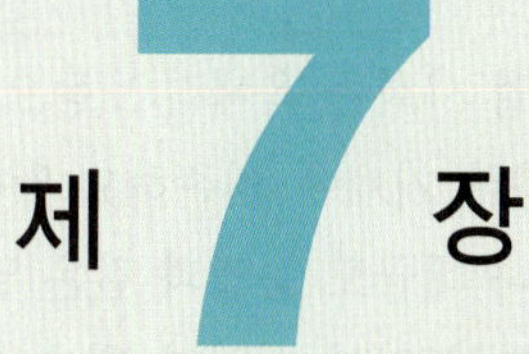 장

건강과 웰빙을 위한 신체 활동

(Physical Activity for Health and Well-Being)

학 습 목 표

1. 신체 활동의 의미를 정의한다.
2. 신체 활동을 통해 얻을 수 있는 건강상의 이점을 기술한다.
3. 신체 활동을 통해 얻을 수 있는 심리적인 이점을 기술한다.
4. 유산소 트레이닝과 근력 트레이닝의 개념을 정의한다.
5. 신체 활동을 생활 속에서 생활화할 수 있는 방법을 계획한다.
6. 운동과다증후군을 설명한다.

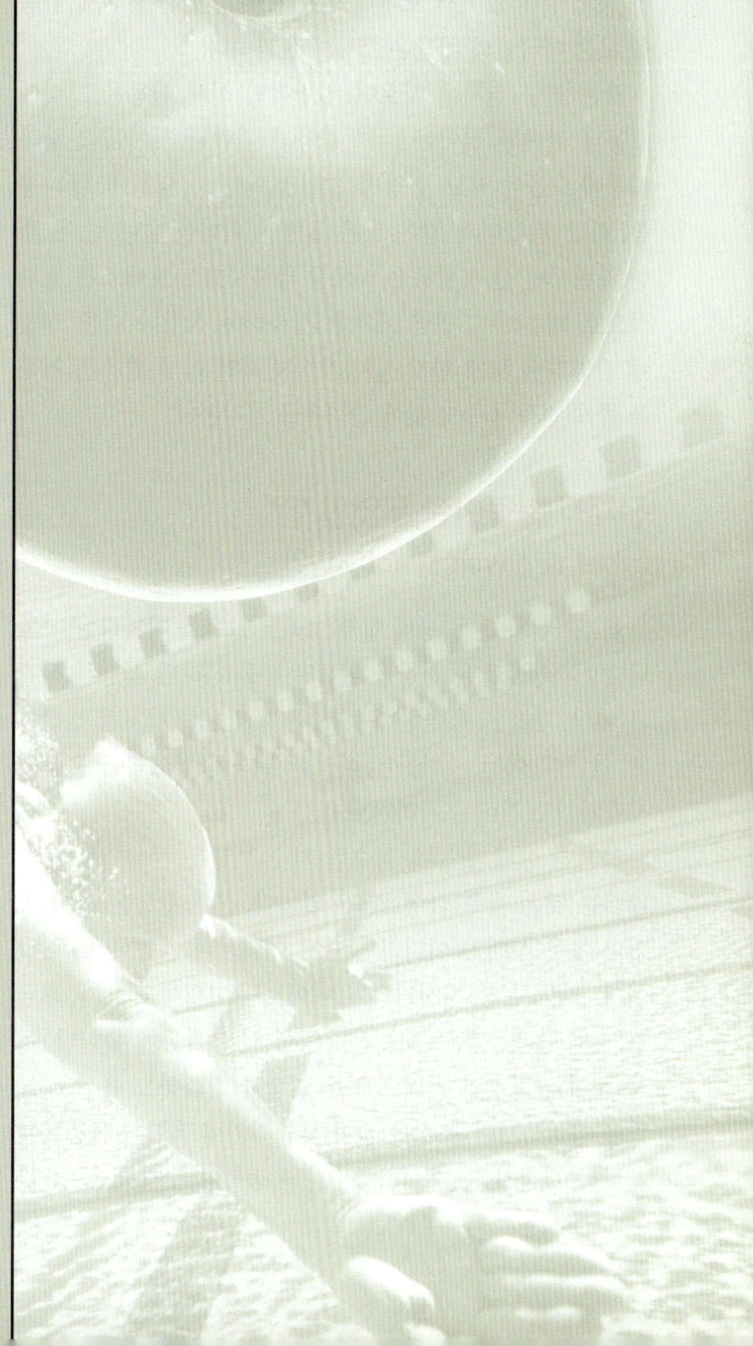

현대의 산업 사회는 육체적 노동으로부터 인간을 해방시킨 여러 다양한 기계에 의존하고 있다. 예를 들어, 중장비 건설 작업이나 대규모 농업과 같은 일은 이젠 기계의 도움 없이는 불가능한 일이 되었다. 학교나 직장에 가거나, 건물의 7층까지 올라가는 일, 세탁하는 일 등도 기계의 도움 없이 할 수는 있지만(또 어떤 사람들은 응당 그래야 한다고 주장한다) 차와 엘리베이터, 세탁기 사용을 포기할 사람은 거의 없을 것이다. 이런 기계들은 일상 생활을 보다 쉽게 만들어 준다. 그 결과 사람들은 노동을 위해 몸을 움직이는 일이 거의 없어졌다. 나아가 여가 시간의 대부분을 TV 시청 등과 같이 앉아서 보내게 되었다. 여가 시간에 신체 활동을 하는 미국인의 비율은 25%에 불과하다.

> 모든 기업들은 새로운 옷을 필요로 하게 만든다는 사실을 유념하라.
>
> *헨리 데이비드 쏘로우 월든(Henry David Thoreau Walden)*

많은 연구 결과에 따르면, 일반적인 신체 활동은 그것이 노동과 관련된 것이든 여가 활용과 관련된 것이든 건강과 웰빙에 도움이 되고, 심장병, 고혈압, 뇌졸증, 당뇨병, 골다공증, 비만, 결장암과 같은 많은 질병의 위험을 줄여 준다. 또한 일반적인 신체 활동은 피로를 극복하고 스트레스를 효과적으로 해결하며, 면역 체계를 강화하여 감기나 다른 질병에 감염되지 않게 한다. 나아가 일반적인 신체 활동은 기분을 좋게 만들어 주고 삶에 즐거움을 가져온다.

신체적 활동이란 무엇인가? (what is physical activity?)

헬스클럽과 운동 장비 업계 그리고 그들을 지지하는 광고나 TV의 정보들은 건강을 위해 운동을 하려면 상당한 시간과 에너지, 기구, 특별한 운동복, 돈이 필요한 것처럼 생각하게 만든다. 어떤 사람들은 이러한 투자에 압도되어 운동을 시작하기도 전에 포기하기도 한다.

하지만 신체 활동에 특수한 기구나 많은 돈이 필요하지 않다는 것은 매우 다행스러운 일이다. 신체 활동은 앉아 있거나 누운 상태가 아니라면 언제 어디서나 가능한 모든 일이다. 조깅, 수영, 자전거타기, 에어로빅 이외에도 요가, 태극권, 무술 훈련, 정원 손질, 걷기 등이 신체 활동에 속한다. 예를 들어 일반적인 걷기 운동은 근력을 강화하고 유산소 능력을 향상시키며, 부상을 줄여준다. 걷기에 적합한 운동화를 제외하고 걷기를 하는데 특수한 운동복이나 기구, 돈이 필요하지 않다. 걷기는 바쁜 일상 생활 속에서도 실천이 가능하다.

걷기는 일주일 동안 거의 매일 빠지지 않고 30분 미만씩 해 주면 건강에 가장 좋다. 걷기 시간은 몇 단계로 나누어 생각해 볼 수 있다. 걷기 운동의 강도는 걷는 사람의 욕망과 신체적 능력에 따라 달라질 수 있다. 시간당 2마일 내지 4마일의 속도를 걷는 것만으로도 대부분의 건강상의 이점을 챙길 수 있다. 활기차게 걷는 운동을 하게 되면 유산소 능력이 좋아져서 심박률도 증가하게 된다. 그렇게 때문에 직장이나 수업 시간 간간이 쉬는 시간에 무언가를 먹는 대신에 산책을 하면, 정신적인 긴장과 신체적인 긴장을 동시에 해소할 수 있다. 어디를 갈 때에는 목적지까지 10분 정도 걸어갈 수 있는 곳에 차를 주차해라. 건물에 올라갈 때에도 엘리베이터 대신에 계단을 이용해 걸어가라.

일상 생활에서 신체 활동을 많이 하게 되면, 식습관이 개선되거나 알코올 섭취가 감소하는 등의 다른 건강한 습관이 생겨나게 된다. 또한 신체 활동은 스트레스를 줄여서 흡연, 과식, 약물 섭취와 같은 스트레스 해소를 위한 행동들을 중

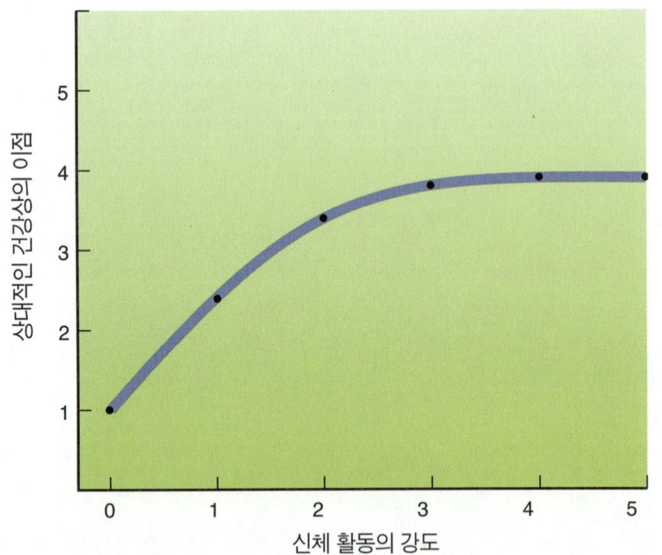

■ 그림 7.1

신체 활동에 따른 건강상의 이점

이 그래프는 신체 활동이 건강에 미치는 긍정적인 효과를 보여 주는 여러 연구 결과로부터 종합한 자료이다. 그래프의 모양이 직선이 아니라는 사실에 주목하라. 가장 큰 건강상의 이점이 발생하는 지점은 생활을 좌식 생활에서 저강도 내지 중등 강도의 신체 활동을 하는 생활로 바꾼 곳에서 발생하고 있다. 운동 강도가 높다고 해서 이득도 더 커지는 것이 아니다. 건강상의 이점으로는 심장병, 암, 고혈압, 유형 II 당뇨병으로 인한 질병 발생률이나 사망률의 감소 등을 들 수 있다. 신체 활동의 각 단계는 (예: 걷기, 달리기, 자전거타기) 일주일에 500 내지 1,000 칼로리를 소모하는 것을 의미한다.

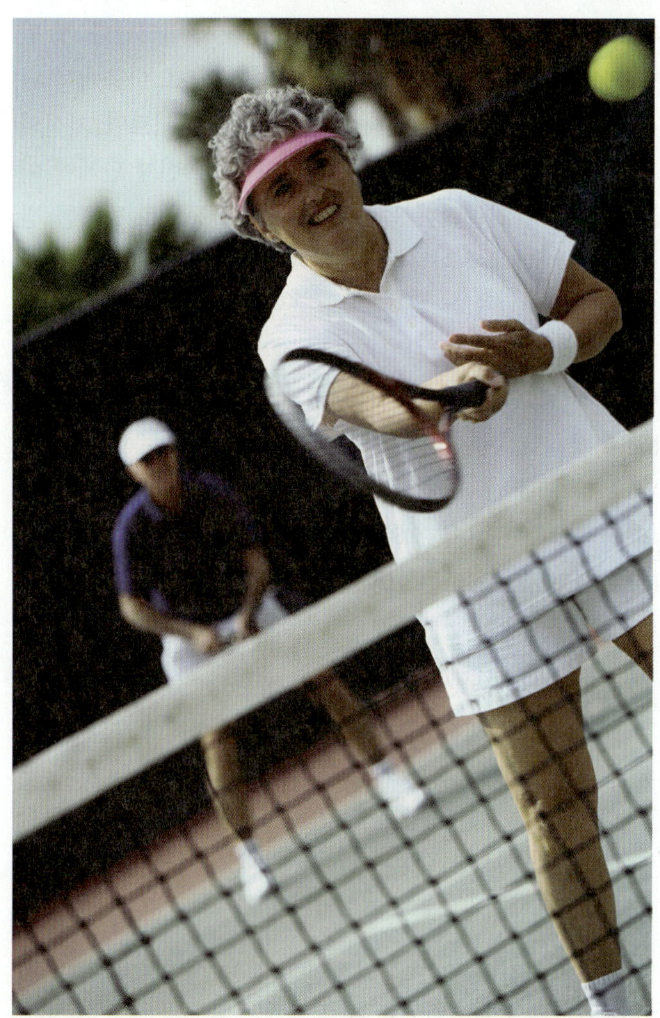
테니스는 나이를 불문하고 매우 좋은 운동이다.

단하게 해 준다.

이런 점들을 나열 해도 운동으로 여러 혜택을 얻을 수 없다고 생각한다면, 당신을 위해 시간을 투자하고 당신에게 집중하는 일이라고 생각해 보아라. 많은 사람들이 학교, 직장, 가정 생활의 과다한 요구로 인해 스트레스를 받고 있다. 일주일에 몇 일 하루에 몇 분씩 걷는 것만으로도 긴장을 해소하고, 생각할 시간을 얻으며, 상상력에 자신을 맡길 수 있는 기회를 얻을 수 있다.

신체 활동의 심리적인 혜택
(physiological benefits of physical activity)

조사 자료에 따르면, 건강을 유지하는 데 필요한 운동은 반드시 과도한 운동일 필요가 없고, 중간 강도의 운동만으로도 충분하다고 한다(그림 7-1). 매일 30분 내지 60분씩 빨리 걷는 것만으로도 효과는 충분하다. 수 마일씩 뛰거나 체육관에서 한 시간 내지 두 시간씩 운동할 필요가 없다. 사실 고강도의 운동은 부상 위험을 높인다.

신체 활동에 따른 건강상의 이점
(the health benefits of physical activity)

1950년대의 연구 결과에 따르면, 런던의 이층 버스의 운전 기사와 차장의 심장병 발병률을 비교한 결과 차장의 발병률은 운전 기사의 발병률에 비해 30%가 낮았다고 한다. 이러한 차이가 발생한 이유에 대해서는 1층과 2층을 계속 오르락 내리락 하면서 승객의 차표를 받는 일을 하는 차장이 운전 기사에 비해 더 활동량이 많았기 때문이라는 분석이 지배적이었다. 1980년대 초 행해진 연구 결과는 규칙적으로 운동을 하는 미국인이 (걷기, 계단 오르기, 스포츠 활동으로 일주일에 2,000 칼로리를 소비) 운동을 전혀 안 하는 사람에 비해 심혈관 질병이나 심장병이 발병할 위험이 훨씬 낮다는 사실을 보여 주었다.

이러한 선구자적인 연구 결과와 그 이후 계속된 연구 결과들은 신체 활동을 통해 얻을 수 있는 이점이 무수히 많음을 보여 주었다. 심장 근육의 근력 강화, 심장으로 가는 혈액 흐름의 증가, 골질량 증가, 골다공증에 대한 저항성 증가, 혈중 지방의 감소, 심박률 감소, 수명 연장, 정상 혈압 유지, 고혈압 환자의 혈압 강하, 정상 범위 수준 이내에서의 체중 유지, 만성적인 요통 방지 및 완화, 노동 및 여가 시간에 사용할 수 있는 에너지의 증가, 자세 교정 (외모 개선으로 연결될 수 있음), 질병이나 사고에 대처할 수 있는 신체 능력 증가 등이 신체 활동을 통해 얻을 수 있는 무수한 이점에 속한다.

운동은 고밀도 지질단백질 콜레스테롤의 양을 증가시키고 (좋은 콜레스테롤) 저밀도 지질 단백질 콜레스테롤 (나쁜 콜레스테롤)의 양을 감소시킨다. 규칙적으로 6개월 내지 12개월을 운동하면, 콜레스테롤 수치가 낮아지는 데 이는 관

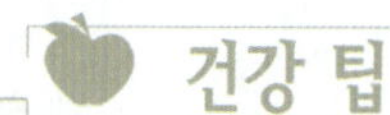

일상 생활에서 운동을 병행하는 방법

- 학교나 직장에서 쉬는 시간이면 음식을 먹는 대신 걷기나 책상에서 할 수 있는 운동을 해 보아라. 남과 어울리지 좋아하는 사람이라면 친구와 같이 산책을 나가 보아라.
- TV를 보면서 운동을 해 보아라 (예: 아령, 고정식 자전거, 러닝머신, 계단오르는 기구를 이용한 운동을 하거나 스트레칭을 하는 것)

동맥 질병 위험이 30%나 감소하는 것을 의미한다. 질병 관리 및 예방 센터(Centers for Disease Control and Prevention) 및 ACSM(American College of Sports Medicine)은 최소 일주일에 5일 30분 내지 60분 정도가 소요되는 신체 활동을 할 것을 권하고 있다. 이 두 곳의 기관은 신체 활동을 달리기에서부터 낙엽 긁기, 자녀와 놀아주기에 이르기까지 폭넓게 규정하고 있다. 또한 이런 활동을 단 한 번에 끝낼 필요도 없다. 30분을 여러 번으로 쪼개서 해도 된다는 것이다. 예를 들어, 10분씩 걷는 운동을 세 번에 나누어서 하면 된다. 또는 조금 걷기, 엘리베이터 대신 계단 이용하기, 정원 손질하기, 차 세차하기 등을 병행해도 된다 (표 7.1).

신체적 활동으로 인한 심리적 이점 (psychological benefits of physical activity)

규칙적인 신체 운동으로 얻을 수 있는 심리상의 주요 이점의 예를 몇 가지 들면, 심체적 정신적 긴장을 완하하여 집중력을 높이고, 호흡의 리듬을 규칙적으로 유지하며, 자기 인식 능력이 향상된다는 것이다. 이러한 경험은 종종 명상과도 비견될 수 있는데, 여러 단계에 걸쳐서 나타난다. 첫 번째 단계에서는 자신의 활동에 집중하게 되고, 마음에서 다른 생각들을 비워 내게 된다. 두 번째 단계에 이르면, 자신의 활동에 집중하는 것이 훨씬 수월해진다. 세 번째 단계에 이르면, 의식의 집중력이 높아져서 다른 활동으로 방해를 받을 수 없는 단계에 이른다. 네 번째 단계에 이르러서는 자신과 자신이 하고 있는 활동 간의 구분이 없어져서, 격한 운동을 하고 있더라도, 정신적으로는 매우 평안한 상태가 된다. 이 네 번째 단계가 의미하는 것은 "러너즈 하이"(runner's high) 상태로, 어떤 활동을 통해서든 성취될 수 있다. 이는 하타 요가(hatha yoga), 태극권, 그 외 몇 가지 아시아 무술의 궁극적 목표이기도 하다. 태극권의 달인인 소피아 델자(Sphia Delza, 1996)는 이렇게 설명하였다.

> 태극권의 목표는 몸에 긴장을 풀고, 생기와 고요함을 만들어 내고, 힘과 유연성, 절제된 에너지와 자기 인식 간에 적절한 균형을 이끌어 내는 다양한 형태의 "독특한 움직임"을 통해 몸의 건강과 마음의 평정을 얻는 것이다. 신체 활동과 정신적 인식의 조화 속에서 얻어지는 고요함과 심오한 감정과 이해를 통해 얻어지는 마음의 평정이 바로 이 운동의 핵심이다.

운동이 가져다 주는 심리적인 이점을 설명하기 위해 몇 가지 가정들이 제안되기도 했다.

1. 운동은 자기 수면상태를 가져오는 한 가지 수단으로서, 자기 수면 상태가 되면 자기가 원하는 것을 마음속으로 그리는 능력이 향상된다.
2. 운동은 **에피네프린**(epinephrine)의 생성을 촉진시키는데, 이 호르몬은 행복한 감정을 만들어 낸다.

표 7.1

일상 생활 속에서 이용되는 칼로리

이러한 활동을 통해서 평균 하루 200 칼로리를 이용하면, 체육관이나 러닝 머신 근처에 가지 않고도 질병의 위험을 줄이고 장수할 수 있다.

	10분 후 소모되는 칼로리*	
활동	여성	남성
빨리 걷기	45	60
그림 그리기	45	60
잡초 뽑기	45	60
세차하기	45	60
자녀와 술래잡기 하기	50	67
잔디 깎기	55	73
스퀘어 댄싱	55	73
마루바닥 닦기	55	73
하이킹	60	80
자전거로 출근하기	60	80
눈치우기	60	80
가구 옮기기	60	80
층계로 걸어가기	70	93
크로스 컨트리 스키	80	106
등짐지고 도보 여행하기	80	106
층계 뛰어 오르기	150	200

* 이 수치는 132 파운드의 여성과 176 파운드의 남성을 기준으로 한 것이다. 모든 수치는 근사값으로서 사람마다 개인차이가 있을 수 있다.

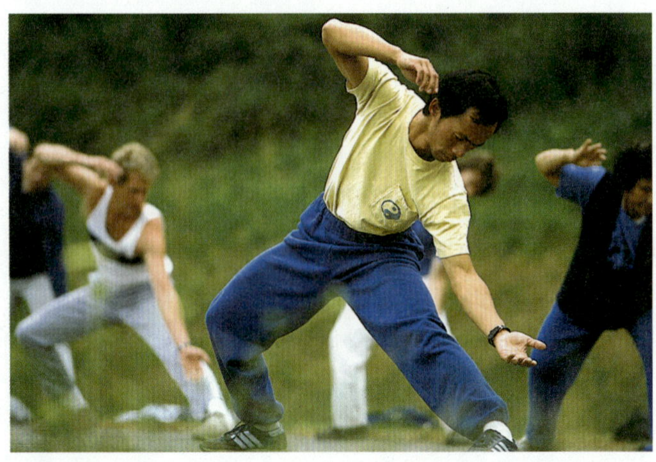

태극권은 몸의 체력을 유지하고 정신과 육체간의 조화를 꾀하는 운동이다.

3. 운동은 두뇌 신경 전달 물질의 분비 패턴을 변화시킨다. 특히 **노르에피네프린**(norepinephrine)의 분비를 촉진시키는데, 이 물질은 기분 전환을 유도한다.
4. 운동은 **엔돌핀**과 **엔케팔린**의 분비를 촉진시키는데, 이 물질은 호르몬과 같은 역할을 하는 것으로서 마음의 내적인 평화를 유도한다.

피트니스와 컨디셔닝 (fitness and conditioning)

규칙적인 신체 활동으로 얻을 수 있는 가장 큰 이점은 **피트니스**이다. 하지만 피트니스는 조금 모호한 개념이라 쉽게 정의 내리기 어렵다. 어떤 사람들에게 피트니스는 날씬하고, 근육질의 탄력 잡힌 몸을 의미하고, 또 어떤 사람들에게는 하이킹, 수영, 달리기, 장거리 스키와 같은 강도 높은 운동을 할 수 있는 "최상의 몸 상태"를 의미한다. 하지만 날씬한 근육질의 몸매든 탁월한 신체 지구력이든 모든 극단의 피트니스 개념일 뿐이다. 스포츠 심리학자들은 대개 피트니스를 4 가지 개념으로 정의한다 (1) 개인적인 목표를 이룰 수 있을 만큼의 적절한 근력과 지구력 (2) 타당한 관절의 유연성 (3) 효율적인 심폐기능 (4) 정상 범위 내의 몸무게와 체지방율.

현대인은 몸을 많이 움직일 일이 없기 때문에 산업 사회에서 자연적으로 근육질의 몸매나 최상의 몸 상태를 만들 수 있는 성인은 거의 없다. 오히려, 피트니스 상태에 도달하려면, 학교, 직장 (특히 앉아서 일하는 직업) 및 가정 생활 이외의 규칙적인 활동에 시간과 에너지를 투자해야 한다. 피트니스 상태에 도달하려면, 좌식 생활에 필요한 것 이외에 몸과 마음의 능력을 시험할 수 있는 활동에 참여해야 한다.

피트니스를 향상시킬 수 있는 컨디셔닝 프로그램이나 트레이닝 프로그램은 매우 다양하지만, 크게 두 부류로 나누어 진다. 하나는 신체의 산소 이용 능력을 신장시키고 지구력을 향상시키는 **유산소 트레이닝**. 다른 하나는 특정 근육과 신체 부위의 크기와 힘을 강화하는 **근력 트레이닝**.

유산소 트레이닝 (aerobic training)

유산소 운동에는 충분한 시간 동안 심장과 폐를 자극하여 주어진 시간 동안 우리의 몸이 처리할 수 있는 산소의 양을 늘리는 훈련이 포함된다. 유산소 운동으로 얻을 수 있는 생리학적인 변화를 모두 일컬어 **트레이닝 효과**라고 한다. 트레이닝 효과를 이끌어 내는 방법으로는 운동을 통해 심박률을 이론적 최대값인 60%~80% 정도 끌어 올리는 방법을 예로 들 수 있다.

트레이닝 효과를 원한다면, 일주일에 3일 내지 4일 운동하는 것만으로도 충분하다. 이미 건강한 사람이라면, 일주일에 이틀만으로도 충분하다. 일주일에 하루 운동만으로는 피트니스를 개선시킬 수 없고 오히려 부상의 기회만 늘어날 수 있다. 또한 일주일에 5일 이상 운동하는 것도 피트니스 향상에 거의 효과가 없다. 칼로리만을 소모시키며, 부상에 취약하게 만든다.

최적의 트레이닝 효과를 얻으려면, 개인의 트레이닝 심박률 범위 내에서 운동하는 것이 좋다. 이 심박률을 계산하는 가장 간단한 방법은 220에서 나이를 빼서 최대 심박률을 구하고 (Maximum Heart Rate: MHR) 그 다음 60%와 80%를 곱한다. 운동 중 분당 심박수는 이 범위 안에 포함되어야 한다. 나이가 21세라면, 목표 심박률 범위는 분당 120회에서 160회가 된다 (표 7.2).

운동 심박률을 측정하려면, 유산소 운동을 하다가 5분 정도를 쉰 다음 심박수를 측정한다. 심박수는 준비 운동을 하는 동안에 천천히 증가했다가 유산소 운동 중에 최대치에 도달한 후, 정리 운동을 하면 다시 천천히 낮아진다 (그림 7-3). 유산소 컨디셔닝을 제공하는 활동으로는 걷기, 달리기, 자전거타기, 수용, 크로스 컨트리 스키, 노젓기, 농구, 라켓볼, 축구 등이 있다.

용 어

에피네프린: 주로 부신수질에서 분비되는 호르몬으로, 심장 자극, 간과 근육에 탄수화물을 공급하는 일, 지방을 지방 세포에서 분리하는 일 등 다양한 기능을 한다.

노르에피네프린: 에피네프린, 엔돌핀, 엔케펠린과 여러 모로 동일한 효과가 있는 호르몬.

엔돌핀과 엔케팔린: 뇌에서 분비되는 모르핀과 같은 물질로서 고통을 완화하는 역할을 하며, 근력 운동과 출산 시에 분비된다.

피트니스: 신체가 몸을 사용하는 노력에 반응할 수 있는 정도.

유산소 트레이닝: 산소를 이용할 수 있는 몸의 능력을 키우는 운동.

근력 트레이닝: 저항을 이용하여 힘을 쓰거나 힘에 저항하는 능력을 향상시켜, 운동/일 수행 능력을 키우는 것.

트레이닝 효과: 운동 결과 나타나는 생리학적인 긍정적인 변화

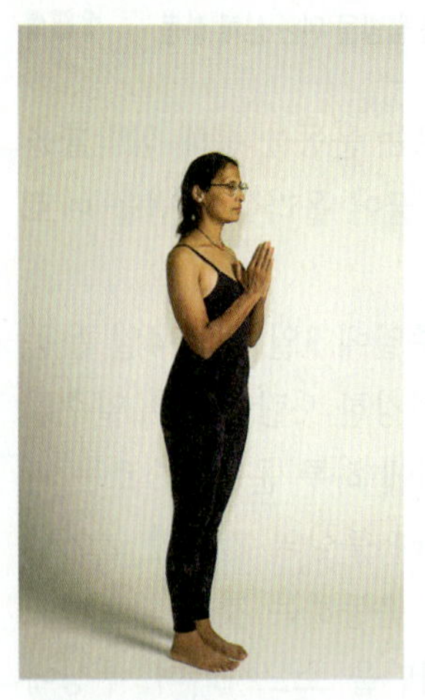

자세1 서있는 자세에서 양다리가 골반과 일직선상이 되도록 하고 양 발을 모으고 양 발끝은 약간 벌려주고 양손바닥은 서로 마주해서 보아서 가슴 앞으로 모아준다. 호흡을 들이 마시고 내쉬고를 천천히 해준다.

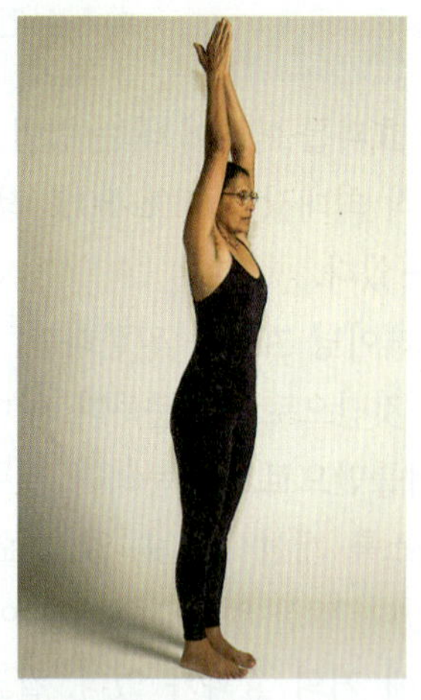

자세2 호흡을 들이 마쉬면서 양팔을 크게 펴서 머리 위로 올려 양손바닥이 서로 마주 닿도록 하고 주고 이때 등이 휘어지지않도록 주의한다.

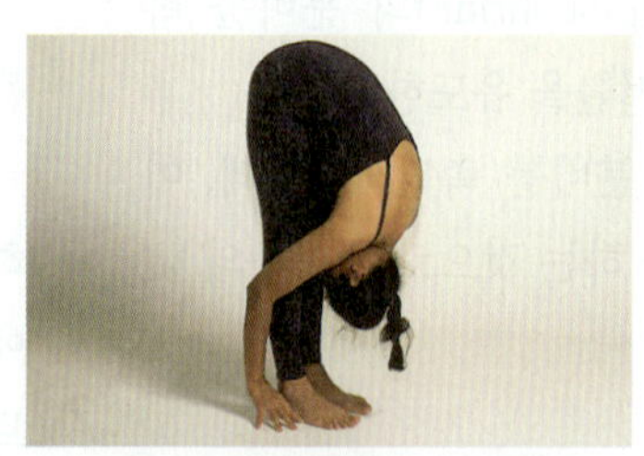

자세3 호흡을 내쉬면서 상체를 앞으로 구부리면서 머리 정수리가 전방 마루를 가리키도록 어깨와 목은 자연스러운 상태로 한다. 대퇴근과 등 아래 부위가 적당하게 스트레치 될 때까지 천천히 다리를 펴 준다.

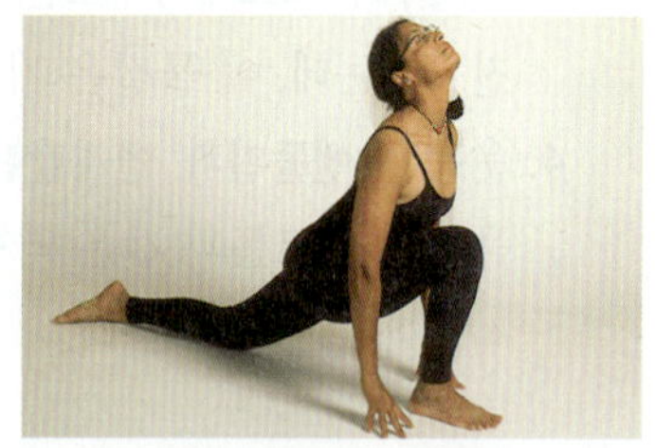

자세4 호흡을 들이 마시고 양쪽 무릎을 구부렸다가 왼쪽 다리는 뒤로 보내서 무릎을 구부리고 바닥에 닿아 이완시켜주고 오른쪽 다리는 앞에서 구부려서 발바닥 바닥에 닿도록 해준다. 이때 얼굴은 앞으로 향하고 턱을 위로 당겨준다.

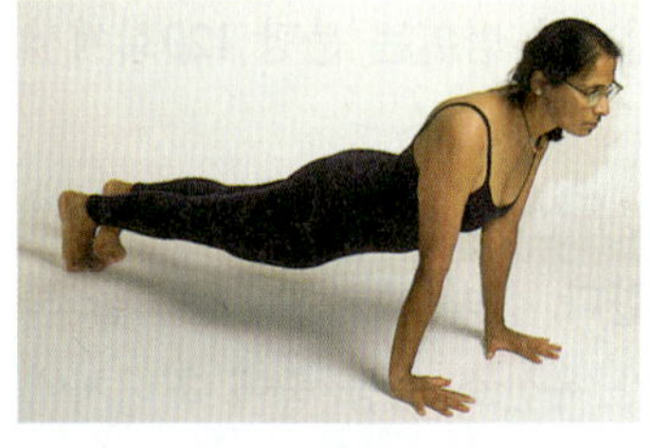

자세5 가능하다면 호흡을 지속적으로 해주면서–등이 휘어지지 않도록 주의한다. 다리, 등, 몸을 길게 앞으로 펴서 들어준다. 이 동작은 양팔, 발끝, 발목, 둔부, 어깨 등이 강화가 된다.

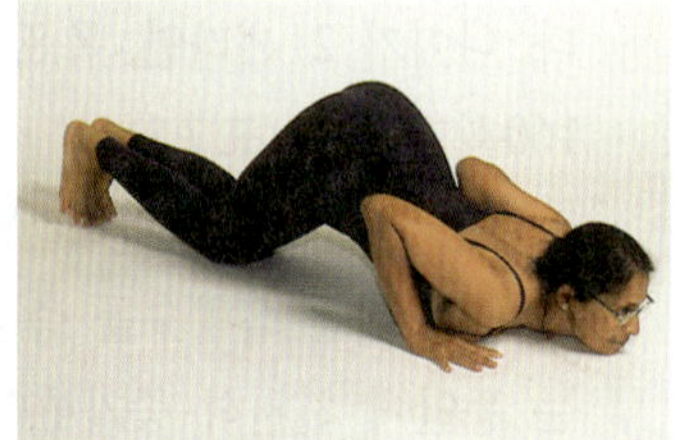

자세6 호흡을 내쉬면서 무릎은 낮게하고 가슴과 턱은 앞으로 향하면서 바닥에 닿아주도록 하며, 둔부를 들어주고 발가락은 구부려 안쪽으로 향하도록 해 준다.

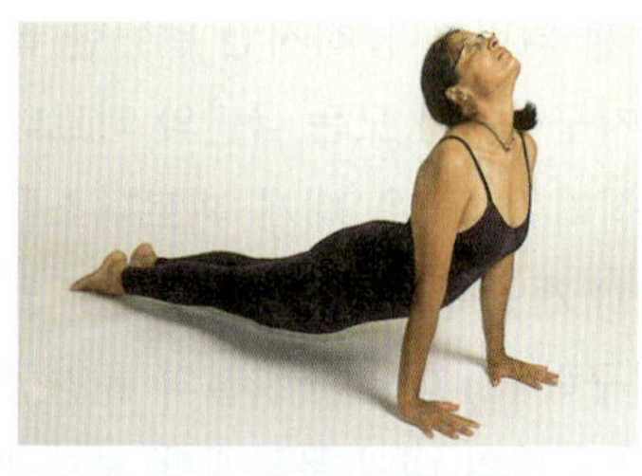

자세7 호흡은 들이 마시고, 발끝은 펴서 바닥에 닿도록 하고 양 다리는 길게 펴서 단단해지도록 하고 양팔은 어깨에서 일직선상으로 하고 양손바닥은 바닥에 닿는다. 가슴을 펴서 들어 주고 턱을 들어서 위로 향하도록 해 준다. 등이 휘어져서 아취가 되지 않도록 주의해 준다.

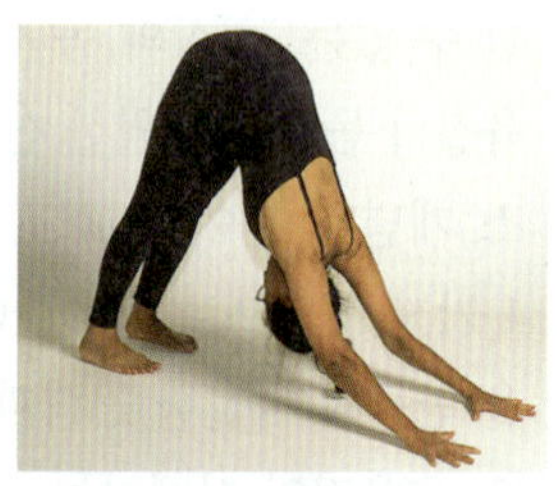

자세8 호흡을 내쉬고 엉덩이를 올린 후 발끝이 안쪽으로 향하도록 한 후 다리를 펴주고 몸이 역 V자 형태가 되도록 한다. 꼬리뼈를 위쪽 방향으로 향하도록 하며 가슴을 안으로 넣고 머리를 안쪽으로 넣어주고 양 팔을 쭉 펴서 이완시키고 양 손바닥은 바닥에 닿도록 한다.

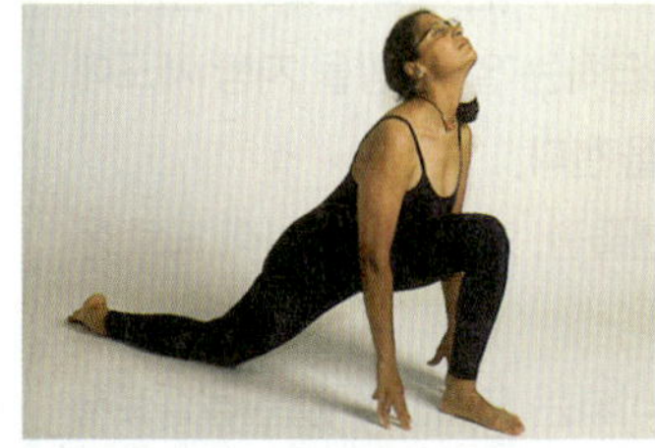

자세9 호흡을 들이 마시고, 양쪽 무릎을 구부렸다가 왼쪽 다리는 뒤로 보내서 무릎을 구부리고 바닥에 닿아 이완시켜주고 오른쪽 다리는 앞에서 구부려서 발바닥 바닥에 닿도록 해준다. 이때 얼굴은 앞으로 향하고 턱을 위로 당겨준다.

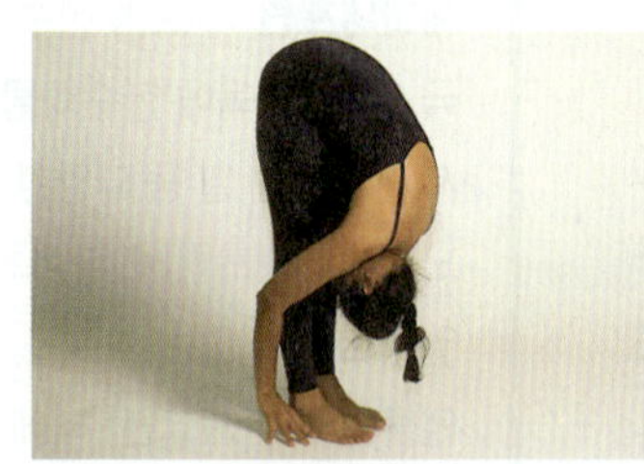

자세10 호흡을 내쉬면서 상체를 앞으로 구부리면서 머리 정수리가 전방 마루를 가리키도록 어깨와 목은 자연스러운 상태로 한다. 대퇴근과 등 아래 부위가 적당하게 스트레치 될 때까지 천천히 다리를 펴준다.

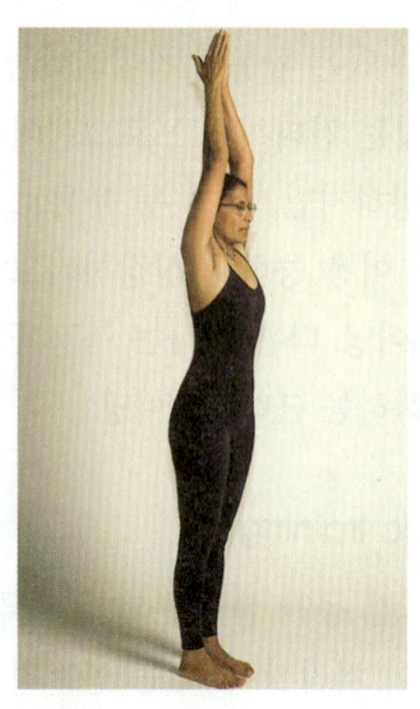

자세11 호흡을 들여 마시면서 양팔을 크게 펴서 머리 위로 올려 양손바닥이 서로 마주 닿도록 하고 주고 이때 등이 휘어지지 않도록 주의한다.

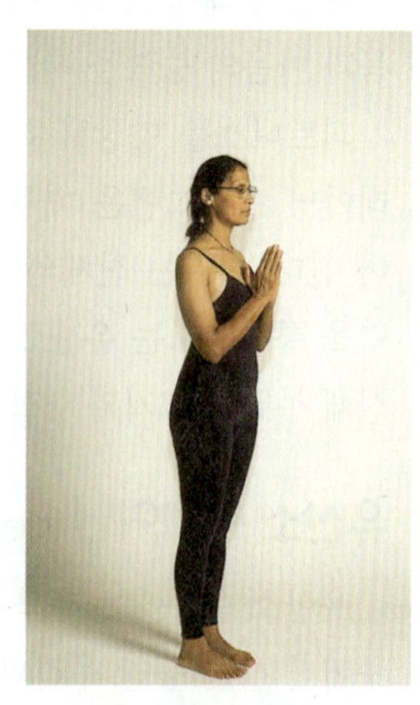

자세12 호흡을 내쉬면서, 가슴 앞으로 양손바닥을 모아서, 눈을 감고 잠시 동안 자신의 신체를 느껴보도록 한다.

■ 그림 7.2

태양경배자세(sun salute)

이 동작은 하타(hatha)요가 운동으로서 연속적으로 12개의 자세의 동작으로 되어 있고, 자연스럽게 연결되어진 동작으로 구성 되어져 있다. 한 동작당 3초씩 사용하면서 12동작을 한다.

표 7.2

연령으로 추정한 최대 및 목표 심박수

운동이 끝난 후 곧바로 15초간 맥박을 잰 다음 여기에 4를 곱한다. 심박수가 연령대의 목표 범위 안에 들어오면, 최적의 트레이닝 효과를 얻은 것이 된다. 심박수가 목표 범위 이하이면, 활동의 강도를 높여라. 심박수가 최대값보다 더 크면, 운동 강도를 조금 줄였다가 다시 천천히 늘려 나간다.

나이	최대 심박률 예측값 (분당 심박수)	목표 심박률 범위 (분당 심박수)
20	200	120-160
25	200	117-156
30	194	114-152
35	188	111-148
40	182	108-144
45	176	105-140
50	171	102-136
55	165	99-132
60	159	96-128
65	153	93-124

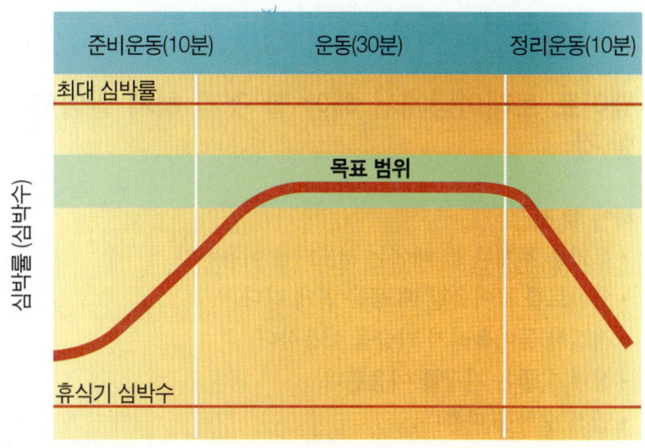

■ **그림 7.3**

일반적인 반복 운동 때 나타나는 심박수 패턴

준비운동, 유산소 운동, 정리 운동 때의 심박률 도표

근력 트레이닝 (strength training)

근력 트레이닝은 일반적으로 바벨, 덤벨, 운동 기구와 같이 중량을 통해 제공되는 저항을 이용하여 근육을 반복적으로 움직이는 것을 말한다. 하지만 움직이지 않는 물체에 몸을 지탱하는 것도 근력 운동이다 (**등척성 트레이닝**), 근력이 좋을수록 피로에 저항하는 능력도 발달하게 된다. 스포츠에서 근력은 운동 능력을 향상시키고, 부상의 위험을 줄여준다. 어떤 사람들에게는 "역기를 들어올리는 운동"이 스트레스로 인한 근육 긴장을 완화해 주기도 한다.

많은 사람들이 아름다움에 대한 욕구 때문에 근력 운동에 매료되기도 한다. 아름답게 보이고 싶은 지나친 욕망만 앞서 적절한 훈련을 받지 않는다면, 부상을 당할 위험도 높아진다. 적절한 기법을 이용하여 근력을 점차적으로 키워나가는 것이 근력 트레이닝에서는 가장 중요하다.

대부분의 유산소 운동과는 달리, 근력 트레이닝으로는 심혈관 피트니스의 개선 효과를 크게 기대할 수 없다. 운동에 쏟아 부은 시간만으로는 트레이닝 효과를 볼 만큼 충분히 심박률을 향상시킬 수 없다. 근력 운동으로 소비되는 에너지는 분당 4칼로리 정도가 되는데 이는 편안한 페이스로 걷기나 수영을 했을 때 소비되는 칼로리와 동일하다.

근력 운동과 관련되어 사람들이 가장 많이 갖고 있는 신화는 고단백질 음식을 먹고, 특수 비타민 보조제를 먹으면 근질량이 늘어난다는 것이다. 하지만 이러한 가정은 잘못된 것이다. 근육 조직은 운동의 요구에 반응하는 것이지 음식에 반응하는 것이 아니다. 점진적 근력 트레이닝 프로그램을 이용하는 경우, 새로운 근육 조직을 만드는데 필요한 충분한 단백질은 균형 잡힌 식단을 통해서 얻을 수 있다. 과도한 단백질과 비타민은 몸 밖으로 빠져나갈 뿐이다.

약물과 운동 선수 트레이닝 (drugs and athletic training)

운동 선수들이 약물에 의존해 (소위 운동능력향상 보조제) 근육을 키우고, 근력과 지구력을 향상시키며 운동 성과를 높이면서, 이제 "약물로 더 나은 삶을 영위하자"라는 슬로건은 체육관과 필드에까지 파고드는 격이 되었다. **단백동화 스테로이드** (테스토스테론 및 "안드로" 등 테스토스테론과 같은 물질)는 운동 선수들이 가장 많이 남용하는 물질에 속한다. 하지만 이러한 약물은 매우 위험하다. 여성과 남성 모두에게서 근육의 힘을 향상시켜 주기는 하지만 심장 발작, 뇌졸증, 간 손상, 암 발생의 위험을 증가시킨다. 인간 성장 호르몬도 일부 운동 선수들이 근력을 키우기 위해 많이 이용하는 약물에 해당한다. 하지만 연구 결과에 따르면, 이 호르몬이 근육의 질량을 늘리는 데는 별 효과가 없다고 한다. 주사로 주입하는 임의의 약물은 HIV와 매독 바이러스를 전

용어

등척성 트레이닝: 근력 트레이닝의 일종

단백 동화 스테로이드: 근육 크기와 근력을 강화하는데 사용되는 남성 호르몬

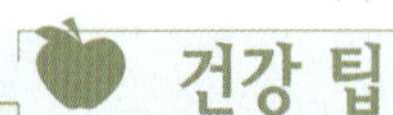

웨이트 트레이닝에서 해야 할 것과 하지 말아야 할 것

해야 할 것

- 무거운 무게를 들 때에는 서포터를 이용한다.
- 웨이트를 들어올릴 때 등은 곧게 편다.
- 적절한 들어올리기 기술을 이용한다.
- 상태가 좋은 기구를 이용한다.
- 안전 수칙을 따른다.

하지 말아야 할 것

- 숨을 과도하게 내뱉거나 참는다—들어올리기를 하면서 숨을 내 뱉는다
- 아픈데도 운동을 계속한다—아픈 부위에 얼음 찜질을 한다.
- 어찔어찔한데도 계속 웨이트를 들어올린다.
- 일주일에 세 번 이상 같은 근육을 운동한다.
- 기술만 믿고, 더 무거운 무게를 들어올린다.

염시킬 위험도 있다.

근육 수축을 위해 근육 조직에서 분비되는 자연 물질인 **크레아틴**(creatine)은 영양 보조제로도 구입할 수 있다. 크레아틴 보조제는 골격 근육의 피로 시작을 지연시키고, 운동 능력을 향상시키는 효과가 있어 많은 운동선수들이 근육 질량과 스태미나를 향상시키기 위해 이 약물을 이용한다. 하지만 전부는 아니더라도 일부 연구 결과에 따르면, 크레아틴 보조제는 웨이트 리프팅이나 단거리 달리기와 같이 단발적으로 힘을 내야 하는 활동에 효과가 있다고 한다. 일반적으로 사용되는 분량(하루 3~5 그램)으로는 인체에 절대로 해가 되지 않는다. 하지만, 생약이나 기타 영양 보조 물질은 규제된 것이 아니기 때문에, 그러한 물질의 순도나 분량을 확신할 수 없다.

마황이 포함된 보조제 또한 지구력 향상에 도움이 된다고 하여 운동선수들 사이에 많이 애용되고 있다. **마황**은 중앙 신경계를 자극하여 심박률과 혈압을 증가시키고, 힘이 솟는 듯한 느낌이 들게 만든다. 젊고 건강한 남성이 마황이 포함된 제품을 복용한 경우 지구력 향상의 효과는 아주 없는 것은 아니다. 하지만 그 효과는 매우 짧고, 장기적으로는 아무런 이득도 되지 않는다 (의료 연구 및 품질 관리국, 2003).

신체 활동을 우선 순위에 올려 놓는 법 (making physical activity a priority)

많은 사람들의 경우, 신체 운동에 대해 언급하는 것만으로도 짜증날 정도로 지겨운 운동이나 경쟁이 치열한 스포츠를 떠올리기 때문에, 열정적인 운동선수나 코치는 운동이나 스포츠를 통해 건강 및 인성 개발 차원에서 여러 혜택을 얻을 수 있다고 약속하지만 결국은 지키지 못한 약속이 되고 만다.

신체 운동이란 재미있고 신나는 활동을 생활의 일부분으로 자연스럽게 통합하는 것이기도 하다. 미국인들은 매우 결과 지향적인 사람들이다. 결과를 보고 그것을 기준으로 일의 가치를 평가하는 경향이 있는 것이다. 신체 활동은 하고 있는 그 과정 자체가 바로 대가이다. 그러므로, 즐길 수 있는 활동을 골라라. 다른 사람들과 함께 하는 것이 좋다면, 운동 강좌에 등록하거나, 운동할 때 친구를 대동하라. 어려운 과제를 끝낸 뒤에는 스스로에게 칭찬해 주어라. 그리고 신체 활동이란 아무리 적극적인 스포츠라 할지라도 원하지 않는다면, 경쟁을 개입시킬 필요가 없다.

나에게 맞는 운동 선택하기 (choosing the right exercise)

일단 운동을 시작하기로 결심을 했다면, 남들이 하는 운동을 하고 싶은 마음이 들 것이다 (예, 롤러 블레이드, 조깅, 라켓볼 등). 나가서 값비싼 런닝화나 새 옷을 사기 전에, 먼저 자신에게 맞는 운동이 무엇인지를 결정해야 한다. 우선 스스로에게 운동 프로그램에 등록한 목표가 무엇인지를 물어야 한다. 스트레스 해소, 건강한 심장 만들기, 체중 조절이나 체중 감소, 근력 강화, 근육 키우기, 스태미나 증가 또는 긴장 해소 등 다양한 목적이 있을 수 있다.

목표를 결정한 다음에는 선택한 활동이 목표와 부합하는지를 고민해야 한다. 여기서 고려해 보아야 할 중요한 요인은 동기, 현실적인 기대, 편안함, 편리함, 비용 등이 있다. 또한 하는 사람이 그 활동을 즐길 수 있어야 한다. 활동에 재미를 느끼면 느낄수록, 동기 부여가 잘 되어 운동을 지속하고 피트니스 목표를 충족시킬 수 있는 가능성은 더 커진다.

그 동안 운동을 전혀 한 적이 없거나 몸 상태가 좋지 않으면, 즉각적인 결과를 기대해서는 안 된다. 신체적 피트니스에 도달하는 데에는 시간이 걸리고 일관성이 필요하다. 첫 달에도 변화가 나타날 것이다. 하지만 총체적인 피트니스

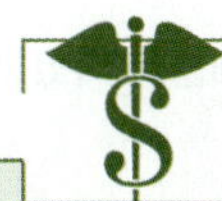

달러와 건강 상식

스포츠 보조 약물 사업

미국인들은 근력, 지구력, 운동 효과의 향상을 위해 연간 십억 달러에서 이십억 달러의 돈을 스포츠 보조 약물 구입에 쓴다 ("스포츠 보조 약물의 위험", 2001). 세계 수준의 운동 선수들은 경쟁에서 조금 이라도 우위를 점하기 위해, 처방약과 호르몬을 복용하는 일이 흔하다. 이기는 것만이 능사인 곳에서는 무슨 짓을 해도 용납이 되는 것이다. 올림픽에서부터 수영, 자동차 경주에 이르기까지 세계 수준의 스포츠 이벤트에서는 금지된 물질을 복용한 운동 선수들을 적발하는 일을 해 왔다.

보통의 운동 선수들은 불법적인 방법으로 얻을 수 밖에 없는 처방약을 복용하지 않고, 자신에게 해가 되지 않는다고 생각되는 스포츠 보조 약물을 찾아 나선다. 하지만 처방전 없이 판매되는 상당수의 스포츠 보조 약물에는 잠재적으로 우리의 몸에 해가 되는 물질이 포함되어 있다. 스포츠 보조 약물에 가장 많이 포함되어 있는 세 가지 물질은 다음과 같다.

안드로스텐다이온 : 성 호르몬의 균형을 깨뜨려, 청소년의 경우 사춘기가 빨리 오거나 성장 장애를 일으킨다.

크레아틴 : 에너지를 비축하고, 단 시간 내에 근력을 키우는 데 사용하는 물질.

마황 : 자극제 역할을 하고, 심폐 시스템에 영향을 미치는 중국 약용 식물. 마황을 복용하는 경우, 일부 치명적인 결과를 초래할 수 있다.

일반적으로 더 커지고, 더 빨라지고, 더 세지고 싶은 젊은 이들이 가장 스포츠 자극 물질의 유혹을 많이 받는다. 또한 젊은 이들은 스포츠 보조 약품을 사용했을 때 가장 그 해를 많이 입는 집단이기도 하다. 백만 명이 넘는 운동선수들이, 대부분은 젊은이들이, 스포츠 보조 약물을 복용하며, 그러한 약물을 광고하는 광고를 보고 그러한 약물을 복용하기도 한다. 흔히 스포츠 보조 약물에 붙어 있는 라벨에는 어떠한 물질이 포함되어 있는지, 한 번 먹을 때 각각의 물질을 얼마만큼 먹게 되는지 전혀 적혀 있지 않다. 우리 사회가 이기는 것, 균형 잡힌 몸매를 갖는 것, 아름다운 외모를 가꾸는 것에 지나친 관심을 두는 것을 그만 두지 않는 한, 기업은 빠른 시간 내에 빠른 효과를 약속하는 물질들을 공급하는 것을 그만두려 하지 않을 것이다. 스포츠 보조 약물은 해가 될 수 있으며, 신체 활동의 즐거움을 만끽하는 것과는 전혀 관계가 없는 것이므로, 어느 누구라도 이러한 물질은 피하는 것이 좋다.

상태에 도달하려면, 지속적인 운동을 몇 달간 계속해야 한다.

어떤 사람들은 몸매가 좋은 사람들뿐인 피트니스 클럽이나 레크리에이션 센터에 가 보고서는 지레 겁을 먹을 수도 있다. 어떤 사람들은 형식적인 면에서 구속이 덜한 "몸매 만들기" 강좌가 자신에게 더 적합하다고 생각할 수도 있다. 하지만, 어떤 사람들은 오히려 피트니스 클럽에서 운동하는 건강한 사람들을 보고, 동기부여를 받기도 한다. 또 어떤 사람들은 집에서 운동하는 것을 좋아하기도 한다. 우선은 어떤 환경에서 운동하는 것이 가장 편한지를 먼저 결정해야 한다.

> **용어**
>
> **크레아틴:** 골격 근육 조직에 있는 자연 물질로, 먹을 수 있는 보조제로 섭취가 가능한데 근육의 수행 능력을 향상시키는 효과가 있다.
>
> **마황:** 자극제로 사용되는 약초
>
> **안드로스텐다이온:** 테스토스테론과 같은 호르몬.

> **운동이 하고 싶을 때에는 그 생각이 없어질 때까지 누워 있어라.**
>
> *필드 (W. C. Fields)*

어떤 활동을 선택하든 간에 반드시 자신에게 편한 활동을 선택해야 한다. 차로 30분 이상 걸리는 곳은 선택하지 마라. 보나마나 "너무 멀다"는 말을 하게 될 것이기 때문이다. 편하게 왕래할 수 있는 거리에서 할 수 있는 활동을 선택하라.

돈은 얼마나 쓸 수 있는지를 판단하라. 기구 비용, 운동에 적합한 의류 비용, 교통비 등도 같이 고려하라. 천천히 돈을 지불해도 되는 운동 강좌나 1달간 프로그램을 이용해 보고 가입을 결정해도 좋은 피트니스 클럽을 알아 보아라. 어떤 운동 프로그램이 자신에게 가장 적합한지 아직 확신이 서지 않았다면, 어떤 방법을 선택해도 좋다.

유익한 운동의 종류 (types of beneficial exercises)

운동은 종류에 따라 그 운동이 갖는 이점이 따로 있다. 운동의 목표와 방법을 결정한 다음에는 그 운동을 했을 때 원하는 이익을 얻을 수 있는지를 따져 보아야 한다. 스트레스

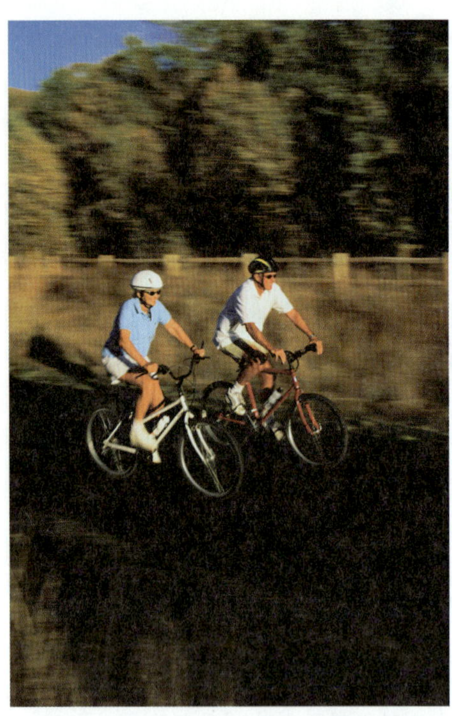

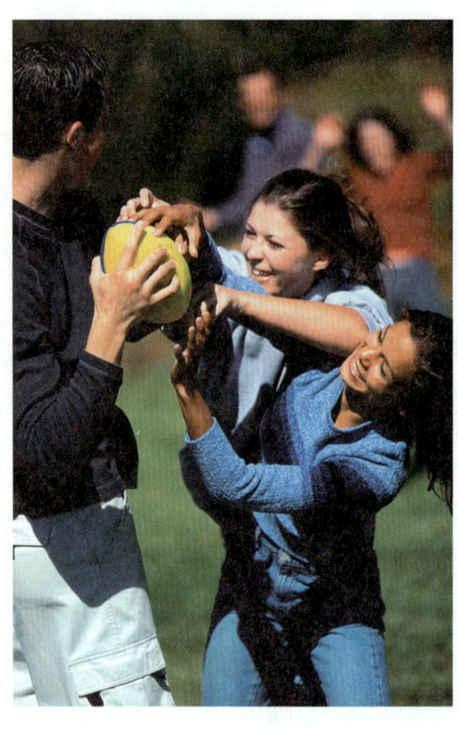

운동을 선택할 때에는 재미있고 편한 것을 골라라.

의 해소, 심장 기능의 강화, 체중 조절, 근육 만들기, 근력 키우기, 힘과 **지구력** 기르기, **유연성** 유지 등 운동의 목표와 이점은 매우 다양하다. 이 중에서 한 가지 또는 여러 개를 선택하면 된다.

스트레스 해소를 위한 운동: 운동은 긍정적인 스트레스의 형태이다. 매일매일 축적되는 부정적인 감정의 스트레스를 해소하는 것은 운동이 가진 여러 효과 중의 한 가지이다. 최소 30분씩 하는 운동이라면 거의 다 이러한 효과가 있다. 기분 좋은 주변 환경도 스트레스를 해소하는데 도움이 된다. 수영은 마음의 긴장을 완화시키고, 많은 경우, 스트레스의

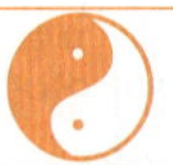

웰니스 지침

계획 수립

다음의 지침을 보고 유산소 컨디셔닝을 증가시킬 수 있는 프로그램을 선택하라.

1. 빈도: 일주일에 3번 내지 5번 할 수 있는 운동이어야 한다.
2. 강도: 자신의 운동 심박률의 60%~80% 범위 내에서 할 수 있는 운동이어야 한다.
3. 지속: 매번 운동할 때마다 20분 내지 60분간 목표 심박률 범위 내에서 할 수 있는 운동 이어야 한다.
4. 운동 종류: 적절한 운동은 리드미컬하고, 지속적이며, 다리와 엉덩이 등의 대근육을 사용하는 운동이다. 걷기, 달리기, 자전거타기, 수영, 크로스컨트리 스키, 에어로빅 댄스 등이 이러한 운동에 속한다.
5. 준비운동과 정리운동: 유산소 운동을 시작하기 전에 준비운동과 스트레칭을 통해 몸의 심부 체온을 1°F~3°F 정도 올리는 것이 가장 좋다. 유산소 운동을 한 다음에는 30분에서 60분간 심박률을 천천히 낮추고, 몸의 열기를 식히는 것이 좋다. 스트레칭은 근육이 따뜻해 질 때까지 하는 것이 가장 좋다 (예: 유산소 운동 후).

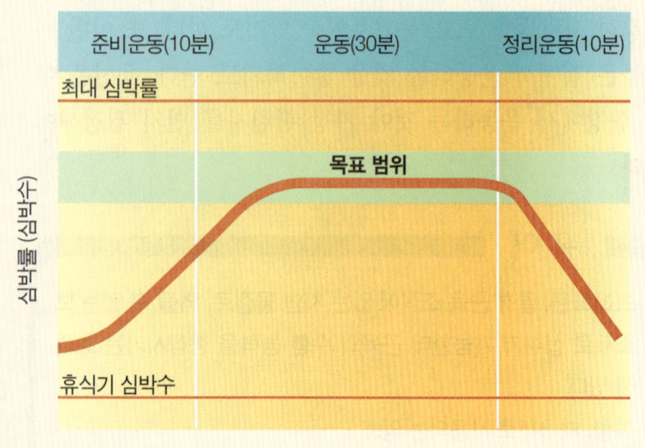

해소 효과가 있다. 어떤 사람들은 달리기로 그러한 효과를 얻기도 한다.

심장 기능 향상을 위한 운동: 유산소 능력을 향상시키는데 가장 효과가 있는 것으로 여겨지는 운동이 유산소 운동이다. 대부분의 연구 결과에 따르면, 30분은 최대한의 유산소 운동 효과를 이끌어 내는 마법의 숫자라고 한다 (**준비운동**과 **정리운동**은 이 30분에 포함되지 않는다).

체중조절을 위한 운동: 체중 관리와 체중 감소에 가장 중요한 것은 몇 달간(사실, 평생 동안) 지속적으로 규칙적인 신체 활동을 해 주는 것이다 (6장 참조). 규칙적인 운동은 칼로리 소비에 도움이 될 뿐만 아니라 스트레스와 관련된 정신적인 긴장을 해소해 주기 때문에 음식에 의존하지 않게 해 준다. 1 파운드의 지방을 빼려면 3,500 칼로리를 소비해야 한다. 이것은 14.6 시간 동안 걷기를 하거나 (걷기를 하면 분당 4칼로리가 소비된다), 8시간 동안 달리기를 해야 얻을 수 있는 효과 (조깅을 하면 분당 7 칼로리 정도가 소비된다)이다. 체중 감량 프로그램에 등록한 사람은 불필요한 칼로리의 소비를 줄이면서 신체 활동 시간을 늘려야 한다. 체중을 줄이고, 또 줄인 체중을 유지하는데 시간이 많이 걸리 걸리고 인내가 필요한 이유는 이 때문이다.

근력 강화를 위한 운동: 보디빌딩이란 일반적으로 가벼운 바벨, 덤벨, 웨이트 기구를 이용한 웨이트 트레이닝을 의미한다. 근력 강화 트레이닝을 할 때에도 근육을 만들 때 사용하는 것과 동일한 기법을 사용하게 된다. 근육을 만드는 운동과 근력을 강화하는 운동과의 차이는 근력 강화 운동에 사용하는 웨이트의 중량과 반복 횟수가 근육을 만드는 운동의 그것보다 더 적다는 것이다. 다시 말해, 100 파운드짜리 웨이트를 10번 들어올리는 대신, 10 파운드짜리 웨이트를 50번 들어올리는 것만으로 충분하다는 것이다. 이런 운동량으로는 근육의 부피가 커지는 것이 아니라 힘이 늘어나게 된다.

지구력과 근파워를 위한 운동. 지구력은 장시간 스트레스를 견뎌낼 수 있는 몸의 능력이며, 근파워란 장시간 제 기능을 다 할 수 있는 근육의 능력이다. 지구력은 점진적으로 운동하는 시간을 늘려 나가면 향상되는 것인 반면, 근파워는 휴식 시간 뒤에 단시간 폭발적인 힘을 이용하는 활동을 반복했을 때 얻어진다. 소프트볼과 골프와 같은 운동은 근력과 근지구력 향상에는 적합한 스포츠가 아니다.

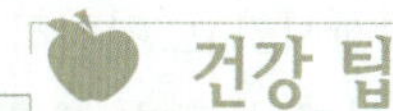

건강 팁

걷기를 통해 침착성 찾기

미국 인디언들의 언어에는 이 물리적인 세상에서 자신이 어디에 속한 존재인지를 일깨워주는 표현법이 있다. "걷기를 통해 침착성 찾기"란 자연의 세계에서 우리의 몸과 정신을 합일시킴으로써, 우리의 몸과 자연이 연결되어 있음을 느끼는 것을 의미한다. 걷기를 통해 침착성을 찾는 것은 우리의 정신과 몸이 가지고 있는 힘을 결합하여 우리가 속해 있는 환경 안에서 자신의 존재감을 보다 분명하게 느끼는 것을 의미하는 것이기도 하다.

다음에 운동을 할 때에는 원주민들의 이러한 생각을 시험해 보아라. 옷을 입고, 준비운동을 하면서, 운동을 통해 자신이 가지고 있는 문제와 걱정거리로부터 벗어날 (즉, 일상의 책무로부터 벗어나 아주 짧은 방학을 누린다) 수 있다고 생각해 보아라. 걷거나 달리는 등의 운동을 하면서 맨날 봐 오던 운동 장소를 처음 보는 것처럼 생각해 보는 것이다. 나무도 보고, 새도 보고, 하늘의 구름도 보아라. 가능한 많은 자연을 접하면서 자신이 그 자연의 일부분이 되었음을 만끽해 보아라.

유연성을 위한 운동. 체조와 요가는 유연성 향상에 매우 좋은 운동이다. 유연성과 피트니스를 혼동해서는 안 된다는 사실을 유념하라. 유연성은 피트니스의 한 부분이지만 유연성 운동만으로 피트니스 상태에 도달할 수 없다. 거의 모든 스포츠와 운동이 유연성 향상의 효과가 있다. 스트레칭 운동은 모든 스포츠 활동 및 운동에 포함되어 있다 (그림 7-4).

근육의 능력 이상으로 너무 많은 것을 요구하지 마라. 과도한 운동으로 인한 고통을 즐기는 것은 위험한 일이다 ("지치도록 하는 것"). 이러한 고통은 운동하는 사람이 게으르다는 신호가 아니라 뭔가 잘못되었다는 것을 알리는 몸의 신

용어

지구력: 장시간 지치지 않고 운동할 수 있는 능력

유연성: 관절의 운동 가동 범위를 전부 움직일 수 있는 능력

준비운동: 근육과 관절의 운동 능력 향상, 부상 방지, 운동 기능의 강화, 혈액이 근육과 심장에까지 전달되게 하는 능력의 강화를 위하여 본격적인 신체 활동 전에 하는 저강도의 운동.

정리운동: 경기나 트레이닝 세션 다음에 곧바로 하는 가볍거나 중간 강도의 운동. 정리 운동의 가장 주된 목적은 근육에 남아 있는 젖산을 빨리 제거하고, 몸이 천천히 휴지기의 상태로 돌아가게 하기 위한 것이다.

호이다. 운동 능력을 향상시키고, 천천히 근력을 키워 나가려면 운동 프로그램을 따라야 한다. 웨이트나 다른 운동 기구를 부적절하게 사용하거나 파손된 운동 기구를 사용하는 경우, 부상의 위험이 늘어난다.

대부분의 사람들은 재미를 위해, 그리고 성취감을 느끼기 위해 신체 활동에 참여하고, 육체적 심리적으로 만족감을 느끼고자 한다. 이러한 목표를 추구하는 사람 중에 부상을 원하는 사람은 아무도 없을 것이다. 운동을 통해 "재미, 성취감, 만족감"을 극대화하고 부상의 위험을 최소화하는 것은 둘 다 중요한 일이다.

신체 활동은 그 속에 완전히 몰입되었을 때, 몸이 명령하는 대로 반응해 주었을 때, 자신감을 갖고 달리거나 즐겼을 때, 장비와 상태가 적절했을 때 가장 극대화된다. 운동을 쉽게만 생각하지 말고 부상의 위험을 최소화하고 즐기는 것이라고 다소 진지하게 받아 들여 보아라.

운동의 남용 (exercise abuse)

건강하고 매력적으로 보이는 것이 바람직한 목표라고 주장할 사람은 거의 없겠지만, 많은 사람들이 자신에게 해가 될 수도 있는 이러한 목표를 추구하고 싶어한다. 예를 들어, 어떤 사람들은 일, 인간 관계, 심지어는 자신의 건강보다도 달리기나 다른 피트니스 활동에 더 큰 우선순위를 둔다. 다른 행사에 참여하거나 운동 부상을 치료하기 위해서는 운동을 중단해야 하는데도 운동을 그만두는 것을 못마땅해 한다(단 하루인데도!). 많은 여성들이 "완벽한 몸"을 얻기 위해 운동을 하고 몸무게를 감량하는데 결국은 생리가 끊기거나(**운동선수 무월경증**) 거식증이나 폭식증이 나타나는 불행한 결과를 초래할 수 있다(6장 참조).

운동 남용의 가장 흔한 형태는 신체의 일부분이나 몸 전체를 이용한 운동에 생물학적 한계 이상으로 몰입하여 부상을 입는 것이다. 그러한 부상은 **운동과다 증후군**이라고 한다.

용 어

운동선수 무월경증: 과도한 운동으로 인해 월경이 불규칙해지거나 중단되는 현상

운동과다 증후군: 운동을 너무 많이 하여 근육, 힘줄, 인대, 관절에 부상을 입는 것.

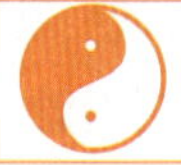

웰니스 지침

건강상태를 개선하는 필라테스

1920년대 조셉 필라테스(Joseph H. Phlates)는 바디 컨디셔닝 방법으로 널리 사용되고 있는 방법을 한 가지 개발하였다. 필라테스는 1880년 독일에서 태어났다. 그는 어린 시절 천식과 구루병으로 몸이 몹시 허약했고, 튼튼해지겠다는 결심을 하였다. 그는 독일 시민이었기 때문에 1차 세계 대전 중에 영국의 수용소에 감금되는 경험을 하였다. 영국에 있는 동안 그는 간호사가 되었고, 몸을 움직일 수 없는 입원 환자들을 위한 운동 기구를 설계하기 시작하였다. 그 때 만들어진 장치와 운동은 후에 바디 컨디셔닝 및 근력 강화 운동 기법의 토대가 되었다. 1926년 뉴욕으로 이주하여서 자신의 필라테스 스튜디오를 열었다. 그가 개발한 바디 빌딩과 피트니스 프로그램은 전 세계의 무용수, 배우, 스포츠 팀, 스파, 피트니스 추종자들에 의해 널리 사용되기 시작하였다. 마사 그레이엄과 조오지 발란신과 같은 무용수들은 그의 피트니스 기법을 처음 도입한 무용수들이다. 오늘날 많은 물리 치료사, 카이로프랙터 등이 그의 운동을 권하고 있다.

필라테스 방법은 매트에서 필라테스 링이나 다른 장비들을 이용하여 하는 (또는 그러한 장비 없이) 수백 가지의 스트레칭과 근력 강화 운동으로 이루어져 있다. 많은 운동이 등, 복근, 엉덩이를 강화하도록 짜여있다. 필라테스는 이러한 부분이 근력과 좋은 자세를 유지하는 기본이라고 믿었다. 요가처럼, 필라테스 방법도 정신, 몸, 마음의 균형을 강조한다. 필라테스는 많은 운동을 반복하는 것보다 각각의 동작을 집중하여 정확하게 하는 것이 중요하다고 주장하였다. 수 년 전에 개발된 방법이지만, 필라테스 운동은 아직까지도 근력과 몸의 운동 능력을 형상시키고, 전체적인 건강 상태를 개선시키는 운동으로 널리 이용되고 있다.

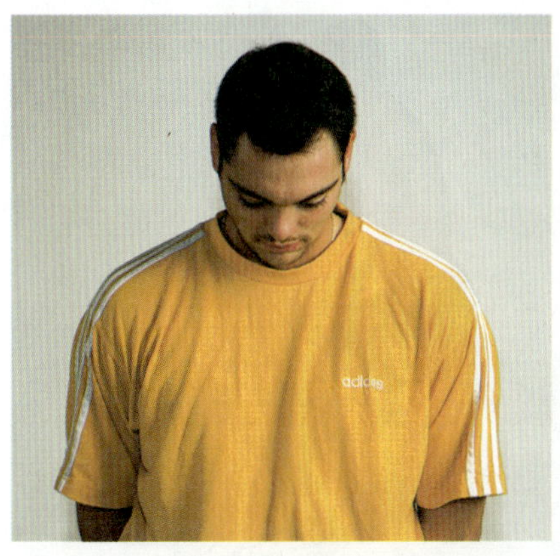

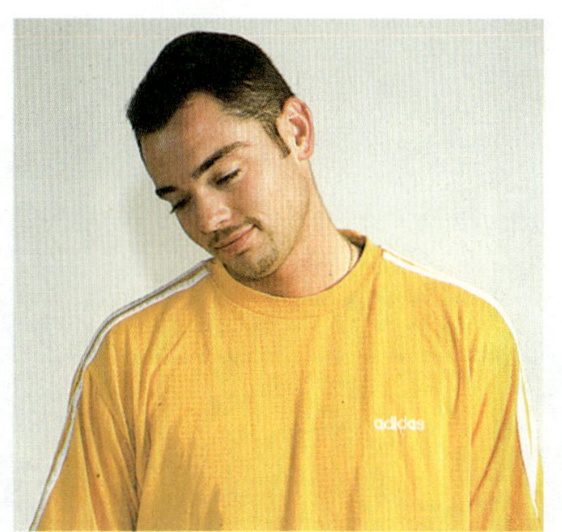

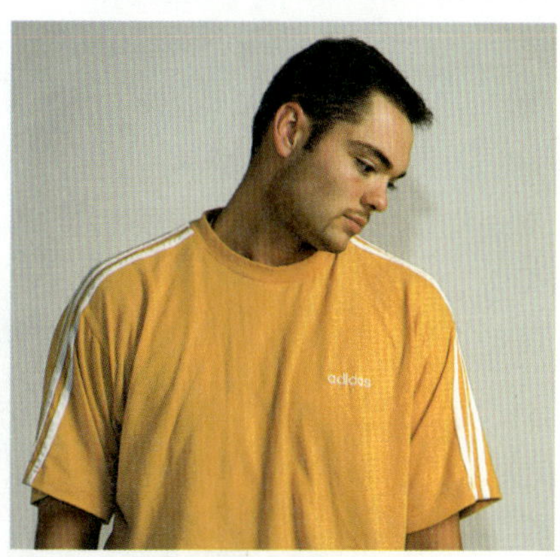

목 스트레칭 턱을 가슴 앞으로 당겨서 목 뒤 근육이 스트레칭 되도록 한다. 다음 고개를 천천히 오른쪽 어깨방향으로 향하고 목 왼쪽 옆 근육을 스트레칭 해 준 다음 같은 방법으로 반대 방향으로도 똑 같이 해준다. 이때 머리를 오른쪽과 왼쪽 방향으로 향할 때 귀가 양쪽 어깨에 닿고 정지 해 준다.

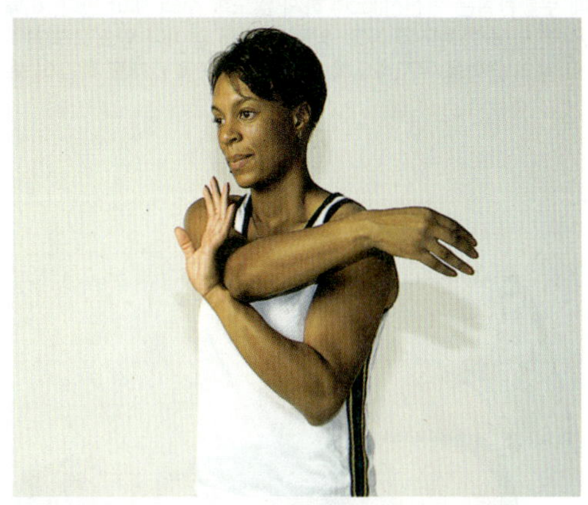

어깨스트레칭1 오른쪽 팔을 가슴 앞 사선방향으로 향하도록 하고 왼손으로 오른 팔 굽치들 가슴 앞으로 눌러주고, 어깨의 각도가 90도 유지 하면서 지속적으로 스트레칭이 되도록 한다 이 동작을 반대 반대 어깨도 똑 같이 해준다.

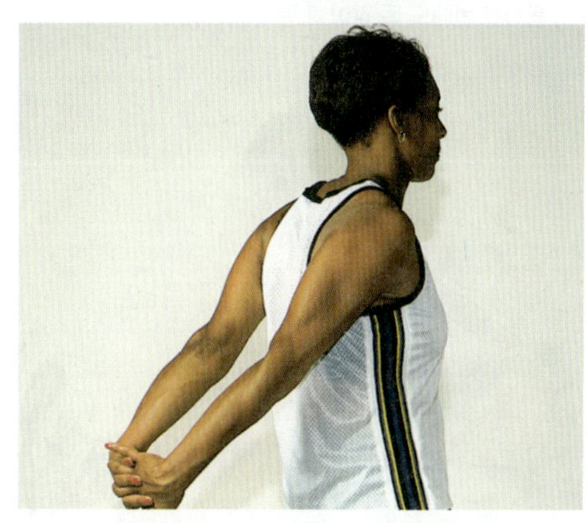

어깨 스트레칭 2 서서 양손을 가능한 등뒤 멀리에서 깍지를 끼고 어깨 앞 근육을 스트레칭 해준다.

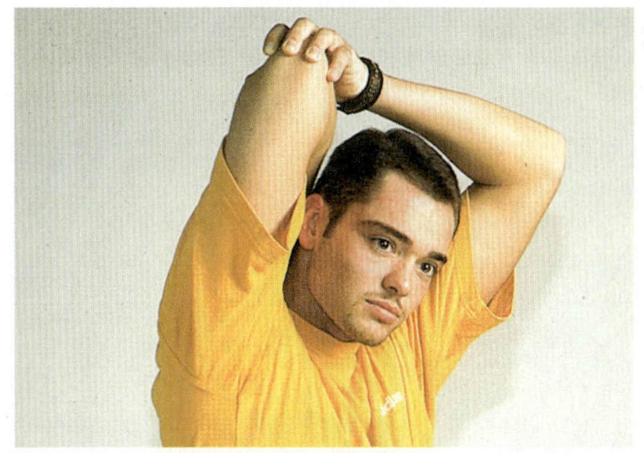

상완삼두근 스트레칭 한팔을 머리 위에서 팔굽치를 구부려 손바닥이 등뒤로 가도록 한다. 그리고 반대 손으로 구부려진 팔 굽치를 잡고 잡은 손 방향으로 팔 굽치를 당겨준다. 이 동작을 반대방향으로도 해준다.

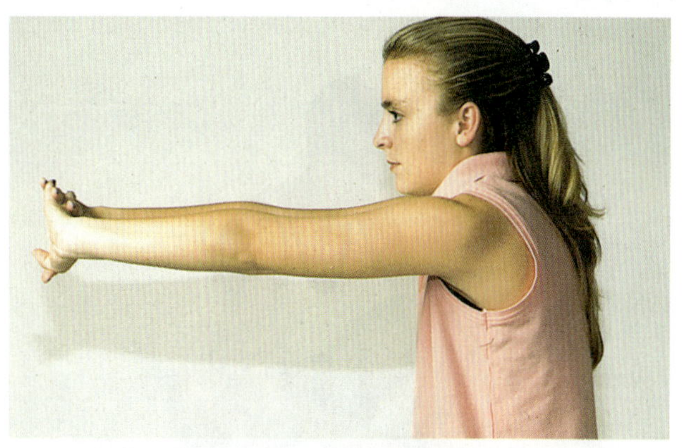

상체 등 스트레칭 양손가락을 깍지를 끼고 가슴 앞으로 펴 준 다음 손바닥으로 앞으로 밀어준다.

■ 그림 7.4

스트레칭 운동

다음 그림들은 팔 근육 운동시 최고의 유연성 강화동작이다. 스트레칭 운동시에는 편안하게 늘려 주어야 하며 아픔을 참는다 던지 무리를 해서는 안 된다. 특히 요추관절이나 무릎은 통증이 느껴질 때는 중지하여야 한다. 한 부위의 동작을 15초-30초간 지속적으로 하고 30초-60초 휴식후에 반복해서 지속적으로 점진적으로 해준다. 서서하는 스트레칭 운동, 다리와 둔부근육부분, 등 근육 부분 , 머리끝에서 발 끝, 신체 앞 .뒤를 스트레칭 해준다.

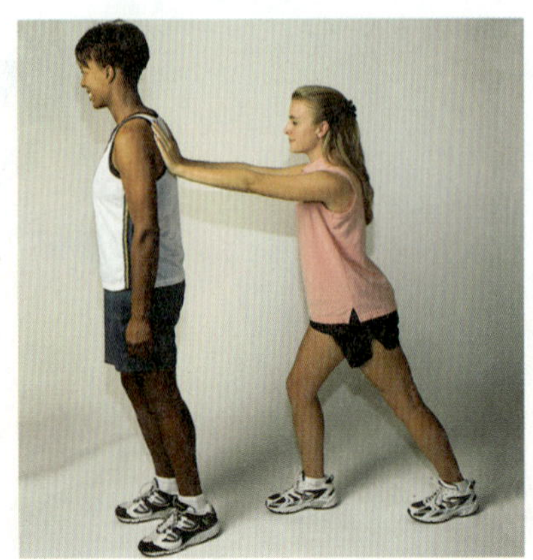

종아리 스트레칭 벽, 나무, 기둥, 등 파트너로 할 수 있으며 앞에 서 잇는 사람은 양쪽 다리를 어깨너비 만큼 벌리고 서 있는다. 서 있는 사람의 상체 등 부분에 양 손바닥을 잡고 한발은 앞에 두고 무릎을 약간 구부리고 다른 한발은 뒤에다 둔다. 이때 양쪽 발바닥이 꼭 바닥에 닿아 있도록 한다. 종아리 근육이 스트레칭 되는 것을 느끼고 이 동작을 반대도 똑 같이 해준다.

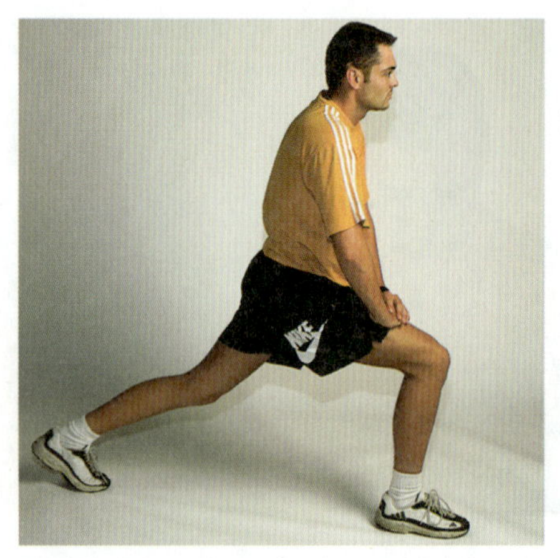

런지 자세 스트레칭 한 발은 앞으로 두고 무릎을 구부리고 이때 발목과 무릎이 수직선 상에 위치하도록 해야 한다. 스트레치 하기 위한 다른 발은 뒤로 멀리 보내주고 이때 무릎관절은 과신전(lock) 하지 않도록 주의 해야 한다. 이때 양쪽 골반의 방향은 꼭 앞을 향하도록 하고, 양팔은 어깨 옆이나 앞으로 향한 다리 허벅지 위에 두고 몸의 균형을 유지하도록 한다. 이 동작을 반대도 똑같이 해준다.

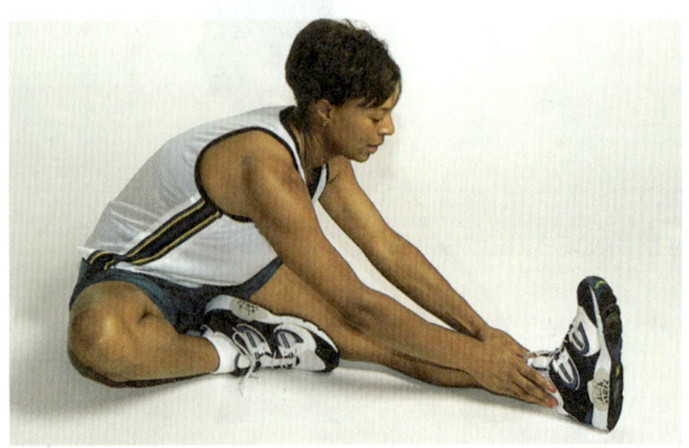

변형된 허들 자세 스트레칭 앉은 자세에서 오른쪽 다리는 앞으로 길게 펴주고 반대 왼쪽 다리는 무릎을 구부려서 발바닥이 허벅지 안쪽으로 오도록 한다. 가능한 오른쪽 다리를 앞으로 길게 펴서 등이 굽어지지 않도록 주의하고, 양손으로 오른쪽 발끝으로 향하도록 하면서 등 근육을 스트레칭 해준다 이 동작을 반대다리로도 똑 같이 해준다.

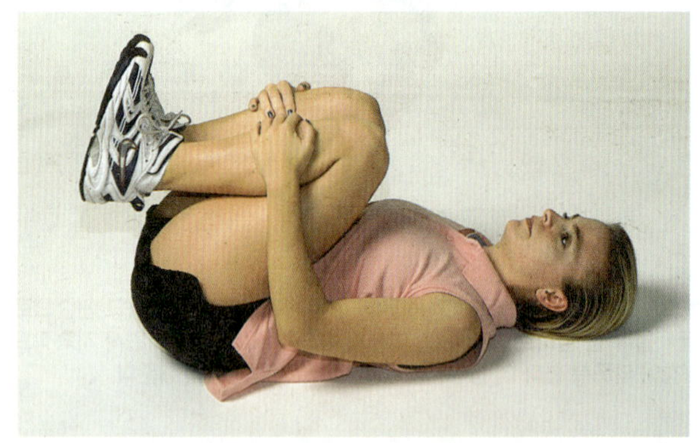

하체 등 스트레칭 등을 바닥에 대고 누워서 양 무릎을 구부리고, 양손으로 경골건 부분을 잡고, 가슴 앞으로 당겨준다. 이때 하체 등(요추부분)은 꼭 바닥에 닿도록 한다.

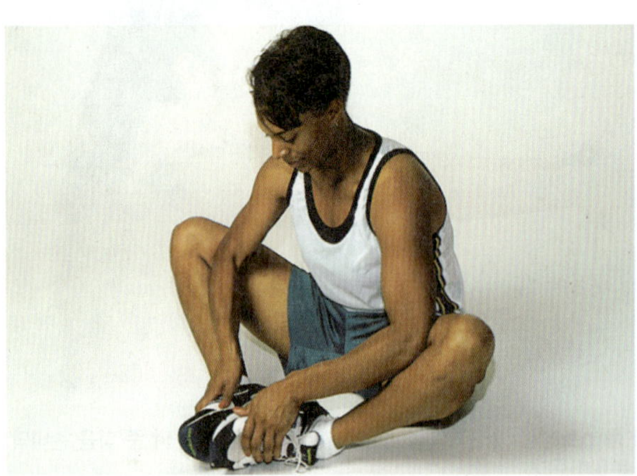

대퇴 내전근(서혜부) 스트레칭 앉은 자세에서 등은 바르게 세워준다. 양 무릎을 구부려서 양 발바닥을 서로 붙이도록 하고 양 발 뒤굽치를 꼭 붙이도록 편안한 자세를 유지 한다.(절대 등을 구부려서 흉한자세가 되지 않도록 할 것) 이때 가능한 양 무릎이 바닥에 닿은 상태에서 편안한 자세를 유지한다.(이때 무릎이 바닥에 닿지 못 할 경우 손의 이용해서 무릎을 바닥으로 눌러 주기도 한다 다만, 절대 저항적인 동작은 하지 않도록 할 것) 이 동작 유지하면서 호흡을 내쉬면서 상체를 앞으로 구부려 가슴이 바닥에 닿을 수 있도록 시도 해 분다.

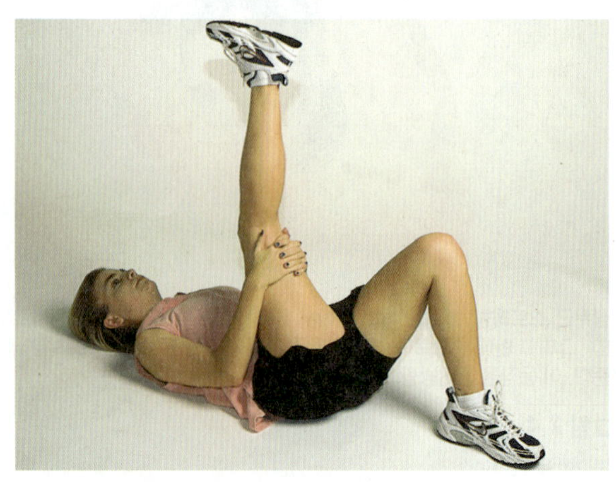

등, 대퇴이두근 스트레칭 등을 바닥에 대고 누워서 한 다리를 들어서 양손으로 대퇴이두근 부분을 잡고 가슴 앞으로 당겨준다 이때 반대쪽 다리는 무릎을 세워고 발바닥을 바닥에 꼭 붙여 주고 요추 부분은 꼭 바닥에 닿도록 한다. 이 동작을 반대로도 똑같이 해준다.

스포츠 의학 클리닉을 찾는 운동 선수의 25% 내지 50%가 과도한 운동으로 인한 부상에 시달리고 있다. 일반적으로 운동과다에 의한 부상은 피부, 근육, 힘줄, 관절에 영향을 미치는데, 이러한 부분은 단백질 섬유로 구성되어 있다. 이러한 섬유질은 무거운 웨이트를 들어올리거나 최대 속도로 달리기를 하는 경우, 또는 피곤한 데도 불구하고 계속 운동을 하는 경우 찢어질 위험이 있다. 또한 작은 부상을 반복해서 입은 경우, 시간이 지나면 보다 큰 문제로 발전할 수 있다. 과사용으로 인한 부상의 가장 일반적인 원인은 과도한 운동, 잘못된 운동 기법 및 부실한 운동 기구의 사용이다.

해부학적으로 볼 때 모든 사람이 동일한 운동 능력을 갖고 있는 것이 아니다. 특히 마라톤 선수나 트라이애슬론 선수와 같은 체력은 더욱 그렇다. 신체의 구조, 다리의 정합성, 폐활량, 뼈와 근육의 크기와 힘, 그 외 해부학적인 요인들에 의해 개인의 신체 능력에는 한계가 생기기 마련이다. 참피온 수준에 이르는 운동 능력을 선천적으로 타고 나는 사람은 거의 없다. 신체 활동은 자신의 생물학적인 한계를 존중하고, 받아들이며, 그것에 감사할 때 더욱 더 많은 즐거움을 준다.

> 고생해서 죽은 사람은 없다는 말은 맞는 말이다. 하지만 난 생각한다. 왜 해야 하는 건지?
>
> *도널드 레이건 (Donald Reagan)*

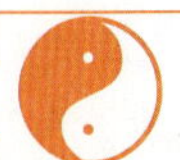

웰니스 지침

피트니스 계획

일상 생활 속에 신체 활동을 실천할 때 기억해 두면 좋을 몇 가지 지침을 정리하면 다음과 같다.

1. **계획을 세워라.** 어떤 신체 운동 프로그램을 시작하기 전에, 계획을 세우고, 일정 시간을 그 활동을 위해 써라. 개인적인 목표를 달성하는데 필요한 계획을 만들려면, 고등학교 코치나 대학교 코치와 상담을 해도 되고, 운동 강좌에 참여하거나 거의 모든 활동마다 수 십 권씩 나와 있는 "~ 하는 방법" 류의 책에 제시되어 있는 내용을 따라도 좋다.
2. **신체 검사를 받아라.** 수 개월 간 신체 활동을 거의 하지 않았거나, 생각해 두고 있는 수준 대로 몸이 움직여 줄 지 걱정이 되는 사람은 의사에게 신체 검사를 받아 보아라.
3. **목표를 달성하라.** 어떠한 신체 활동 프로그램이든지 그 목표는 정신과 육체의 완벽한 조화를 얻는 것이다. 이러한 조화는 목표를 점진적으로 조금씩 높여 가는 방법을 통해 얻을 수 있다. 우리 문화에서는 "얼마나 멀리" 그리고 "얼마나 빨리"를 통해 그 발전 정도를 측정하는 것이 관례로 되어 있다. 그러한 목표는 경쟁을 해야 하는 운동선수에게 적합한 것이지 생활의 더 큰 즐거움을 얻기 위해 신체 활동을 하는 사람들에게는 적합하지 않을 수도 있다. 대부분의 사람들은 "이 수준의 운동이면 기분이 좋아질까?" "이 운동이 몸무게를 줄이는데 도움이 될까"와 같은 질문을 토대로 개인적인 목표를 정하는데, 사실 이러한 목표가 기록에 맹목적으로 매달리는 것보다 더 합리적인 것이다.
4. **천천히 좋아진다고 생각하라.** 천천히 그리고 신중하게 조금씩 발전해야 일상 생활 속에 신체 활동을 완전히 결합시킬 수 있는 기회가 주어진다. 천천히 시작하고, 첫 날부터 먼 거리를 뛰려고 하지 마라.
5. **준비 운동과 정리 운동.** 모든 신체 활동은 스트레칭, 호흡, 긴장 완화 등의 방법을 이용하여 몸과 마음이 신체 활동을 통해 얻을 수 있는 이익과 즐거움을 최대한도로 많이 받아들일 수 있도록 준비시키는 시간을 가져야 한다. 이러한 시간이야말로 몸 상태에 집중할 수 있는 매우 귀중한 시간이기도 하다. 신체 활동을 마친 후에는 천천히 몸을 식히는 것이 좋다. 격렬한 유산소 운동을 한 경우에는 천천히 심박률과 호흡이 거의 평상시대로 돌아올 때까지 운동 강도를 줄여 나간다. 천천히 운동 수준을 낮춤으로써 격렬한 활동을 급작스럽게 중단했을 때 발생할 수 있는 근육 경련을 예방할 수 있다. 또한 운동 중 심하게 사용한 근육을 이완시켜주는 약간의 스트레칭 운동으로 근육이 강직되는 현상을 막을 수도 있다. 정리 운동 중에는 신체 활동을 통해 얻은 느낌에 주목하도록 하라.

건강에 대한 중요한 생각

1. 여느 때와 마찬가지로 할머니네 집에서 크리스마스를 보내게 된 수잔. 모든 사람들이 먹을 수 있을 만큼 배불리 먹고, 아이들도 저마다 받은 선물 꾸러미를 열어보았다. 수잔의 삼촌이 그녀 옆에 와 앉았다.

   론 삼촌이 물었다. "수잔, 요즘 학교에서 건강 관련 수업을 듣는다고 알고 있는데."

   수잔이 대답했다."맞아요 삼촌."

   "그러면 뭐가 제일 좋은 운동인지 가르쳐 줄래? 새해에는 다시 예전의 몸을 만들어 보려고 하거든. 이번에는 진짜 그렇게 하고 싶어. 1월 2일에 체육관에 등록하려고. 운동을 추천해 준다면 어떤 운동을 추천해 줄 수 있겠니?"

   a. 수잔이 삼촌에게 어떤 조언을 해 주는 것이 좋겠는가? 론 삼촌이 그 전에도 운동을 시도했었지만, 실패했었다는 사실을 고려하라. 론 삼촌은 39세의 통신회사 기술자로 사무실에 있을 때는 컴퓨터 터미널 앞에 앉아 있는 시간이 길다. 또 출장 다닐 일도 많아서 패스트푸드도 많이 먹는다. 론 삼촌은 결혼을 했고, 슬하에 자녀가 셋이 있다.

2. 운동 능력을 향상시키는 약물을 이용하는 것이 합법화된다면, 결국 사회와 운동 선수에게 어떠한 영향을 미치겠는가?

3. 얼마나 멀리, 얼마나 빨리, 얼마나 많이? 이러한 질문은 건강을 지키기 위한 신체 활동을 대하는 개인의 태도나 접근 방식에 어떠한 영향을 미치겠는가? 건강을 지키기 위한 신체 활동을 경쟁이 아닌 관점에서 설명할 수 있는 질문들을 만들어 목록을 작성하라.

건강 리뷰

- 몸을 많이 움직이는 것이 생리적으로나 심리적으로 많은 도움이 된다.
- 신체 활동을 통해 얻을 수 있는 생리학적인 이익으로는 심장, 폐, 근육의 효율성과 힘의 강화, 효과적인 체중 조절, 피로의 감소 및 에너지의 증가, 면역력 증가, 혈중 콜레스테롤 수치의 저하, 당 대사의 증가, 혈압 강하, 자세 교정 등이 있다.
- 신체 활동을 통해 얻을 수 있는 심리적인 이익으로는 피로의 감소의 수면 패턴의 개선, 긍정적인 정신 자세, 스트레스 감소, 긴장 및 불안의 해소, 자신에 대한 이미지 및 자신감 회복 등을 들 수 있다.
- 피트니스는 몸이 물리적인 노력의 요구에 반응하는 정도를 말한다. 피트니스의 종류를 크게 두 종류로 나누면, 유산소 트레이닝과 근력 트레이닝으로 나눌 수 있다.
- 유산소 컨디셔닝은 걷기, 달리기, 자전거타기, 수영, 크로스컨트리 스키, 노젓기, 농구, 라켓볼, 축구 등을 통해 달성될 수 있다.
- 근력 트레이닝을 하게 되면, 심폐기능의 피트니스도 조금은 향상되지만, 주로 근육의 힘을 키우는 효과를 얻게 된다.
- 운동 프로그램의 목표에는 스트레스 감소, 심장 기능의 강화, 체중 조절이나 유지, 근력 강화, 근육 키우기, 정력 강화, 긴장 완화 등이 포함될 수 있다.
- 가장 일반적인 운동 남용의 형태는 몸의 일부분이나 몸 전체를 생물학적인 한계 이상으로 움직이는 운동에 몰입하여 부상을 초래하는 것이다. 접질림, 건염, 활액낭염, 염좌, 멍 등이 흔한 부상에 속한다.

건강과 웰니스 온라인

웹 사이트는 건강과 웰니스에 대한 풍부한 정보를 담고 있다. 웹 브라우저 소프트웨어를 이용하여 인터넷을 실행하면 건강과 웰니스에 대한 현존하는 많은 주제에 대해 새로운 통찰력을 얻을 수 있을 것이다.

Jones & Bartlett 출판사의 웹사이트인 health.jbpub.com/hwonline을 실행해라.

참고 문헌

Agency for Healthcare Research and Quality. (2003). Ephedra and ephedrine for weight loss and athletic performance enhancement: Clinical efficacy and side effects. Available: http://www.ahrq.gov/clinic/epcsums/ehpedsum.htm.

Delza, S. (1996). *The tai chi chuan experience: Reflections and perceptions on body-mind harmony.* New York: State University of New York Press.

Sports supplement dangers. (2001, June). *Consumer Reports,* 40–42.

추천 도서

American Heart Association. *Just move.* A Web site offering fitness news, a virtual personal trainer, and exercise tips. Available: http://www.justmove.org/home.cfm.

Anderson, B. (2000). *Stretching.* New York: Shelter Publications. Easy-to-follow exercises and drawings.

Blair, S. (Ed.). (2001). *Active living every day: 20 weeks to lifelong vitality.* Champaign, IL: Human Kinetics. Several exercise experts provide a week-by-week guide to adding physical activity to daily life.

Feuerstein, G., and Payne, L. (1999). *Yoga for dummies.* Foster City, CA: Hungry Minds. Two world-renowned yoga instructors tell how to practice this ancient mind–body method.

U.S. National Institutes of Health. (2003). Walking: A step in the right direction. Available: http://www.niddk.nih.gov/health/nutrit/walking/walkingbro/walking.htm.

추천된 웹 사이트

이들 웹사이트를 연결하기 위해 health.jbpub.com/hwonline을 방문하라.

미국 스포츠의학회(American Society of Sports Medicine)

운동과 운동장비에 대한 정보

미국립만성질환예방과 건강증진센터(National Center for Chronic Disease Prevention and Health Promotion)

신체 활동을 생활화하기 위한 정보와 교육

필라테스스튜디오(Pilates Studio)

필라테스 방법과 창시자에 대한 정보

미 대통령 체력 스포츠 자문위원(The President' s Council on Physical Fitness and Sports)

운동 관련 정보

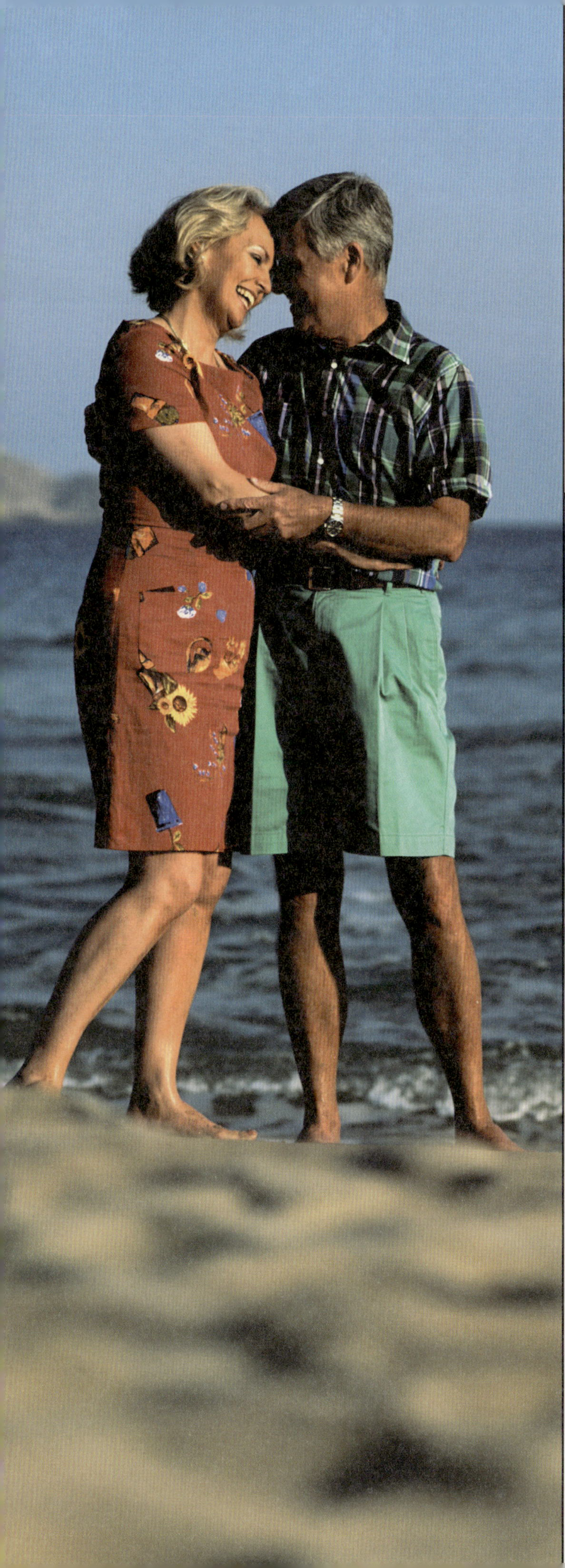

제 3 부

건전한 관계 만들기

(Building Healthy Relationships)

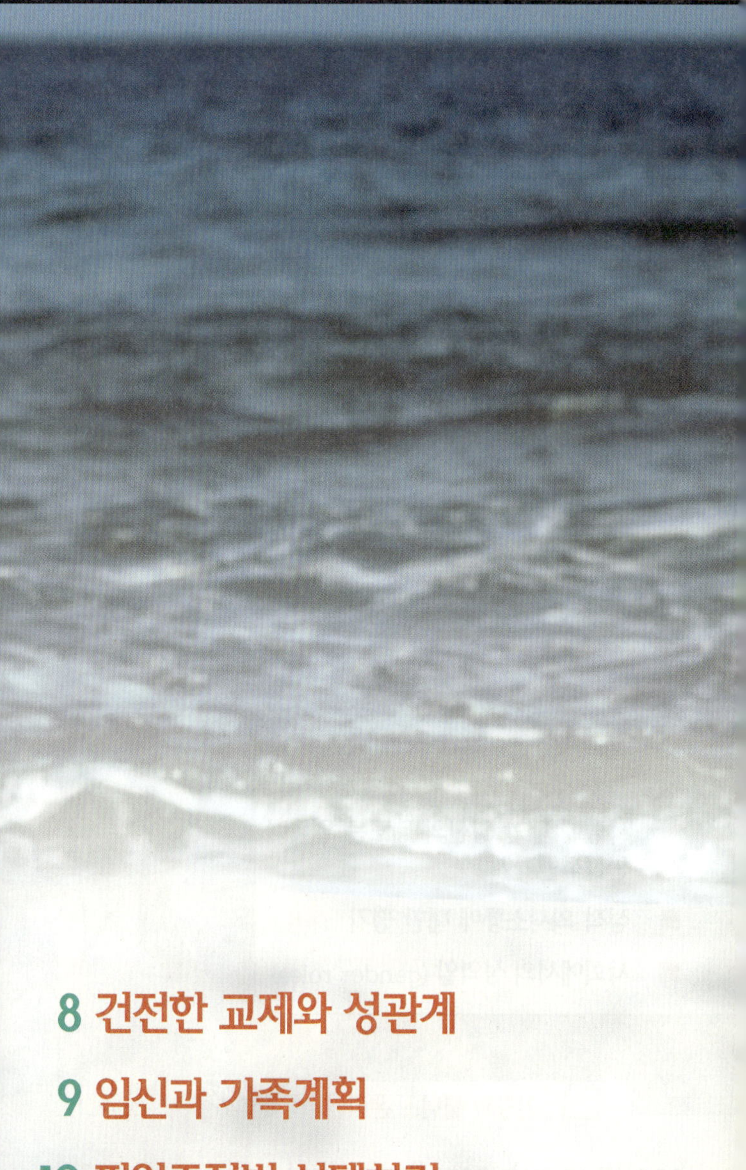

8 건전한 교제와 성관계

9 임신과 가족계획

10 피임조절법 선택하기

11 성병(성감염증)과 AIDS의 예방

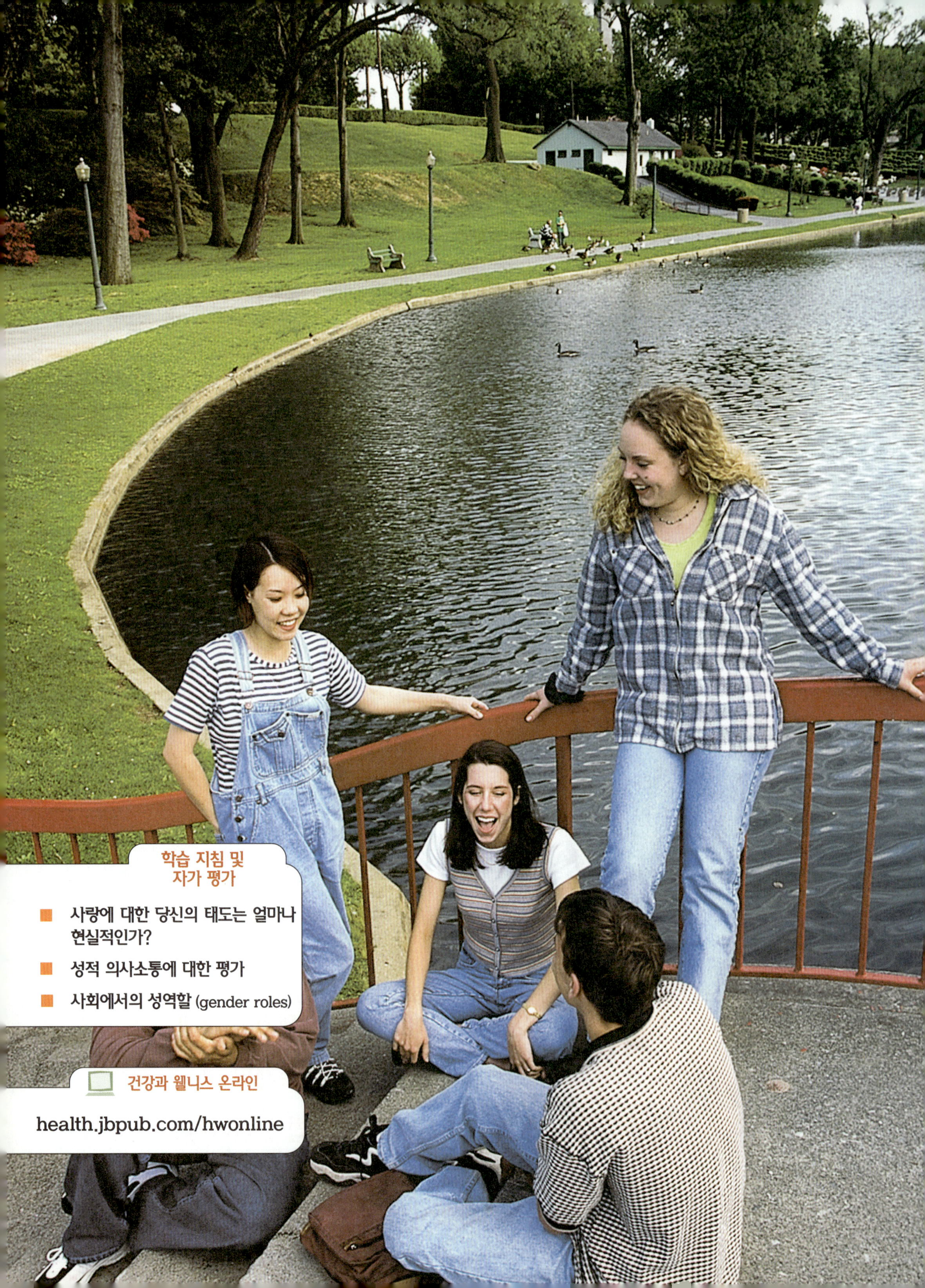

학습 지침 및 자가 평가

- 사랑에 대한 당신의 태도는 얼마나 현실적인가?
- 성적 의사소통에 대한 평가
- 사회에서의 성역할 (gender roles)

건강과 웰니스 온라인

health.jbpub.com/hwonline

학 습 목 표

1. 인간의 성행위(human sexuality)에 관한 주요 특징을 열거하고 구별할 수 있어야 한다: 신체적, 심리적, 본능적, 행동적, 관계적
2. 여성과 남성의 성 생식계 해부학(sexual anatomy)을 설명해야 한다.
3. 월경의 주기를 설명하고, 세 가지 일반적인 월경의 어려움(difficulties)을 열거한다.
4. 성적 본능에 대한 정의를 내릴 수 있어야 한다.
5. 성적 반응 주기(sexual response cycle)를 열거하고 설명해야 한다.
6. 일반적인 성적 장애들(sexual difficulties)을 설명한다.
7. 교제의 발전 단계를 설명한다.
8. 올바른 교제의 필수요소를 밝히고 설명한다.

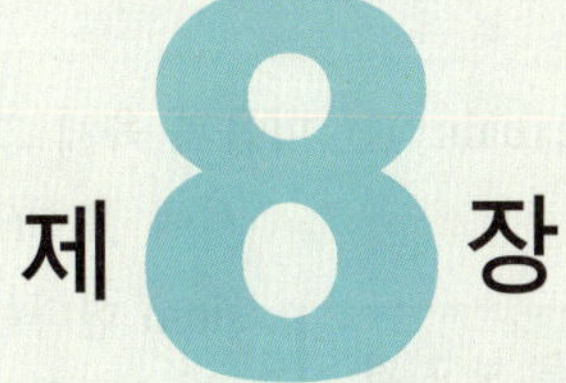

제 8 장 건전한 교제와 성관계 (Developing Healthy Intimate and Sexual Relationships)

성행위(sexuality)는 마음과 육체 그리고 영혼 전체를 동시에 표현(simultaneous expression) 한다는 점에서 삶의 전체적인 양상을 충실히 나타낸다고 할 수 있다. 비록 성행위가 광고나 다른 미디어에서 단순한 육체적인 만족으로 흔히 나타내 지고 있지만 대부분의 사람은 성관계를 육체적인 성적 기관의 자극 이상의 의미를 포함하고 있다는 것을 알고 있다. 성행위(sexuality)는 다음과 같은 관점을 포함하고 있다.

> 여성의 미모를 보고 결혼하는 것은 노래를 잘하는 새를 먹는 것과 같은 이치이다. 그럼에도 불구하고 이것은 흔히 저질러지는 실수이다.
>
> *Charles Frazier*
> Cold Mountain

1. *생물학적 관점 (biological dimension)* : 사람을 여성 혹은 남성으로 구분 짓고 성적인 경험들에 관계하고 재생산(reproduction)에 포함된 신체 부위
2. *심리학적 관점 (psychological dimension)* : 사람의 성적인 생각과 행동에 영향을 미치는 가치, 믿음, 태도, 그리고 감정
3. *본능적 관점(orientation dimension)* : 동성 혹은 이성에의 이끌림이나 감정적인 연대감을 느끼는 경향
4. *행동학적 관점(behavioral dimension)* : 성적인 욕구와 필요를 맞추는 육체적인 그리고 사회적인 활동들.
5. *관계적 관점(relationship dimension)* : 친밀한 관계들을 공유하고 통합하는 성적행위의 관점

개인 건강의 관점에서 성행위는 상당한 개인적인 통제를 받고 있는 영역이다. 당신은 언제, 누구와 관계를 하고 싶은지 그리고 어떤 욕구들을 성적인 방식으로 표현하고 싶은지를 선택할 수 있다. 사람들은 성 생물학(sexual biology)의 기본 지식을 가지고 자신의 성생활을 책임 있게 수행할 수 있다. 그리하여 불필요한 질병을 피하고 아이를 가질지 아닐지 그리고 언제 가질지에 대한 선택을 연습할 수 있다.

성행위: 신체적 관점
(sexuality: the physical dimension)

성행위의 기본적인 역할 중의 하나는 생물학적 생식(biological reproduction)이다. 남성의 생식 역할은 생식 능력을 가진 정자를 생산해 내고 성관계를 통해 여성의 생식기 구역(reproductive tract)에 그것을 전달하는 것이다. 여성 생식기의 역할은 생식 능력을 가진 **알(난자, ova)**을 생산하고

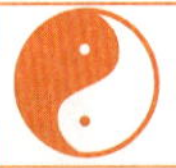

웰니스 지침

당신의 성적 건강에 유념하라

여성: 정기적인 산부인과 검사

산부인과 검사는 여성 생식계인 골반의 내 · 외부 기관들과 유방에 대한 의학적인 검사이다. 골반검사이라 불리는 내진은 질, 자궁경부, 방광, 난소들, 자궁관 등의 크기나 모양의 이상 유무를 검사한다. 소변검사, 아연 부족을 검사하기 위한 혈액검사, 성병들(STDs)을 검사하기 위한 검사, 그리고 파파니콜로(Papanicolaou; Pap) 검사 또한 산부인과 검사 중의 한 부분이다. Pap 검사는 자궁경부의 암을 진단하기 위한 선별검사이다. 자궁경부로부터 몇 개의 세포들을 떼어 내어 그것의 비정상성을 검사한다. Pap 검사로는 성병을 가려내지 못한다. 성병을 위한 검사는 또 다른 검사를 받아야 한다.

성적으로 활동적이거나 그런 경험이 있는 18세 이상의 여성들은 Pap 검사를 받아야하고 정규적인 의료검진을 받아야한다.

남성: 고환 자가 검사

고환암이 15세에서 35세 까지의 남성에게 이어 가장 흔한 암이기 때문에, 젊은 남성들은 한달에 한번 정도 어느 비정상적인 덩어리나 종기가 있는지(고환암의 신호가 될 수 있다) 확인해 봐야 한다. 정기적으로 자가 검사를 한 남성들은 그들의 고환이 어떤 느낌인지에 대해 잘 알게 된다.

고환 자가 검사는 따뜻한 목욕이나 샤워 후에 실시되어야 한다. 열은 음낭을 이완시켜 비정상적인 상태를 발견하기 쉽게 한다.

1. 거울 앞에 서서 음낭의 피부에 종기가 없는지 관찰하라.
2. 양손으로 각각의 고환을 검사해라. 검지와 중지를 고환의 밑에 두고 엄지를 위에 둔다. 엄지와 손가락들 사이의 고환을 서서히 굴린다. 한쪽 고환이 다른 쪽 보다 크다면 정상이다.
3. 부고환(정자를 모으고 운반하는 고환의 뒷부분에 위치한 부드러운 관 구조)을 찾아라. 부고환을 비정상적인 혹으로 착각하지 마라.

비정상적인 덩어리를 발견했다면 의사와 즉시 상담하라. 고환암은 신속히 치료되었을 때 치료율이 매우 높다.

9개월의 임신 기간 동안 태아가 안전하고 영양적으로 풍부하게 지낼 수 있는 환경을 만드는 것이다.

남성과 여성의 성 생물학은 임신했을 때 유전적으로 결정된다. X염색체를 가진 난자가 X염색체를 가진 정자와 결합하면 여성(XX)을 형성하고, Y염색체를 가진 정자와의 결합은 남성(XY)을 형성한다. 일단 염색체 패턴이 형성되면 성기관은 염색체 안에 포함되어 있는 유전자의 정확한 지시에 따라 발달하게 된다. 특정한 염색체 세트는 성세포가 성숙되지 않았다 하더라도, 약 5주 정도가 지나면 마침내 정자 혹은 난자를 생산할지가 결정된다. 성 염색체는 태아가 궁극적으로 남성의 성 기관(고환, 정자관, 정액분비선, 음경)들 혹은 여성의 성기관(난소, 자궁관, 자궁, 질 그리고 외부의 여성 생식기)들을 생성할지를 결정한다.

성 생물학(sexual biology)의 유전적인 결정은 또한 여성 혹은 남성을 구분하는 **2차 성징**(secondary sex characteristics)에 영향을 미치는 스테로이드 호르몬생산의 패턴을 설정한다: 얼굴과 몸의 털의 양과 분포; 체격과 신장; 그리고 가슴의 생김새(그림 8.1)

여성의 성 해부학 (female sexual anatomy)

여성의 내부 성 기관들은 복강의 양 옆에 놓여있는 두 개의 **난소**와 **나팔관**, **자궁**, 그리고 **질**로 구성되어있다; 이 구조

용 어

난자(ova): 여성의 알 (단수 ovum)

2차 성징(secondary sex characteristics): 남성과 여성을 구분하는 사춘기에 나타나는 해부학적 특징

난소(ovaries): 여성의 성 호르몬과 난자를 생산하는, 여성의 복부에 위치한, 한 쌍의 아몬드 모양의 기관

나팔관(fallopian tubes): 수정이 일어나는 부위; 난자가 난소에서 자궁으로 이동하는 경로로 관모양 구조

자궁(uterus): 그 안에서 태아가 성장하는 여성의 기관

질(vagina): 여성의 성교 기관으로 출생 시에는 태아가 나가기 위한 통로

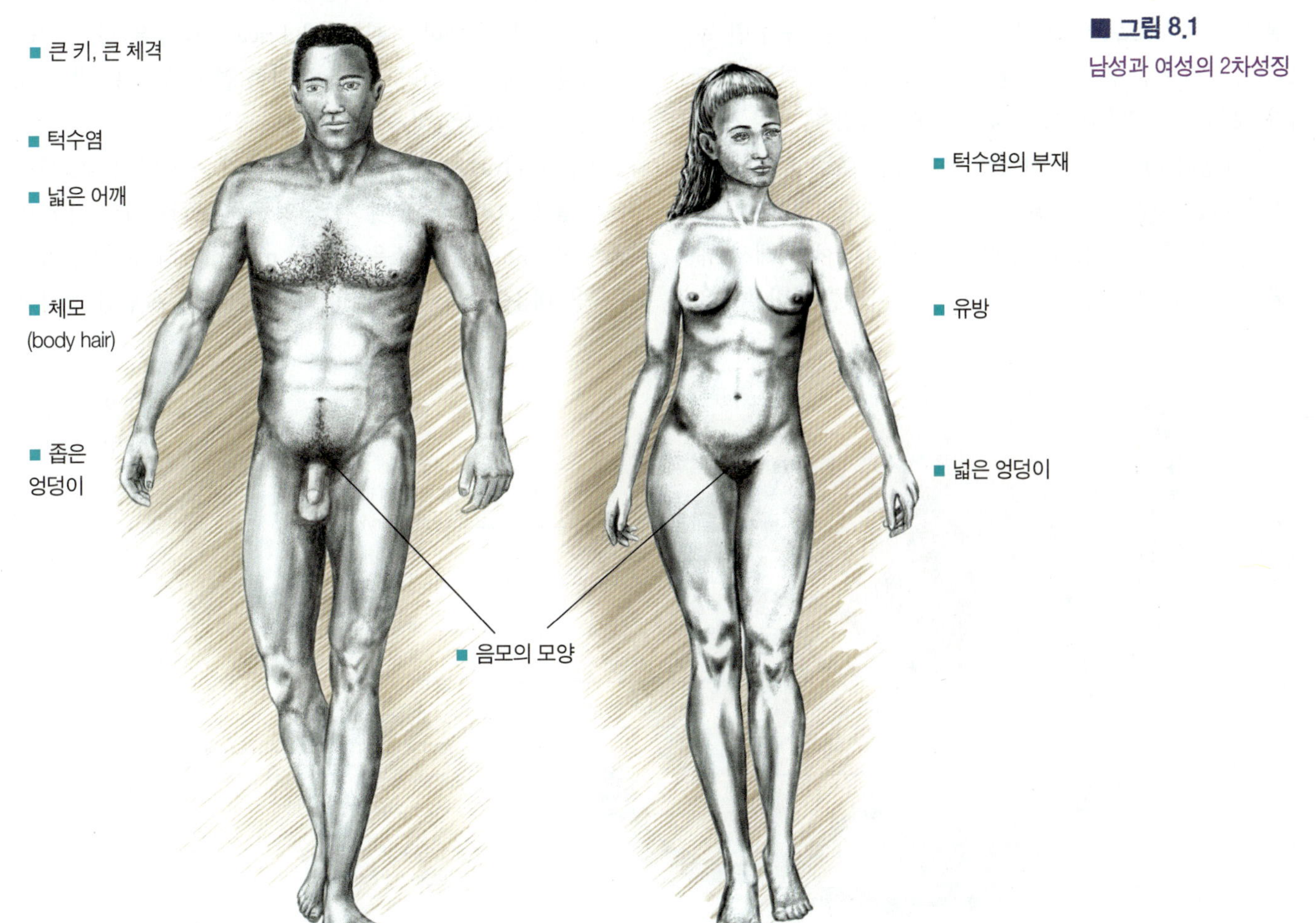

■ 그림 8.1
남성과 여성의 2차성징

들은 각각의 난소로부터 몸 밖으로 연결되어 있는 특수화된 튜브를 만들어 낸다(그림 8.2). 대략 아몬드 크기와 모양으로 생긴 난소의 기능은 여성의 신체타입을 만들고 일반적인 여성의 성 생리기능을 유지하며 일반적인 임신의 과정을 조절하는 성호르몬뿐만 아니라 임신 가능한 난소를 생산하는 것이다. 나팔관은 난소들에서 나오는 (대략 한 달에 한번) 난자들을 모아 운송한다. 두 개의 나팔관들은 골반 뼈와 방광의 뒤쪽에 위치해 있고 대략 여성의 주먹크기 정도의 기관인 자궁으로 연결되어 있다(그림 8.3). 자궁은 정자가 수정이 되기 위해 질로부터 나팔관 튜브까지 이동할 때 지나가는 통로이다.; 수정 후 자궁은 태아가 자랄 수 있는 환경을 제공해준다. 그것은 매달 월경기간에 떨어져나가는(shed) 자궁의 안쪽 내막(inner lining)이다.

자궁의 아래쪽 부분은 **자궁경부**(cervix)로 자궁의 안쪽은 자궁경관(cervical os)이라 불리는 작은 입구에 의해 질과 연결되어있다. 자궁경부는 점액을 분비하는데, 그것은 월경주기에 따라 일관성 있게 변한다. 일부 여성들은 경부 점액을 조사함으로써 **배란**일을 측정하는 것을 배운다(10장 참조).

질은 자궁경부로부터 몸의 바깥쪽으로 이끄는 속이 빈 튜브이다. 성적으로 흥분되지 않은 질은 대략 3~5인치 정도이다. 보통 질의 관은 좁지만 성교 시에는 음경을, 생리 시에는 탐폰(생리대)을, 출산 시에는 아기의 통로로 혹은 골반 내진을 하는 부위로 사용될 정도로 쉽게 넓어진다. 질은 질의 벽으로부터 계속적으로 흘러나오는 분비물에 의해서 유지되는 특수한 생리기능을 가지고 있다. 이러한 분비물들은 보통 질에 기생하는 미생물들의 성장을 억제하고 질을 청소하는 역할을 한다. 왜냐하면 질은 스스로 깨끗이 할 수 있는(self-cleansing)기관이기 때문에, 질 세척기(douching)와 같은 특이한 세척 기구를 필요로 하지 않는다. 질 세척기는 단지 질의 자연적인 화학적 밸런스를 깨고 **질염**(vaginitis)이라 불리는 질 감염의 위험을 증가시킬 뿐이다. 질염의 증세는 질과 외음부의 염증 혹은 가려움이 있고 특이한 분비물이 나오거나 때때로 불쾌한 냄새가 나기도한다.

질염은 흔히 이스트감염(yeast infection)이라고도 일컬어진다. 이스트(특히 *카나디다 알비칸스 canadida albicans*)가 질염을 발병시킬 수 있지만 다른 미생물들 *트리코모나스 배자나이터스(trichomonas vaginatis)*와 같은 원생동물이나, 박테리아 그리고 바이러스 등도 또한 발병시킨다. 질의 방사제로 부터의 자극, 살정자제(spermicidal products) 그리고 다른 화학제품들도 질염의 증세를 가져올 수 있다. 질염의 증세를 느낄 시에는 정확한 진단과 치료를 위해 건강 전문가와 상담해 볼 필요가 있다.

그 밖에 항생제의 사용, 감정적인 스트레스, 탄수화물이 높은 다이어트, 임신이나 피임제로 인한 호르몬의 변화, 화학적 자극제, 충분히 윤활되지(lubrication) 않은 성교 그리고 나일론 속옷과 팬티스타킹에 의한 열과 습기 등 많은 요인들이 질염의 감염성을 증가시킨다.

외음문(vulva)은 여성의 외부 생식기 구조인 음모, 살의 주름, **음핵** 그리고 소변과 질 구멍들을 포함한다(그림 8.4). 작은 안쪽의 주름을 **소음순**(labia minora), 더 큰 바깥쪽의 주름을 **대음순**(labia majora)이라 부른다. 매우 민감한 성적

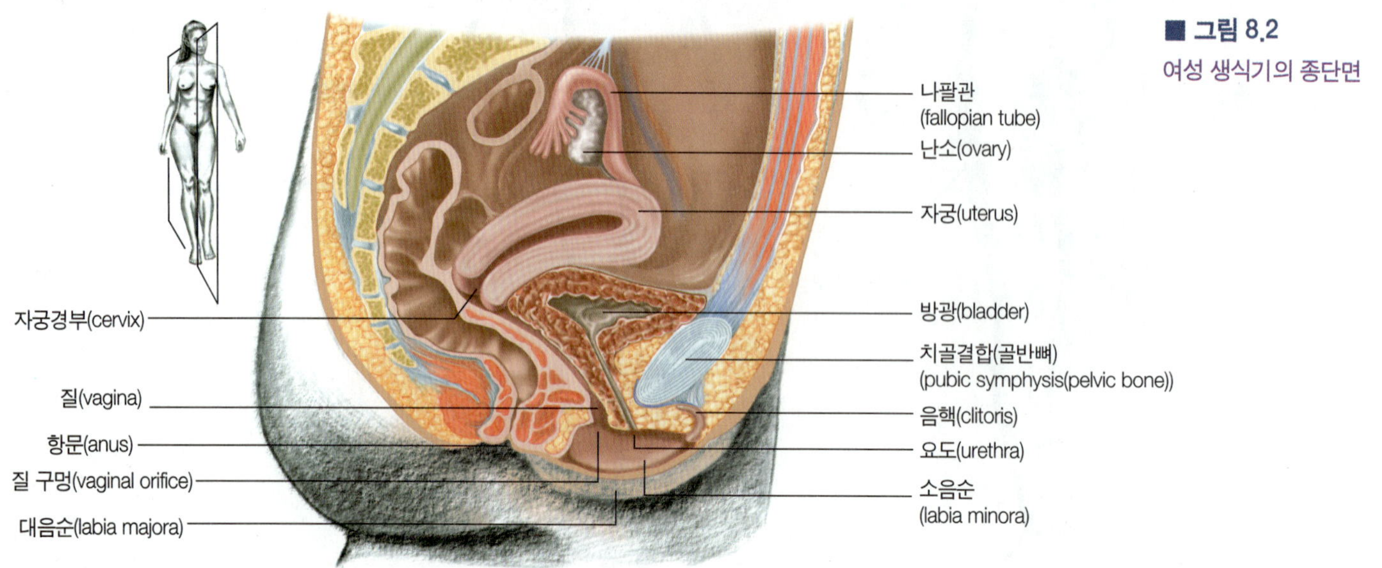

■ 그림 8.2
여성 생식기의 종단면

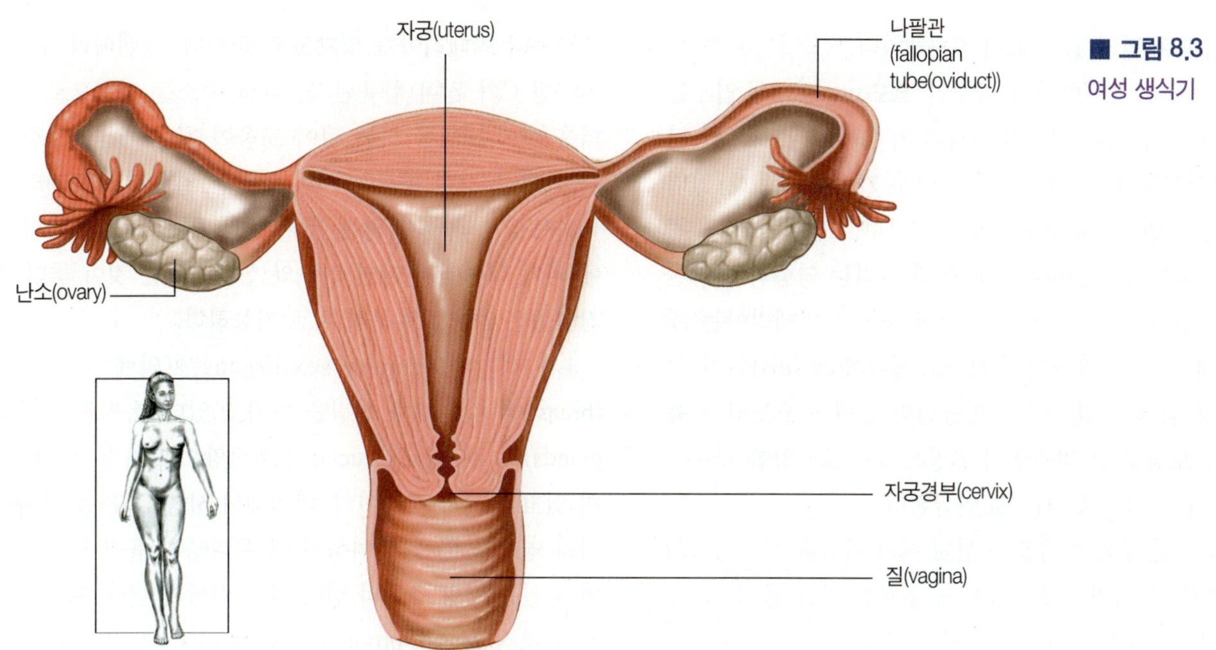

■ 그림 8.3
여성 생식기

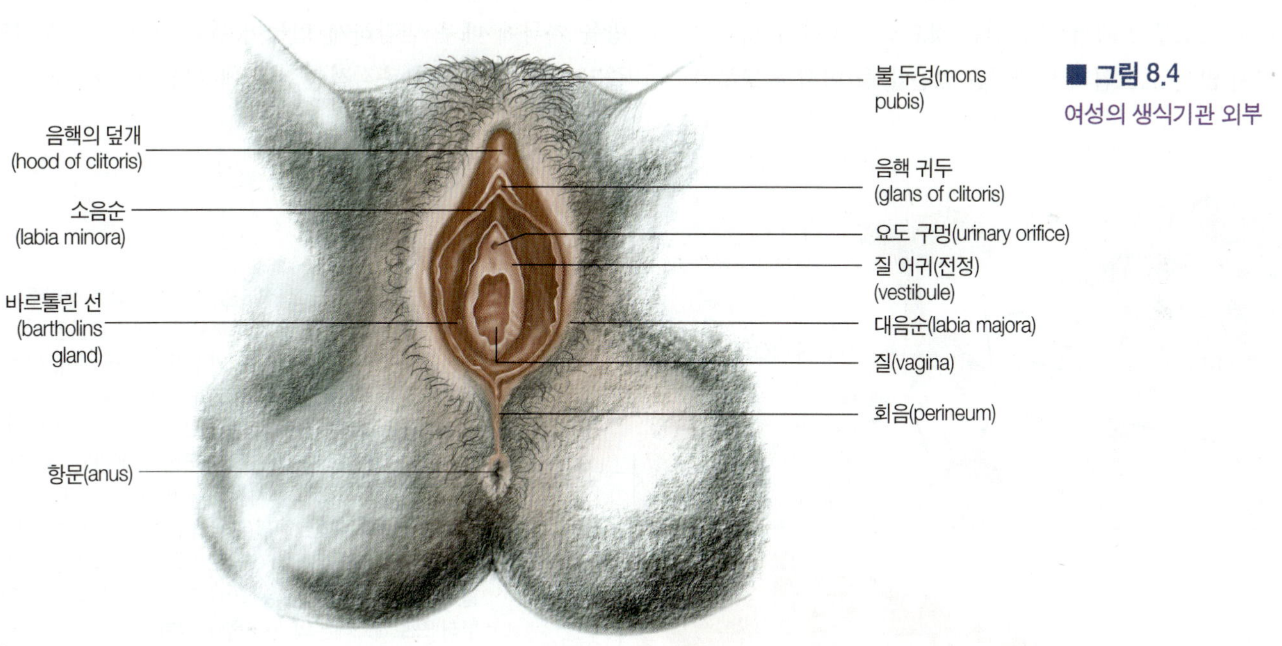

■ 그림 8.4
여성의 생식기관 외부

용어

자궁경부(cervix): 자궁 아래의 좁은 출구

배란(ovulation): 난소로부터 난자의 방출

질염(vaginitis): 질의 감염

외음문(vulva): 여성의 외부 생식 구조들

음핵(clitoris): 질 입구 위에 위치한 성적으로 민감한 기관

소음순(labia minora): 질을 감싸고 있는 한 쌍의 겹쳐진 살집

대음순(labia majora): 소음순을 감싸고 있는 한 쌍의 겹쳐진 살집

기관인 음핵은 질의 입구 위에 위치해있다.

소변이 지나가는 마지막 출구인 **요도**(urethra)의 입구는 음핵의 바로 아래에 있는 질 부위에 위치해 있다. 요도가 단지 0.5인치정도의 길이이고 질에 너무 가까이 위치해 있다는 사실은 소변 시 따가움을 느끼고 자주 소변이 마려운 증세가 나타나는 **요도염**(urethritis)이라 불리는 염증과 감염을 가져오기 쉽다. 때때로, 요도를 통해 들어온 박테리아는 짧은 거리에 있는 방광까지 옮겨가고 **방광염**(cystitis)이라 불리는 방광 감염을 일으킨다. 방광염의 증세는 요도염과 유사하다. 요도염 혹은 방광염의 발병은 보통 **요로감염**(urinary tract infection 혹은 UTI)으로 언급된다.

UTI의 가장 주된 이유로는 성교 시의 자극과 항문지역의 박테리아가 질 지역과 요도주변에 옮겨간 것을 들 수 있다. UTI를 예방하기 위해서는 성적활동 시(손으로나 혹은 음경으로) 항문 박테리아가 질 지역에 옮겨지지 않도록 해야 한다. 이는 여성이 성교직후 바로 소변을 보고, 흡수가 잘되는 면 속옷을 입거나 면 패드가 되어있는 팬티를 입고, 그리고 소변직후 요도를 앞에서 뒤로 닦는 것으로 예방될 수 있다.

심하지 않은 요도염과 방광염은 많은 물을 마셔 요도부분으로부터 박테리아가 씻기도록 하거나, 클랜베리 주스처럼 비타민 C가 많이 함유된 신 과일 주스를 마심으로 소변에 더욱 산이 많도록 하는 것이 도움이 될 수 있다. 또한 술이나 카페인, 강한 향료는 이미 염증을 일으킨 요도지역을 자극하므로 섭취하지 않는 것이 좋다. 통증이 심하거나 소변에 피가 섞여 나온다면 의사와 상담해보는 것이 좋다. 요로감염증은 약물로 충분히 치료 가능하다.

1차 성기관(primary sex organs)이외에 여성은 **유방**(breast)과 같은 2차 성징을 가지고 있다. 유방은 유선(milk glands)와 유관(milk ducts)의 조직망으로 지방 조직에 파묻혀 있고 임신과 젖먹이기, 피임제의 사용, 혹은 월경 주기에 따라 영향을 받는다. 여성에 따른 다양한 유방 크기는 유방 안에 있는 지방 조직의 양에 따라 차이가 난다. 여성의 모유생산 조직의(milk-producing tissue)양은 개인마다 약간 차이가 있지만 모유수유 능력은 유방의 크기와는 관계가 없다.

많은 신경 종말이 분포되어 있는 유방은 모유가 아기에게 전달되도록 하는 중요한 역할을 한다. 이러한 신경들은 유방을 자극에 매우 민감하게 만들어 많은 여성들의 성적인 즐거움을 찾기 위한 촉각적인 자극에 이용하기도 한다. 성

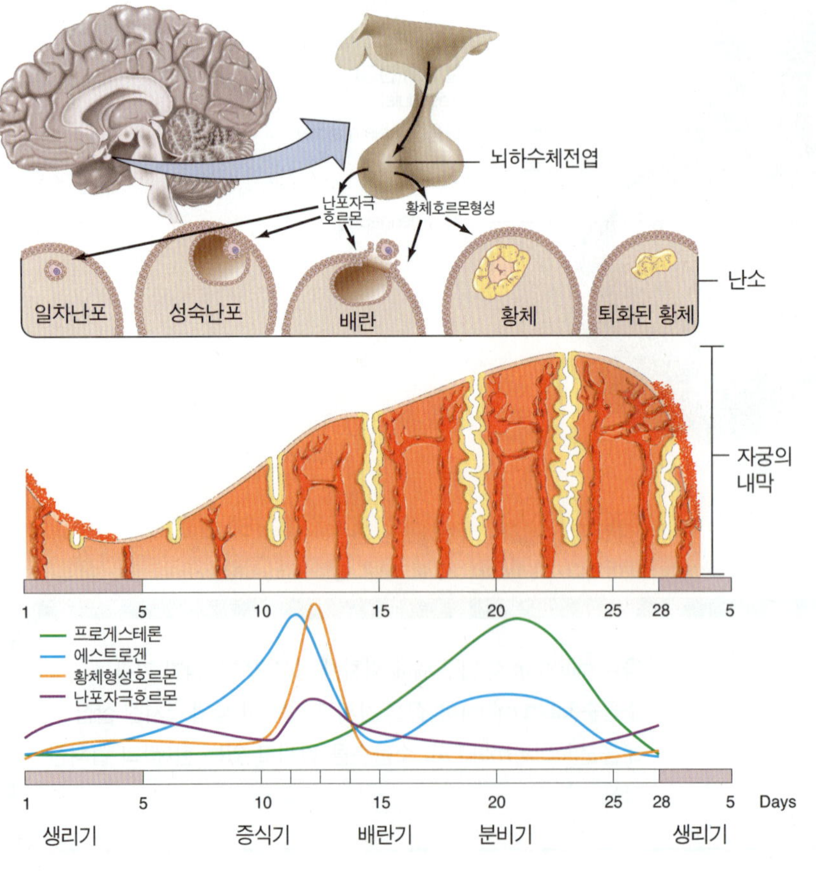

■ **그림 8.5**

생리주기

생리기(1-5일): 생리로 인한 출혈의 첫째 날로 생리주기의 시작. 증식기(6-14일): 시상하부로부터의 호르몬은 뇌하수체선의 난포자극호르몬(FSH)의 방출을 자극하며, 이것은 혈액을 통해 난소로 흘러들어가 난자를 성숙하게 하고 에스트로겐의 생산을 자극한다. 에스트로겐은 자궁의 혈관과 자궁의 내벽이 증식하도록 자극한다. 배란기(14-15일): 난자를 난소로부터 방출시킨다. 분비기(16-25일): 시상하부에서 방출되는 호르몬들은 뇌하수체 선으로부터 황체형성호르몬(LH)의 분비를 이끌어 낸다. 황체형성호르몬은 혈액을 통해 난소로 흘러 들어가고 황체라 불리는 구조로부터 프로게스테론의 분비를 자극한다. 프로게스테론은 자궁 안에서 영양공급선의 발달을 자극한다. 다음 생리주기: 만약 임신이 일어나지 않는다면, 호르몬 수준은 떨어지고 생리주기는 반복된다.

적인 자극, 촉각적인 자극 그리고 차가운 온도는 유두의 작은 근육을 수축시켜 발기시키기도 한다.

생식능력 혹은 월경주기 (the fertility or menstrual cycle)

대략 매달, 여성은 생식 가능한 난자 한 개를 생산해 낸다. 이러한 난자 생산 기간을 여성의 **생식주기**(fertility cycle)(그림 8.5)라 일컫는다. 이 생식주기 동안, 여성의 몸은 임신을 위해 몸을 준비시키기 위하여 여러 호르몬으로 인한 변화를 겪게 된다. 이러한 변화 중의 하나는 임신의 첫 번째 단계로 **자궁의 내막**(endometrium)이 두꺼워지는 것이다. 또한 자궁 속의 특별한 혈관들의 크기가 증가한다. 그것들의 역할은 어머니의 영양을 배아에게, 임신 후에는 태아에게 전달하는 것이다. 만일 임신이 일어나지 않는다면, 자궁 내막(endometrium)과 그 특별한 혈관들은 벗겨져서 질을 통해 몸 밖으로 빠져 나간다. 이것이 **월경**(menstruation)이다. 약 15~45ml(2~3 티스푼 정도)의 물질이 3~6일 동안 빠져나간다. 한 월경에서 다음번까지의 기간을 **월경주기**(menstrual cycle)라고 한다.

월경주기의 기간과 규칙성은 사람에 따라 다르다. 대부분의 여성은 24일에서 35일이 가장 흔하고 대략 28일 정도의 주기를 갖는다. 이 보다 더 짧거나 긴 주기도 있지만, 이는 불규칙한 주기로 간주된다. 불규칙한 주기는 월경의 각각 다른 주기와 주기 사이의 날수로 매달 나타난다. 불규칙한 주기는 여성이 월경을 처음 시작했을 때와 폐경시에 주로 나타난다.

월경 주기는 여러 호르몬들에 의 조절된다. 뇌 안의 시상하부로부터 호르몬은 분비되고 이는 뇌하수체로부터의 **난포자극 호르몬**(FSH: follicle-stimulating hormone)과 **황체 형성 호르몬**(LH: luteinizing hormone)을 방출하는데 영향을 미친다. 이들 호르몬은 여성의 혈류를 통해 순환되고 난소로부터 에스트로겐과 프로게스테론의 흡수를 유발한다. 만일 임신이 일어나지 않게 되면 자궁내막의 호르몬 활동은 멈추고 자궁 조직은 월경 방출로서 손실된다. 어떤 여성들은 월경 시에 불쾌한 증세들이 나타날지도 모른다. 예를 들면, 절반 정도의 여성이 월경의 첫날이나 월경동안의 지속적으로 **생리통**(dysmenorrhea)이라고 일컬어지는 복통을 경험한다. 물론 심리학적, 해부학적, 호르몬 적인 요소들이 생리통에 영향을 미칠 수 있지만 대부분의 경우 자연적으로 발생하는 프로스타글란딘(prostaglandin)이라 불리는 물질이 자궁근육조직의 강한 붕괴를 유도한다. 프로스타글란딘은 자궁내막이 붕괴될 때 형성된다.; 그것들은 몸으로부터 월경 조직 제거를 촉진 시키는 기능을 한다. 어떤 경우에 생리통은 자궁내막증(endometriosis)이나 골반염 질환(PID:pelvic inflammatory disease), 자궁의 섬유양(uterine fibroids)과 골반 강에 종양 등의 내과적인 문제를 야기하기도 한다.

많은 경우에 난자가 방출되지 않는다면 이런 극심한 생리통은 줄어들거나 사라진다. 이 때문에 여성들이 복합 경구피임약을 복용하면 생리통의 완화를 경험한다. 생리통을 줄이는 다른 방법들은 신체의 이완, 명상, 정신 이완 운동, 프로스타글란딘의 수치를 낮추기 위한 약물 복용 등이다.

자주 발생하는 또 다른 문제는 생리가 다가오거나 생리의 첫 번째 혹은 두 번째 날에 기분이나 성질(disposition)이 변화하는 것이다. 여성들의 75%정도는 월경 전 증후군을 경험한다(Grand-Weliky, 2003). 이러한 증상은 두통이나 요통, 피로, 팽만감, 유방의 통증, 우울증, 과민성, 평상시와는 다른 공격적인 성격, 사회성의 결여 등을 포함한다. 월경의

용어

요도(urethra): 방광으로부터 바깥으로 소변을 운반하는 관

요도염(urethritis): 박테리아로부터 발생되는 요도의 자극 혹은 감염

방광염(cystitis): 방광의 염증

요로감염(urinary tract infection(UTI)): 흔히 박테리아에 의해 일어나는 요도와 방광의 염증이나 감염

유방(breasts): 지방조직 안에 있는 모유 분비 기관과 송수관의 조직망

생식주기(fertility cycle): 대략 한달 정도 주기의 수정 가능한 난자의 생산

자궁내막(endometrium): 자궁의 안쪽 벽

월경(menstruation): 자궁의 내벽이 정규적으로 벗겨 질을 통해 나가는 현상

월경주기(menstrual cycle): 한 월경에서 다음 월경까지의 기간

난포자극 호르몬(follicle-stimulation hormone): 성숙한 난포(난자를 가지고 있는)를 발달시키기 위해 난소를 자극시키는 호르몬; 난포는 에스트로겐을 생산한다.

황체형성호르몬(luteinizing hormone): 난포에 의해 난자의 방출을 자극하는 호르몬; 난포는 프로게스테론을 형성한다.

생리통(dysmenorrhea): 월경 중의 복부통증("월경성 경련")

시작과 함께 이러한 증상들은 사실상 사라진다. 약 5%의 여성들에게 월경 전 증후군은 기분의 두드러진 변화, 우울증, 과민성, 불안 등의 복합적인 성격을 띤 **월경전불쾌장애**(PMDD:premenstrual dysphoric disorder)로 나타난다.

월경전증후군의 치료는 월경시기에 카페인이나 설탕, 소금 등의 섭취를 줄이고, 운동량을 늘이고, 비타민 B6(50-100mg)의 섭취를 증가시키고, 충분한 칼슘(하루 섭취량 1200mg)을 섭취하는 것이다.

다른 흔한 월경 장애로는 규칙적인 월경의 중단이나 휴지로 정의되는 **무월경**(amenorrhea)이다. 가장 흔한 월경 중단 이유는 임신이지만, 정상적인 월경을 방해하는 요인은 많다. 어떤 요인으로는 정신적인 스트레스, 우울증, 결혼 혹은 성적 문제, 피로, 아편제의 복용, 우울증을 위한 약물복용, 불안, 호르몬의 불균형, 극심한 칼로리 제한 다이어트와 같은 비정상적인 영양상태, 신경성 식욕부진, 그리고 과도한 육체활동 등이다.

폐경기 (menopause)

초경(menarche)은 젊은 여성들이 경험하는 첫 번째 월경이다. 초경의 나이는 10세보다 일찍 시작하거나 19세 이후에 시작하는 경우도 있지만 보통은 12세에서 13세 사이이다. **폐경**은 배란과 월경의 점진적인 정지이다.

폐경은 난소가 난자의 생산을 중단하고 난소의 호르몬 생산이 상당히 감퇴하는 것이다. 그러므로 폐경기에 대한 두 가지 주된 생물학적인 반응은 다음과 같다: 여성이 더 이상 임신이 가능하지 않고, 그녀의 몸이 난소호르몬(특히 에스트로겐)의 점감생산으로 어떤 변화를 겪게 되는 것이다. 많은 여성들이 50에서 52세에 폐경기를 경험하게 된다.; 물론 35세 이전이나 55세 이후에 겪는 경우도 있다. 폐경이 일어나는 나이는 유전적, 사회적, 그리고 영양학적인 요인들에 의해 영향을 받을 수 있다. 폐경이 일어나는 나이와 여성이 월경을 처음 시작하는 나이와는 관계가 없다.

어떤 사람들은 폐경을 여성의 몸이 빨리 퇴보하고 정서적 불안정이 나타나는 시기로 본다. 그들은 또한 폐경이 재생산능력의 단절을 의미한다고 보기 때문에 그것은 당연히 여성이 더 이상 성적 관심과 능력이 없을 것이라는 잘못된 생각을 갖을지도 모른다. 이러한 생각들은 사실에 근거하지는 않지만 사람들이 믿는 것이 생리학적인 변화에 큰 영향력을

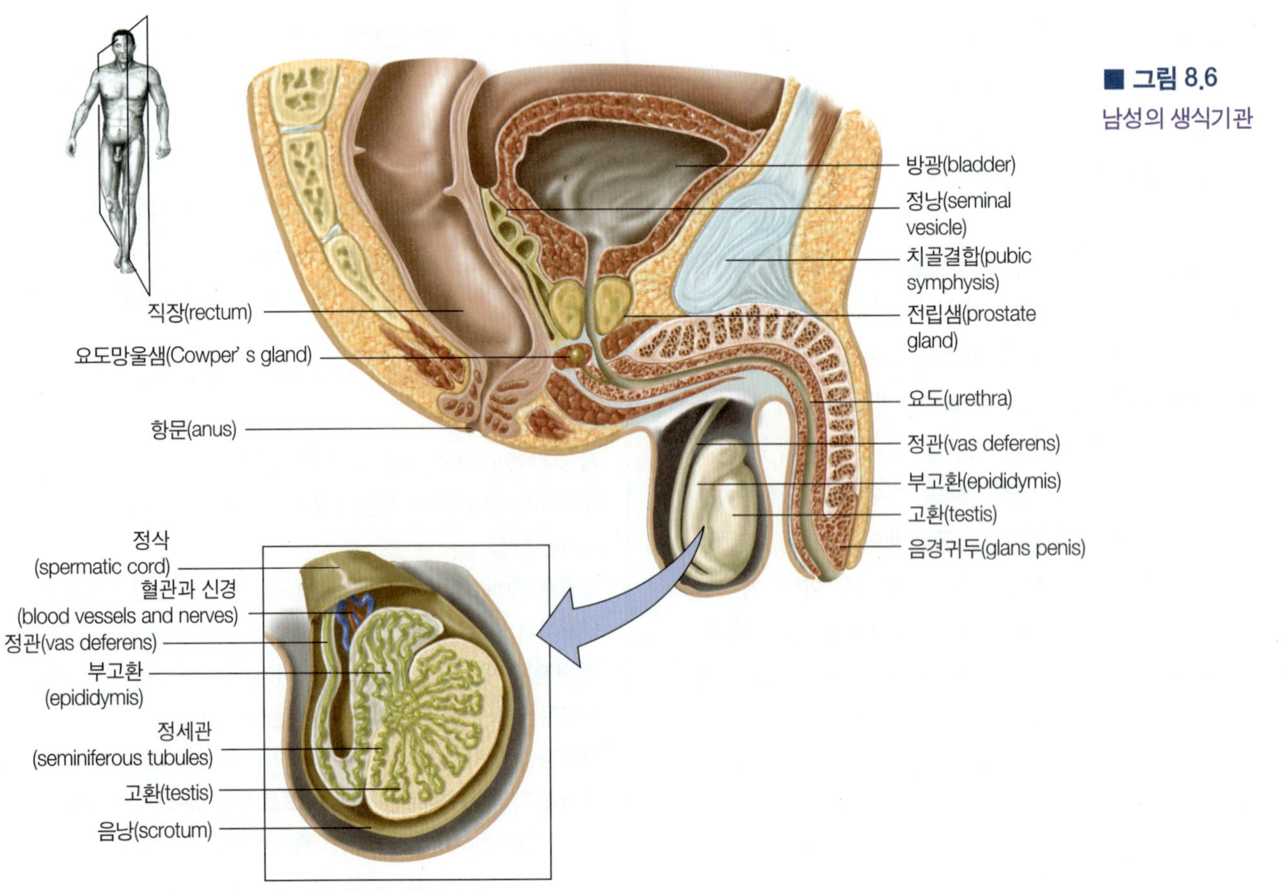

■ 그림 8.6
남성의 생식기관

끼칠지도 모른다. 우리들은 실현되고 즐길만한 삶을 사는데 나이가 전혀 장애가 되지 않는다는 것을 우리 주변에서 충분히 찾아볼 수 있다. 폐경을 삶의 자연적인 과정 중의 하나로 받아들이는 여성들은 의기소침해 하지 않는다. 그들은 계속 활동적이고 건강하며, 삶의 모든 국면들을 계속 즐긴다.

남성의 성 해부학 (male sexual anatomy)

남성의 생식기는 정자와 성 호르몬의 생산 기관인 두 개의 **고환**과, 고환에서 시작되어 골반을 지나 **음경**의 요도에서 끝나는 일련의 연결된 정자 송수관, 정액을 생산하는 분비선, 그리고 **성교** 기관으로서의 음경으로 구성되어 있다(그림 8.6).

고환은 살로 덮여진 주머니인 **음낭** 안에 들어있으며 이는 남자의 몸 밖에 달려있다. 배아시기에 음낭은 몸의 안쪽에서 발달하지만 출생 직전에 음낭 안으로 내려온다. 음낭 안에 고환은 신체 내부의 온도보다 몇도 정도 낮은 온도로 유지되는데 이는 재생산 가능한 정자의 생산을 위해 필요한 컨디션이다. 차가운 온도나 성적인 자극과 같은 영향은 음낭을 몸 쪽으로 가깝게 움직이도록 만들기도 하지만 보통 음낭은 몸의 외벽에 헐렁하게 달려있다. 한쪽 고환이 보통 다른 한쪽 보다 조금 높게 달려있다.

남성이 사정할 때에 정자는 사정관을 싸고 있는 부드러운 근육들과 골반 근육의 수축에 의해 사정관을 따라 음경 밖으로 나간다. 정자가 남성의 몸 밖으로 배출됨에 따라 정자는 **정액**(semen)을 생성하기 위해 **정낭**(seminal vesicles)과 **전립샘**(prostate gland) 그리고 **요도망울 샘** (Cowper' s glands)으로 부터의 정액(seminal fluid) 분비물과 함께 섞인다. 사정 시 분비되는 젤라틴 같은 젖 색의 액체인 정액(semen)은 약 3억 개의 정자 세포 와 약 3~6ml의 정액(seminal fluid)을 함유하고 있다. 정액(seminal fluid)은 전체 정액(semen) 량의95% 혹은 그 이상을 차지한다.

음경은 보통 부드러우나, 남성이 성적으로 흥분 했을 때 그것의 내부 조직에는 피가 채워지고 음경은 커지면서 꼿꼿이 선다. 모든 남성들은 음경의 끝을 싸고 있는 살이 겹쳐진, **음경꺼풀**(foreskin)을 가지고 태어난다. 수세기 동안 유태인과 이슬람교도의 가족들은 종교적인 이유로 남자아기의 음경꺼풀을 수술로서 제거해 왔다. 이러한 절차를 **포경수술**(circumcision)이라 한다. 포경수술이 유익하다는 분명한 의학적인 징후는 없지만, 음경꺼풀의 제거는 하얀 치즈질의 물체로 음경꺼풀 밑에 축적할 수 있는 물질인 **귀두지**(smegma)의 축적을 없앤다. 포경수술을 하면 귀두가 노출되기 때문에 성적인 흥분을 증가시킨다는 생각과 포경수술이 사정을 늦추는데 도움이 되지 못한다는 생각은 근거 없는 이야기이다. 대부분의 남성에게 있어 포경수술은 성적인 흥분과 성적인 활동에 전혀 영향을 주지 않는다.

성행위: 심리학적 관점 (sexuality: the psychological dimension)

성행위의 심리적 관점은 행위자의 감정(즐거움, 흥분, 기쁨, 사랑, 애정)들로 구성되고 의식적 무의식적 생각들은 성적, 관계적 필요에 따라 상황을 해석하고 행동을 일으킨다. 이러한 것들은 자신의 사회적, 성적 관심에 대한 평가, 자신의 정체성, 각각의 성별에 따른 적절한 태도와 행동 등을 포함한다.

용어

월경전 불쾌장애(premenstrual dysphoric disorder(PMDD)): 개인 활동에 지장을 미칠 정도의 극심한 월경 전 증후군

무월경(amenorrhea): 월경의 중지

초경(menarche): 월경의 시작

폐경(menopause): 중년에 일어나는 월경의 정지

고환(testes): 정자세포와 남성의 성 호르몬들을 생산하는 한 쌍의 남성 생식 기관

음경(penis): 성교와 소변 방출을 위한 남성 기관

성교(copulation): 육체적인 성관계

음낭(scrotum): 고환을 담고 있는 피부로 둘러싸인 주머니

정낭(seminal vesicles): 정액의 요소인 액체를 분비하는 분비기관

전립샘(prostate gland): 요도의 밑에 있는 정액을 제공하는 분비기관

요도망울샘(Cowper' s glands): 요도 안으로 염기화 액체를 분비하는 작은 분비기관

정액(semen): 정액을 포함하는 하얗고 크림과 같은 액체

음경꺼풀(foreskin): 음경의 끝부분을 싸고 있는 피부의 겹

포경수술(circumcision): 음경으로부터 음경꺼풀을 제거하기 위한 수술과정

귀두지(smegma): 음경의 음경꺼풀 아래 축적되어있는 하얗고 치즈와 같은 물질

그것들은 어떠한 것이 자연스럽고, 아름다우며 좋은 것인지, 언제, 어디에서 성적 활동을 해야 할지, 그리고 누가 누구와 정당하게 성적 관계를 맺을 수 있는지에 대한 생각을 포함하고 있다. 예를 들면, 어쩌다 만난 사람과의 섹스 여부는 각 개개인에게 따라 다르고 구체적이다. 또한 혼외정사가 바르지 않다고 보는 공통적인 판단의 기준이 있다. 경우에 따라 사회에서 공유된 생각들은 성매매의 금지와 같이 법적으로 분류되었다.

관념들은 **사회화**를 통해서 습득되는데, 사회화는 한 사회 그룹 안에서 각 개인의 태도와 행동적인 기대가 합의된 것이다. 사회화를 통해 각 개인들은 그들의 그룹 안에서의 성의 의미에 대해 배운다. 사회화에 영향을 미치는 것에는 부모, 가족, 학교, 또래집단, 종교, 직업 그리고 매스미디어가 있다.

성행위: 본능적 관점
(sexuality: the orientation dimension)

성적본능(sexual orientation)은 특정한 성의 사람들에게 성적 · 애정적으로 이끌리는 경향이라 할 수 있다. 동성에 대한 성적 선호를 가진 것을 *동성애*(homosexual)라 하며, 반면 이성에 대한 성적 선호를 가진 사람을 *이성애*(heterosexual)라 부른다. 그리고 이성과 동성 둘 다에 선호하는 것을 *양성애*(bisexual)라 한다. 대략 5~10%의 성인이 완전한 동성연애자로 추정된다. 어떤 보고에는 인구의 50%정도가 동성의 경험을 한 적이 있다고 밝히고 있고 이는 성적 호기심에 의한 경험이 흔한 어린 시절이나 청소년 시기인 것으로 나타났다. 또한 많은 사람들이 동성에 대해 성적으로 흥분하지만 그것을 행동하지 않는 다고 말한다.

전통적으로 우리의 문화는 동성애와 동성에 대한 매우 친밀한 관계를 금지해오고 있다. 그것들은 잘못됐고 비도덕적이며 부자연스럽고 정신병과 같은 것이라 주장하고 있다. 그러나 미국심리학회(American Psychological Association)나 미국정신의학회(American Psychiatric Association)는 동성애를 정신병으로 보지 않고 있다. 과학연구들은 동성애를 뒷받침할만한 어떤 유전적 · 호르몬적 · 대사적인 이상을 밝혀 내지 못하고 있다. 성적 본능의 발달과 양식에 관한 신경심리적 기전(neuropsychological mechanism)은 밝혀지지 않았다. 한 가지 확실한 것은 성적 본능이 드물지만 개인적인 선호에 따른 것이며 이는 자연스러운 것으로 보고 있다.

대체로, 동성의 친밀한 관계들은 성에 관한 고정관념에 차이가 있을 뿐 이성간의 관계와 유사하다. 일부 동성관계는 일시적이고 장기간 지속되지 못하는 반면, 일부 이성교제는 깊고 감정적인 책임과 정절을 지키려 한다. 성적본능은 사랑을 하고 사랑을 받는 것과 헌신과 애정에 영향을 받지 않는다.

성행위: 행동학적 관점
(sexuality: the behavioral dimension)

성의 행동학적 관점은 성적 경험을 만들도록 의도된 행동들을 포함한다. 성적 관계가 성기의 자극과 성기의 반응 그리고 오르가즘이라고 생각하기도 하지만 실제로는 사람의 마음과 영혼 그리고 파트너와의 관계 또한 포함하고 있다.

일반적으로, 성적 관계는 사람이 성적 경험을 창조하는 것에 관심을 둔다. 성적인 경험에 흥미를 가지는 경향은 다른 어느 것에 갖는 관심으로 비유될 수 있다. 어떤 사람들은 테니스에 흥미를 느끼지만 다른 사람은 흥미를 갖지 못한다. 마찬가지로 일반적으로 사람들이 성관계에 관심이 매우 높은 것 같지만, 실제로 성적 활동에 대한 관심은 개인과 커플에 따라 다양하고, 이는 시간에 따라 변하기도 하며 인간 관계적 요인과 심리적인 요인에 의해 영향을 받기도 한다. 예를 들면, 많은 커플들이 그들의 관계가 오래된 후 보다는 관계의 초기에 성적인 열망이 더 높은 것으로 나타났다. 반면에 육아의 시기가 끝나게 되면 성적인 관심이 더 증가됨을 경험하기도 한다. 다양한 신체적 그리고 심리적 상황들 또한 성적 관심에 영향을 줄 수 있다. 예를 들면, 많은 여성들이 출산 이후 초기 몇 주 동안 성적 관심이 감소됨이 보고되었다. 그리고 우울증이나 신체적 질환은 성적관심의 감소와 관련이 있다.

성적인 욕구가 성적 행동으로 이어진다는 것은 아니다. 인간의 성적 행동은 반사적(reflexive)인 것이 아니다.; 성적인 행동은 성적으로 흥분을 느낄 때나 성적인 기회에 노출됐을 때 마다 자동적으로 나타나는 것은 아니다. 대신에 성적인 활동은 사회적인 규범, 개인의 가치 그리고 육체적, 심리적 요구를 따르기 위한 열망에 대한 결단의 결과이다(성적인 강압이나 습격의 경우를 제외하고).

성관계의 성립에는 두 가지 요인에 의해 영향을 받는다. 첫 번째는 환경(context) 즉, 성적 활동이 일어나는 사회적인 상황이다. 우리 사회는 성적 활동들을 통치하는 규칙들과 규범들을 가지고 있다. 사람이라면 대상과 장소를 가리지 않고 성교 하는 것을 바람직하게 보지 않는다.

두 번째 요인은 성관계에 대한 당사자의 의사에 따른다. 성적인 활동이 받아들여질 만 한 상황이나 관계 그리고 성교를 하기 위한 기회들이 나타났을 때 사람은 "예", "아니요", "아직" 혹은 "아마도" 라고 결정할 수 있다. 이러한 결정은 그 시기에 느끼는 신체적 · 감정적 느낌, 개인적인 판단 기준, 자아존중감과 관계 등에 따라 달라진다.

성적 흥분과 반응 (sexual arousal and response)

성적 흥분을 일으키기 위한 공식은 없다. 모든 사람은 각 개인의 취향이 있다. 성교를 하기에 적절하다고 생각되는 상황과 환경에서 대부분의 사람들은 특정한 방법으로 성적 반응을 일으킨다. 일반적으로 특정 신체부위에서 성적 민감도가 매우 높게 나타난다. 이것들을 성감대라 하며, 성기, 유방, 항문, 입술, 위쪽 허벅다리, 그리고 입 등을 포함한다.

성적으로 흥분 되었을 때, 뇌와 신경 시스템은 몸의 성적 활동을 위해 준비한다. 뇌의 자극은 척수 신경에 의해 몸의 다양한 부위에 전달되고 생리학적인 변화를 일으킨다. 이러한 변화는 많은 골격근들을 단단하게 만들고(**근긴장**), 특별히 골반에 있어 혈류를 변화시키고(**혈관충혈**), 심장박동과 혈압과 호흡수를 늘려 흥분과 에로틱한 감정을 증가시킨다.

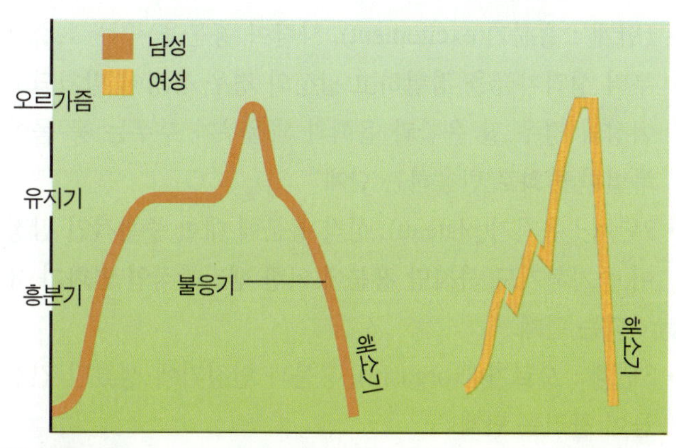

■ 그림 8.7
성 반응주기

남성에 있어 증가된 골반의 혈류는 음경을 꼿꼿하게 발기시킨다. 음경 안에 있는 스펀지 같은 조직들에 피가 차서 음경은 커진다. 여성에게 있어 골반 혈류의 증가는 질을 윤활시키고 음핵과 질의 가장자리(vaginal lips)를 부풀어 오르게 한다. 질의 윤활은 질 벽으로부터 나오는 액체에 의해 이루어진다. 음핵과 질 가장자리(vaginal lips)의 부품은 그것들 안의 스펀지 같은 조직들이 피로 찼기 때문이다. 어떤 여성은 성적 흥분에 의한 혈류의 변화로 가슴이 팽창하기도 한다.

성적 자극 타입에 관계없이 남 녀 둘 다에 있어서의 생리적인 반응은 유사한데 이는 **성적 반응 주기**라 불리는 4개의 단계로 구성되어 있는 패턴을 따른다(그림 8.7):

건강 팁

음주: 위험한 사회적 성적 윤활제

당신은 얼마나 많은 사람들이 시간을 즐겁게 보내기 위해 술을 필요로 하는지 알고 있는가? 아마도 꽤 많으리라 생각된다. 많은 학생들은 파티나 다른 사회적인 모임에서 불안감을 낮추기 위해, 또는 성에 대한 흥분을 조절하기 위해 술을 마신다고 한다. 불안감을 줄이기 위한 음주의 문제점은 신체적인 작용을 둔화시키고 위험한 상황에 대한 보호능력을 감소시킨다는 것이다. 그래서 만약 술에 취하고 싶다거나 성관계를 하기 전에 음주를 하려면 다음의 사항들을 고려해야 한다.

- 음주는 성적 반응능력을 감소시켜 발기, 윤활(lubrication), 오르가즘을 감소시킨다.
- 술 취함은 행복감과 행위 인식능력을 감소시킨다.
- 누구를 막론하고 호감을 느껴 쉽게 자신을 허락한다(beer goggles).
- 당신이 성폭행의 상황을 만들어 낼 수도 있다.
- 의도하지 않은 임신을 할 수 있다.
- 안전한 성교방식을 잊어버리고 에이즈나 다른 성병의 감염을 증가시킬 수 있다.

용 어

사회화(socialization): 개인들에 대하여 사회 그룹들이 갖는 태도와 기대에 의한 과정

성적본능(sexual orientaion): 성적 또는 낭만적으로 특정한 성에 이끌리는 경향

근긴장(myotonia): 근육의 긴장

혈관충혈(vasocongestion): 성적흥분에 반응하여 나타난 신체의 특정한 부위에서 나타나는 혈관의 울혈

성적 반응 주기(sexual response cycle): 남성과 여성의 성적 흥분에 반응하는 네 가지 생리적 단계

- 1단계 : 흥분기(excitement), 사람이 흥분을 주는 요소로부터 성적자극을 경험하고 남성의 경우 음경이 발기되고 여성의 경우 질 윤활과 음핵과 외음부가 부푸는 등 몸이 특별한 변화로 반응하는 단계
- 2단계 : 유지기(plateau), 성적 흥분에 대한 주관적인 감정이 증가되기도 하지만 흥분에 의한 생리학적인 변화가 유지되는 단계
- 3단계 : 오르가즘(orgasm), 흥분과 안정기에 생겼던 긴장들이 풀리는 단계
- 4단계 : 해소기(resolution), 몸이 생리적으로 자극받기 이전의 상태로 돌아가는 것이다. 해소기는 불응기(a regractory period)를 포함하기도 한다. 불응기란 오르가즘과 사정이 일어날 수없는 일정한 시간(몇 분에서 며칠 까지)을 말한다.

성적 반응 주기의 정도와 지속 시간은 각각의 남 · 녀 간에 현격한 차이가 있다. 같은 사람이라도 반응은 다르게 나타난다. 왜냐하면 각각의 성적 상황이 다르기 때문이다.

오르가즘 (orgasm)

성적 흥분이 특정 부위에 일어날 때 수반되는 성적 긴장은 **오르가즘**으로 발현된다. 남성과 여성에게 있어 오르가즘 반응은 골반 근육의 규칙적인 수축으로 연결되고 얼굴과 손, 발, 근육이 단단해 지고 쾌감을 느끼게 된다. 남성이 사정없이 오르가즘을 경험하는 경우도 있지만, 흔하게는 남성은 오르가즘동안 사정을 한다. 대중매체는 남성 혹은 여성이 오르가즘을 느낄 때, 벨이 울리고 땅이 흔들리며, 빛이 반짝이고, 신음이 나타나는 것과 같은 환상을 심어주고 있지만 대게 오르가즘은 조용하게 나타난다.

오르가즘의 정도는 각 개인과 상황에 따라 다르게 느껴진다. 흥분 수준에 따라 오르가즘의 정도에도 차이가 난다. 간혹 충분히 흥분되지 않았다거나, 피곤하다거나, 긴장했다거나, 몸이 아픈 경우 오르가즘을 느끼지 못 할 수 있다.

많은 사람들이 성공을 지향하는데 성공의 척도를 섹스 특히 오르가즘에 적용하는 것이 일반적이다. 예를 들어, 많은 사람들은 여성이 성관계시 갖는 동안 느끼는 오르가즘의 수에 의해 "성공"이 결정된다고 믿고 있다. 이러한 기준에 의해서, 성공적인 남성들은 그의 파트너가 적어도 한번 혹은 그 이상의 오르가즘을 느낄 때 까지 사정을 늦출 수 있는 사람이고 더군다나 성공적인 여성들은 모든 성적 파트너에게 여러 번의 오르가즘을 느낄 수 있는 사람이라는 것이다. 적

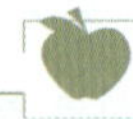
건강 팁

성적 경험을 강화하기 위한 방법

- 생식기만이 아니라 몸 전체를 자극함으로써 만족을 느낀다.
- 자극의 방법과 강도를 다양하게 한다. 감각이 생겼다가 감퇴하도록 한다.
- 섹스를 일로서 되게 하지마라
- 사생활 침해나 마음의 혼란이 없도록 시간을 가져라. 전화기를 끄고 사생활을 지키기 위해 문을 잠가라.
- 성적 활동이 시작하기 전에 성적 흥분을 위해 당신을 효과적인 접근통로로 열어놓아라. 섹스를 만족하는 것은 오직 몸에 의지한 기계적인 활동이 아니라 마음과 몸의 에너지를 합치는 것이다. 배고픔이나 피로나 화와 같은 섹스활동을 방해하는 에너지들을 삼가고 깊은 숨 혹은 다른 이완 활동을 통해 섹스에 당신의 에너지를 집중해라.
- 성적 활동을 위한 준비에 있어 당신과 당신의 파트너 사이의 차이점을 알아라. 이야기나, 가벼운 스킨십, 춤, 마사지 등을 통해 양쪽 파트너들의 성적 흥분의 상태가 동시에 일어나도록 하라.
- 성적 경험 이전에 임신조절이나 성적으로 전염되는 질병들에 대한 고민들을 이야기하자.
- 시간을 갖고 천천히 해라.
- 언어 혹은 비언어적 방식을 통해 당신의 파트너가 좋아하는 것과 싫어하는 것을 대화해라.
- 오르가즘에만 집중하지 말라. 몸의 모든 부분을 만짐으로부터 많은 성적 감정들을 느끼는 것을 배워라.
- 성교 전 혹은 후에 둘 중의 한 파트너가 손으로, 입으로 혹은 다른 자극을 통해 오르가즘에 도달할지 모른다.
- 성적활동이 한쪽 파트너가 오르가즘에 이른 후에 중지될 필요가 없다. 성교는 둘 다 멈추기를 원할 때 까지 계속될 수 있다.
- 특정한 성적 상황 동안 어느 한쪽이 오르가즘을 열망하지 않을 지도 모른다. 신체적으로 표현된 사랑과 보살핌은 오르가즘을 필요로 하지 않는다.

건강 팁

성에 관한 대화에 신경을 써라

성이 감정적으로 가까운 관계에 있어 매우 중요한 부분일 수 있지만, 성에 대해 대화하는 것은 어려울 수 있다. 많은 사람들이 섹스는 사적인 것 혹은 "더러운 것"이고 토론하기에 적합한 주제가 아닌 것으로 생각하고 있다. 어떤 사람들은 성적인 속어 외에 성적 어휘를 사용하지 않고 그런 종류의 단어들을 가까운 사람들의 대화에 사용하는 것을 불편하게 생각한다. 또한 일반적인 연애 소설들은 사랑하는 사람들은 상대방의 감정이나 욕구를 직관적으로 알 수 있어 성교에 대해 굳이 이야기 할 필요가 없다고 한다.

때때로 몸짓과 신체적 접촉 그리고 눈빛 등으로 성적 메세시를 주고받을 수 있지만, 그러한 비언어적 단서들은 이해하기 힘들거나 오해할 수 있는 위험성이 있다. 언어적 표현은 오해나 감정을 상하게 할 위험성을 줄여준다. 이성교제의 초기에 성교에 관한 대화는 부적절한 관계의 발전을 막을 수 있으며, 특히 쑥스러워 말 못하는 이러한 상황들이 성교를 허용하는 의사표시가 아님을 인식해야 한다.

당신이 성에 대해 이야기하는 것이 힘들다면 당신의 파트너와 불편한 부분에 대해 이야기하는 것이 도움이 될지도 모른다.: "우리 관계에 있어서 성적인 면이 나에게는 매우 중요해요. 그렇지만 나는 이 주제에 대해 이야기 하는 것이 불안(불편한, 쑥스러운 등등)해요.", 혹은 "이야기할 것이 있는데, 그것이 내게는 힘든 주제예요. 하지만 먼저 당신이 듣고 나중에 그것에 대해 당신이 말해주었으면 좋겠어요."

그러면, 당신은 당신의 성에 대한 개인적이거나 가족적인 히스토리를 공유할 수 있다. 당신은 어떻게 성적인 주제들이 당신의 가족과 동료그룹 사이에서 다뤄졌는지, 어떻게 당신이 성적 단어들을 배우게 되었는지 그리고 섹스에 대해 이야기 하는 당신의 현재 태도에 대해 설명할 수 있다. 결국 당신은 당신의 관계의 구체적인 성적인 측면에 대해 이야기할 만큼 충분히 편하게 될 것이다.

정한 수의 오르가즘을 "만들 수" 없는 남성과 여성들은 그들 스스로나 다른 사람들에게 "부적격"이라는 잘못된 꼬리표를 달지도 모른다. 자신의 성적 기술이 상대방을 만족시키는지에 관하여 지나치게 고민을 하게 될 경우, 심리적으로 부담을 갖지 않으려고 노력하게 된다. 오히려 앞으로의 성 생활을 기피하게 되기보다는 노력하는 태도를 포기하고 자신들의 행위를 관찰한다. 이것을 **방관**(spectatoring)이라 한다.

자위 (masturbation)

자위는 성적흥분을 오르가즘의 수준까지 일으키기 위한 자발적 자극이다. 많은 문화권에서 자위가 사회적, 종교적으로 부적절하고, 비도덕적이며, 잘못된 것이라고 여기지만 자위는 그럼에도 불구하고 전 세계에 걸쳐 널리 행해지고 있고 심지어 다른 동물 종 사이에서도 일어난다.

많은 사람들은 자위를 성교를 대신할 수 있는 수단으로 생각한다. 왜 자위행위를 하는가는 다음과 같이 이성과 성관계를 갖는 이유와 유사하다. 그 이유로는 성적 쾌감을 경험하기 위해, 신체적 긴장의 이완을 위해, 기분 전환을 위해, 잠들기 위해, 그리고 파트너와 섹스를 할 때 친밀함과 유대관계를 느끼기 위해 등등 이다. 사람들은 성적 즐거움을 알기 위한 방법으로 자위를 한다.

자위로 인한 부정적 영향들에 대한 많은 풍문들이 있다. 그것들 중에는 자위가 탈모, 정신 착란, 여드름과 사마귀 발생 등의 피부이상, 원만하지 않은 대인관계, 불임 등을 유발한다고 한다. 그러나 이것들이 사실이라는 증거는 없다. 자위는 자극된 기관이 손상을 입지 않는 한 신체적으로 해롭지 않다.

성적 절제 (sexual abstinence)

많은 사람들에게서 성에 대한 흥미와 욕구가 변하지 않는다 하더라도, 일부 사람들은 성적 활동을 삼간다. 어떤 사람들은 종교적인 이유로 평생 **금욕**을 한다(때때로 이들은 독

용어

오르가즘(orgasm): 성적 반응의 최고 상태와 생리적 성적 긴장의 완화

방관(spectatoring): 자기가 성관계에 전적으로 참여하는 것이 아닌 자기 자신의 성적 경험을 관찰하는 것

자위(masturbation): 스스로 유발시키는 성적 자극

금욕(celibacy): 성적 절제

신주의를 표방한다). 어떤 개인들은 그들이 결혼할 때 까지 순결을 지킨다. 또 다른 사람들은 성관계를 통해 갖게 되는 가까움과 친밀함에 대해 두려움을 느끼거나, 섹스에 대한 강한 부정적인 느낌을 가지고 있어서 성교를 피하기도 한다.

그럼에도 불구하고 평생 금욕을 하려는 것이 아닌 사람들은 성관계로부터 "쉼"을 얻을 수 있는 이점이 있다. 예를 들어, 육체적 혹은 감정적인 상처로부터의 회복은 금욕이 필요할 수 있다. 성생활의 절제는 의도하지 않은 임신이나 성적 전염병을 피할 수 있는 확실한 방법이다. 실연 당한 후 회복하는데 성적절제가 도움이 될 수 있다. 감정적인 상처의 치료는 성적관계가 깊지 않았을 때 좀 더 잘 치유된다.

성적 절제는 이성교제를 새로 시작하기 위한 좋은 기회를 제공할 수 있다. 성적 절제는 성교를 통한 친밀감으로 볼 수 없는 교제 연인에 대한 다양한 면을 볼 수 있도록 도와준다. 성관계에 집착하지 않는 사람들은 자기개발이나 경력 혹은 학업과 교우관계에 집중할 수 있다. 연애 초기에 성적 절제는 연인에 대한 신뢰와 애정을 더욱 깊게 발전시킬 수 있게 한다.

성적장애 (sexual difficulties)

많은 사람들은 섹스가 항상 흥분되고 만족스럽기를 기대한다. 그리고 기대에 못 미치면 걱정스러워 한다. 그러나 생활의 변화, 출세의 의지, 양육, 가끔 걸리는 질병은 섹스의 흥미나 능력을 일시적으로 감소시킬 수도 있다(표 8.1). 성적 흥미와 능력에 있어서 이러한 변화는 정상적이고 그들 스스로 해결한다. 지속적으로 섹스에 장애가 있다면 건강전문가의 상담이 도움이 될 것이다.

표 8.1

성적 장애를 유발하는 요인들

요인	예
기질적 요인	어느 종류의 질병
	혈관, 신경 그리고 호르몬적 질병
	피로 혹은 정신 내분비적 스트레스
	약제와 항락제
가치, 신념, 태도	*성에 대한 부정적인 가치들*
	성교는 더럽다; 성교는 죄악이다.
	생식기(특히 여성의)는 더럽다.
	여성은 성교를 즐기지 않는다고 생각한다.
	남성은 항상 성교가 흥미있어야 한다고 생각한다.
	남성은 항상 성교 능력이 있다고 생각한다.
	섹스에 대한 좁은 정의
	섹스=음경과 질의 왕래
	목적 본능(섹스=오르가즘)
	행위적 기대
성격과 경험	낮은 자기 자존감
	정서적 장애(불안, 우울, 슬픔)
	성적 학대 경험
	나쁜 신체적 이미지
관계적 요인	친근함에 대한 불편함
	관계적 장애
	임신 혹은 성 전염병에 대한 두려움
	성적 본능

흥미의 결핍(lack of interest) 치료전문가들과 상담가들은 섹스에 대한 흥미의 결핍을 성욕 감소장애나 성 혐오장애로 여기고 있으며, 다음과 같은 이유로 발생되었다고 한다:

1. *성적 장애* 한쪽 혹은 양 파트너에서 성교와 관련된 신체적인 장애가 있을 수 있다: 남자가 발기를 못하거나 유지할 수 없는 경우와 여성이 성교동안 통증을 느끼는 경우이다. 한쪽이나 양 파트너들이 이러한 문제들로 성적 활동에 기쁨을 느끼지 못하면 결과적으로 성적 흥미를 잃게 된다.
2. *좋아함과 싫어함에 대한 의사소통 실패* : 한쪽 파트너가 성관계에 있어 만족스럽지 못한 어떤 부분을 발견하고는 이를 다른 파트너와 의견을 나누지 않았을지도 모른다. 성질을 내는 것과 불쾌함은 결과적으로 섹스에 대한 흥미를 상실하게 만들지도 모른다.
3. *권태* : 예측가능하고 항상 반복되는 어떤 일처럼, 섹스도 그것이 항상 같은 방식으로 같은 때에 이루어질 때 지루해질 수 있다.
4. *스트레스, 피로 그리고 우울증* : 일이나 다른 책임들로 감정적으로 고갈되거나 무기력하거나 우울해지는 것은 성적인 욕망을 방해할 수도 있다.
5. *알코올과 기타 약물* : 알코올과 기타 약물은 성적욕망을 낮출 수 있다. 알코올이나 약물에 취한 상대와 성관계를 하고 싶지 않도록 만들 수 있고, 결국 다른 파트너가 성적 흥미를 잃을 수도 있다. 한편 어떤 약물치료는 성욕을 감퇴시킬 수도 있다.
6. *임신과 아이들* : 임신 중이거나 아이를 기르는 동안 책임감의 증가와 개인적인 시간이 감소는 섹스에 대한 흥

미를 낮출 수 있다. 생활이 바쁜 연인들은 서로가 섹스나 다른 활동들을 함께할 수 있도록 시간을 맞추기 위해 노력해야 한다.

7. *적의와 분노* : 해결되지 않은 갈등은 성적 흥미상실의 주된 요인이다. 당신이 화를 내는 상대에게 친밀감을 느끼기는 어려울 것이다.
8. *외모의 변화* : 일단 사귀게 되면, 어떤 사람들은 자신들의 외모를 가꾸는 것을 중단하는데, 이것은 상대의 성적 흥미를 줄어들게 할지도 모른다.
9. *신체적 질병* : 신체적 질병은 자신들이 섹스를 해서는 안 된다고 믿게 하는 요인일 수 있다. 예를 들면, 심근경색이 있는 남성은 심장마비가 두려워서 관계를 가지는 것을 꺼릴 지도 모른다.

발기부전(erection problem) : 발기를 하거나 그것을 유지하는데 어려운 것은 부상이나 질병으로 초래된 것일 수 있다. 그것은 또한 알코올, 헤로인, 혹은 다른 환각제나 어떤 고혈압을 위한 약물들 때문일 수 있다. 그러나 대게 발기 문제들은 성행위에 대한 두려움의 결과(발기하는 능력에 대한 두려움)이거나 혹은 특정한 파트너와 섹스를 하고 싶지 않기 때문이다.

빠른 사정(rapid ejaculation) : 빠른 혹은 "너무 성급한" 사정은 시간의 문제라기보다는 남성이 사정을 할 때 직접 컨트롤을 할 수 있는지에 대한 문제이다. 사정은 반사적인 활동으로 방광기능처럼 컨트롤할 수 있다. 사정을 컨트롤 할 수 있는 키는 사정이 시작됨을 알리는 육체적인 감각을 알고 욕망에 따라 흥분을 조절하는 것이다.

통증을 동반한 성교(painful intercourse) : 여성에게 있어, 고통스러운 성교는 질감염이나 성교 이전 불충분한 질의 윤활(보통 충분히 성적으로 흥분되지 않았을 때) 그리고 불안으로 생기는 질 주변 근육의 경련 등으로 음경이 질을 통과할 때 통증을 유발할 수 있다. 성교와 관계된 다른 통증의 요인으로는 여성에게는 골반에 남성에게는 음낭("blue balls")에 깊고 쑤시는 감각이 있을 때이다. 이런 상태는 성적흥분으로 골반 부위에 피가 밀집했기 때문이다. 오르가즘은 울혈을 해소시키기도 하지만 오르가즘의 부족은 피를 아직 남아있게 해서 불편함과 통증을 유발할 수 있다.

오르가즘 장애들(orgasm difficulties) : 남성과 여성 둘 다 오르가즘을 경험하는데 어려움을 가질 수 있다. 대부분 이런 어려움은 충분하지 않은 성적 흥분의 결과이다. 그것은 아마도 특정한 파트너에 대한 반감, 임신에 대한 두려움, 혹은 전염성 있는 성병, 자연스럽게 내버려두는 것에 대한 두려움, 신뢰의 부족, 혹은 성적 쾌감에 대한 부정적인 태도들 때문일 것이다.

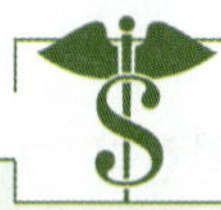

달러와 건강 상식

섹스판매

자신이 환자라고 생각하는 건강한 사람들을 통해 많은 돈을 벌 수 있다(Moynihan, Health, and henry, 2002). 평범한 삶의 상황들을 마치 문제가 있는 것처럼 하고 그것을 치료할 수 있는 약이라 하여 치료제처럼 판매하고 있다. 많은 사람들이 성생활에 대해 관심을 가지기 때문에, 성생활의 능력을 강화시킬 수 있는 약을 판매한다고 하면 많은 돈은 돈을 벌수가 있다.

비아그라는 의학적으로 남성의 발기부전 환자에게 처방되고 인터넷과 스팸메일을 통해 매년 200만 달러 가까이 수입을 올리고 있다. 분명한 것은 섹스를 위한 약들이 판매된다는 것이다. 비아그라와 다른 성관련 약물시장을 확대하기 위해 제약회사들은 "여성 성 기능장애"에 약물 치료가 필요다고 제안하고, 새로운 정의를 만들어내는 것을 목적으로 하는 과학자들(돈을 받은 모든)의 모임을 후원한다(Moynihan, 2003). 회사들은 평범한 삶의 상황들을 약물로서 "치료"가능한 것처럼 하는 질병화하는 방법을 찾고 있다.

여성(혹은 남성)이 지속적으로 성관계에 관심이 있고, 성관계를 가지려는 욕구가 있으며 그것을 열정적으로 즐기기를 원하고 있다. 성적 장애들이 존재하고 그것들의 대부분이 약물치료를 받아야하는 의학적인 문제의 결과이기도 하지만, 삶의 환경은 성적 욕망과 활동에 영향을 주는 상당히 많은 변인들이 있다. 그러나 성적 흥미의 결핍, 성적 성과에 대한 걱정, 질 윤활의 어려움들이 의학적인 문제로 진단된다면, 제약회사들의 막대한 이익창출은 계속될 것이다.

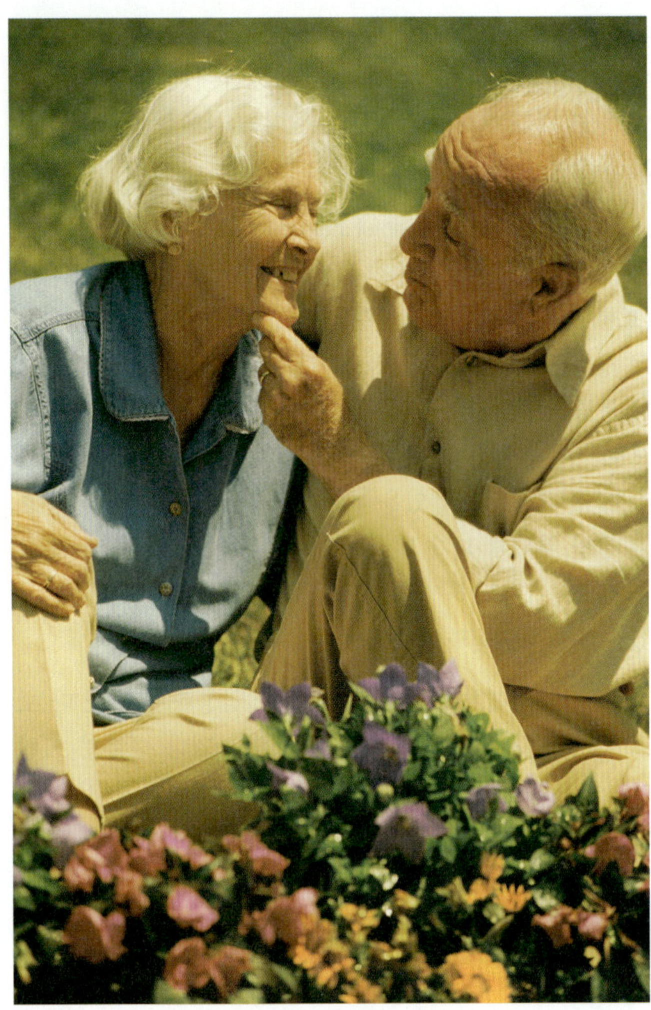

친밀감은 모든 연령대에서 요구되는 기본욕구이다.

성행위: 관계적 측면 (sexuality: the relationship dimension)

우리는 모두 친교를 필요로 한다. 이것은 마음으로 가까운 느낌, 신뢰, 그리고 타인에 관하여 마음을 열수 있는 것으로 우리의 가장 깊은 내면에서 거리낌 없이 마음을 나눌 수 있는 것을 말한다.

친밀한 관계는 개인의 활기와 행복의 측면에서 있어 큰 영향을 끼친다. 친밀한 관계가 부드럽게 이루어질 때, 다른 어느 경험들과는 견줄 수 없는 풍부한 감정적인 만족을 준다. 진정으로 도움이 되고 보살펴주는 관계에 있는 사람들은 앞으로의 삶이 조화롭고 아름다울 것이라는 자신감을 갖는 경향이 있다. 반면에, 친밀한 관계가 잘 이어지지 않는 사람들은 삶의 불행 밖에 생각할 수 없을지도 모른다. 그런 사람들은 화를 잘 내고, 우울하며, 불안하고, 정신이 혼란할 수도 있으며 때때로 일이나 학교에서 자신의 역할을 수행할 수 없을 수도 있다.

삶에 있어 친밀감의 결핍은 감정이나 기분 뿐 아니라 신체적인 건강에도 큰 영향을 미칠 수 있다. 한 연구에서는 결혼한 사람들이 이혼하거나, 별거중이거나, 한쪽 배우자를 잃은 사람들 보다 신체적으로 건강하다고 보고하였다. 친밀감과 신체적인 건강과의 관계는 최근에 배우자를 잃은 사람들이 배우자의 죽음 이후 처음 몇 달 동안에 높은 사망률을 갖는다는 사실을 통해 알 수 있다. 분명 이런 사람들은 실제로 심한 정신적인 고통을 겪는다. 이러한 증거는 전체론적인 건강 철학에 있어 감정과 신체 건강의 근본적인 연관성을 설명해주고 있다.

친밀감이란 무엇인가? (What is intimacy?)

많은 사람들은 진정한 친밀감과 성교를 동등하다고 오해한다. 이것은 사랑과 애정이 친밀감과 연관되어 있고 우리 문화에 있어 사랑과 섹스에 대한 혼돈이 있기 때문이다. 그러나 친밀감은 감정이지 행동이 아니다. 그것은 개인적인 삶의 경험을 나누는 두 사람 간의 관계의 질적인 면에 관한 것이다. 친밀한 관계의 사람들은 그들의 친밀한 감정을 섹스로 표현할 수도 안할 수도 있다.

많은 종류의 친밀감이 있을 수 있다. 동성 혹은 이성 동료들, 아이들과 부모, 가족 구성원들, 이웃, 가까운 친구들과 직장 동료들 간에도 친밀감이 있다. 각각의 친밀감은 관계된 사람에 따라, 개인적으로 가진 유사한 경험의 정도에 따라 그리고 서로 공유된 모습에 따라 고유하게 구별되는 감정이다.

친밀감은 어떤 일반적인 성격들을 포함한다. 그것은 상호공감에 의한 관계이다. 어느 한 사람만 상대방과의 공감 없이 친밀감을 가질 수는 없다. 친밀감은 시간이 지남에 따라 더 깊고 풍부해 지는 경향이 있다; 파트너들은 진정한 믿음과 배려를 키우기 위해 의미 있는 경험들을 공유할 필요가 있다. 친밀감은 또한 친밀감에 대한 개인적인 특성과 복합적인 방식으로 연관된다. 이것은 그들의 자아가 합쳐 하나가 되는 감정이라기보다는 그들이 하나가 됨과 동시에 구분됨을 느끼는 것이다.

친근한 관계들의 생활사 (the life cycle of intimate relationships)

친근한 관계들은 다음과 같은 단계로 발전하는 경향이 있다. 1) 대상을 찾는 것, 2) 친근감을 발전시키는 것, 3) 관계를 굳히는 것. 친근한 관계로 발전되기 전에 파트너들은 마음을 열어야 하고 그것을 유지해야 한다. 어떤 사람들은 친근한 관계를 맺지 않기를 바란다. 왜냐하면, 그들은 자기 에너지를 학교나 일 혹은 자기개발에 쏟기를 원하고 친밀한 관계는 마음을 혼란스럽게 만들거나 심리적으로 위협을 줄지도 모른다고 생각한다. 어떤 경우, 이전의 경험들을 통해 정서적인 친근감을 위협적으로 생각하게 되기도 한다. 이런 경우의 대부분은 아무리 관계를 맺으려고 노력해도 친밀감이 없이는 금방 그 관계가 깨져버릴 수 있다.

친밀한 파트너를 고르는데 필요한 사항은 다음과 같다:

- *근접성* : 사람들은 물리적으로 가까운 거리의 사람들에게 친밀감을 느끼게 된다.
- *유사성* : 비슷한 나이, 종교, 인종, 교육, 사회적 배경, 태도들, 가치 그리고 취미 등은 두 가지 측면에서 친밀감에 영향을 준다: 위의 사항들은 근접성을 느끼는데 영향을 주고 이를 허용하기 위한 사회적 규범을 반영한다. 예를 들어 타 인종간의 그리고 세대 간의 친근감을 방해하는 선입견들을 보면 알 수 있다. 대학은 학생들에게 비교적 학생들이 쉽게 친해질 수 있는 장을 만든다. 왜냐하면 그들은 각각 유사한 나이와 지성과 기대와 가치들을 함께 공유하기 때문이다.
- *외모* : 외모는 비슷한 많은 사람들 중에서 매력적인 친밀한 파트너를 찾기 위한 요소가 된다. 매력적이라고 느껴지는 사람들은 친절하고 이해심이 있고 애정 있게 생각되는 경향이 있다. 신체적으로 매력적인 사람과 함께 있는 것은 상대방의 사회적 지위와 자신감을 상승시킨다.

친근감 발전시키기 (developing intimacy)

대부분의 사람들은 친한 사람에 대하여 더 잘 알고, 더 가까운 사이가 되길 바란다. 이러한 서로에 대한 깊은 지식은 가장 중요하고 비밀스러운 면들을 공유함으로부터 온다— 사람의 목표, 포부들, 강점, 약점 그리고 신체적, 성적 욕망들, 그러한 개인적인 사항들을 이야기하는 것을 가리켜 **자기공개**(self disclosure)라고 한다.

관계가 시작될 때, 보통 일상의 작은 소재로부터 이야기가 시작된다. 사람들은 날씨와 스포츠, TV, 혹은 정치에 대해 이야기한다. 그들은 교수, 학생 혹은 그들이 아는 다른 사람에 대한 잡담을 한다. 그리고 그들은 서로에게 보편적으로 이야기를 이끄는 질문들을 물어 본다: 고향이 어디십니까?, 무슨 일을 하십니까?, 전공이 무엇입니까? 사람들은 이러한 질문들을 너무 많이 해서 어색하고 불편하지 않을 정도로 그들에 대해 드러낸다. 사람들이 그들의 개인사와 현재 문제들, 희망과 포부들 그리고 두려움과 개인적인 실패들과 같은 중요한 문제들에 대해 이야기를 시작했을 때는 중요하다. 왜냐하면 그것을 드러내는 것은 그들 스스로를 상처받기 쉽다고 느끼게 하기 때문이다. 대부분의 사람들은 가장 깊은 이야기를 오직 그들이 가장 신뢰하는 사람들에게만 이야기한다.

친밀감은 점진적이며 서로 가장 깊은 곳의 생각들을 공개함으로써 발전한다. 심리학자들은 사람들의 인간성을 외면으로부터 내면까지 여러 개의 겹으로 되어있는 양파에 비유한다. 아는 사람들이 각자에 대해 점점 더 알수록 그들은 상대방의 성격의 겹들을 통과하며 좀 더 깊숙이 알게 되고 이는 그들의 친밀감을 형성시킨다. 다른 관점들은 이러한 친밀감이 발전하는 것을 엉겅퀴를 벗기는 것에 비유한다. 스스로에 대한 이야기를 나누는 것에 대한 저항과 장벽들은 엉겅퀴의 잎들 같다; 친밀감이 발전함에 따라 친밀함은 상대방의 "마음"을 얻기 위해 잎사귀들을 벗겨낼 것이다.

자기공개는 친밀감을 두 가지 방법으로 발전시킨다. 첫째, 자신이 공개한 이야기에 대해 스스로 긍정적 혹은 부정적으로 영향을 받는 경향이 있다. 자신이 긍정적인 판단을 했다면 그 사람과 계속 소통을 원하고 앞으로 서로의 관계는 동등하거나 더욱 긍정적일 것이다. 같은 논리로 부정적인 판단에도 적용된다. 자신의 느낌이 좋지 않았다면 관계를 끊어 버리거나 거리감을 두고 만날 것이다.

자기공개의 두 번째 방법은 친밀감을 자기공개의 행동으로 이끄는 것이다. 이것은 서로에 대한 사전 정보에 관계없이, 상호간의 자기공개를 이끌 수 있다. 중요한 이야기를 나눌 때 상대에 대한 신뢰감을 표시하여 상대로 하여금 자신의 신뢰를 받아들이도록 하여 더 많은 속마음을 나누게 될 수 있다. 이러한 방식으로 친밀감은 자기공개를 통하여 신뢰를 발전시키고 또 그 신뢰는 더 많은 자기공개를 만들어 더욱 큰 신뢰로 이끌게 되듯 이것은 계속 반복될 것이다.

용 어

자기공개(self-disclosure): 누군가와 개인적인 경험과 감정을 공유하는 것.

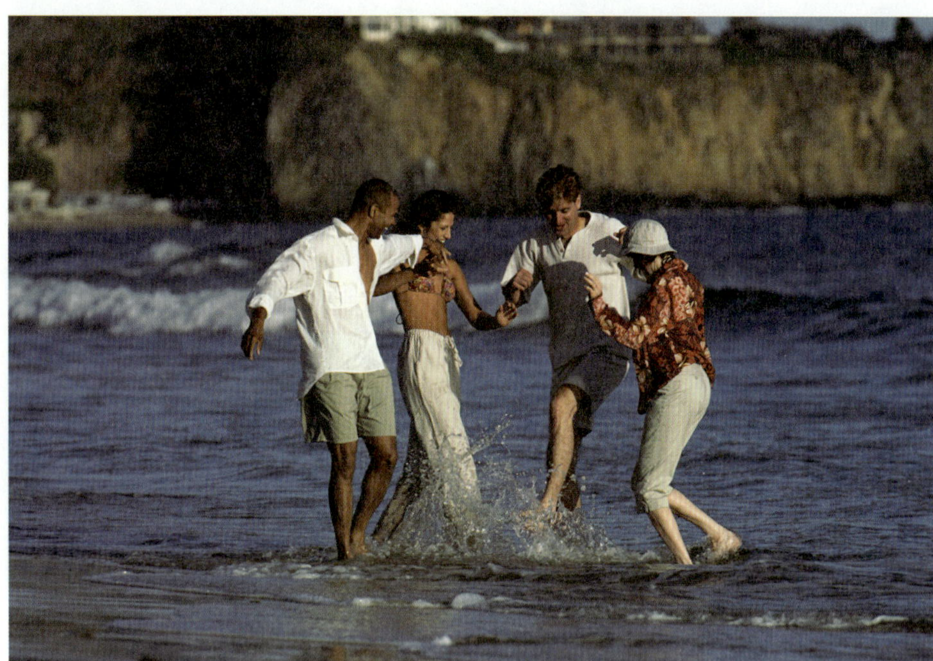

친밀감은 함께 즐기는 것에 의해 시작된다.

관계굳히기 (establishing commitment)

자기공개의 시기를 지나 형성된 관계는 특별한 우정, 애정관계, 또는 부부관계로 되기 위한 "우리"의 관계로 발전될 수 있다. 이런 "우리"의 상태는 약속(commitment)의 하나로 이것은 세 가지 관점으로 분류된다.

- *행동, 특권 혹은 약속* : 약속을 하고 파트너에게만이라도 그들 서로의 의사를 명백하게 공표하는 것이다. 약속이 깨어진 후에 오는, 약속을 지키는 것에 대한 다양한 사회적 가치들과 규범들, 죄의식 그리고 자존심의 상실은 약속을 지키게 하기위한 "압력"요인이 될 수 있다. 그 약속이 사회적인 의식(결혼 의식)을 포함한다면, 가족과 친구들 그리고 그 상태는 또 하나의 "압력"요인이 된다.
- *의무감을 갖게 하거나 감정적인 책임감을 갖게 되는 상태* : 이러한 상태는 사랑과 위로, 보살핌 그리고 결별의 불안과 외로움으로 부터의 위안과 같은 감정을 포함하고 있다.
- *현재의 파트너 외에 다른 파트너를 만나지 않겠다는 의지* : 현재의 관계가 친근감을 위한 다른 기회들을 탐색하는 것 보다 훨씬 더 귀중하다.

결별 (endings)

우주의 모든 것은(우주 자체도) 시작과 끝이 있다. 친밀한 관계 또한 시작과 끝이 있다. 간혹 어떤 관계들은 몇 분 동안 지속되는가 하면, 어떤 관계는 연인이 죽을 때 까지 지속되기도 한다(그리고 그 관계는 살아있는 다른 파트너의 상상 속에서 여전히 살아있다). 하지만 때론 친밀한 관계가 활력을 잃고 형식적인 관계로만 유지되는 생명력 없는 "조개껍질"같은 관계로 남게 되기도 한다. 가끔 관계는 깨지기도 하고 다시 형성되기도 한다. 친밀한 관계가 끝났을 때, 그 동안의 사랑과 보살핌, 금전적 지원 등은 깨지게 되고 감정적인 관계도 끊어지게 된다.

결별에는 다양한 이유들이 있다. 애착과 결합에 대한 파트너의 감정이 없어졌거나 혹은 약해졌을 수도 있다. 삶의 목표들, 가치 혹은 관심들을 더 이상 공유할 수 없을 수도 있다. 한쪽 혹은 양쪽 상대 모두가 내키지 않아 한다든가, 만나기 싫어한다든가, 개인적인 노력을 하기 싫어 할 수도 있다. 연인관계를 유지할지 아닐지, 다른 사람을 사귈 것인지 아닌지 또는 독신으로 있을지는 당사자의 판단에 달려있다. 달리 취할 적당한 대안 없이 관계를 떠나는 것은 어렵고, 무분별하고 불가능할지 모른다.

결별을 하는 또 다른 이유는 다음 단계로 관계가 발전하지 못하기 때문이다. 예를 들어, 어떤 연인들은 이상적이고 열정적인 연애관계에서 현실적이고 친근한 연인관계로 바뀌지 못한다. 부부관계가 아닌 친밀한 관계에서 여전히 사랑하고 좋아하는 애착관계에 있지만 결혼상대자 감으로는 여겨지지 않을지도 모른다.

결별의 또 다른 요인은 파트너들의 사회적 환경으로부터

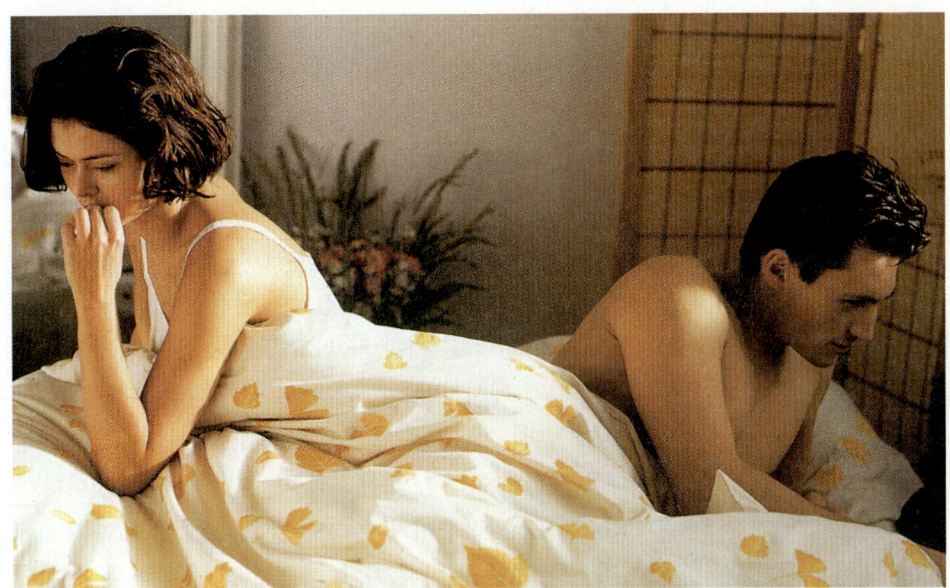

의사소통이 단절되면, 긴장과 스트레스가 일어날 수 있다.

거부감이나 지지를 받지 못하기 때문이다. 부모들은 자기 자식들의 연인이나 결혼상대자를 받아들이지 않으려 할 수도 있다. 타 인종이나 장애인 그리고 동성과 사귀는 것은 우리 사회에서 여전히 비난의 대상이다.

경우에 따라, 결별의 원인은 교제 초기부터 시작된다. 예를 들어, 파트너들이 개인적인 문제들을 극복하기 위해 혹은 피하기 위한 수단으로 더욱 친밀한 관계를 맺으려 할 수도 있다. 그들은 이전 연인에게 실연당한 것으로 인하여 박탈감과 외로움을 느낄 수도 있다. 또한 자신 스스로를 주체할 수 없는 기분이 들지도 모른다. 그들은 집이나 학교를 떠나는 것이 두려울지도 모른다. 연인관계가 개인적으로 해결할 수 없는 상황이라면, 실망하고 화나고 좌절감을 느낀 파트너는 다른 대안을 찾을 지도 모른다. 술이나 약물의 남용, 또 다른 정사관계, 혹은 신체적으로 혹은 정신적으로 다른 파트너(혹은 다른 가족들을)를 괴롭게 하는 것(23장 참조) 등은 관계를 파괴하는 일들일지 모른다.

관계가 깨어질 때 사람들은 피곤함, 무기력함, 외로움, 슬픔, 우울증, 화, 분노, 그리고 죄책감을 느낄지 모른다. 그들은 자거나, 먹지 못하고, 학교를 결석하거나 일을 할 수 없을지도 모른다. 그들은 친구들로부터 떨어져 있고 싶어 하고, 끊임없이 파트너에 대해 생각하고 관계에 있어 무슨 일이 일어났는지 생각하느라 다른 일에 집중하기가 어려울 지도 모른다. 그들은 어찌할 바를 모르고("나에게 무슨 일이 일어났는가?") 그리고 절망하거나("나는 결코 진정한 사랑을 찾지 못할 거야") 혹은 회의적이고 냉소적("사랑은 결코 이루어질 수 없다")인 기분을 느낄지도 모른다.

어떤 파트너들은 느긋해지고, 희망에 찰 것이다. 그리고 그들은 나쁘고, 어디로 갈지 모르는 지난 관계를 청산하고, 개인적인 목표를 자유롭게 추구할 수 있거나 그들과 더 잘 맞는 다른 파트너를 만날 수 있다는 것에 안도감을 느낄 것이다. 때때로 그런 사람들은 행복감과 자신감을 느낀다. 그들은 헤어짐이 최선이라고 생각하고 더욱 활동적이고 외향적으로 되기도 한다. 이러한 긍정적인 모습으로의 반응은 감정의 괴로움과 함께 번갈아 나타날 수 있다.

> 매일 미소로 시작하고, 미소로 끝마쳐라.
>
> *W.C. Fields*

사람들이 결별로 인하여 심리적(때로는 신체적)으로 어려움을 느낄 때, 그들은 결별을 후회할지 모른다. 그러나 결별이 새롭고 더 나은 미래의 시작일 수 있다. 재혼한 사람을 대상으로 한 많은 연구들은 예전의 결혼생활을 바탕으로 그들 자신과 친밀한 관계에 대해 많은 것을 배웠고, 현재의 결혼생활에 대하여 더욱 만족하고 있다고 보고하고 있다. 좋은 관계를 견고히 하기 위해서는 인내와 경험이 중요하다.

친밀한 관계에서 의사소통 (communication in intimate relationship)

의사소통은 의미를 창조하고 나누는 상징적인 방법이다. 다른 사람들과 지식과 감정을 나누기 위해 의미를 전달하고,

개인이나 집단 간의 행동을 조절하고, 설득하는 것이 의사소통의 중요한 수단이다.

의사소통은 생각, 희망, 느낌과 같은 마음의 이미지를 표현하는 방법이다. 만약 사람들이 다른 사람의 마음을 읽을 수 있다면 대화나 특별한 도구없이 생각이나 희망 느낌 등을 전달할 수 있을 것이다. 그러나 다른 사람의 마음을 읽을 수 있는 사람은 거의 없다. 따라서 의사소통은 정보를 전달할 수 있는 표현으로 전환되어야 한다. 이러한 표현들은 의미를 만들어 낸다. 가장 일반적인 표현인 의사소통방법은 다음과 같다.

- *낱말* : 말하기, 쓰기(printed)
- *시각적 이미지* : 그림, 조각, 사진들
- *자세 또는 몸짓* : 응시하기, 만지기, 웃음 짓기, 신체적 접근, 포옹, 찡그리기, 외면하기
- *사물* : 꽃, 선물, 음식
- *행동들* : 호의적인 태도, 키스해주기, 약속 무시하기

내적인 마음을 의미를 담고 있는 표현으로 바꾸는 것은 단지 의사소통의 한 부분이다. 나머지는 메시지를 구성하는 표현을 통해서 그 의미를 전달받는 것이다. 그러므로 의사소통은 두 번의 의미 전환과정을 거치게 된다: 마음을 표현을 통해 전달하는 자와 그 표현을 해석해서 받아들이는 자.

> **내가 만약 이것의 의미를 말로 표현할 수 있었다면 춤출 필요가 없었을 것이다.**
>
> *Isadora Duncan, Dancer*

예를 들어, 어느 비오는 날에 Ron과 Beth의 의사소통 행동들을 살펴보자. Ron은 Beth가 비에 젖는 것이 싫어서 그녀 생각을 표현하기 위해 "말하기"방법을 쓰기로 결정했다. Ron이 "Beth, 비가 와"라고 말했고 Beth는 Ron이 말하는 것을 들었다. Beth는 Ron의 말을 그날의 날씨에 대한 내적 의미로 해석했고 Beth은 우산을 집어 들었다.

이러한 의사소통 활동에서 Ron은 Beth를 통해 목적을 달성했다. 그러나 한 개 이상의 의사소통 활동이 왜곡되거나, 약해지거나, 완전히 단절되었을 때 다른 결과가 일어날 수 있다. 예를 들어, Ron가 "비가 와"라고 한 말을 Beth가 인식할 줄 모르는 어조로 말했다거나 그녀의 말에 오해가 있었다면 의사소통 과정은 왜곡된 것이다.

모든 의사소통 행동들은 메시지 또는 잠재적 의미의 두 가지 형태를 띠고 있다. 첫 번째로, **문자로 된 메세지**로 "비가 와"라는 말처럼 그들 자신의 일정한 형식을 통해 의미를 전달하는 것이다. 두 번째는, **본질적 메세지**(metamessage: 그리스어로 *meta*-의 의미는 "속내, 추가적인, 초월한"을 뜻함)로 의사소통을 위한 함축적인 의미를 가지고 있는 것으로 의미를 전달하는 자와 받는 자의 관계, 그리고 메시지를 어떻게 해석하느냐에 따라 의미전달이 달라진다.

Ron이 Beth에게 "비가 와"라고 말한 것은 그녀가 날씨에 대한 문자적 메시지만을 전달 한 것이 아니라 "나는 당신을 위하고 있어" 그리고 "우리 관계는 서로를 돕는 것"이라는 기대를 포함한 여러 개의 본질적 메세지를 전달한 것이다.

Ron이 Beth에게 비가 온다고 말한 후에, Beth가 Ron에게 키스를 하고 "고마워 자기, 나를 신경 써 주어서"라고 말한다면 그는 의사소통에서 그녀의 본질적 메세지 중의 하나에 응답한 것이다. Beth가 본질적 메세지를 "Beth, 당신은 끔찍이 어린아이 같군요. 내가 당신을 항상 챙겨주어야 해요."—비록 Ron이 이런 의미로 전달할 의도가 없었다 할지라도—라고 해석했다면, Beth는 화난 말투로 "Ron, 나도 스스로 알아서 할 수 있어요."와 같이 대답할지도 모른다. 그녀는 마음의 상처를 받았을 것이고 그들은 말다툼을 했을 것이다. 본질적 메세지로 알게 되는 것과 반응하는 것은 때로는 문자적 메시지를 다루는 것 보다 훨씬 더 중요할 수 있다.

의미를 정확하게 전달하기 (sending clear messages)

분명한 의미전달은 표현하는 사람의 의도를 가장 정확하게 전달하는 것이다. 정확한 의미전달은 "**나-서술문**((I-statement)"으로 가장 잘 전달된다. 이것들은 대명사 "나"로 시작되는 문장들이다. "나-표현법"은 "나는 ...라고 생각한다," "나는 ...라고 느낀다," "나는 ...을 원한다," "나는 ...을 했다."와 같이 보내는 사람을 생각, 감정, 욕구 혹은 행동의 주체로서 명확하게 구분한다.

"**너-서술문**(you-statement)"은 "너"라는 대명사로 시작되어 "너는 항상...하다", "너는 결코... 할 수 없어," "너는 ...하다." 혹은 의문형으로 "왜 너는 ...하니?," 혹은 "어떻게 너는 ... 할 수가 있니?" 등으로 표현되는 상대방을 무시하거나 깎아내리는 표현방법을 말한다. 이러한 표현들은 상대방이 좋지 않다는 것을 의미한다. "당신은 무능력하다," 혹은 "당신은 멍청하다" 등 어느 부정적인 형용사와 같이 대개 좋지 않

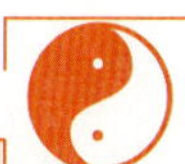

웰니스 지침

당신의 이상형

친밀한 관계에서 자신이 원하고 필요로 하는 것은 무엇인가? 다음 항목들로부터 가장 중요한 세 가지를 선택해라. 이는 연애를 하는데 당신이 가장 중요하게 생각하는 것이 무엇인지 알려줄 것이다. 당신이 현재 연애 중에 있다면 자신과 연인이 각각 어떠한 것을 선택했는지 비교해 해 보자.

나는 이런 사람을 원한다...

나를 사랑해 주는 사람
나를 신뢰할 수 있는 사람
나에게 애정을 보여주는 사람
내가 원하는 것을 헤아려주는 사람
나의 기분을 이해해 주는 사람
내가 중요한 판단을 하는데 도움을 주는 사람
나에게 힘이 되어주는 사람
나를 존중해 주는 사람
나에게 자신감을 주는 사람.
내가 어려울 때 옆에 있어주는 사람
나를 자신처럼 귀하게 생각해 주는 사람
내 능력을 크게 봐 주는 사람
나의 외로움을 달래주는 사람
나와 내 아이들을 지원해 주는 사람
나의 역량과 독립성을 인정해 주는 사람

은 의미를 가지고 있다. 사람들은 종종 "너-서술문"으로 본질적 메시지(metamessage)를 전달하는데, 이는 공격적인 말투로 "나는 네가 마음에 안 든다"라는 표현으로 상대방의 움츠리게 한다거나 감정을 상하게 하고 반대로 역공을 당할 수 있다.

효과적인 청취 (effective listening)

효과적인 청취는 말하기와 듣기 둘 다를 요구한다. 효과적인 청취는 청취자가 말하는 사람의 메시지뿐만 아니라, 의사소통을 위한 신체적 감정적 정황을 이해해야하기 때문에 중요하다. 청취자는 메시지를 전달해 주는 사람과 의사소통을 해야 한다. 이것이 **피드백**(feedback)이다. 효과적인 청취를 위한 기술로는 말하는 사람에게 최대한의 관심을 주고, 눈을 마주치며 듣고, 감정이입을 하고, 마음을 열고, 말로 동의하거나 부정하는 등의 피드백을 주고, 말하는 사람의 감정이 어떠한지를 알고, 노력을 격려하고, 무조건적으로 청취하는 자세를 갖아야 하는 것이다.

말하는 사람에게 최대한의 관심을 주기: 연기하지마라. 당신이 너무 피곤하고, 배고프고, 마음이 산란하고, 화가 나서 관심을 기울이지 못한다면 말하는 사람에게 당신이 어떠한지를 말하고, 당신이 휴식하거나, 밥을 먹거나, 목욕을 하거나, 혹은 다른 시간에 이야기해도 되는지를 물어봐라. 즉시 말할 필요가 없는 일이라면, 말하는 사람은 당신의 관심을 최대한 원하기 때문에 당신의 요구를 들어줄 것이다.

눈 마주치기: 둘 다 앉거나 둘 다 서는 등 같은 눈높이를 만들기 위해노력해라. 눈 마주치기는 말하는 사람을 편안하게 해줄 뿐 아니라, 당신이 그를 혹은 그녀의 말을 듣고 있고 완성된 메시지로 받아들이고 있다는 것을 전달해준다.

들어주기: 말하는 사람이 끝났다거나 혹은 무엇이 커뮤니케이션되고 있는지를 이해하지 못하는 한, 말하는 사람이 대답을 요구하는 느낌을 받을 때 까지 방해하지 마라. 당신은 몸짓으로 끄덕이거나 "네," "계속하세요," "알겠어요" 등과 같이 호응하는 말을 통해 당신이 적극적으로 듣고 있다

용어

문자로 된 메세지(literal message): 부호에 의해 전달되는 메시지
본질적 메세지(metamessage): 수신자와 송신자 사이에 메시지가 해석되는 방법
나-서술문(I-statement): "나"로 시작되는 서술; 긍정적인 커뮤니케이션 기술
너-서술문(you-statement): "너"로 시작되는 진술; 부정적인 커뮤니케이션 기술
피드백(feedback): 메시지를 받았다고 송신자에게 알리는 수신자의 반응

는 것을 알릴 수 있다.

감정이입하기 : 말 뿐 아니라 말하는 사람의 감정을 "들으려"고 노력해라. 그들의 생각 뿐 아니라 말하는 사람의 의도와 동기에 마음을 열어라. 당신 스스로에게 "이 사람은 지금 무슨 감정을 느끼고 있는가?"를 물어봐라.

메세지를 받기위한 소통 채널 열어 놓기 : 말하는 도중에 말하는 사람이나 메시지를 판단하거나 평가하려 하지 마라. 말하는 사람의 틀린 점을 고치려 하지 말고 말하는 사람이 당신에 대해 비판적으로 나온다 해도 방어하려하지 말라.

말로 피드백 주기 : 자신의 뜻대로 판단하지 마라. 말하는 사람의 생각과 감정을 이해한 것을 자신의 말로 정리해라. 이러한 방법으로 말하는 사람의 의도가 실제적으로 전달 됐는지를 알 수 있다. 제대로 전달됐다면 당신은 그의 질문에 대답할 수 있다. 만약 그렇지 않다면, 말하는 사람은 다시 설명하려 할 것이다. 이해하지 못한 부분이 있다면 그것을 분명히 하기 위해 다시 물어봐라. "나는 당신의 어머니에 대해서 당신이 말한 것을 이해하지 못하겠어요. 다른 방법으로 다시 말해줄래요?"처럼 당신은 말할 수 있다.

말하는 사람의 감정 알기 : "당신이 ...를 느끼는 것처럼 나는 생각되요." 그리고 확실하지 못하다면, " 내가 맞나요?" 라고 덧붙여라. 피드백을 알리거나 제공함으로써 당신은 상대방의 감정을 공유할 수 있다. 당신이 틀리다면 상대방은 다시 말할 것이다.

말하는 사람의 노력 칭찬하기 : 말하는 사람의 시간과 에너지의 투자, 특별히 그 대화가 어려웠다면 당신과의 의사소통에 신경 쓰는 등의 상대방의 노력을 인정해라.

무조건적이 되기 : 이야기되는 메시지에 당신이 불편하다 할 지라도 당신이 그 또는 그녀를 존중해 준다는 것을 상대방에게 알려라. 비록 어렵다 할지라도, 당신이 계속 말할 수 있고 어려운 감정을 이해해 보려고 노력한다는 것을 상대방에게 확인시켜 주어라.

적절하게 감정을 표현하기 (expressing anger constructively)

논쟁과 충돌은 친밀한 관계에서도 있을 수 있는 일이다. 사랑은 모든 견해를 일치하도록 만들기 때문에 가까운 사이는 싸우면 안 된다든지, 당신이 사랑하는 사람은 누구에게도 화를 내서는 안 된다는 생각은 낭만적인 환상이다. 화가 난 기분을 적절하게 잘 표현하는 것은 연인관계를 더욱 돈독히 해주는 애정싸움이라 할 수 있다.

애정싸움에서 승리자와 패배자는 없다. 좋은 싸움은 상대방의 속내를 파악하고 관계를 개선하기 위한 노력이라 할 수 있다. 가장 좋은 싸움은 사람들이 싸움을 통해 무엇을 얻었다는 기분이 생길 때이다.

여기에 분노를 적절하게 표현하기 위한 몇 가지 제안들이 있다.

- 화나 분노가 시간을 두고 쌓이게 하지 말라. 당신이 그것들을 알았을 때 그 기분을 표현해라.
- 싸움을 위한 시간과 장소, 이유가 합당한지 생각하라. 당신이 화 낼 만 하다고 판단되면 화를 내라. 그러나 당신이나 당신의 파트너가 심리적, 신체적으로 논쟁을 할 준비가 되지 않았을 때는 문제의 해결책을 찾기 위해 일정 시간동안 미루어 놓는 것이 더 나을 수도 있다.
- 당신이 화나는 것에 대해서 구체적으로 말하고 그 요지에 집중하라. 오래전에 상처받은 것들을 끄집어내지 말라. 앙갚음으로 제 이, 제 삼의 논점들로 논쟁하지 말라.
- 상대가 아니라 문제에 공격하라. 다른 사람의 개인적인 특성을 헐뜯지 마라. 분노의 대화법으로 "나-서술문"을 사용해라. "나-서술문"은 당신이 어떻게 느끼는지 말해준다. "너-서술문"은 종종 개인적인 공격으로 느끼게 한다. 동시에 당신 파트너의 인간적인 진가를 표현해라. 이것은 우리가 우리의 파트너의 행동에 의해 화낼 수 있고 동시에 사람으로서 그들에게 사랑하는 감정을 느낄 수 있다는 것을 알려준다.

- 타협과 존중의 분위기로 문제를 해결하려고 노력해라. 다른 사람의 관점에서 이해하려고 노력하라.
- 언제가 그만 두어야 할 때인지 알아야 한다. 때때로 당신은 논쟁이 풀릴 수 없다는 것을 직감하게 된다. 그것을 인정하고 다시 생각하기 위해 몇 시간 혹은 며칠을 유보해서 그 문제에 대해 다시 생각하는 것이 좋다. 가끔 감정이 너무 격해져서 생각을 분명하게 할 수 없을 때가 있다. 그것은 화를 가라앉힐 때 까지 싸움을 그만 둬야할 때이다.
- 문제가 해결되기 전에 섹스나 다른 어떤 애정적인 행동들을 했을 때 그것이 모든 것을 잊었다는 의미로 받아들여져서는 안 된다. 그러한 행동들은 건강한 관계를 만들기 위해 노력하는 것임을 알아야 한다.
- 원한을 품지 말라.

건강에 대한 중요한 생각

1. 이전에 가지던 성에 대한 학습들을 잠시 생각해보자. 그것들은 오픈되어 있고 긍정적인가? 아니면, 비밀로 감추어져있고 수치스러운가? 어떻게 이런 경험들이 당신의 어른스러운 성적 태도와 행동들을 만들어가고 있는가? 혹시 바꾸고 싶은 점은 무엇인가?
2. 성적 활동이 당신에게 개인적으로 허용되었던 상황과 관계들을 한번 적어보자. 그것이 당신의 딸이나 아들에게 다르게 적용될 것인가를 설명해보자.
3. 아들이 미국에서 태어났을 때 부모들은 아들이 포경수술을 받을지 아닐지를 결정하게 된다. 포경수술의 지지자들은 종교, 문화, 건강, 혹은 위생 등의 이유를 들고 있다. 반면, 이의 반대자들은 포경수술이 아이에게 위험과 고통들 가져다주는 불필요한 수술이라고 주장하고 있다. 포경수술에 대한 당신의 생각은 무엇인가? 당신의 생각은 무엇에 기초하고 있는가? 당신과 반대의 의견을 가진 사람과 이야기해보고, 당신의 의견이 변하거나 순화되는지를 보자.
4. 의사소통은 임신조절과 성병 전염을 막기 위한 콘돔 사용을 결정하는 데 필수적이다. 남성과 여성이 콘돔사용을 원하지 않는 이유는 여러 가지가 있지만 당신은 콘돔을 사용할지에 대해 신중하게 생각하고 반응하기 위해 미리 준비해야 한다. 다음의 내용에 어떻게 생각하는지 설명해 보자.

   콘돔이 너무 비싸다.

   콘돔을 사용하면 섹스를 즐길 수가 없다.

   나는 가톨릭 신자이다; 나는 콘돔을 사용해서는 안 된다.

   내가 전염시킬 수 있는 성병을 가지고 있다고 생각하는 당신이 이해가 안 된다.

   당신이 정말로 나를 사랑한다면, 콘돔을 사용하는 것을 요구하지 마라.

5. 당신이 최근에 친근하다고 느끼는 모든 사람들(예를 들면, 부모, 형제, 친구들, 남자친구 혹은 여자친구들, 배우자 등)을 적어보자. 이러한 각각의 관계들이 어떤 의미를 가지는지를 설명하고 어떻게 그것들이 당신의 건강과 행복에 기여하는지에 대해 논의해보자.

건강 리뷰

- 성은 다양한 관점을 가지고 있다: 신체적(생리적), 정신적, 본능적, 행동적 그리고 관계적 관점.
- 사람의 성적 생태학은 유전적으로 결정되는데 그것은 성 기관의 특성에 의해 결정 된다; 남성에게는 고환, 사정관, 정액 생산기관, 음경, 여성에게는 난소, 자궁관, 자궁, 질, 외음부가 있다.
- 사람의 성적 심리는 성에 관한 감정과 소신에 그 뿌리를 두고 있다.
- 성적 본능은 동성 또는 이성에 관해 감정적인 유대를 갖고 싶어 하는 욕망과 애착이다.
- 성적 흥분과 반응은 네 가지 단계를 포함하고 있다 : 흥분, 안정기, 오르가즘기, 해소기.
- 성적 어려움은 성적 관심의 부족, 발기부전, 사정 조절능력 부족, 성교통(painful intercourse), 오르가즘 장애 등을 포함한다.
- 친밀한 관계는 인간의 내면을 함께 공유하는 것을 포함한다. 그 것은 세 가지 단계를 통해 발전한다: 파트너를 선택하는 것, 자기공개을 통해 친근감을 발전시키는 것, 그리고 책임
- 효과적인 의사소통은 관계를 발전시키고 유지시키는데 매우 중요하다.

건강과 웰니스 온라인

웹 사이트는 건강과 웰니스에 대한 풍부한 정보를 담고 있다. 웹 브라우저 소프트웨어를 이용하여 인터넷을 실행하면 건강과 웰니스에 대한 현존하는 많은 주제에 대해 새로운 통찰력을 얻을 수 있을 것이다. Jones & Bartlett 출판사의 웹사이트인 health.jbpub.com/hwonline 을 실행해라.

참고 문헌

Grady-Weliky, T. A. (2003). Premenstrual dysphoric disorder. *New England Journal of Medicine*, *348*, 433–438.

Moynihan, R. (2003). The making of a disease: Female sexual dysfunction. *British Medical Journal*, *326*, 45–47.

Moynihan, R., Health, I., and Henry, D. (2002). Selling sickness: The pharmaceutical industry and disease mongering. *British Medical Journal*, *324*, 886–891.

추천 도서

The Boston Women's Health Book Collective (1998). *Our bodies, ourselves for the new century: A book by and for women*. New York: Touchstone. This book reflects the vital health concerns of women of diverse ages, ethnic and racial backgrounds, and sexual orientation — a must read for every woman.

Levine, S. B. (2003). Erectile dysfunction: Why drug therapy isn't always enough. *Cleveland Clinic Journal of Medicine*, *70*, 241–246. A discussion of the limits of drug therapies for sexual problems.

National Institute of Child Health and Human Development. (2002). Vaginitis. Available: http://www.nichd.nih.gov/publications/pubs/vagtoc.htm. A complete and understandable discussion of vaginitis.

Zilbergeld, B. (2000). *The new male sexuality*. New York: Bantam/Dell. The most comprehensive coverage of male sexuality available.

추천된 웹 사이트

이들 웹사이트를 연결하기 위해 health.jbpub.com/hwonline을 방문하라.

Daily Reproductive health Report

카이저 패밀리 파운데이션으로부터의 성과 재생산에 관한 데일리 뉴스 스토리들.

Go Ask Alice!

콜럼비아 대학 건강 교육 프로그램에 의한 건강(성, 성건강 그리고 관계를 포함한)에 관한 질문과 대답 인터넷 서비스

MayoClinic.com

성적 건강: Mayo 임상 전문가 Dr. David Osborne과 함께하는 건강한 성에 관한 토의

Sex Information and Education Council of the United States (SIECUS)

성과 반응할 수 있는 성적 선택들에 관한 지식과 교육.

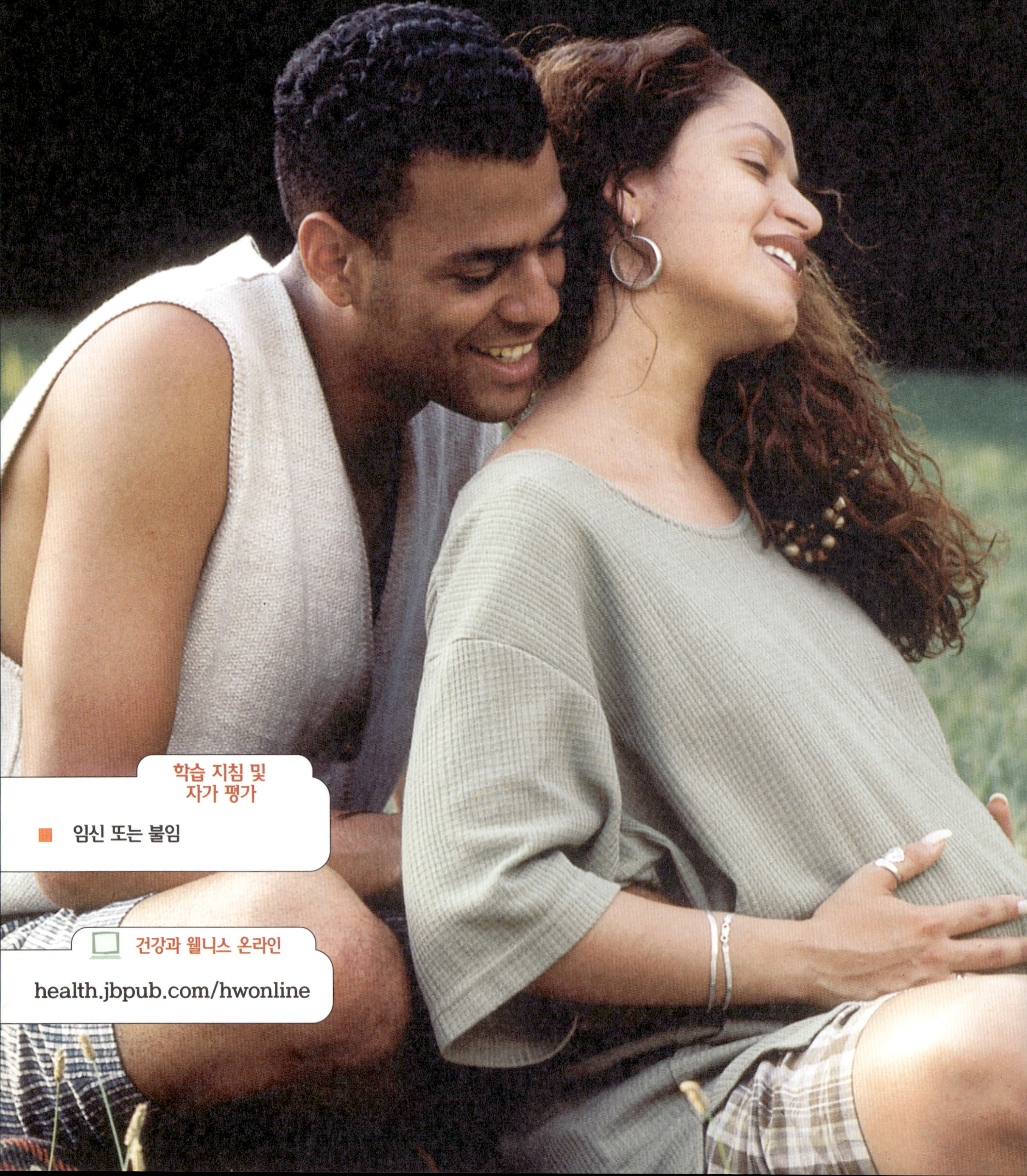

학습 지침 및
자가 평가

■ 임신 또는 불임

건강과 웰니스 온라인

health.jbpub.com/hwonline

학 습 목 표

1. 부모가 되는 것에 대한 토론
2. 수정과 착상의 생물학적 과정 묘사
3. 임신 중에 중요한 4가지 건강습관들 확인과 묘사
4. 출산준비의 정의
5. 태아성장에 3가지 위험요소 증명
6. 선천적 결손증 발견에 대한 2가지 방법 논의
7. 출산과정 묘사
8. 분만에서의 의학적 중재 방법 목록
9. 모유의 이점 목록
10. 불임부부를 위한 선택권과 여러 가지 불임의 확인
11. 입양에 대한 논의

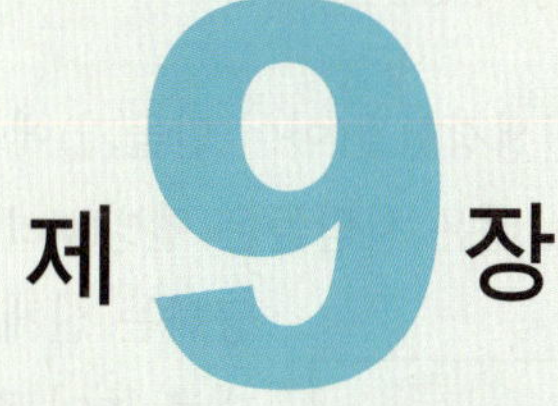

제 9 장 임신과 가족계획

(Understanding Pregnancy and Parenthood)

이 장은 인생경험들(아이 만들기)에서 가장 뜻 깊은 것에 관한 것이다. 많은 사람들은 웰빙(well-being)을 그들이 제공하는 신체적, 감정적인 것을 토대로 높이 좌우되고 배우자의 세포와 그들의 신체의 세포중 하나의 결합은 유일하게 세상 밖으로 인간의 탄생을 가져올 수 있다는 생각에 대해 두려워한다. 아이와 사회적 이점 모두를 위한 가장 좋은 부모가 되기 위해서는 중대한 책임이 있다.

한 남자가 전화로 극도로 흥분하며 말했다. "나의 와이프가 임신 9개월이고, 수축이 2분마다 있다", "첫 번째 아이입니까?"의사가 물었다. "아니오" 그는 "나는 그의 남편이요"라며 소리질렀다.

사람들은 여러 가지 이유로 아이를 원한다. 커플은 아이들은 그들의 사랑의 표현과 그들의 의무로 아이들을 가지는 것이라고 믿고 있다. 몇몇 사람들은 성을 가지게 되거나 세상에 유산을 남기는 방법으로 아이들을 생각한다. 몇몇의 커플들은 아이를 가지는데 있어서 그들의 가족 혹은 사회 혹은 종교적인 기대에 의해 압박을 느낄 수 있고, 다른 사람들은 그들의 결혼을 보다 좋게 하기 위해서 아이들을 가지는 것을 바랄 지도 모른다. 부모가 되는 것은 대부분 사람들에게 중요하고, 필요하거나 뜻깊음을 느끼게 만들 수 있다. 어떤 사람은 부모가 되는 것이 더 여성답거나 남자답게 느끼게 만들 수도 있을 것이다. 예비부부들은 또한 그들의 삶에서 재미, 흥미, 사랑과 동료로써 아이들을 생각할 것이다.

부모가 되는 선택 (choosing whether or not to be a parent)

부모가 되는 것을 누구나 선택하는 것은 아니다. 미국 결혼한 커플의 5%가량은 수정이 안돼서 부모가 될 수 없다. 그들의 개인적인 파트너쉽과 함께, 결함이 있거나 중요하지 않거나 그들의 직업목표를 방해하는 것으로 부모가 되는 것을 생각한다. 어떤 사람들은 아이들을 부양하거나, 기르기 위한 심리적 혹은 경제적인 능력에 관한 의무라고 생각한다. 다른 사람들은 그들의 아이들이 유전질환을 물려받을지도 모른다고 생각한다. 하물며 다른 사람들은 이미 인구 과잉된 세계의 원인이 되는 더 많은 아이들을 원하지 않는다.

아이들을 낳고 키우는 것은 부모들의 삶에서 중요한 조절을 요구한다. 혼자 혹은 부부의 직업계획과 가족자원의 분배—시간, 에너지, 신체적 공간과 돈—가 변할 것이다. 첫 부부들은 그들의 책임에 어찌할 줄 모르게 느낄 것이다. 부모가 되기 위한 결정은 쉽게 가지는 것이 아니다. 육아는 종종 심할 수도 있다. 그러나 당신은 다른 사람행동의 발전과 성장을 수반하여도 책임, 열심히 일하고 친밀한 관계와 같은 것을 결코 경험하지 못할 것이다.

아이들은 태어나기 위해 물어보지 않는다. 어른들이 결정하는 것이다. 그러므로 이와 같은 결정을 내리기 전에, 예비부모들은 그들이 그들의 결정이 그들의 목적을 위해 적절한 것인지, 그들이 그들의 아이들을 보살필 수 있는 방법을 가지고 있는지를 확신해야만 한다.

임신과정 (becoming pregnant)

대부분 사람들에서, 부모가 되는 것은 임신과 관련 있다. 태아는 엄마의 자궁 안에서 40주 동안 자라고, 엄마의 신체는 태아성장에 영양물을 공급하기 위해서 중요한 변화들을 견딘다. 모든 임신은 수정란 혹은 **접합체**라고 불리는, 그들의 아이의 첫 번째 세포형성을 위해 엄마의 난자와 아빠의 정자 융합인 **수정**과 함께 시작된다. 성교하는 동안 남자가 사정할 때, 수백만개의 정자들이 질로 방출되어진다. 그들의 긴 꼬리들의 수영움직임에 의해 나아간다. 이런 올챙이와 같은 세포들은 자궁을 통한 그들의 길로 난관으로 간다. 수정의 일반적인 현상이다(그림 9.1). 단지 한 개의 정자만이 난자와 수정된다. 수정 후에, 접합자는 자궁으로 움직이고, 그것은 내막에서 착상하고 **배아**로 성장한다.

각 여성의 월경주기 동안엔, 일반적으로 난자는 하나이나 때때로 2개 혹은 그 이상 될 수도 있고, 이는 착상을 위한 것이다. 배란에서 난소로부터 방출된 후, 난자는 24시간동안 생존할 수 있다.

정자는 **정세관**이라고 불리는 좁고, 높은 코일, 튜브모양 구조에서 생산된다(8장 참고). 비 성숙된 정자는 성숙정자로 발전되기 위해서 70일이 걸린다. 질에서, 정자는 7일 동안 생존할 수 있다. 정자는 난관에서 수정할 장소로 30cm정

용 어

수정: 정자와 난자의 결합
접합체: 수정란의 제1세포
배아: 임신의 첫 2달 동안 성장되는 영아
정세관: 정자를 생산하는 고환에서의 소용돌이 모양의 가는 관

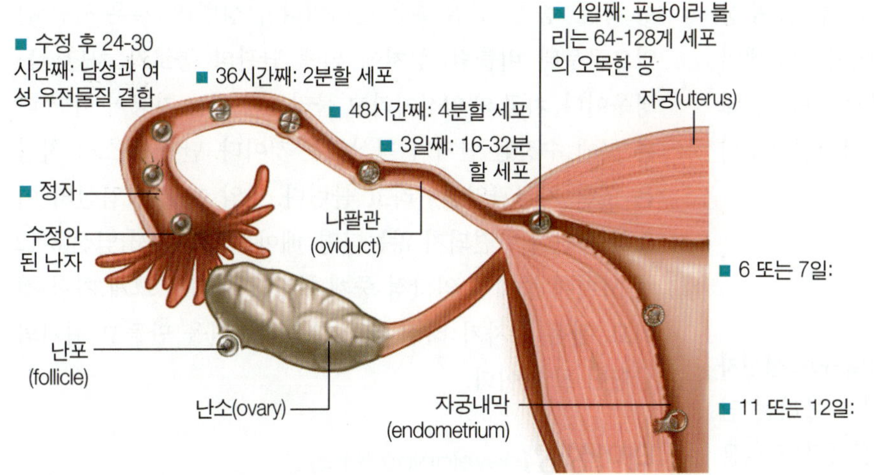

■ 그림 9.1

수정과 배아의 초기 성장

수정에서 정자와 난자의 결합. 수정 후, 접합자는 자궁의 난관 아래로 움직여 간다. 접합자의 착상은 수정 후 6일쯤에 시작된다.

도 이동하는데 이는, 다른 것과 비교해서 즉, 사람이 6mile 이동하는 것과 상당하는 거리이다.

자궁경부는 질에서 자궁으로 통하는 출입구이다. 이 기간 대부분, 체액은 밀도가 높은 자궁경부에서 분비샘에 의해서 생산된다. 이 짙은 경관점액은 여성의 대부분이 midcycle시기에 수정하기 쉬운 예민함으로부터 정자를 유지할 수 있다. 그것은 또한 질로 들어가는 약간의 미생물로부터 보호할 수 있다. 배란 할 시기에, 경관점액은 더 많은 체액을 만들고, 난자 배유를 견고하게 하고, 질이 좋은 정자는 자궁경로를 통해 자궁으로 들어간다.

질에서 순간적으로 사정액을 따라, 약간의 정자는 난관으로 자궁경부와 자궁을 통해서 이동한다. 그러나 대부분의 정자는, 질의 상부 부분에서 정액이 응고된다. 약 20분 후에, 응고된 정액은 용해되고 정액은 자궁경부를 지나서 미생물 무리로 이동된다. 약하거나 비정상적인 정자는 자궁경부 밖으로 움직인다. 건강하고, 운동성 있는 정자는 48시간 동안 계속적으로 자궁으로 방출되어진다. 수정할 능력이 있는 몇백 개의 정자는 난자로 접근하나, 단 1개의 정자만이 난자의 외막에 관통하는 것에 성공한다.

수정 후 첫 3일 동안, 배아의 세포는 일정한 간격으로 복

웰니스 지침

자가임신 테스트

만약 그녀가 임신이라는 것을 알기를 원할 때, 그녀는 건강관리공급자에게 진찰을 받거나 혹은 가족계획을 위하거나, 공중건강클리닉으로 가야한다. 혹은 자신 스스로 임신테스트를 실시 할 수 있다. 여러 가지 자기 임신 테스트기기들은 저렴한 가격으로 처방 없이 현재 사용할 수 있고 그들이 사용하기에 상대적으로 쉽다.

사실상 임신을 위한 모든 화학검사들은—클리닉과 자가 테스트 종류에서 수행할 수 있다.—성선자극 호르몬인 임신의 호르몬을 나타내는 여성의 혈액 혹은 소변으로 분석한다.

자가 임신 테스트는 100% 정확하지 않다. 드물게(100명중 3명)이 테스트는 여성이 임신이 아닐 때에도 임신이라고 한다. "위양성"결과는 태아를 얻고 싶어 하는 여성에게 나타낸다.

자가 임신 테스트는 그녀가 사실상 임신이 아닌 것을 가르키는 것의 대략 20% 틀리다. 이는 "위음성"결과의 50% 정도로 나타나는데 왜냐하면 이 테스트를 너무 일찍 실시하기 때문이다. 위양성의 약 50%는 만약 이 테스트를 1주일 후에 재실시하다면 정확하다. 그러나 여전히 비정확한 검사결과를 얻은 여성의 약 10%는 임신이 아니다. 자가 임신 테스트 대부분의 심각한 결점인데, 왜냐하면 임신합병증의 위험과 임신유산률이 높으므로 여성은 전문적인 관리를 위해 기다려야 한다.

부정확한 가능성에도 불구하고, 많은 의사들과 가족계획 상담자들은 자가임신검사가 유용하다고 믿는다. 이것은 그들 자신건강관리에서 더 많은 특효적인 부분을 얻기 위함을 가능하게 하고, 임신가능성을 직면하는 생각을 하고 싶지 않는 여성들을 도와준다.

제되고, 배아는 자궁쪽으로 난관을 따라서 이동한다. 수정 후 4일까지, 배아는 50-100개의 세포로 만들어지고 체액이 충만한 구로써 배열된다. 수정 후 6일에 배아는, 자궁의 내면으로 부착된다. 그 후, 그것은 자궁내부에 침식됨으로써 자궁에서 착상한다.

임신 (pregnancy)

배아가 자궁에 착상하고 난 후, 그것은 모체혈류로 **성선자극 호르몬**(human chorionic gonadotropin)이라고 불리는 임신에 유일한 호르몬을 분비한다(**그림 9.2**) 성선자극 호르몬(HCG)의 영향으로, 다음 생리주기를 제한하고 계속적인 임신을 가능케 하기 위해 여성의 난소는 에스트로겐과 프로게스테론의 생산을 증가시키기 위해 자극되어진다. 임신의 현저한 첫 번째 징후는 에스트로겐과 프로게스테론의 수준이 증가하는 것이다: 다음 생리기간의 부재는, "입덧"이라고 하는 오심과 구토가 이따금씩 하고, 가슴이 커지고 만지면 아프고, 피로와 소변의 빈도가 증가하고 자궁의 크기가 커진다.

병원과 자가 임신 테스트는 성선자극 호르몬을 위해 여성의 소변을 분석하는데 기초를 둔다. 드문 경우에는, 수정된 난자가 자궁외부에 착상된다. 대부분 난관에 되는데, 관 기형 혹은 종종 임질 혹은 클라미디아(성병)와 같은 사전 감염으로부터 비틀림, 상처에 의해 난관의 통로가 차단되는 경우이다. **자궁 외 임신**이라고 불리는데 이는 자궁이 아닌 다른 곳에 수정된 난자가 착상되는 것이다. 난관 이소성 착상은 또한 자궁관임신이라고 불린다. 만약 자궁관 임신의 이소성 유전이 발견되지 않는다면, 배아는 난관에서 임신 8-12주 사이에 중대한 의학적 중재가 필요한 매우 크게 자랄 것이고, 관은 갑자기 터질 것이고 내부출혈을 만들고 위기의 상황이 될 것이다.

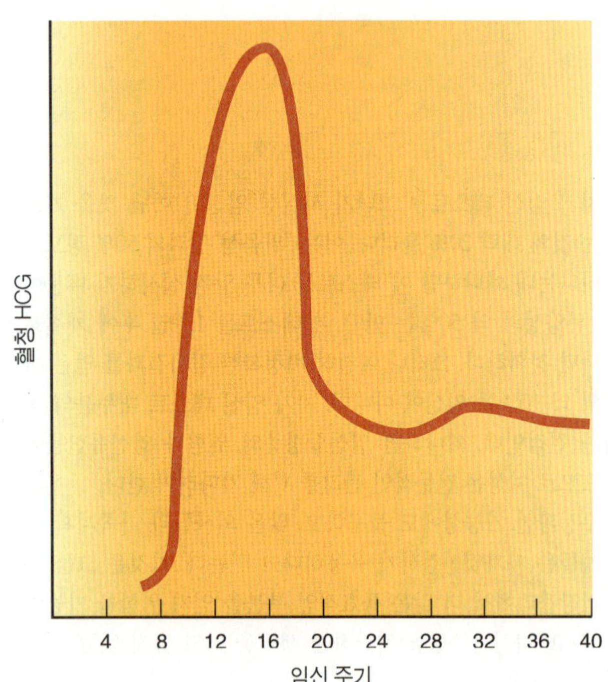

■ 그림 9.2
임신동안에 성선자극 호르몬(HCG)의 패턴

태아성장 (developing fetus)

임신의 아홉달 동안은 관례상 1분기(3개월)를 3개월 단위로 나눈다. 각 분기마다 특징적인 변화가 나타난다.

1기

1일: 정자는 하나의 세포로 형성하기 위해서 난자와 결합한다. 접합체는 각 세밀한 성장을 위해 유전학적인 내용을 포함한 각 부모로부터 23개씩, 총 46개의 염색체를 받는다.

3-4일: 배아는 착상을 위해 내면이 준비되어진 자궁에서 난관쪽으로 움직인다.

5-9일: 배아가 자궁의 내측에서 스스로 착상되어지는 동안 영양물을 받아들이기 시작한다.

10-14일: 배아신호는 월경으로부터 엄마를 보호하기 위해 태반이 있는 화학물질과 호르몬을 통해 알아낸다.

20일: 초기 뇌, 척수와 신경시스템이 발달된다.

21일: 심장이 뛰기 시작한다.

35일: 5손가락들이 손에서 현저히 보인다. 눈은 색깔을 칠한 것처럼 어둡다.

40일: 뇌파가 나타난다.

6주: 배아의 간이 혈구를 만들고, 근육과 기관들은 움직일 수 있다. 엄마는 그녀의 월경주기를 놓치고 그녀가 임신인 것을 확인될 것이다.

7주: 치아 싹(teeth buds)이 형성된 턱에서 솟아오른다. 새 눈꺼풀은 발달된 민감한 눈을 보호하기 위해 닫혀있다. 눈은 6달 말까지 다시 뜨지 않을 것이고 7달부터 떠질 것이다.

8주: 배아는 표면상으로는 태아(fetus: "어린 것" 혹은 "자식"의 라틴어)라고 불린다. 이시기에 태아에서 발견되는 모든 기관들은 성인에서도 발견되어진다. 위는 소화액을 생산하고, 신장은 기능을 한다. 고환은 남성을 형성하기 위해 시작한다. 난소형성은 여성의 경우 조금 늦게 발생된다.

9주: 지문은 피부에서 뚜렷하다. 태아는 자신의 손가락들로 사물주변을 잡을 수 있다.

10주: 자궁은 크기가 2배로 된다. 태아는 눈을 껌뻑거리고, 꿀꺽 삼키고, 이마에 주름살이 진다.

11주: 태아는 자고, 깨고 그들의 근육을 움직인다- 머리 회전, 발가락 접음과 입 열고 닫기.

2기

4달: 귀가 움직인다. 눈썹과 속눈썹이 형성된다. 태아 전체 신체구조가 형성되어지고 피부는 머리와 같이 좋게 덮어져 있다. 태아의 성별은 시각상을 만들기 위해(초음파영상) 고주파를 이용한 초음파진단을 통해서 확인할 수가 있다.

5달: 엄마는 종종 태동이라는 움직임을 느낄 수 있다. 소리가 특별하게 큰 소리를 내거나 혹은 깜작 놀란 소리라면, 태아는 그것에 반응하여 움직일 것이다. 머리카락은 존재한다. 피부는 태어날 때까지 남아있을 치즈와 같이 덮어져 있다. 태아는 이 시기에 20.3cm정도이고 무게는 약 312g이다.

6달: 유샘과 땀샘은 움직여진다. 눈꺼풀은 독립적이고, 열릴 것이고, 피부는 주름져있다. 태아의 길이는 25.4-30.48cm이고, 몸무게는 대략 453g이다. 10명 중에 4명의 아이들은 생존할 것이다.

3기

7달: 아이는 4개의 감각기관을 사용한다, 거의 만져질 수 있고 엄마의 목소리를 알아들을 수 있다. 7달 마지막에는, 머리와 몸이 비례적으로 되어가고, 두 눈을 뜬다. 남자의 고환은 음낭에 하강되어진다. 아이는 자궁경부쪽으로 아랫방향으로 머리가 회전되고 위치를 바뀌어지고, 이 시기 체중은 2파운드이고 11-13인치이다. 약 9-10명 아이들이 살아남을 수 있다.

8달: 이 달의 마지막에는, 아이의 체중은 3과 1/2에서 4파운드이고 14-16인치이다. 거의 대부분의 아이들이 살아남을 수 있다.

9달: 피부는 아이 지방의 축적의 결과로서 주름잡힌 외관이 없어진다. 건강한 태아는 정상적으로 체중이 5-10파운드, 266일 임신기간 후에 태어난다.

태아발달과 성장은 발달의 2주 동안 형성하는 **양막**이라고 불리는 체액으로 가득 찬 막을 형성하는 액낭에 둘러싸여 있는 자궁에 있다. **양수**에 있는 태아의 발달처럼, 자궁은 엄마의 생식기관에 의해 방해받지 않고 자랄 수 있다. 양막의 체액은 또한 잠재적으로 엄마가 신체포지션을 바꿀 때 손상적인 덜커덕거림으로부터 보호한다. 양막은 출생 전에 파열된다. 때때로 "물 자루의 찢어짐"이라고 불리 운다.

태아의 1성장과 발달은 임신에 유일한 기관인 **태반**에 의지한다. 태반은 임신을 유지하기 위해 많은 호르몬들이 필요하고 엄마에서 태아로 산소와 영양분과 태아와 엄마로 폐기물 이동에 책임이 있다.

임신한 여성의 생리학에서 많은 변화들이 나타난다(그림 9.3). 예를 들어, 혈장은 엄마의 임신이 아니었을 EO의 수준보다 50%이상 양이 증가한다. 심박수는 10%빠르고, 분당 박출량은 20-30%높아지고, 적혈구의 숫자도 증가하고, 호흡도 깊고 약간 빨라진다. 임신 중에 대부분 현저한 변화중의 하나는 자궁의 성장이다. 임신 전 자궁은 7-8cm(2와 3/4~3과 1/2 inch)과 무게는 60-100g(2~3 1/2 온스)이다. 임신말기에, 자궁은 대략 30cm(12 inch)이고 무게는 1,000g (2.2 pounds)에 가깝다.

임신 동안의 성적 상호작용
(sexual interactions during pregnancy)

여성의 성적 관심 및 반응은 많은 심리적, 감정적, 그리고 신체적 변화 때문에 임신 기간 내내 변화할 수도 있으며, 성에 대한 그녀의 태도와 쾌감에 영향을 미친다. 몇몇은 임신 기간 동안 성적 관심이 증가한다. 또 몇몇은 감소한다. 여성이 임신 기간 동안 감소하는 성적 활동을 보이는 가장 일반적인 이유 중 일부는 신체적 불편감, 신체적으로 매력적이지 않다는 생각과 태아 상해에 대한 두려움이 포함된다.

용어

성선자극 호르몬: 임신의 첫 단계 동안 생산되는 호르몬; 임신테스트를 위한 기초로도 사용되곤 한다.

자궁외 임신(ectopic pregnancy) : 자궁의 바깥쪽, 일반적으로 자궁관 밖에서 발생되는 임신

양막: 배아와 태아의 주변을 둘러싸고 보호하는 유액이 가득찬 주머니를 형성하는 내부막

양수: 양막낭에 있는 유액

태반: 배아와 태아 발달로부터 나오는 분비물들을 제거하고, 아기가 태어난 후 후산에 없어지는 영양분이 제공되는 임신한 자궁 내 편평한 원형의 혈관구조

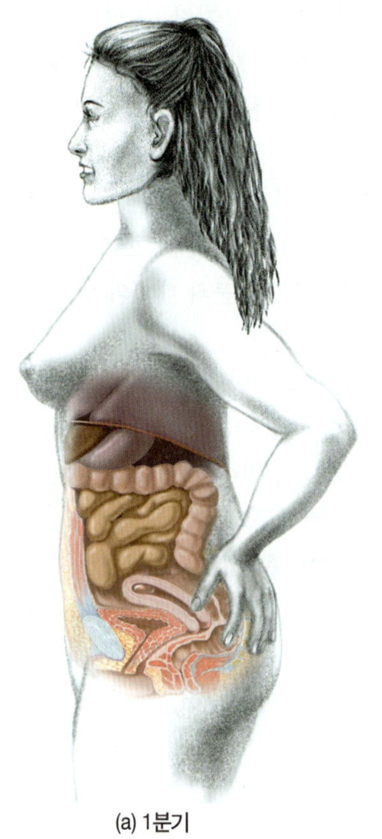

(a) 1분기

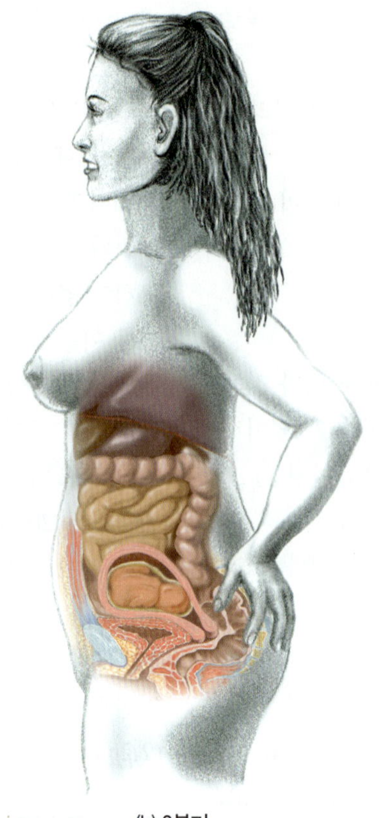

(b) 2분기

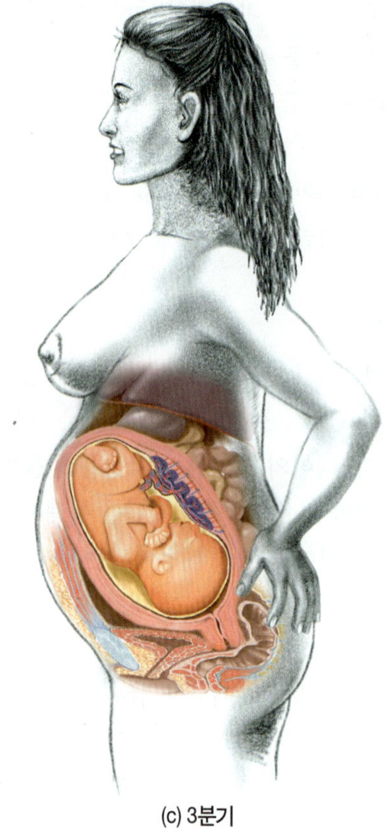

(c) 3분기

■ 그림 9.3

임신 중 여성의 신체변화들

3기 동안, 임신한 여성의 신체의 형태는 극적으로 변화한다.

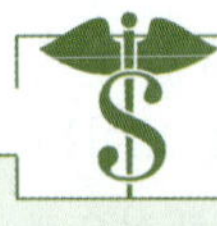

달러와 건강 상식

자가 임신과 인터넷에서의 건강 물품들 구매

인터넷에서의 쇼핑은 놀라운 일이다. 당신은 미승인된 자개 임신 테스트장비를 포함하여 무언가를 구매할 수 있다. 식품의약국은 약간의 자가 진단적 장비를 승인하였지만, 전부는 아니다. 몇몇의 검사장비들은 단지 건강클리닉을 위해서 승인되었고 집에서 사용하기 위한 것은 아니다. 약간의 자가임신검사장비들의 광고는 자가 결과만을 약속한 것이다. 그러나 대부분 검사들은 보조수단으로 해야만 하고, 더 정교한 실험실 검사가 결과 확인을 위한 것이다.

인터넷을 통해서 검사 장비를 구매하길 원한다면, 임신과 HIV 감염과 같은 하나 보다도 더 많은 검사를 위해 요구되는 생산품을 막아야만 한다. 미국보다 지방, 혹은 단지 하나의 실험실에서 만들어지거나, 공공연하게 직접적으로 팔아야 한다. 식품의약국이 승인한 집에서 사용하기 위한 물품이 미심쩍은 데가 있다면, 확인해보아라(1-888-INFO-FDA [1-888-463-6332]). FDA는 인터넷에서 건강관리아이템들을 사는데 밑에 나와 있는 일반적인 주의사항들을 제공한다.

인터넷:

- 전문적으로 보이는 웹사이트에 의해 헛되이 소비하지 말아라. 누구든지 흥미를 끄는 듯한 사이트를 만들고 웹페이지를 임대할 수도 있다.
- 단지 우편번호만 있고 전화번호는 없는 웹사이트는 피하라.
- "새로운 치료법" 혹은 "기적의 치료법" 이란 단어를 사용하는 웹사이트는 피하라.
- 현혹할만한 인상적인 과장된 제품들은 피하라.
- 정부, 의학전문가 혹은 리서치 과학자들이 발표하지 않은 제품을 피하라.
- 모든 관리기관의 검사를 통과한 제품을 구하여라.
- 전문가에 의해 분류된 검사를 하여라. 이것은 미국에서 항상 명백하거나, 공인된 검사를 의미한다.

그것은 현재 일반적으로 임신기간 동안 위험요소가 아니라는 것이 용인되었고, 성적 활동과 오르가즘은 아마 분만 시점까지 원하는 만큼 계속될 것이다. 그녀의 건강관리 제공자가 임산부에게 반대의 권고를 하지 않는 한 임신 기간 동안 섹스 없이 지낼 신체적 이유는 없다. 몇몇 커플들은 임신기간은 새로운 체위를 탐구하는 좋은 시간이라는 것을 발견한다.—측위(side by side), 후배위 (rear entry), 또는 여성 상위는 일반적으로 이 시기에 좀 더 편안하다. 비록 성교를 원하지 않더라도, 임신기간은 또한 구강성교, 상호 수음 (mutual masturbation), 마사지 또는 단지 몸 전체를 터치하고 안는 것과 같은 다른 관능적인 성적 쾌감을 시도할 수 있는 시간이 될 수 있다.

임신 동안의 건강 습관 (health habits during pregnancy)

모든 아이는 가능한 한 건강하게 태어날 자격이 있다. 요청되지 않은 임신이 된 태아에게도 모든 유전적 잠재력이 건강한 몸과 마음으로 자라서 완전하게 나타날 수 있는 기회가 주어지는 것은 아주 당연하다. 우리 중 몇몇은 할 수 있는 한 적절한 건강 습관을 유지하는 것에 대해 주의를 기울인다. 대부분의 사람들은 건강에 해로운 행동과 관련된 위험을 무릅쓰고 살며 아마 그 행동의 결과를 기꺼이 받아들일 것이다. 그러나 여성이 임신을 했을 때, 기본적인 건강 습관을 무시하는 것은 그녀뿐만 아니라 그녀의 아이도 위태롭게 하며, 아이의 몸과 마음이 매우 손상입기 쉽게 발달하기 때문에 어쩌면 그 이상이다. 어머니는 좋은 건강 습관을 실천하기 위해 모든 노력을 기울여야만 한다. 그녀의 아이가 자라서 말을 할 수 있다면, 그 또는 그녀는 "엄마, 나의 일생의 건강과 행복은 지금 당신의 손에 달렸어요. 라고 말할 것이다. 나는 9개월이 네가 무엇을 먹고 마시는지에 관해 걱정해야 하는 긴 시간 이라는 것을 알고 있다. 그러나 당신이 우리 둘 다를 위해 옳은 일은 하는 것은 나에게 중요하다. 나에게 가장 좋은 사람이 될 수 있는 기회를 줄 뿐만 아니라, 너를 건강하게 지켜서 내가 태어난 후에 우리는 많은 좋은 시간을 함께할 수 있을 것이다. 임산부가 자신과 그녀의 아이의 건강을 지키기 위해 적절한 영양, 전문적인 출생 전 관리를 받으며 ,운동을 더 충분히 하며, 임신기간 동안 담배와 술 또는 다른 약들을 멀리하고, 임신하지 않았을 때에 경험한 것과는 다른 감정과 성적인 느낌을 받아들이고 대하는 것에 주의를 기울이는 것은 가치 있는 요소이다.

영양 (nutrition)

임신기간 동안 태아의 세포와 생리적인 용량은 발달하고 있다. 새로운 세포의 형성과 기관의 발달을 최적으로 진행하기 위하여 아마 생의 어떤 다른 시간보다 더 충분한 영양소의 공급이 요구된다. 모든 태아의 영양분은 태반을 통해 어머니로부터 온다. 그러므로 임산부는 아이의 영양 상태에 직접적인 영향을 끼치며, 그녀는 그녀의 식사가 자신과 아이를 위해 반드시 충분한 영양소를 포함해야 하는 것을 의미하는 두 사람을 위해 먹어야 한다는 것을 명심해야 한다. 임신기간 동안 높은 영양분의 식사를 하는 미래의 어머니는 영양적으로 불충분한 식사를 하는 어머니에 비해 보다 건강한 아이를 낳을 것이다. 임산부는 필수적인 영양소와 열량의 섭취를 증가시켜야 한다 (표 9.1). 몇몇 여성들은 일반적

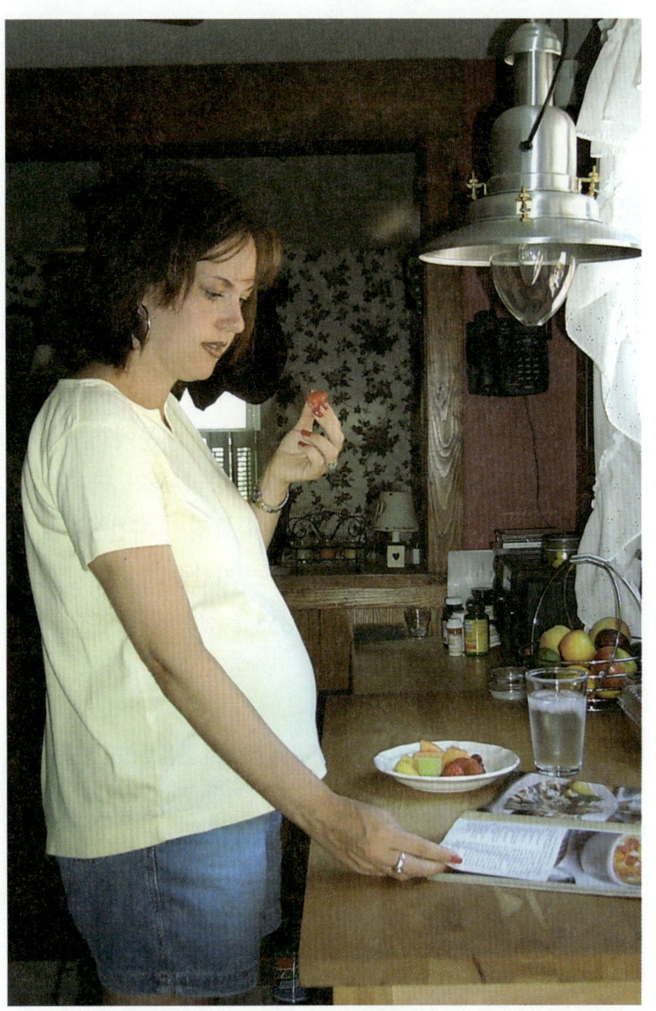

영양이 풍부한 건강식품이 수유할 때 또한 특히 중요하다.

표 9.1

25~50세 비임산부, 임산부, 수유부 여성을 위한 일일 식사 권장량

	임산부	비임산부	수유부
단백질 (g)	50	60	64
비타민 A (μg)	800	800	1300
비타민 D (μg)	5	10	10
비타민 E (mg)	8	10	12
비타민 C (mg)	60	70	95
티아민 (mg)	1.1	1.5	1.6
리보플라빈 (mg)	1.2	1.6	1.8
니아신 (mg)	13	20	20
비타민 B6 (mg)	1.6	2.2	2.1
폴래신 (mg)	180	400	280
비타민 B12 (mg)	2	2.2	2.6
칼슘 (mg)	800	1200	1200
인 (mg)	800	1200	1200
마그네슘 (mg)	280	320	355
철 (mg)	10	15	15
아연 (mg)	12	19	16
요오드 (mg)	150	200	200

출처 : Food and Nutrition Board, *Recommended dietary allowances* (Washington, DC: National Academy of Sciences National Research Council).

으로 균형에 잘 맞는 식사와 별도의 철분 및 엽산의 보충이 권고된다.

대부분의 임산부들은 느는 체중의 양을 걱정한다. 최근에 몇몇 의사들은 너무 많이 체중이 증가하는 것은 고혈압(때때로 임신성 고혈압과 관련 되는)과 액체 잔류(부종)가 특징인 **임신중독증**의 원인이 된다고 믿었기 때문에 임산부에 있어 체중 증가를 제한했다. 임신중독증의 초기 단계는 단백뇨와 얼굴, 손, 그리고 발의 부종이 특징인 **자간전증**이 알려져 있다. 임신중독증의 후기단계는 **자간증**과 관련이 있으며, 여성은 흐릿한 시각과 두통 경련을 일으키며, 혼수 그리고 어쩌면 사망을 경험 할 것이다. 임신중독증은 일반적이지 않으며, 징후는 전형적으로 20주 후에 발생한다. 임신중독증은 출산 전 방문(prenatal visits) 동안 균형이 잘 잡힌 식사, 운동, 정기적인 혈압 측정을 통해 통제될 수 있다. 체중이 너무 많은 것은 결코 좋은 것은 아니지만, 현재 산과학 실습(obstetric practice)은 임신 말, 대부분 임신의 마지막 2/3가 될 때까지 미래의 어머니가 약 28에서 30파운드 체중이 증가하는 것을 허용한다. 그중 약 7파운드는 태아에 의해 기여된다. 확대된 자궁은 또 다른 2파운드를 차지하며, 태반과 양수는 각각 1파운드를 기여한다. 액체의 약 4~8 파운드는 extra blood와 세포외액과 같은 모체 시스템이 더해지며, 그리고 어머니는 약 4파운드의 체지방이 증가할 것이다.

용 어

임신중독증 : 고혈압과 액체잔류가 특징인 임신 중의 드문 합병증

자간전증 : 단백뇨, 고혈압, 부종이 특징인 임신중독증의 전 단계

자간증 : 흐린 시야, 두통, 경련, 혼수, 어쩌면 사망이 특징인 임신중독증의 후기 단계

신체활동과 운동 (physical activity and exercise)

임신동안에 신체적인 활동을 하는 것은 이롭다. 몇몇 여

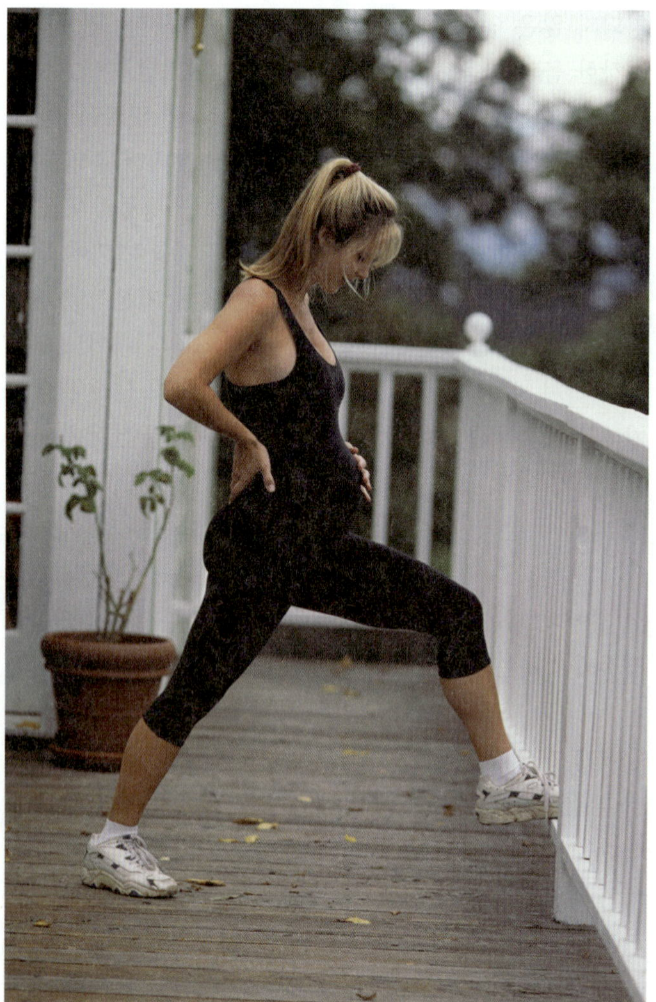

임신 중 신체 활동을 유지하는 것은 많은 이점들을 가진다.

성들은 임신동안에 무기력함을 느낀다. 단지 몇 주안에, 그들의 몸은 낯선 몸매를 가지며, 임신하지 않았을 때 보다 20% 더 많은 체중을 갖게 된다. 그들은 불편하고, 아름답지 않게 또 어색하게 느낄지도 모른다. 움직임과 운동을 통해 임산부는 몸 안의 일시적인 변화에 익숙해 질 수 있으며 임신을 긍정적이고 그녀의 삶의 시간을 완수하는 것으로 받아들인다. 신체활동은 또한 종종 신체적으로 요구하는 분만을 위한 어머니의 몸의 준비를 돕는다. 활동을 유지함으로써, 임산부는 순환이 개선되고 그로 인해 임신 중에 일반적으로 생길 수 있는 부종과 하지정맥류의 형성을 감소시킨다. 에어로빅과 달리기에 규칙적으로 참가하는 (그룹으로) 건강한 여성은 분만시간이 짧아지고 재왕절개에 의한 출산이 보다 적다. 임신 동안에 운동은 출산 후에 몸을 보다 빠르게 임신 전 외형으로 되돌리기 위해 근육을 긴장 시킬 수 있다. 아마 임신동안에 신체활동의 최고의 이득은 활동적 습관을 유지하는 것이다.

임산부의 신체활동의 참여 정도는 그녀의 욕구와 능력에 의존한다. 몇몇 여성 운동선수는 출산일 까지 거의 대부분 스포츠에 참여한다. 운동선수가 아닌 여성은 임신동안에 정확한 자세와 복부근력을 유지하고 호흡과 이완 능력을 개선하기 위해 운동과 관련된 프로그램을 일찍 시작하는 것이 현명하다.

정서적 웰빙 (emotional well-being)

임신은 어머니가 될 사람뿐만 아니라, 그녀의 파트너와 그녀와 가까운 사람에게도 격앙된 감정의 시간이 될 수 있다. 감격, 흥분, 기대, 아이의 상태에 대한 두려움, 부모로서의 적격성에 대한 불안, 그리고 더 많은 (또는 적은) 사랑, 애정, 그리고 성(sex)의 욕구는 모두 자연스러운 것이다. 임신 중에 격앙된 감정이 정상적이라는 것을 인지하고 그것들을 받아들이며, 인내와 이해는 가치 있는 경험을 위한 해답이다.

임신을 포함하여 삶의 언제라도 격앙된 감정을 다루는 최선의 방법은 명상, 요가, 또는 다른 이완 방법으로 마음과 몸을 평온하게 매일의 시간을 보내는 것이다. 마사지는 또한 이로우며, 임신동안에 보다 관능적인 느낌을 갖는 그들의 욕구를 다소 충족시킨다. 몇몇 커플들은 임신동안에 성교에 대한 증가된 욕구를 느끼는데, 그것은 여성이 섹스에 의해 악화되는 의학적 문제가 있지 않는 모두 괜찮다. 그 경우에 커플들은 성교를 포함하지 않는 쾌감의 다양한 형태에 참여할 수 있다.

출생 전 관리 (prenatal care)

임신은 몇몇 큰 생물학적 변화를 수반한다. 태아가 하나의 세포로부터 7 또는 8파운드의 신생아로(수백만의 세포로 구성된) 성장하는 것 뿐만 아니라, 어머니의 몸 또한 태아 성장을 지원하기 위해 수많은 해부학적 생리학적 변화를 경험한다. 게다가, 태아-어머니의 관계는 태반에 의해 유지되며, 오직 임신기간에만 성장하는 기관은 아이가 태어난 후에 어머니의 자궁으로부터 방출된다. 어떤 급속하게 변화하는 체계는 오류나 문제에 취약하며 그것은 임신과 태아의 성장 때문이다. 그것은 미래의 어머니가 전문적인 출생 전 관리를 받는 것이 권고되어지는 이유이다. 수많은 연구들은 출생 전 관리를 더 받은 여성은 임신 기간과 분만 동안 문제가 보다 적으며, 아이가 보다 건강하게 태어난 다는 것을 보여준다. 전문적인 출생 전 관리는 미래의 어머니가 임신중독증, 임신성 당뇨, 감염과 같은 많은 임신 중 특이 질병의 결과를 예방하도록 도울 수 있다. 이 질병들은 어머니의 건강과 아이의 적절한 성장과 분만 모두를 위협할 수 있다. 전문적인 출생 전 관리는 또한 태반의 기능부전에 의해 야기되는 문제의 관리를 도울 수 있고, 적절한 영양에 관해 어머니를 교육하고 임신 동안 언제든지 흡연은 알코올 섭취와 같이 아이의 성장에 해로운 영향을 줄 수 있다는 것을 충고할 수 있다. 풍진, 매독, 임질, 톡소포자충증, 포진, 그리고 HIV와 같은 태아에게 유해한 모체 감염은 발견되고 관리될 수 있다. 출생 전 관리의 또 다른 이유는 물론 모체와 태아의 혈액 세포가 면역학적으로(Rh 인자) 일치하기 때문이다.

태아 성장의 위험 (risks to fetal development)

다양한 요인이 성장 중인 배아 또는 태아에 해로운 영향을 미칠 수 있다. 태반이 태아 혈액 체계로 통과하는 몇몇 종류의 박테리아와 바이러스를 방지하기는 하지만, 에이즈 바이러스를 포함하는 많은 다른 것들은 태반을 지나갈 수 있다. 더욱이, 어머니에 의해 섭취되는 마약, 알코올, 니코틴, 그리고 담배로부터의 그 외 많은 화학물질과 같은 것들은 쉽게 태반을 지나가며 태아 성장에 손상을 준다.

마약 (drugs)

임산부가 섭취하는 마약은 잠재적으로 태아를 해치거나, 출생 결함 또는 어쩌면 죽음 까지 야기 할 수 있다. 헤로인, 메타암페타민, 그리고 코카인과 같은 모든 불법적인 정신활성제들은 신경학적 이상과 마약중독을 야기하기 때문에 태아 성장에 위협이 된다. 처방전 및 처방전 없이 살수있는 약과 많은 식이 보충제와 같이 알코올과 담배는 또한 위험하다. (다음 단락을 보라) 자신의 건강과 아이의 건강을 위해 여성은 임신 동안 건강관리 제공자가 필요하다고 판단한 것들은 제외하고는 모든 약을 피해야 한다.

알코올 (alcohol)

알코올이 태반을 지날 때 어머니의 몸과 동등한 수준으로 태아에 영향을 준다. 태아의 몸은 작고 해독체계가 미숙하기 때문에 알코올은 어머니의 혈액 속에서 사라진 후에도 태아의 혈액 속에 오래도록 남는다. 따라서 술을 마시는 것은 태아에게 해로울 수 있고, 어머니의 알코올 섭취량과 빈도의 증가에 따라 손상의 위험이 증가한다. 어머니가 임신 동안 하루 6잔 이상 술을 마시면 태아는 태아 알코올 증후군(FAS)으로 발전될 위험이 있다. 태아 알코올 증후군(FAS)의 증상은 성장 지연, 안면 기형, 그리고 정신지체와 행동적 기능부전을 포함하는 중추신경계 기능부전을 포함한다. 태아 알코올 증후군(FAS)은 서구에서 다운증후군과 신경계 기형 다음으로 정신지체의 3번째로 가장 흔한 원인이다. 태아 알코올 증후군(FAS)은 예방될 수 있기 때문에 특히 안타깝다.

흡연 (cigarette smoking)

어머니의 흡연은 자연유산과 태아 또는 영아의 사망을 야기할 수 있는 합병증의 가능성을 증가 시킨다. 흡연은 혈류안의 산소량을 감소시키고, 성장지연에 의해 태아에 부정적인 영향을 줄 수 있다. 임신 동안에 흡연한 어머니의 아이는 담배를 피우지 않은 어머니의 아이에 비해 종종체중이 더 적게 나가며, 전신 상태가 더 좋지 않다. 흡연은 기형을 발생시킬지도 모르며, 심장 이상과 무뇌증(뇌의 부재)의 원인이 될 수 있다. 어머니의 흡연은 구순열 구개열 발생의 중대한 요인으로 여겨진다.

> 내가 어린 아이였을 때 나의 부모님을 이사를 많이 했다.
> 그러나 난 항상 그들을 찾아냈다.
>
> *로드니 데인저필드*

선천적 결함은 어떻게 발견 되는가 (How birth defects are detected)

검사는 태아의 이상이 의심 되는 근거가 있다면 실행될 수 있다. 검사는 35세 이상의 임산부, 이전에 선천적 결함이 있는 아이를 낳은 적이 있는 부모, 유전적 병력 또는 염색체 질환이 있는 부모에서 태아의 선천적 결함이 없음을 확인할 필요가 있으며 이는 도움이 될 수 있다(15장을 보라).

양수 천자 (amniocentesis)

양수천자로 알려진 신뢰성 높고 정확한 이 검사는 임신 14주~18주 사이에 시행될 수 있다. 우묵한 바늘 삽입으로 여성의 복강을 통한 초음파검사는 정상적인 발육의 발달에서 벗어난 태아세포안에 있는 조직들은 포함한 자궁강으로부터 양수의 샘플을 얻는다. 이 절차는 몇 백 개의 태아기형과 생화학적인 결점을 발견할 수 있다. 현재 유동체가 충분하다면, 이 검사는 어떤 분기에도 수행할 수 있다.

만약 3개월 사이에는 일반적으로 유전학적인 검사, 2분기에는 RH 면역검사, 3분기에는 태아허파 성숙도 평가를 위해 행해진다.

융모막 검사 (chorionic villus sampling)

융모막 검사(CVS)는 생화학적 이상과 염색체 비정상을 발견하기 위해 임신 3개월에 행해진다. 융모막은 태아세포로 구성된 태아의 얇은 막 주변에 실같은 융기들이다. 이 검사는 융모막검사는 분석을 위해 제거되어진 작은 샘플로 복부 혹은 질과 자궁경부를 통해 초음파검사법을 이용하여 얇은 카테터를 필요로 한다. 이 절차는 마지막 월경기간 후 8째 주보다 일찍 실행 할 수 있기 때문에 양수천자보다 유용하다.

용 어

양수천자 : 태아의 확실한 이상 발견을 위한 자궁에서 양수의 흡인을 포함하는 절차

융모막검사(CVS): 태아에게 있어서 생화학적인 장애와 염색체 이상을 확인하는 방법

임신기간중 문제점들 (problems during pregnancy)

대부분 여성들은 아무 문제없는 임신을 하지만, 다른 이들은 합병증을 가진다. 자연유산, 사산, 자간전증과 조산들은 임신여성이 겪는 문제들이다.

자연유산과 사산 (spontaneous abortion and stillbirth)

자연유산 혹은 조산은 태아가 자궁밖에서 생존할 수 없을 때 임신 첫 20주에 발생한다. 사산은 출생 혹은 그 후에 태아가 생명의 신호가 없는 것이다.

유산의 대부분은 임신 첫 12주에 발생하고 보통 월경 주기보다 일찍 나타난다. 유산은 불쾌한 월경통과 심한 출혈과 관련되어 나중에 발생한다. 유산은 임산부와 아버지쪽의 연령과 관련되어 빈번하게 증가된다. 초기 유산은 염색체 혹은 발육의 이상의 결과로 나타난다. 자연유산에서 모든 임신 말기의 10%로 평가된다.

유산 혹은 사산은 여성 혹은 부부에서 유의하게 감소될 수 있다. 그녀는 화, 슬픔, 절망, 죄책감, 질투, 고독의 느낌을 경험 할 수 있다. 유산 혹은 사산을 통한 실패 후에 여성의 적응은 감정적 뿐만 아니라 신체적이다. 그녀의 신체는 임신 호르몬의 갑작스런 중지를 경험한다. 친구들과 가족들은 유산실패와 후원제공으로 도움이 될 수 있다.

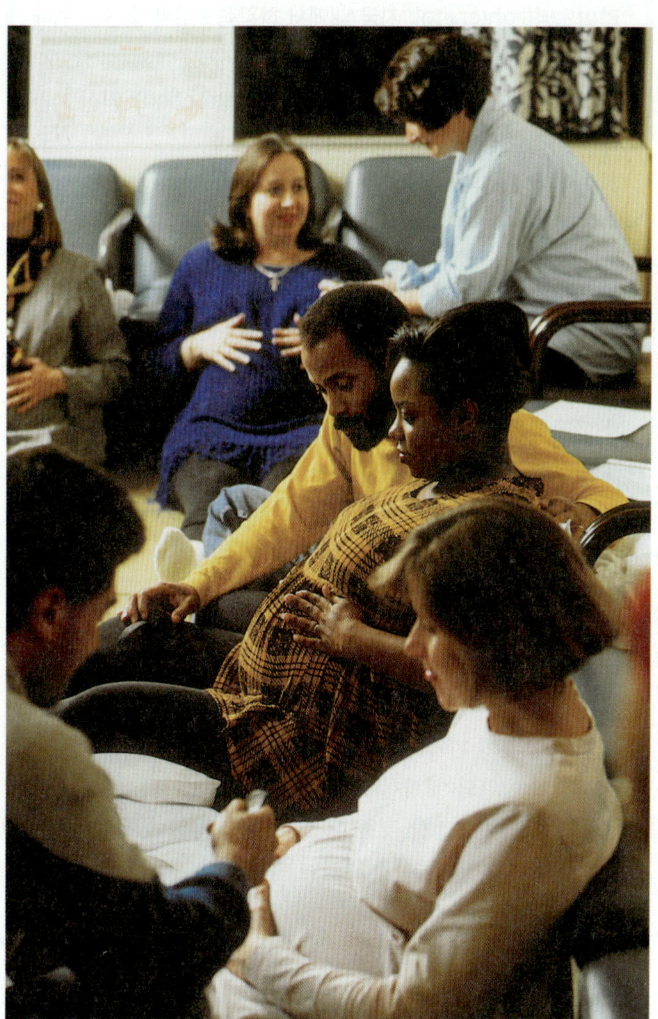

출산 준비 교실은 건강한 아기를 낳는 데에 도움을 준다.

분만 (childbirth)

부모들은, 분만의 순간 9달의 기다림이 끝나고, 아이의 모습에 놀란 큰 기쁨, 안심을 포함한 감정의 착착한 상태를 가져오게 된다. 모든 간호는 엄마와 아이의 컨디션을 걱정하며 새로운 삶의 기적에 대한 경외와 경탄 경험할 것이다.

분만준비 (childbirth preparation)

프로그램과 기관들의 다양성은 분만경험과 부모님신분을 위해 부모가 되기 위한 준비를 위해 교육을 제공한다. 일반적으로 6-8주 코스로 이루어지며, 때때로 "자연분만", "자연무통분만법(라마스)" 혹은 간단한 분만준비라고 불리워진다. 분만준비클래스들은 출산을 앞두고 있는 부부의 관계를 친밀하게 향상시킬 수 있고 그들의 신뢰와 자존심을 증가시킨다. 또한 분만준비에 참가하는 여성은 분만 시 통증과 불안을 줄여줄 수 있고, 약을 덜 사용하고 낮은 합병증을 가질 수 있는 경향이 있다. 또한 예비부부들은 분만과 출산에 대한 긍정적인 태도들을 가질 수 있게 해준다. 분만준비클래스에 참가하는 아빠는 아내가 겪는 분만경험을 분담하고 분만 중에 도움을 줌으로써 더욱더 편안하게 느끼는데 도움이 된다. 그들은 아이가 태어나고 난 후 양육에 열중하고 더욱더 중요하게 생각한다.

거의 대부분의 분만준비 코스는 임신과 분만의 기본적인 생물학을 예비부모들에게 가르쳐준다. 또한 그들은 호흡과 이완운동, imagery 심상과 무선서 증언을 가르친다. 아이의 분만을 부드럽고 고통 없이 진행하도록 만들기 위한 목적을 가지고 있다. 이런 코스들에 참가하는 동안, 부모가 되려는 사람들은 그들의 감정들과 경험들을 나눌 수 있는 다른 출산을 앞두고 있는 부부들을 만난다. 또한 코스에는 출산옵션들을 다룬다. 분만준비코스 이후에는 그들을 가르친 그들의 편견을 초래한다. 예비부부들은 추가적인 전문의진찰(예, 책, 웹사이트와 다른 부모들)에 의한 출산 옵션들에 대한 완벽한 정보를 더 얻기 쉬울 것이다.

연구들에서는 산고동안에 계속적인 감정적 지원은 출산 시간을 짧게 할 수 있고, 통제의 더 큰 지각을 여성에게 주고, 통증을 위한 약물이 필요한 것을 감소시키고, 전체적으로 아이에게 영향을 주는 합병증을 낮게 해준다. 다른 말로, 산고는 천천히 할 수도 혹은 멈추게 할 수도 있다. 만약 여성이 불쾌하고, 불안하고, 두려워하게 하고 혹은 수행력 경험들을 느낀다면, 산고를 어떻게 겪는 것에 따른 다른 기대들 때문이다.

분만 (giving birth)

분만 혹은 출산하기 몇 주 전, "**lightening**"이라고 불리는 태아는 자궁에서 내려감에 따라 출생을 위한 자리를 잡기 시작한다. 이런 현상은 엄마의 체내기관을 압박할 때 경감시켜주고, 엄마는 호흡하거나, 서있거나, 음식물 소화를 더욱 쉽게 해줄 수 있다. 모든 태아출산의 95%는 머리가 아래로 되어있는 포지션이다. 머리가 밑에 있지 않고, 태아 머리가 위로 되어 있을 때, 둔위포지션으로 불린다. 모든 경우들은, "태아포지션"에서 태아의 복부에 비해 태아의 다리는 좁다.

임신 대부분은 자궁이 수축하고 때때로 여성이 눈치 못채는 부드러운 웨이브로 죄여진다. 임신의 말기에, 여성은 그녀의 복부가 단단하게 되거나 그렇지 않으면, 그들이 실제 출산하기 위해 예습하는 것처럼 자궁 수축들이 지각될 수 있다. 건강전문가들은 이것을 "**braxton hicks contractions**"이라고 부른다. 그들은 불규칙적인 인터벌과 그들의 더 짧은 시간을 이런 발생과 진짜 출산으로부터 구별할 수 있다.

일반적으로 분만의 진행에는 인지할 수 있는 3가지 단계가 있다(그림 9.4). 첫 번째 단계시작하기 전에, 자궁경부는 이미 표면에서 없어졌고(판판해졌고 얇아졌다) 약간 팽창되었다. 출산의 **첫 번째 단계**는 자궁수축의 시작과 함께 시작하고, 자궁경부의 끝까지 완전히 넓어진다. 출산 첫 번째 단계

용어

분만: 출산의 과정

라이트닝(lightening): 자궁 내에서 하강함으로써 출산을 위해 태아가 자리를 잡는 것

브락스톤 힉스 수축(Braxton-Hicks Contraction): 임신 기간 내 주기적으로 발생하는 정상적인 자궁 수축

분만 1단계 : 규칙적인 자궁 수축이 일어나는 분만의 시작

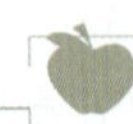

건강 팁

임신과 출산: 복식 호흡 운동

라마즈 수업은, 임산부(그리고 아버지)를 위 또는 횡경막 아래의 호흡에 중점을 두어 가르친다. 몇 시간의 산통과 실제 분만 동안에, 이 호흡 기술은 출산의 통증을 경감시키기 위해 사용된다. 출산이라는 스트레스적인 사건에서 무엇을 가르치고 실천되는지는 지금 몇몇 다른 스트레스적인 상황에서와 마찬가지로 가르치고 실천된다.

각 호흡 주기는 네 가지 단계로 구성된다.

1단계 : 당신의 코 또는 입의 통로를 지나서 당신의 폐 속으로 공기를 들이마시는 흡기

2단계 : 폐의 공기를 내쉬기 전에 아주 약간의 휴지

3단계 : 당신의 폐로부터 그리고 그것이 들어간 통로를 지나 공기를 방출시키는 호기

4단계 : 호기 이후에 다음 흡입이 시작되기 전의 아주 약간의 휴지

이 단계들은 매우 느리고 편안한 깊은 호흡에 의해 호흡 주기가 확장될 때 강화될 수 있다. 이 기법을 시도할 때에는, 그것들이 일어날 때 그것을 식별하여 이 4단계를 분리시키고, 인지하기 위해 노력하라. 각 단계 동안 한 순간도 호흡을 참지 말아야 한다는 것을 기억하라. 그보다는, 이 호흡 주기에서 각 단계의 페이스를 조절하여 규칙적인 당신의 호흡을 습득하라. 횡경막 호흡은 과호흡과 같지 않다는 것을 기억하라. 이 호흡방법은 느리고 편안하며, 그리고 편안하게 느끼는 만큼 깊다. 가장 편안한 호흡의 단계는 3단계 호기이다. 이 단계에서 가슴과 복부 부위가 이완되며, 온몸에 이완 효과를 일으킨다.

당신의 호흡에 초점을 맞출 때 호기 동안 당신의 온몸이 특히 당신의 가슴, 어깨 복부가 얼마나 이완되는지 느껴라.

에너지 호흡 운동

이 운동은 3단계이고 당신은 앉거나 누운 자세로 이 기술을 사용할 수 있다.

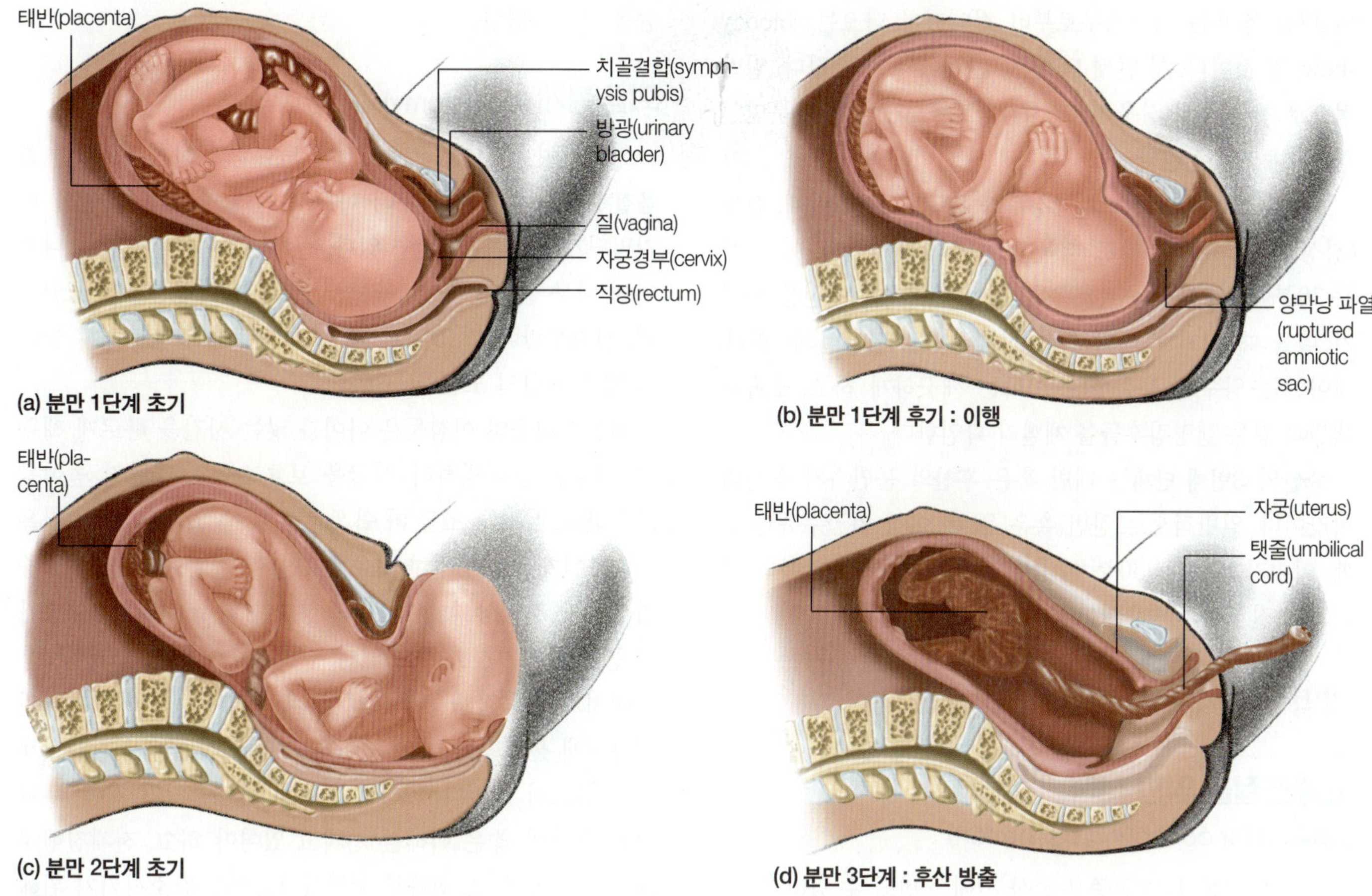

■ 그림 9.4

분만

분만의 단계.(a) 1단계 : 자궁 경부가 확장된다. (b) 1단계 후기(이행 단계): 자궁 경부가 완전히 확장되고, 양막낭이 파열되며, 양수가 방출된다. (c) 2단계 : 아기의 출산. (d) 3단계 : 태반의 방출 (후산).

1. 첫째로, 편안한 상태로, 당신의 어깨를 이완시켜라. 앉는 것을 선택한다면, 당신의 다리는 똑바로 편 채로 유지해라. 숨을 들이마시면서, 당신의 머리의 끝을 원모양으로 돌려라. 당신의 폐에 공기를 집어넣으면서, 당신의 머리 속에 생각을 집어넣어 심신의 상태에 에너지를 마음에 떠오르게 한다. 머리에서 복부의 중앙부로 에너지를 끌어내려라. 숨을 내쉬면서, 에너지를 머리위에서 떠나가게 하여라. 5-10분 반복하고, 에너지의 시각적 흐름과 함께 호흡을 통합하여라. 에너지가 복부로 내려가는 것을 지속하면서, 당신의 상체 모든 내측부분이 도달되도록 밝게 되도록 놔두어라. 당신이 이 첫 번째 단계를 편안하게 느낄 때, 당신은 두 번째 단계로 이동하기 위해 준비한다.
2. 이제, 각각의 발 중심으로 마음에 그려라, 에너지는 원형의 모양으로 앞으로 밖으로 흐를 것이다. 다시 에너지의 생각을 빛줄기로서 생각하여라. 당신의 하지는 단지 집중하고, 당신의 횡격막으로부터 들이마시는 것처럼 발에서 복부쪽으로 에너지의 흐름을 움직여라. 이것을 5-10번 반복하고, 에너지의 흐름을 당신의 호흡과 통합하도록 시도하여라. 당신의 복부로 에너지를 끌어올리는 것을 지속한다면, 하지의 내측부분에 도달하기 위해 생각하여라.
3. 일단 당신의 하지를 통해 에너지의 시각적 흐름과 함께 호흡을 통합시킨다면, 당신의 머리와 발의 끝에서부터 에너지 움직임을 결합시키기 위해 시작한다. 횡경막으로부터 공기를 들이마실 때 신체의 중심으로 에너지를 가져와라. 그런 다음, 공기를 내뱉고, 반대로 에너지의 흐름을 따르라. 이것을 10-20번 반복하여라. 당신이 신체를 통해 에너지를 움직일 때 각 신체부분을 느껴라 — 각각의 근육, 기관과 세포 — 기운이 생길 것이다. 처음에 당신의 신체의 맨 끝으로부터 온 에너지의 움직임을 시각적으로 통합시키기는 어려울 것이나, 이것은 연습을 통해서 매우 쉽게 될 것이다.

의 다른 징후는 자궁경부로부터 점액전이 나오는 "bloody show"일 것이다. 첫 번째 단계는 3단계에서 가장 길다. 일반적으로 첫 출산일 경우 10-16시간정도 이고, 두 번째 분만일 경우 4-8시간 걸린다.

출산의 **2번째 단계**는 자궁경부가 완전히 넓어질 때, 산도(정상적, 머리가 먼저)로 더욱더 아이가 내려간다. 이 단계는 30분에서 2시간동안 계속된다. 이 단계에서 여성은 아이가 나올 때 까지 수축과 함께 적극적으로 밀어낼 수 있다. 남아있는 양수가 분출한다. 아이는 깨끗하게 하고, 호흡과 색깔과 같은 생명징후들을 재빨리 확인한다.

출산의 **3번째 단계**는 태반 혹은 **후산**의 분만까지 출생의 시간이다. 일반적으로 한번 혹은 두 번 이상 자궁수축과 함께, 아이가 나온 지 30분 이내에 태반은 자궁벽으로부터 분리되고 질로부터 방출되어진다.

의학적 중재 (medical interventions)

고통조절을 위한 선택 (options for controlling discomfort)

극도의 고통 혹은 통증은 출산 시에 동반될 수 있다. 특히, 첫 번째 단계의 마지막과 초기두번째 단계 시에 감각의 강도는 자궁경부의 작용과 회음부의 이완으로 자궁근육조직에서 이완과 수축에 의해서 야기된다. 통증감소 방법들은 이완요법, 깊은 호흡, 침술, 최면술, 분만간호사에 의한 회음부 마사지, 통증자각을 없애주는 약(무통증 진통제), 통증감각을 감소시키는 약(마취)을 포함한다. 출산동안 사용되어지는 대부분의 마취는 단지 골반영역(eltzschig , liebermean and camann, 2003)에서 감각을 감소시키기 위한 국부적인 마취제이다.

이것은 출산동안 산모의 자극을 떨어지게 하고, 그래서 산모가 아이를 밖으로 밀어내는 것을 도와주기 위해 활동적으로 아이를 아래로 낳을 수 있다. 일반적인 마취제(완전한 무의식)는 단지 중절수술과 같은 중재와 어려운 출산의 경우에 사용한다.

출산의 과정중 특별한 경우는, 산모와 태아 모두 위험한 단계로 진행될 수도 있다. 이것은 회음부 수축이 일어나는데 옥시토신 호르몬은 어려운 출산 중에 투여한다. 몇 세기 동안에, 수세기에 산파와 분만간호사는 출산을 도와주기 위해 가슴 자극은 산모의 하수체후엽으로부터 옥시토신의 방출을 자연스럽게 야기시키므로, 진통에 시달리는 산모의 가슴을 자극하였다.

회음절개 (episiotomy)

약물투여 이외에, 질에서 항문으로부터 회음부절개인 **회음절개**는, 아이의 머리부터 나오기 전에 출산의 첫 번째 마지막단계에서 수행될 수 있다. 절차는 아이의 머리가 나오기에 너무 클 때, 아이가 약하거나 혹은 비정상자세에 있을 때, 겸자분만이 필요할 때 혹은 회음부가 불충분하게 늘어날 때 필요할지 모른다.

회음절개술의 이점들은 아이를 낳는 시간을 빠르게 해주고, 괴로움을 예방하며, 실금을 보호해주고, 골반저 높이를 보호하고, 상처를 조금 더 쉽게 치유할 수 있다. 비록 이것은 회음부절개술의 정당한 이유겠지만, 이 절차는 감염, 통증증가, 3-4도 질열상, 늦은 치유와 성교를 다시 시작할 때 증가된 통증을 야기시킬 수도 있다.

여자가 회음절개술에 대해서 걱정한다면, 그녀는 그녀의 의사에게 물어봐야 한다. 왜냐하면 많은 시간동안 회음절개술은 필요치 않았다. 그러나 회음절개술을 막기 위해서, 여성은 출산의 좋은 이해를 가지고 있어야 하고, 전체진행에 대해 알아야 하고, 회음부가 열상가능성을 감소시키기 위해 완전한 스트레치되도록 적절한 시간을 갖도록 밀기를 조절할 수 있어야 하는 것을 의미한다.

제왕절개 (cesarean section)

정상적인 질분만이 위험하거나 불가능하다고 생각되어질 때, 수술적절차인 **제왕절개** 혹은 **자궁긁어냄술**이라고 불리우는 태아를 복벽과 자궁에서 절개를 통해서 꺼내야 한다. 제왕출산은 태아머리가 산모의 골반구조보다 너무 클 경우, 산모의 질병, 질부분에 활동성 포진 감염, 출산동안에 태아고통, 태아둔위분만(자궁에서 다리 혹은 엉덩이가 맨처음 나옴) 혹은 과거제왕절개(Greene, 2001)와 같은 출산합병증들을 포함하는 다양한 상황들에서 권고되어진다.

분만 후 단계 (the postpartum transition)

아이를 출산한 후, 산모는 "**산욕**"이라고 불리는 분만 후 단계로 여러 주를 겪을 것이다. 이 시기 동안에, 임신의 생리학적인 변화들이 천천히 반대로 변화하고 출산으로부터 주변구조물들이 회복된다. 더 이상 필요치 않은 자궁조직은 첫 달 혹은 분만 후에 배설된다. 배설물은 "오로"라고 불리는 배설물은, 처음에 대량의 월경과 비슷하고, 그 후 전형적으로 일주일 혹은 2주후에 적어질 것이다. 분만 후에, 임신 중에 높았던 에스트로겐과 프로게스테론 수준은, 빠르게 낮아지고, 출산 후 72시간 내에 거의 0에 가꿔질 것이다.

이 단계 동안에 아내와 남편은 그들의 힘든 새 인생환경에 순응하는 것을 시작한다. 해산과 아이 돌봄은 피로하게 한다. 많은 여성들은 피로, 우울증, 외로움, 두려움을 포함한 일시적인 감정 변화들인 "산후우울증(baby blues)"을 경험한다. 일반적으로 이런 감정들은 출산 후 몇 주내로 없어진다. 그러나 여성의 13%는 무능력이 될 만큼 심각한 분만 후 우울증을 경험하고, 전문적인 도움이 요구되어진다(Wisner, Parry and Piontek, 2002). 분만 후 감정 변화들은 일반적이지만 전문가들은 출산을 동반한 호르몬 레벨의 대량의 변화들과 연관이 있다고 한다. 다른 이들은, 반면에 호르몬 변화들의 효과를 부정하지는 않지만, 출산이 여성, 그녀의 파트너와 다른 가족들과 한 집단 구성원들에게 많은 변화들과 심리학적인 적응들을 가져온다는 삶 변화를 지적한다.

커플들은 회음절개를 치유하고 자궁과 질이 임신 전 상태로 돌아가기 위해 출산 후 몇 주 동안 성교를 억제한다. 일반적으로 성교는 분만 후 3-4주이내로 신체적으로 안정된

용 어

분만 2단계 : 질을 통해서 분만되어진 아이가 움직이는 단계

분만 3단계 : 후산이 방출된 단계

후산: 태반과 태막

회음절개: 분만동안에 아이 머리의 통로를 도와주면서 여성의 손상을 최소화하기 위해 회음부 절개

제왕절개(C-section): 복부와 자궁을 수술적 개방을 통한 태아의 분만

산욕: 분만 후 6주

표 9.2

여러 국가의 영아 사망률(1000생아 출생 당 사망)

국가	비율	국가	비율
스웨덴	3.44	러시아	19.78
일본	3.84	중국	27.25
프랑스	4.41	인도네시아	39.4
독일	4.65	사우디 아라비아	49.59
캐나다	4.95	남아프리카 공화국	61.78
영국	5.45	인도	61.47
뉴질랜드	6.18	가봉	93.5
미국	6.69	아프가니스탄	144.76
칠레	9.12	앙골라	191.72

출처 : U.S. Central Intelligence Agency World Fact Book, 2002. Available: http://www.cia.gov/cia/publications/factbook/fields/2091.html.

글로벌 웰니스

유아사망률

유아의 생존은 특히 임신여성, 유아 혹은 유아의 엄마로부터 병을 얻었을 때와 같은 방해되는 부족한 건강보호시스템이라면 위험할 수 있다. 세계적인 유아사망률은(첫 생일전에 사망하는 유아들) 1000명당 57명이 죽는다. 이는 세계적으로, 매년 71000명이 죽는다. 나라들중에 유아사망률은 매우 큰 차이가 있다(표 9.2). 스웨덴은 유아사망률이 1000명당 147명 사망으로 가장 낮았다.

엄마들과 아이들이 좋은 건강관리를 접근될 때, 유아사망률은 조기분만과 낮은 저체중 출산, 자동차사고, 갑작스런 유아사망신드롬(SIDS), 그리고 HIV를 포함한 감염으로 심각한 출생 결함들을 야기시킬 것이다.

엄마와 아이들이 건강보호를 접근하지 못하면, 영양실조, 감염(예, HIV와 말라리아), 비위생적인 상태와 엄마 혹은 다른 보호자의 부재를 둘러싼 합병증 때문에 유아들은 죽는다.

미국전체의 유아사망율은 출생한 1000명중 6.7명이다. 미국은 다른 산업화되는 나라들보다 높다. 왜냐하면 많은 미국인들은 건강보호로 접근하지 않기 때문이다. 미국 유아사망률은 인종에 따라 다양하다. 비스페인 코카서스사람들은 1000명당 6.0명이고, 코카서스 13.9, 미국 원주민과 알라스카 원주민 9.3, 그리고 아시안/태평양 섬사람 5.5명이다.

세계에서 유아사망률을 줄이기 위해서, 세계보건기구(WHO)는 모든 어머니의 건강 서비스들을 위해 이용할 수 있는 것을 증가시킨다. 미국에서는 유아사망률을 줄이기 위해서, 보건부와 복지시설들은 어머니의 태아전 보호 비율을 증가시키기를 원한다. SIDS의 발병률을 감소시킨다. 담배를 피우고, 술을 마시고, 다른 약물을 복용하는 임신여성의 비율을 줄인다. 저출생체중아의 숫자를 감소시킨다.

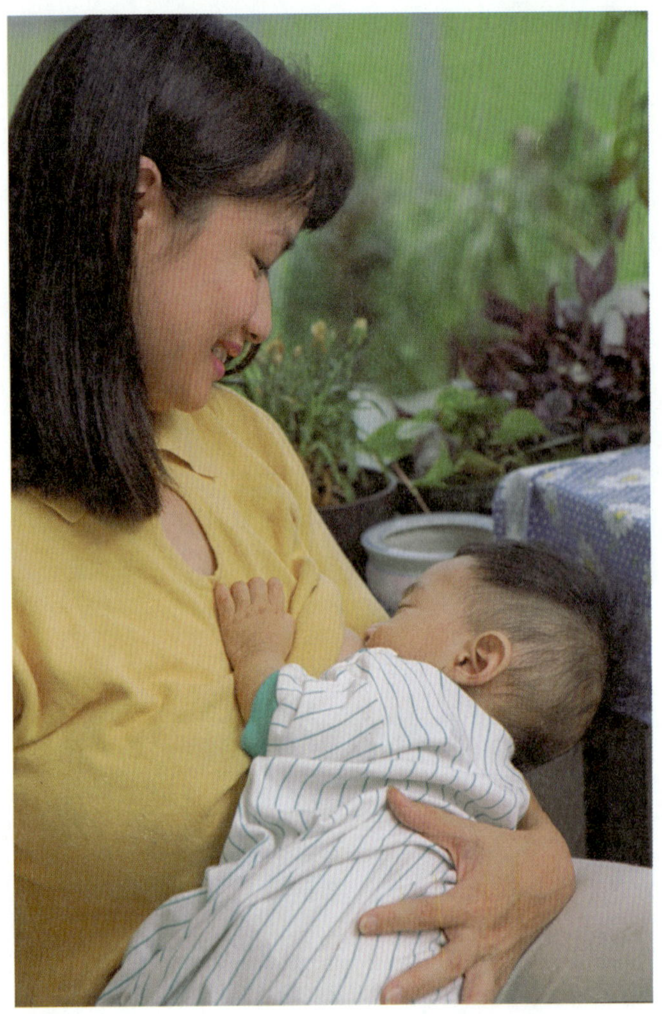

모유는 아이에게 필수적인 영양을 제공하며 감염예방을 돕는다.

다. 그러나 이는 모두 어머니의 욕구와 편함에 의거된다.

모유수유 (breast-feeding)

수유를 위한 가슴 준비는 유선수의 증가와 유방조직의 지방축적과 함께 임신의 초기부터 시작된다. 이런 증대는 임신초기에 가슴 압통을 야기시킨다. 또한, 가슴크기도 증가되고, 유두도 확장되고 종종 색깔도 짙어지기도 한다. 임신중간쯤으로 가면, 가슴은 실제엄마의 우유의 전구물질인 누르스름한 초유를 만들기 시작한다. 출산 후 초기 몇일 동안, 초유는 가슴으로부터 생성된 주요한 물질이다. 신생아 간호사 역할과 같은 **초유**는, 유방으로부터 흘러나오고 엄마의 모유를 대체한다. 초유는 영양분을 포함하고 있고 아이의 감염으로부터 보호하기 위한 항체를 특히 높인다. 모유는 특수한 우유단백질, 항체, 락토스, 지방과 수분을 포함한다. 모유의 합성은 뇌하수체호르몬 **프로락틴**에 의해 조절되어진다. 이는 임신 중에 굉장히 높고, 엄마가 수유를 유지하는 동안 계속 유지되어진다.

모유는 어머니와 아이의 협응된 활동을 통해서 유방으로부터 인도된다. 아이의 입으로 유두삽입은 아이의 젖을 빠는 반사작용으로 촉진된다. 아이가 젖을 빨 때, 신경자극으로 옥시토신호르몬의 방출은 가슴에서 어머니의 뇌로 이동되어지면서 자극받는다. 옥시토신은 어머니의 혈류를 통해 순환되며, 그것은 근육세포가 유선을 수축시켜 유두로부터 모유 분출을 일으킨다. 옥시토신은 또한 자궁의 수축을 자극시키므로 모유수유는 자궁이 임신 전 크기로 돌아가는 것을 돕는다.

어머니는 여러 달 동안 수유를 할 수 있다. 아이가 빨아들이는 만큼 가슴은 일정하게 모유를 내보내고, 모유생산 호르몬 자극은 계속될 것이다. 이런 자극이 없으면 모유 생산은 중단된다. 모유 수유의 많은 이점은 다음을 포함한다. :

- 그것은 경제적이고 손쉽게 이용할 수 있으며 젖병과 이유식을 구매하고 준비하고 데우는 것과 관련된 수고를 없앨 수 있다.
- 그것은 어머니로부터 면역성(감염에 대한 방어)을 아이에게 전달하고 모유 그 자체와 모유수유 행동은 아이의 면역 방어의 발달을 자극한다.
- 모유는 아이의 소화계통의 발달을 촉진한다.
- 모유로 자란 아이들은 보다 적은 알레르기, 보다 적은 설사, 보다 적은 치아문제, 보다 적은 복통(위통)을 가진다.
- 모유는 아이를 위한 영양학적인 균형이 잡혀있다. : 우유(cow's milk)를 포함하는 이유식은 모유와 영양학적으로 일치하지는 않지만 영양학적으로 적절하다.
- 모유 수유는 어머니와 아이 사이의 심리적 애착을 증가시킬지 모른다.
- 모유의 생산과 방출에 관련된 호르몬들은 자궁의 수축을 일으키며, 자궁이 정상 크기로 돌아가는 것을 돕는다.
- 첫 주 동안 또는 분만 후에 이러한 수축은 강하며 통증이 있을지도 모른다.
- 그 후에 몇몇 여성들은 즐겁고 관능적이고 또는 에로틱한 것들이 나타난다.

많은 여성들은 모유수유가 아이에게 편안함과 즐거운 경험을 준다는 것을 발견 한다. 종종 이러한 모유수유의 즐거운 느낌들은 에로틱한 색조, 어쩌면 성적인 흥분을 만들고 때때로 오르가즘을 일으킨다. 이런 감정들과 반응들은 정상이고 자연적이며, 여성이 그들로부터 떳떳하지 못하게 느끼는 것이나, 아이를 괴롭히는 느낌을 받으면 안 된다.

모유수유의 많은 이점은 젖병으로 먹이는 것이 바람직하지 않다는 것을 의미하지 않는다. 많은 건강하고 잘 적응된 사람들은 유아에게 젖병으로 먹인다. 몇몇 여성은 신체적으로 모유수유를 하지 못한다. 직장, 가정, 다른 책임감등으로 인해 불편하게 만들기 때문에 몇몇 엄마들은 모유수유를 할 수가 없다. 불행하게도 공공시설이나 직장에서의 모유수유는 많은 이해와 장소가 없기 때문에 이용하기가 어렵다. 몇몇 여성은 모유수유를 택하지 않는다. 왜냐하면 그들의 가슴모양이 바뀌는 것이 성적 매력을 감소시킬 것이라는 두려움 때문이다.

몇몇 여성은 몇 주나 몇 달 동안 유아에게 모유수유를 하고 유아가 완전히 **젖을 뗄때(젖뗌)** 까지 점차적으로 모유수유에서 젖병수유로 바꾼다. 모유수유나 젖병으로부터 나오는 것보다 더욱 중요한 것은 유아와의 신체접촉과 수유하는 동안 사랑을 받게 하는 것이다.

불임증 (infertility)

가임나이에 결혼한 모든 미국인의 5분의 1은 **불임증**이다. 이것은 임신 시도 후 일년 이내에 임신이 되지 않는 것을 의미한다. 불임 커플의 약 40%가 남성에게 책임이 있고 40~50%가 여성에게 문제가 있다. 약 10%는 아직 확실하지 않다. 전문의의 도움으로 모든 불임 커플의 절반 정도는 결국에는 아이를 가질 수 있다. 의학적으로 불임으로 확인된 많은 수의 커플은 의학적인 중제 없이도 결국에는 아이를 가질 수 있게 된다.

남성과 여성들에게 정상 생식계통이 아닌 기능적으로 악영향을 주는 다양한 조건들에 의해 영향을 받는다. 예를 들면, 중환자, 흡연자, 만성 알콜 중독자, 마리화나, 약물남용, 방사선이나 독성 화학 물질의 노출, 영양 결핍, 근심, 스트레스, 피로는 개인의 생식기능에 손상을 줄 수 가 있다. 의학적 치료나 생활 습관의 변화는 생식능력을 회복시킬 수 있다.

남성과 여성의 생식계통에서의 정자 난자 생성이나 기능은 호르몬 생산에 의존하기 때문에 호르몬 문제는 남성과 여성의 흔한 원인이다. 불임은 또한 남성과 여성 생식개통의 해부학적 비정상과 손상에 의해 발생하기도 한다. 상처의 흔한 원인은 흉터와 그에 따른 난관의 막힘, 빈번하지는 않지만 임질이나 클라미리아 감염에 의한 부고환에 막혀서 발생한다. 이 같은 질병으로부터 상처 입은 조직은 관을 막게 하고 정자와 난자의 이동을 방해한다. 생식계의 성장이나 종양 또한 정자와 난자의 이동을 막을 수 있다. 때때로 막히거나 손상 입은 관의 수술적인 치료는 생식능력을 회복시킨다.

> 조모와 손자가 잘 따르는 이유는 공동의 적을 가지기 때문이다.
>
> *Sam Levenson*

수정의 문제와 이동 또한 불임성을 야기 시킨다. 예를 들면 남자는 발기시키고 유지하거나 질 내에 사정하는데 어려움이 있을 수 있다. 여성은 매우 두껍고 많은 양의 경관 점액을 생산할 수 있기 있기 때문에 이것은 정자가 자궁으로 들어가는 것을 막을 수 있다. 때때로 커플은 배란시기에 성관계를 하지 못하기 때문에 임신에 어려움을 겪기도 한다.

임신할 수 있는 기회를 높이는 법 (enhancing fertility options)

의학적 처치의 다양한 방법들은 불임 부부에게 있어 임신을 가능하게 하는데 도움을 준다. 예를 들면, 여성은 클로미덴의 약물을 처방을 받는다. 이것은 수정할 수 있는 난소의 수를 증가시킨다. 남성이 매우 적은 양의 정자를 생산하지만 건강하게 생산해 낼 수 있다면, 수정은 남성으로부터 얻은 정자를 직접 자궁경부에 주입함으로써 촉진시킬 수 있다. 이것을 **인공수정**이라 부른다. 남성 파트너가 인공수정에서조차 건강한 정자를 충분히 생산해내지 못할 경우, 공여자로부터의 정자를 통해 인공수정에 의해 임신을 할 수가 있다.

불임을 극복해내는 또 다른 방법은 **체외수정(시험관내 수**

용 어

초유 : 누르스름한 액체로 항체와 단백질을 포함한다.

프로락틴(젖분비호르몬) : 분만 후 젖분비를 자극하여 유지하는 하수체전엽 호르몬의 일종.

젖뗌 : 모유수유를 멈추고 다른 방법으로 영양을 제공하는 것

불임증 : 임신을 하거나 수정 할 수 없는 상태

수정 : 자궁 내로 정액유입

인공수정 : 자연적인 방법이 아닌 인공적인 방법으로 정액을 자궁이나 수란관 안으로 유입시키는 것이다.

시험관 내 수정(IVF) : 원숙한 난포로부터 난(egg)을 제거하고, 정액세포를 인체의 외부에서 주입시키는 과정; 수정된 난(egg)은 약 2일 동안 안전한 환경으로 격리되고 나서, 자궁으로 주입된다.

정)을 통해서 이다. 이것은 난소로부터 몇몇 난자를 얻고 실험실 안에서 수정을 시키는 방법이다. 이렇게 된 배아는 여성의 자궁 안에 착상된다. 여성의 난관이 정확한 기능을 하지 못할 때 체외수정이 실시된다. GIFT(생식세포 난관내 이식술), ZIFT(접합자 난관내 이식)는 체외수정으로써 서로 비슷하다. GIFT에서 난자를 각각의 난관에 같은 수로 위치시키고 정자를 직접 난관 안으로 주입시킨다. ZIFT에서 수정란을 체외에서 수정시키고 난관으로 위치시킨다. 이 방법은 10~20%의 성공률을 갖고 있다.

몇몇 커플의 경우 아이를 가질 수 없을 것이라는 전망은 절망적이다. 이 같은 커플의 경우 장기간의 노력이 필요하다. 이것은 임신을 하고 아이를 갖기 위해 수천 달러의 비용과 많은 감성적 에너지가 필요로 할지도 모른다. 그 같은 커플은 여성의 가임주기를 주의 깊게 기록하도록 요청 받고 임신 할 수 있는 가장 높은 가능성이 있는 날에 성관계를 하도록 요청 받는다. 그들은 호르몬 치료 후 특정시간에 성관계를 하도록 요청 받는다. 이들은 체외수정이나 다른 의학적 중제를 받기 위해 의료원을 반복적으로 방문할 것이다.

미국에서는 매년 약 4만 여명의 불임 커플이 체외수정을 통해 아이를 가지려는 시도를 한다. 그러나 이렇게 임신을 위해 반복적으로 시도하는 커플들은 대부분 실패한다. 35세 이하 여성의 경우 성공률은 약 20%이고 40세 이상의 성공률은 10%이다. 낮은 성공률에도 많은 커플들은 임신을 시도하는데 매년 수천 달러의 비용을 지불한다. 또한 건강보험은 체이수정을 제공하지 않는다.

입양 (adoption)

성인들은 그들이 직접 낳지 않은 아이를 기르는데 많은 이유가 있다. 그들은 아마도 인구 과잉에 대한 관심에 의해 부분적으로 동기화 되거나 고아들에게 사랑과 인정을 주는 것을 바랄지도 모른다. 다른 흔한 이유는 불임으로 아이를 가질 수 없기 때문이다. 그러한 커플이나 싱글, 동성애자들이 선택하는 다른 대안적인 방법은 입양이다. 많은 입양은 아이 없는 커플들에게 행복을 가져 다 준다.

커플이 아이를 입양 하는 데는 세 가지 길이 있다. 입양하는 가장 흔한 방법은 보통 비영리적인 사회기관으로 주 허가를 받아서 하는 *사립이나 국립 기관*을 통해서 이다. 이것을 통해 약 70%의 입양이 이루어진다. 입양기관은 해외로부터의 유아나 어린이들의 입양을 할 수도 있지만 청소년이나 특별한 도움을 필요로 하는 어린이들을 입양하는데도 좋은 방법이다. 입양기관을 등록하는 과정은 장기간의 과정일 수도 있고 몇 년 동안 지속될 수도 있다.

아이를 입양하는 또 다른 방법은 *독립적이거나 개인적인 입양*을 통해서이다. 아이를 입양하는 것을 희망하는 개인은 중재인으로써 변호사, 의사, 또는 성직자와 함께 아이 보호하는 것을 포기한 여성과 약속을 하게 된다. 모든 주마다 독립적으로 입양에 관한 법률을 갖고 있고 예비 입양 부모는 생모 주에서의 법률뿐만 아니라 그들 자신 주에서의 법률에 대해서도 알아야 한다. 모든 독립적인 입양에서 생모는 아이가 출생을 한 이후에만 입양동의를 주어야 한다.

세 번째 입양하는 길은 *국제입양*이다. 이것은 예비 입양 부모들에게 있어 점점 더 인기 있는 방법이다. 국제입양은 주와 연방정부의 요구조건과 맞아야 하지만 기다리는 기간은 개인적이나 공공 기관을 통해 하는 것 보다 길지는 않다.

건강에 대한 중요한 생각

1. 분만을 증대시키기 위해 옥시토신의사용은 논란의 여지가 있다. 몇몇 병원 관계자들은 산모의 분만 예정 계획 날이 아닌 다른 날 힘을 강화하기 위해 옥시토신을 사용한다. 또한 어떠한 상태 일 때 옥시토신을 사용해야 하는 신호로 보아야 하는지에 대해 어떠한 동의는 없다. 자궁수축이 약하거나 없거나 태아가 호흡곤란을 겪고 있을 때 분만의 촉진이 필요하다. 정상 분만에서 옥시토신이 필요하다는 연구는 실패했다.
   - a. 당신은 아이를 분만할 때 옥시토신을 사용하지 말라고 요청하였는가?
   - b. 어떤 상황에서 옥시토신의 사용을 요청할 것인가?

2. 우리는 약물, 알코올, 흡연이 태아의 발달에 위험 하다는 것을 알고 있다. 레스토랑에서 접대원으로 일하고 있다고 상상해 보아라.
   - a. 임신한 고객이 와인을 주문 한다면 어떻게 하겠는가? 갖다 줄 것인가?
   - b. 임신한 고객이 담배를 피우고 있다면 어떻게 하겠는가? 무엇인가를 말하겠는가?
   - c. 아직 태어나지 않은 그녀의 아이와 비교할 때 그녀가 원하는 것을 어떻게 하겠는가?

3. 당신과 배우자는 첫 번째로 임신했다는 것을 최근에 발견했다. 이미 당신은 가족이나 친구로부터 많은 정보와 조언을 얻었다. 더욱이 임신 공포 이야기를 들었다.
   - a. 건전하고 편견 없는 조언은 어디에서 얻어야 하는가?
   - b. 임신에 대한 중요한 결정을 하는데 준비를 하였는가? 예를 들면, 다음과 같은 것을 생각해 본적이 있는가?
     - 출생 교실에 참여할 것인가? 무슨 방법을 택할 것인가(라마즈, 브레들리), 출산을 도와주는 여성을 택할 것인가?
     - 자연 분만을 할 것 인가
     - 출산 중에 진통제를 사용할 것인가?
     - 제왕 절개를 할 것 인가?
     - 출산 힘을 늘리기 위해 옥시토신을 사용할 것인가?
     - 남자아이에게 포경수술을 할 것인가?
     - 전통적 의사를 택할 것인가 병원, 조산원, 집에서 분만할 것인가?

건강 리뷰

- 수태, 임신, 출생은 삶에 있어 중요하고 의미 있는 일이다. 부모가 되기로 한 것의 결정은 정신적, 신체적으로 준비가 필요하고 그래서 모든 아이들은 필요의 요구에 의해 준비된 부모를 만날 수 있다.
- 수정은 자궁으로 옮겨짐으로써 배아의 분할을 따른다. 수정이후 약 6일부터, 배아는 자궁 안으로 심어지고 다음 266일이나 그 정도 까지 태아가 발생한다. 임신의 40 주 이후 아기가 태어난다.
- 임신하는 동안의 좋은 영양, 분만 전 관리, 운동, 신체 활동, 정서적 웰빙과 같은 건강 습관은 성공적인 임시에 기여한다.
- 임신하는 도중에 약물섭취, 알코올 섭취, 흡연은 태아를 손상시키며 출생에 기형을 나타낸다. 양수검사나 융모막 샘플링과 같은 검사는 출생 시에 기형이 나탈날 수 있는지 없는지 결정하는데 도움을 준다.
- 최상의 출생은 출산 준비 교실, 출생 중에 모체로써의 정서적인 뒤받침과 절제술과 같은 의학적 중재의 현명한 선택과 통증관리에 의해 이루어 질수 있다.
- 출생은 3단계로 나누어진다. 첫 번째 단계는 산통의 시작과 경부가 완전히 벌어질 때까지 지속된다. 두 번째 단계는 아이의 출산이다. 세 번째 단계는 태반의 분만이다.
- 분만 후 기간에 모유수유와 성관계가 재게 된다.
- 결혼한 미국인커플의 약 20%는 불임이다. 이러한 커플의 몇몇은 임신이 되기 위한 의학적 도움을 받을 수 있다. 임신은 또한 체외수정이나 인공수정에 의해 이루어 질수 있다.
- 입양은 아이 없는 커플의 또 다른 방법이다. 아이들은 사립이나 공공 입양기관 개인적이거나 국제 입양을 통해 이루어 질수 있다.

건강과 웰니스 온라인

웹 사이트는 건강과 웰니스에 대한 풍부한 정보를 담고 있다. 웹 브라우저 소프트웨어를 이용하여 인터넷을 실행하면 건강과 웰니스에 대한 현존하는 많은 주제에 대해 새로운 통찰력을 얻을 수 있을 것이다.

Jones & Bartlett 출판사의 웹사이트인 health.jbpub.com/hwonline을 실행해라.

참고 문헌

Eltzschig, H. K., Lieberman, E. S., and Camann, W. R. (2003). Regional anesthesia and analgesia for labor and delivery. *New England Journal of Medicine*, 348, 319–332.

Greene, M. F. (2001). Vaginal delivery after cesarean section — Is the risk acceptable? *New England Journal of Medicine*, 345, 54–55.

Wisner, K. L., Parry, B. L., and Piontek, C. M. (2002). Postpartum depression. *New England Journal of Medicine*, 347, 194–199.

추천 도서

Meadows, M. (May/June, 2001). Pregnancy and the drug dilemma. *FDA Consumer*. Discusses the use of medications during pregnancy. Available: http://www.fda.gov/fdac/features/2001/301_preg.html.

Murkoff, H., Eisenberg, A., and Hathaway, S. (2002). *What to expect when you're expecting*. New York: Workman. This popular guide to pregnancy covers every aspect of the prenatal period, from developmental stages to nutrition.

U.S. Food and Drug Administration. (2003). At-home pregnancy tests. A complete explanation of the test. Available: http://www.fda.gov/cdrh/oivd/homeuse-pregnancy.html.

추천된 웹 사이트

이들 웹사이트를 연결하기 위해 health.jbpub.com/hwonline을 방문하라.

미국 소아과협회 (AAP)

면역, 유년기 질병과 어린이의 안전에 대한 정보.

건강한 사람 2010 : 모계. 유아와 어린이 건강.

미국으로부터 건강과 인간 서비스의 부문.

어린이 건강

출산 이전부터 성인에 이르기까지 어린이에 대한 의사가 인정한 건강 정보를 제공한다.

질병이 있는 어린이를 위한 병원에서 모친 위험 프로그램

태아 발달에 대한 약물 위험의 회사 정보.

Parenthood.com

임신이 되고 임신과 부모에 대한 다량의 정보.

ParentsPlace.com

세부적인 주별 임신 지침을 포함한 임신에 대한 다량의 정보.

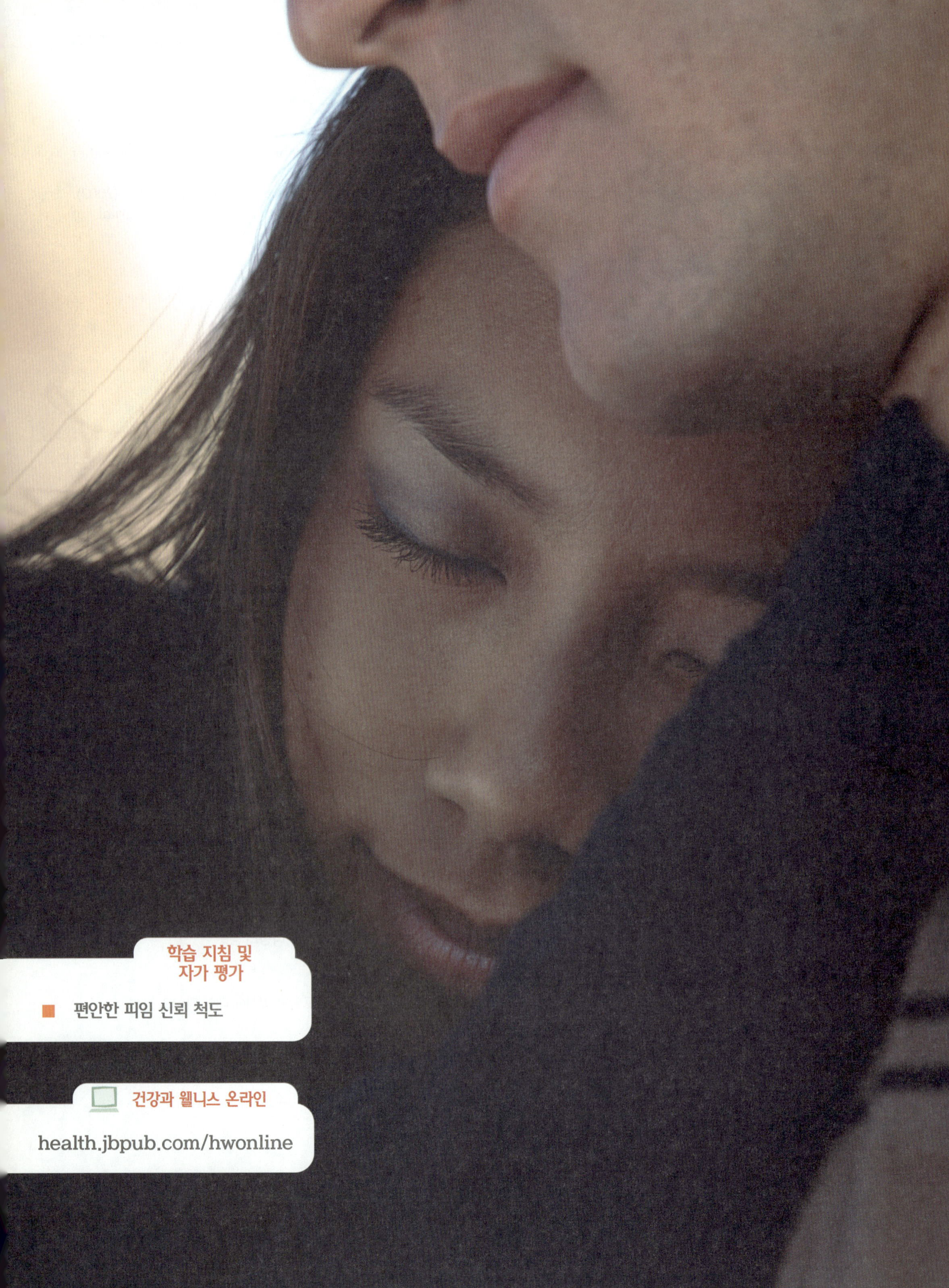

학습 지침 및
자가 평가

- 편안한 피임 신뢰 척도

건강과 웰니스 온라인

health.jbpub.com/hwonline

학 습 목 표

1. 피임 실패율을 정의하여라.
2. 질외사정과 세척법의 결점을 설명하여라.
3. 복합 프로게스틴과 순수 프로게스틴 호르몬의 피임의 장단점을 설명하고 적어라.
4. 자궁내피임기구(IUD)의 사용법을 설명하여라.
5. 차단식 피임법을 설명하여라.
6. 피임에서 임신 계산 방법 네가지를 설명하여라.
7. 남성과 여성의 불임시술을 설명하여라.
8. 피임법 결정에 영향을 미치는 요인들을 밝혀라.
9. 의학적 유산과 외과적 유산을 설명하여라.

제 10 장

피임조절법 선택하기

(Choosing a Fertility Control Method)

사람들은 아이를 갖는 것 말고도 성교를 하는 이유가 다양하다(표 10.1). 다행히도, 인간 생식 생물학의 지식과 현대 생명공학이, 피임법의 도움과 계획하지 않은 임신 위험부담의 감소를 위한 다수의 비교적 안전하며 의존할 수 있는 방법들을 만들어냈다. 몇 피임법에는 수태 전 방식이 있다(피임). 정자와 난자의 결합을 막는 것이다. 다른 방법들에는 수태 후 방식이 있다. 이것은 수정된 난자나 배의 성장을 막는 것이다.

여러분이 피임법의 여러 방식들을 고려할 때, 임신 예방의 효율적인 방법은 성교 없는 섹스라는 것을 명심하여라. 성기 (질 속에 음경) 성교가 성적 쾌감을 받고 주는 유일한 방법이 아니다. 살의 접촉, 키스, 혹은 어루어 만지기도 강렬한 성적 쾌감 혹은 양쪽에게 오르가슴까지 줄 수 있다.

표 10.1

피임의 몇 일반적 이유들

이유	설명
성적 쾌감 향상	임신에 대한 불안은 성경험에서 사람의 주의를 돌릴 수 있으며 성적 감정을 방해할 수 있다. 또, 성교 중의 걱정은, 발기와 남성의 사정, 또 여성의 질 윤활과 오르가슴에 어려움을 줄 수 있다.
가족 계획	안전하고 신뢰할 수 있는 피임법은 부부에게 자녀수와 출생일을 계획 할 수 있게 해준다. 부부는 가족의 재정이 튼튼하고 아이를 가질 수 있을 정도로 서로의 관계가 준비 되었을 때 자녀를 가질 수 있다.
여성 생활범위의 증가	피임은, 부모가 되는 것을 포함하여, 여러 가지 인생 계획에 언제 시간과 에너지를 쓸 수 있는지 선택하게 해준다. 얼마 전까지만 해도, 피임법이 불안정했을 때, 자녀 출생일의 조절이 어려워서, 여성이 부모가 됨과 동시에 개인 목표를 이루기 어려웠다.
건강의 고려	피임은 부부가 자녀에게 유전적 질병을 전할 위험을 줄여준다. 피임은 또한 임신이나 출산이 건강에 크게 위험이 되는 여성들에게 이롭다. 피임은 나이든 여성보다 임신-관련 문제를 더 경험하는 청소년들에게 임신을 예방할 수 있다.
세계 과잉인구	어떤 부부들은 과잉인구의 제한에 책임을 가지려고 가족수를 적게 한다. 어떤 사람들은 과잉인구가 식량, 물, 공간, 에너지 그리고 다른 자원들의 고갈 문제를 생성할 것이라고 걱정한다.

피임조절의 효율성 (fertility control effectiveness)

어떠한 피임법도 누구에게든지 완벽하지 않다. 성교 억제 이외에는, 어떠한 방식도 100%의 효율적이고, 부작용도 100% 없고, 완벽히 안전하고, 모두에게 재정상 부담없고, 100% 의 양면성이 있는 것이 없다. 완벽한 피임이 없이는, 예상치 못한 임신을 피하는 방법은 여러 방식의 이점과 결점을 비교하고, 양쪽 파트너들이 사용하기에 편하면서 매번 정확히 쓸 수 있는 것을 쓰는 방법밖에 없다. 기술적으로 가장 완벽한 피임도 정확하게 그리고 지속적으로 안 쓰이면 실패 할 수 있다.

피임조절의 효율성은 **실패율**에 따라 측정되며, 그것은 여자가 평균적으로, 일년동안 특정한 방법을 사용하면서 임신될 확률이다. 각 방식은 두 개의 실패율이 있다: **최저 관찰된 실패율**, 어떠한 방식이 의도적이고 지속적으로 쓰였을 때의 수행이고 **전형적 실패율**은 방식과 전형적으로 연관된 모든 오류와 문제를 포함했을 때의 수행이다(표 10.2).

표 10.2

일반적인 임신 조절 방법들의 효과성

방법	전형 실패율(%)	최저 관찰 실패율(%)
방법을 취하지 않음	85	85
질외사정	19	4
복합 피임약	6-8	0.1
패취 피임	N/A (자료 없음)	0.3
질 링	N/A	0.3
복합 주사	N/A	0.05
순수 프로게스틴 약	5	0.5
Copper-T IUD (IUD=자궁 내 피임기구)	0.8	0.6
남성 고무 콘돔	14	3
여성 고무 콘돔	21	5
피임용격막	16	6
살정자제	29	15
임신가능일 계산	20	1-9
난관 결찰	0.5	0.5
정관 절제	0.15	0.1

이 자료는 여성들이 각 방식을 일년 동안 사용했을 때의 임신될 확률이다. *전형 실패율*은 방법이 정확히 안 쓰였다는 것이다. *최저 관찰 실패율*은 매 성교마다 정확히 쓰였다는 것이다. N/A 는 자료 없음 이다.
출처 : Baill, I.C., Culline, V.E., and Pati, S.(2003) Counseling issues in tubal sterilization. *American Family Physician*,67,1287-1294.

질외사정 (withdrawal)

피임(중절 성교) 에서 **질외사정**은 남성이 사정하기 전에 자신의 음경을 여자의 질에서 빼는 것이다. 이론적으로, 질외사정은 정자가 질에 놓이고, 이어서 난자를 수정시키는 것을 막는다. 남성은 제시간에 음경을 빼는 것은 상당한 조절과 자제가 필요하다. 사정 전에, 정자, HIV, 혹은 다른 성적 전해질인 박테리아나 바이러스를 포함하는 적은 양의 방출이 있을 수 있어, 질외사정은 위험성이 있다. 정자가 질에 안 들어가고 주변에 묻었다고 해도, 나중에 의도하지 않게 신체 접촉으로 질에 들어갈 수 있다.

질외사정은 부부의 성적 쾌감을 감소시킬 수 있다. 남성은 질외사정에 신경을 쓰고 여성은 남자가 언제 음경을 뺄 것인지 걱정을 하다보면, 양쪽 다 성교의 쾌감을 완전하게 느낄 수 없다.

세척 (douching)

성교 이후의 **세척**(액체로 질을 씻어내는 것)은 거의 효과가 없는 피임이다. 사정이후, 수 천개의 정자가 자궁 경관을 통해, 몇초만에 자궁에 들어간다. 정자가 자궁에 들어가기 전에 질을 닦아 낼 시간이 도저히 안 생긴다는 것이다. 더 나아가, 세척에서 분수의 힘이 오히려 정자를 자궁안에 들어가게 도와주어 수정을 막는 것 보단 도와준다.

용 어

실패율: 일년동안 피임법을 썼을때의 임신 확률

최저 관찰된 실패율: 어떠한 방식이 의도적이고 지속적으로 쓰였을 때의 임신 확률

전형적 실패율: 피임법과 관련된 모든 잠재적 문제들을 고려하였을 때의 임신 확률

질외사정: 다른 말로 빼다, 혹은 중절 성교라고 부르며, 사정 직전에 음경을 질에서 빼는 것이다.

세척: 액체로 질 관을 닦아내는 피임이나 성병 예방에 효율적이지 않다.

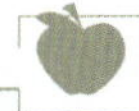

건강 팁

약 먹는 것을 잊었을 때

알약(하나 또는 두개) 을 늦게 먹거나 잊었을땐 임신율이 높아진다. 어떠한 약을 먹던지, 늦게 먹었거나 잊어 버렸을때는:

1. 여러분의 건강 관리인에게 연락하여 어떠한 행동을 취해야 하는지 물어본다. 또는 환자 약제사용설명서, 약 제조업 사이트, 혹은 Physician' s Desk Reference 에서 확인할 수 있다.

2. 남은 피임약의 주기동안 대체 피임법을 쓴다.(예 피임용격막, 스펀지 플러스 콘돔)

일반 규칙들

알약을 늦게 복용

- 12시간 이상 늦었을 때: "늦은" 약을먹고 다음 주에는 콘돔을 쓴다.
- 12시간에서 24시간 늦었을 때: " 늦은" 약을 기억하자마자 먹고 그날은 보통 먹던 약을 먹어라. 다음 주에는 콘돔을 써라.

복합약

- 기억하자마자 약을 먹고 하루에 두번 이여도 다음 약도 정상 시간에 먹는다.
- 알약 15-21중에 아무거나 놓쳤으면 의사나 약사에게 특별 진단을 받아라. 여러분에게 계속 약을 먹으라고 할 수 있지만 먹던 것 말고 새로운 팩을 사라고 할 것이다.
- 두 번이상 복용하는 것을 잊어 버렸을 때는 지도를 받기위해 담당주치의에게 연락 한다. 약의 형태에 따라 당분간 새로운팩을 시작하거나 2배로 복용해야 할 수도 있다.

순수프로게스틴 약

- 놓친 약을 기억하자마자 먹고, 하루에 두 번이여도 다음 약도 정상시간에 먹는다. 다음 이틀 동안 대체방법을 써라.

호르몬의 피임 (hormonal contraceptives)

1960년에, 미국의 식품 의약품국이 여성을 위한 복합 호르몬 피임약들을 승인하였다. 그이후로, 미국의 몇백만 여성들과 세계의 몇억 여성들이 이것의 효율성,양면성, 나쁘지 않은 부작용, 쉬운 사용법, 저렴성 때문에 이 방식을 취하였다.

복합 호르몬의 피임약들 (combination hormonal contraceptives)

복합 호르몬의 피임약들은 여성들의 자연 난소 호르몬들인 에스트로겐과 프로게스테론, 와 화학적으로 유사한 두개의 합성 호르몬을 포함한다. 이 것들이 임신을 막는 방법은 표 10.3 에 나와 있다. 복합 호르몬의 피임약들은 알약, 피부첩포, 질 삽입, 그리고 주사로 사용이 가능하다.

복합 호르몬 피임약들(피임약)은 한 패킷당 21개에서 28개가 들어있다. 21개 짜리에는, 모든 약들이 특정한 양의 호르몬을 가지고 있다. 28개짜리에는, 21개의 약들은 호르몬을 가지고 있고 나머지 7개("신호 약" 으로 불린다)는 철분 결핍 빈혈증을 예방하기 위해 비활성이거나 철분을 가지고 포함한다. 첫번째 약은 미리 계산한 날짜에 먹고, 그다음 날부터는 매일 하나씩 먹는다. 21개의 약을 먹은 약 이틀 후에는, 월경기간이 일어난다.

> 그것은 내가 사랑을 만든 이후 기억할 수 없는 누군가에 의해 계속되고 있다.
>
> *조안 리버(Joan Rivers)*

표 10.3

경구 피임에 쓰이는 에스트로겐 과 황체 호르몬제 활동의 절차

호르몬	활동의 메커니즘
에스트로겐	1. 뇌하수체 호르몬인 FSH 와 LH 의 분비를 억제해 배란을 막는다
	2. 수정된 알의 착상을 억제한다.
	3. 수란관에 난자의 운송을 촉진한다.
	4. 프로게스테론을 분비하고 결과로, 수정된 알의 정상 착상을 막는 황체 퇴화의 촉진.
황체 호르몬제	1. 정자의 질에서 자궁까지의 운반을 막는 두꺼운 경부점액의 형성
	2. 경부점액의 성질 변화로 정자가 수정에 영향을 덜 끼친다.
	3. 수란관에 난자의 운송 퇴화
	4. 착상의 억제
	5. 배란에서의 호르몬 조절의 방해

약의 효과를 높이기 위해서는 매일 같은 시간에 먹어야 한다. 잊어먹지 않기 위해, 자거나 이빨 닦는 것처럼의 일상생활과 맞추어 먹기를 권장한다. 알이 수정될 수 있는 상태에서, 한 주기 동안 잊어먹고 안 먹으면 임신의 가능성이 있다.

복합 약들은 항생제, 경련 억제제, 그리고 여러 종류의 진통제와 항염증약과 같이 복용하면 효과가 줄어 들수 있다. 복합 경구 피임약들을 쓰는 여성들의 약 반 정도는 원치 않는, 그리고 의도하지 않은 부작용을 경험한다. 대부분, 부작용들은 건강에 장기적인 위험을 나타내고, 약 복용을 몇번의 주기로 하였을 때 사라진다. 덜심각한 일반적 부작용은, 구역질, 체중증가, 유방의 민감함, 가벼운 두통, 월경사이의 불규칙한 출혈, 월경양의 감소, 질염 회수의 증가, 우울증 증가, 성적 욕구의 감소가 있다. 자주 일어나는 부작용중의 몇몇은 여성에게 이롭게 여겨지고 있다. 그중에는 여드름 감소, 월결통의 감소 혹은 사라짐, 월경 일수의 감소, 그리고 여행자들이나 운동 선수들에게 중요할 수 있는 규칙적인 월경이 있다.

연구에 따르면, 약들은 특정 질병들을 예방 할 수 있다고 제시했다. 보통 여성에 비해, 복합 피임약을 복용하는 여성들은 골반내 염증 질환이 생길 확률이 삼분의 일, 양성(암에 걸리지 않는) 유방암과 난소 낭종 발생 확률이 반, 자궁외임신을 할 확률이 거의 없고, 철분 결핍 빈혈증에 걸릴 확률이 반이다. 복합 피임약은 류머티즘성 관절염, 자궁내막암, 그리고 난소암으로부터 예방해 줄 수 있다고 제시하였다.

수 년동안 복합 호르몬 피임약들을 썼다고 하여 장기적 임신 능력이 감소한다는 증거는 없다. 하지만, 몇 여성들은 이 방법을 사용안하기 시작하면서부터 처음 몇 달은 불규칙적인 월경을 한다. 여성이 임신중에 약을 복용한 것을 제외하고는(예, 약을 복용하는동안 자신도 모르는 사이에 임신을 하였을 때), 약의 복용과 그 에 따르는 출생아의 선천적 결손증은 아무런 연관이 없다. 임신중에 약을 복용하였을 때는 호르몬이 배와 태아를 손상시킬 수 있어, 선천적 결손

용 어

복합 호르몬 피임약: 여성들의 자연 난소 호르몬들인 에스트로겐 과 프로게스테론, 와 화학적으로 유사한 두개의 합성 호르몬을 포함하는 알약, 피부첨포, 질 삽입 그리고 주사.

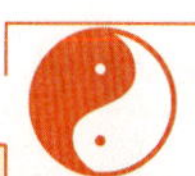

웰니스 지침

피임법들의 비교

저효과*

방법	장점	단점
질외사정	건강에 무해	상당한 사정 조절능력이 필요
살정자제	건강에 무해, 처방불필요	매 성교시 필요함; 더러움
임신계산법	건강에 무해	"안전한"날을 예상하기 어렵고 몇일의 절제가 요구될 수 있다
여성콘돔	처방 불필요	질염증 혹은 불편함; 성교전에 사용 되어야 함

중간정도의 효과+

방법	장점	단점
남성 고무콘돔	건강에 무해,처방불필요	부러지거나 찢어질수 있다
피임용격막	건강에 무해	성교전에 사용되어야 함, 임상의에게 받아야 함
경부캡	24시간까지 제자리에 있을수 있음	임상의에게받아야함; 경부염증 혹은 불편함

높은 효과#

방법	장점	단점
복합 호르몬제 방법 (알약, 패치, 링, 주사)	사용 편리, 성교에 좌우되지 않음	부작용, 몇 사람들에게는 건강에 큰 위험이 될 수 있음
순수 프로게스틴 방법 (미니 필, 주사)	성교에 좌우되지 않음	부작용
자궁내피임기구	성교에 좌우되지 않음	부작용; 불규칙출혈, 심한월경 또는 월경통; 골반 감염 위험의 증가
불임수술(난관 결찰, 정관절제)	한번만 진행	수술 후 어느 정도의 불편함

* 저효과: 20%이상의 실패율
+중간정도효과: 6~19%실패율
높은효과: 1~5%의 실패율

증이 가능하다.

몇몇의 여성들에게는 복합 경구 피임약들이 치명적 혈병(blood clots) 또는 심장마비를 일으킬 수 있다. 이러한 여성들의 대상은 대부분 35세 이상 그리고 담배를 피우는 여성들이다. 이러한 여성들은 약 말고 다른 피임법을 고려하여야 한다. 심한 복통, 흉통, 두통, 비정상적 시력 문제(흐릿한 시야, 번쩍이는 빛, 일시적인 맹목) 또는 종아리나 대퇴의 심한 고통을 겪는 약 복용자들은 즉시, 의사나 가족 계획사와 상담을 하여야 한다. 복용자들은 일반인 보다 간질환, 쓸개 질환, 고혈압, 그리고 발작을 할 확률이 다소 높다. 복합 경구 피임약 복용자들은 유방암에 걸릴 확률이 다른 사람들보다 더 높지 않다.

호르몬피임약의 대처법에는, 아랫배, 엉덩이, 또는 상체에 (가슴 아님) 붙여져 천천히 호르몬을 내뿜는 호르몬제 *피부첩포*가 있다. 각 패치는 일주일 동안 계속 쓰이며, 같은 요일에 새것으로 바꾸면서 3주동안 진행한다. 넷째 주 패치는 무료이다. 이 기간은 월경 시기이다. 일반적으로, 이 패치는 알약의 효과, 부작용, 위험성과 비슷하다. 보통 패치가 계속 붙여져 있지 않으면 피임 효과성은 없어진다. 또 어느 여성들은 피부자극 때문에 패치를 그만 사용한다. 200 파운드가 넘는 여성들에게는 제품이 덜 효과적일 수도 있다.

복합 호르몬 방법중의 다른 방법에는 *피임 링*이 있다. 이 장치는 지름 2인치로, 실제 복합 피임약에 들어있는 성분과 비슷한 호르몬을 가지고 있다. 여성이 직접 링을 삽입한다. 링 삽입후, 호르몬은 계속 방출된다. 링은 3주동안 쓰인 후, 제거된다. 일주일 후, 월경기간에, 새로운 링이 삽입된다. 이 링은 매우 효과적이며 호르몬 복합 피임약들과 같은 효과와 위험성이 있다. 한가지 주의할 것은, 링이 3주가 되기전에 나올수 있다. 링이 질에서 3시간 이상 나와있었으면, 링이 제자리에 놓일 때까지 일주일 동안 다른 피임법(남성 콘돔이나 살정자제) 을 써야한다. 링의 다른 부작용에는 대하, 질염, 염증이 있다.

다른 방법의 복합 호르몬 피임법은 피임약에 들어있는 호르몬과 같은 것을 주사로 투여하는 것이다. 호르몬은 천천히 방출되며, 몇 주동안 임신을 보호해 준다. 주사는 월경중에 엉덩이, 대퇴, 상완에 놓인다.이 방법의 효과, 부작용 그리고 위험성은 다른 복합 호르몬 피임약들과 비슷하다.

순수 프로게스틴 피임법 (progestin-only conraceptives)

순수 프로게스틴 피임법에는 약과 주사가 있다. 순수 프로게스틴 피임법은 배란을 억제하고 경부점액을 두껍게 함으로써, 정자가 알에 닿지 못하게 한다. 또 자궁막을 변화시켜 임시 가능성을 낮춘다. 부작용에는, 불규칙 월경, 체중 증가, 우울증, 피로, 성적 욕구의 감소, 여드름 혹은 기름진 피부 그리고 두통이 있을 수 있다. 순수 프로게스틴 피임법은 완전한 양면성이 있다. 방법 사용을 중단했을 때, 여성은 임신 전의 상태로 돌아온다.

미니 필(미량 지속적 투여 경구피임약) 은 황체호르몬제를 0.35 밀리그람 혹은 그보다 적게 가지고 있는 순수 프로게스틴 약이다. 21 개의 약들을 매일 복용하고, 월경을 위해 일주일 동안 복용하지 않는다.

데포-프로베라는 의료인에게 근육 내에 주사를 맞는 12주치 양의 호르몬이다. 호르몬은 일정 비율로 방출된다. 12주 끝에, 교체 투입이나 다른 피임이 쓰여야 한다.

데포-프로베라의 사용을 중지하려면, 여성이 다음번에 주사를 안 맞는다. 임신이 된 여성들은 대부분 마지막 주사투여로부터 12개월부터 18개월 후에 된다. 이 방법은 출산 후 6주, 모유로 기르는 동안 사용될 수 있다.

자궁내 피임 기구 (the intrauterine device)

자궁내 피임 기구(IUD)는 전문 의료인에게서 부터, 자궁안에 삽입하는 조그만 기구로써, 철분이나 프로게스테론을 함유한다(그림 10.1). 짧은 줄이 질안에 매달려 있는데 이것은 보이지는 않지만, 1개월마다 자리교정을 할 수 있도록 여성이 손을 올려 만질 수 있도록 되있다. IUD 작업의 진행에는 (1) 정자를 죽이거나 무력화시키거나 (2) 수란관에서의 난자나 배의 진입 시간을 조정, 또는 (3) 자궁막에 배의 착상을 억제하는 것이 있다.

1960년대와 1970년대에는, 여러 종류의 IUD가 있었다. 하지만 몇 백명의 사용자들의 피해 항의에 따라 1986년초까지 주요 IUD 중에 하나만 빼고 나머지는 미국시장에서 회수되었다. 제조업들은 법적 보호와 재무 처리의 엄청난 금액과 대면하느니, 시장에서 기구들을 회수하기로 하였다. 한 IUD 회사인 Dalkon Shield 골반 감염, 자궁외 임신, 몇명의 사망—에게는 손해 배상이 너무 커 제조업이 결국 파

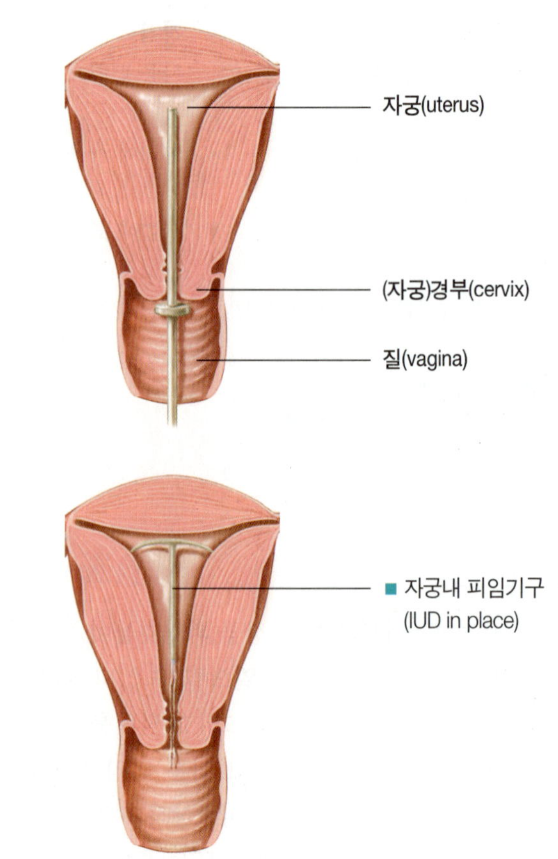

■ 그림 10.1
IUD는 경관을 지나 자궁에 삽입된다. 삽입 전에, 자궁의 길이는 "sound" 라는 기구로 잰다. 삽입시, IUD 의 팔들은 점차 펴진다. 삽입기를 빼면, IUD 에 붙어 있는 실들은 경관을 통해 질속까지 뻗칠 수 있게 깎여진다.

산을 선언했다.

현재, 미국에서서는 두개의 IUD 가 있다: progestasert 그리고 ParaGard copper-T 380A. 두개다 플라스틱 기구들이며 "T" 자 모양이다. Progestasert 는 지속적으로 조그만 양의 프로게스틴을 방출하며 매년 교체되어야 한다. ParaGard 는 철분을 가지고 있으며 10년동안 사용이 가능하다.

자료에 따르면 IUD 는 골반내 염증 질환, 자궁 구멍, 그리고 기구와 같은 곳에 임신이 되면 **자궁외 임신** 위험성을 증가시킨다고 나왔다. **골반내 염증 질환**(PID) 수란관을 손상시켜, 여성을 불임으로 만들거나 자궁외 임신을 하게 할 수 있다.

차단식 피임법들 (barrier methods)

피임 중에서 차단식 피임에는 정자의 여성 생식계의 진입을 차단하고, 대부분 nonoxynol-9인 살정제와 정자를 만나게 하는 기구가 있다. 피임용격막, 경부 캡, 피임 스폰지, 살정제, 젤리, 크림 그리고 콘돔과 같은 여러 피임법들은 이 법칙을 따른다.

피임용격막 (the diaphragm)

피임용격막은 둥근 모양의 고무 컵으로써, 경관을 막기 위해 질에 놓여지는 기구이다(그림 10.2). 테두리의 금속 스프

용 어

순수 프로게스틴 피임약: 배란을 억제하거나, 경부점액을 두껍게 함으로써 기능을 갖는다 양면성 있음

미니 필: 프로게스틴-피임용 알약

데포-프로베라: 프로게스테론과 비슷한 호르몬으로 주사로 사용 가능.

자궁내피임기구: 구부리기 쉽고, 대부분 플라스틱이며, 임신을 막기 위해 자궁내에 삽입되는 기구이다.

자궁외임신 : 자궁 밖에 배를 착상한다, 주로 수란관에 한다.

골반내 염증 질환: 골반 구조들의 염증, 특히 자궁과 수란관이다. 주로 성전염성질환에 의해 걸린다.

피임용격막 : 고무인, 부드럽고 둥근모양의 피임기구로써, 살정제 젤리나 크림이랑 같이 쓰여 경관위에 씌여진다.

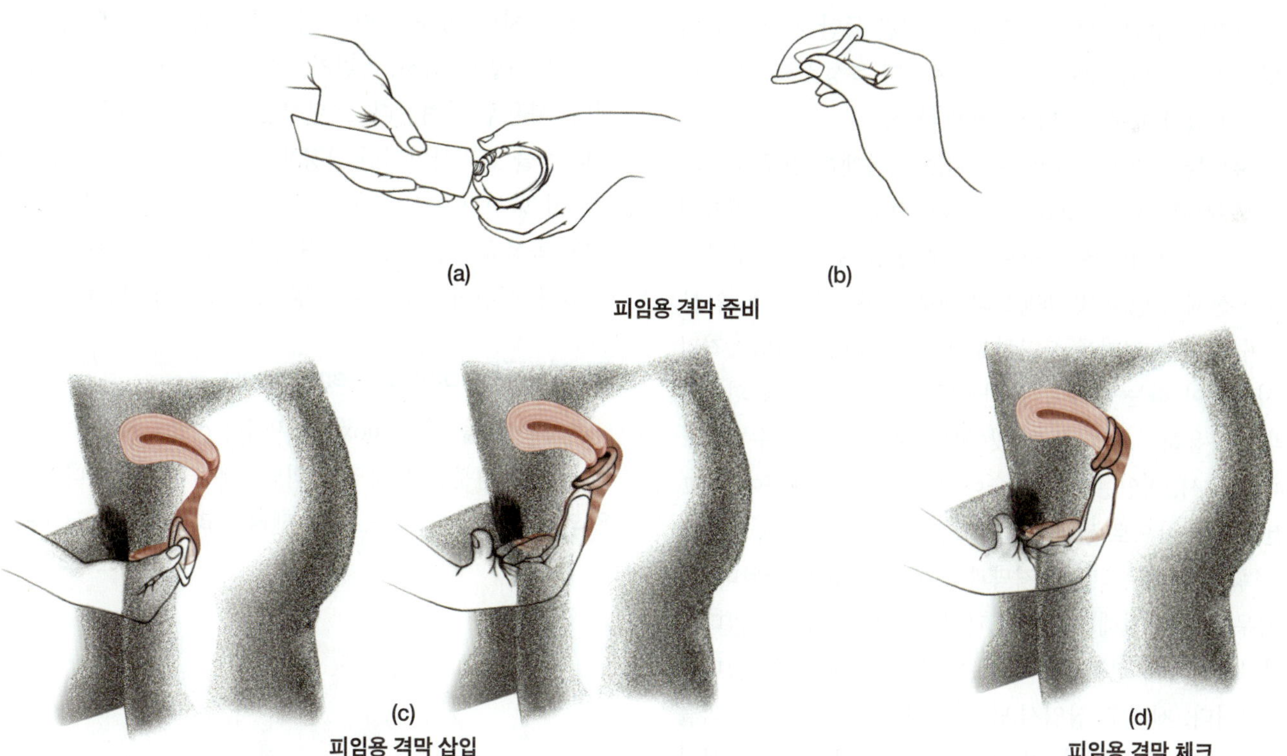

■ 그림 10.2

피임용격막 삽입 절차

(a) 삽입전에, 테두리와 컵에 살정제 크림이나 젤리를 바르십시오. (b) 엄지와 집게손가락 사이로 피임용격막 테두리를 누르십시오. (c) 질안에 피임용격막을 삽입하실 때, 테두리가 위를 향하게 하십시요. 놓았을때, 이것은 위로 튀어 오를것입니다 계속 손가락 끝으로 경관에까지 놓아지게 하십시오. (d) 피임용격막이 경관을 완전히 덮는 것을 확인하십시오.

링은 질의 뒷막이랑 골반 앞의 치골 사이에 기구가 알맞게 들어가게 한다. 이 자세에서, 모든 정자를 막을 수 있게 자리 조정은 안되지만, 정자들이 질에서 자궁까지 움직이는 것을 막는다. 주 의무는 경관옆에 살정제를 가지고 있는 것이다. 정확한 사용법은, 피임용격막의 컵이나 테두리를 한 두 수푼의 살정제 젤리나 크림으로 칠하는 것이다. 피임용격막은 성교 이후, 6시간에서 8시간동안 자리에 놓여 있어야 한다. 피임용격막에서 쓰이는 살정제는 또한 생식기 감염의 원인은 몇 몇의 미생물의 전달을 예방한다.

피임용격막의 주요 장점은 사용에 있어서, 큰 건강 문제가 없다는 것이다. 소수의 여성들이나 그들의 파트너들이 고무나 살정제에 알레르기가 있어, 요로감염증에 걸릴 수 있다. 몇 여성들은 피임용격막을 쓰면서 자리상 불편 할 수가 있다. 브랜드를 바꾸거나, 더 잘 맞는 피임용격막을 사용하는게 대부분 해결책이다.

하나의 다른 장점은, 피임용격막은 성교하기 6시간전부터 삽입이 될 수 있어, 부부들이 삽입하느라고 성적 쾌감에 방해를 받는 일이 없다. 하지만, 불과 성교 몇 시간전에 삽입이 되었으면, 질에 추가적 양의 살정제 젤리나 크림을 바를 것을 권장한다. 성교 이후 6시간에서 8시간 동안 자리에 놓아져 있어야 하지만, 24시간 이상 놓여지면 독성쇼크증후근의 위험성이 있기 때문에 그전에 빼야 한다.

각 여성들은 자신에게 맞는 사이즈(가족계획 전문가나 의료인에게서부터)를 사용하여야 한다. 정확한 크기의 필요성 때문에, 피임용격막은 처방으로밖에 받을 수 없는 것이다. 여성의 신체적 변화 몇 파운드의 체중 증가 또는 감소, 임신, 골반 수술—는 크기를 확인하고 필요시, 새로운 피임용격막을 사용해야 하는 이유이다. 한 여성이 다른 여성의 피임용격막을 사용하면, 제대로 안 맞아서 효과가 떨어질 수 있다.

매 사용시, 피임용격막은 순한 비누와 물로 깨끗이 씻고, 수건이나 바람으로 말려야 한다. 향의 활석 가루나, 바셀린 또는 향료 크림은 피임용격막과 같이 사용하면 안된다. 가끔 고무 색깔이 진해지는데, 효과에는 아무런 영향이 없다.

피임용격막의 결점중의 하나는, 성교중에 빠질 수 있다는 가능성이다. 제대로 삽입시,남자가 성교중에 피임용격막을 느낄 확률은 매우 적다. 여성이나 남성이 성교중에 이상한 느낌이나 불편함을 느끼면, 피임용격막이 제대로 삽입이 안된 것일 수 있다. 성교중에 빠지거나, 크기가 문제일 수도 있다. 다른 하나의 결점은 살정제들은 사용하기에 지저분하다는 것이다.

피임용격막을 빛에 가까이 대, 조그만 구멍이나 약한 부분이 있는지 주기적으로 검사하여야 한다(고무가 구부려진 자리). 적절한 관리시, 피임용 격막은 1년이나 2년동안 사용할 수 있다.

경부 캡 (the cervical cap)

경부 캡은 손가락에 골무를 끼듯이 비슷하게 경관을 덮는 컵 모양의 고무 기구이다(그림 10.3). 피임용 격막 같이, 경부 캡은 효과를 위해 살정제를 발라야 하며, 성교 이후 8시간동안 자리에 있어야 한다. 경부 캡은 여러 사이즈로 나오며 각 여성에게 잘 맞아야 한다. 피임용격막과 경부 캡의 차이는 경부 캡은 성교 24시간 전까지 삽입이 가능하다.

경부 캡의 주요 단점은 삽입과 제거의 어려움, 성교중의 잦은 불편함, 성교중의 이동, 그리고 경관의 염증의 가능성이다. 경부 캡은 48시간 이상 놓여져 있으면 안된다.

피임 스펀지 (the contraceptive sponge)

피임 스펀지는 질 안에 삽입되어 경관을 덮는 압축성의 스펀지 재료의 둥근 모양의 기구이다. 스펀지는 **살정제**를 가지고 있어 차단, 흡수 그리고 정자를 파괴함으로써 임신을 예방한다. 한번 삽입시, 스펀지는 24시간 동안 놓여져 있어도 된다. 사용후 버려진다. 스펀지는 피임용격막이나 경부 캡보다는 들 효과적이지만 살정제 자체보다는 효과가 더 있다. 질안에 24시간 이상 놓여지면, 독성쇼크증후근 의 위험성이 있다. 독성쇼크증후근와 관련된 정보는 제품정보에 포함되어 있다. 스펀지는 의사의 처방 없이 구입이 가능하다.

질 살정제 (vaginal spermicides)

혼자 쓰였을 때, nonoxynol-9이나 octoxynol 와 같은 살정제 화학 성분들은 상당한 피임작용을 할 수 있다. 성분들은 의사 처방없이 거품, 크림, 젤리 그리고 좌약으로 나온다.

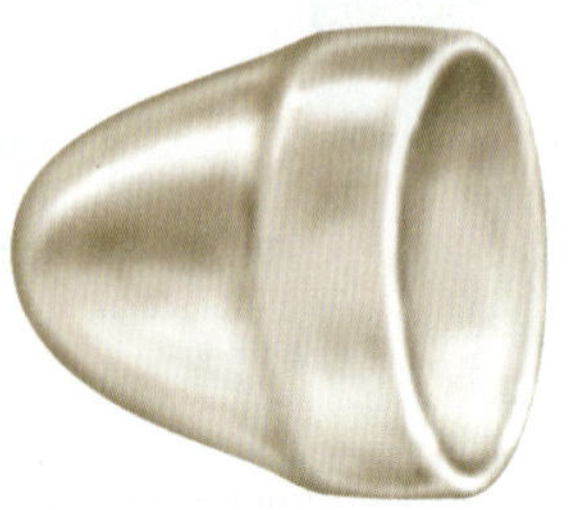

■ 그림 10.3
경부 캡

살정제들은 성교 직전에 놓이며, 성교 에피소드중에서 매 성교전에 사용되어야 한다. 주로 가게에서, 여성 위생제품들과 같이 놓여져 있지만, 살정제들은 피임에 전혀 효과가 없는 관주, 방취제, 질 윤활제와 혼동이 되어서는 안된다.

모든 질 살정제들의 효과는 사정시, 경관에 있는 살정제 성분들의 양에 따른다. 일반 사용자들에서, 실패율은 1년에 100명중에 18명의 임신 경우이다. 질 살정제의 사용은 헌신과 능력이 요구된다. 사용자들은 질에 살정제를 성교 직전에 놓아야 하며, 한 자리에서 라도 각 성교전에 사용되어야 한다.

거품 사용자들은 약 바르는 도구를 채우기 전에, 컨테이너를 20회정도 흔들어서, 거품투성이인지, 거품 자체도 많은지 확인하여야 한다. 한 컨테이너에 어느정도의 거품이 남아있는지 알 수 없기 때문에, 여분도 하나 있어야 한다.

질 살정제는 미끄러워 때로 불편할 수 있지만, 수분은 여성의 자연 질 윤활제를 증가 시킬 수 있으며 흥분도 고조시킬 수 있다. 몇몇 사람들은 특정한 제품에 알레르기가 있을 수 있다. 브랜드를 바꿈으로써, 이 문제를 해결할 수 있을 것이다. 어떤 여성들은 성교전에 좌약이 증발이 안되었으면 염증이 생길 수 있다. 살정제는 선천적 결손증의 원인이 되지 않는다.

남성 콘돔 (male condoms)

남성 **콘돔** 혹은 고무는 막으로 된 씌우개로써, 발기된 음경을 덮고, 정액이 질안에 못 들어가게 한다. 남성 콘돔의 99% 는 유액으로 만들어졌으며 스킨-콘돔이라고 불리는 나머지 것들은 양(lamb)의 장으로 만들어졌으며 성병 예방에 효과적이지 않다.

콘돔들은 약국, 슈퍼마켓, 자판기, 그리고 신문, 잡지, 카탈로그 등의 우편주문 광고를 통해 구입할 수 있다. 서늘하고 건조한 곳에서 보관시, 콘돔들의 효과는 5년까지 유효하다.지갑이나, 바지 뒷주머니, 혹은 자동차 도구함 같은 따듯한 곳에 보관하며, 유액 품질이 저하된다. 효과적으로 사용하기 위해서, K-Y 젤리 같은 수성 윤활제를 써야하며, 그 이유는 바셀린 같은 석유 윤활제를 쓰면 유액이 파괴되기 때문이다.

콘돔 사용에는 많은 장점이 있다

콘돔들은

- 구입이 편리하다.
- 저렴하다
- 건강 위험이 없다(드물게, 여성이나 남성이 유액,윤활제, 살정제에 알레르기가 있을 수 있다.)
- 신뢰할 수 있다
- 효과적이다
- 성병에 대한 예방이 증명됨

임신 예방을 하는데 있어서 콘돔 실패의 주요 원인은 잘못 사용한 것이다. 피임용격막이나 살정제 거품와 같은 차단식 피임법에 비교했을 때, 콘돔은 거의 100% 효과적이다. 또 하나의 장점은, 콘돔은 클라미디아, 임질, 헤르페스, 인체면역결핍바이러스 그리고 다른 종류의 감염의 전달을 막는다.

어떤 사람들은 콘돔이 만족스러운 쾌감을 감소시킨다고 불평하지만, 이 기구는 생식기의 감각을 완전히 막지 않으며, 이것은 또한 성적 흥분이나 만족에 기여하는 많은 요인중의 하나일 뿐이다. 콘돔에 대한 부정적 태도는 얇은 단층의 유액이 만족을 감소시킬 수 있는 것보다 더욱 떨어지게 한다. 콘돔이 흥분을 막는다고 생각하기보단, 안전을 제공함으로써, 성교를 더욱 만족스럽게 할 수 있다는 재미있는 생각을 가지면, 성교를 더욱 즐길 수 있을 것이다.

콘돔 사용시, 성교를 방해하지 않고 기구를 씌울 수 있는 방법들을 고려하여라. 예를 들어, 성교 시작전부터 콘돔을 가지고 있으면, 중간에 가지러 가기 위해 중지할 필요가 없다. 성교전에, 부부가 애무하거나, 이야기하거나, 장난칠 때, 파트너중의 한명이 발기된 음경에 콘돔을 씌울 수 있다.

여성 콘돔 (female condoms)

여성 콘돔은 질에 붙이는 얇고, 헐렁한 폴리우레탄 플라스틱 주머니다. 두 개의 유연한 링이 있다. 닫혀진 부분에

용 어

경부캡 : 경관을 덮는 작은 고무 캡으로써, 캡안에 있는 살정제 젤리나 크림과 같이 사용한다.

피임 스펀지: 살정제를 씌운 둥근 모양의 기구.

살정제: 피임을 위해 사용되는 거품, 크림, 젤, 그리고 좌약 같이, 정자를 죽이는 성분

콘돔: 음경(남성 콘돔) 이나 질 안에 (여성 콘돔) 덮는 고무 또는 폴리우레탄 씌우개 차단식 피임법으로 작용하며 성병을 예방한다.

■ 안쪽 링은 삽입을 위해 눌른다.

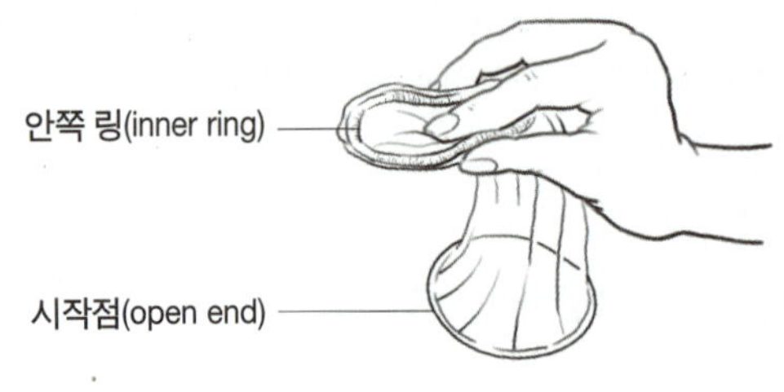

(a)

■ 씌우개는 탐폰과 비슷하게 삽입된다

자궁(uterus)
경부(cervix)
질경관(vaginal canal)
안쪽 링(inner ring)
시작점(open end)

(b)

■ 안쪽 링은 집게 손가락으로 최대한 위로 밀어 낸다.

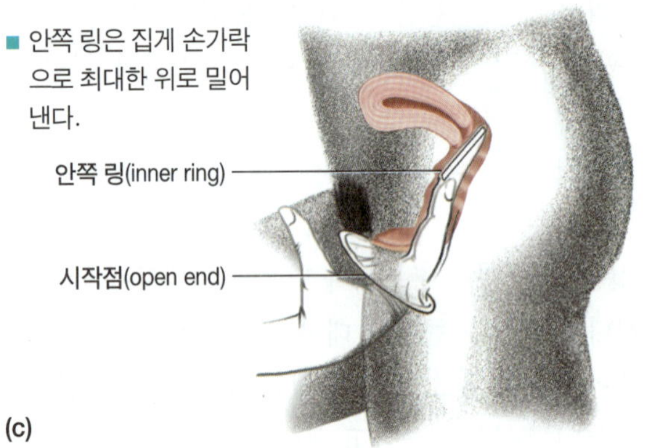

(c)

■ 콘돔의 자리.

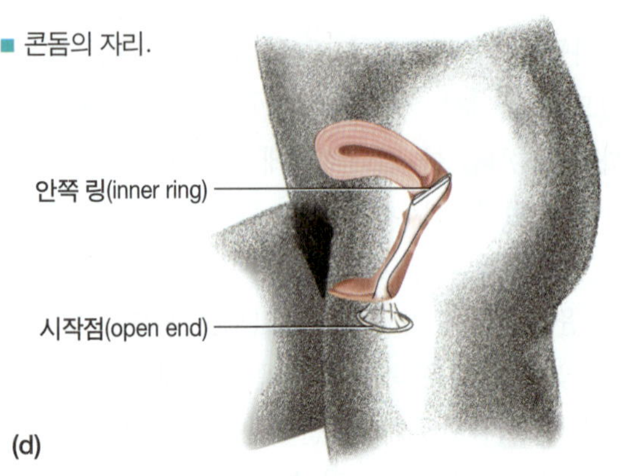

(d)

■ **그림 10.4**
여성 콘돔의 삽입과 자리고정

안쪽 링이 있고 이것은 질에 기구를 삽입하고 자리를 고정하는 데에 쓰이며, 바깥 링은 질 밖에 있으며 외음부를 덮는다. 그림 10.4는 여성 콘돔의 삽입과 고정을 보여준다. 이 기구는 유액보다 40% 강한 폴리우레탄으로 만들어졌기 때문에 의심없이 어느 윤활제와 사용해도 된다.

여성 콘돔의 두가지 장점에는, 삽입 후 즉시 체온과 같은 온도가 되어, 양쪽 파트너들에게 흥분을 고조시키는 것과, 인체면역결핍바이러스와 같은 성병과 임신을 예방해주는 것이 있다(외내음부를 덮음으로써). 여성 콘돔은 약국이나 슈퍼마켓에서 구입할 수 있으며, 유액이나 살정제에 알레르기가 있는 사람들도 사용할 수 있다.

여성 콘돔의 단점은, 바깥 링이 질 안으로 밀릴 수도 있다는 것이다. 다른 문제들은 삽입과 제거의 어려움, 작은 염증, 충분한 윤활제로 줄일 수 있는 불편 또는 파손, 그리고 남성 콘돔보다 비싸다는 것이다.

콘돔은 피임의 효과적인 방법이며, 성병을 예방한다. 두 파트너 모두 콘돔을 사용하여야 하는 의무가 중요하다.

불임 인식 방법 (fertility awareness methods)

피임에서 **불임 인식 방법** (때로 자연 가족 계획, 주기 피임법, 주기적 금욕법 이라 불린다) 은 여성 임신 될 가장 높은 가능성의 기간, 즉, 난자가 난소에서 나와 수정될 수 있는 기간을 확인하는 것이다. 일반적으로, 여성이 임신 할 가능성이 가장 높은 기간은, 월경기간 14일전이다. 배란 이후, 알은 24시간동안 밖에 살지 못한다. 알이 수정되지 않으면, 여성은 자궁 막을 벗겨 2주후에 월경을 가질 것이다. 알은 불과 24시간 동안밖에 살지 못하지만, 정자는 몸 안에서 3일에서 5일까지 살 수 있다. 28일을 주기로 하는 여성은, 배란 형성이 필요한 시기에 수정이 된다. 수정은 확실하게 예측될 수 없으며 그 이유는 어느 두 여자도 똑같지 않고, 한 여자의 주기도 매달 다를 수 있고, 스트레스, 수면 부족, 또는 병으로 인해 영향을 받을 수 있다. 피임에서 불임 인식 방법은 배란이 일어날 기간을 예측하거나 배란이 이미 일어난 것을 알려줌으로써, 부부에게 월경기간에 기구 없이 성교를 하지 말라고 말해준다. 이 날들은 "위험한 날" 이라고 불린다. 여성이 수정할 기간이 아닌 날은 "안전한 날" 이라 부른다. 위험한 날에는, 부부가 콘돔이나, 피임용격막, 살정제용 거품 같은 대체 피임법을 사용하여야 한다. 기타 선택에는 성기의 성교외에 다른 성적 쾌감을 즐기는 것 혹은 완전한 성교

용어

불임 인식 방법 : 부부가 여성의 수정이나 배란 주기를 기록하거나, 기초 체온, 점액 변화 혹은 다른 신호로 수정가능 기간을 확인하는 피임법이다.

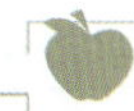

건강 팁

콘돔을 씌우는 법

쾌감, 편의, 효과를 위해 파트너 양쪽 모두 콘돔 씌우는 법을 알아야 한다. 압박감과 부끄러움 없이 배우고 싶으면, 성기나 성기의 모양을 한 캐찹 병, 바나나, 오이, 혹은 호박에 연습을 하여라.

기억할 것: 연습이 완벽을 이룬다

- 음경이 음부에 닿기 전에 콘돔을 씌워라. 남성은 사정 전과 후에 액체를 새게 한다. 남성이 성적 흥분을 하였을 때 음경에서 나오는 투명 액체에는 임신을 일으킬 수 있는 충분한 정자와 성병을 일으킬 수 있는 충분한 병균이 있다.
- 콘돔은 한번만 사용하여라. 발기할 때마다 새로운 것을 써라. 여분을 가지고 있어라.
- 콘돔들은 보통 링 모양으로 말려 나온다. 각각은 알루미늄박이나 플라스틱으로 포장돼 있다. 주의- 풀을 때 안 찢어지게 조심하십시오. 부서지기 쉽거나, 뻣뻣하거나, 끈적거리면, 버리고 다른 것을 사용하여라.
- 콘돔 안에 윤활제 하나 또는 두 방울 정도 놓는다.

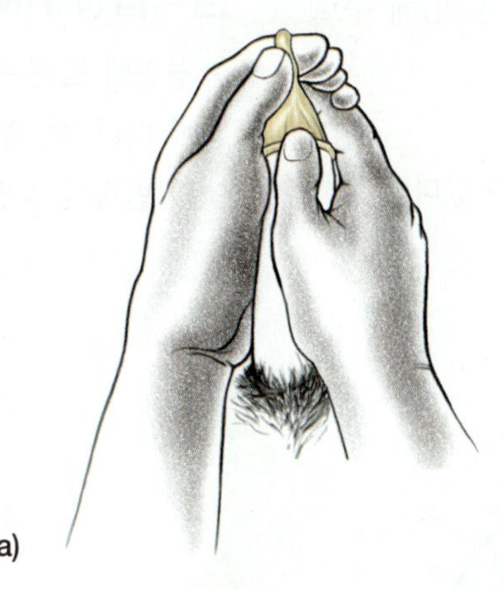

(a)

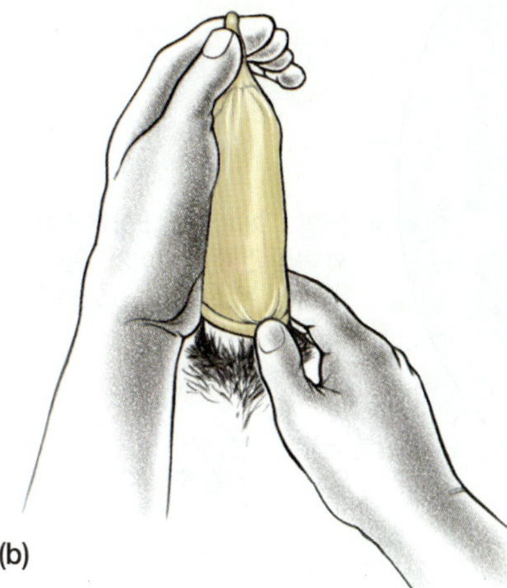

(b)

- 둥글게 말린 콘돔을 발기된 음경 위에 놓으십시오.
- 정액을 받기 위해, 끝에 반 인치 정도를 남겨 두십시오.
- 포피 절제(할례)를 안 했으면, 콘돔을 굴리기 전에 표피를 뒤로 땡기십시오.
- 끝에 있는 공기를 한 손으로 짜내십시오(기포의 마찰은 대부분의 콘돔을 부러지게 한다).
- 다른 손으로 음경 위에 콘돔을 펴십시오
- 음경 밑까지 펴십시오.
- 모든 기포는 펴내십시오.
- 콘돔 밖을 매끄럽게 하십시오.

콘돔 빼는 법

- 성기가 누그러지기 전에 빼십시오
- 정액을 흘리지 마십시오—뺄 때, 콘돔을 음경밑에와 반대방향으로 빼십시오.
- 콘돔을 버리십시오.
- 성교를 다시 하기 전에 음경을 비누와 물로 씻으십시오.

출처 : Planned Parenthood Federation of America,Inc. http://www.plannedparenthood.org/.

억제가 있다.

임신 의식 방법을 쓰는 부부들은, 안전한 날에도, 여성의 생식 과정에 자연적 변화로 인해 수정이 가능하다는 것을 알아야 한다. 그러므로 안전한 날들도 실제로는 상대적으로 안전한 날들이다.

임신 의식은 건강에 무해하다는 장점을 제공한다. 더 나아가 종교적 신념들로 인해 어느 사람들은 피임법 중에 불임 인식 방법을 유일하게 사용할 수 있다. 일반 방법 중에 불임 인식 방법의 효과는 가장 낮다. 100명의 여성 중에 20명이 임신을 한다. 사람들이 정확한 기록을 안 하거나, 위험한 날들 중에서 성교 억제의 기간이 너무 길다고 느끼거나, 충동적 성교를 하는 데 있어서, 안전한 날에만 하는 것이 방해되는 것들 때문에 실패를 한다.

리듬 조절법 (calendar rhythm)

리듬 조절법은 월경기간에 여성이 수정할 수 있는 가능성 가장 높은 날들 혹은 위험한 날들을 예상하고

1. 배란은 다음 월경 14일전 (앞뒤로 이틀의 오차)에 주로 일어난다
2. 난자는 24시간동안 수정될 수 있다.
3. 질 안에 있는 정자는 3일까지 수정이 될 수 있다.

리듬 조절법은 여성 수정 기간에 대한 상당한 지식과, 정확한 계산을 요구한다(그림 10.5). 가족 계획사, 여성 클리닉, 그리고 임신 의식에 대한 책들로 방법에 대해 배울 수 있다.

체온법 (the temperature method)

기초체온(BBT)는 건강한 사람의 활동시간에 최저 기온이다. 여성의 70%에서 90%는, 호르몬 배율의 변화 때문에 배란 이후 BBT 가 1도 올라간다. BBT 를 매일 기록함으로써, 배란이 언제 일어났고, 배란과 다음 월경기간 사이의 위험한 날들과 안전한 날들을 확인할 수 있다. BBT 방법은 배란이 언제 일어날지를 예상하지 못하기 때문에, 여성들은 안전한 날들과 위험한 날들을 다른 임신 의식 방법(리듬 조절법, 점액 법)들로 예측하여야 한다. 온도 측정은 5분 이상 하여야 한다. 온도 측정은 매일 같은 시간에 하고, 그래프에 기록을 하여야 한다(그림 10.6). BBT 가 3일 연속 올라갔으면, 여성은 배란이 일어 났고, 남아 있는 월경 기간에는 기구 없이 성교를 해도 안전하다는 것을 알 수 있다.

점액법 (the mucus method)

경관에 있는 특정 호르몬 민감성 분비선들은 월경기간 단계에 따라 양, 색깔, 농도가 바뀌는 점액을 생성한다. 경부점액의 변화를 알면, 배란 날짜를 예측하는데 도움이 되고, 성

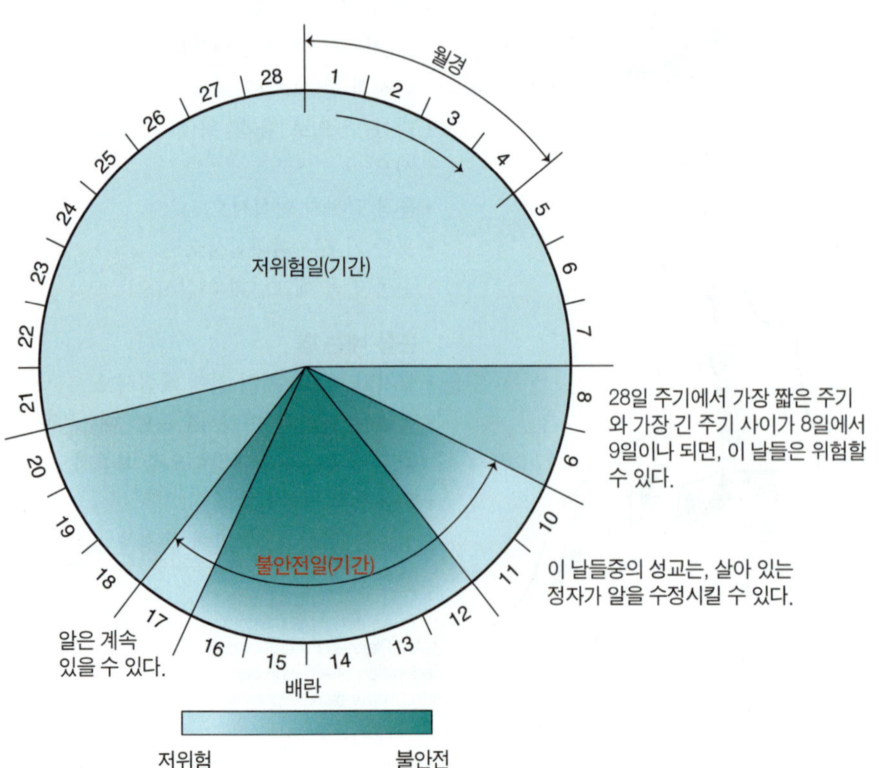

■ 그림 10.5

리듬 조절법

리듬 조절법은 정자가 난자를 수정시킬 수 있는 기간에 성교를 피하는 것에 기반을 둔다. 이 표에서 성교하기 위험한 날들은 12 부터 16이다.

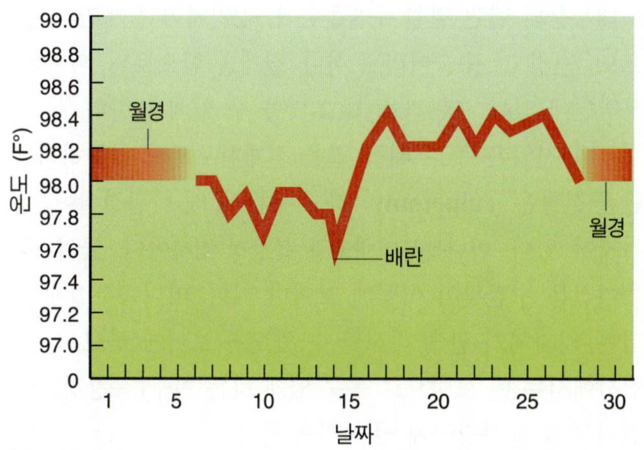

■ 그림 10.6

기초체온법의 피임법

배란한 다음 몇일동안, 여성의 체온은 1도 정도 올라간다. BBT 가 3일연속 올라갔으면, 배란이 일어났고, 남은 월경 기간에는 피임법 없이 성교를 해도 안전하다고 가정하여도 된다. BBT 를 사용하기 위해선, 여성은 매일 아침 어느 활동도 하기 전에 그녀의 기초체온을 기록하여야 한다. 체온 측정은 5분이상 하여야 한다.

교 중에 안전한 날들과 위험한 날들을 확인하여 계획을 할 수 있다

점액법은 경부점액을 주기중에 자주 검사하여야 한다. 점액 추출은 손가락, 휴지 혹은 속옷에 묻은 것으로 할 수 있다. 손가락으로 하는 것이 점액의 양과 농도를 직접 확인 할 수 있기 때문에 제일 좋다.

질 세척, 질염증, 정액, 피임용 거품과 젤리, 질 윤활제, 약물, 성적 흥분에서 나오는 질 윤활제는 점액 패턴을 인식하는데 방해가 될 수 있기 때문에, 여성들은 가족 계획 클리닉이나 의료센터에서 , 이 방법을 전문적으로 아는 사람에게서 배워야 한다. 이 피임법에 의존하기 전에, 여성은 한달이상 자신의 경부점액을 표에 그려서 개인적 점액 변화를 배워야 한다.

증상 체온법은 체온과 점액법을 동시에 사용한다.

화학 법 (chemical methods)

임신 의식에서 화학법은 배란시기에 최대량이 되는 여성의 소변 안에 있는 **황체형성호르몬**(LH) 의 양을 측정한다. 황체형성호르몬의 양을 측정하는 배란예측기기는 약국에서 구입이 가능하다. 제조업들은 기기들이 85% 의 정확성이 있다고 주장한다.

불임수술 (sterilization)

불임성은 자녀를 영구적으로 못 갖게 하는 것이다. 사람들이 자녀를 원하지 않거나, 아님 대부분의 경우인 자녀를 더 이상 가지고 싶지 않을 때, 성적 흥분이나 활동에 지장이 없으며, 수술로 사람을 불임으로 만드는 것이 가장 매력적인 피임법이다. 실제로 30세가 넘는 미국 부부들에게는 "영구적 피임법" (파트너에서 남성이나 여성의 불임수술) 이 피임법 중에 가장 채택되고 있는 방법으로 떠올랐다. 피임법으로 불임수술의 인기는 100%의 효과와 절차의 비교적 안정성, 그리고 비교적 1회의 저렴한 가격에 있다.

남성 불임수술 (male sterilization)

남성의 불임수술은 **정관절제**라고 부른다. 대략 500,000 명의 남성이 매년 미국에서 정관절제를 택한다. 이 절차는 정자 운송관인 수정관 두 개를 절제한 후 정소와(정자가 생성되는 곳) 음경 사이에 묶는 것이다(그림 10.7). 이 관들이 잘리면 통로가 막혀서 사정할 때 정자가 분출되지 않는다. 정액을 생성하는 기관의 "상류" 쪽을 잘랐기 때문에 남성이 사정을 하여도 액체에는 정자가 없다. 그리고 정자가 정액 전체양의 단지 작은부분을 차지하기 때문에 남성 혹은 그의 파트너는 성생활에 다른 피임법이 필요하다는 것 외에는 변화를 느끼지 못한다.

정관절제가 영구적 피임법이라고 생각될 수 있지만 때로는 잘려진 수정관을 다시 붙여 상태를 되돌릴 수도 있다. 정관절제를 되돌릴 수 있는 능력은 자녀를 다시 갖는 확률에

용 어

리듬 조절법 : 성교할 때 수정 가능 날짜, 혹은 위험한 날들을 예상하는 방법

기초체온법(BBT method) : 매일 아침 일어나서 즉시 측정한 체온을 이용해, 배란의 기간을 확인한다; 배란 약 24시간 이후에 BBT 는 상승한다.

증상 체온법 : 기초체온법과 점액법을 동시에 사용하는 방법

황체형성 호르몬 : 하수체 전엽으로써, 난포로 하여금 숙성된 난자를 방출해 황체가 되게 하는 것 남성에서는, 테스토스테론과 정자의 생성을 촉진시킨다.

불임성 : 임신을 못하거나 임신을 못 시키는 능력

정관절제 : 남성에서, 수정관을 잘라 정자의 통행을 막기 위해 양끝을 묶는 수술.

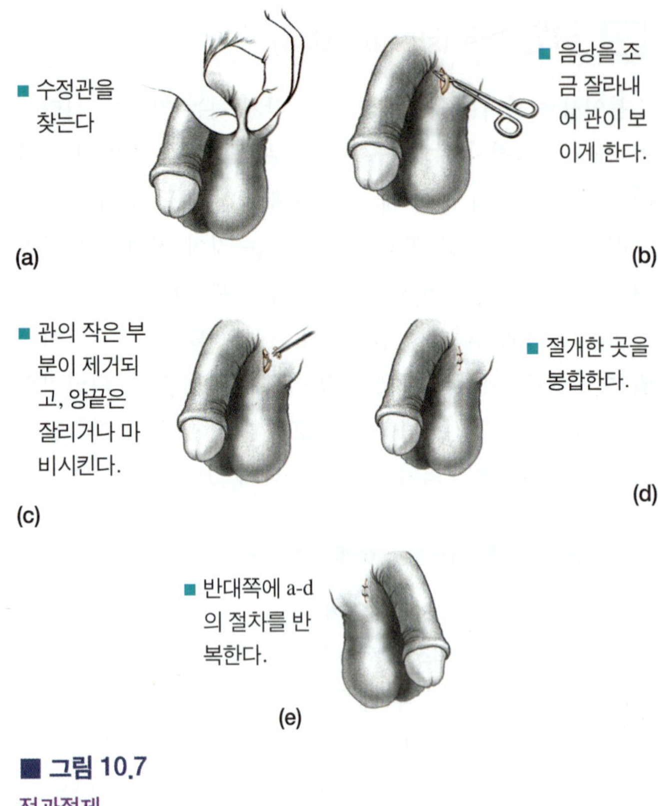

■ 그림 10.7
정관절제

측정이 되며, 의사들은 더 높다고 하지만 약 50% 이다.

정관절제가 피임법으로 인기 있는 이유는 복잡하지 않고 문제를 별로 일으키지 않는 데에 있다. 수술은 의사 사무실에서 지역 마취제를 써 15분에서 30분정도 걸린다. 수술 후 문제가 일어날 가능성은 낮으며, 일주일 내에 대부분 남성들은 성교를 포함하여 일상 생활을 할 수 있다. 정관절제를 받은 남성들의 1/2에서 2/3는정자에 대한 항체가 생기지만, 이것이 유해하다고 주장하는 증거는 없다. 정관절제 후, 몇 주동안 남성은 수정 능력 있는데, 이것은 정관절제 전에 정자 통로에 들어있는 정자 때문이다. 이것들이 사정되면 그 남자는 불임이 된다.

여성 불임수술 (female sterilization)

여성의 주요 불임수술 절차는 수란관을 차단하는 **난관 결찰**이다(그림 10.8). 관을 자르거나 묶거나, 봉하거나, 클립, 띠, 또는 반지로 닫음으로써 차단을 할 수 있다. 대부분의 난관 결찰은 클리닉이나 의사 사무실에서 개원 마취 전문의에게 받을 수 있으며 소요시간은 약 20분이다. 그리고 여성은 당일이나 다음 날에 집에 갈 수 있다. 수술 후에 문제가 일어날 가능성은 낮다.

대부분의 난관 결찰 수술들은 1~2인치의 절개만 요구함으로 "반창고" 수술이라도 한다. 절개를 함으로써, 외과의가 복강안에 있는 수란관을 찾고 막을 수 있게 해준다. 복강안으로의 진입은 주로 배꼽 밑을 절개함으로써 가능하다. 질 난관 결찰은 "**culpotomy**" 라고 부른다. 배 난관결찰에는 두 가지가 있다: **미니복부절개술**과 **복강경 검사**이다. 둘의 주요 차이점은 수란관이 어떻게 보이냐 이다. 미니복부절개술에서는, 외과의가 관을 직시할 수 있도록 보이게 하고, 복강경 검사에서는 원 모양으로 볼수 있게 하는 기구(복강경)를 써 절개를 통한 복강안에 있는 관을 본다.

난관 결찰는 영구적 피임법에 의도를 두지만, 차단된 관이 자연적으로 열려 우연으로 임신이 될 수 있다. 여성이 자녀를 가지고 싶다고 결정하면, 수술로 관의 차단을 되돌릴 수 있으며, 성공률은 50%~70% 이다.

다른 여성 불임수술에는 자궁을 제거하는 **자궁적출술**이 있다. 그러나 대부분의 전문의들은 불임시술 이유 하나만으로 자궁적출술을 추천하지 않는다. 그 이유는 난관 결찰에 비해, 수술 후 문제들이 10배에서 100배 많고, 비용도 더 비싸며, 부정적 심리 효과가 더 클 수 있다.

올바른 피임법 선택하기 (choosing the right fertility control method)

피임법의 대부분 사용자들은 주로 두 가지 문제를 고려한다: 방식이 얼마나 잘 되는가? 안전한가? 피임법의 효율성은 최저 관찰 실패율과 전형 실패율로 평가 될 수 있는데, 최저 관찰 실패율은 정확하고 지속적으로 쓰였을 때 방식이 얼마나 효율적이였는지를 나타내는 것이고, 전형 실패율은 실제 인구에서 얼마나 효율적인지를 나타내는 것이다.

전형 실패율은 부정확, 지속적이지 않고, 부주의한 사용을

용어

난관 결찰 : 여성의 수란관이 잘려지고, 묶이고, 마비되어 임신을 예방하는 수술 절차 불임수술의 종류

질 난관 결찰(culpotomy) : 여성 불임수술의 절차

미니복부절개술 : 배의 작은 절개로 수라관이 결찰되고 마비되는 여성 불임수술 절차

복강경 검사 : 체내 기관들을 보기 위해 배를 절개하는 수술

자궁적출술 : 자궁을 제거하는 수술

(a) 측면

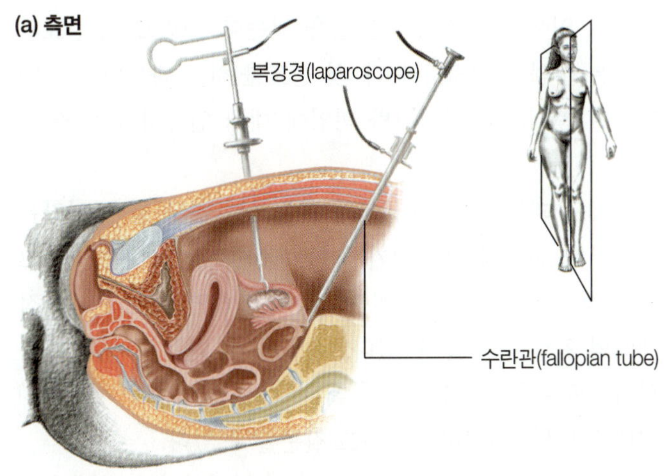

(b) 앞면

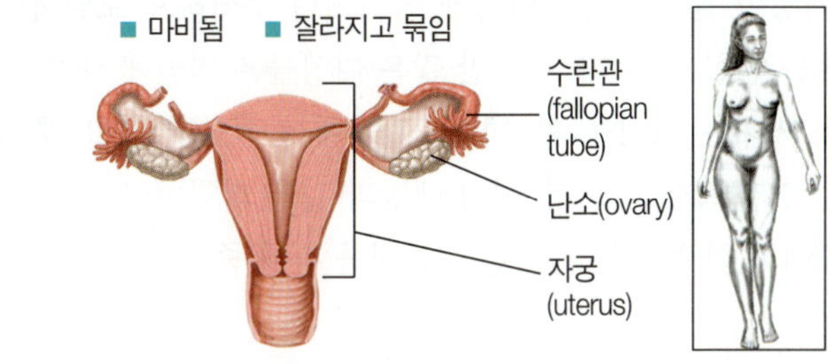

■ 그림 10.8

난관결찰

복강경불임시술 (a) 측면: 복강경을 이용해 관들의 위치가 확인되고, 두번째 절개로 잘라지거나, 묶이거나 마비된다. (b) 앞면: 결찰 후의 관들의 모습

고려한다. 피임법의 안전에 있어서 심각한 질병, 감염과 그로 인한 사망의 가능성, 영구적으로 자녀를 가질 수 없는 위험성, 태어나지 않은 아기에 대한 영향, 그리고 몸에 의도하지 않은 해로운 변화들과 같은 특정 방식들을 고려해야 한다.

피임법의 안전에 대한 평가는 계획하지 않은 임신에 대한 신체적 그리고 정신적 영향도 평가하여야 한다. 이것들은 낙태로 임신을 중단하는 것과 관련된 위험성과 임신을 계속하는 것에 대한 위험성을 포함한다. 여성의 나이, 신체적 건강, 자녀를 가진 경험, 다른 자녀를 돌볼 수 있는 능력과 같은 요인들도 평가되어야 한다. 피임과 관련된 가장 심각한 위험은 당연히 사망의 가능성인데, 이것은 나이가 많고, 담배를 많이 피는 약 복용자들을 제외하고는 매우 드물다.

피임에 대한 책임
(responsibility for fertility control)

대부분의 사람들이 성교를 하는 이유는 즐겁고, 만족스러운 경험을 하기 위해서이다. 의도하지 않은 임신은 엄청난 곤란이 될 수 있으므로, 성교할 때마다 피임은 매우 중요하다. "나에게는 안 일어나겠지" 라고 가정하며 가능성을 부정하는 것은 도박과 같은 것이다.

피임의 책임에는 두 가지 요소가 있다. 첫째로, 피임법을 선택할 때, 개인적 성 생활 혹은 부부들의 성 생활의 성격, 성교를 얼마나 자주하는지, 자녀를 고려한 미래의 계획, 개인적 그리고 종교적 가치들을 고려해야 한다. 둘째로는, 선택한 방법을 지속적 그리고 정확히 사용해야 한다.

> 버섯과 독버섯을 구별하듯이 진실된 사랑과 거짓 사랑을 구별할 수만 있으면.
>
> *Katherine Mansfield*

기술적 그리고 사회적 양쪽 이유들 때문에, 파트너의 몸에 설계된 특정 기구를 이유로, 그 사람에게 피임의 책임을 두려는 경향이 있었다. 예를 들어, 19세기 후반에 피임의 주요 방법이 질외사정과 콘돔이고, 여성들은 성교에 관심이 없어야 될 시기에, 남성들이 피임에 대한 책임이 있었다(만약 사용되었을 경우). 1960년대 후반에, 알약과 자궁내피임기구가 "이상적" 피임법이라고 보도되고 여성들이 사회적 그리고 정치적으로 자신들을 주장하면서부터, 피임의 책임은 거의 여성에게로 넘어갔다.

오늘날에는, 성생활을 하는 대부분의 사람들은 성교에 있어서 남녀모두 피임에 대한 책임이 있다고 믿는다. 하지만, 너무나 많은 피임법들이 여성들용이므로, 실제로는 여성들 혼자 피임법을 관리하여야 된다. 피임의 책임을 혼자 갖으면 성교로 표현하고 싶은 감정들이 분개함으로 차단될 수 있다.

피임의 책임에 대한 몫은 여럿으로 나눌 수 있다. 가장 중요한 것은 상의하는 것이다. 지속되고 있는 관계이면, 피임에 대해 얘기할 수 있는 기회들은 많다. 부부끼리 피임 클리닉에 같이 갈 수 있고, 여러 방식들의 단점과 장점에 대해 읽고 상의할 수 있고, 여러가지를 사용해 어느것이 제일 잘 맞는지 볼 수 있다. 택한 방식에 대한 시간이나 비용은 같이 부담하거나, 책임을 나눌 수 있다. 예를 들어, 여성이 클리닉이나 의사에게 갈 시간을 소비해야 된다면, 그녀의 파트너가 클리닉 진료비나 피임 비용을 지불할 수 있다.

파트너들은 또한 택한 방법에 대해 상의할 수 있다. 피임법의 어려움이나 걱정을 상의할 수 있다. 서로 피임법을 사용하는 것도 기억해줄 수 있다. 남성은 피임용 격막, 여성은 콘돔에 대해 배울 수 있고 협동하여 이것들이나 다른 피임법을 같이 준비할 수 있다. 더 나아가, 파트너들은 여성의 피임용 격막이나 경부캡을 삽입, 제거, 세척하는 데 있어서 책임을 나눌 수 있다. 여성이 임신 의식법을 사용하고 있으면, 남성은 안전한 날들과 위험한 날들을 확인하는데 도움을 주고 필요시, 성교를 자제함으로써 책임을 나눌 수 있다.

피임에 있어서 책임을 같이 나누는 파트너들은 택한 방법을 더 정확하게 사용하려고 하며, 피임을 보다 더 효율적으로 한다. 그리고 임신에 대한 걱정을 줄이면 성교는 더욱더 즐겁다. 책임을 나눔으로써의 또 한가지 이득은, 관계를 더욱 친밀하게 만들어준다. 피임에 대한 상의와, 선택과 사용에 대한 상호결정은 서로에 대한 이해를 높여준다.

당신이 예상하는 성관계가 발생되는 것과 몇몇 피임조절 방법은 항상 좋은 생각이다. 예를 들면, 남 · 녀 모두 콘돔이나 살정자제를 데이트나 파티에서 지녔다면 그들의 성행위는 가능할 것이다.

피임의 책임에 대한 상의
(discussing fertility control responsibility)

예상치 못한 임신을 하면 양쪽 파트너 모두 책임이 있기 때문에 남녀 모두 피임에 대한 책임이 있다. 이 사실 하나가 피임을 상의해야 되는 가장 중요한 이유이다. 성교하기전에 피임에 대해 상의하는 것이 중요하지만, 대부분의 사람들은 그것을 부끄러워한다. 피임에 대한 언급은, 성교를 할 것이라는 뜻인데, 이것은 사람이 성교에 대해 내면적 갈등을 느낄 수 있다. 많은 사람들은 좋은 성교는 계획된 것보다 자발적으로 일어나는 것이라는 말을 믿는다. 그러므로, 성교와 피임은 논의가 되지 않는다. 첫 성교를 하는 파트너들은 낭만적인 분위기를 망칠까봐 피임에 대해 언급하지 않을 수 있다.

그래도 피임법에 대해 상의해야 하는 가장 좋은 시간은 성교하기 전이다. 파트너가 "나는 당신과 성교를 무척하고 싶고, 꼭 안전하게 하고 싶다." 라고 말하면 선호와 개인적 책임의 표현이 따를 수 있다. 예를 들어 "나는 콘돔을 좋아한다" 혹은 "약을 복용한다" 혹은 "어느 피임법을 사용해?" 이나 "피임은 어떡하죠?" 라고 질문할 수 있다.

어느 경우에는 남자가 계획하지 않은 임신이나 성병에 대해 걱정이 들어도 부끄럽거나, 약하거나 무식하게 보일까봐 언급을 안할 수 있다. 하지만 많은 여성들은 피임에 대한 얘기를 꺼내는 남성을 환영한다. 관계에서 성교의 역할, 좋아하는 것과 싫어하는 것, 성병 예방과 같은 피임이나 다른 성 문제에 대한 논의는 건경한 성관계를 위해 중요하다.

피임에 대해 말하기
(talking about fertility control)

임신을 당연히 원하지 않거나, 명백히 말을 해도, 부부들의 약 5% 와 결혼하지 않은 연인들의 15% 는 피임을 쓰지 않는다. 임신을 피하고 싶으면서 피임을 사용하지 않는 주요 이유들은 다음과 같다:

- *낮은 동기부여* : 임신을 피하고 싶은 것에 대해 복합 감정

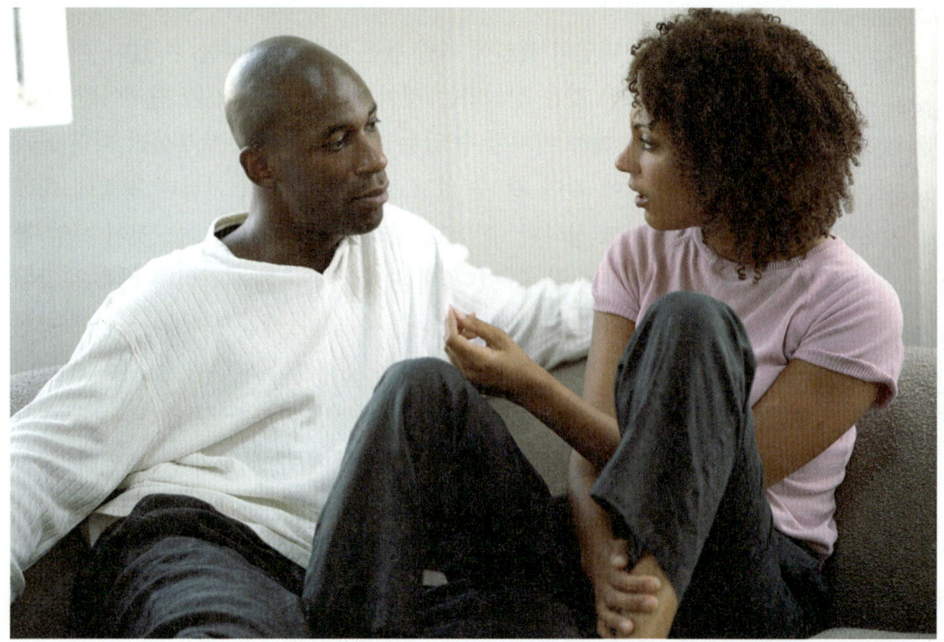

성관계를 갖기 전에 피임조절법을 선택하는 것을 서로 상의해야 한다.

을 가지는 사람들은 피임 사용에 대한 동기부여가 낮다. 예를 들어, "가까운 미래에" 아이를 가지려고 결정한 부부는, 어느 정확한 시간까지나 끝가지 절대로 자녀를 가지고 싶지 않은 부부보다 동기부여가 낮다.

- *지식의 부족* : 피임 절차나 피임법을 효과적으로 사용하는 지식에 대한 부족은 임신에 대해 잘못 인식할 위험이 있다. 예를 들어, 어느 사람들은 여성이 오르가슴을 하거나, 성교후에 소변을 보거나, 첫 성교 경험이면 임신을 안 한다는 말에 대해 믿는다. 때로는 방법의 효율성을 더 높게 평가하거나 택한 방법을 올바르게 사용하지 않는다. 예를 들어, 어떤 사람들은 월경기간에서 출혈이 있는 날이 여성이 임신할 수 있는 가장 가능성 높은 기간이라 믿어 임신 의식법을 잘못 사용한다. 어느 부부들은 주요 방법을 잊어버리거나, 둔 곳을 잊거나, 다 떨어지고, 대체 방법을 가지고 있지 않다.
- *피임에 대한 부정적 자세* : 어느 사람들은 피임이 부도덕하고, 혼란스럽고, 낭만적이지 못하고 혹은 해롭다고 믿는다. 자신의 부정적 자세나 친구, 부모로부터의 인식된 부정적 자세는 피임을 억제하게 만들수 있다. 사람들은 이러한 핑계로 의사나 클리닉에 가지 않거나 판매점에서 피임법을 구매하기 부끄러워 할 수 있다.
- *남녀 관계의 문제* : 진지한 관계를 가진 사람들은 그렇지 않은 사람들보다 피임을 더 잘 사용한다. 진지한 관계를 가지고 있는 사람과는 성교에 대한 죄의식이 줄어들기 때문에 피임 사용에 대한 자세가 좋아진다. 진지한 관계를 가진 사람들은 성교를 더욱 자주함으로써, 그들에게 피임에 대한 얘기와, 능숙한 사용에 대한 기회가 주어진다. 지역적 거리나, 관계의 문제 때문에 불규칙적으로 성교를 하는 사람들은 피임법을 가지기 힘들수 있다. 새로운 관계나, 진지한 관계가 아니면, 좋지 않은 방법을 쓰거나 아예 안 쓸 경향이 있다.

응급 피임 (emergency contraception)

응급 피임은 수정이 되었을 경우 임신을 예방하기 위한 방법이다. 응급피임이 필요한 상황은, 준비되지 않은 성교, 피임의 오용(예 : 약 복용을 잊음 콘돔이 벗겨지다), 또는 성폭행이다. 응급 피임은 주요 피임으로 사용하라고 의도된 것이 아니다.

응급 피임에는 두가지 종류가 있다: 호르몬 피임 그리고 자궁내피임기구의 삽입이다. 호르몬 응급 피임은 피임약에 들어 있는 호르몬과 같은 것을 포함한다. 한 가지는 에스트로겐 과 황체호르몬제 두 개 모두 포함한다. 이것은 준비되지 않은 성교 이후 72시간 내에 큰 알약을 12시간 간격으로 두 번 먹는 것이다. 다른 방법은 순수 프로게스틴 약이다. 두 방법 모두 매우 효과적이며, 임신 확률을 90% 줄인다. 부작용에는 구역질과 구토가 있다.

자궁내피임기구의 응급 피임은 준비되지 않은 성교 이후 5일동안 copper-T 자궁내피임기구를 삽입하는 것이다. 이 방법은 준비되지 않은 성교의 임신 확률을 99% 줄임으로써, 호르몬 피임보다 더욱 효과적이다.

응급피임이 호르몬을 약이나 자궁내피임기구에 사용하지만, 이것은 예방 차원의 피임이 아니다. 이것은 수정이 일어났을 경우에만 효과가 있는 것이어서, 피임보다는 낙태에 더욱 가깝다.

낙태 (abortion)

낙태는 임신의 고의적, 또는 때이른 종료이다. 이것은 피임에서 가장 오래되고 널리 사용되고있는 방법이다. B.C. 2700년대 중국 의학 글들에서도 낙태를 추천하였다. 비교문화간의 조사에서는 300 개의 사회지역중에 한 곳만 제외하고 가족 인원을 조절하기 위해 낙태를 사용하였다고 나왔다. 현재 미국에서는 매년 약 850,000의 낙태가 이루어진다. 이것은 전체 임신의 25% 이고, 준비되지 않은 임신의 약 50 % 이다.

낙태의 가장 일반적인 방법은 **수동 자궁 진공 흡인법** (MVA) 이다. 국부 마취약이 투여되고, 자궁 경관이 서서히 벌려지고, 수동 세척기로 약간 빨아들임으로써 자궁을 비운다. 절차는 매우 안전하며 효과적이다. 이것은 임신 확인 즉시부터, 수정 이후 10 주까지 실행할 수 있다. 진행 소요 시간은 약 10분이다.

임신 6주에서 14주사이의 낙태는 D&C 혹은 자궁 진공 흡인법이라고 불리는 확장이나 흡인소파술로 진행을 한다.

용 어

낙태 : 수정란이나 태아가 자립적인 생명이 가증하기 전에 자궁으로부터 착상형성을 제재하거나 적출한다.

수동자궁진공흡인법(MVA) : 가장 일반적인 방법으로서 자궁안을 수동세척기로 약간 빨아들임으로 자궁을 비운다.

MVA 의 경우, 마취가 쓰이며 자궁이 팽창한다. 그런 다음 기계로 운영되는 약간의 흡입으로 자궁을 비운다. 소파기 (좁은 금속 고리) 는 자궁막을 세척하기 위해 사용될 수 있다.

팽창과 배출(D&E)은 임신 15주 후에 실행된다. 자궁이 팽창한 다음 수술기구, 흡입, 그리고 소파로 자궁을 비운다. 임신 20주 후의 낙태는 매우 드물다.

수술 없이 낙태를 하는 방법들은 **의학 낙태**(medical abortions) 라고 부른다. 두 가지가 있다. 메토트렉사트 나 항프로제스테론체 (RU 486) 를 임신 여성에게 투여해 임신을 중지시킨다. 그러고 나서 미소프로스톨 을 투여해 자궁의 수축을 감소시키고 질 안의 내용물을 제거한다.

의학 낙태는 임신 확인 이후 즉시 할 수 있으며 마지막 월경 기간에서 63일전까지는 효과적이다. 메토트렉사트를 사용한 의학낙태는 90% 효과적이며 항프로제스테론체는 92% 에서 95% 효과적이다. 메토트렉사트와 미소프로스톨의 사용은 심각한 선천적 결손증을 일으킬 수 있다. 의학낙태가 실패하면, 수술 낙태를 해야 한다.

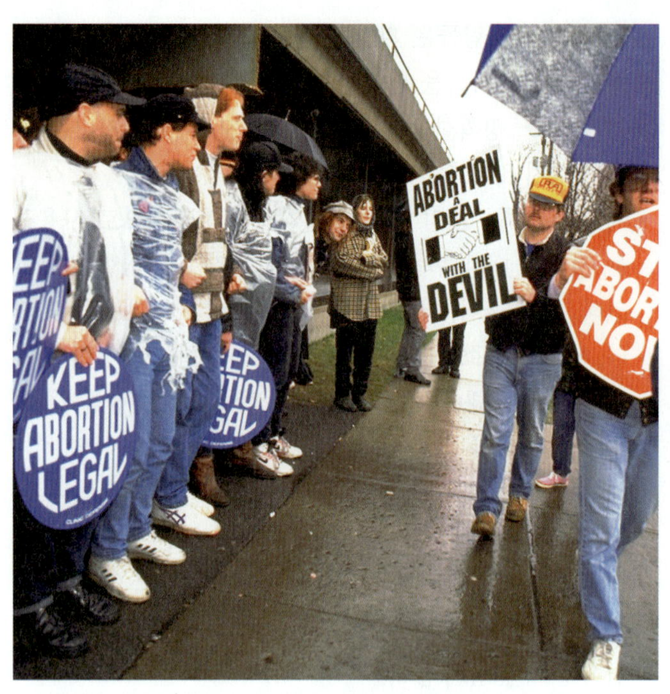

낙태를 위한 선택은 우리 사회에서 매우 개인차가 크다.

낙태의 합법성과 도덕성
(the legality and morality of abortion)

낙태가 사회적으로 허용되는 피임법으로 타당한지는 몇 세기동안 서부 사회에서 논쟁이 되어왔다. 2000년도 더 전에 그리스 철학자들인 아리스토텔레스 와 플라톤은 낙태를 추천하는 반면에, 현대 약품의 주조자인 히포크라테스는 용납하지 않았다. 중세 시대와 르네상스에서는 많은 종교적 지도자들이 윤리적 이유로 반대하였지만 낙태는 흔하였다.

미국 헌법이 비준되고 몇 십년 동안은, 활발 기간전의 낙태는 합법적이었다. 여성이 태아의 움직임을 느낄 수 있기

글로벌 웰니스

피임제는 낙태를 줄일 수 있다

세계건강기구는 전 세계 125만 대부분 개발국 여성들이 욕구의 불만으로 산아제한 피임제를 복용하지 않고 있다고 추측한다. 가족계획은 여성들만으로 형성되지 않는다. 그이유로는 영세한 의료서비스, 피임제의 유효성 제한, 출생정보의 부족, 안전성과 부작용에 대한 관계, 그리고 사회적, 종교적 혹은 파트너의 비협조와 같은 문화적 요소 때문이다.

상당한 여성들이 현대 피임법으로 이용이 어렵기 때문에, 전 세계 모든 임신여성의 약 38%는 계획하지 않은 것이며, 그들 결과의 약 60%는 낙태를 유도한다. 더 나아가 그들 낙태의 약 20만은 안전하지 않으며, 그들은 필수적인 기술이 없는 개인이나 최소한의 의학적 상태도 부족한 환경 혹은 두 요인 모두에서 시행되었다. 결핍상태에서 관리로 매년 불안전한 낙태로 약 80,000여성 사망 하며, 1일 200명 이상이다.

낙태에 따른 사망률은 개발국에서 가장 높다; 예를 들면, 아프리카에서는 100,000 낙태에서 680명의 여성이 사망하며, 개발된 지역에서는 100,000명당 0.87명으로 비교된다. 분명히, 여성이 가족계획 서비스를 할때, 낙태를 하고 그 결과로 사망하게 되는 수는 낮다.

세계건강기구와 세계은행은 개발국에서 가족계획과 어머니와 신생아 건강관리에 기초하여 년간 개인에 3달러를 제공한다. 임신을 선택적으로 될 때(낙태를 피해서)여성건강과 건강한 삶이 높아진다. 건강이 강화되면, 이는 그녀의 가족과 사회가 웰빙하게 되여 돌아온다.

전— 활발기간은 주로 임신 16주째에 진행된다. 낙태에 대한 첫 규제 규정은 1820년대에 제정되었다. 이 법들은 그 당시 초기이며 위험성 있는 수술 기술로부터 주요적으로 여성을 보호하기 위해 활발기간 전의 낙태를 금지시켰다. 남북전쟁이 끝날 무렵에는 다른 주들도 낙태를 제한시키기 위한 법들을 제정했는데 그 이유는 단지 임신 여성의 건강과 생활을 보호하기 위해서 뿐만 아니라, 미국 여성들이 자녀들을 가질 것을 격려하고 비생식적인 성교를 단념시키려고 하였기 때문이다. 1900년에서부터는 미국의 모든 사법권에서 낙태는 불법이었고, 60년 넘게 유지되어 왔다.

하지만 낙태를 제한하는 규정들은 여성들의 낙태를 막지 않았다. 21세기의 첫 10 년동안 수백만의 여성들의 불법 낙태를 하였다. 돈 있는 사람들은 낙태가 합법인 나라에 가 병원안 에서 전문의에게 하거나, 기소를 당할 수 있음에도 불구하고 높은 보수 때문에 비밀리에 낙태를 하는 미국 의사들에게 받을 수 있었다. 하지만 대부분의 여성들은 옷걸이, 숟가락, 살균제 혹은 잿물을 사용하는 의사가 아닌 사람들에게서 받았다. 많은 여성들은 그러한 절차들로 인해 불구가 되거나 사망하였다. 성공적 수술에서의 정신적 신경증도 엄청났다. 1950년대에는 200,000명에서 1,000,000명의 여성들이 매년 불법 낙태를 하고 있었다.

1960년대에 들어서, 사람들은 불법 낙태의 사회적 그리고 정신적 피해를 알기 시작했고, 1973년 1월 22일에 미국 대법원은 여성의 사생활을 침해한다는 이유로, 어느 주도 낙태를 금지하는 법을 제정할 수 없다고 선언하였고, 이 경우에, 여성이 자신의 임신을 어떻게 결정할지에 대한 권리가 있다고 하였다. Roe.v.Wade 라고 불려지는 결정은 (1) 첫 3개월내에 낙태를 할지에 대한 결정은 여성과 의사가 전적으로 결정하고 (2) 3개월에서 6개월 사이의 낙태에 대해서는 각 주들이 규정을 내릴 수 있지만 단한가지의 목적 여성의 건강을 보호 한다 — 을 위하여야 한다고 선언했다.

많은 사람들은 낙태에 대해 혼란스러운 감정을 가진다. 언제 생명이 시작되는지에 대한 세계적으로 받아들여지는 과학적 정의가 없기 때문에, 어느 사람들은 낙태를 살인으로 본다. 낙태를 반대하는 몇 사람들은 낙태의 이용이 무책임한 성교 혹은 부주의한 피임을 부추긴다고 믿는다. 어느 사람들은 낙태를 가족에 대한 위협으로 본다. 낙태를 가장 강하게 지지하는 사람들도 낙태가 일어나지 않아야 한다고 하지만, 여성이 자신의 몸을 보호할 권리가 있다고 주장한다. 그들은, 피임의 실패, 성폭행이나 근친상간으로 인한 임신, 아기가 선천적 결손증을 겪을 수 있는 가능성, 혹은 임신이나 출산으로 인해 여성의 건강이 위험에 빠질 수 있는 경우를 위해 낙태가 미지막으로 쓸 수 있는 꼭 필요한 방법이라고 믿는다.

용 어

의학낙태 : 비수술적 낙태는 전문약물로 임신을 중지시키는데 사용된다.

건강에 대한 중요한 생각

1. Bill 과 Sandy 는 몇 달동안 사귀고 있었다. 어느 금요일 오후에 그들은 저녁을 먹으러 간 다음 영화를 보았다. 영화를 본 후, 그들은 Sandy 네 집에 갔다. 서로 키스를 하기 시작하며 10분에서 15분쯤 후에 그들은 성교를 하려고 한다. 둘다 콘돔이나 살정제를 가지고 있지 않으며, Sandy 는 어떠한 피임법도 쓰고 있지 않는다. Sandy 나 Bill 모두 피임이나 피임법을 사용하고 있지 않음에도 불구하고 그들은 준비되지 않은 성교를 그 날 오후에 한다.
   a. 그들은 성교 대신에 무엇을 할 수 있었습니까
   b. 어떻게 하였으면 이러한 상황을 피할 수 있었습니까
   c. 피임에 대한 책임은 누구한테 있습니까?
2. 학생 의료센터에 가서 여러분의 대학에 다니는 학생들에게 어떠한 피임법들이 구입 가능한지를 조사하십시오.
   a. 사람들은 이용 가능한 방법들을 어떻게 구입하고 비용은 얼마나 듭니까?
   b. 몇 방법들을 구입할 수 없으면, 이유를 조사하고 여러분의 지역 내에서 구입할 수 있는 곳을 조사 하십시요.

건강 리뷰

- 여러 종류의 안전하고, 의존할 수 있으며 효과적인 피임법들이 있다. 이것들 중에는 복합 호르몬 피임약과 순수 프로게스틴 호르몬 피임약, 차단식 피임(콘돔, 피임용격막, 경부캡 그리고 살정제), 임신 의식법, 자궁내피임기구 그리고 불임수술이 있다.
- 피임의 효과는 최저 관찰과 실패율과 전형 실패율로 측정된다.
- 대부분의 피임법들은 여성을 위해 만들어졌지만, 파트너 모두 피임에 대한 책임이 있다. 대화와 협조가 책임의 나눔 열쇠다.
- 아이를 가지고 싶지 않다고 하면서 피임을 사용하지 않는 사람들은 낮은 동기부여, 인간 생식과 피임법에 대한 지식 부족, 피임에 대한 부정적 자세, 혹은 올바른 피임 사용을 저지하는 관계에 있는 경향이 있다.
- 의학 낙태와 의술 낙태가 있다.
- 대법원의 Roe v. Wade 결정으로 1973년부터 낙태는 불법화 되었다.

건강과 웰니스 온라인

웹 사이트는 건강과 웰니스에 대한 풍부한 정보를 담고 있다. 웹 브라우저 소프트웨어를 이용하여 인터넷을 실행하면 건강과 웰니스에 대한 현존하는 많은 주제에 대해 새로운 통찰력을 얻을 수 있을 것이다. Jones & Bartlett 출판사의 웹사이트인 health.jbpub.com/hwonline 을 실행해라.

참고 문헌

Baill, I. C., Culline, V. E., and Pati, S. (2003). Counseling issues in tubal sterilization. *American Family Physician,* 67, 1287–1294.

추천 도서

Ardentmedia, Inc. (2002). *A pocket guide to managing contraception.* New York: Bridging the Gap Communications. Contains the most up-to-date information on contraceptive theory and practice. Widely used by physicians, nurses, and reproductive health counselors on a daily basis in their clinical settings.

Birth control. (2003). *American Family Physician.* 67, 1571–1578. A summary of the major birth control methods.

Hatcher, R. A., et al. (2000). *A personal guide to managing contraception for women and men.* New York: Bridging the Gap Communications Accurate, up-to-date information on contraception and reproductive health.

추천된 웹 사이트

이들 웹사이트를 연결하기 위해 health.jbpub.com/hwonline을 방문하라.

피임 가이드 (birth control guide)

주요 피임법들에 대한 미국식품의약국의 설명들

가족 계획 정보 (family planning information)

Emory University of Medicine 에 따름

아직 늦지 않음 (not-2-late)

프린스턴 대학에서 제공하는 응급 피임에 대한 모든 것

계획된 부모 생활 (planned parenthood)

가족 계획에 대해 알아야 될 모든 것.

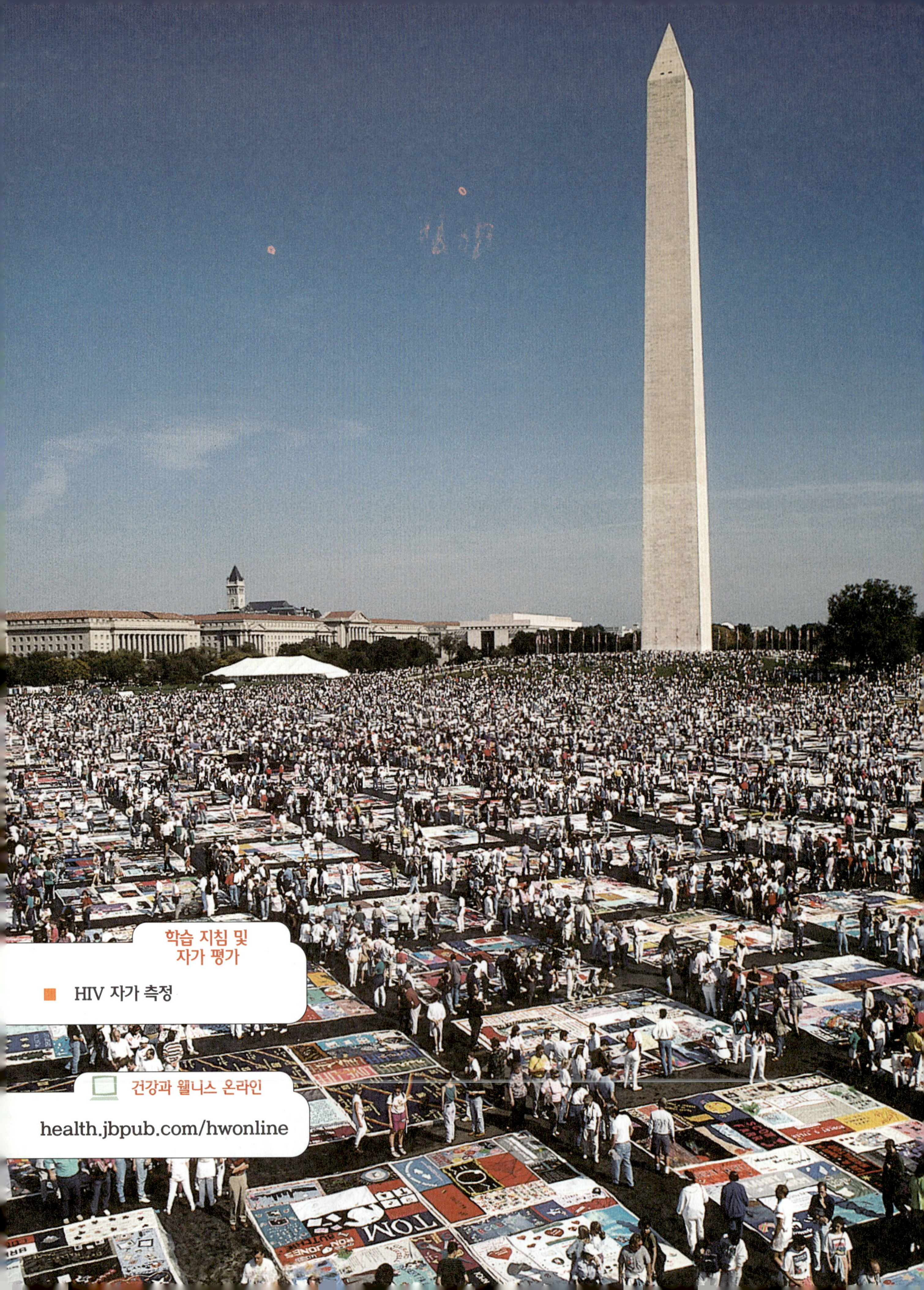

학습 지침 및 자가 평가

- HIV 자가 측정

건강과 웰니스 온라인

health.jbpub.com/hwonline

제 11 장

성병(성감염증)과 AIDS의 예방

(Protecting Against Sexually Transmitted Diseases and AIDS)

학 습 목 표

1. 성관계로 전염되는 성병(STDs)의 사회적인 영향에 대해 알아본다.
2. STD에 감염되었을 때의 위험요인을 알아본다.
3. 질병을 유발하는 원인과 증상, 치료법을 알아본다.
   : 트리코모나스감염증, 클라미디아, 임질, 매독, 생식기 포진, 생식기 사마귀, 사면발이기생증, 옴, 그리고 AIDS
4. HIV 감염 검사와 적절한 검사 절차의 중요성을 알아본다.
5. 몇 가지 "안전한 성관계" 습관을 알아본다.
6. STDs와 AIDS의 위험성 감소에 있어 실질적인 대화의 중요성에 대해 알아본다.

전 세계적으로, 감염성 병원체 약 25종이 성적 접촉을 통해 사람에서 사람으로 옮겨진다고 할 수 있다. 이러한 감염은 **성병**(sexually transmitted diseases; STDs) 혹은, 성감염증(sexually transmitted infections; STIs)이라고 불린다. 세계보건기구(WHO)는 세계적으로 연간 3억 6천만 인구가 STD에 감염된다고 보고하였다. STDs 25종 중 11종은 미국에선 흔하게 발생한다(표 11.1).

> 여성은 이유가 있어야 성관계를 갖고, 남성은 단지 장소만 제공되면 성관계를 갖는다.
>
> *Billy Crystal*

성병은 수천년 동안 인간에게 고통을 주었다. 고대 중국 의학서에 기술 된 생식기 질환은 매독(genitalia)으로 추측되며, 고대 이집트인이 기술한 생식기 질환은 임질(gonorrhea)로 추측된다. 구약성서와 탈무드에서 이러한 상태를 "ziba"라고 불렀으며, 음경(penis)이나 질(vagina)로부터 나오는 유체의 분출과 관련 있고, 이러한 것은 "issue"로 여겨졌다. "ziba"는 아마도 임질일 것이며, "issue"는 아마도 임질과 관련된 배출물일 것이다. 다수의 유명인은 성병을 가지고 있었던 것으로 추측된다(표 11.2).

매년 미국에서, 약 1천 5백만명의 인구가 STD에 감염되며, 감기 다음으로 감염률이 제일 높다(그림 11.1). 주로 이러한 경우는 25세 이하에서 발생하였으며, 임질과 클라미디아(chlamydia)의 경우 2/3가 24세 이하에서 발생하였다.

STDs에 대한 개인 및 사회적 비용은 상당하다. 미국에서 STDs와 그에 따른 합병증에 따른 직 · 간접적인 경제적 손실은 연간 200억 달러이다. AIDS에 의한 인간의 고통과 경제적 손실 또한 잘 알려져 있다. 잘 알려지지 않은 STD와 관련하여 심각한 골반 감염(pelvic infection) 후 불임이 발

표 11.1

일반적인 성병(STDs)

STD	증상	치료
HIV/AIDS	면역 부전에 의한 특징으로 어느 다수의 질병에 의해 감기와 유사한 증상이 나타나다.	현재 약물치료는 일시적으로 바이러스의 번식을 지연시킨다. 기회감염은 어느 정도 치료할 수도 있다.
클라미디아	일반적으로 3주 내에 발생한다. 감염된 남성은 음경에서 고름이 나오고, 배뇨가 고통스럽다. 여성은 질에서 고름이 나오지만, 종종 증상이 없다.	항생제
생식기 사마귀	일반적으로 1주 ~ 3주 내에 발생한다. 생식기, 항문, 자궁경부, 그리고 입에 작고 건조한 상태로 자란다.	포도필린 수지(podophyllin)
임질	일반적으로 2주 내에 발생한다. 음경, 질, 혹은, 항문에서 고름이 나온다. 배뇨나 배변, 성행위를 하는 동안에 통증이 있다. 골반부위에 통증과 부종이 있다. 생식기와 구강감염은 증상이 없을 수 있다.	항생제
B형 감염	경도 발열, 피로, 두통, 식욕부진, 구역질, 짙은 색 소변, 그리고 황달 증상이 있다.	휴식, 적절한 영양공급, B형 감염 예방접종
생식기 포진	일반적으로 2주 내에 발생한다. 감염 부위(생식기, 항문, 자궁경부)에 수포에 의한 통증이 있다. 가려움증, 배뇨가 고통스럽다. 발열 증상이 있다.	없다. 아시클로비어가(acyclovir) 증상을 완화시킨다.
무사마귀	매끄럽고 둥글며, 반들반들하고 하얀 형태의 것이 몸통, 음경과 항문사이의 피부에 자란다.	수술
사면발이	일반적으로 5주 내에 발생한다. 생식기 주변에 강도 높은 가려움증 증상이 있다. 이를 음부의 털에서 볼 수 있다. 작고 하얀 알을 음부의 털에서 볼 수 있다.	감마 벤젠 염화수소산염(gamma benzene hexachloride)
옴	매우 작으며, 피부에 굴을 만들어 가려움증을 유발한다.	국소성 살충제
매독	일반적으로 3주 내에 발생한다. 생식기, 항문, 혹은, 입에 경성하감(통증이 없는 염증), 2기 발진(치료하지 않는 다면), 3기 신체기관 여러 부위에 질병이 발생한다.	항생제
트리코모나스감염증	황록색에 역겨운 냄새가 있는 질의 염증 증상이 있다. 질의 가려움증 증상이 있다. 성행위를 하는 동안 통증을 유발한다.	메트로니다졸(metronidazole)

표 11.2

STD를 보유한 유명인

확실하지 않지만, 역사가들은 이들 유명인이 STD에 감염되었다고 말한다.

Abraham	Job	Durer	Gauguin
Sarah	King David	Schubert	Boswell
Julius Caesar	Cleopatra	Moliere	Goethe
Charlemagne	Napoleon	Van Gogh	Oscar Wilde
Henry Vill	Columbus	Nietzsche	Goya

The Greats: peter and Catherine

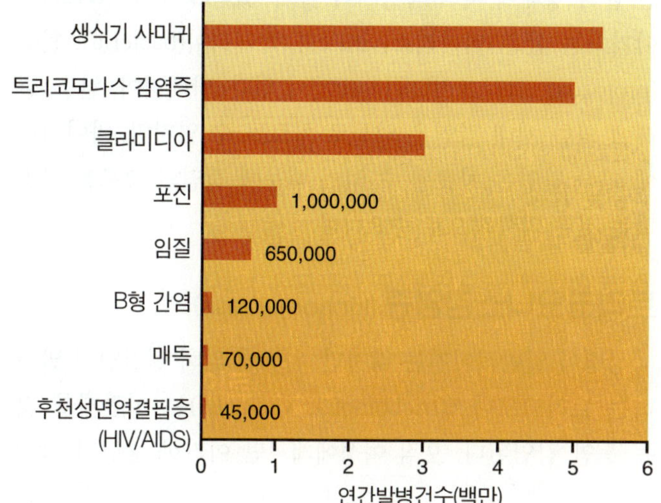

■ **그림 11.1**

미국에서 년간 추정되는 STDs 감염 인구

생하는 수천명의 여성은 좌절과 고통을 겪는다. 여성은 인간 유두종 바이러스(human papillomavirus) 감염(생식기 혹; genital warts)으로 자궁경부암(cervical cancer)에 쉽게 걸릴 수 있다. 그리고 생식기 포진(herpes)에 감염된 수백만 명의 사람들은 평생 동안 전염의 가능성을 가지고 살아간다.

STD 위험요인 (STD risk factors)

다수의 요인들이 STD 감염의 위험성을 증가시킨다. 이들 요인을 알고 있어야 감염의 위험을 감소시키고, 사회생활에 있어 STD 예방에 효과적일 수 있다.

다수의 파트너와 성관계 (multiple sexual partners)

대다수가 20대 중 · 후반과 30대 초반까지이며, 사춘기 후반이나, 결혼이 늦어지는 상태에서 성관계를 맺는 미혼 상태의 사람이다. 미혼 상태에서 성관계를 갖는 젊은 사람의 약 20%가 지난 세 달 동안 2명 이상의 파트너와 성관계를 가졌다는 보고가 있다.

안전 불감증 (false sense of safety)

호르몬성 피임약 사용이 STDs의 감염을 예방하는데 도움을 준다는 이유로, 콘돔의 사용이 감소하는 경향이 있다. 항생제의 사용은 다수의 사람으로부터 성병 감염에 대한 두려움을 감소시키는 역할을 한다. 이는 모든 STD가 치료될 수 있다는 잘못된 믿음 때문이다.

신호와 증상의 부재 (absence of signs and symptoms)

몇몇의 STDs는 매우 가볍게 혹은, 증상이 없이 감염되어 악화될 수 있고, 알지 못 하게 또 다른 질병에 감염될 수도 있다. 어느 한 연구에서 대학생의 약 8%가 클라미디아에 감염된 적이 있거나, 감염 된 것을 모른다고 보고하였다. 또한, 1.5%는 임질에 감염된 적이 있거나, 감염 된 것을 모른다고 보고하였다. HIV에 감염된 사람은 감염되고 1년 동안 가볍거나, 증상이 없을 수 있다.

치료 받지 않은 상태 (untreated conditions)

몇몇의 사람은 STDs에 감염되었을 때의 증상에 대해 명확히 알지 못 한다. 그들은 건강관리에 미숙하거나, 재정적으로 어렵거나, 감염에 따른 치료에 소극적이다. 더욱이 STDs에 감염된 다수의 사람들은 치료법을 잘 따르지 않는다. 약물치료시 복용기간을 지키지 않으면, 감염의 증후는 더욱 사라지고, 성병은 완전히 치료되지 않을 수도 있다.

잘못된 판단 (impaired judgment)

알콜을 포함한 약물의 사용은 콘돔의 사용을 감소시키는 등의 잘못된 판단을 야기 시키므로, STDs 감염의 위험성을 증가시킬 수 있다. 또한, 약물에 취한 상태에서는 성관계를 하는 상대를 잘 알아보지 못하며, 상대의 과거 성관계 파트너와 약물에 대한 과거력 또한 알 수 없게 된다.

면역의 결핍 (lack of immunity)

HIV와 헤르페스 바이러스(herpesvirus)와 같은 몇몇의

용 어

성병(sexually transmitted diseases; STDs): 성적 접촉에 의해 사람에서 사람으로 감염된다.

STD를 야기하는 균은 체내 면역체계로부터 벗어나 스스로 감염 상태를 유지할 수 있고, 전염 시킬 수 있다. 이들은 재발 할 수 있으며, 백신의 효과를 저하시키거나 치료가 불가능하게 만들 수 있다.

바디 피어싱 (body piercing)

생식기 부위 등, 신체에 피어싱을 하는 것은 STDs 감염의 위험성을 증가시킨다. 피어싱에 의한 상처는 혈액으로의 균에 직접적인 접근을 허용하고, 피어싱을 한 생식기는 콘돔의 사용을 어렵게 만들 수 있다. 더욱이, 유두, 혀, 입술에 피어싱을 한 사람은 구강성교(oral sex)를 통한 감염의 위험성이 보다 더 높아 질 수 있다. 신체에 피어싱을 한 사람은 감염 예방에 대한 사후관리 교육을 명확히 받아야 하며, 피어싱 한 부위를 6개월에 3회 정도 확인하고, 상처가 완쾌될 때까지 성 접촉은 절대 삼가해야 한다.

가치 판단 (value judgments)

다른 종류의 감염과는 다르게, STDs는 죄스럽고, 더럽고, 비난받고, 수치스럽고, 비도덕적이며, 혐오스럽다. 이러한 부정적인 면은 STD를 진단할 때 성접촉을 한 파트너를 면밀히 확인하여야 하고, 과거의 새로운 파트너에 대해 진술해야하기 때문이다. 매독이 유럽에 퍼진 19세기, 매독의 확산을 막기 위한 노력이 있었으며(효과적인 치료법을 그 당시 창안해 내지 못했다.), 각 나라들은 그들의 이웃나라에 우둔함과 음란함에서 오는 질병이라고 비난하였다. 이에, 영국은 매독을 "프랑스인 병"이라고 하였으며, 프랑스는 "스페인 병"이라고 불렀고 편견과 전가는 질병의 확산을 도왔다.

> 사랑이 답이라면,
> 그 문제를 다시 말할 수 있는가?
> *Lily Tomlin*

절제 (denial)

다수의 사람들이 생각하기에 "난 감염되지 않을 것이야" 혹은, "그는 상당히 관리를 잘해서 STD에 감염되지 않았을 것이야", "그녀는 STD에 감염될 사람이 아니야"라고 STD 감염에 대한 믿음을 갖는다. 성행위로부터 보호를 받을 수 있는 유일한 방법은 책임감을 가지고 평생 단일 파트너(일부일처제)와 성관계를 갖는 것이 아니라, STDs를 야기하는 대부분의 병원체에 저항하기 위한 백신을 접종 하는 것이다. 이는 일반적인 STDs의 증후에 대해 알고, 증상이 발견되었을 때 적절히 치료를 하는 것을 의미한다. 그리고 연 중 둘 이상의 파트너와 성행위를 하는 사람들은 정기적으로(6개월 마다) STD 정밀검사를 받아야한다는 것을 의미한다. 이것은 또한 정확한 지식과 "안전한 성행위" 해야 한다는 것을 의미한다.

일반적인 STDs (common STDs)

미국과 캐나다에 가장 일반적인 STDs는 성병을 야기하는 균의 형태에 따라 특정지어 질 수 있다(표 11.3). STDs를 야기하는 균은 바이러스(viruses), 박테리아(bacteria), 원충(protozoa), 그리고 벌레(insects)가 있다. 박테리아, 원충, 벌레에 의한 체내 감염은 약물로 치료될 수 있지만, 바이러스에 의한 감염은 치료될 수 없기 때문에 감염의 종류를 구별하는 것은 의학적으로 중요하다.

트리코모나스감염증 (trichomoniasis)

성병이 일반적이지는 않지만, 원충에 의해 질감염이 발생하는 트리코모나스(trichomonas vaginalis)는 성관계를 갖는 동안 감염된다. 오직 여성에게서만 이러한 증상이 발생

표 11.3

일반적으로 STDs를 유발하는 원인들

감염인자	질병
박테리아	
클라미디아 트라코마티스(chlamydia trachomatis)	클라미디아
인질균(neisseria gonorrhoeae)	임질
트레포네마팔리덤(treponema pallidum)	매독
바이러스	
단순 헤르페스 바이러스 1형, 2형 (herpes simplex virus, type 1 and 2)	생식기 포진
인간 유두종 바이러스(Human papillomavirus)	생식기와 항문 사이 사마귀
면역 결핍 바이러스 (Human immunodeficiency virus; HIV)	AIDS
B형 감염 바이러스(Hepatitis virus B)	간염
무사마귀 바이러스 (Molluscum contagiosum virus)	무사마귀
원충	
질 트리코모나스(trichomonas vaginalis)	트리코모나스(질)
벌레	
사면발이(phthirus pubis)	이
개선충(sarcoptes scabiei)	진드기

하며(질에서 나오는 지저분하고 역겨운 분비물), 균은 음경의 요도와 음경의 포피 아래에서 번식할 수 있다. 남성에게 이러한 균이 잠복하고 있다가 다른 파트너들에게 감염시키거나, 균에 재감염 된 여성이 남성을 감염시킬 수 있다. 약물 복용으로 이러한 감염을 치료할 수 있고, 치료는 파트너 모두에게 필수적이다.

클라미디아 (chlamydia)

클라미디아는 클라미디아 *트라코마티스균*(microorgamism chlyamydia trachomatis)에 의해 발생하며, 특히 생식기의 점막, 구강, 항문, 직장, 눈의 결막 등의 세포체(cells lining)에 잘 감염된다. 클라미디아균은 이들 표면에 붙어 있으며, 숙주세포의 활동으로 클라미디아균이 둘러싸여져 진다. 세포에 침투하여 자리를 확보한 이들 균은 숙주세포의 방어에 저항하며, 그들 스스로의 생존을 위해 요구되어지는 생화학적 화합물을 숙주세포로부터 빼앗는다. 클라미디아균은 영양분을 빼앗아 번식 및 증식하며, 결국엔 숙주세포를 죽이게 된다.

미국과 그 밖에 서양의 국가에서, 클라미디아는 가장 보편적으로 발생하는 STD라고 보고되고 있다. 매년 약 3백만의 미국인이 클라미디아에 감염된다. 전체의 절반에 다수의 경우에서, 클라미디아는 임질과 함께 발생한다. 신생아 또한, 그들의 엄마가 출산시점에 감염되었다면, 클라미디아에 감염될 수 있다. 신생아에 있어 클라미디아 감염의 가장 보편적인 예는 결막염(눈 부위 감염)과 폐렴이다.

클라미디아는 감염된 75%의 여성과 50%의 남성에 감염 증상이 상당히 가볍거나, 증상이 없기 때문에, 감염된 사람이 새로운 성관계 파트너에게 의도하지 않게 감염시킬 수 있다. 감염에 따른 증상이 나타나면, 남성과 여성 모두가 배뇨시 통증을 호소하며, 음경이나 질로부터 하얀색 개통의 물질이 나온다. 감염에 따른 증상은 일반적으로 감염 후 7일 ~ 21일 안에 나타난다.

클라미디아는 항생제로 치료할 수 있다. 치료하지 않은 상태로 방치하면, 클라미디아 박테리아는 증식하며, 염증을 유발할 수 있고, 두 성(sexes) 모두 생식기에 번식하여 손상을 야기할 수 있다. 남성의 경우, 클라미디아를 치료하지 않으면 부고환(epididymis)에 염증이 생기며(**부고환염**; epididymitis), 음낭(scrotum)에 통증과 부종이 발생하고, 이따금 미열이 생긴다. 부고환 조직에 손상으로 결국엔 불임증을 야기할 수도 있다. 여성의 경우, 클라미디아 감염은 자궁경부(cervix), 자궁(uterus), 나팔관(fallopian tubes), 그리고 복막(peritoneum)에 영향을 준다. 일정 부위의 클라미디아 감염은 종종 어느 정도 감염이 진행될 때까지 감염에 따른 증상이 없다. 여성은 만성 골반 통증, 냉이(vaginal discharge), 간헐적 질 출혈, 그리고 성교 동안 통증이 있을 수 있다. 나팔관의 감염은 관의 내측이나, 부분 혹은 전체적으로 관을 차단하여 손상을 주는 반흔 조직을 발생시킬 수 있다. 이러한 증상은 자궁 외 임신과 불임의 위험성을 증가시킬 수 있다. 실질적으로, 클라미디아로부터 오는 나팔관 손상으로 한 해 약 10,000명의 불임 여성이 발생한다.

클라미디아 감염이 숙주에 면역반응을 일으키지만, 감염된 원인을 알지 못 하는 상태에서는 클라미디아 감염에 대한 면역이 생기지 않는다. 이는 치료 받은 사람이 클라미디아의 재감염에 노출될 수 있다는 것을 의미한다.

임질 (gonorrhea)

임질, 또는 "the clap"으로 잘 알려졌으며, *임균*(neisseria gonorrhoeae)에 의해 발병한다. 임균은 특히 신체의 점막에 잘 감염되며, 생식기 및 생식기관, 입, 목, 항문, 눈 등에 매우 빈번하게 감염된다. *임균*은 화장실 시트, 문 손잡이, 침대 시트, 옷, 수건에서도 생존할 수 있다. 성인에게서의 감염은 생식기, 구강 혹은, 항문으로의 성 접촉에 의해 대부분 발생한다. 눈의 감염은 손을 통해 발생한다(주로 자체 감염). 매년 미국 성인의 수천명 중 수백명이 임질에 감염된다.

신생아는 엄마의 산도(birth canal)에 있는 임균에 노출되어 눈이 감염될 수 있다. 대부분의 나라는 임균을 박멸하고, 눈이 머는 것을 예방하기 위해서 생후 즉시 아기의 눈에 질산은을 몇 방울 떨어뜨리거나, 항생제를 투여한다.

성병을 야기하는 박테리아의 종류는 차이가 있지만, 임질과 클라미디아 감염의 증상은 매우 유사하다. 클라미디아 같은 경우, 다수의 사람은 증상의 호전 없이, 감염을 인지하지 못 한 상태로 임균에도 감염된다. 감염이 점차 진행되면, 남성은 부고환염으로 전이될 수 있고, 여성은 자궁, 나팔관,

용어

클라미디아(chlamydia): 클라미디아 트라코마티스 박테리아에 의해 발생하는 성병

부고환염(epididymitis): 부고환의 감염, 수정관과 고환에 연결되어 있는 구조

임질(gonorrhea): 임질균에 의해 발생하는 성병

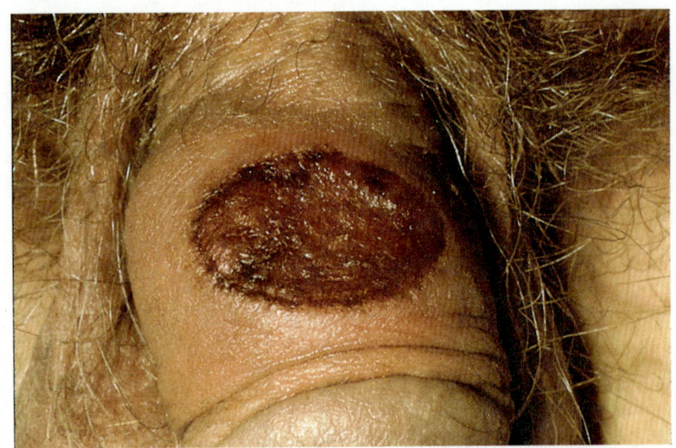

매독 감염의 첫 번째 이학적 신호는 경성하감 이라고도 불리는 개방병소이다.

그리고 골반부로 전이될 수 있으며, 불임증을 야기할 수도 있다. 증상으로 두 성(sexes) 모두 배뇨시 통증이 나타나며, 음경이나 질에서 노란색 개통의 물질이 나온다. 또한, 이따금 사타구니, 정소, 혹은 하복부에 통증이 나타난다. 임질의 최초 증상은 일반적으로 발병 후, 7일 ~ 10일 안에 나타난다.

임질은 항생제로 치료될 수 있다. 하지만, 균의 새로운 항생제 내성에 따른 변종은 끊임없이 진화하고 있다. 임질에 있어 전체의 절반에 가까운 경우가 그러하며, 클라미디아 또한 그러한 실정이다. 임질 진단을 받은 사람은 클라미디아에 대한 검사도 해야 한다.

매독 (syphilis)

매독은 *매독균*(treponema pallidum)이라고 불리는 나선형 모양의 박테리아에 의해 발생한다. 이러한 균은 생식기, 구강, 그리고 항문을 통한 접촉뿐만 아니라, 감염된 혈액으로도 사람에게 사람으로 감염될 수 있다. 또한, 매독은 빠르면 임신 9주 정도에 태아가 엄마로부터 감염될 수 있다.

매독의 명백한 증상은 감염 후 1주에서 3주 사이에 항상 나타날 수 있는, **경성하감**(chancre)이라고 불리는 쓰린 통증을 유발한다. 경성하감을 치료하거나, 질병이 2기로 넘어가는 기간에 매독이 치료되지 않았다면, 피부발진(skin rash)과 탈모(hair loss)가 나타난다. 이후, 치료하지 않은 상태로 방치하면, 2기의 증상이 사라지며 불현성 감염기간(잠복기)에 접어들고, 신체의 다수에 부위에서 매독균이 퍼진다. 최종적으로 3기에는 심장이나 뇌와 같은 중요한 기관에 손상을 가져오며, 증상이 심각한 정도이거나, 사망할 수도 있다. 매독은 감염의 어느 단계에서든 항생제에 의한 치료가 가능하다.

음부포진 (genital herpes)

생식기 부위의 **포진**(herpes infections)은 단순 포진 바이러스(herpes simplex virus; HSV) 두 종류 중 어느 것에 의해서든 발생할 수 있다. HSV-1은 입가의 발진과 주로 관련이 있고("단순포진"), HSV-2는 주로 음경, 질, 직장에 손상과 관련이 있다. 4천만 미국 성인의 대다수가 HSV-1나 HSV-2에 의해 감염된다. 매년 1백만 이상의 미국 성인이 생식기 매독에 감염된다.

생식기 매독의 주요 증상으로 하나 혹은 그 이상의 수포가 발생하며, 약 2주 ~ 3주 간 지속적으로 습하고, 쓰린 통증이 있고, 발열과 이따금씩 하복부에 통증이 발생한다. 이러한 최초 증상은 사라지지만, 포진 바이러스는 체내 신경세포에 잠복해 있다가 최초 감염된 부위나 그 주변 부위에서 주기적으로 재발한다. 이는 스트레스, 불안감, 영양결핍, 일광, 그리고 피부자극에 의해서 재발될 수 있다.

HSV-2 감염은 대부분 증상이 없다. 실질적으로, HSV-2에 감염된 사람 중 90%가 감염 사실을 알지 못 한다. 그럼에도 불구하고, 그들은 전염력을 가지고 아무런 대책 없이 성관계를 가져 성병을 확산시키게 된다. 생식기 매독의 증상이 나타났을 때는 바이러스에 감염 된지 2일 ~ 20일 정도 지난 후이다.

재발은 일반적으로 그 증상이 가벼우며, 약 1주 정도 지나서 나타난다. 생식기 부위에 아린감(tingling) 혹은, 가려움(itching)이나, 다리 아래 혹은, 엉덩이에 통증으로 감염을 인지할 수 있다. 몇몇 사람들에게 있어, 이러한 초기 증상은 일상에서의 통증이나, 거북함일 수 있다. 간혹, 단순한 아린감이나 가려움 증상이 있고, 명확치 않은 상처가 나타날 수

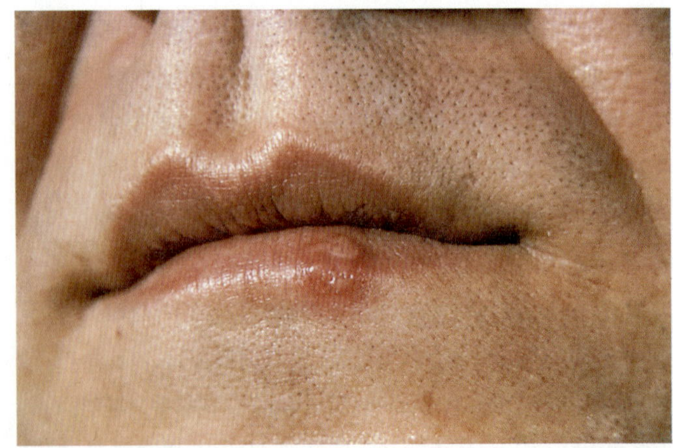

입술이나, 구강 내부의 '입가의 부스럼' 은 단순 포진 바이러스에 감염된 사람에게서 일반적으로 발생하는 증상이다. 이 상처는 일반적으로 일주일 안에 치료가 되지만, 바이러스성 감염은 반영구적이기 때문에 재발 할 위험이 있다.

있다. 평소, 수포가 매우 작고 겨우 알아볼 수 있을 정도의 크기로 생길 수 있고, 잦은 상처로 피부가 헐고 딱지가 생긴 후 사라질 수 있다. 매독은 염증이 있을 때 상당히 전염되기 쉽다. 개방병소(open lesions)를 가진 사람은 상처가 사라질 때까지 성관계를 하지 말아야 한다. 현재 염증이 없을 지라도, 비록 확률이 낮기는 하지만 감염은 피부로부터 극소량의 바이러스에 의해서도 발생할 수 있다.

하지만, 생식기 매독은 HSV-2에 의해 가장 높은 빈도로 발생하고, 구강 매독은 HSV-1에 의해 가장 높은 빈도로 발생하며, HSV-1과 HSV-2 모두 유사한 증상을 동반하여 생식기와 구강 감염을 야기할 수 있다. 따라서 구강 매독에 걸린 사람은 구강성교에 의해 파트너를 감염시킬 수 있다. 또한 그들은 수음(masturbation)을 통해 그들 스스로가 감염될 수 있다. 때때로, 염증은 바이러스가 상처 난 피부를 통해 침입하여, 신체의 다른 부위에서도 나타날 수 있다.

또한, 단순매독은 눈에 감염되어 눈이 잘 안 보이게 하거나, 아주 눈을 멀게 할 수도 있다. 바이러스가 만약 산도(birth canal)에 존재한다면, 신생아에게 감염 될 수 있으며, 뇌에 손상을 주거나 발달장애를 일으킬 수 있다. 미국에서 약 500명의 아기가 매년 매독에 감염되어 태어나고, 그 중 2/3가 치료를 받지 못 하고 사망한다. 임산부는 사전에 생식기 매독에 걸린 사실을 본인의 주치의에게 얘기하고, 그들의 아기가 HSV에 감염되지 않도록 조치해야 한다.

매독은 치료될 수 없고, 평생 감염된 상태로 남는다. 아시클로비어(acyclovir; 매독 치료용 항 바이러스성 약물)와 같은 약물은 최소의 기간 동안 최초 감염이나 재발에 따른 증상의 완화만을 가져다 줄 수 있다.

인간 유두종 바이러스와 생식기 사마귀 (human papillomavirus and genital warts)

인간 유두종 바이러스(human papillomaviruses; HPV)는 사마귀를 야기하는 바이러스다. HPV의 형태는 100가지 이상으로, 생식기, 항문 주위, 자궁경부에 약 25개의 사마귀가 생길 수 있다. 신체의 다른 부위(손, 발, 입, 혀)에 사마귀는 다른 형태의 HPV에 의해 생길 수 있다.

생식기 사마귀(*첨규 콘딜로마*(condylomata acuminata) 혹은, 성병 사마귀(venereal warts))는 가장 일반적인 STDs 중 하나이다. 2천 4백만에서 4천만의 미국인이 HPV에 감염되었고, 매년 6백만 이상이 감염된다. 약 2/3의 사람은 생식기 사마귀에 성관계를 가진 뒤 3달 안에 파트너와 함께 감염된다.

성행위를 한 약 2%의 사람은 생식기 사마귀에 감염되지만, 다수의 사람들은 감염에 따른 증후나 증상이 없기 때문에 HPV에 감염된 사실을 모른다. 바이러스 감염을 부정하기 때문에 감염된 사실을 깨닫지 못 하고, 다른 사람에게 감염시킬 잠재적인 위험성을 가지고 있어 문제를 더욱 복잡하게 만든다.

여성의 경우, 사마귀는 질의 안팎이나, 자궁경부(자궁구), 항문 주위에 발생한다. 남성의 경우, 음경의 앞(tip)과 중간 부위(shaft), 음낭, 항문 주위에 발생한다. 드물지만, 생식기 사마귀는 감염된 사람과 구강성교를 한 사람의 경우 입이나 목에 감염될 수도 있다. 생식기 사마귀는 군생(clusters)할 수 있고, 매우 작을 수 있으며, 생식기 조직에 큰 덩어리 형태로 퍼져있을 수 있다. 치료하지 않은 상태로 방치해도 생식기 사마귀는 대부분 사라진다. 그 외의 경우에 사마귀가 비대해 질 수 있고, 작은 사마귀가 컬리플라워 처럼 될 수도 있다. 예측할 수 있는 방법이 없기 때문에 사마귀가 자라든지 사라지든지 간에 감염이 의심되는 사람은 주치의로부터 진찰을 받아야만 한다.

용어

매독(syphilis): 스피로헤타 박테리아에 의해 발생하는 성병

경성하감(chancre): 주로 매독 1기에 나타나며, 쓰라리고 통증 없는 염증이나, 궤양이 음경 혹은, 질 조직에 종종 나타난다.

포진(herpes): 단순 헤르페스 바이러스(HSV)에 의해 발생하는 성병

인간 유두종 바이러스(human papillomavirus; HPV): 바이러스의 속(genus)에 포함되며, 유두종(피부나 점막에 작은 젖꼭지 모양으로 돌출되어 있음)과 사마귀를 야기한다.

생식기 사마귀(genital warts): 인간 유두종 바이러스(HPV)에 의해 야기되며, 딱딱한 것 자라 생식기나 항문의 피부에 생긴다.

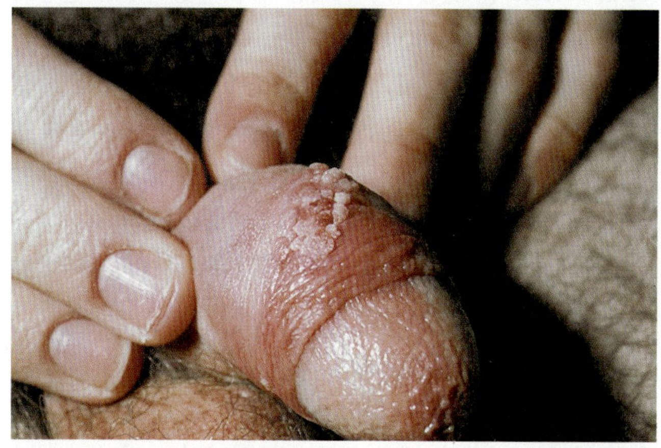

음부포진은 유두종 바이러스의 피부 감염에 의해 발생한다. 생식기 사마귀는 다양한 방법에 의해 치료될 수 있지만, 재발의 위험이 있다.

HPV 중 네 가지 형태가 매년 미국인 약 1천 8백명에게 자궁경부암의 거의 모든 경우에 발병의 원인을 제공한다. 초기에 발견하지 못 하거나, 치료하지 못 하면 자궁경부암은 계속 진행될 수 있고, 상당히 치명적일 수 있다. HPV 중 "저위험" 형태(6~11형)는 사마귀를 발생시키지만, 자궁경부암으로는 진행되지는 않는다. HPV 중 "고위험 형태"나, "암과 관련 있는 형태"(16, 18, 31, 45형)는 자궁경부암을 일으킬 수 있고, 또한 외음부암(vulvar cancer), 항문암(anaul cancer), 음경 부위의 암(희귀암)과 관련 있을 수 있다. 사마귀가 생기지 않았더라도, 자궁경부암을 야기하는 HPV의 형태는 성관계를 통해 감염될 수 있다.

생식기 사마귀는 일반적으로 직접적인 시진에 의해 진찰된다. 감염 식별이 안 될 경우, 감염이 의심되는 탈색된 부위에서 나오는 초(초산)의 발생으로 확인할 수 있다. 때론 질경검사(colposcopy)로 확대장비를 사용하여 질과 자궁경부를 검사하기도 한다. 어떤 경우는 조직의 작은 샘플을 수집하여 현미경으로 관찰 하거나(근생검), HPV DNA 분석을 통해 알아 볼 수 있다. 자궁경부암 정기검진(a pap smear)은 자궁경부로부터 수집한 세포의 현미경 분석으로 HPV 감염 여부를 판단할 수 있다.

> 성관계는 공기와 같다. 당신이 어떠한 것을 얻으려고 한지 않는 한 중요하지 않다.
>
> *Anonymous*

생식기 사마귀는 그것의 크기와 부위에 따라 각기 다른 방법으로 치료될 수 있다. 자가 치료법은 imiquimod 크림 5%와 podophyllin 액 20%나 podofilox 액 0.5%를 혼합하여 사마귀에 바르면 된다. 임산부는 podophyllin이나, podophylox을 복용해서는 안 된다. 왜냐하면, 이러한 것들은 피부를 통해 흡수되어 선천적 결손증(birth defects)을 유발시키기 때문이다. 임상적으로 실용적인 치료법은 podophyllum 수지, 트리클로로아세트산(trichloroacetic acid; TCA), 바이클로로아세트산(bichloroacetic acid; BCA)이 10% ~ 25% 정도 사용되며, 사마귀를 물리적으로 제거하는 저온수술(결빙), 전기소작법(불로 지짐) 혹은, 레이저법 등이 사용된다. 치료는 사마귀를 제거하지만, 그들의 세포에 HPV는 제거되지 않으며, 치료 후 사마귀가 재발할 수 있다.

지금으로서는 아직 항 HPV 백신이 없으며, HPV 감염을 예방하는 유일한 방법은 바이러스에 감염된 사람과 피부 접촉을 피하는 것이다. 생식기 주변을 살펴서 사마귀가 있다면 성관계를 피하고, 라텍스 콘돔을 사용하는 것이 좋다.

B형 감염 (hepatitis B)

B형 감염은 B형 감염 바이러스(hepatitis B virus)나, 하나 혹은 다수의 감염 바이러스에 의해 감염을 일으키는 간질환이다(12장 참고). 주로 배설물에 의해 오염된 음식에서 감염되는 다른 감염 바이러스와 비교하여, HBV는 HIV와 AIDS 바이러스와 유사한 방법으로 혈액이나 성관계에 의해 감염된다. 매년 미국에서 약 15만명이 성관계로 HBV에 감염된다. 전세계적으로 HBV에 감염된 사람이 매년 3억명에 이르는 것으로 추정된다. B형 감염 바이러스는 성관계에 의해 감염될 확률이 HIV 보다 100배 더 높다.

B형 감염 바이러스의 증상은 경도 발열, 피로, 두통, 식욕부진, 구역질, 짙은 색 소변, 그리고 황달(예를 들어, 눈과 피부의 색이 노랗게 변함). 최초 증상은 감염 후 14일 ~ 100일 정도에 발생하며, 유행성 감기와 같은 증상이다. 간질환 증상은 이후 나타난다. HBV 감염에 대한 특별한 치료법은 존재하지 않는다. 휴식과 적절한 영양공급, 그리고 간에 유해한 물질(예를 들어, 알콜, 약물)의 섭취를 피하는 것이 회복하는 수개월 동안 필요하다. 장기간의 간 손상은 간암과 죽음을 야기할 수 있다.

항 HBV 백신은 존재하므로 특히, 어린이와 건강한 직장인, 그 밖에 고위험에 노출된 사람을 포함한 우리 모두에게 예방접종을 권장한다.

무사마귀 (molluscum contagiosum)

무사마귀(molluscum contagiosum)는 같은 이름의 바이러스에 의해 발병한다. 매해 미국에서 10만 미만의 감염자가 발생한다. 감염되면 특징적으로 생식기와 항문 사이, 몸통의 피부에 주근깨 크기의 매끄럽고 둥글며, 반들반들하고 하얀 형태의 것이 자란다. 일반적으로, 증상이 없다. 손상된 부위는 자연적으로 치유되나, 최선의 방법은 건강관리 제공자에 의해 치료받는 것이다. 만약 그렇지 않으면 그들은 또 다른 질병에 감염되거나, 재발할 수 있다.

사면발이 (puvic lice)

"crabs"라고도 알려진 **사면발이**(puvic lice or phthirus phubis)는 생식기와 직장 주변의 모간(hair shafts)에 주로 살며, 이따금 겨드랑이와 턱수염, 속눈썹에도 발견되는 간신히 육안으로 볼 수 있는 벌레다. 균의 발톱은 특히, 음부와 겨드랑이 털을 잡기에 적당하다. 따라서 사면발이는 일반적으로 머리에서 발견되지 않는다(머리털이 머릿니의 생태적 지위다.).

이(lice)는 피부의 작은 혈관에 입으로 구멍을 뚫어 혈액을 먹이로 공급 받는다. 몇몇의 사람들은 체내 침입에 대한 주요 증상으로 무는 것에 민감하게 반응하거나, 가려움증을 호소한다. 이는 또한, 작은 주근깨처럼 보일 수도 있다. 이의 알은 작고 하얀 꼬투리에 둘러싸여 있고(니츠(nits)라고 불려진다.), 모간에 붙어 있다. 니츠의 존재 또한, 이의 체내 침입에 증상이다.

이의 전염은 신체적 접촉(일반적으로 성접촉)으로 일어난다. 이들은 또한, 수건, 홑이불과 베갯잇, 옷과 같은 곳에 알을 낳기 때문에 이러한 곳에 접촉하게 되면 전염되기도 한다. 사면발이의 체내 침입은 이 살균제가 함유된 약품이나 샴푸를 사용하여 모간을 닦아줌으로써 단절될 수 있다(예를 들어, 피레드린(pyrethrins), 피페로닐부톡사이드(piperonyl butoxide), 그리고 감마 벤젠 염화수소산염(gamma benzene hydrochloride)). 사람의 옷이나 수건, 홑이불과 베갯잇에 전염된 것들 또한, 이 살균제를 사용하여 세탁하여야만 한다.

옴 (scabies)

옴은 상당히 작은 진드기인 옴 진드기(sarcoptes scabiei)에 의해 피부의 어느 부위로든 침입한다. 옴은 피부에 굴을 만들어 알을 낳고 산다. 옴 감염의 주된 증상으로 심한 가려움증을 자주 일으키며, 그로인해 작은 상처가 생긴다. 진드기는 피부의 줄무늬를 따라 작은 상처를 만들며, 종종 우리는 모르고 지나간다. 때때로, 감염은 작은 원형의 결절(nodules)을 만든다. 진드기는 손가락 사이, 손가락의 측면, 손목, 팔꿈치, 가슴, 복부, 음경, 그리고 엉덩이에 섬유막에서 사는 경향이 있다. 드물지만, 진드기는 얼굴, 목, 발바닥, 등의 상부, 손바닥, 그리고 발바닥에 살기도 한다.

옴은 성관계와 성관계 외의 요인 모두에서 감염될 수 있다. 모든 감염은 사람 간의 접촉에서 발생한다. 가려움증과 같은 신체적 증상은 보통 감염 후 수주간 나타난다. 옴은 감염된 부위에 진드기와 그 알을 박멸함으로써 치료할 수 있다.

후천성 면역 결핍증 (acquired immune deficiency syndrome; AIDS)

AIDS는 **인간 면역결핍 바이러스**(human immunodeficiency virus) 혹은, **HIV**에 의해서 발생한다. HIV 감염은 세포의 면역체계를 파괴하고, 인체의 면역력을 저하시킴으로써 질병을 야기한다. 인체 면역체계의 붕괴는 HIV에 감염된 사람을 면역체계에 이상이 없는 사람으로부터의 박테리아와 바이러스, 균에 감염되기 쉽게 만든다. 뇌의 HIV 감염은 지능을 저하시킬 수 있다(AIDS 치매).

HIV는 감염된 사람의 혈액이나 정액, 질액 등에 의해서 주로 감염된다. 성관계에 의한 감염은 감염된 사람과의 무방비의 음경-항문 성행위(penis-anus sex)를 가짐으로써 발생하는 경우가 가장 일반적이다. 무방비의 성관계는 남성용이나 여성용 콘돔을 일관되고 올바르게 사용하지 않을 경우 혈액이나 정액, 질액에 노출될 수 있다.

HIV에 감염되었을 때, 일반적으로 몇 주 안에 감기나 독감과 같은 증상을 호소하다가 이후 회복된다. 그들의 면역체계가 아직 손상되진 않은 상태에서, HIV에 대한 대량의 항체를 생산한다. HIV 감염의 초기단계에 면역반응은 HIV 검사에 있어 기초자료로 제공된다. HIV 감염에 대한 대부분의 검사는 HIV에 대한 항체를 검사하는 것이다. 양성 결과(양성 혈청반응)로 면역반응이 나타났다는 것은 상당량의 HIV 요인에 노출되었다는 것을 의미한다.

HIV에 감염된 사람은 최초 감염 후, 약 15년 ~ 20년 동안 AIDS 증상을 인지 못 할 수도 있다. 잠복기 동안, 비록 증상이 없을 지라도, 감염된 사람은 전염성을 가지고 있으며 다른 사람에게 전염시킬 수 있다. AIDS의 초기 증상은 일반적으로 전염성 단핵증(mononucleosis)과 같은 증상(예를 들어, 림프선 부종, 발열, 식은땀)과 두통이 있을 수 있으며, 뇌의 HIV 감염에 의해서 지능 장애를 일으킬 수 있다. 질병이 진행되면서, 감염된 사람 대부분은 체중감소, 피부(대상포진)나 인후(염증) 감염증, 하나 혹은 그 이상의 기회감염(opportunistic infections), 암 등을 경험한다.

HIV를 체내에서 제거하거나, AIDS를 치료할 수 있는 방법은 없기 때문에, (1)면역력을 억제함으로써 기회감염을 의학적으로 관리하거나, (2)유효한 사람에 한하여 HIV 감염 억제를 시도하는 정도가 치료방법으로 권장되고 있다. HIV

용어

사면발이(pubic lice): 생식기와 직장부위의 털에 주로 사는 작은 벌레

옴(scabies): 현미경으로 볼 수 있는 진드기에 의해 피부에 감염

인간 면역결핍 바이러스(human immunodeficiency virus; HIV): AIDS를 야기하는 바이러스. 이는 백혈구 내에 침투하고 증식하여 체내 면역계 결함을 야기한다.

글로벌 웰니스

중국이 직면한 STD 위기

세계 2차 대전 이후, 중국은 상업적 성행위를 처벌하였고, 그 결과 성병(STDs)의 비율이 매우 낮아 졌다. 하지만, 과거 20년 동안 국제무역에 참여할 목적으로 상법을 완화하였고, STDs는 극적으로 증가하였다. 1980년대, 가장 빈곤한 1억명 이상의 중국인이 농업지역에서 신중국의 경제 엔진인 광동성으로 이주하였다.

일반적으로 중국은 STDs의 발병을 포함한 보건상의 문제를 축소시켜 보고한다. 서양의 연구팀은 중국 인구를 대상으로 클라미디아 트라코마티스균 감염에 대한 샘플을 채취하였고, 그 결과 아이를 가질 수 있는 연령의 어른들 중 2% 이상에 감염을 확인하여 상대적으로 높은 감염률을 보고하였다(Parish et al., 2003). 종종 증상이 없는 클라미디아 감염은, 임질과 AIDS와 같은 다른 STDs의 발병 가능성에 대한 신뢰도 있는 지표이다. 클라미디아 감염의 확산을 토대로, 추후 10년 동안 안전한 성관계를 장려하고 상업적 성행위를 감소시키기 위한 프로그램을 실시하지 않는다면, 중국에는 AIDS와 STDs의 심각한 전염병의 확산이 있을 것이라고 전문가는 예언하였다. 만약 HIV 감염이 현재의 비율로 중국에서 지속적으로 증가한다면, HIV에 의한 감염은 10년 내에 남아프리카를 능가할 것이다.

2003년, 중국의 보건상의 문제는 중증 급성 호흡기 증후군(severe acute respiratory symdrome; SARS)이라고 불리는, 알려지지 않은 전염병의 출현과 함께 극적인 침체기를 가졌다. 이러한 질병은 중국의 광동성과 주변 아시아 국가뿐만 아니라 세계 전체로 퍼져나갔다. 이 새로운 전염병에 감염된 모든 사람은 SARS의 증상이 사라지고, 다른 건강에도 이상이 없을 때까지 격리 되었다(12장 참고).

감염에 대한 치료에 여러 약물이 함께 사용되지만, 불행하게도 약물의 혼합 처방은 치료에 도움이 안되거나, HIV에 감염된 사람들이 약물 반응에 현저한 차이를 나타낼 수 있다. 또한, 약물에 의한 HIV 억제 반응으로 바이러스가 약물로부터 생존하기 위해 증식할 수도 있다. HIV의 빠른 돌연변이 때문에, 다수의 경우에서 약물 저항성이 나타난다. 이러한 혼합 약물치료로 매년 한 사람 당 약 1만 달러가 지출이 되며, 전세계 4천만 이상의 HIV에 감염된 사람 중 90%가 경제적인 어려움으로 약물치료에 제한을 받는다.

다수의 바이러스성 질병은 백신접종에 의해 치료되어 지고 있기 때문에, 많은 노력으로 항 HIV 백신을 개발하고 있지만, 아직 성공적이진 못 하다. AIDS의 확산을 효과적으로 통제하는 것이 사람에서 사람으로 HIV의 전염을 예방하는 유일한 방법이다. 이는 콘돔을 사용하고, 감염된 사람의 활동을 제한하고, 우발적인 성관계를 피함으로써 가능하다.

HIV / AIDS의 위험성 감소. 미국에서 AIDS가 최초로 보고된 것이 남성 동성애자였기 때문에, 그리고 이러한 집단에 수천명의 남성이 AIDS로 사망하였기 때문에, 몇몇의 사람들은 단지 남성 간의 동성애가 AIDS를 유발한다고 생각했다. 하지만, 그렇지 않다. 어느 누구도 AIDS에 감염될 수 있다. 그 이유는 동성애를 하는 다수의 남성들이 다음의 항목에 해당되어 AIDS에 감염되었기 때문이다.

- 전염성 HIV에 대한 지식이 없이는, 그것을 예방하기란 불가능하다.
- 1970년 후반과 1980년 초반, 남성 동성애를 포함하여 젊은 사람들의 성생활습관이 다수의 상대와 성관계를 갖는 것이었으며, 대단위로 HIV에 급속히 전염될 수 있었다.
- 항문성교는 HIV에 감염될 수 있는 높은 가능성을 갖는데, 직장에 작은 상처는 바이러스가 혈액으로 접근할 수 있게 해주기 때문이다. 음경의 작은 상처 또한, 혈액으로 감염될 수 있도록 하고, 정액은 더욱 쉽게 감염될 수 있게 한다.

HIV가 AIDS를 유발한다는 것을 인지한 이후, 전염성을 근절시킬 방안을 찾았고, 이로써 남성 동성애자 사이에서 발생하는 새로운 HIV 감염 빈도를 극적으로 감소시켰다. 이러한 감소는 교육상의 노력과 동기부여로 HIV/AIDS와 그 밖의 STDs의 감염을 예방할 수 있다는 것을 입증하였다. 비록 AIDS가 아직 남성 동성애자를 위협하고 있지만, AIDS의 새로운 사례 대부분이 고용 약물도구(바늘과 주사기)로 약물주사를 놓는 사람과 윤락행위를 하는 사람이다. 현재 AIDS는 세계적으로 이성애자 사이에서 증가하고 있다.

HIV 감염 검사. 대부분의 건강한 사람들은 HIV 감염에 대한 검사를 원하지 않는다. 하지만, 바이러스에 노출되었는지 의심되는 사람은 검사를 자발적으로 받아야한다. 검사 대상에는 다음 항목의 남성뿐만 아니라, 무방비로 성관계를 갖는 모든 사람들이 포함된다.

- 무방비로 누군가와 성관계를 가졌거나, HIV 감염이 의심

되는 사람과 성관계를 가졌다.
- 성병에 감염되었다.
- 술에 취해 누군가와 무방비로 성관계를 가졌다.
- AIDS에 감염되기 쉬운 행동을 하는, 알지 못하는 어느 누구와 성관계를 가졌다.
- 다수의 성관계 파트너를 가지고 있다.
- 어느 종류의 약물주사를 공용 바늘과 주사기로 놓는다.

검사는 상담으로부터 시작된다. 상담사 혹은, 의사와 상담하기 전에 인격적 요소에 대한 이해가 있어야한다. 이 단계에서, 왜 검사 받길 원하는지와 어떤 행위가 문제였는지, 그리고 성관계 파트너에 대한 것 등을 묻는다. 이러한 것이 상담사로 하여금 적절한 검사를 결정하도록 해준다. 만약 검사가 적절하다면, 상담사나 의사가 검사내용과 방법에 대해 설명하게 되며, 기본적인 AIDS 교육을 받고, 비밀이 보장된 상태에서 검사결과에 대해 논하고, 본인이 생각했던 검사결과와 차이가 무엇이며, 본인의 검사결과에 대해 이해했는지를 얘기하게 된다.

대부분의 일반적인 HIV 검사절차로 상완에서 약간의 혈액샘플을 채취하게 된다. 보다 적은 양으로 뇨와 입 안의 체액을 실험실로 보내 HIV에 대한 항체를 검사하게 된다. 일반적으로 결과는 1주나, 2주 정도면 나온다. HIV 검사 중 빠른 것은 5 ~ 30분만에 결과가 나온다. 결과가 나오면, 검사받은 센터로부터 안내를 받고, 상담을 요청 받게 된다. 실질적으로 많은 사람들이 검사결과에 관심을 갖지 않는다.

소비자는 가정용 HIV 검사 키트를 비치해 두어야한다. 대부분의 검사 키트는 광고되고 있으며, 인터넷으로 불량품이 판매되기도 한다. 표준화된 방법에 의한 검사로 HIV에 대해 양성(positive) 결과가 나타날 때, 불량 키트는 샘플에 대해 음성(negative) 결과를 나타낸다. 이러한 키트의 사용으로 남성이나 여성이 감염되지 않았다는 잘못된 인식을 갖게 한다. 가정에 비치된 샘플 수집 키트는 불량률이 적다. 샘플은 가정에서 개인적으로 수집하고, 실험실로 보내 분석하여 결과를 받아는 것이 좋다. 이에, 신뢰도 높은 가정용 HIV 검사 키트가 계발되어야 한다. FDA 웹 사이트(http://www.fda.gov/oashi/adis/test/html)에서 가정용 검사 키트에 대한 정보를 확인할 수 있다.

HIV 검사는 의사와 다양한 보건기관으로부터 받을 수 있다. HIV 검사를 받는 방법은 익명(anonymous)과 비밀(confidential), 두 가지가 있다. 익명 시스템에서는, 본인이 선택한 숫자나 가명에 의해 확인이 가능하며, 실명은 절대 기록되지 않는다. 비밀 시스템에서는, 실명이 진단기록에 남으며, 비밀이 보장된 상태에서 지원받는다. 가정에서의 HIV 검사 또한, 가용하다. 이러한 방식은 개인적으로 손가락을 찔러 혈액을 한 두 방울 수집하여 우편을 통해 실험실로 보내 분석하면, 집으로 상담 전화가 오게 된다.

HIV 검사를 받기 전, 감염을 인지 못 한 혈액이나 수혈(예를 들어, 테니스 선수 Arthur Ashe)을 통한 HIV 감염으로 수천명의 사람들이 전염된다. 1980년, **혈우병**(유전적 혈액 질환)을 가진 수천명의 사람들이 HIV에 오염된 혈액으로부터 응고인자를 받아 감염되어 수많은 사람이 AIDS에 고통을 받았다. 프랑스에서는, 프랑스 보건기관이 의도적으로 혈우병으로 오염된 혈액의 공급을 승인하여 국제적인 사건을 일으키기도 했다. 오늘날 사용되는 모든 응고인자는 생명공학회사에서 생산되며, 바이러스에 대한 오염은 거의

용 어

혈우병: 필수 응고인자의 결핍에 의해 발생하는 유전병. 어떠한 상처나 손상에 과도한 출혈을 야기

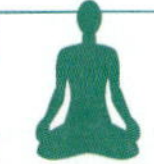

스트레스 관리

HIV에 감염되어 있는 것은 왜 치명적인가?

나는 AIDS 진단을 받기 전에 로스앤젤레스와 샌프란시스코, 뉴욕에서 겉으로는 평온한 삶을 살았던 것으로 어렴풋이 기억이 한다. 너무나 오래 돼서 어떤 느낌을 가지고 살았는지 잘 기억이 나지 않는다. 나는 매일 37개의 알약을 복용한다. 아침식사와 함께 14개 약을 복용하고, 9개의 비타민과 허브를 점심식사와 함께 섭취하며(약효에 도움을 주고, 약의 밸런스를 맞추기 위해), 저녁식사와 함께 14개의 약을 더 복용한다. 이들 약물들을 복용하면서부터 설사와 구역질, 피로 증상이 나타났으며, 이러한 증상은 명확한 이유가 없다. 그럼에도 불구하고, 이러한 약물로 나의 삶의 질이 향상되는 것처럼 느껴지기 때문에, 종교처럼 의지하고 있다. 하지만, 난 그에 따른 대가를 지불해야 한다. 장기간의 신체적 · 정신적 효과에 대해선 어느 누구도 알 수 없지만, 지속적인 불안과 의구심으로 유독성 화학약품을 복용할 수밖에 없다. 나는 더 이상 어떠한 것도 원하지 않는다.

없다. 추가적으로, 오늘날 미국에 모든 헌혈은 HIV와 그밖에 바이러스에 대한 오염에 대한 검사를 실시한다. 하지만, 계속되는 HIV의 변형에 따른 새로운 돌연변이가 발생하고, 검사로 이들 모든 변이를 알 수는 없다. 이에, 환자들에게 수술시 수혈할 것을 대비하여, 사전에 본인의 혈액을 채혈해 놓을 것을 권한다.

STDs 예방 (preventing STDs)

STDs의 예방을 위해서는 사회적으로 공중 보건 프로그램의 확산과 STD에 대한 교육 및 치료 서비스가 지속적으로 보급되어야 한다. 또한, 최우선적으로 감염된 사람이 발견되면 신속하게 치료해야 하고, 다른 사람에게 전염되지 않도록 통제해야 하며, 감염의 위험성을 낮추기 위해 안전한 성관계를 갖도록 유도해야 한다.

STDs 환자를 대하는 태도는 예방을 위한 노력에 가장 큰 장애가 된다. 도덕적인 관점에서 STDs에 대한 생각은 더럽고, 비도덕적인 것과 관련지으며, 감염된 사람을 비호감적으로 생각하게 하고 말하게 만든다. 또한, 이러한 것은 사회가 STD 전염성을 외면하도록 만든다. 1 · 2차 세계대전 동안, 미국 사회는 거대한 임질과 매독을 통재하기 위한 프로그램을 계획하였으며, 그 결과로 이들 감염에 대한 발병률이 상당히 감소하였다. STD 감염 이후 환자의 증상이 호전되었을 때, 도덕적인 이해관계 때문에 통제가 철저히 이루어지지 않았으며 이에, STDs의 발병률이 증가되었다. 공중 보건기관에서 할 수 있는 것은 최선은 STDs를 통제하는 것이라는 것을 알았다.

도덕적인 판단 및 태도 또한, STDs에 대한 대화를 어렵게 만들었다. STD에 감염되었거나, 한 번이라고 감염이 된 적이 있었는지, 그리고 현재 완벽히 정상인지를 파트너에게 얘기해야하며, 대화의 전반을 회피한다면 죄책감과 수치심을 가질 수 있다는 것을 얘기해야한다. 유사하게, 파트너의 사전 STDs 감염 여부를 묻는 것으로 사람에 품행이 단정치 못 하거나, 비도덕적여 죄를 지은 것처럼 느끼게 할 수 있다. 난처한 상황과 성관계 파트너의 불쾌감을 조장할 수 있는 위험을 피하기 위해 사람들은 STDs에 대한 얘기를 가급적 피했다. 성행위를 하는 사람이 STDs에 대한 얘기를 열린 마음으로 할 수 있다면 감염에 대한 예방은 강화될 것이며(그리고 성관계에 대한 또 다른 관점), 이에 대화하는 노련함을 습득해야 한다.

안전한 성관계의 실천 (practicing safer sex)

성병의 감염의 위험을 낮추는 가장 좋은 방법은 성관계를 갖지 않는 것이다. 이러한 방법이 성적 교류를 포기하라는 것을 의미하지는 않는다. 생식기를 통한 성관계 없이 성적 즐거움을 주고받는 방법은 많다 : 성교가 없는 터치, 키스, 마사지, 일상적인 잠자리.

위험을 감소시키는 그 밖의 방법은 파트너가 약속할 수 있는 모든 고위험도 행위를 포함한 파트너의 성관계 전적을 아는 것이다. 보통 이러한 종류의 정보는 성관계 전적에 대해 교환되는 정보의 정확 수준이 시간이 지남에 따라 높아지기 때문에 초기 관계에선 얻기 힘들다.

이러한 지식을 알기까지, 필히 성관계를 가질 때, 살정자제(spermicides)와 함께 콘돔을 사용하여 스스로를 보호해야 한다. 성관계를 갖는 여성과 남성은 경구 피임약으로 항 STDs 효과를 얻을 수 없으며, 살정자제와 함께 콘돔을 사용하여 새로운 파트너와 정상적인 성관계를 가져야 한다. 성관계가 가능한 남성과 여성은 콘돔과 살정자제를 항상 소지해야 하며, 성관계를 가질 때 마다 그것을 사용해야 한다. 이는 여성은 성관계를 가지면 "매춘부"로 치부되고, 남성은 같은 상황이더라도 "멋진 남자"로 여겨지는 성 역할에 대한 고정관념을 깨야한다. 여성용 콘돔은, 질 안에 삽입하는 폴리우레탄 플라스틱 덮개로 되어 있으며, STDs의 감염을 예방하는 것으로 알려져 있다. 안전한 성관계를 방해하는 몇 가지 항목은 다음과 같다.

- 위험을 부정한다. 다수의 사람들이 STDs는 단지 "외설"과 "난교" 그리고 "음란한" 사람에게서 발생하며, 그들 스스로가 "청결"하고, "교양 있는" 사람에게는 발생하지 않을 것이라고 생각한다. 부정하는 또 다른 형태는 스스로가 "난 적절히 먹고, 운동도 한다. 난 STD에 감염되지 않는다."라고 생각하는 것이다.
- 교내는 STDs와 어느 정도 단절되어 있다고 믿는다. 사실, 대학생의 약 절반 정도가 대학에 진학하기 전에 성경험을 하다. 결과적으로, 학생들은 감염된 상태로 대학에 들어올 수 있다. 또한, 다수의 대학에서, 비슷한 생활을 하는 집단의 학생과 학생 조직은, 또 다른 학생과 성관계를 갖는다. 감염된 한 명의 사람이 완벽한 감염 네트워크를 이끌어 낼 수 있다.
- 성행위를 하는 것에 대한 죄책감과 불쾌함. 이는 계획적인 성관계와 콘돔 및 살정자제의 사용, 새로운 파트너와

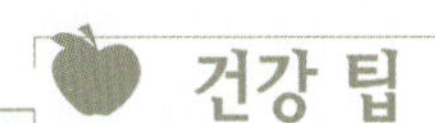

콘돔 센스

STDs의 감염을 예방하기 위해서 콘돔을 사용할 때, 항상 라텍스 콘돔(latex condoms)을 사용한다. 피부처럼 자연스럽고, 미생물에 대한 투과도가 낮아 피임에 효과적이다. 새로 나온 콘돔은 새거나 찢어질 가능성이 매우 낮다. 콘돔은 수주동안 지갑이나 주머니에 가지고 다니면 작은 구멍이 생길 수 있고, 열에 노출되어 약해 질 수 있다. 콘돔은 서늘하고, 건조하며, 직사광선에 노출되지 않는 것이 좋다. 손상된 포장지의 콘돔이나, 콘돔이 찢어졌거나, 들러붙었거나, 변색되었다면 사용해서는 안 된다.

콘돔은 포장지에 구멍이 나지 않도록 보관해야 한다. 그것은 성적 에피소드의 시작과 남성이 사정하기 바로 직전이 아니라 처음부터 사용되어야한다. 이는 생식기와 직장 부위가 접촉하는 것을 예방한다.

콘돔은 발기한 음경에 사용하기 어렵다. 이 때 콘돔을 적절히 사용하기 위해서는 공기를 완전히 빼야 한다. 이는 사정을 위한 공간 확보와 손상을 예방하기 위해서 이다. 만약 추가적으로 윤활제를 바른다면, 유분으로 되어 있는 것 보다 수분으로 되어 있는 것이 좋은데, 유분으로 되어 있는 윤활제는 라텍스를 약하게 만들기 때문이다.

사정 후에, 파트너 중 하나는 음경에 콘돔을 잡고 있어야 한다. 이는 콘돔 내 정액이 밖으로 흐르는 것을 방지하기 위해서 이다. 만약 사정하기 전에 콘돔이 벗겨진다면, 즉시 다른 콘돔으로 교체해야 한다. 만약 콘돔이 사정 후에 찢어지거나, 구멍이 나거나, 벗겨진다면 임시방편으로 살정자제를 사용해야만 한다. 사용한 콘돔은 폐기해야하며, 절대 재활용해서는 안 된다.

의 대화 등으로 스스로를 보호할 수 있다.

- 사회생활 중 유혹에 넘어가거나, 동료의 선동으로 성관계를 갖는 것. 이러한 성행위를 선동하는 상황 즉, 하룻밤 즐기기 위한 관계나, 재미로 만나는 관계에 성관계는 시작부터 잠재적인 위험을 가진다. 감염의 위험은 "적절한 관계인가?", "적절한 파트너인가?", "사후에 괜찮을 것인가?"를 스스로에게 물어 보고, 동료의 선동에 저항함으로써 줄일 수 있다.

효과적인 대화의 기술 (effective communication skills)

초기 성관계를 갖기 전에, 각자 충분한 대화를 통해 과거 그들의 성경험에 대한 얘기를 해야 하며, 파트너에게 위험요인이 있다면 강하게 거부해야 한다. 위험을 최소화하기 위한 전략은 "난 당신과 가까워지길 원하지만, 서로에 대해 충분히 알 때까지 성관계를 원치 않는다." 등의 대화를 통해 성관계를 미루는 것이며, "아직도", 그리고 "아마도" 등은 성행위에 대한 욕구를 누르고자 할 때 선택권을 부여한다.

새로 알게 된 사람과의 성관계에서 피임을 포함하여, STD에 노출 가능성에 관해 대화를 한다는 것은 거절하는 것에 대한 부담감, 상대방에 불쾌감, 단지 갈망하는 분위기 때문에 대화가 어려울 수 있다. 상대방과의 대화에서 불편함을 느끼도록 하는 것은 성관계에 대한 걱정을 덜어주는 한 가지 방법이다. 대화는 "우리가 대화하길 원하고, 나는 성관계에 대해 불편한 마음을 가지고 있으며, 우리에게 성관계는 비중 있는 일이라고 생각한다."라는 식으로 상대방과 시작할 수 있다.

이러한 시작 이후에, "우리는 서로에 대해 잘 모른다. 나는 성병이 걱정된다. 이런 나를 이해해주길 바란다."와 같은 대화를 통해 정보를 얻을 수 있고, 그 사람은, 그 또는 그녀가 얘기하는 것에 대한 모든 정보를 제공할 것이다. 모든 얘기를 듣고, 상대방은 보다 사려 깊은 반응을 보일 수 있다. 더 많은 정보를 원한다면, "이처럼 모든 것을 얘기해줘서 고맙다. 어떠한 것에 대해 좀 더 안다면, 더욱 안도감이 들 것이다."와 같은 얘기를 할 수 있다.

대화를 하는 도중 문제가 있거나, 대화를 원치 않을 때 혹은, 진실을 얘기하지 않는다면, 파트너와 진지하게 STDs에 대한 얘기를 할 수 없을 것이며, 서로를 보다 더 신뢰할 수 있을 때까지 성관계를 미루는 것이 현명하다. 잠재적인 성교 파트너에게 알콜이나, 다른 약물의 영향으로 무엇이 안전하고 안전하지 않은지에 대한 판단을 잃고 성관계를 가질 수 있다. 또한, 술이나 마약에 취하면 효과적인 콘돔의 사용이 저하될 수 있다.

안전한 성관계는 성교를 하지 않는 것을 의미하지 않는다. 그것은 성교가 위험하다는 것을 의미하지 않는다. 그것은 성교를 즐길 수 없다는 것을 의미하지 않는다. 그것은 성교가 상호 협조 하에 이루어져야한다는 것을 의미한다. 또한, 그것은 파트너가 서로 선택권을 가져야 한다는 것을 의미한다.

건강에 대한 중요한 생각

1. 대부분의 대학생들이 STDs와 AIDS에 대해 많은 지식을 가지고 있다고 일괄되게 보고되고 있지만, 단지 50%의 학생만이 STD나, AIDS가 발생할 수 있는 위험한 상황에서 안전하게 성관계를 하는 법을 실천하고 있다. 다수의 안전한 성관계를 갖는 사람들은 그러한 위험한 행동이 적절치 않다고 생각하지만, 그 위험을 언급하지는 않는다. 하지만, 한 가지 생각해 볼 수 있는 것은, 이러한 대학생들은 안전한 성관계가 아닐 때(그들의 관점에서), 이성적으로 행동한다는 것이다.
   - a. 당신의 행동과 당신에 동료집단의 사람들에 태도를 살펴보면, 몇몇의 대학생들이 STDs와 HIV로부터 그들 스스로를 보호하지 않는 이유를 설명할 수 있을 것이다.
   - b. 당신에 동료집단의 태도에 따른 지식을 토대로, 당신의 대학생활을 비추어 그러한 대학생들에게 STDs와 HIV에 대한 위험을 줄이는 방법을 조언해 줄 수 있다.
2. Ilana와 Jason의 처음은 이구동성으로 분명 훌륭한 커플이었다. 아직 Jason은 문제가 없었다. 비록, 그들이 혼전 성관계를 갖지 않기로 하였더라도 더욱 가까워지면, 그녀는 그녀가 철없었던 15살 때 생식기 포진(genital herpes)에 감염되었다는 것을 그에게 말 할 것이다. 그녀는 "나는 그 때 이후로 누구와도 관계를 갖지 않았다.", "아직 감염상태고 나와 성관계를 갖는다면, 당신도 결코 감염에서 자유롭지 못 하다."라고 말 할 것이다.
   - a. 당신은 Jason이 Ilana와의 관계를 지속 할 수 있을 것으로 생각하는가?
   - b. 그는 그의 결정에 있어 어떠한 요소를 고려할 것인가?
3. Washington County School Board의 월례회의에서는 주(county)의 중학교를 위한 새로운 보건교육과정에 대해 결코 수많은 사람들을 출석시켜 밤새 투표하지 않는다. 주의 모든 사람은 소신을 가지고 있으며, 7명의 위원에게 발언할 준비가 되어 있다. 논의를 통해, 어떻게 이러한 감염이 실질적으로 전염되었는지를 포함하여, 성감염과 HIV에 대한 기준을 개정하게 된다. 몇몇의 부모들은 이러한 교육이 성교와 약물에 대해 학생들의 호기심을 유발하고, 실험해 보도록 자극한다고 주장한다. 다른 집단의 부모들은, 질병과 질병을 야기하는 균에 대해 토론하기를 원하지만, 그들이 감염될 수 있는 행동에 대한 어떠한 토론도 용납할 수 없다고 한다. 그들은 아이들이 안전하지 못한 성관계와 약물을 실험치 못 하도록 보호하기 위해 근본적으로 아이들이 문제에 대한 생물학적인 측면을 알게 할 의무가 있다고 주장한다. 또 다른 부모들은, 안전하게 예방할 수 있는 단 한 가지 방법은 관련된 행동들을 토론하는 것이라고 주장한다. 문제가 되는 모든 부분을 전반적으로 다루지 않는다면, 아이들은 진지하게 토론에 응하지 않을 것이며, 어느 한 쪽에 정보라도 무시한다면 호기심을 부추길 것이다. 이에, 무엇을 감추려고 하는지, 무엇이 그들 스스로를 위험하게 하는지에 대해 강한 호기심을 가질 것이라고 그들은 주장한다. 당신이 학교 위원회 위원 중 한 사람이라면, 어떻게 결정할 것이며, 어떻게 당신의 선거구에 부모들에게 당신의 결정을 정당화 할 것인가?
4. 여성 국회의원 Harmas가 미국과 그 밖에 나라에 AIDS 치료를 위한 의료적 부족분인, 프로테아제 억제제를 사들이기 위해 정부지출금 78억 달러를 지출하기 위한 투표를 거부 했을 때, HIV와 AIDS에 대한 연구가 일괄적으로 투표를 지지했기 때문에, 그녀는 많은 사람과 충돌이 있었다. Harmas는 "나는 이들 사람들 모두를 측은하게 여긴다."라고 말했다. 그리고 "하지만, 매년 1만 달러로 우리는 병든 모든 사람을 돌볼 수 없다. 더욱이, 우리나라 자금의 대부분이 최초 장소에서 질병에 노출되었을 때 보다 약물주사로 치료받는 사람들에게 더 많이 나간다. 그리고 주로 아시아와 아프리카에 매우 가난한 환자 모두에게 나는 유감입니다. 여러분 자신의 정부에 호소하세요. 라고 말 할 수밖에 없었다. 우리는 재고해야 한다."라고 하였다. 여성 국회의원의 위치에서 당신이라면 찬성하겠는가, 반대하겠는가?

건강 리뷰

- 성병은 성적 접촉에 의해 가장 빈도 높게, 사람에서 사람으로 감염된다.
- 수백만명의 성관계로 전염된 감염이 미국에서 매년 발생한다.
- STDs에 대한 정보가 없기 때문에, 고위험성 행동을 하기 때문에, 그리고 예방접종과 관리가(다수에 대한) 이루어지고 있지 않기 때문에, STDs가 미국에서 유행한다.
- 미국에 가장 일반적인 STDs는 트리코모나스감염증, 클라미디아, 임질, 매독, 단순포진, 생식기 사마귀, 사면발이, 그리고 AIDS이다.
- STDs 예방은 STDs에 관해 대중에게 알리는 것을 공중 보건 차원에서 힘써야 하며, 그들이 감염됐을 때 완전히 치료함으로써 가능하다.
- 예방이 열쇠다!

건강과 웰니스 온라인

웹 사이트는 건강과 웰니스에 대한 풍부한 정보를 담고 있다. 웹 브라우저 소프트웨어를 이용하여 인터넷을 실행하면 건강과 웰니스에 대한 현존하는 많은 주제에 대해 새로운 통찰력을 얻을 수 있을 것이다. Jones & Bartlett 출판사의 웹사이트인 health.jbpub.com/hwonline을 실행해라.

참고 문헌

Parish, W. L., et al. (2003). Population-based study of chlamydial infection in China: A hidden epidemic. *Journal of the American Medical Association, 289*, 1265–1273.

World Health Organization/UN AIDS. (2000). AIDS surveillance reports. Available: http://www.unaids.org.

추천 도서

Gerdes, L. I. (2003). *Sexually transmitted diseases*. San Diego: Greenhaven Press. Medical and social perspectives on sexually transmitted diseases.

Miller, K. E., Ruiz, D. E., and Graves, J. C. (2003). Update on the prevention and treatment of sexually transmitted diseases. *American Family Physician, 67*, 1915–1922. Discusses prevention and treatment of sexually transmitted diseases.

추천된 웹 사이트

이들 웹사이트를 연결하기 위해 health.jbpub.com/hwonline을 방문하라.

American Social Health Association

성병의 전염과 본인, 가족, 그리고 사회에 줄 수 있는 악영향을 방지하는 것에 대해 기술되어 있다.

HIV 인사이트

HIV/AIDS에 관한 모든 것 - 의학적 이슈, 예방, 통계 및 정책 분석 - 캘리포니아 대학, 샌프란시스코 의학 센터.

HIV/AIDS에 대한 국가 프로그램

AIDS 전염에 대한 국제적인 조사

National Center for HIV, STD, and TB Prevention

공공 보건 감시, 예방을 위한 연구, HIV(human immunodeficiency virus) 간염과 AIDS(acquired immune deficiency syndrome), 그리고 그 밖에 STDs(sexually transmitted diseases) 및, TB(tuberculosis) 예방 프로그램.

미 질병 통제 센터, STDs 분류

각 종 STDs에 대한 최신 정보 제공.

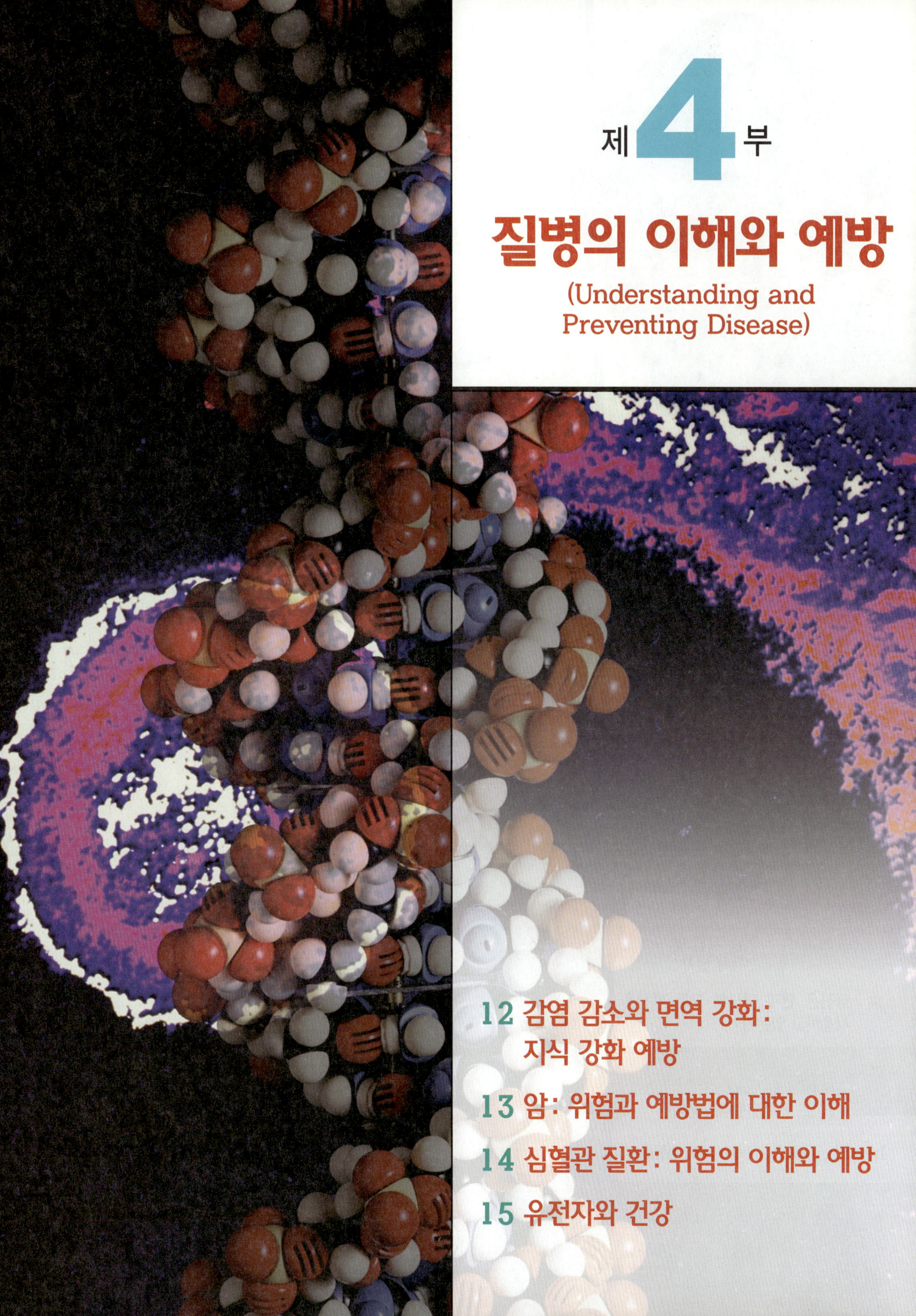

제 4 부

질병의 이해와 예방

(Understanding and Preventing Disease)

12 감염 감소와 면역 강화: 지식 강화 예방

13 암: 위험과 예방법에 대한 이해

14 심혈관 질환: 위험의 이해와 예방

15 유전자와 건강

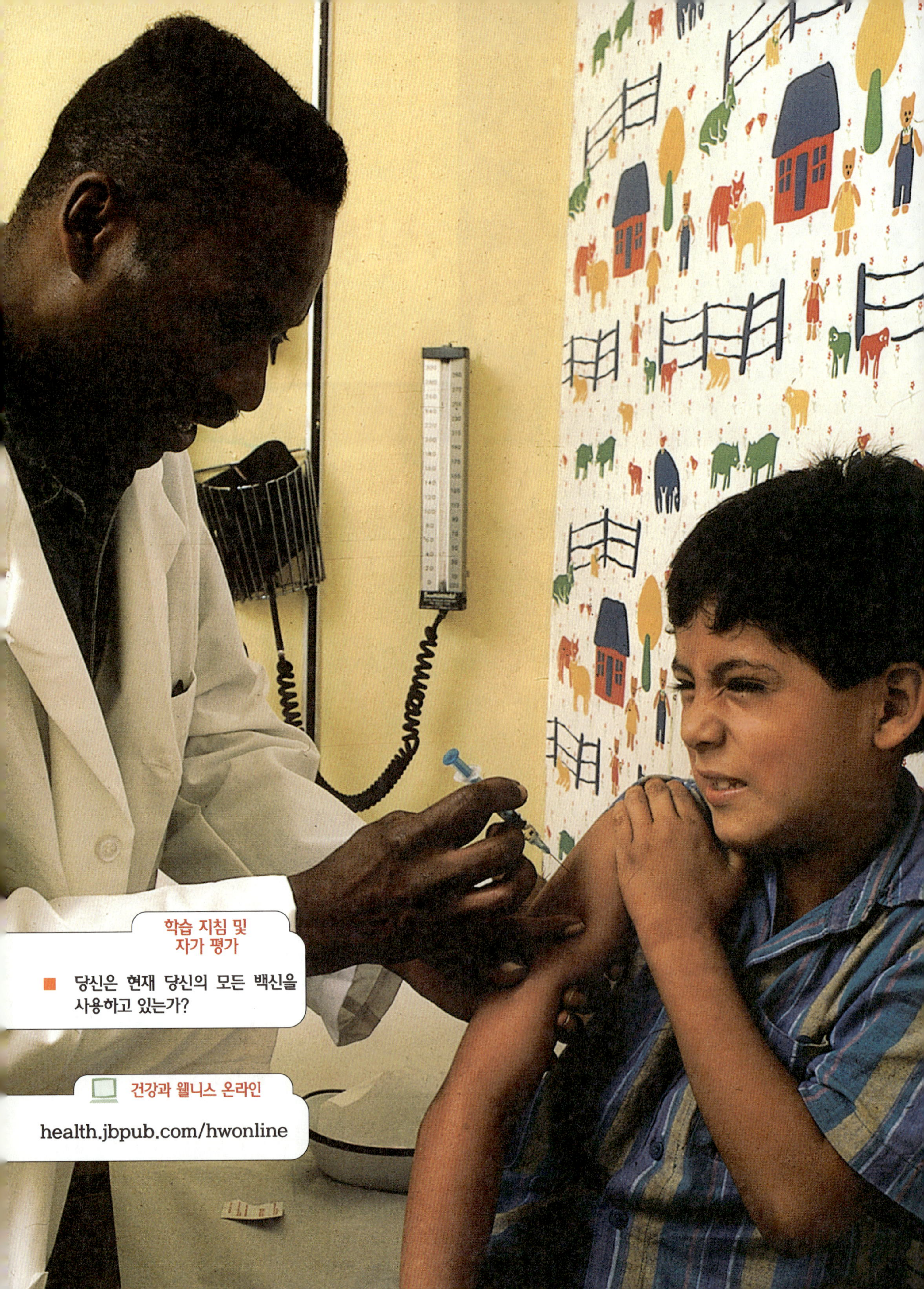

학습 지침 및 자가 평가

- 당신은 현재 당신의 모든 백신을 사용하고 있는가?

건강과 웰니스 온라인

health.jbpub.com/hwonline

학 습 목 표

1. 다음을 정의하시오. 병원체, 전염성 질환, 병충, 면역, 기회성(opportunistic) 감염, 면역계, 항체, 항원, 자가면역질환
2. 감염성 질환을 어떻게 예방하고 치료하는지 규정하고 설명하시오.
3. 박테리아성 감염과 연관된 항생제의 중요성과 박테리아의 항생제-저항성 합병증에 대하여 논하시오.
4. 면역은 어떻게 감염을 방지하는지 논하시오.
5. 감기, 인플리엔자, 단핵증, 궤양 등의 치료와 증상, 병인학에 대하여 논하시오.
6. 항생체가 어떻게 감염성 질환과 싸우는지 설명하시오.
7. 면역계의 원하지 않는 활성이 어떻게 알레르기를 일으키는 지 설명하시오.
8. 기관 이식, 수혈, Rh 인자에 대하여 논하시오.
9. HIV가 어떻게 AIDS를 일으키는지 설명하시오.

제 12 장

감염 감소와 면역 강화 : 지식 강화 예방

(Reducing Infections and Building Immunity: Knowledge Encourages Prevention)

과거, 수십억의 사람들이 박테리아, 바이러스, 기생원충과 다른 미생물로 인한 감염성 질환으로 사망하였다. 20세기 이후, 공중위생, 개인위생, 영양, 예방접종의 개선으로 감염성 질환에 의한 사망은 현저히 줄어들었다. 그러나, 말라리아, 결핵, 콜레라와 같은 감염성 질환은 여전히 매년 수백만의 미개발국 사람들을 죽음으로 몰아넣고 있다. 가난과 영양결핍은 치명적인 감염성 질환을 확산시키는 조건을 만들고 있으며, 전 세계적으로 감염성 질환은 여전히 가장 광범위한 사망원인이 되고 있다.

> 나는 이 상을 받을 자격이 없다. 또한 관절염을 갖고 싶지 않다.
>
> *Jack Benny*

한동안의 하락 후에, 미국 내 많은 감염성 질환의 발병률이 다시 증가하고 있다. 결핵과 폐렴, 식품성 박테리아로 인한 사망은 최근에 증가하고 있다. 특히, 도시와 농촌의 빈민과 약물 혹은 알코올 중독자들에게 발병 위험이 커지고 있는 실정이다. 심각한 질병과 사망의 원인이 되는 신종 바이러스와 박테리아의 출현은 매우 빈번해지고 있다.

쇠고기, 닭고기, 아이스크림과 다른 식품들의 박테리아성 오염이 최근 미국내 감염성 질환의 주요 원인들인데, 많은 나라들에서 수천명의 사람들이 식품에 의한 박테리아로 매년 감염되고 있다. 육류, 유제품과 다른 식품으로 인한 건강상의 우려가 미국내에서 증폭되고 있는 실정이다.

광우병이 영국에서 처음 발견되었는데, 이 병은 특이한 유사 단백질인 프라이언이 원인인 치명적 질환으로 소 뿐만 아니라 드물게 사람도 감염시킬 수 있다. 감염된 소가 다른 나라로 퍼지는 것을 막기 위해 국제사회는 많은 노력을 기울이고 있다.

건강한 사람들조차도 감염성 질환에 노출될 수 있다. 모든 사람들이 바이러스에 의한 감기, 독감, 두통에 걸릴 수 있다. 대체로 이러한 감염은 자기제어적(self-limiting)이어서 몇일 혹은 몇주 내에 완쾌된다. 폐렴, 결핵과 같은 감염성 질환 또는 포도상구균 등은 박테리아가 원인인데, 대부분 항생제에 의해 파괴된다. 그러나, 항생제에 내성을 지닌 신종 박테리아의 출현이 큰 우려를 낳고 있다.

감염성 미생물이 질병을 유발하는 원인과 면역계가 이들을 퇴치하는 과정을 이해하는 것은 건강을 유지하고 감염성 질환으로부터 회복하는데 매우 필요하다.

감염성 미생물 (infectious microorganisms)

모든 미생물이 인체에 해로운 것은 아니다. 사실, 박테리아는 우리 몸의 여러 부분에서 필수적인 기능을 수행한다. 그렇지만, 항상 무균 상태로 유지해야 하는 신체 기관도 존재한다(표 12.1). 신체의 정상적인 무균 영역이 미생물에 감염되면, 감염성 질환이 발생하는데, 인체를 감염시켜 질병을 유발시키는 미생물을 **병원균**이라 한다.

감염성 질환을 인식하는 약물 (recognizing agents of infectious disease)

박테리아, 바이러스, 원생동물, 효모 등과 같은 많은 미생물들과 작은 벌레들은 인체 세포를 감염시킬 수 있고, 질환과 병을 유발한다(그림 12.1). 바이러스는 박테리아와 같은 정도로 생물학적 특성을 가진 것은 아니다. 즉, 바이러스를

표 12.1

인체 박테리아

인체의 일부 영역은 수백만의 박테리아를 가지고 있으며 대부분이 유익한 것들이다. 그러나 다른 영역들은 무균 상태이다.

무균상태의 인체 영역

기도(성대 아래부분)
동(sinuses)과 중이
간과 쓸개
요도 위쪽의 요로
뼈, 관절, 근육과 혈액
뇌척수액(뇌와 척주)
흉막과 복강

박테리아가 증식하고 있는 신체 영역

피부 : 1평방 센티미터 당 수천개의 박테리아와 일부는 곰팡이류를 포함. 이 미생물들은 피부가 손상을 입거나 사람이 아프지 않는 한 인체에 유익하거나 무해하다.

코인두와 입인두 : 1밀리리터 당 수십억개의 박테리아 포함. 여기에는 폐렴이나 인플루엔자를 유발할 수 있는 박테리아도 포함하고 있지만, 이것은 인체 면역체계가 약화된 상태에서만 질병을 유발할 수 있음.

식도와 위 : 수천개의 박테리아가 음식물과 함께 소화. 대부분의 사람들은 궤양의 어떤 증상도 없이 헬리코박터균으로 감염되어 왔다.

소장 : 박테리아 농도는 적음. 더 잦은 것은 젖산균 종들이다.

대장 : 1밀리리터 당 수십억의 박테리아 존재. 이들 대부분은 무산소성(산소 주재시에만 성장하는 박테리아)이다.

질 : 수백만의 박테리아 존재. 젖산균과 무산소성 박테리아와 함께 대장균 포함

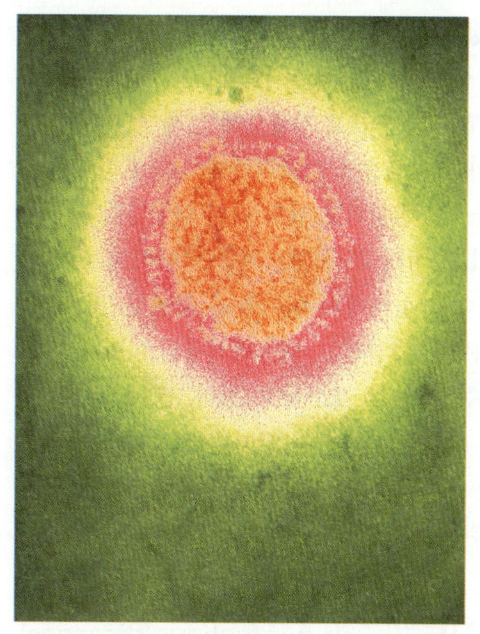

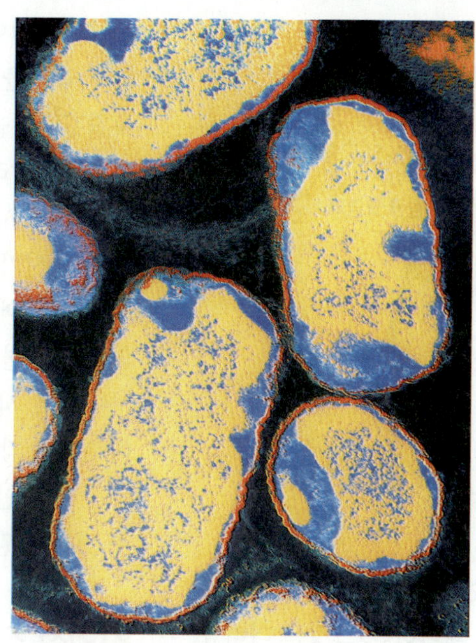

■ 그림 12.1

감염성 조직

독감을 일으키는 인플루엔자 바이러스와 식중독을 일으키는 살모넬라 박테리아의 전자현미경 사진. 이 바이러스와 박테리아는 모두 쉽게 인간으로부터 인간으로 전해지고, 전염병으로 확산된다.

제외한 모든 미생물은 세포들이어서 성장과 자체의 재생이 가능하지만, 바이러스는 하나의 세포를 감염시키고 세포적 장치를 빼앗은 후에만 성장과 재생을 통하여 더 많은 바이러스를 만들 수 있다. 바이러스에 의한 일부 인체 질병은 감기, 독감, 소아마비, 간염, 수두, 유행성 이하선염, 유충, 포진, 에이즈(AIDS) 등이다. 이러한 질병을 유발하는 각각의 바이러스는 매우 다양하며, 인체 특정한 조직과 기관을 감염시킨다.

폐렴, 결핵, 콜레라, 흑사병, 장티푸스, 임질 등과 감염성 질병들은 특정한 병원성 박테리아가 원인이다. 병원성 박테리아와 바이러스는 사람이 약한 상태, 특히 면역체계가 적절히 기능하지 못할 때 병원을 유발한다.

어떤 감염성 질환이 특정 미생물에 의해 유발된다면, 그 원인을 **병인**이라고 명명한다. 예를 들어, 결핵은 *결핵균*이라는 특정 세균에 의해 발병되고, 전염단핵구증은 엡스타인-바 바이러스, 편모충증은 원생충인 *람블편모충*이 원인이다.

용어

병원균(pathogen): 감염증을 일으키는 기생생물

병인(etiology): 병의 원인

전염병(communicable disease): 한 사람에서 다른 사람으로 옮겨가는 감영성 질병

매개체(vector): 어떤 숙주로부터 다음 숙주로 병원체를 옮기는 동물

말라리아(malaria): 고열, 빈혈 등을 유발하고 결국 사망에 이르게 하는 적혈구 질환

감염원들은 다양한 방식으로 인체에 침입한다. 감염체가 사람에서 사람으로 옮겨간다면, 이를 **전염병**이라 부른다. 감기, 홍역, 수두, 임질은 모두 전염성 질환이다. 감염체들은 또한 동물에서 사람으로 옮겨갈 수도 있다. 이러한 동물이나 벌레를 병을 유발하는 미생물의 **매개체** 혹은 보균자라고 한다. 예를 들어, 말라리아는 *열대열원충*이라고 명명된 미세원충이 원인이다. 말라리아에 걸린 사람이 모기에 물리고, 그 모기가 다른 사람을 물어 혈액이 옮겨질 때, 모기는 **말라리아**의 매개체가 된다(오직 몇 종류의 모기만이 말라리아의 기생충을 옮긴다).

광견병은 감염된 개, 고양이 등에서 나타나는 광견병 바이러스에 의해 유발되는 신경계 질환이다. 감염된 동물들은 광견병의 매개체가 되고, 바이러스는 광견병 동물의 타액에서 전달된다.

감염성 질환에 걸리게 되는 것은 다양한 요인들에 달려 있다. 즉 면역체계, 영양 상태, 스트레스, 다른 질병의 여부와 환경 등에 달려 있다(그림 12.2). 예를 들어 많은 사람들은 폐렴을 유발하는 박테리아에 노출되어 있다. 그러나 폐렴은 면역 체계가 약한 노인들이나 감염에 민감한 어린이들에게 주로 걸린다. 일부 사람들은 다른 사람보다 타고난 유전자 때문에 감염성 질환에 더 큰 저항력을 보이기도 한다.

결핵(TB)은 단순히 *마이코박테리아 균*에 의한 감염으로 발병하는 것은 아니다. 19세기 유명한 미생물학자인 로버트

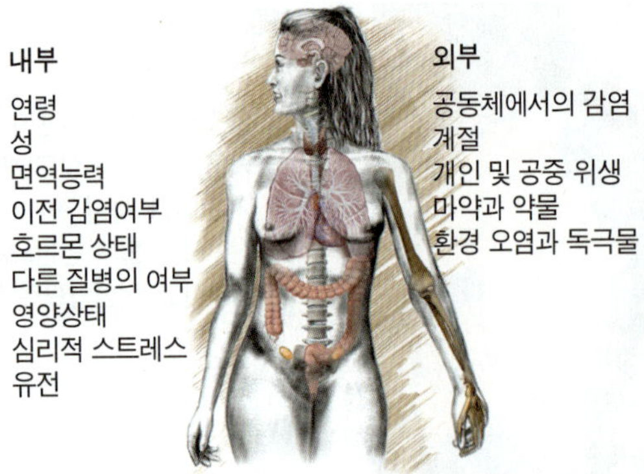

■ 그림 12.2
다양한 내외부 요인들이 바이러스, 박테리아 및 다른 종류의 감염원에 의한 감염으로부터 질병이 유발될 것인가를 결정한다.

> 아무도 당신이 살아 있는지에 대해 관심을 갖지 않는다면, 지금 당장 차 할부금을 잊어버려라.
>
> *Anonymous*

코우츠는 TB를 "가난 병"이라고 불렀다. 왜냐하면, 그것은 더러움, 과밀, 영양결핍 그리고 위생불량 등과 관련 있기 때문이다. 오늘날 많은 사람들은 폐에 일부 결핵성 장애를 가지고 있다. 그렇지만 좋은 영양상태, 생활환경과 좋은 건강으로 인해 질병의 증상을 보이지는 않는다. 그러나, 일부 지저분하고 가난한 도시 지역에서는 TB가 또 다시 전염성 질환으로 부상하고 있는 실정이다.

세계의 많은 지역에서 수백만의 사람들이 감염성 질환으로 여전히 죽어가고 있다(표 12.2) 다양한 종류의 기생충(회충, 요충, 십이지장충, 촌충)들이 적어도 수십억의 세계 각국의 사람들을 감염시키고 있다. 또 다른 2억 여명의 사람들은 주혈흡충병을 유발하는 수인성 기생충에 의해 쇠약해져 가고 있다. 말라리아성 기생충도 아프리카에서 여전히 매년 3억 여명의 사람들을 감염시키고 있고 매년 백만명의 사람들을 사망시키고 있다. 여러 조사 보고서들은 아시아, 아프리카, 라틴아메리카에서 십억명의 아이들이 감염성 미생물에 의한 심각한 설사병에 감염되고, 약 4백만명의 아이들이 설사병으로 사망하는 것으로 보고하고 있다. 많은 국가들이 대부분의 감염성 질환을 예방하는 인자인 안전한 물공급과 공중위생, 안전한 쓰레기 처리와 충분한 건강관리를 보장할 수 있는 자원이 부족한 실정이다.

표 12.2

감염성 질환 사망자 세계 추정치

사망원인	급성 호흡기 질환
설사병	6,900,000
결핵	4,200,000
말라리아	3,300,000
간염	1,000,000-2,000,000
촌충	1,000,000-2,000,000
세균성 수막염	220,000
주혈흡충병(기생충성 풍토병)	200,000
백일해	200,000
아메바증(기생충성 감염)	100,000
십이지장충(기생충성 감염)	40,000-60,000
광견병	50,000-60,000
황열병	35,000
아프리칸 트리파노소마증(수면병)	30,000
추정치	20,000 이상

감염성 질환 치료 (fighting infectious diseases)

감염성 질환은 4가지 방법으로 다루어져 왔다: 위생, 항생제를 비롯한 약물 치료, 백신 그리고 건강한 생활이다. 감염성 미생물의 유행를 막는다는 것은 이 미생물들을 인간과 환경 모두에게서 파괴시키는 것이다.

감염성 질환의 원인에 대한 과학적 이해는 19세기 프랑스 과학자인 루이 파스퇴르의 연구로부터 처음 시작되었다. 그는 현미경 수준에서 보이는 미생물들이 감염과 질병의 원인이라는 것을 증명함으로써 질병의 "세균" 이론을 확립하였다. 파스퇴르는 이 미생물들이 열이나 살균 화학물질에 의해 제거된다는 것도 밝혀내었다. 많은 혁명적인 과학적 이론들처럼, 파스퇴르의 생각도 처음에는 무시되었다.

유명한 미국 의사인 요셉 리스터가 그의 병원에서 파스퇴르의 충고를 성공적으로 수행하였음에도 불구하고, 수술후 감염과 사망을 줄이기 위한 살균 기술의 사용은 미국에서 서서히 채택되었다(살균성 양치물양인 리스테린은 그의 명성을 기리기 위해 명명된 것이다). 살균성 기술이 병원에 도입되기 전에, 수술이나 병원에서의 출산은 종종 감염에 따른 사망으로 이어졌다.

위생, 살균 기술 및 공공 건강프로그램이 20세기 시작 전에 미국에서 실질적으로 이행되지 않았다. 그 후 결핵, 역병, 폐렴, 디프테리아와 같은 많은 감염성 질환들이 뚜렷하게 감소하기 시작하였다. 많은 의학 역사가들은 위생이 가장 중요한 의학적 발전이었다고 하는데, 왜냐하면 위생이 오염된 물과 음식으로 인한 수백 건의 감염성 질환 발병을 막는데 기여하였기 때문이다.

글로벌 웰니스

의학역사의 흥미로운 일화

플레밍은 근근히 생계를 이어가는 가난한 스코틀랜드 농부였다. 하루는 들판에서 일하고 있는데, 근처 습지에서 도움을 요청하는 소리를 들었다. 그가 습지에 도착했을 때 진흙탕에서 빠져 나오려고 허우적거리는 한 소년을 발견하였다. 플레밍은 끔찍한 죽음으로부터 소년을 간신히 구해주었다.

다음날, 환상적인 마차 한 대가 그 농부의 집앞에 멈춰섰다. 귀족 복장의 한 사내가 내려서서는 자신은 어제 농부가 구해준 소년의 아버지라고 소개하였다. 귀족이 말하기를 "보답을 하고 싶소. 내 아들의 생명을 구해주었소." "아닙니다. 내가 한 일에 대해 돈을 받을 수는 없습니다." 농부는 귀족의 호의를 거절하였다. 그 때 농부의 아들이 귀족을 보기 위해 문으로 나왔다. 귀족이 물었다. "당신의 아들이오?" "예" 농부가 대답하였다. "내가 한가지 제안을 하겠소. 내가 당신 아들을 데려가서 좋은 교육을 시켜주겠소. 소년이 그 아버지와 같다면, 그는 당신이 자랑스러워할 청년으로 성장할 것이오" 귀족이 말했다.

그래서 농부의 아들은 귀족과 함께 갔고, 결국 런던에 있는 St. 매리 의과대학을 졸업하였다. 그가 세계적으로 유명한 페니실린을 발견한 알렉산드 플레밍이 되었던 것이다. 나중에 그 귀족의 아들은 폐렴으로 고통받았고 페니실린으로 치료되었다. 그 귀족의 랜돌프 처칠 경이였고, 그의 아들은 윈스턴 처칠이었다.

항생제 (understanding antibiotics)

1940년대 후반, 박테리아에 의한 감염성 질환에 대처할 수 있는 또 하나의 효과적인 기법이 발견되었다. 일종의 곰팡이에서 생산되는 항생제인 **페니실린**은 많은 종류의 세균성 감염을 치료할 수 있었다. 오늘날 수백개의 항생제들이 바이러스를 제외한 박테리아, 효모, 기생충과 기타 미생물들로 인한 감염성 질환을 치료하는데 이용되고 있다.

항생제는 인체를 감염시키는 미생물의 생화학적 반응을 막아서 미생물이 성장하는 것을 방지한다. 대부분의 항생제는 인체 세포의 기능에 영향을 주지 않고 박테리아의 성장만을 선택적으로 막는다. 항생제는 인체에서 유해한 박테리아와 유익한 박테리아 모두를 죽인다. 그러나 일단 유해한 박테리아가 죽으면, 유익한 박테리아는 빠르게 다시 정상적으로 성장한다.

항생제는 바이러스의 성장은 막지 못한다. 왜냐하면 바이러스는 살아있는 세포가 아니기 때문이다. 바이러스는 인체 세포를 감염시키고 세포적 기능을 장악하여, 그들의 성장과 번식을 보장받는다. 인체 세포는 죽이지 않고 바이러스만 특이적으로 제거하는 약의 개발은 매우 어렵다.

항생제가 최초로 개발되었을 때 역병, 결핵, 폐렴, 매독과 같은 치명적인 감염성 질환과 다수의 덜 심각한 질병을 치료하는 놀라운 약으로 큰 각광을 받았다. 사실 항생제는 지난 50년간 예외적으로 유용한 약이었다. 그러나 지금 그 효과가 점점 감소하고 있는 것이 사실이다. 주된 이유 중의 하나는 많은 병인성 박테리아가 새로운 유전인자를 얻어 몇몇 주요 항생제에 내성을 갖게 되었다는 것이다.

페니실린 발견후 몇 년 내에 페니실린에 대한 내성을 가진 박테리아가 치료받은 환자에게서 나타나기 시작하였다. 또한 박테리아들은 테트라사이클린과 에리트로마이신과 클로람페니콜과 같은 최근의 항생제에 대한 내성을 갖게 되었다. 이러한 항생제 내성은 이러한 유전자를 옮기는 일련의 **DNA**를 통해 자연적으로 박테리아들간에 전달될 수 있었다. 한 종류의 무해한 박테리아는 많은 다양한 박테리아로 항생제 내성을 가진 유전자를 옮길 수 있다. 이러한 방식으로 임질, 폐렴, 결핵 등을 유발하는 박테리아와 포도상구균 감염이 많은 이전의 항생제들에 대해 내성을 갖게 되었다.

예를 들어, 반코마이신은 순환계와 수술 상처의 치명적인 감염성 박테리아를 치료할 수 있 유일하게 효과적인 항생제이다. 1988년 이래로, 반코마이신에 내성을 가진 박테리아가 환자들에게서 나타나기 시작하였고, 일부 환자들은 항생제가 더 이상 효과적이지 못하여 사망하였다. 리팜핀과 이소니아지드는 결핵 치료에 매우 효과적인 항생제였으나, 이제는 다양한 항생제 내성 때문에 경우에 따라서 효과가 없는 것으로 나타났다.

용어

페니실린(penicillin): 곰팡이에서 만들어지는 항생제로 박테리아성 감염을 치료할 수 있다.

DNA(deoxyribonucleic acid): 유전정보를 전달하는 화학물질

새로운 항생제가 계속적으로 개발되고 있지만, 자연은 내성이 있는 박테리아 변종을 선택하는 데 있어서 결코 양보하지 않는다. 예를 들어, 수백만 톤의 항생제가 동물 먹이로 사용된 후에 환경으로 쏟아져 나오고 있다. 토양과 물에 있는 그 항생제들은 같은 토양과 물에서 정상적으로 성장하는 내성 박테리아 변종의 선택을 고무시킨다. 항생제 사용에 대한 지속적인 주의만이 그 약들을 특효약으로 남아있게 할 것이다.

인체는 어떻게 자신을 보호하는가?
(how the body protects itself)

병리적 미생물로 인한 감염성 질환을 피하는 가장 좋은 방법은 인체에서 병균들을 몰아내는 것이다. 피부와 점액성의 막은 물리적 장벽으로서 인체로 들어오려는 대부분의 미생물을 막는다. 상처는 인체를 감염에 노출시키는 원인이 된다(그림 12.3). 피부는 약산성이며, 비록 피부가 유익한 박테리아들로 덮여 있지만, 대부분의 유해한 미생물에 있어서 그곳은 풍족한 거주지가 되지 못한다.

눈, 코, 목과 기도는 점액성 막으로 보호받고 있으며, 이 막에서는 해로운 것들을 흘려 내보내는 액체를 계속 분비한다. 점액성 막은 또한 효소를 분비해서 독성의 물질을 파괴한다. 입, 소화기관 그리고 분비성 조직은 내부 기관을 보호하는 막으로 둘러쌓여 있다.

눈물은 눈 표면의 습도를 유지하며, 외부 조각들을 흘려보낸다. 귀지는 귀의 세밀한 청각기관을 보호한다. 기도의 끈적거리는 점액성 막은 공기 중의 미생물들과 자극성 물질들을 걸러낸다. **섬모**라고 하는 미세한 털이 기관지 밖으로의 섬모 운동을 계속 한다. 기침과 가래는 기도로부터 외부 물질을 제거하는 기작이며, 재채기는 흡입된 자극 물질을 제거하는 것이다.

혈액의 세포와 효소는 피부가 씻어졌을 때 빠르게 핏덩이를 만들어 해로운 물질이나 감염성 미생물이 오는 것을 막는다. 박테리아가 상처난 부위로 들어오면, 면역계의 일부 특수한 세포들이 공격해서 침입자를 파괴한다.

미생물과 외부 물질들이 피부를 통과하고 혈액으로 들어오면, 곧 **백혈구**라고 하는 특수한 세포들과 만나게 된다. 백혈구는 산소를 운반하는 적혈구와 구별되는데 무색의 하얀 혈액 세포이다. 혈액에서 세포 700개 당 1개만이 백혈구이며, 급성 감염이 발생하면 그 수는 뚜렷하게 늘어난다. 감염이 의심될 때, 혈중 백혈구의 숫자를 검사하는 이유가 바로 이것이다.

대식구(macrophage)라고 하는 백혈구는 특수한 기관과

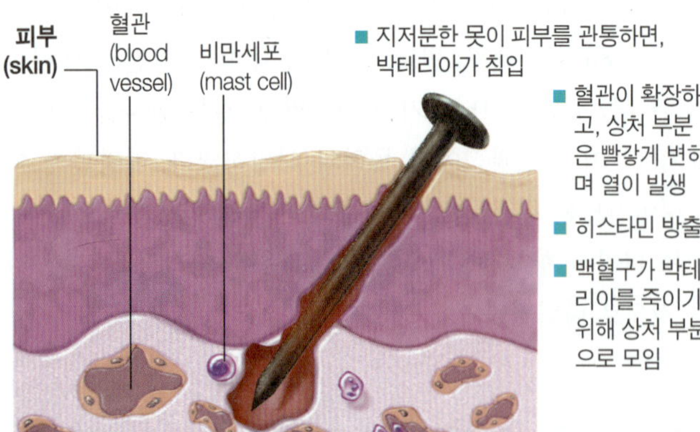

■ 그림 12.3
염증 반응
살균되지 않은 날카로운 물체가 피부를 관통하면, 상처나 감염에 대한 정상적인 반응인 염증반응을 일으킨다.

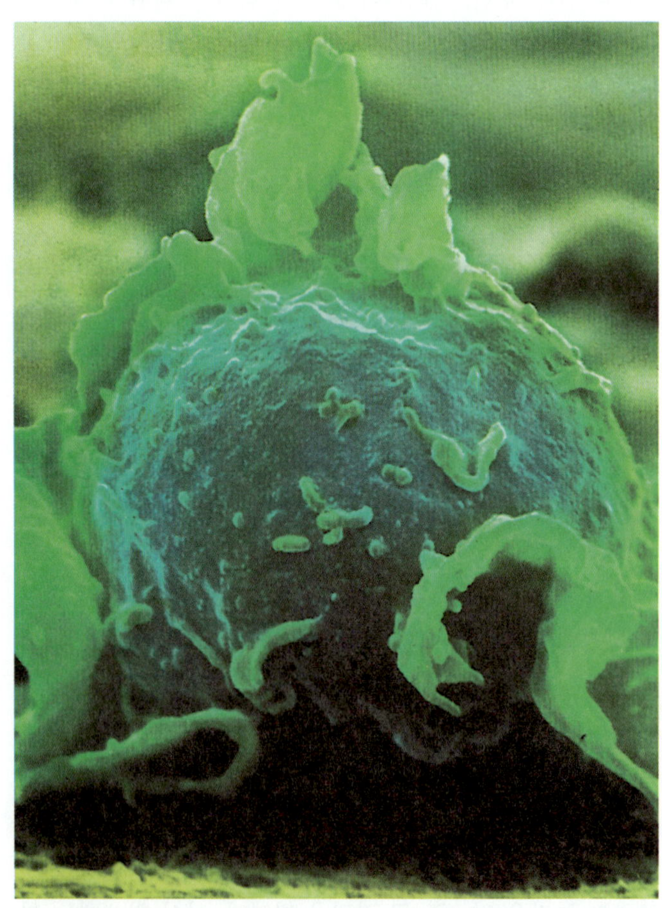

■ 그림 12.4
대식구
전자현미경으로 본 폐의 대식구. 이 세포는 폐 속으로 들어온 외부 물질이나 미생물을 포식하고 파괴한다.

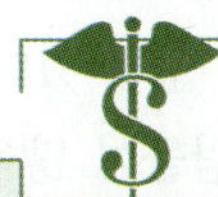

달러와 건강 상식

산업의 압력이 정부 건강 정책을 막는다

박테리아 감염은 다양한 종류의 질병—콜레라, 폐렴, 장티푸스성 열병, 역병, 결핵—과 식중독을 일으킨다. 페니실린이 1940년대 중반에 발견된 이후, 항생제는 박테리아성 감염을 치료하는데 절대적인 역할을 해오고 있다. 그러나, 박테리아는 항생제, 특히 동물 사료 속에 대량 사용되면서 내성을 가지면서 진화하고 있다. 동물들이 인간에게 유사한 박테리아성 질병으로 고통받게 됨에 따라, 항생제들이 동물 사료에 첨가되거나 혹은 닭과 칠면조과 동물 무리들의 감염을 통제하기 위해 직접 투여하게 되었다.

30년 이상 동안, 과학자들은 동물 사료에 항생제를 사용하지 말 것과 적어도 인간 치료에 사용한 것과 같은 종류의 항생제를 동물에 사용하지 말도록 촉구하고 있다. 여러 해의 경고에도 불구하고, 약품 회사와 축산 업체는 동물 사료에 항생제를 사용하는 것을 금지하는 정부규제 정책을 반대하고 있다. 이제 상황은 위험한 사태에 이르고 있다.

플루오로퀴놀론은 *캄필로박터균*(미국에서 가장 광범위한 설사병의 원인이 되는 박테리아)에 의해 감염된 사람을 치료하는데 사용하는 특별히 중요한 항생제에 속한다.

대략 2백만명의 사람들이 매년 이 박테리아에 감염되는데, 대부분이 덜 조리된 닭이나 칠면조를 먹은 것에 기인한다. 이 항생제는 *캄필로박터균*이나 다른 치료하기 어려운 박테리아에 의한 감염을 치료하는데 매우 중요한 항생제이다.

1996년, 식품의약국(FDA)은 질병예방 및 통제국(CDCP)의 경고를 무시하고 닭과 칠면조 사료에 이 항생제 사용을 승인하였다(Falkow and Kennedy, 2001). 그 결과, 많은 인간에게 질병을 유발하는 *캄필로박터* 변종들이 지금 이 항생제에 대한 내성을 갖게 되고 말았다.

2001년, 동물에게 플루오로퀴놀론을 먹인 것과 관계된 인간 건강 위험의 명백한 증거에 직면하여, FDA는 결국 그것의 사용을 규제하기로 결정하였다(Gorbach, 2001). 플루오로퀴놀론 제조 기업 중 하나인, 에보트 연구소는 가금류에 사용하기 위한 이 약품의 판매를 중단하는데 동의하였다. 그러나, 또 다른 기업인 베이어는 이 규제에 반대하면서 축산 업자에 약품 판매를 계속하고 있다.

동물 사료에 항생제의 무모한 사용을 저질렀던 사람들은 효과적인 약이 필요한 심각한 감염성 질환자들이라고 밖에 할 수 없다.

관련되어 있고, 인체의 내부 방어 기전에 특히 중요하다. 대식구는 인체에 침투한 외부 세포와 물질을 삼켜서 소화시킬 수 있다. 기관-특이적인 대식구는 폐, 위와 다른 기관들을 외부 물질에 의한 손상으로부터 보호한다(그림 12.4).

일반 감염 질환 (common infectious diseases)

에이즈(AIDS)와 라임병과 같은 몇몇 감염성 질환은 공공 당국과 언론의 주목을 받지만, 감기나 독감 같은 경우, 매년 한두차례 모든 사람들이 겪는 흔한 질환이다. 감염성 질환은 그 원인과 결과에 따라 많은 사람들에게 공적 건강의 문제와 개인적 관심을 드러낸다. 감염성 질환을 어떻게 다루는 지 이해하기 위해서 우리는 감기와 독감, 라임병, 단핵증, 간염, 광우병과 궤양 등을 살펴볼 것이다. 에이즈는 이 장의 후반부와 11장에서 논의될 것이다.

감기와 독감 (colds and flu)

대부분의 사람들, 특히 아이들은 매년 몇차례의 감기와 독감을 경험한다. 이 두 질병은 기도의 세포를 감염시키는 바이러스에 의해 발병한다. 감기는 200종의 바이러스가 원인이며, 하나의 바이러스에 의한 감기가 다른 바이러스에 의한 감기로부터 막아주는 것은 아니다. 이것은 감기가 하나에서 다른 것으로 혹은 일년에 몇 차례 걸릴 수 있다는 사실을 설명해 주는 것이다. 감기로 쩔쩔맨다고 하더라도, 이것이 장기간 질병이나 사망으로 이르지는 않는다. 미국인들은 인후염, 기침, 충혈, 콧물, 두통과 같은 감기 증상을 완화시키기 위해 매년 수십억 달러를 소비한다. 의사들은 감기가 휴식과 약으로도 일주일내에 없어지지만, 아무것도 하지 않아도 7일내에 없어진다고 농담조로 얘기한다. 바이러스를

용어

섬모(cilia) : 기관지에 분포하고 있는 미세한 털

백혈구(leukocytes) : 감염에 대해 방어 역할을 혈액세포

대식구(macrophages) : 외부 물질과 미생물들을 공격하여 제거하는 특수한 세포

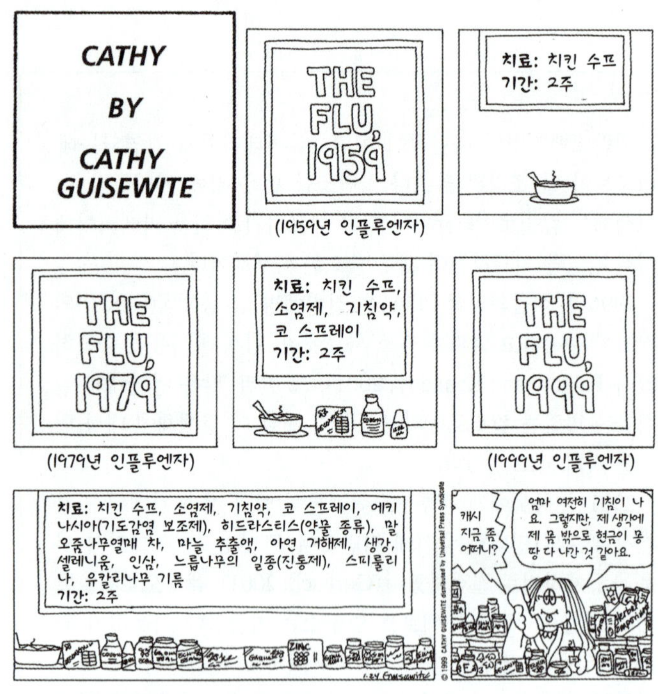

약화시키고 조직을 치유하기 위해 면역계가 특정 단백질을 만드는데 약 일주일이 걸린다.

엄청난 연구가 감기 증상을 완화시키기 위해 진행되어 왔지만, 고도의 현대 의학도 감기를 막을 어떠한 방법을 제시하지 못하였다. 감기 연구의 많은 발견들이 과장되게 광고하였지만, 이루어진 것은 없다.

독감은 다양한 바이러스가 원인이 되어 감기를 일으킨다. 독감은 훨씬 더 심각한 질병인데, 그 증상은 몸살, 고열, 식욕부진과 그 밖에 다양하다. 독감 바이러스에 의한 호흡계 감염은 인체 면역력을 약화시켜 폐렴, 박테리아성 감염에 걸리게 하고, 심하면 사망에 이를 수도 있다.

독감 바이러스는 다양한 변종들을 가지고 있으며, 새로운 변종들은 계속해서 나타나고 있다. 독감은 다소 위험해서 백신이 예상 유행 양상에 따라 매년 준비된다. 문제는 과학자들이 어떤 독감 바이러스 변종이 다음에 유행할 것인지를 예측해야 한다. 왜냐하면 백신을 준비해서 보급하는데 일년 정도가 걸리기 때문이다.

몇 년간 독감 백신은 유효하지만, 그 이후에는 악성 바이러스 변종이 생겨서 무용지물이 된다. 천식과 같은 호흡계 문제를 가진 사람, 면역력이 약한 사람과 폐렴에 민감한 노인들은 매년 감염 예방을 위한 독감 주사를 맞아야 한다.

감기나 독감에 걸리지 않는 것은 현대 사회에서 거의 불가능하지만, 특별한 주의가 위험을 줄일 수는 있다. 감기와 독감이 나타나는 시즌에는 가능하면 사람들이 많이 모이는 장소는 피하도록 해야 한다.

바이러스는 기침이나 재채기하는 사람으로부터 물방울을 통해 쉽게 전달된다. 교실에서, 극장에서, 버스나 다중밀집 장소에서 감염 위험은 더욱 커진다. 또한 바이러스는 코나 입을 만진 감기 걸린 사람과 악수하는 것과 같은 신체접촉을 통해 쉽게 전달된다. 따라서 감기나 독감이 유행하는 계절에는 손을 자주 씻는 것이 가장 좋은 예방법이다.

라임병 (lyme disease)

라임병은 1970년대 미국 코네티컷주의 올드라임 지역에서 많은 증례가 보고된 후 처음 주목을 받기 시작하였다. 1991년 이후 모든 라임병의 증례를 의무적으로 보고하도록 규정되었다. 미국에서 매년 약 5,000건이 발생하는 라임병은 15개 주에서 풍토병으로 알려져 있다(Steere, 2001). 대부분이 8개주— 코네티컷, 로드아일랜드, 뉴욕, 뉴저지, 델러웨어, 펜실베니아, 메릴랜드, 위스콘신—에서 발생하고 있지만, 알래스카와 하와이를 제외한 거의 모든 주에서 보고 되었다. 여름철에 발생하는 대부분의 감염은 숲 속에서 하이킹과 도보했던 사람들에게 발생한다.

건강 팁

손에서 손으로의 접촉이 가장 쉬운 감기 경로이다.

우리는 모든 감기를 예방할 수는 없지만, 몇가지 주의함으로써 발생 빈도는 줄일 수 있다. 감기와 독감 바이러스는 감염된 사람이 기침이나 재채기를 할 때 공기중으로 물방울의 형태로 방출된다. 따라서 가능하면 기침하는 사람으로부터 떨어져 있어야 한다. 또한 감기나 독감의 계절에는 많은 사람들이 모이는 장소는 피해야 한다.

그렇지만, 더 중요한 사실은 감염된 물체와 접촉하는 것을 피해야 한다. 많은 사람들은 감기에 감염된 사람과 같이 살고 있는 경우에 잘 걸리게 된다. 감기는 감염된 사람이 만졌던 물건을 접촉하지 않음으로써 크게 줄일 수 있다. 특히 어린 아동일수록 더 조심해야 한다. 장남감이나 접시, 옷, 기타 다른 물건을 만지고 나서는 꼭 손을 씻도록 해야 한다. 감염된 사람이 사용한 전화기는 사용하지 말고, 알코올로 잘 닦아내야 한다. 건강한 위생의 실천이 감기와 독감을 막는 지름길이다.

라임병은 진드기매개병이다. 진드기는 숲속에 거주하는 사슴과 다른 소형 포유동물의 정상적인 서식 동물이다. 개들이 숲속을 뛰어다닐 때 진드기를 가지고 와서 사람에게 옮기게 된다. 보렐리아 부르그도르페리(Borrelia burgdorferi)라고 하는 특정 박테리아가 진드기에 의해 옮겨져 사람의 피부에 부착되거나 물렸을 때 혈액으로 박테리아가 들어오게 된다.

라임병의 첫 증상은 물린 부위에서부터 빨갛게 발진이 번져 나가는데, 몇일 후 두통과 발열, 피로, 권태감, 근육과 관절의 통증 등의 증상이 동반된다. 이 증상들은 많은 다른 질병과 감염으로 발생할 수 있기 때문에 라임병을 정확히 진단하기가 쉽지 않다. 그러나 라임병을 일으키는 특정 박테리아에 대한 항체 검사를 통해 진단할 수 있다.

1998년 FDA는 라임병에 대해 약 75%의 효과를 발휘하는 백신을 승인하였다. 그러나, 그 백신은 몇가지 이유로 일반적으로 권고되지 않는다. 일년에 세 번의 접종이 필요한 반면, 그 효과는 일년 이상 가지 않는다. 2번째 예방 접종의 효과는 입증되지 않았다. 이 백신은 라임병에 대해서만 효과적이며, 다른 진드기매개병이나 유럽 등 다른 지역에서 발견된 유사 변종에 대해서는 보호 효과가 없다. 비용 또한 매우 높으며(약 200달러), 15-70세의 연령대에서만 승인되었기 때문에 어린 아이들에게는 접종할 수 없다.

항생제가 박테리아 감염을 치료할 수 있는 초기 단계에서 라임병을 감지해내는 것이 중요하다. 치료되지 않고 남은 균이 있다면, 더 심각한 합병증이 발생하여 관절과 심장 혹은 신경계에 영향을 줄 수 있다. 라임병에 감염되는 것을 막기 위해서는, 진드기가 있는 지역에서 하이킹할 때 피부를 완전히 가리는 것이 중요하다. 바지는 부츠 속으로 집어 넣고, 진드기가 쉽게 눈에 띄도록 밝은 색의 옷을 입도록 한다. 애완동물과 함께 갈 때, 후에 진드기를 철저히 가려내야 한다. 피부 깊이 침투한 진드기는 핀셋으로 잘 골라 제거한다.

전염성 단핵구증 (mononucleosis)

전염성 단핵구증(일반적으로 "mono 단핵구증"라고 부른다)은 모든 사람들에게 존재하고 있는 EBV(Epstein Barr Virus))에 의한 감염성 질환이다. 단핵구증은 사람과 사람 사이에서 쉽게 전파되는데 특히, 사람이 많은 환경에서 그러하다(Cohen, 2000). 단핵구증은 EBV가 타액에 존재하고 있고, 입과 입의 접촉에 의해 전파되기 때문에 때때로 "키스병" 이라고 불린다. 미국에서는 약 절반의 아이들은 5살 때까지 EBV에 감염이 되지만, 거의 모든 아이들은 그 감염을 알아차릴 수 없다. 왜냐하면 증상이 발현되지 않기 때문이다. 일단 누군가가 EBV에 감염이 되면, 그 사람은 증상을 보이지 않고 일생동안 바이러스를 옮기는 매개체가 된다. 또한 많은 다른 바이러스들은 몸 안에 평생 존재하게 된다 (표 12.3).

십대나 젊은 성인이 EBV에 감염이 되었다면, 증상은 발현이 되지만, 대개 몇 주 안에 합병증 없이 낫는다. 단핵구증의 증상은 부종, 인후통, 열, 오한, 그리고 무엇보다도 극심한 피로, 에너지 소실 등이 있다. 감염된 사람들의 약 반은 비장의 비대를 보이고, 소수의 사람들은 황달이 나타난다.(피부와 눈이 노랗게 착색된다) 다행하게도, 건강한 젊은 성인은 이 증상이 2주~4주 안에 해결된다.

단핵구증의 진단은 EBV에 대한 혈액 검사에 의해 확인할 수 있다. 단핵구증은 특별한 치료는 없지만 회복을 촉진하기 위한 지침은 존재한다. 일차적 초점은 휴식이다. 처음 2주 동안은 침대 밖으로 몸을 움직이기가 힘들지도 모른다. 그러나 건강해졌다는 느낌이 들어도 쉬는 것을 계속 유지하는 것이 중요하다. 일상 활동을 너무 빨리 다시 시작하려고 하는 것은 재발과 병의 연장을 일으킬 수 있다. 수액 공급 또한 중요하다: 여러분은 많은 물, 주스, 스프, 차 등을 가능한 한 많이 마셔라. 몇몇 사람들은 면역을 높이는 촉진제(echinacea, astragalus)로 허브를 마시는 것은 회복을 촉진시킨다는 것을 알아냈다.

스트레스를 주는 활동, 특히 단핵구증의 진단 후에 한 달 혹은 그 이상 동안 운동을 하는 것을 자제하는 첫 번째 이유는 비장을 보호하기 위함이다. 비장이 비대 되어 있다면 상처는 비장을 파열 시킬 수 있고, 비장을 제거할 필요가 있는 수술과 같은 심각한 의학적 문제를 일으킨다. 단핵구증은 경쟁적인 운동선수에게 영향을 끼치기 때문에 그들이 아프다고 느끼지 않을 때조차 평소보다 운동을 자제해야 하는 이유를 이해해야 하는 것은 중요하다. 또한, EBV 감염은 간

용어

라임병(Lyme disease): 진드기가 물었을 때 진드기 안의 세균에 의해 야기되는 심각하고 진단하기 어려운 감염성 질환

전염성 단핵구증(Mononucleosis): 대학생 또래에게 일반적인, 엡스타인 바 바이러스(EBV)에 의해 야기되는 감염성 질환

표 12.3

감염 후 평생 동안 체내에 존재하는 바이러스들

바이러스	증상	전파방법	존재하는 곳
제 1형 단순 포진 바이러스	입술이나 입 안의 물집	직접 전파: 병변이 존재할 때 전염됨	신경세포
제 2형 단순 포진 바이러스	비뇨 생식 기관의 고통스런 수포	직접 전파: 경구-비뇨생식기의 성교는 입이나 비뇨생식기 주변에 1형 혹은 2형을 전파함	신경세포
거대세포바이러스(CMV)	대부분의 소아와 성인에겐 증상이 없다. 거대세포 바이러스는 태아에게 정신지체와 사산을 유발한다.	체액: 혈액, 소변, 타액	백혈구
수두대상포진바이러스	소아에게 수두 유발: 성인에겐 대상포진 유발	사람과 사람 사이의 전파	신경세포
엡스타인 바 바이러스(EBV)	전염성 단핵구증	타액(키스를 통해)	림프선
HIV	에이즈의 전체 증상	성교(동성 혹은 이성), 혈액 수혈, 약물 주입 시 오염된 주사 바늘의 이용, 태어나기 전 혹은 후의 산모-태아와의 교환	면역계의 T세포와 다른 부위 세포

에 영향을 끼치기 때문에, 술을 먹지 않거나, 간에 상처를 줄 수 있는 다른 약을 먹지 않는 것은 중요하다.

EBV의 잠복기는 꽤 길다. 아이들은 감염 후 1~2주 안에 증상이 나타날 수 있지만, 성인은 1~2달 동안 증상이 발현되지 않을 수 있다. 그러므로, 당신이 누구로부터 바이러스가 전파되었는지 알기 어렵고, 친구와 가족에게 바이러스를 전파하지 않는 것은 중요하다. 누구에게도 키스하지 말고, 음식과 음료수를 나눠 먹는 것을 피해라. 다른 사람들이 가까이 있을 때 재채기나 기침을 하지 말고 당신의 입과 코를 휴지로 가려라. 모든 증상이 사라진 후에도 활동성 바이러스의 일부분은 여러 달 동안 (몇 연구에 의하면 최고 6달) 타액에 존재한다. 그래서 당신에게 가까운 사람, 사랑하는 누군가에게 EBV를 전파하지 않기 위해서 여전히 경계를 할 필요가 있다.

궤양 (ulcers)

지난 세기 동안 소화성 **궤양**(위, 십이지장 또는 소장의 첫 부분 속의 궤양 또는 구멍)은 스트레스, 불안, 흡연, 알코올 등으로 인해 발생한다고 생각되어 왔다. 그러나 1933년 호주 출신의 두 명의 의학 조사원은 대부분의 소화성 궤양은 위가 감염되기 쉬운 사람들이 박테리아 감염에 의해 유발된다는 것을 알림으로써 의학계를 놀라게 했다. 수 년 동안, 이러한 관점은 회의적으로 생각되어 왔으나, 현재는 궤양의 90%가 부분적인 *Heliobacter pylori*에 의해 유발된다는 것이 명백하게 인식되고 있다. 이러한 박테리아가 위속에 존재하지 않는다면 궤양 또한 발견되기 어렵다.

미국인구의 30%는 H.pylori에 의해 감염되어 있고, 개발도산국에서는 약 70% 이상이 감염되어 있다고 추정하고 있다. 대부분 사람들은 어릴 때 감염되고, 그 당시에는 아무런 증상을 경험하지 못하지만 박테리아에 감염된 후에 궤양이 생긴다. 사람들은 언제든지 궤양을 앓을 수 있고, 성별에 상관없이 동등하게 영향을 받는다. 궤양을 유발하는 H.pylori는 위암 유발 가능성까지 높이는 것과도 관련이 깊다. 감염된 사람의 약 1%~3% 가량이 결국 위암으로 발전된다. 이러한 비율은 감염되지 않는 사람보다 6배나 높은 비율이다.

궤양의 가장 흔한 증상은 흉골과 배꼽사이에 극심하고 타는 듯 한 복부 통증이다. 이러한 통증은 위가 비어 있는 공복 시나 이른 아침시간에 빈번히 일어나지만, 언제든지 발생 가능하다. 그런 통증은 수분에서 수 시간동안 지속될 수도 있다. 음식을 먹거나 제산제를 복용해야만 안정된다. 드문 증상으로는 매스꺼움, 구토, 식욕 상실 등이 있다. 가끔씩 궤양성 출혈도 일어난다. 출혈이 오랜 시간동안 지속된다면, 허약과 피로를 동반한 빈혈을 유발할 수도 있다.

내과의는 다음의 검사를 통해 *H.pylori*감염에 의한 궤양인지 결정할 수 있다.

- 혈액 : 혈액 검사를 통해 혈액 속에 *H.pylori*이 있는지 확인 할 수 있다.
- 호흡 : 호흡 검사는 *H.pylori*에 의해 감염되었는지 결정할 수 있다. 이 검사는 인체에 무해한 액체를 한 시간 안

에 마신다. 호흡 견본은 *H.pylori*를 위해 검사 되어 진다.

- *내시경* : 당신의 주치의는 내시경을 해야 할지 결정해야 한다. 이 검사는 카메라를 가진 작은 튜브를 입을 통해 궤양을 관찰 하고자 위까지 삽입한다. 검사 하는 동안 조직 검사와 *H.pylori* 감염 검사를 위해 위 조직을 얻을 수 있다.

항생제는 궤양의 새로운 치료제이다. 치료는 한 두주 동안 항생제와 위의 산성을 줄여주는 약(Suerbaum & Michetti, 2002)의 복용이다. 이 치료는 극적인 의학적 진보이다. *H.pylori*를 제거하는 항생제 치료는 90% 정도가 궤양 치료에 효과적이다. 이 치료는 초기에 나아진 것 같다고 약을 중단하면 안 되고, *H.pylori*이 완전히 사라질 때 까지 지속적인 항생제를 복용하는 것이 중요하다.

간염 (hepatitis)

간염은 심각한 간 질환으로 알려져 있다. 지나친 알코올 소모, 살충제에 노출, 그리고 약들 과 같은 환경적 요소에 의해 일어날 수 있다. 또한 간염은 간세포를 감염시키는 몇 개의 다른 바이러스들 중 어떤 하나에 의한 감염으로 일어난다: 가장 일반적인 감염은 A형 간염, B형 간염, 그리고 C형 간염이다. 감염의 원인과 심각성은 바이러스마다 다양하다.

A형 간염: 이 바이러스(HAV)는 매년 대략 20 만 명의 미국인들에게 간 질환을 일으키지만, 그 중 100명도 안 되는 사람에게만 심각하다. 적어도 미국인들의 1/3은 A형 간염에 의해 감염이 된 적이 있고, 대부분은 가벼운 증상이고 완벽하게 회복된다. A형 간염의 일차 원인은 배설물을 통한 전파이다 : 감염된 사람이 다룬 음식을 먹거나, 오염된 물을 통해 감염된다. 화장실에 갔다 온 후 손을 씻지 않고 그 후에 음식을 만지는 것은 A형 간염의 일차적 전염방법이다. 감염의 증후는 황달, 피로, 식욕부진, 복부통증, 간헐적인 설사이다. 그 증상들은 대개 몇 주 안에 나아지고, 지속적인 증상은 보이지 않는다. 매우 효과적인 백신은 HAV에 노출될 가능성이 높은 사람이나 A형 간염이 널리 전파된 나라를 여행하는 사람들에게 이용가능하다.

B형 간염: HBV에 의한 간의 감염은 훨씬 더 많은 심각한 간 질환을 야기한다 : 그것은 만성 감염으로 간부전이나 간암을 일으킬 수 있고 사망에 이르게 할 수 있다. 백만 명 이상의 미국인들은 만성 B형 간염을 가지고 있고, 매년 대략 30만 명의 사람들이 B형 간염으로 새롭게 진단된다. HBV에 의한 감염된 모든 사람들이 증상을 나타내는 것은 아니지만, 황달, 피로, 복부 통증, 식욕 부진, 오심과 구토의 증상을 나타낸다. B형 간염으로 인해 매년 간 부전과 간암으로 약 6000명의 사람들이 죽는다.

HBV는 혈액을 통해 전염된다 : 간염은 혈액의 수혈, 약물을 주입 시 오염된 주사바늘의 사용, 극소량의 혈액이 교환되는 성교 행위(동성 혹은 이성), 감염된 산모가 태아에게 바이러스를 전해주는 주산기 때(임신 20주와 분만 8일 사이) 전염이 일어난다. B형 간염의 발병률은 효과적인 백신의 이용과 약물을 주입하는 사람과 성적활동이 왕성한 사람과 같은 고위험자들을 대상으로 한 예방 프로그램으로 인해 감소되고 있다. 현재는 수혈하기 위해 사용된 혈액은 HBV의 존재여부를 관례적으로 검사하고 있기 때문에, 수혈에 의한 감염은 더 이상 위험하지 않다.

백신은 이용가능하고, 모든 아이들은 B형 간염에 대해 예방 접종해야 한다고 추천한다. 게다가 B형 간염 노출의 고위험자 — 의료 종사자, 혈액투석 환자, 성적 행위자, 그리고 약물을 주입하는 사람들 — 모두는 HBV 백신을 예방접종하는 것이 충고된다.

C형 간염: HCV는 최근까지 다른 간염에 비해 알려지거나 편찬된 것이 적었기 때문에 silent epidemic이라고 불리어졌다. 그러나, 현재 간 이식의 가장 일반적인 이유는 HCV 감염이다. 미국의 400만 명은 만성 HCV 감염이라고 추정되고, 그들 중 많은 사람들이 결국에는 심각한 간 질환으로 될 것으로 추측되고 있다.

세계적으로, 거의 1억 7천만 명의 사람들이 HCV에 감염되었고, 더 많은 사람들이 에이즈(HIV)에 감염이 되었다고 추측된다. 미국 내 감옥에 있는 2백만 명의 사람들 중, 20~60%가 HCV에 감염이 되었고, 어떠한 치료도 받지 못하고 있다.

HCV는 1898년 이후에만 그 특성에 대해 연구되고 있다: 그 이전에는 수백만의 사람들이 그것에 대해 알지도 못하고 오염된 혈액으로부터 감염이 되었다. HCV는 하나의 바이러스가 아니라, 많은 바이러스가 연관되어 구성하고 있다.

용 어

궤양(ulcers) : H.pylori 로 감염된 작은 소장이나 위에 발병하는 개방성 sore(미란, 아픔)

간염(hepatitis) : 간염 바이러스 B,C 또는D에 의해 유발되는 심각한 간질환; 화학물질 또는 알코올에 의해 유발될 수도 있다.

인플루엔자 바이러스 처럼 HCV는 쉽게 유전적 정보를 바꿀 수 있다는 것이 백신을 개발 할 수 없고, 치료하기 어려운 이유 중 하나이다. HCV는 오직 혈액과 혈액의 산물에서 전파된다 : 이것은 평범한 접촉으로 전파되지 않는다.

일반적으로 HCV에 감염된 미국인들은 바이러스가 확인되기 전인 20년 전보다 더 오래전에 감염이 되었다. 심지어 대부분의 사람들은 증상이 나타나기 전까지 그들이 바리어스를 옮기고 있는지 조차 알지 못했다. 항체에 대한 민감도 검사는 그 사람이 HCV에 감염이 되었는지 감지할 수 있고 다른 검사는 혈액속의 HCV의 수준을 감지할 수 있다. 치료는 두 개의 항바이러스 약물, 인터페론과 ribavarin 을 6달 동안 사용하는 것이다.: 이들 약물은 감기와 같은 증상, 피로 등과 같은 부작용을 일으킨다. HCV의 수준은 치료의 끝과 6달 후에 검사한다. HCV 는 음성검사를 통해 완치되었음을 알 수 있지만, 약 50%의 환자만이 완치된다(Lauer and Walker, 2001).

오늘날, 미국에서의 HCV 감염의 위험성은 정맥주사를 맞을 시 주사바늘을 공유하는 사람, 환자를 치료하는 도중 사고로 바늘에 찔린 의료 종사자를 제외하고 꽤 낮다. 수혈 시 공급되는 혈액은 HCV에 대한 검사가 이루어지고 있기 때문에 안전하다. 그러나, 세계의 다른 지역에서의 HCV 감염은 특히 혈액 수혈에서 여전히 위험한 편이다. 현재 또는 가까운 미래에 백신을 사용할 수 없기 때문에 예방은 필수적이다.

D형 간염: 이 바이러스(HDV)는 스스로 성장하지 못하기 때문에 불완전하고 HBV 감염이 존재해야지만 감지된다.

E형 간염: 이 바이러스(HBE)는 오염된 음식과 물, 대변을 통해 전파된다는 점에서 HAV와 비슷하다. A형 간염과 같은 증상을 보이고 만성 간염으로 진행되지는 않는다. E형 간염은 위생이 불결한 후진국에서 일차적으로 일어난다. 이 지역을 여행하는 사람들은 병에 담겨져 있지 않은 물을 마시는 것, 얼음을 사용하는 것, 또는 신선한 과일과 야채를 먹는 것이 오염될 수도 있기 때문에 자제해야 한다. 현재는 E형 간염에 대한 백신이 없다.

바이러스가 간염의 일차적 원인이라 할지라도, 비 바이러스성 간염으로 고통 받는 아일랜드의 골프 선수를 기억해야 한다. 그는 골프공을 치기 전 그의 골프공들을 깨끗이 하기 위해 각 홀마다 골프공을 혀로 핥았다. 골프공의 제초제 잔여물이 결국 그의 간을 손상 입혔고 간염을 일으켰다. 제초제는 골프 코스의 잡초를 관리하기 위해 심하게 사용되고 있었고 그 화학물질은 골프공이 잔디 위를 구를 때 묻어져 나왔다.

프리온 병 (prion diseases)

모든 박테리아와 바이러스는 DNA(경우에 따라 종종 RNA)속에 유전정보를 가지고 있다. 식물과 동물의 모든 세포들은 그들의 DNA속에 유전 정보를 가지고 있다. 하지만 감염 인자(infectious agents)는 어떠한 유전 정보(DNA 또는 RNA)도 포함하고 있지 않다는 의견이 수년 전에 제안되어 졌지만, 여전히 감염인자는 질병을 유발할 수 있었기에 그러한 생각은 회의적이었다. 하지만, 최근에는 질병 유발 인자에 관한 증거들로 인해 그러한 생각이 점점 강력해지고 있다. 이런 특이한 감염인자들을 **prion**(단백질과 관련있는 감염 인자)이라고 한다. 현재 prion에 의해 prion disease으로 불리는 좀처럼 보기 힘든 뇌질환을 유발한다고 생각되어진다. 이 발음하기도 어려운 질병인 prion 병으로 인해 죽은 사람들은 "spongy"—부검 시 구멍으로 가득 찬 뇌가 보임—의 특성을 지녔다.

가끔씩, prion병은 양, 소류의 반추동물들에게 발병한다고 알려지고 있다. 그러나 이런 질병이 사람으로 전염된다고 생각되지는 않았다. 그렇지만 몇 년 전, 영국에서 몇몇의 사람이 prion으로 인한 뇌질환(야콥-크루크 펠트 병의 변종, 스펀지형태의 뇌질환)과 비슷한 증상이 나타났기 때문에 그런 생각 들은 모두 바뀌어졌다. 사람들을 감염시킨 prion은 소의 뇌에 있는 것과 같은 prion이였고, 소 또한 prion 뇌 질환으로 죽었다는 사실이 보고되었다. 이로 인해 광우병이란

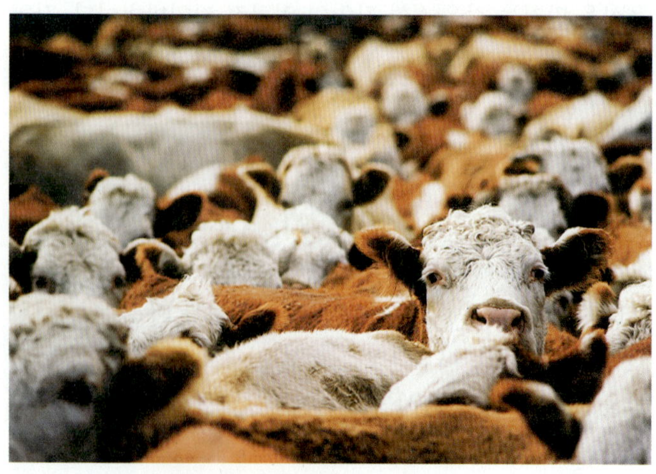

지금까지, 미국 가축들은 프리온으로부터 자유로운 것 같다. 그렇지만, 세심한 주의와 관찰이 계속 이루어져야 한다.

용어가 수면 위로 떠올랐고, 많은 사람들은 프리온 병에 지대한 관심을 가지게 되었다. 전 세계적으로, prion질환에 감염된 육고기와 사람들에 의해 가공된 육제품 에 대한 전염 가능성에 큰 관심을 유발하였다. 2001년 까지 광우병으로 인해 약 백여 명의 사람이 영국과 유럽지역에서 죽었다(Yarm, 2001).

광우병의 제거를 위해 수백만의 소들은 영국에서 도살되었다. 유럽과 다른 나라들은 영국산 쇠고기와 사료의 사용을 수 년 동안 금지하였다. 그러나, 최근에는 감염된 소들이 다른 유럽지역에서 발견되고 있다. 또한 몇몇의 사람들이 야콥-크루크 펠트 병의 변종으로 죽어가고 있다. 다른 나라의 소들이 감염된 소와 양으로부터 나온 사료를 이용함으로써 감염되고 있다.

운 좋게 미국에서는 아직도 광우병이 발병했다는 사실은 없다. 그들의 육류 공급은 안전하다. 그러나 검역되지 않은 많은 육류 생산물들이 미국으로 들어오기 때문에 그들 또한 염려하고 있다. 이 질환에 대한 염려의 증거로 미국 적십자사에서 2001년 초에 1980년 이후로 유럽을 여행한 사람으로부터는 헌혈을 받지 않는다는 것이다.

prion과 prion에 의한 질병 유발 가능성은 여전히 논쟁의 여지가 많다. prion병은 감염되기 쉬운 사람들에게만 발병하고 대부분의 사람들에게는 영향을 끼치지 않기 때문이다. 만약에 prion이 사람들이 먹는 육류에 의해 쉽게 감염되었다면 수 년 동안 감염된 육류가 있었던 영국에서는 훨씬 더 많은 사람들이 죽었을 것이다. 그러나, 증상이 명백해지기까지 10년 정도 걸리기 때문에, prion으로 감염된 육류의 전염 원인의 가능성은 여전히 염려스럽다.

사람들에게는 prion 질환은 극히 드물고 공중 보건 문제로 간주 하지는 않지만, 많은 사람들이 prion 감염의 염려로 인해 육식을 그만 두었다. 육류 속에 prion의 존재 여부를 감지 할 수 있는 검사가 가능하고, 이 검사는 미국산 육류의 안전성을 확신하는데 사용되고 있다. 그래서 (아마 추측 컨데) 비록 박테리아로 오염된 육류는 여전히 문제이긴 하지만 육류로 인해 prion 병에 걸릴 것을 걱정할 필요는 없다.

최근 생겨난 전염성 질환
(an emerging infectious disease)

서부 나일강 열 바이러스(West Nile virus, WNV)는 많은 세계의 지역—아프리카, 중동 지역, 인도, 인도네시아 그리고 유럽의 몇몇 지역—에서 출현되었다. 그러나 1999년 여름까지 WNV는 미국에서 보고되지 않았다. 미국에 존재하고 있다는 첫 단서는 뉴욕의 Bronx 동물원에서 일어났다. 많은 수의 까마귀가 동물원 안에서 죽은 채로 발견되었다: 동물원에 있는 다른 새들의 죽음도 이 사건에 이어 일어나게 되었다. 이 같은 일 후에 뉴욕에 사는 몇몇 사람들이 뇌염의 증상으로 병원에 입원하였다. 혈액 샘플을 검사하였고 혈액에서 이전에 이스라엘에서 발견된 WNV와 유전적으로 같은 바이러스의 RNA가 발견되었다.

모기는 감염된 새나 다른 동물을 물은 후, 사람에게 WNV를 전파한다. WNV는 사람에게서 2주의 잠복기를 거친 후에 혈액뇌장벽(많은 감염성 요소가 뇌에 도달하는 것을 제한한다) 을 통과하여 신경계를 감염시킨다. 몇몇 사람은 뇌와 신경계에 바이러스가 감염되기만 하면 진전, 발작, 마비, 혼수상태, 그리고 사망과 같은 증상이 나타날 수 있다(Peterson, Roehrig, and Hughes, 2002). 좋은 소식은 WNV에 감염된 모기에 의해 물린 대부분의 사람들은 심각한 증상이 발현되지 않는다는 것이고, 어떠한 합병증 없이 완벽히 회복된다는 것이다.

아무도 확신 할 수 없지만, 바이러스는 외국에서 감염된 새가 국내에 유입되었을 때 같이 유입되었을 것이다. 모기가 감염된 새를 물었다면, 감염의 사이클이 시작할 수도 있다. 또는 WNV 에 감염된 사람이 미국에 올 수도 있고, 모기에 물린 후 그 모기가 다른 사람이나 새를 물을 수도 있다. 그 바이러스가 사람과 포유동물을 감염시킬지라도, 일차적 숙주는 조류이다. 1999년 뉴욕의 West Nile 뇌염의 발발은 많은 새, 말, 고양이를 죽였다. 또한 62명의 사람에게 심각한 질병을 야기했고, 7명은 죽었다.

1999년 겨울, 미국 동부에서의 발병으로 모기는 바이러스와 함께 사라졌다. 그러나 겨울에 남쪽으로 간 감염된 철새들이 봄에 바이러스를 가지고 돌아올 것이라는 것이 우려되었다. 2002년의 겨울에 WNV 감염으로 사람과 동물의 건강에 위협을 가한다는 것이 확실해 졌다. 타이어의 운송 과정에서 유입되었다고 추정되는 아시아에서 온 새롭고, 공격적인 모기는 바이러스의 매개체로서 특히 효과적이다. 60종

용 어

프리온(prion) : 유전정보를 가지고 있지 않는 단백질 관련 감염요인, 그럼에도 드문 감염성 질환을 유발할 수 있다.

글로벌 웰니스

위험한 신종 호흡계 바이러스의 출현

2002~2003년, 중증의 *급성 호흡계 신드롬(SARS)*은 중국의 광동지역에서 출현하였고 중국의 다른 지역과 다른 나라에 퍼지기 시작하였다. 이 질병은 흔히 감기를 유발하는 *coronaviruses*과의 새로운 변종에 의해 유발되었다. civet(중국의 일부 지역에서 육류로 팔리는 고양이의 한 종류)이라 불리 우는 동물로부터 유래된 신종 coronaviruses는 치명률이 약 15%정도인 중증의 호흡기 질환을 유발한다. 이 질병은 감염된 여행객들에 의해 전 세계적으로 급속히 확산되었다. 이 질병의 확산을 막기 위한 노력의 일환으로, 2003년 초에 WHO(세계 보건 기구)는 여행자 지침 초판을 발행했다. WHO에서는 중국, 싱가포르, 홍콩 등 SARS의 영향을 받은 지역의 불필요한 여행을 자제하라고 권했다. 미국 및 전 세계적으로 공중 보건 관련자들은 SARS의 영향이 있는 지역 여행을 규제하고 감염된 사람을 격리시킴으로써 SARS의 확산을 막을 수 있기를 희망했다. 운이 좋게도, 전 세계적인 노력은 SARS의 확산을 막는데 성공적이었다. 2003년 7월에, 여행 규제는 해제되었고 후에 SARS의 발견은 거의 없었다. 그러나 바이러스가 재출현 하지 않을 것이라는 보장은 없다. 많은 바이러스 감염은 순환하고 일 년의 어떤 한 시점에서만 발현하는 경우가 있다. 그러므로 건강 관리자들은 조심성 있게 미래를 전망해야 한다.

이상의 새들이 이미 WNV에 감염되었고 흰머리 독수리 같은 종은 멸종의 위기에 처했다. 다른 종들도 심각하게 멸종되어갈 것이다. 말과 다른 동물들 또한 감염되었고 어떤 것은 감염으로 죽을 지도 모른다.

2002년의 가을에, 전 세계적으로 퍼진 전염병에 대한 최초의 두려움은 확인되었다: WNV와 관련된 환자는 44개의 주와 콜롬비아 특별구에서 3000명이 넘는다고 보고되었다. 이들 중 많은 환자는 심각한 신경학상의 질병으로 고통 받지만 결국에는 회복되었다. 이 질병의 확산과 보고된 대상자의 수는 내년에도 증가가 계속될 것이다. 모기의 관리는 최선의 방지책이다: WNV가 유행하는 지역에서 감염된 모기를 피하는 것은 사람들에게 권해진다. 모기방충제는 감염을 예방하는 데 도움이 될 것이다.

바이러스가 발견된 지역에서 감염을 예방하는 지침은 다음과 같다.

- 모기가 활동하는 이른 저녁에 바깥 활동을 피해라
- 숲과 습지대와 같이 감염된 모기가 사는 지역에서는 팔과 다리를 감싸는 옷을 입어라.
- 옷에 방충제를 뿌려라
- 몸의 노출된 부위에 방충제를 삼가라.(방충제의 사용에 대한 모든 경고문을 읽어라)
- 집에 많은 모기가 있다면 침대 주변 특히 아이들이 자는 곳에 모기망을 설치해라.

사람들과 동물들이 지구의 한 부분에서 다른 부분으로 빠르게 이동하는 지구촌화가 됨에 따라 더 많은 감염성 질병은 나타날 것이다. 사실, 최근의 감염성 질병은 미국의 심각한 건강 문제 중의 하나이다.

감염에 대항하는 면역계
(the immune system battles infections)

인체에 침입하여 질병을 유발시킬 수 있는 전염성이 있는 것은 바이러스, 박테리아 등 많은 종류의 미생물체등이 있다. 대부분의 사람들은 그것들이 인체에 침입하면 질병을 유발하는 과정을 막거나 그것들을 파괴할 수 있는 방어 메커니즘을 가지고 있기 때문에 잘 견뎌낼 수 있다. 우리의 **면역계**가 전염체와 외부 물질이 들어 왔을 때 우리 몸을 보호하기 위해 활동을 하기 때문에 전염성 질환에 잘 걸리지 않는다.

면역계는 성장함에 따라 발달한다. 태어났을 때, 신생아는 모체의 혈액으로부터 받은 항체로 전염성 질환으로부터 보호 받는다. **항체**는 비활성화상태인 바이러스나 박테리아 또는 질병을 일으키는 해로운 물질들을 인지할 수 있는 단백질이다. 영아들은 그들의 면역계가 성장하는 동안 신생아기 또는 그들이 살아가는 동안 그들을 보호할 수 있는 항체들을 모유로 부터 얻을 수 있다.

수많은 요소들이 면역계의 성장과 발달을 방해한다. 아마도 가장 중요한 요소는 영양 불균형이다. 특히 어린 나이 일 때는 더욱 그러하다. 충분한 영양 섭취가 없다면 그들의 약한 면역계는 대항할 능력이 없기 때문에 아이들은 감염되기 쉬워 진다. 부적절한 영양 섭취와 감염성 질환들은 전 세계의 후진국과 개발 도산국에서 아이들이 사망하는 가장 큰 이유이다. 또 면역계의 성장에 영향을 주는 다른 요소로는 유전적 장애, 바이러스 감염, 스트레스, 많은 약물, 담배와 알코올 등의 화학물질이 있다.

림프계 (the lymphatic system)

림프계는 거대하고 복잡한 면역계이다. 림프계는 감염성 질환으로부터 인체를 보호하는 많은 세포와 기관들로 이루어져 있다(그림 12.5). 림프관은 림프액으로 가득 차 있고 수많은 림프관 사이에는 **림프절**이 있다. 감염체나 질병유발 인자들을 여과하기 위해 목 안, 팔 아래, 서혜부 등 인체에 있는 림프절이 부어 "swollen glands (부은 선)"을 경험 했을 수도 있다. 그러므로, 선이 부은 것은 인체가 감염에 대항하여 방어하고 있다는 것이다.

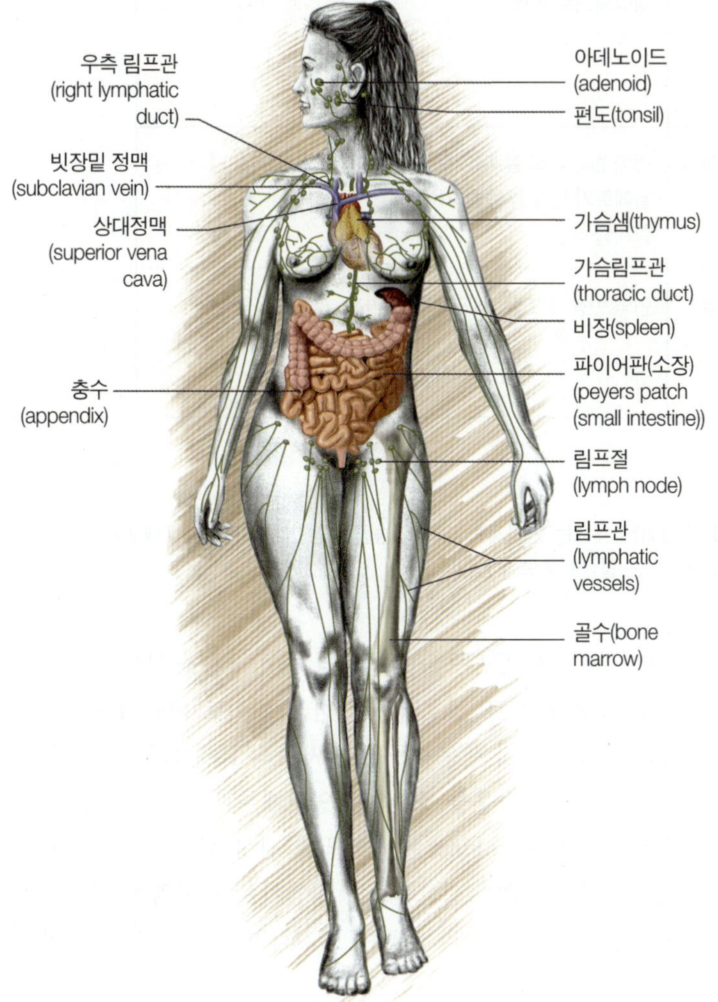

■ 그림 12.5

림프와 면역계

골수, 림프절, 그리고 그 밖의 면역계의 조직들이다. 림프계는 감염성 질환으로부터 인체를 보호하는 많은 기능을 수행한다.

골수, 편도, 인두, 비장, 흉선 등은 감염체에 대항하여 면역반응을 하는 세포들을 생산한다. 바이러스나 박테리아가 인체에 침입했을 때 면역계는 여러 방법으로 감염체를 파괴하는 다양한 종류의 백혈구를 생산한다(그림 12.6).

우리 몸을 순환하는 **T-세포**(T림프구)는 인체에 감염체가 침입해 오는 즉시 그들을 공격할 준비를 하고 있다. T-세포는 박테리아, 바이러스, 다른 병원체의 표면에 있는 특이한 단백질의 "이질성" 을 인지하기 때문이다. T-세포의 반응은 감염체를 없애거나 그들을 비활성 상태로 만들기 때문에 **세포 매개성 면역**이라 한다. T-세포가 이질성을 인지한다면, 대식세포와 다른 면역 세포들이 인체에 있는 감염체를 제거하거나 파괴한다.

B-세포(B-림프구)는 최종적이고 가장 효과적인 면역체계이다. B-세포의 반응을 **체액성 면역**이라 한다. B-세포는 인체에 해롭거나 이질성을 가진 다른 물질이나 단백질을 인식하는 항체를 생산함으로 작용한다.

포유류는 사람과 비슷한 면역계를 가지고 항체를 생산한다. 이러한 면역작용은 지구상에서 태초에서부터 발전하였다. 이러한 기능을 가진 면역계가 없었다면, 인류와 다른 동물들은 감염체의 침입에 쉽게 죽었을 것이다. 모든 포유류는 이런 면역계가 비슷하기 때문에 연구자들은 쥐나 다른 작은 동물들을 이용하여 사람의 면역 반응을 연구하였다.

바이러스나, 박테리아, 그 외의 다른 감염체의 이단백질을 **항원**(항체 생산자)이라 한다. 모든 사람들은 감염을 유발하

용 어

면역계 : 감염체와 해로운 이물질로부터 인체를 보호하는 기관과 세포가 상호작용 하는 것

항체 : 비활성 상태인 바이러스, 박테리아와 유기체와 독성을 지닌 이물질이 인체에 침입했을 때 인지하는 단백질

림프계 : 인체 내에 이질적인 이물질과 유기체들을 추적하는 혈액계 ; 면역계는 림프계의 일부분

림프절 : 감염을 유발하는 유기체와 이물질을 감지하는 림프관 사이의 절

T-세포 : 인체에 침입한 이물질을 공격하는 면역세포

세포 매개성 면역 : 감염에 대항하는 T-세포의 반응

B-세포 : 항체를 생산하는 면역 세포

체액성 면역 : 감염에 대항하는 B-세포의 반응

항원: 항체를 형성하게 하는 감염성 유기체의 외부 단백질

백혈구 세포 종류	서술적 묘사	기능	생명
중성구	둥글다: 많은 엽의 핵이 있고, 헤모글로빈은 없다, 분홍-자주의 **세포질 과립**	세포성 방어-작은 미생물의 포식세포	1시간~3일
호산구	둥글다: 두 개의 엽의 핵, 헤모글로빈 없음, 오렌지-붉은 색의 strain 성 **세포질 과립**	세포성 방어-기생충 같이 큰 미생물의 포식세포: 알레르기 반응에서 항 염증성 물질을 떼어놓음	8~12일
호염기구	둥글다: 유전적으로 두 엽의 핵, 헤모글로빈 없음, 크고 자줏빛의 스트레인성(purple-staining) **세포질 과립**	염증성 반응 -염증 반응을 일으키는 화학 물질을 파열시키고 떼어놓는 과립이 있음	1시간~3일
단핵구	둥글다: 신장 모양의 **하나의 핵**, 세포질 과립이 없다, 세포질은 청색 띔	다른 외부 물질과 미생물의 대식세포로 변함	몇 일~몇 달
B 림프구	둥글다: 둥글고 **하나의 핵**, 세포질 과립은 없음	면역 반응과 조절, 때때로 알레르기 반응을 유발하는 항체를 생산	몇 일~ 몇 년
T 림프구	둥글다: 둥글고 **하나의 핵**, 세포질 과립은 없음	면역 반응과 조절: 세포성 면역 반응	몇 일~ 몇 년

■ 그림 12.6

백혈구의 특성

모든 백혈구 세포는 골수에서 생성되고 다른 기관에서 성숙되어 특성화 된다. 특성화된 세포는 면역계의 다른 기능을 수행한다. B세포와 T세포는 감염된 세균과 바이러스, 그리고 다른 물질의 외부 단백질을 인식한다. B세포는 항체를 생성하는 혈장세포로 작용한다.

는 항원들을 감지할 수 있는 B-세포의 무리를 혈액 속에 가지고 있다. 인체에 존재하는 수백만의 다양한 B-세포들의 무리들은 어떻게 발달하는지 신비하지만, 대부분은 잘 알려져 있는 복잡한 과정이다 .

특정한 B-세포는 특정 바이러스나 박테리아에 있는 항원을 인지 할 수 있고 저절로 더 많은 B-세포를 만들어 낸다. 결국, 이러한 B-세포(이 단계에, 혈장 세포라고 한다)는 인체에 있는 모든 종류의 감염성 바이러스나 박테리아의 다양한 종류의 항체를 합성한다. 항체는 침입자를 인지하고 비활성 상태로 만든다. 백혈구는 그것들을 파괴한다. 항체는 감염 후 약 일주일이 지나면 생긴다. 그렇기 때문에 신속하게 반응 할 수 있는 면역 방어 메커니즘 또한 필요하다.

B-세포와 T-세포는 완벽한 면역 방어 작용을 위해 복잡한 경로를 통해 서로 상호작용을 한다. **사이토카인**(cytokines)이라고 불리는 작은 분자들은 B-세포와 T-세포의 활동성을 조정한다. 면역반응을 조절하는 인터페론과 인터 루킨 등의 많은 자연적 Cytokines은 생명공학 관련 회사에서 생산된다. 이러한 몇몇의 생산품들은 항암치료와 면역계 기능이 손상된 다양한 병들의 치료에 잠재적인 약으로 시험 삼아 사용되고 있다.

T-세포 또한 그들의 구체적인 기능에 따라 다양한 종류로 나뉜다. Helper T-세포는 B-세포를 증식시킨다. Killer T-세포는 암세포와 병원체를 파괴하고 억제 T-세포(suppressor t cell)는 다른 면역세포의 성장을 지연시킨다. CD4라 불리는

특별한 T-세포는 AIDS의 성장과 진보의 중요한 표지자(Indicator)이다. 혈액 속에 CD4가 어느 정도 있다면 그 사람은 에이즈의 특성을 지닌 24가지 이상의 감염성 질병 중 하나를 야기 할 수 있는 수많은 병원체에 감염되기 쉬운 상태이다.

면역화 (immunizations)

현대 의학의 가장 큰 업적 중 하나는 세균과 그보다 더 중요한 바이러스로 인한 심각한 감염성 질병들을 예방하는 **면역법**(예방주사)을 발전시켰다는 것이다. 바이러스성 질병(백일해, 홍역, 볼거리, 간염, 천연두, 소아마비)은 미국에서 사라졌거나 눈에 띄게 감소되었다.

예방주사는 **백신**이라는 물질을 투약하거나 주사한다. 여러분이 예방 주사를 맞으면 비활성 상태의 바이러스, 세균, 독소의 특정한 단백질이 몸 안으로 주입된다. 신체의 면역계는 감염체를 비활성화로 만드는 항체를 생산함으로써 반응한다. 당신이 활성화된 바이러스로 질병이 걸리더라도 예방주사에 의해 보호되며 항체를 생산한다.

예를 들어, 앉은뱅이 질병인 척수성 소아마비는 소아마비 백신(polio vaccine)의 넓은 이용으로 미국 내에서 근절되었다. Jonas Salk는 1954년에 화학적으로 비활성 바이러스들을 이용하여 첫 번째 소아마비 백신을 만들었다. 현재 이용되고 있는 소아마비 백신은 1957년, Albert Sabin 이 유전적으로 비활성의 바이러스에서 추출하여 만든 것이다. 비활성 바이러스를 이용한 이 두 가지 방법은 죽은 바이러스가 질병을 야기하는 것을 예방하고 장기적인 면역력을 준다. 그러나 매년 소수의 소아마비 환자들이 현재 사용되고 있는 소아마비 백신으로 인해 생겨났다.

일반적으로 예방주사는 안전하고 많은 감염성 질병을 예방하는데 효과적이다. 예방주사는 어린이와 성인 모두에게

용어

사이토카인(cytokine): B세포와 T세포의 활동을 조정하는 작은 물질

면역법: 세균과 바이러스로 야기되는 다양하고 심각한 질병을 예방하기 위한 예방 주사

백신: 주사로 주입하거나 섭취하는 비활성화 된 세균이나 바이러스; 항체 생산에 반응하고 오래 면역력을 제공한다.

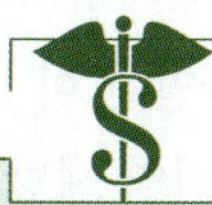

달러와 건강 상식

향균제품과 "Superclean" 집들

집안을 깨끗하게 청소해주는 사업은 사람들의 세균이나 질병에 대한 두려움을 없애줌으로서 많은 돈을 벌수 있을 것이라는 것을 발견하였다. 부엌, 화장실 등의 집안 구석에 있는 세균을 파괴하는 700개 이상의 집안 향균제품(triclosan은 가장 흔하게 비누나 세제에 포함된 향균제이다.)이 팔리고 있다(Levy, 2001). 게다가 현재 향균제는 슬리퍼, 베개, 매트리스, 수건, 침대 시트나 음식 저장 용기에도 포함되어 있다. 여러분은 심지어 향균 처리된 젓가락까지 구입할 수 있다. 어디까지 그것을 멈추게 할 수 있을까? 그러한 것은 없다. 이러한 물건을 생산하는 회사들은 어디든지 그들 나름대로 제품을 생산한다. 세제나 세척제 등을 팔기 위해 기업들은 미생물체 오염에 대한 대중들의 두려움을 조장하고 있다. 사실은, "superclean" 집에 생활한다는 것은 건강한 생활방식과 생활환경에 도리어 역효과를 유발한다. 집 안과 밖에 있는 상주균 노출은 어린 아이들의 면역계 발달에 필수적인 과정이다. 우리의 모든 것, 우리의 피부, 소화계, 다른 인체의 일부분에는 정상균이 존재한다. 우리 몸의 정상 상주균이 불균형 상태라면, 해로운 박테리아에 의해 감염되기 쉽고 질병 상태일수도 있다.

동물의 먹이에 무차별적인 향균제 사용처럼 우리의 가정에 널리 이용되는 향균 제품들로 인해 항생제에 대한 내성이 증가한다. 그러므로 환자들이 감염되지 않도록 청결한 상태를 유지해야하는 것이 필수적인 곳인 병원이나 의료 기관에서 항생제가 쓸모없게 된다. 수많은 가정용 항균제로 인해 내성이 생겨서이다.

탄저에 대한 두려움이 있는 동안, 수백만의 가정에 탄저 공격 시 필요한 항생제ciprofloxacin를 쌓아 두었다. 화장실 캐비넷에 있었던 "cipro"는 사람들이 아플 때마다 무분별하게 사용되었다. 게다가, 사용되지 않는 cipro는 환경으로 날아가거나 항생제 내성에 관한 복잡한 문제를 유발했다.

몸이나 집안을 깨끗이 하기 위해 사용되어 지고 있는 향균제품이 필요가 없다는 것이 기본 생각이다. "superclean" 가정은 여러분의 건강에 좋지 않다. —그리고 환경에도 (Vastag,2002). 기업의 이득만 주는 무분별한 가정용 향균제 사용을 자제하자.

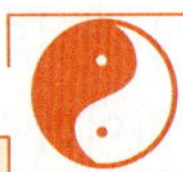

웰니스 지침

허브로 인한 면역 증진

몇몇의 허브치료는 면역계를 자극함으로 효과적이고 안전하다. 우리에게 cornflower 로 잘 알려진 허브 "echinacea" 는 면역을 증진시킨다. 즉, 인체의 어떤 부분을 자극함으로 감염이나 질병시 우리 인체가 면역작용을 더 잘 하게끔 도와준다. echinacea의 실험에 따르면 echinacea는 임파구(phagocyte)를 자극함으로 암세포나 감염체를 파괴하는데 도움이 된다고 한다. echinacea는 interferon과 tumor괴사 요소, 감염체와 암세포에 대항하는 물질을 구성하는 데 자극을 준다. 다른 연구에서는 관절염 증상 관리법인 스테로이드 치료시 약 50%정도 영향을 준다는 보고가 있다. 몇 몇의 사람들은 감기 초기 증상있을때 echinacea를 이용하니 하루 만에 그 증상이 사라졌다는 보고가 있다. 어떤 연구에서 echinacea는 면역계를 자극하는 그들의 능력을 잃기 때문에 매일 그것을 이용한다면, 며칠정도 그것을 이용하다가 며칠은 사용을 중단다면 그것의 자극적인 영향은 유지할 수 있다.

면역계 자극하는 다른 허브는 수 천년동안 아시아와 중국에서 이용된 *Astragalus membranaceus*이 있다. 그 뿌리는 끓이거나 말려서 차나 묽은 스프 형태로 이용된다. 허브에 관한 과학적 연구에 따르면, 면역계의 모든 기능을 자극한다고 한다—특히, 면역체의 시초인 골수에서의 줄기 세포의 생산. goldenseal 또한 면역계를 증진하는 것이라고 알려져 있다.

권해지지만, 어린 소아에게 예방주사는 아주 중대한 문제이다. 다른 예방주사는 특정 질병에 노출 될 위험이 있는 사람에게만 권해진다. 예를 들어, 콜레라, 장티푸스, 또는 소아마비가 유행되고 있는 지역을 여행하는 사람들은 이들 질병에 대한 예방주사를 맞아야 한다.

음식을 다루는 종사자들은 간염에 노출될 수도 있다. 그 바이러스 각각의 백신을 맞아야 한다. 감기와 같은 질병에 대한 예방주사는 대개 나이가 많거나 천식을 가지고 있는 사람들같이 폐 감염에 걸릴 수 있는 사람들에게 권해진다. 인플루엔자 예방주사는 부분적으로만 효과적이고, 효과가 일시적이기 때문에 건강한 사람들에게는 권해지지 않는다.

최근에 추과 된 효과적인 백신은 B형 간염에 대한 것이다. 미국에서는, 매년 B형 간염 환자가 약 30 만 명으로 진단된다. B형 간염은 간 질환으로 인한 사망이나 간암을 유발하는 심각한 바이러스성 질병이다. 몇몇은 감염된 후 가벼운 증상만을 경험하지만, 다른 사람들은 서서히 간을 파괴하는 만성 간염으로 발전한다. B형 간염이 이 같은 심각한 질병을 야기하기 때문에 영아의 B형 간염 예방주사를 강력하게 권장한다.

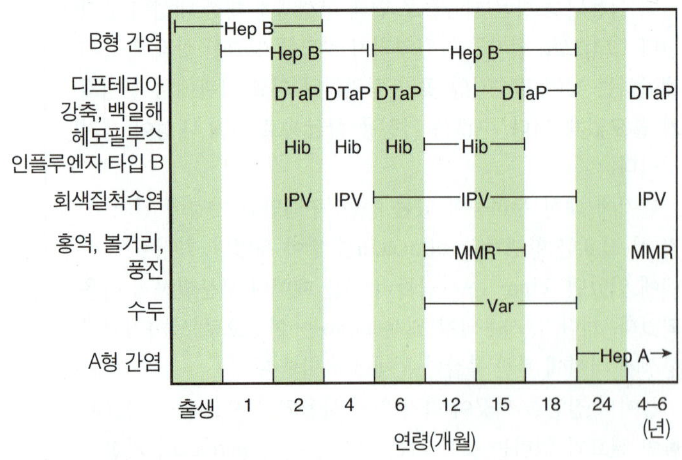

■ 그림 12.7

아동을 위한 예방접종 권고

수두 접종은 권고되지만, 선택적이다. 그림 안의 표시는 예방접종을 위한 허용된 시간 간격이다.

논쟁에도 불구하고 예방주사는 안전하다 (vaccinations are safe despite controversy)

예방주사는 가장 큰 공중 보건 업적 중의 하나이고, 감염성 질병으로 인한 병과 사망의 극적인 세계적 감소의 으뜸 원인 중 하나로 크게 인식되어진다. 천연두는 예방주사에 의해 세계에서 근절되었고, 소아마비는 근절되기 직전이다. 1912년 이래로, 질병관리와 예방센터(CDC)는 백신의 도입 전과 후의 질병 유병률을 기록하고 있다. 게다가 완벽하게 근절된 질병도 있고, 홍열, 디프테리아, 볼거리, 루벨라 환자는 99%의 감소하였고 백일해는 97% 감소하였다.

예방주사는 100% 안전하진 않다. 가끔씩 며칠 내에 사라지는 일반적인 가벼운 증상들도 있다. 대략적으로, 예방접종자의 100만 명당 한 명꼴로 심각한 신경학적인 손상이나 사망이 발생한다. 이런 경우는 정말로 비극적이지만 예방주사를 맞은 100만 명의 삶이 이것을 메운다고 보면, 예방 주사는 아마도 아스피린을 먹는 것만큼 안전하다. 그러나 최근 들어, 이 같은 확실한 증거에도 불구하고 소수의 반대하는 사람들은 예방주사가 안전하지 않고, 불필요하다고 공격하고 있다. 특정 백신과 부작용에 대한 근거 없는 비판은 다음과 같다.

백신	**부작용**
홍역	자폐증
디프테리아, 백일해, 파상풍(DPD)	영아돌연사
B형 *헤모필루스 인플루엔자*	당뇨
B형 간염	다발성 경화증

유아기 때 빈번한 예방 주사로, 아이의 상태가 짧게 변하는 것은 그리 놀랄 일이 아니다.

그로인해 예방주사를 비난하고, 그 원인을 찾으려고 하는 부모들 또한 놀랄 일이 아니다. 드문 문제이기에, 한 의학 전문가는 충고한다. "모든 아이들은 잘 개발되고 잘 추후 관리된 백신으로 많은 질병에 대항하도록 보호받아 마땅하다."

알레르기의 이해 (understanding allergies)

알레르기는 인체에 해롭지만 흔치 않는 **알러젠**(allergen)이라고 불리는 이물질의 면역계 반응이 다. 꽃가루, 곰팡이, 집안 먼지, 동물 털, 음식, 약물, 화학물질 등의 물질은 알러젠으로 작용한다. 인체는 특정 항체(immunoglobulin E, or IgE)를 합성함으로 알레르기 반응을 일으킨다. 누구도 왜 알레르기 반응이 일어나는지, 그것이 우리에게 주는 이득이 무엇인지 입증하지 못하였다. 그러나 현재, 수백만 명의 사람들은 알레르기 반응의 이유를 설명할 수 있다.

알레르기 반응은 점액분비, 피부, 호흡 기관, 소화관 세포 등에 많이 있는 염증을 일으키는 화학물질 **히스타민**(histamine)의 분비를 동반한다. 이것은 대부분의 일반적인 알레르기 반응이 왜 피부(습진, 두드러기, 접촉성 피부염)와 호흡 기관(천식, 건초열)과 소화관(설사, 구토, 종창)과 관련이 있는 이유이다.

접촉성 피부염 (contact dermatitis)

접촉성 피부염은 피부에 닿는 수많은 것들이 발진과 같은 알레르기 반응을 일으키기 때문에 수백만 명의 사람들에게 영향을 끼친다. 독성을 지닌 담쟁이 덩굴이나 오크(참나무의 일종)가 자라는 숲속을 걷는 것은 민감한 사람에게 심각

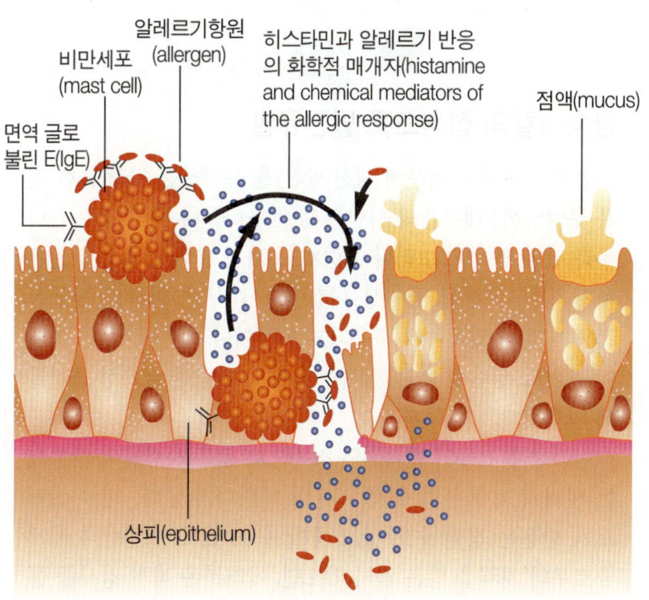

■ 그림 12.8
알레르기 반응의 화학
알레르기항원(식물이나 벌레 또는 다른 조직으로부터 온 물질)은 비만세포에서 항체 단백질과 결합한다. 이것은 히스타민과 알레르기 반응을 특징짓는 다른 염증 물질들을 방출한다. 이 반응은 주로 코, 폐, 피부, 소화관 등에서 나타난다.

한 발진을 유발할 수도 있다. 망고의 껍질을 벗기는 것도 망고 알레르기가 있는 사람에게 발진을 일으킬 수 있다. 그러나, 그들은 알레르기 반응의 경험하지 않고 과일의 속 또한 먹을 수 있다.

피부염이 증가하는 가장 일반적인 이유는 라텍스 알레르기다. 일반인은 1~6% 정도가 라텍스 알레르기를 가지고 있다고 추정되고 있다. 간호사와 같이 병원에서 일하는 사람이나 그것을 빈번하게 사용하는 사람들의 경우는 8%정도 알레르기가 있다.

라텍스는 고무나무에서 수액을 추출하여 만든 것이고 타이어나 모든 종류의 고무 제품, 특히 만짐으로서 오염을 일으키지도 않는 사업이나 건강 돌봄 사업을 통해 사용되는 보호 글러브에 사용된다. 1980년대, 혈액에 의해 바이러스

> **용 어**
>
> **알러젠(항원) :** 면역계에 의해 알레르기 반응을 유발하는 이물질
>
> **히스타민 :** 알레르기 반응시 세포에서 방출하는 화학 물질 ; 염증을 유발 한다
>
> **접촉성 피부염 :** 피부에 접촉함으로 생기는 알레르기 반응

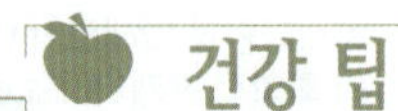

금속니켈의 접촉으로 발진유발

접촉성 피부염(피부에 생긴 발진)을 유발하는 가장 흔한 것은 무엇일까? 대부분의 사람은 덩굴 옻나무나 독성 있는 참나무라 말할 것이다. 그러나 놀랍게도, 가장 흔한 접촉성 항원은 패치 검사를 통해 금속성 니켈이다. 대부분 미국 동전들은 25% 니켈이 입히는데 사용되고 귀걸이나 손목시계 줄, 목걸이 펜던트, 금속성 버튼, 금속성 줄등의 다양한 금속성 물건들에 이용된다.

이러한 물건들의 반복적인 접촉으로 많은 사람들의 피부에는 벗겨지고, 붉은 빛을 띤 부분이 나타나게 된다. 피부 알레르기 반응은 경할 수도 있고 중할 수도 있다. 귀걸이나 시계줄로부터 자극을 받은 적이 있으면, 여러분은 패치 검사를 통해 확실하게 알 수 있지만, 아마도 니켈 알레르기를 가지고 있을 것이다. 이 금속에 알레르기를 가지고 있으면, 가능한 접촉을 피할 필요가 있다.

가 감염되는 에이즈와 B형 간염이 유행하던 때, 보호용 라텍스 장갑이 새롭게 사용 되었다. 1987년은 미국에서의 라텍스 장갑의 사용은 유례가 없이 10억 쌍에서 80억 쌍으로 사용량이 급증하였다.

고무나무로 부터 추출한 우유 빛의 라텍스 수액은 수백개의 다양한 단백질로 이루어져 있다. ; 50가지 이상은 정제되고 알레르기를 유발한다고 알려져 있다. (대부분의 알레르기는 어떤 종류의 단백질에 의해 유발된다.) 라텍스의 단백질이 피부와 상호 작용을 하면 수포와 발진을 일으킬 수도 있다. 그들이 질, 요도, 직장 부분의 민감한 점막부분이 콘돔이나 다른 피임기구의 사용 또는 의학적 검사를 하는 동안 상호작용 한다면 라텍스 단백질은 **아나필락시스 쇼크**(과민성 쇼크)이나 죽음을 유발할 수도 있다. 또한 수술용 기구는 민감한 환자들에게 심각한 반응을 유발한다.

라텍스 속 단백질은 바나나, 망고, 파파야, 체리, 복숭아, 아보카도와 같은 과일에 포함된 단백질과 비슷하다. 라텍스와 관련 있는 단백질 또한 우유, 감자, 토마토 등에서 발견된다. 어떤 음식에 알레르기가 있다는 사실을 아는 사람은 라텍스에도 민감하게 반응 한다. 내과의사는 라텍스 알레르기 반응 유무를 검사할 수 있고 어떤 음식을 피해야 할지 민감한 사람에게 충고를 할 수 있다.

천식 (asthma)

알레르기가 인체의 생리학적 면역반응에 의해 발생한다고 하지만, 사람들의 감정적이고 심리적인 상태에 따라 발생할 수도 있고 더 나빠 질수도 있다. 천식을 가진 몇몇의 아이들은 부모와 떨어져서 스트레스를 받거나 기분이 몹시 상했을 때 천식이 더 많이 발생한다. 성인 천식 환자들은 그들이 조정할 수 없는 스트레스 상황이거나 기분이 상했을 때 천식이 더 빈번하거나 심하게 일어난다고 한다. 그러므로 천식 환자는 알러젠에 대해 민감하게 반응하는 면역 체계를 가지고 있다. 또한 그들은 다른 사람들은 하지 않는 방법으로 감정과 스트레스에 반응하기도 한다.

예를 들면, 남편과 아내 또는 부모의 폭력적인 다툼에 대해 천식 반응을 하는 사람은 호흡 곤란을 경험할 수 있지만, 반면에 똑같은 상황에서도 천식을 가지고 있지 않는 사람은 이러한 경험을 하지 않는다. 이러한 근거로, 천식은 정신과 신체 모두가 증상에 영향 끼치는 정신 신체 질환으로 분류된다(2장 참고).

지난 20년 동안 개발도산국에서의 어른과 아이의 천식 발병이 증가하고 있고 미국에 비해 두 배 이상이다. 공기 오염으로 인해 이러한 증가가 일어나는 것은 아니다. (비록 증상을 악화시키긴 한다.) 이러한 급증의 정확한 이유는 아직 분명치 않다(Bach, 2002).

알레르기와 천식에 대한 생물학적인 기초는 연구에 의해 잘 문서화되어 있지만, 환경적 요소 또한 중요한 발병 요소이다. 특히 도시에 사는 아프리카계 미국인 아이들은 다른 아이들, 특히 도시 외곽에 사는 아이들보다 훨씬 더 빈번하게 천식으로 고통을 받고 있다. 먼지 진드기, 바퀴벌레 등의 알러젠의 노출은 더 높은 천식 발병을 유발한다.

천식의 증상은 경증에서 중증으로 다양하게 있지만, 천식으로 인한 죽음은 증가 추세이긴 하나 드물다. 사람들은 더 이상 천식으로 인해 고통 받을 필요가 없고, 호흡곤란에 대한 두려움을 견디지 않아도 된다. 효과 있는 약은 많이 있고 현재는 심각한 천식일지라도 그 증상들을 조절할 수 있다. 증상이 시작할 때 흡입하는 단기 작용의 기관지 확장제는 즉시 안정을 취할 수 있게 한다. 지속적인 천식에게는 단기적이거나 장기적인 코르티코스테로이드 흡입제가 이용된다. 매일 사용함으로써 이것들은 쌕쌕거리는 증상과 호흡 곤란을 억제하는 데 효과적이다. 또한 Cromolyn 흡입제는 많은 사람들에게서 증상들을 억제하고, 경구코르티코스테로이드

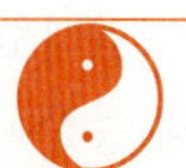

웰니스 지침

천식 치료

최초의 알레르기 치료법은 16세기였다. 이탈리아 내과의사, Girolamo Gardano는 천식으로 고통 받는 성 안드류 대주교, John Hamilton을 치료하기 위해 스코틀랜드로 오기를 초청받았다. 몇 일 동안 그는 환자를 지켜본 후, Gardano 대주교에게 그의 백조 깃털 베개를 포기하기를 요청하였다. 상위 계층들은 이 같은 베개를 사용해야 하였기 때문에 그것은 거의 기독교에 대한 이단이었다. 그러나 대주교는 베개를 포기하였고, 알러지를 치료 할 수 있었다.

오늘날, 알러지를 유발하는 음식과 환경물질을 피하는 것은 여전히 최상의 치료법이다. 또한 심상요법, 최면요법, 연상요법 등은 많은 알레르기 환자들의 증상을 줄이거나 없애는 데 효과적이다.

제는 대부분의 심각한 천식을 방지한다.

최근에는, 새로운 약들이 leukotrienes와 기도 근육의 협착을 유발하는 인체 화학 물질의 활동을 차단하는데 이용된다. 천식 치료의 목표는 적은 용량으로 천식증상으로부터 자유로워질 수 있는 최상의 치료를 하는 것이다. 물론, 여전히 중요한 것은 천식환자가 민감하게 반응하는 수많은 환경적 알러젠을 제거하는 것이다.

천식을 가진 많은 사람들은 인체가 반응 하는 물질(꽃가루나 실내 먼지와 같은)들을 탈 감작 시키는 알레르기 치료를 받고 있다. 몇몇의 사람들은 그 치료가 그들의 천식 증상을 감소시킬 수 있다고 믿는다. 그러나, 과학적 연구에서는 그러한 면역 치료는 한계가 있다고 한다 (Barnes, 1996). 주사 치료가 효과적이라고 믿고 매주 주입하는 수많은 천식 치료 환자들에게는 강력한 플라시보 효과(placebo)를 가지고 있다.

음식 알레르기 (food allergies)

음식 과민증이라 불리는 **음식 알레르기**는 특정한 음식에 대한 알레르기 반응을 일으킨다. 이러한 반응을 부분적(복통 또는 입안의 부기나 종기)이거나 전신반응일수도 있다. 예를 들면, 음식이나 벌레 물림에 의한 알레르기 반응은 전신에 두드러기를 유발할 수도 있다. 음식 알레르기는 어린 아이들에게 흔하긴 하지만 어떠한 연령에도 발병할 수 있다.

사람들이 음식 알레르기 검사를 할 때, 다음의 물질이 알레르기 반응을 일으키는 90%이다.—계란, 땅콩, 우유, 생선, 콩, 밀—심각한 알레르기 반응은 아나필락틱 쇼크(아나필락시스쇼크, 초과민반응쇼크)을 유발한다. 이러한 전신반응은 신속한 죽음을 야기한다. 강한 음식, 벌침, 약에 의한 강한 알레르기 반응은 금방 아나필락시스 쇼크를 일으킨다. 음식 알레르기는 매년 미국에서 대략 30000이 아나필락시스 쇼크를 일으키고, 2000명은 입원치료 하였고 200명은 죽는다(Sampson, 2002).

견과류에 대해, 특히 땅콩에 대한 심각한 알레르기 위험이 있는 아이들이 있다. (정확히 말하면, 땅콩은 견과류가 아니라 콩과이다) 아이들은 어린 시절의 알러지를 벗어나는 경향이 있다. 대부분은 그러나 견과류 알레르기는 아니다. 땅콩에 대해 첨가 하자면, 많은 사람들은 브라질 너트, 아몬드, 헤이즐넛과 웰넛에 대해 알러지를 가지고 있다. 너트 알레르기 반응은 아나필락시스 쇼크와 같은 심각하게 반응 할 수도 있고 너트 알러지를 가진 대부분의 사람들은 그들이 먹는 음식에 신중하게 주의를 기울여야 한다. 상당수의 제조된 음식에는 너트를 포함하고 있기 때문에 주의를 요한다.

땅콩 알레르기는 특히 흔하고 위험하다—적은 양의 땅콩 단백질에도 조차 심각한 정도로 고통 받는 몇몇 사람들은 아나필락시스 쇼크로 죽음을 일으킬 수도 있다. 수년 동안, 땅콩 알러지를 가진 사람은 어떻게 살아가야하는지 어떻게 땅콩들을 피할 수 있는지 배워야 한다.—항상 그러게 하는가 은 불가능하다. 현재는 땅콩에 대한 건강 위험성을 많은 사람들이 알고 있고 잠재적인 노출 감소를 위해 수많은 단계가 시행되고 있다. 많은 항공사에서는 더 이상 땅콩을 기내 서비스로 제공하지 않으며, 학교에서는 점심 급식에서 땅콩을 없앴으며 만약 제공된다면 미리 말을 한다.

용어

아나필락시스 쇼크 : 전신에 생기는 심각한 알레르기 반응으로 죽음을 유발한다.

음식 알레르기 : 먹는 것에 대해 알레르기 반응이 있는 것.

특히, 태국, 인도네시아, 베트남 등의 레스토랑에서 외식을 하는것은 땅콩 알레르기에 대해 위험하다. 프라이팬 안에 땅콩기름이 남아있다면, 다시 사용하기 전에 한번 깨끗이 씻었을 지언정, 그것만으로도 충분히 알레르기 반응을 유발할 수도 있다. 멕시칸 레스토랑에서 땅콩소스를 뿌린 50파운드의 dried mole 외식을 한 사람은 알레르기 반응을 유발하기에 충분하다.

일주일 전에 땅콩을 자른 도마는 여전히 땅콩 단백질과 오일이 그 안에 있고 식사 준비를 위한 음식 재료가 그 위에서 자르기 위해 사용된다면 알레르기 반응을 일으킨다. 젤리 단지 또한 굉장히 위험하다. 땅콩버터를 뜨기 위해 사용된 스푼이나 나이프가 젤리를 뜨기 위해 사용한다면, 그 단지는 심각한 알레르기반응을 가진 사람에게 위험의 잠재성을 가지고 있다.

건강 식품점을 쇼핑하는 것도 위험하다. 콩을 퍼기 위한 스쿱(큰 숟가락)이 몇 개만 있을 수도 있기 때문이다. 땅콩이 포함된 혼합물을 퍼기 위해 사용될 수도 있기 때문이다. 그 스쿱은 오염되었기 때문이다. 다른 콩을 퍼기 위해 스쿱을 사용한다면, 알레르기 반응을 일으킬 수 있는 땅콩 단백질로 오염된 콩들이 될 것이다. 오늘날, 대부분의 건강 식품점에서는 콩별로 개별적인 스쿱을 사용하고 있고 다른 콩을 퍼기 위해 스쿱을 옮겨서 사용할 수는 없다.

20% 정도의 사람은 그들의 삶 동안에 어떤 종류, 혹은 다른 종류의 음식에 과민성을 지닌다고 보고되지만, 연구들에서는 실제적인 음식에 관한 생리학적인 반응을 가진 사람의 수는 더 적을 것이라고 나타났다 (Sampson,2000). 알레르기 검사에 의해 증명된 환자와 알레르기 반응으로 보고된 사람의 수의 불일치는 연상의 힘으로 인한 결과이다. 어떤 사람이 계란 알레르기에 대한 글을 읽었거나 계란 알레르기에 대한 것을 많은 사람들에게 들었다면, 그 사람 또한 계란을 먹었을 때 알레르기 반응을 경험 할 수 있다. 또한 특정 음식을 먹은 후의 구토 증세는 그 음식에 대한 반감 혹은 알레르기 반응을 유발할 수 있다.

알레르기 반응을 일으키는 연상의 힘은 실험에 의해 증명되었다(Jewett, 1990). 이 실험에서는 자신에게 알레르기가 있다고 말하는 환자들을 대상으로 알러지를 유발하는 음식을 탈 감작 주사를 주입하였다. 한 그룹은 플라시보(식염수) 주사를 넣었고 다른 그룹은 알러젠을 주사하는 탈 감작을 하였다. 환자나 의사 모두 어느 쪽이 식염수를 주사 했는지 알러젠을 주사 했는지 몰랐다. 18명중 7명의 환자가 플라시보 주사에 의해 그들의 음식 알레르기가 치료 되었다고 보고 하였다. 나머지 사람들은 식염수 주사에 의해 증상이 더 나빠진다고 보고 하였다. 그러므로 이 실험을 통해 플라시보는 음식 알러지를 치료 하거나 더 나쁘게 만들 수도 있다는 사실을 알 수 있다. 우리의 마음속에서 음식을 바라보는 방법은 신체가 음식을 수용하는 방법에 강력한 영향을 준다 (Chapter 2 참고).

그러나, 어떤 면에서 상상은 " 실제가 아닌" 것이기 때문에 음식 알레르기는 상상의 결과에 의해 간주되는 것이 아닐 것이다. 알레르기 반응은 알러젠과 IgE 항체의 상호작용에 의한 것 혹은 정신 상태의 부적절함에 의한 것으로 유발된다. 두 측면에서, 생리학적인 반응은 실재이고 치료가 필요하다. 알레르기 반응의 원인을 제거하거나 연상의 힘으로, 혹은 그 둘 모두를 이용한 성공적인 치료가 수백 년 동안 이루어지고 있다.

자기 인식 (recognition of "self")

면역계는 감염성 질병으로부터 신체를 보호하기 위해, 실질적으로 외부 세포를 인식해서 파괴할 수 있다. 무엇이 면역계가 자신의 세포와 기관을 인지하여 공격하지 않도록 하는가? 아직 완벽하게 이해되지 않은 메커니즘이지만, 면역계는 "non self 자기 것이 아닌 것 " 인 모든 다른 세포들(심지어 다른 사람의 세포들조차)로부터 "self 자기 것"인 신체 세포를 구별할 수 있다.

태아 발달 동안 신체 조직은 형성되면서 자기 세포를 공격할 수 있는 모든 항체를 생산하는 세포들은 파괴되어진다. 어떻게 이 특정한 항체 생산 세포가 수백만의 다른 세포 중에서 선택되어지고 파괴되어지는지 아직 알지 못하지만, 이러한 메커니즘은 신체의 기관과 조직을 파괴로부터 보호하는 데 중요하다.

자가 면역 질환 (autoimmune diseases)

면역계는 자신의 세포를 공격하는 항체가 야기 시키는 것으로 심각한 질병이나 사망에 이르기까지 할 수 있기 때문에 "non self" 와 "self"의 구별시 실수 없이 기능해야만 한다. 운이 나쁘게도, 면역계 기능장애는 **자가 면역 질환**을 일으킨다. 운이 좋게, 좀처럼 보기 힘들지만, 유전적인 기능장애로 "자기"와 " 자기가 아닌 것"의 구별하는 면역계 기능을 잃을 수도 있다. 바이러스 감염, 영양 문제, 아직은 알려지지

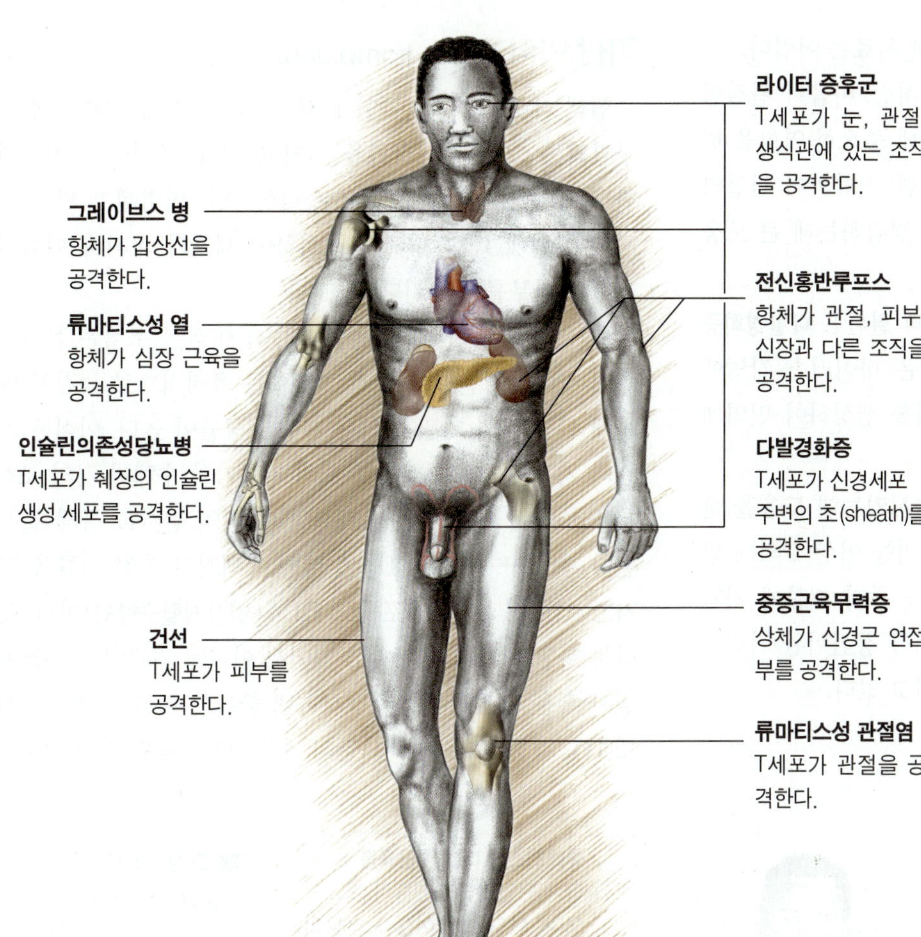

■ **그림 12.9**
자가면역 질환
이것은 인체의 면역계가 잘못 되어 면역세포가 자신의 세포를 외부 물질로 잘못 인식하고 공격하기 시작하면서 발생한다.

않는 다른 요인들과 같은 환경적 요소들은 면역계가 자가 면역 질환을 이끄는 실수들을 하도록 하게 한다.

홍반성 루푸스는 18~35세의 여자들이 가장 빈번하게 영향받는 자가 면역 질환이다. 이 질병의 원인에 대해서는 여전히 알려지지 않았지만, 항체가 특히 혈관, 피부, 신장 세포의 DNA를 공격한다고 한다. 신체의 많은 기관들이 영향을 받고, 그 증상-발진, 고통, 빈혈-은 갑자기 일어나며 수명은 줄게 된다. 일반적으로, 자가 면역 질환은 남자보다 여자에게 더 많은 영향을 준다.

*관절염*은 미국인들 7명 중 한 명이 가지고 있는 가장 일반적인 만성 질병 중의 하나이다. 약 100가지의 관절염 및 관련 질환이 존재하는데, 공통점은 관절의 통증과 뻣뻣함이다(그림 12.10). 관절염의 원인은 광범위하지만, 많은 형태가 자가면역 질환 때문인데 즉, 인체 면역계가 연골과 뼈를 잘못 인식하여 공격한다. 약 처방으로 통증과 염증 등의 관절

용어

자가 면역 질환: 신체의 조직을 공격토록 하는 면역계 기능 장애

홍반성 루푸스: 주로 여자에게 영향을 끼치는 자가 면역 질환

표 12.4
자가면역질환의 남녀 차

자가면역질환	영향받는 조직	여/남 비율
하시모도 병	갑상선	10:1
만성간염	간	8:1
그레이브스 병	갑상선	7:1
전신홍반루프스	결합조직	6:1
공피증	결합조직	3:1
류마티스성 관절염	관절	2.5:1
다발경화증	중추신경계	2:1

출처 : 의학연구소 (Institutes of Medicine), 2001

염 증상을 경감시킬 수는 있지만, 완벽한 치료는 어렵다.

알려지지 않은 대부분의 만성질환들처럼, 마음이 관절염의 증상을 개선하거나 혹은 악화시키는데 중요한 역할을 한다. 이완과 운동성을 강조하는 심상 훈련, 편안함이 관절염과 관련된 통증, 뻣뻣함, 그리고 염증을 경감하는데 큰 도움을 줄 수 있다.

중추신경계에 영향을 미치는 자가면역 질환은 **다발경화증**이다. 최근 연구에 따르면, 다발경화증은 바이러스 감염에 의해 시작되어 **미엘린**을 공격하는 항체를 생성하여 면역계에 영향을 주게 된다.

약물이 자가면역 질환의 증상을 경감시키는데 도움을 줄 수 있지만, 이 질환은 면역계의 복잡한 기능 이상에 의해 발생된다. 마음이 면역계의 기능에 영향을 주기 때문에 자가면역 질환을 가진 사람들이 대체요법이나 정신이완 기법과 영양 처치 등에서 해결책을 찾으려고 하고 있다.

기관 이식 (organ transplants)

혈액 세포처럼, 많은 인체 세포들은 표면에 다른 사람과 구별되는 그들만의 항원을 가지고 있다. 조직이나 기관이 한 사람에게서 다른 사람으로 이식되면, 면역계가 외부 세포의 항원에 대한 항체를 생성하여 세포의 파괴나 이식된 기관의 거부를 일으킨다.

두 사람이 유전적으로 비슷할수록 이식된 조직은 몸에서 쉽게 받아들여진다. 일란성 쌍생아는 유전적으로 똑같기 때문에 이들 간의 기관 이식은 가장 성공률이 높다. 이식된 기관의 거부율을 최소화하기 위해 기증자와 수혜자 간의 **조직적합성**(세포 표면 항원의 유사함)이 면역 검사를 통해 결정된다. 적혈구가 세포 표면에 항원 단백질의 특정 그룹을 가지고 있듯이 다른 세포들도 **HLA**(**인간백혈구항원**)이라 불리는 항원 단백질을 가지고 있어서 이식된 기관이 받아들여질지 혹은 거부될지를 결정하는데 중요한 역할을 한다(그림 12.11). 기증자와 수혜자 간의 사람백혈구항원이 유사함이

강직척추염
약 30만명의 미국인들이 앓고 있으며, 척추 염증이 원이이며, 다른 조직으로 퍼지기도 한다.

섬유성근육통
약 4백만명의 미국인들이 앓고 있으며, 대다수는 여성이다. 이 병의 증상은 피로, 통증, 불면증, 경직이며, 관절의 염증은 없다.

골관절염
대략 1500만명의 미국 노인들이 앓고 있으며, 뼈의 끝에서 충격 완충 역할을 하는 연골의 진무름에 의해 발생한다.

통풍
백만명의 미국인들이 앓고 있으며, 대다수가 남자이다. 혈액에 요산이 쌓여서 생기며, 관절에 결정체가 축적되며 알 수 없는 원인으로 발가락이 커지게 된다. 과식, 알코올이 이 병의 원인이다.

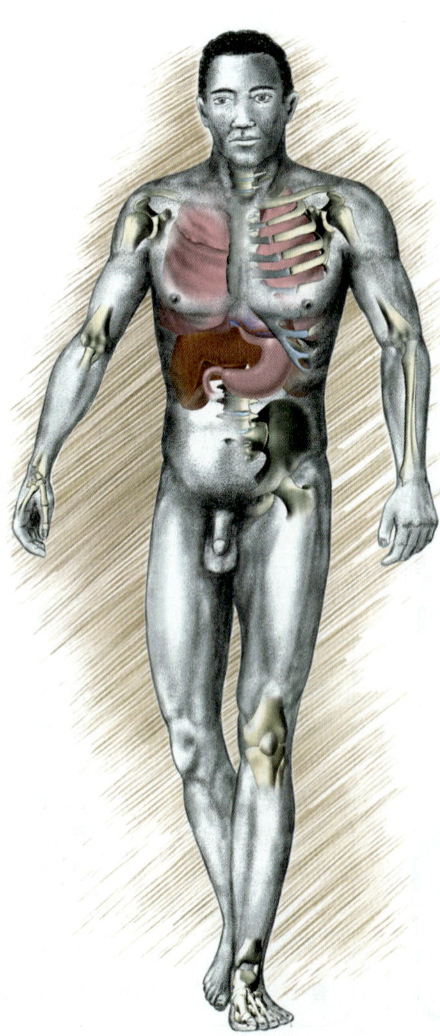

류마티스성 다발성 근육통
약 45만명의 미국인들이 앓고 있으며, 대다수가 여성 노인들이다. 이 병은 근육통, 목, 어깨, 엉덩이의 경직이 주 증상이다.

류마티스성 관절염
약 2백만명의 미국인들이 앓고 있으며, 대다수는 여성이다. 모든 연령대에 생길 수 있고, 관절의 파괴로 결국 신체장애가 된다.

공피증
약 10만명의 미국인들이 앓고 있다. 피부가 두꺼워지고 관절과 내부 기관의 염증이 주요 증상이다.

■ 그림 12.10
관절염과 관절염 관련 질환의 주요 형태와 그 증상

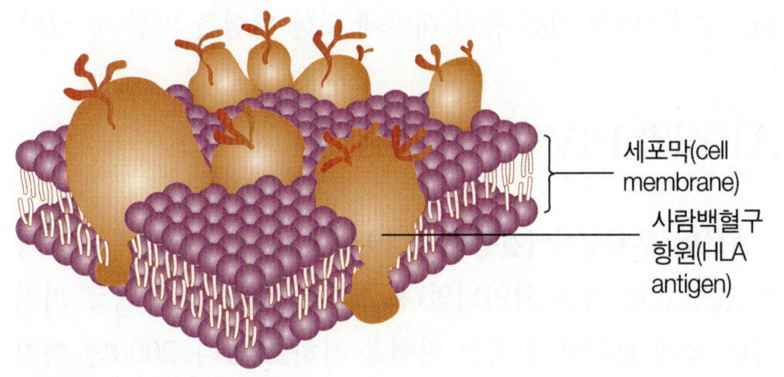

■ 그림 12.11
항원과 면역계
다양한 인간백혈구항원의 광범위한 정렬이 세포의 외피에 박혀서 표피 뒤에서 보호받고 있다. 이 항원들은 인체의 면역세포와 항체에 의해 인식될 수 있다. 모든 사람들의 항원은 다르기 때문에 어떤 사람에게서 다른 사람으로 이식된 조직은 거부될 수 있다. 왜냐하면 기증자의 사람백혈구항원이 외부물질로 인식되어 면역 반응에 의해 파괴될 수 있기 때문이다.

클수록 조직이 받아들여져 기능을 정상적으로 발휘할 가능성이 커지게 된다. 많은 사람백혈구항원이 결정되어 있기 때문에, 서로 다른 사람백혈구항원의 조합을 계산하여 만들 수 있다.

오늘날, 심장, 신장, 간 등의 장기 이식이 광범위하게 진행되고 있다. 그러나, 장기 이식은 고비용이며 복잡한 과정을 거치기 때문에 항상 성공하는 하는 것은 아니다. 많은 사람들이 적당한 장기를 기증받기 위해 기다리고 있지만, 기증할 장기는 많이 부족하다. 환자가 적당한 장기를 찾더라도 몇 달을 기다리거나 어떤 장기는 기증자가 죽기 전에 이식받을 수 없는 것도 있다.

이식받는 장기의 대부부은 신장이다. 인간은 2개의 신장이 있기 때문에 친척이 자신의 신장 중 하나를 다른 친척에게 기증하는 경우가 종종 있다. 사람백혈구항원과 혈액형이 정확이 일치한다면, 이식의 성공 확률은 90% 이상이다. 형제나 자매들은 부모로부터 같은 사람백혈구항원 유전자를 받을 확률이 높기 때문에 가장 가까운 기증자로 우선 고려된다. 골수 이식은 재생불량성 빈혈이나 급성 백혈병, 방사선 질환의 경우에 최후의 수단으로 고려될 수 있다.

이식된 장기의 거부는 **면역억제 약물**(코티코스테로이드, 시클로스포린)로서 어느 정도 통제될 수 있지만, 이 약물을 통한 치료는 감염에 대한 내성을 줄이고 때때로 다른 질병으로 발전될 가능성을 높이는 부작용이 있다. 장기간 면역억제제 치료는 암에 대한 민감성을 높이는 결과를 초래할 수 있다. 따라서 외과적 이식이 필요하지 않도록 신장과 심장의 질병을 예방하기 위한 노력을 기울여야 한다.

혈액 수혈과 Rh 인자 (blood transfusions and Rh Factors)

재세기 최에 혈액 수혈은 자주 환자의 죽음으로 이어졌다. 환자의 면역계가 기증자의 수혈을 외부 물질로 인식하기 때문에 T세포와 항체들이 그들을 공격하게 된다. 이 항체들은 정맥과 동맥에서 혈액세포들을 뭉치게 하고, 곧 혈액과 산소 흐름을 방해해서 죽음에 이르게 된다.

두 개의 가장 중요한 인간 적혈구 표면 항원은 ABO와 Rh-양성/Rh-음성 단백질이다. 적혈구에는 실제 많은 다양한 그룹의 항원이 있지만, 이 두가지가 건강을 위협할 수 있는 면역 반응을 일으키는 가장 중요한 것들이다. 표 12.5는

용어

다발성경화증(multiple sclerosis) : 중추신경계에 영향을 주는 자가면역 질환

미엘린(myelin) : 뇌와 척수의 개별 신경 섬유를 둘러쌓아 격리시키는 물질

조직적합성(histocompatibility) : 다양한 사람들의 세포에 있는 항원들의 비슷한 정도

인간백혈구항원(human leukocyte antigens) : 기증자와 수혜자 간의 기관 이식의 적합도를 결정하기 위해 측정되는 항원

면역억제 약물 : 면역계의 기능을 억제하는 약물(예로, 장기 이식 후)

표 12.5

수혈을 위해 혈액은 ABO 혈액군에 의해 선택되어야 한다

혈액군	유전자형	적혈구에 대한 항원	수혈 불허용	수혈 허용
O	OO	None	A, B, AB	O
A	AA, AO	A	B, AB	A, O
B	BB, BO	B	A, AB	B, O
AB	AB	A, B	None	A, B, AB, O

안전한 수혈을 위해 일치되어야 할 기증자-수혜자 ABO 혈액형이다.

O형 혈액을 가진 사람은 적혈구 상에 A와 B 항원 어느 것도 가지고 있지 않고, 모든 혈액형에게 수혈할 수 있다. **모든 혈액형 공혈자**(universal donors)라고 한다. 그들의 혈액은 수혜자에게 항체 반응을 일으키지 않는다. AB형 혈액을 가진 사람은 적혈구에 A, B 항원을 모두 가지고 있으며, A, B 항체를 합성하지 않는다. **모든 혈액형 수혈자**(universal recipients)라고 하며 이 항원들은 자기 자신으로 인식되고 그들의 항체 생성 세포가 파괴되기 때문에 4가지 혈액형으로부터도 수혈받을 수 있다.

Rh-양성 항원과 그에 대하여 반응하는 항체는 주로 임신한 경우에 문제가 될 수 있다. 적혈구가 이 항원의 어느 것도 가지고 있지 않다면 Rh-음성이다. 자라고 있는 태아의 적혈구 Rh-양성 항원을 가지고 있고, 태아의 적혈구 일부가 산모의 혈액으로 들어가면, 항-Rh 항체가 생성되어 태아 세포를 외부 물질로 인식하게 된다. 이것은 첫 임신에서는 문제가 나타나지 않고 재임신되기 전까지 간과되어 질 수 있다.

두 번째 태아가 Rh-양성이라면, 산모의 혈액에 있던 Rh-양성 항체(첫 임신때 만들어짐)가 태아의 적혈구를 공격하게 된다. 결국 빈혈, 뇌 손상 혹은 죽음에 이를수도 있다. 다행히도 의사가 이 분제를 안전하고 효과적으로 조절할 수 있다. 첫 아기가 출산된 후 모체는 항-Rh항체를 투여 받아서 그녀 혈액속의 Rh- 양성 항체를 파괴하게 된다. 이런 방법으로 두 번째 임신 중의 태아에 대한 위험을 피할 수 있다.

AIDS와 HIV

AIDS(후천성면역결핍증)은 1980년대 초에 미국에서 독특한 질병으로 처음 확인되었다. 그것이 점차 전 세계로 퍼지더니 국제 보건에 심각한 위협을 가하고 있다. 2000년 까지 2천100만명이 AIDS로 목숨을 잃었다. 세계 AIDS 희생자의 절반 이상이 아프리카에서 발생했으며, 대부분 약물과 관계없이 발생하였으며, AIDS의 원인인 **HIV(인간 면역결핍 바이러스)**에 의해 발생하였다(그림 12.12).

비록 천연두나 소아마비와 같은 질병들이 수천 년의 인류역사로 거슬러 올라가지만, AIDS는 최근에 유행하기 시작했고, 첫 발병이 불과 50년에 지나지 않는다. 바이러스가 최초에 침팬지를 감염시켰고, 이어서 침팬지를 먹이거나 도살하는 인간에게 감염되었을 것으로 추정하고 있다. 사람을 감염시킨 후 바이러스는 점차 유전형질을 변화시켰고, 인간 면역계를 감염시키고 파괴할 수 있는 바이러스로 변화해 갔다. 적어도 2개의 독특한 HIV 유전형질이 AIDS를 가진 환자로부터 분리되어 다른 형질들은 바이러스가 세계로 퍼져나갈 때 만들어진 것이다.

AIDS는 몇 개의 감염성 질환 중의 어느 하나가 나타남으로써 규명되기 때문에 하나의 증후군이라고 불린다. 그것은 또한 매우 낮은 수준의 CD4 T-세포로 불리는 특정 면역 세

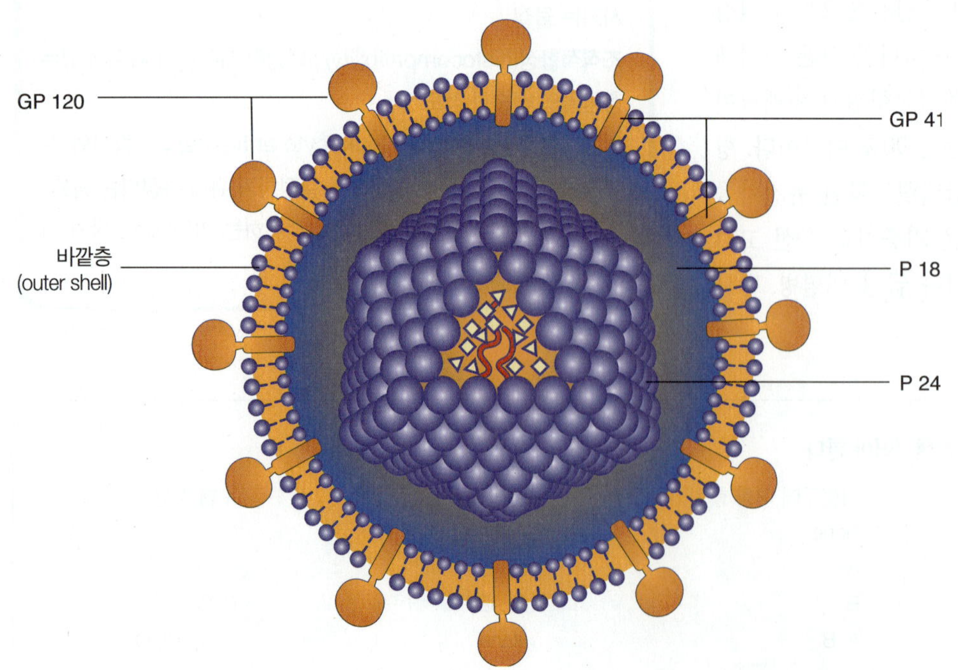

■ 그림 12.12

인체 면역결핍 바이러스

바이러스 바깥층에서 추출해낸 단백질 스파이크. 유전 정보가 중심부의 두 RNA 분자로 옮겨진다. 다른 단백질은 보호층을 형성한다. 역 전사효소는 바이러스가 자신의 유전 정보를 복제하고 새로운 바이러스를 만드는데 사용된다.

포를 가지는 것이 특징이다. 비감염자의 CD4 T-세포 수준은 800-1200 cells/mL 이지만, 감염자는 100 cells/mL 정도밖에 되지 않는다. 일단 HIV가 CD4 T-세포를 감염시키면 그것은 다른 세포들을 감염시키는 바이러스를 복제해서 방출하게 된다.

AIDS 와 면역계 (AIDS and the immune system)

HIV의 감염은 신체의 면역계를 전반적으로 약화시켜 다양한 미생물에 의한 **기회감염**을 노출 시킨다. 에이즈 환자는 감염으로 점점 몸이 약해지다가 결국에는 죽음을 맞이한다. HIV감염 과정은 예측할 수 없다 ; 몇몇은 AIDS말기로 몇 달 안에 죽게 된다. 다른 이들은 감염된 후, 10년 또는 더 오랫동안 증상이 발현되지 않을 수도 있다.

HIV에 감염된 1%의 사람들은 그들이 감염된 후에도 15년 정도는 건강하게 지낼 수 있고, HIV 감염된 모든 사람들이 필연적으로 AIDS에 걸리지는 않는다. 이렇게 오랜 기간 동안 생존하는 사람들에 대한 연구에서, 이 사람들은 HIV 감염에 저항성을 지닌 좀처럼 보기 힘든 유전자, CCR5 복제가 일어난다는 것을 알아냈다. CCR5의 하나의 복제와 일반 유전자의 복제가 일어나는 사람들은 일반적인 HIV감염자보다 더 오래 생존한다.

HIV에 감염된 다수는 에이즈의 진행을 방지하고 HIV 상태를 유지하기 위해 강력한 약(하루에 50알 이상)을 섭취해야 한다. 감염자들은 HIV 증식을 차단하는 세 종류의 약을 이용할 수 있다: 역전사억제제(AZT, 3TC), 핵이 없는 역전사 억제제(Nevirapine, Delaviradine, Loviride), 단백분해효소 억제제(Saquinavir, Rotonavir, Indinavir). 이 약들이나 다른 약들은 HIV의 증식을 방지하기 위해 매일 섭취해야 한다. 이들 약물 모두는 독성이 강하기 때문에 얼마나 오래 동안 섭취할 수 있는지 시간제한이 있다. 또한 고려 사항과 비용으로 인해, 에이즈 환자들이 모두 가장 효과적인 약물 요법을 받는 수 있는 것은 아니다.

> 인생의 어떤 것도 두려움의 대상은 아니다. 단지 이해되어야 할 대상일 뿐이다.
>
> *마리 퀴리*

HIV 감염 치료에 대한 낙관적인 측면이 증가하긴 했지만, 에이즈의 완치는 여전히 희망 사항일 뿐이다. 결국, 과학자들은 HIV감염 백신의 개발에 희망을 가지고 있다 : 많은 잠재적 백신이 시험되고 있지만 백신이 효과적이라는 증거는 없다. 수백만의 아시아와 아프리카의 사람들은 여전히 HIV에 감염 되고 있다 : 그러나 그들이 미국에서 개발된 값 비

용 어

모든 혈액형 공혈자 : 자신의 혈액을 모든 사람에게 수혈할 수 있는 혈액형의 소유자

모든 혈액형 수혈자 : 모든 종류의 혈액을 수혈받을 수 있는 사람

AIDS(후천성면역결핍증) : HIV 바이러스에 의해 수십가지 질병의 증상들

HIV(인간 면역결핍 바이러스) : AIDS의 원인이 되는 바이러스

기회 감염 : 면역체계가 약한 환자에게 생긴 감염성 질병 ; 에이즈 환자에게 주로 발생한다.

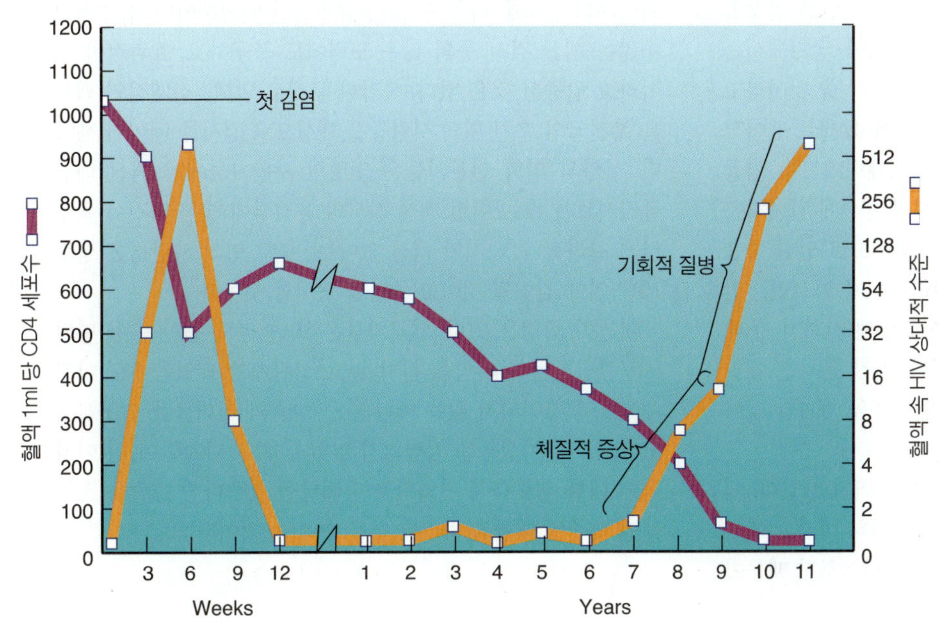

■ **그림 12.13**

HIV와 면역계

감염 후, 바이러스 수치가 혈액에서 급격히 높아지지만, 3개월 내에 측정할 수 없을 만큼 떨어진다. 그러나 바이러스는 림프절에서 서서히 증가하고 있다. 감염된 CD4 T-세포는 여러해에 걸쳐 점차 감소하게 된다. 어느 지점에서 면역계는 약화되어서 감염자는 여러 가지의 감염성 질환에 매우 민감해지게 된다. 비록 이 그래프가 8년에 걸친 질병 잠복기를 보여주고 있지만, 일부 HIV 양성 판정을 받은 사람들은 15년에 걸쳐서 증상이 없는 경우도 있다.

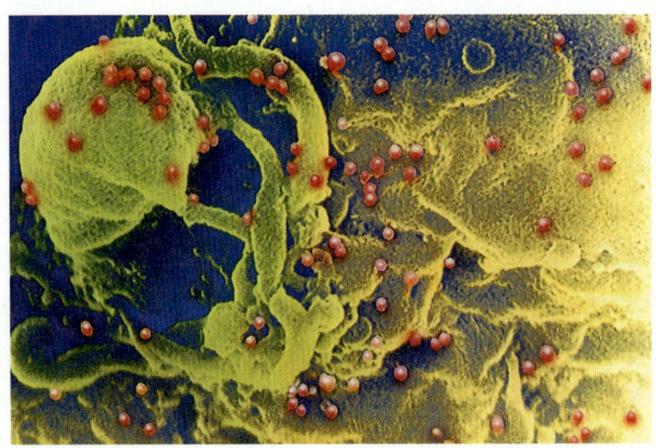

전자현미경으로 본 AIDS 바이러스. 빨간 점들이 인간 면역결핍성 바이러스로 추정된다.

싼 복합치료를 받을 희망은 거의 없다. 아프리카의 몇 나라들은 HIV 감염률이 20%를 초과 하였다. 남아프리카와 짐바브웨는 인구의 반 이상이 감염 되어 있다. 이들 나라의 평균수명은 급속히 감소되고 있다.

에이즈 항체 검사 (the AIDS antibody test)

감염된 사람에게, HIV는 비활성상태의 바이러스로 만드는 항체의 합성을 자극함으로 다른 바이러스처럼 행동한다. 이러한 항체의 감지가 **에이즈 항체 검사**의 기본이다. 실제로, 이 검사는 HIV감염의 간접적인 측정법이다 : 이 검사법은 사람이 에이즈 상태인지, 아니면 에이즈로 될 것인지에 대해 측정하지 못한다.

그 검사법은 감지할 만한 수준의 항체 생성 후에나 양성 반응이 나온다. 감염 후 몇 주에서 몇 달 까지 소요 될 수 있다. 그 사이에 사람은 매우 높은 감염 상태이지만, 에이즈 항체 검사에서는 음성 반응 나올 수도 있다. 그러므로 최근의 음성 에이즈 항체 검사 결과일지라도 성적인 활동을 하거나 약물을 주사했다면 감염되었을 수도 있다.

에이즈 항체 검사의 다른 문제점은 불필요한 불안을 일으키는 위양성이다. 위양성은 사람들의 혈액 속에서 HIV에 반응하여 생산한 비슷한 항체가 있다는 것을 알려준다. 실제로 사람은 감염되지 않았고 검사결과가 잘못된 것이다. HIV와 비슷한 항원을 가진 다른 바이러스나 세균에 의한 감염은 HIV 항체 검사에서 위양성을 일으킨다. 에이즈 검사에서 양성이 나왔더라도, 다시 한 번 확인을 해봐야 한다. HIV감염에 대한 가장 정확한 검사는 특정한 HIV 단백질의 존재여부를 검사하는 **웨스턴 블롯**(Western Blot)이다.

글로벌 웰니스

아프리카에서의 에이즈 : 에이즈 백신의 전망

대부분의 미국 사람들은 아프리카의 에이즈로 인한 참상을 이해를 못하다. 에이즈의 결과로, 많은 아프리카 국가에서는 수명이 급격히 줄어들었고, 앞으로는 더욱 수명이 줄 것이라고 전망된다. 우간다에서는 평균 수명이 64세에서 42세로 떨어졌고 가나는 66세는 48세로 줄어들었다. 잠배웨이에서는 평균수명이 38세이다. 그래서 많은 농부들과 식량 생산에 관여하는 사람들은 널리 퍼진 기근으로 죽었다. HIV감염으로 인한 죽음도 기하급수적으로 증가하고 있다. 저널리스트에 따르면, "전쟁으로 인해 멸망은 하지 않지만 에이즈로 인해 사회적 붕괴, 많은 사람들을 죽음으로 몰아넣을 수 있다. 가장 무서운 재앙인 에이즈는 우리의 살아있는 시간동안 인간성을 파괴할 것이다."(Specter, 2003)

에이즈는 중국, 러시아, 인도 등에서 급격히 퍼지고 있다. 에이즈는 치료법도 없을 뿐더러 약물 치료도 굉장히 비싸고 에이즈 예방 교육 프로그램은 많은 노력과 협력이 필요하기 때문이다. 에이즈에 감염되지 않은 나머지 사람들(그들 중 대부분은 선진국에 살고 있다)의 유일한 희망은 성관계에 의해 전파되는 에이즈의 전파를 막을 수 있는 효과적인 백신뿐이다. 잠재적인 수많은 백신 검사 등의 많은 노력에도 불구하고, 효과적인 것이라고 입증된 것은 없다. 복잡한 문제로 인해, 잠재적인 백신은 후진국의 수천 명의 사람들을 대상으로 검사를 해야만 했었다. 서양의 의학 전문가들은 몇몇의 자원자들에게 백신 대신 플라시보를 주는 이런 백신 검사의 윤리성에 대한 의견이 뚜렷하게 갈라졌다. 하지만 백신 없이는 수억 명의 사람들은 향후 10년 안에 감염될 것이고 죽음을 맞이할 것이다.

여전히 희망은 있다. 연구자들은 20년 정도 동안 수천 명의 HIV감염자들과 피임을 하지 않고 성관계를 맺었음에도 아직 에이즈에 감염되지 않는 케냐의 한 그룹의 창녀들을 연구하고 있다. 왜 이 여성들은 감염되지 않았을까? 과학자들이 이 여성들에 대한 생물학적 면역학적인 해답을 찾는다면 그들은 효과적인 백신에 대한 실마리를 찾을 수 있을 것이다.

HIV 감염의 예방 (preventing HIV infection)

감기, 인플루엔자, 간염을 일으키는 다른 바이러스 감염과 비교하면, 상대적으로 HIV는 전염성이 강하지는 않다. HIV 바이러스는 감염된 사람과 감염 안 된 사람 사이의 일반적인 접촉으로는 절대 전파되지 않는다. "Never" 라는 문구는 HIV에 오염된 혈액을 수혈 받거나, 성교로 인한 것을 제외하고는 HIV감염이 보고된 경우가 없다는 것을 의미한다. HIV는 타액, 침, 땀, 공기, 물, HIV감염자가 사용한 사물 등으로 전파되지 않는다. 여러분은 HIV와 에이즈에 대한 사실을 이해한다면 HIV 감염자로부터 자신을 보호할 수 있다.

감염의 예방 (preventing infections)

어느 정도의 감염은 피할 수 없다. 하지만, 우리가 강조하는 건강한 삶의 요소들은 감염성 질병의 위험성을 줄일 수 있고 회복을 촉진 할 수 있다. 적절한 영양섭취와 적당한 양의 운동으로 건강을 유지하는 것이 최상의 방법이다. 충분한 휴식과 숙면 등의 요소들은 감염체로부터의 면역계의 저항성을 키워준다.

어떤 감염체에 대한 예방 주사는 거의 완벽한 방어를 제공한다. 당신의 주치의와 면역주사에 대한 기록을 확인하고 제 때에 백신을 맞았는지, 어린 시절에 백신을 맞았는지, 확실치가 않으면 백신을 맞아라. 어릴 적 볼거리나 홍역과 같은 감염을 경하게 앓았을 경우 커서는 심하게 앓을 수도 있다.

정신 상태는 면역계와 상호작용하고 감염에 대해 굴복하거나 피하기 위한 인체의 보상작용에 관여한다는 사실을 절대로 잊지 마라. 스트레스 상황이나 정신 혼란은 인체 방어작용을 낮추고 감염체에 대해 피할 수 없게 만든다. 결국은, 상식을 이용하고 감염의 위험성이 큰 사람이나 장소를 피해라. 예를 들면, 콜레라 감염 지역으로의 여행을 하지 마라. 감기, 독감, 수두나 접촉에 의해 감염위험성이 큰 질병을 지닌 사람과의 불필요한 접촉은 하지 마라. 근거 있는 지침은 많은 감염성 질환을 방지 할 수 있다. 좋은 건강을 유지함으로 인체는 감염체가 침입했을 때 완벽하고 신속하게 치료될 것이다.

용어

에이즈 항체 검사 : 혈액 속에 HIV의 투여에 따라 생산되는 항체를 찾는다.

웨스턴 블롯(Western Blot) : 특별한 HIV 단백질 유무를 결정하는 검사 ; 매우 정확한편

건강에 대한 중요한 생각

1. 과거 몇 년 동안 여러분이 가졌었던 감염성 질병에 대해 서술하시오(감기 이외의). 다음을 논하여라. (a) 당신이 그 질병에 걸린 것에 대해 어떻게 생각하는지 (b) 그것을 일으키는 미생물은 무엇입니까 (c) 증상은 어땠습니까 (d) 어떻게 질병이 치료되었나 (e) 후에 그 질병에 걸리지 않기 위한 충고사항들은. 그 경험으로 인해 당신은 감염성 질병에 걸릴 위험을 감소하기 위해 당신의 생활양식에 어떤 변화를 주었습니까?
2. 당신이 가장 걱정하는 감염성 질병은 무엇입니까? : 라임병, 에이즈, 간염, 결핵, 일반적으로 성교로 전파되는 질병, 아니면 다른 것입니까? 이 들 질병에 대해 당신의 우려를 높이는 당신 생활 요소와 함께 당신이 우려하는 바를 설명하시오. 특정 질병에 대해 당신이 알고 있는 모든 것과 당신의 우려가 당신의 생활방식과 행동을 어떻게 변화시켰는지 서술하시오.
3. 음식을 매개로 하는 전염성 질병을 모두 찾아라. 질병을 일으키는 음식 안의 미생물의 종류와 사람들이 감염으로부터 스스로 자신을 보호하는 방법을 서술하여라. 당신이 먹는 음식에 대해서는 어떤 우려가 있습니까? 식습관의 변화를 통해 이런 우려를 감소하거나 제거할 수 있습니까?
4. 다양한 정신-신체 운동은 알레르기, 천식, 관절염 등의 면역계 질환의 증상을 조절하는데 효과적이다. 면역계가 하는 일에 대해 가능한 많이 알아라. 정신이 면역계에 영향 준다는 것은 어떻게 생각하는지, 그리고 방금 언급했던 질병의 증상에 어떻게 영향을 줄 수 있는지 서술하여라. 면역계의 기능이상으로 인한 질병 증상에 변화를 주기 위해 당신의 정신을 사용한 개인적 경험이 있는가?

건강 리뷰

- 감염성 질환은 병원균에 의해 발병된다. ; 바이러스, 박테리아, 곰팡이균, 원충, 벌레. 인체에 이런 미생물체가 증가하면 다양한 질환과 통증을 유발한다. ; 경한 증후를 발현할 수도 있고 심각한 질환 또는 죽음을 야기 할 수도 있다.
- 몇몇의 병원균은 사람들 사이에서 쉽게 전파 되고 또 다른 전염병을 유발한다.
- 몇몇의 전염병 질환은 곤충이나 동물등과 같이 사람들을 병원균에 감염시킬 수 있는 매개체에 의해 발병된다.
- B형, C형 간염은 혈액으로 전파되며 수백만의 사람들에게 영향을 준다.
- 프리온 병(광우병과 같은)은 널리 퍼지고 있는 염려스러운 질환이다.
- 미국에서는, 최근 생겨나고 있는 염려스러운 질환은 뇌염을 일으키는 West Nile virus이다.
- 많은 병원균은 항생제에 내성이 생겨나고 있기 때문에 심각한 감염성 질환의 치료가 어려워지고 있다.
- 항생제는 미생물체는 죽일 수는 있으나, 어떤 면에서는 살아있는 세포가 아니기에 바이러스는 죽일 수 없다.
- 4가지 방법으로 감염성 질환을 이겨낸다. ; 위생, 항생제, 백신, 건강한 삶.
- 피부와 점막은 해로운 물질이 인체로 들어오는 것을 막는다.
- 특성화된 백혈구는 인체를 순환하며 침입하여 들어온 이물질을 공격하여 파괴한다.
- 면역계는 이물질을 인지 할 수는 단백질인 항체를 만드는 세포를 생산한다.
- 면역계의 기능장애는 알레르기와 자가 면역 질환을 유발한다.
- 모든 사람은 개별적으로 조직과 기관을 만드는 인체의 세포는 항원을 운반한다.
- 기관의 이식이나 수혈 시 받는 이와 주는 이는 HLA 또는 ABO항원들의 조직적합성이 일치해야 한다.
- 박테리아나 프리온에 의해 오염된 음식들, 특히 육류는 심각한 감염성 질환을 유발한다.
- 에이즈는 면역계의 CD4를 파괴하는 HIV에 의해 발병되고, 면역결핍은 결국 기회 감염으로 인해 죽음을 맞이한다.
- HIV감염되었지만 오랫동안 생존한 자는 HIV감염과 에이즈의 발현에 저항성을 지닌 유전자를 가지고 있다.
- 신약은 HIV에 감염된 사람들을 바이러스 감염으로부터 막는 것에 효과적이다.

건강과 웰니스 온라인

웹 사이트는 건강과 웰니스에 대한 풍부한 정보를 담고 있다. 웹 브라우저 소프트웨어를 이용하여 인터넷을 실행하면 건강과 웰니스에 대한 현존하는 많은 주제에 대해 새로운 통찰력을 얻을 수 있을 것이다. Jones & Bartlett 출판사의 웹사이트인 health.jbpub.com/hwonline 을 실행해라.

참고 문헌

Ada, G. (2001). Vaccines and vaccination. *New England Journal of Medicine, 345*, 1042–1052.

Bach, J-F. (2002). The effect of infections on susceptibility to autoimmune and allergic diseases. *New England Journal of Medicine, 347*, 911–918.

Barnes, P. J. (1996). Is immunotherapy for asthma worthwhile? *New England Journal of Medicine, 334*, 530–531.

Binswanger, H. P. (2001). HIV/AIDS treatment for millions. *Science, 292*, 221–223.

Campion, E. W. (2002). Suspicions about the safety of vaccines. *New England Journal of Medicine, 347*, 1474–1475.

Cohen, J. I. (2000). Epstein-Barr virus infection. *New England Journal of Medicine, 343*, 481–490.

Falkow, S., and Kennedy, D. (2001). Antibiotics, animals, and people — again! *Science, 291*, 397.

Gorbach, S. L. (2001). Antimicrobial use in animal feed — time to stop. *New England Journal of Medicine, 345*, 1202–1203.

Jewett, D. L., et al. (1990). A double-blind study of symptom provocation to determine food sensitivity. *New England Journal of Medicine, 323*, 429–433.

Lauer, G. M., and Walker, B. D. (2001). Hepatitis C virus infection. *New England Journal of Medicine, 345*, 41–52.

Levy, S. B. (2001). Antibacterial household products: Cause for concern. *Emerging Infectious Diseases, 7* (Suppl.), 512–515.

Petersen, L. R., Roehrig, J. T., and Hughes, J. M. (2002). West Nile virus encephalitis. *New England Journal of Medicine, 347*, 1225–1226.

Ryan, E. T., and Kain, K. C. (2000). Health advice and immunizations for travelers. *New England Journal of Medicine, 342*, 1716–1725.

Sampson, H. A. (2000, May 15). Food allergy: From biology toward therapy.*Hospital Practice*, 67–79.

Sampson, H. A. (2002). Peanut allergy. *New England Journal of Medicine, 346*, 294–298.

Sepkowitz, K. A. (2001). AIDS — the first 20 years. *New England Journal of Medicine, 344*, 1764–1772.

Specter, M. (2003, February 3) The vaccine. *The New Yorker*, 54–65.

Steere, A. C. (2001). Lyme disease. *New England Journal of Medicine*, 345, 115–124.

Suerbaum, S., and Michetti, P. (2002). *Heliobacter pylori* infection. *New England Journal of Medicine, 347*, 1175–1186.

Vastag, B. (2002). "Cipromania" and "superclean" homes are now increasing antibiotic resistance. *Journal of the American Medical Association, 288*, 947–948.

Yam, P. (2001, May). Mad cow's human toll. *Scientific American*, 12–13.

추천 도서

Bakalar, N. (2003). *Where the germs are: A scientific safari*. New York: Wiley. If you are curious about germs, both healthy and unhealthy, this is a fun book for information.

Christensen, D. (2001, August 18). Vaccine verity: New studies weigh benefits and risks. *Science News*, 110–111. A concise, clear discussion of the growing concerns some parents have about the safety of childhood vaccinations.

Cowley, G. (2002, April 22). Hepatitis — The insidious spread of a killer virus. *Newsweek*, 47–53. Covers the epidemic of hepatitis C infections and the expected surge in the number of people with serious liver disease.

Milius, S. (2003). After West Nile virus: What will it do to the birds and beasts of North America? *Science News*, 153, 203–205. West Nile virus has spread across the United States in just a few years. Now it may wipe out endangered species.

National Center for Infectious Diseases. (2003). Health information for international travel, 2003–2004. Contains a wealth of information on specific countries, diseases likely to be encountered, and drugs and vaccinations recommended. Available: http:/bookstore.phf.org.

Sepkowitz, K. A. (2001). AIDS — The first 20 years. *New England Journal of Medicine*, 344, 1764–1772. A brief history of the AIDS epidemic and the global problems that lie ahead.

Specter, M. (2003, February 3) The vaccine. *The New Yorker*, 54–65. A devastating account of the AIDS epidemic and the efforts scientists are making to find a vaccine to prevent HIV infection.

추천된 웹 사이트

이들 웹사이트를 연결하기 위해 health.jbpub.com/hwonline을 방문하라.

감염성 질환에 대한 MedlinePlus

미국 국립의학도서관 제공

응급 감염성 질환

미국 질병예방통제센터(CDC)의 온라인 저널

음식 알레르기 네트워크

음식 알레르기에 대한 정보와 교육

감염성 질환에 대한 세계보건기구 보고서

전 세계의 감염성 질환에 대한 최신 정보

미국 질병예방통제센터(CDC)

CDC는 미국 공중보건성 산하의 연구와 교육 기관

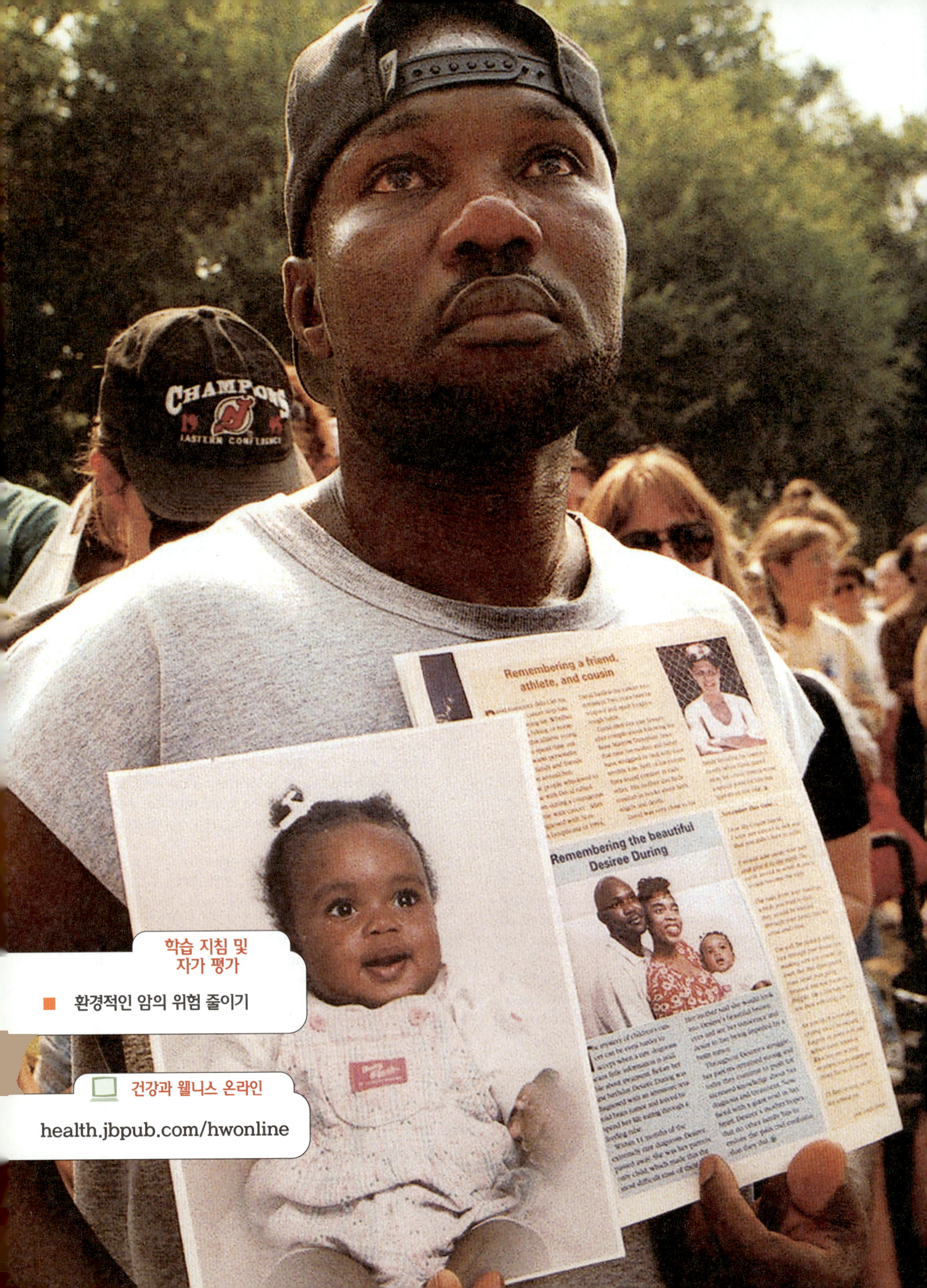

학습 지침 및 자가 평가

- 환경적인 암의 위험 줄이기

건강과 웰니스 온라인

health.jbpub.com/hwonline

제 13 장

암 : 위험과 예방법에 대한 이해

(Cancer: Understanding Risks and Means of Prevention)

학 습 목 표

1. 가장 중요한 암 예방법을 이해하고 설명하기
2. 최근 암 발병률과 사망률이 떨어지지 않는 이유 간단히 논의하기
3. 암, 종양, 양성종양, 악성종양, 전이, 그리고 이종 에스트로젠 등의 용어 정의하기
4. 유전적 질환과 물려받은 질환의 차이 설명하기
5. 암을 일으키는 환경인자의 종류 설명하기
6. 피부암 예방법 설명하기
7. 유방암과 관련된 몇 가지 위험요인 논의하기
8. 유방암 자가 진단법(BSE) 설명하기
9. 흡연이 어떻게 암을 일으키는지 논의하기
10. 식이와 암의 관련성 논의하기
11. 암에 대한 세 가지 의료적 치료법 간단히 설명하기
12. 암을 극복할 수 있는 몇 가지 방법 설면하기
13. 암에 걸리기 쉬운 유전인자 검사의 위험과 이점 설명하기

최근 통계에 의하면, 미국에서 남자 2명 중 1명, 여자 3명 중 1명은 평생 동안 어떤 형태의 암이 발생할 것이다; 2033년에 대략 556,500명의 미국사람들이 암으로 사망했다. 우울한 통계에도 불구하고, 암에 대한 나쁜 소식만 있는 것은 아니다. 사람들이 건전한 생활습관을 택하면, 대부분의 암을 예방할 수도 있다. 어떤 형태든 담배를 피하는 것이 암, 특히 대부분 불치인 폐암과 췌장암을 피할 수 있는 가장 중요한 행위이다. 흡연은 적어도 모든 암의 30%를 발달시키는 제 1의 원인으로 추정된다(제 17장 참조).

> 아픔은 알기 힘든 경우가 있다:
> 즉, 그것은 기억해 낼 수 없다. 그것이 시작되었을 때
> 혹은 그것이 없던 때를
>
> *에밀리 디킨스*

또한, 육류가 적고, 신선한 과일, 채소, 그리고 섬유질이 풍부한 건전한 식사는 암의 위험을 현저하게 줄여줄 것이다. 햇빛의 자외선(UV) 방사를 될 수 있는 대로 많이 피하는 것도 만년에 피부암을 예방하는데 필수적이다. 끝으로, 주위에서 어떤 화학제품이 암을 일으키는지를 아는 것도 여러분이 위험한 물질을 피하는데 도움을 줄 수 있다. 종합적으로, 암 예방에 관하여 알려진 모든 것을 누구나 실천한다면 전체 암의 2/3까지 예방할 수 있다. 대략 1/3은 흡연에 의하여 발생한다.

또 다른 긍정적인 정보는 전체 암환자들의 절반가량은 암세포가 퍼지기 전 초기단계에 암을 발견한다면 치료할 수 있다. 암이 "치료된다(cured)"는 것은 어느 한 사람의 삶의 기대가 암이 전혀 없는 한 사람과 똑같다는 것을 의미한다. 여러분의 나이와 위험집단에 대하여 언급하였듯이 암 선별검사(cancer screening tests)를 하는 것은 중요하다; 미국 암학회(American Cancer Society; ACS)는 유방(breast), 대장(colon), 전립선(prostate), 그리고 자궁경부(cervical) 등의 암을 초기에 발견하기 위한 검사를 권장하고 있다(표 13.1).

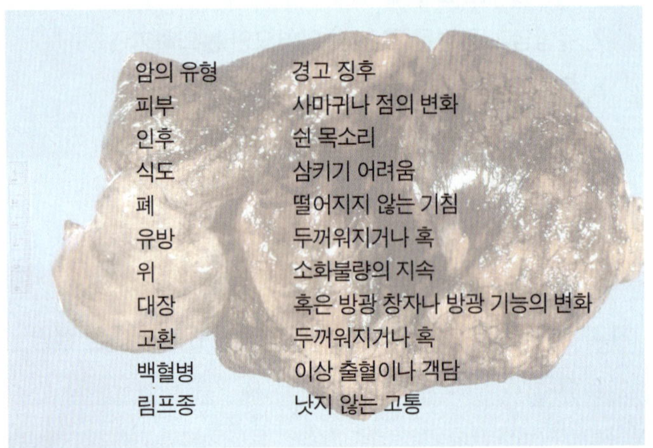

■ **그림 13.1**
암의 몇 가지 경고 징후
이들 징후 중에 어떤 것이 발생하면, 즉시 의사를 찾아가라.

표 13.1

암의 조기 발견을 위한 미국 암 학회의 권고사항

집단 검사	성	연령	검사 횟수
S자 결장경, 되도록 부두러운	남녀	50세 이상	3-5년 마다
대변 잠재성 혈액 검사	남녀	50세 이상	매년
손가락 직장 검사	남녀	40세 이상	매년
전립선 검사*	남	50세 이상	매년
유두 검사	여	성적으로 활발하거나 그렇게 해온, 혹은 18세가 된 모든 여성들은 매년 유두 및 골반 검사를 받아야 한다. 한 여성이 정상적인 매년 검사에서 3개 혹은 그 이상을 연속적으로 만족한 후에 의사의 판단으로 유두 검사 횟수를 줄인다.	
유방 자기진단	여	20세 이상	매달
유방 임상적 진단	여	20-40세	3년 마다
		40세 이상	매년
유방 뢴트겐 조영법 †	여	40-49세	1-2년 마다
		50세 이상	매년

* 50세 이상의 남성은 매년 손가락 직장 검사와 전립선 특수 항원 검사를 받아야만 한다.
† 유방 뢴트겐 조영 선별 검사는 40세에 시작해야만 한다.
출처 : Reprinted by permission of the American Cancer Society.

여러분은 또한 암이 발달하고 있다는 사실을 암시하는 신체 기능상 초기 경고 징후를 주시해야만 한다(그림 13.1).

암에 대한 이해 (understanding cancer)

여러 가지 암의 발생률 (incidence of various cancers)

어떤 기관의 암은 근래에 유의하게 감소해왔다(그림 13.2). 그러나, 피부, 간, 전립선, 그리고 신장 암과 비호지킨 림프종(non-Hodgkin's lymphoma)은 모두 발생빈도가 증가해왔다. 전체적으로, 암에 의한 사망률은 집중적인 연구와 의료적 치료법이 향상되었음에도 불구하고 실제로 지난 세대 내내 불변상태를 유지해왔다.

남녀 모두 폐암에 의한 사망률이 가장 심각하다. 남자의 경우 폐암의 증가가 1940년도에 주목받기 시작했다; 여자의 경우는 1960년도 까지 증가가 뚜렷하지 않다. 누구나 알고 있듯이, 남녀 모두 폐암의 증가 이유는 흡연이다.

10대 혹은 더 어린 나이에 흡연을 시작하자마자 남녀 모두 니코틴과 흡연 중독이 일어난다. 이런 이유로, 정부기관과 건강기구는 10대들이 금연하도록 협력하고 있으며, 그 결과 폐암에 의한 사망 발생률이 감소하였다.

암이란? (what is cancer?)

암이란 용어는 "게(crab)"를 의미하는 라틴어에서 유래하였다. 그리스의 의사 히포크라테스는 암을 게와 같은 질병(crablike disease)으로 간주하였으며, 암이 몸 전체로 퍼져 결국 사망한다는 사실을 관찰하였다. 현재, 일반적으로 **암**(cancer)을 특정 체세포의 조절되지 않는 증식으로 정의하고 있다. 암이란 단어는 100가지 이상의 서로 다른 질환을 의미하지만, 모든 경우 특정 체세포가 비정상적이며, 조절되어진 않는 상태로 증식한다.

일반적으로, 모든 체세포의 성장과 재생산은 조절 된다; 바꿔 말해서, 이런 조절은 조직과 기관의 크기 및 기능을 결정한다. 정상적인 체세포가 비정상적으로 자라고, 너무 빨리 재생산되기 시작하면, 결국 **종양**(timor)이라 불리는 비정상적인 세포 덩어리로 발달한다. 종양을 발견하거나 진단하기 전에 보통 종양은 발생적으로 아주 동일한 수백만 개의 이상세포를 포함한다.

종양 세포가 신체의 발달 부위에 고립상태로 남거나 상대적으로 느리게 증가한다면, **양성종양**(benign tumor)이라 말

> **용어**
>
> **암(cancer) :** 조절되지 않는 체세포 증식
>
> **종양(tumor) :** 비정상 세포 덩어리
>
> **양성종양(benign tumor) :** 신체의 다른 부위로 퍼지지 않는 종양

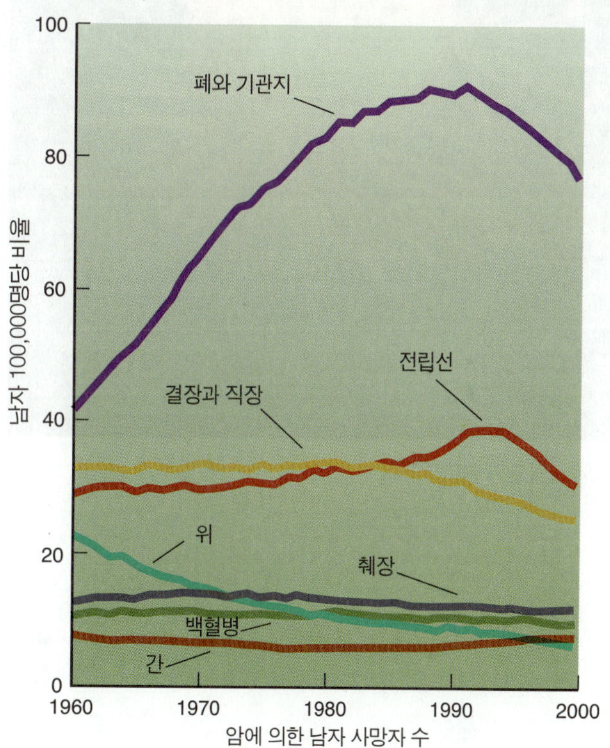

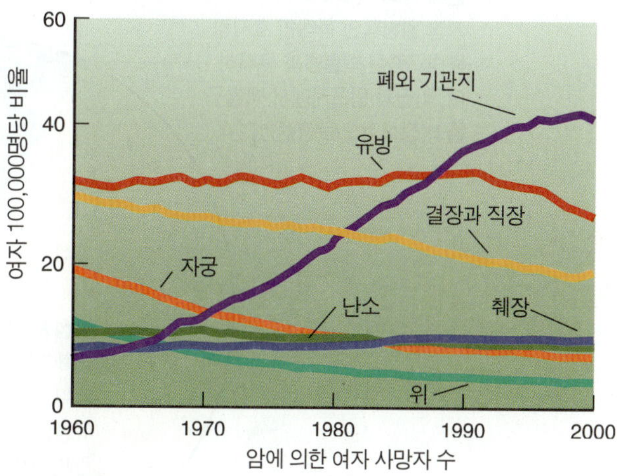

■ **그림 13.2**

1960-2000년 사이 미국 남녀의 연령대별 암에 의한 사망률

흡연으로 폐 및 기관지암에 의한 사망률이 현저하게 증가했다. 이 기간에 유일하게 감소해온 암은 자궁암과 위암이다.

출처 : Reprinted by permission of the American Cancer Society.

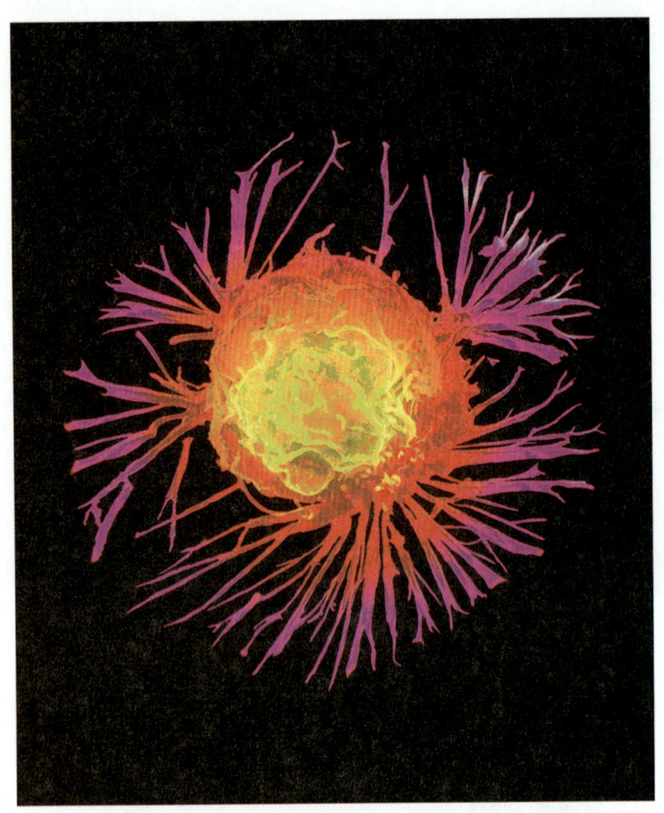

유방암세포의 전자 현미경구조

할 수 있다. 낭포(cysts), 혹(warts), 점(moles), 그리고 폴립(polyps)과 같은 양성종양들은 신체의 다른 부위로 퍼지지 않는다. 보통, 양성종양은 수술로 제거할 수 있으며, 일반적으로 살아가는데 지장이 없다; 실제로, 한 여성의 수백 파운드나 되는 양성종양을 수술로 제거하였으며, 그녀는 완전히 회복했다. 종양 적출 수술로 모든 비정상적인 세포를 제거한다면, 양성종양은 다시 자랄 수 없다.

악성종양(malignant tumor)은 신속하게 자라는 세포들로 이루어져 있으며, 정상세포와 구별되는 다른 비정상적인 특성을 가지고 있고, 다른 정상 조직을 공격한다. 특히, 악성종양은 세포 증식을 빠르게 하는 모양(shapes)과 세포 표면의 특성을 변화시키는 것 같다. 또한, 많은 악성세포는 비정상 염색체(chromosomes)를 가지거나 유전자(genes)를 변화시키며, 비정상 단백질을 만들어 낸다. 악성세포의 수없이 변화하는 특성 때문에 질환의 원인을 상세히 다루는 의사인 **병리학자**(pathologist)는 종양으로부터 제거한 세포가 비정상이고 단계가 어느 정도 인지를 결정해야한다.

또한, 대부분의 악성종양 세포는 원래의(original) 종양에서 세포가 떨어져나가는 과정인 **전이**(metastasis)가 일어나

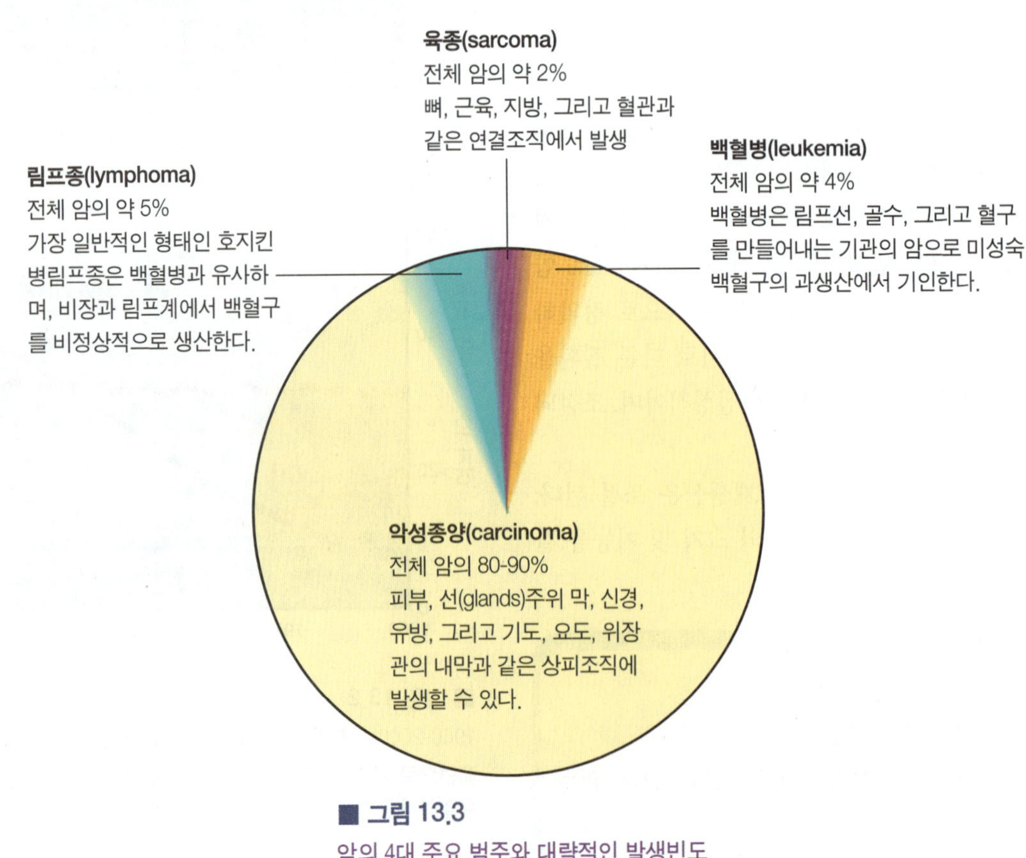

■ 그림 13.3
암의 4대 주요 범주와 대략적인 발생빈도

림프계(lymphatic system)와 혈류(bloodstream)로 유입되어 다른 기관으로 운반된다. 악성세포가 일단 다른 기관으로 퍼지면 원래의 종양세포보다 더 빠르게 자라는 새로운 종양세포를 발달시킨다. 신체의 많은 기관에서 새로운 종양의 전이와 성장은 결국 생명유지에 필요한 신체 기능을 파괴하고, 사망에 이르게 한다.

의학상, 종양이 발생하는 기관이나 조직의 종류에 따라 암을 분류한다. 암의 4대 주요 범주는 *악성종양(carcinomas), 육종(sarcomas), 백혈병(leukemias)*, 그리고 *림프종(lymphoma)* 등이다(그림 13.3). 이들 주요 범주 내에 가령 위의 선암종(adenocarcinoma) 혹은 폐의 꽈리세포(oat cell) 악성종양처럼 보통 암이 발생하는 기관을 나타내는 수많은 하위 그룹이 있다. 사람의 전체 암의 절반가량은 폐, 유방, 전립선, 혹은 대장 등 4가지 기관들 중 하나에서 발생하기 때문에 이들 특정 형태에 많은 연구가 이루어진다.

암은 하나의 세포에서 동시에 발달하지 않는다. 하나의 세포가 암세포가 되고 종양을 증가시키기 전에 그 세포로 전송되는 유전정보(예, DNA)에 몇 가지 변화가 일어나야만 한다. 세포는 비정상적인 성장 특성을 한 번에 한 단계씩 변화 시킨다; 각각의 유전적 변화(genetic change)는 비정상적인 성장의 연속체를 따라 세포로 더 깊게 확장한다. 모든 세포가 똑 같이 유전적 변화를 받는 것은 아니지만, 변화가 일어날 것이라고 누구나 예상할 수 있다. 이를 통해서 어떤 암은 빠르게 발달 및 성장해서 몇 달 안에 사람이 사망하는 반면, 또 다른 암은 너무 느리게 성장해서 결국 암보다는 다른 원인으로 사람이 사망하는 이유를 알 수 있다.

일단 종양을 발견하면, **근생검**(biopsy)이라는 절차를 통하여 종양에서 세포를 떼어낸 다음 병리학자가 현미경으로 세포를 검사한다. 1단계에서는, 암세포를 정상세포와 구별할 수 있는데, 계속해서 암세포의 발생 장소를 알아내어(상황상 보통 암이라고 말하는), 종양을 수술로 제거하면 대개 치료 된다. 2단계에서는 암세포의 전이가 시작되며, 림프절(lymph nodes) 가까이 까지 이동한다. 이를 통하여 수술 중에 종양 근처에 있는 림프절을 떼 내어 암세포가 퍼졌는지를 알아보기 위한 검사를 하는 이유를 알 수 있다. 3단계에 이르면, 암세포가 전신에 퍼지며, 다른 기관들에서 종양이 성장하기 시작한다. 보통 최종 단계인 4단계에서는 전신에서 종양이 발견되며, 대개 치료에 내성이 생긴다.

그림 13.4에 기관 및 성별 암으로 인한 사망자수가 나타나 있다. 2003년에 남성의 사망원인으로 폐암만이 전립선암을

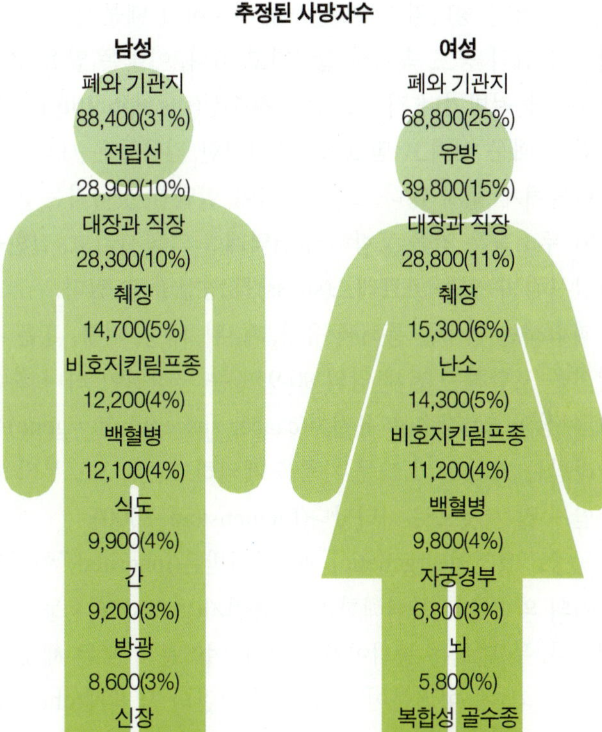

■ 그림 13.4
2003년 부위 및 성별로 추정된 암에 의한 사망자수
출처 : Reprinted by permission of the American Cancer Society.

추월하였다. 그리고 여성의 경우, 사망에 이르는 원인으로 폐암이 유방암을 능가하였다. 남녀 모두 사망에 이르는 세 번째 원인인 대장 및 직장암은 섬유질이 낮은 고지방 식이와 크게 관련이 있는 것으로 미고 있다.

암의 원인 (causes of cancer)

대부분의 암은 유전되지 않는다 (most cancers are not inherited)

가족 구성원과 밀접하게 관련되어 있는 한사람 혹은 그

용 어

악성종양(malignant tumor) : 세포가 전신에 퍼지는 종양
병리학자(pathologist) : 질환의 원인을 전문으로 다루는 의사
전이(metastasis) : 암세포가 전신에 퍼지는 과정
근생검(biopsy) : 현미경 검사를 위해 종양으로부터 세포를 떼어내는 것

이상이 어떤 형태의 암으로 종종 사망하기 때문에 많은 사람들이 암의 공포 속에서 살아가고 있다. 이들은 암을 유전인자를 물려받거나 적어도 암의 감수성(susceptibility)을 물려받기 때문 이라고 믿고 있다. 이러한 믿음들은 대다수의 사람들에게 옳지 않다. 그러나, 암이 발달할 것이라는 지속적인 두려움은 암을 포함해서 면역계를 약화시키고, 질환을 발달시킬 수 있는 스트레스(stress)를 양산할 수 있다.

과학적인 연구를 통해서 유방, 폐, 위, 대장, 피부, 혹은 전립선을 포함하는 전체 암의 90-95%는 구성원이 하나 혹은 그 이상의 암 감수성 유전자(cancer susceptibility gene)를 물려받는 거의 보기 드문 가족을 제외하고는 부모로부터 물려받지 않는 것으로 나타났다(Lichtenstein, 2000).

종종, "유전적인(genetic)"과 "물려받은(inherited)"이라는 단어의 의미를 잘못이해한 데서 유전자(genes)의 혼동이 발생한다. 두 단어는 동의어가 아니다. 여러분의 모든 세포(적혈구 제외)는 여러분이 발생한 수정란의 염색체(chromosomes)와 유전자(genes)를 정확히 복사해서 가지고 있다. 피부, 폐, 혹은 위 세포와 같은 여러분의 어떤 체세포 염색체 내의 유전자는 환경요인에 의하여 화학적으로 변화될 수 있다. 피부, 폐, 위 세포의 유전적인 변화는 이 세포들을 암세포로 변형시킬지도 모른다. 이와 같이, 암은 어떤 사람의 체세포 유전자가 변화되는 유전적 질환(genetic disease)이다; 그러나, 보통 부모로부터 결손 유전자(defective gene)를 물려받지 않기 때문에 암은 물려받은 질환(inherited disease)이 아니다. 이와 같이, 암을 가지고 있는 한 부모는 자식들에게 암을 물려 줄 수 없다.

몇몇 친척들이 암으로 사망했을 지라도, 암이 "가족에게 전해지고", 물려받는 질환을 의미하는 것은 아니다. 최근, 미국에서 매년 사망자 5명 중 1명은 암에 의한 것이다(미국암학회, 2003). 여러 분의 조부모와 8명의 아주머니 또는 아저씨가 사망했다면, 그들 중 2-3명은 단순하게 우연히 암으로 사망한 것이다. 그들 모두 흡연을 했다면, 10명의 근친(close relative) 중 3명 이상이 암으로 사망하는 것은 놀라운 일이 아니다.

대부분의 암은 물려받는 것이 아니라는 사실을 보여주는 가장 훌륭한 증거 중의 하나는 세계 제2차 대전 퇴역군인을 대상으로 한 연구에서 드러났다. 2차 대전 후 여러 해 동안 일란성 혹은 이란성 쌍둥이 형제들 중 15,000 쌍의 건강을 추적하였다. 암의 발달에 있어서 다른 쌍둥이 쌍과 차이를 발견하지 못했다. 즉, 일란성 쌍둥이의 한쪽이 암에 걸린다면 그의 다른 한 쪽은 보통 사람보다 암에 덜 걸린다.

일란성 쌍둥이는 동일한 유전자{예, 그들은 독립된 배(embryos)로 분리하는 동일한 수정란에서 발달하는 자연적인 복제생물이다}를 공유하기 때문에 그들은 동일한 암을 일으키는 유전자를 가지고 있어야만 한다. 일란성 쌍둥이 둘 다 일반인보다 암의 비율이 더 유의하게 높지 않다는 사실은 대부분의 암이 물려받은 유전자에서 기인하지 않음을 의미한다. 대부분의 사람들의 경우, 암을 유발하는데 있어서 생활습관(예, 식사, 흡연, 음주)이 부모로부터 물려받은 유전자보다 더 큰 역할을 한다.

암 감수성 유전자 (cancer susceptibility genes)

전체 암의 극히 일부분(추정범위 5-10%)만이 유전(heredity)에 의하여 크게 영향을 받을지라도, 몇몇 가족들은 자녀에게 암 감수성 유전자를 자녀에게 물려준다. **암 감수성 유전자**(cancer susceptibility gene)는 암을 직접 일으키지는 않지만; 암의 발달 위험에 공헌하는 환경요인에 더 취약한 그런 유전자를 한 사람이 물려주도록 한다.

최근에 꽤 많은 암 감수성 유전자가 확인되었다(표 13.2). 이들 유전자 대부분은 특정 기관의 암 발달에 공헌하는 것으로 나타났다. 즉, BRCA1과 BRCA2 유전자는 유방과 난소암 감수성 유전자이며, APC, MSH2, 그리고 MLH1 유전

표 13.2

암 감수성 유전자

이들 유전자의 비정상(변이)은 물려받거나 획득 될 수 있다. 각각의 비정상 유전자는 특정 기관의 암 발달에 기여한다.

유전자	걸리는 기관
유방암	
BRCA1	유방, 난소
BRCA2	유방
p53	유방, 뇌
대장암	
MSH2	대장, 자궁
MLH1	대장, 자궁
PMS1, PMS2	대장, 기타
APC	대장
흑색종	
MTS1 (CDKN2)	피부, 췌장
CDK4	피부
전립선	
HPC1	전립선

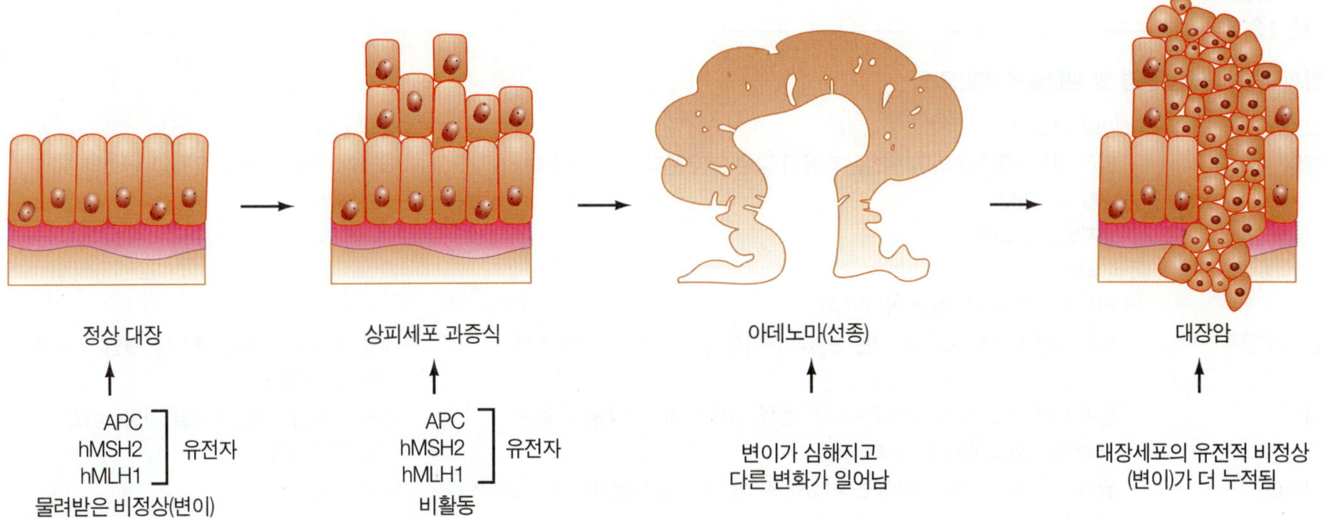

■ 그림 13.5

변이 유전자는 암세포 발달의 원인이 된다

몇 가지 유전자의 변화는 대장암의 위험을 증가시킬 수 있다. APC, hMSH2, 혹은 hMLH1 유전자의 비정상(변이)은 부모로부터 물려받을 수 있다. 기타 다른 변화는 암의 발달에 앞서 한 사람의 삶의 과정에서 대장 세포 유전자에서 일어날지도 모른다. 대장암세포 검사를 통해서 이들 대부분이 물려받거나 획득된 몇 가지 유전적 변화를 겪어왔음을 알 수 있다.

자는 대장암 감수성 유전자이다. 이들 유전자의 돌연변이(비정상적인) 복사(copies)를 물려주는 사람들은 정상적인 복사를 물려주는 사람들보다 특정 암의 위험성이 더 크다.

대장암의 위험을 증가시키는 많은 유전자들이 확인되었고, 또한 이 유전자들의 세포내 생물학적 기능이 알려졌다(그림 13.5). 한 사람이 APC, MSH2, 혹은 MLH 등의 세 유전자 중 하나의 비정상적인 형태를 물려받는다면, 직장암의 위험은 증가한다. 그러나, 전체 직장암 환자의 5%이하만이 이들 직장 암 감수성 유전자 중 어떤 형태를 물려받는다.

사람은 일생동안, 대장 내층 세포에 변이(mutation)가 일어나고 누적된다. 예를 들면, 한 사람이 MSH2 변이를 물려받고, 20년 후에 대장 세포가 APC 변이를 얻었다고 가정해보라. 이들 두 변이는 대장세포가 더 빠른 속도로 그 자신을 재생산하기 시작하도록 한다; 어떤 점에서, 더 빠르게 성장하는 세포들 사이에서 하나의 세포는 K-ras, DDC, 혹은 p53 유전자 중 어느 것이든 세 번째 변이를 얻게 된다. 이제 그 세포는 3번째 변이를 갖게 되고, 대장암으로 발달할지도 모른다. 종양형성 방식에 따라 또한, 다른 변이가 일어날지도 모른다. 대체로, 대장 암세포를 검사해보면 그림 13.5에 설명된 변이들 중 3가지를 가지고 있다. 이제, 여러분은 유전적 변이가 왜 우연히 일어나고, 변이를 일으키는 환경 인자에 대한 노출이 암의 발달에 그토록 중요한 역할을 하는지를 이해할 수 있다(Byers, 2000).

환경적 요소 (environmental factors)

암의 원인 더 정확하게, 암의 발달과 관련된 위험 요소는 수없이 많고, 복잡하다. 보통, 암의 원인이 단 하나라고 말하기는 어렵지만, 어떤 환경적 요소가 특정 암의 발생과 강하게 관련되어 있다. 두 가지 예인 흡연과 폐암, 자외선(UV)과 피부암사이에는 강한 상관관계가 있다. 심지어 이들 예에서, 심하게 흡연을 하거나 오후에 햇빛에 노출되는 사람은 누구나 폐 및 피부암에 걸리게 되는 것은 아니라는 것이다.

역학(epidemiology)은 인간 집단의 질환의 원인과 빈도를 조사하는 과학의 한 분야이다. 많은 역학 연구를 통해서 암의 80-90% 정도가 암의 위험을 증가시키는 것으로 밝혀진 환경적 요소에 대한 노출에 의하여 발생하는 것으로 높게 나타났다(표 13.3). 예를 들어, 젊어서 흡연을 하는 사람은 비흡연자 보다 만년에 암 발달 위험이 10-20배나 더 크다. 지방이 많은 패스트푸드(fast food)를 자주 먹는 것은 편리

용어

암 감수성 유전자(cancer susceptibility gene) : 한 가족의 유방암의 원인이되는 유전자와 대장암의 감수성을 초래하는 유전자; 일생에 암을 발달시키는 사람의 위험을 증가시킴

역학(epidemiology) : 인간 집단의 질환의 원인과 빈도를 연구하는 과학의 한 분야

표 13.3

암의 원인이 되는 환경 및 생활습관 위험요소

요소	위험의 요지	암의 형태
영양	암에 의한 사망자수의 약 절반은 다음과 같은 영양 문제에서 기인한다. 칼로리 과다 지방과다 소비 비만 영양 결핍(특히 섬유질과 비타민 A)	대장암, 직장암, 위암, 유방암, 난소암
흡연과 음주	암에 의한 사망자수의 약 1/3은 흡연과 과다한 알콜 섭취에서 기인한다.	폐암, 췌장암, 구강암, 후두암, 간암, 식도암, 그리고 방광암
직업	암에 의한 사망자수의 약 5%는 석면, 벤젠, 그리고 비닐 염화물과 같은 작업장의 물질에서 기인한다.	방광암, 폐암, 위암, 혈액암, 간암, 골암, 그리고 피부암
방사선	암에 의한 사망자수의 약 3%는 x-ray나 자외선과 같은 이온화한 방사선에서 기인한다.	혈액암, 피부암
기타	암에 의한 사망자수의 나머지는 유전, 만성질환, 약물, 그리고 화학요법에서 기인한다.	다양함

할지 모르지만, 결국 몸에 해로우며, 특정 암을 발달시킬지도 모른다. 우리들 각자가 우리의 식이를 바꾸고, 금연하며, 암을 일으키는 기타 환경적인 위험을 피할 수 있기 때문에 암 예방은 누구에게나 현실적이고, 달성할 수 있는 목표이다.

환경인자의 3가지 부류인 이온화한 방사선, 종양 바이러스(동물의 암을 일으키는 바이러스), 그리고 발암물질(carcinogens; 암을 일으키는 화학제품)은 실험실 동물과 사람 모두 암의 위험을 증가시키는 것으로 알려져 왔다. 이들 인자 각각은 어떤 체세포 유전자의 화학적 변화(**변이**)를 일으켜 유전자가 비정상적으로 자라게 함으로써 암의 위험을 증가시킨다. 하나의 세포가 세포의 성장을 조절하는 유전자에 하나 혹은 그 이상의 변이를 겪게 되면, 세포가 빠르게 증가하기 시작하며, 종양으로 발달한다. 환경인자는 변이를 일으키고, 아울러 세포성장속도에 비정상적으로 영향을 미친다(그림 13.6).

이온화한 방사선 (ionizing radiation)

이온화한 방사선(ionizing radiation)은 x-rays, 자외선, 그리고 방사능으로 구성되며, 이들의 에너지가 세포와 염색체에 손상을 줄 수 있다. 1945년 히로시마와 나가사키 원폭의 생존자들 중 백혈병 비율이 높다는 사실은 방사능이 암의 위험을 증가시킴을 입증해주고 있다.

근처의 핵실험에서 나온 방사능 낙진에 노출된 1950년 미국 유타주 남부에서 태어난 아동 중 백혈병에 의한 사망자수가 핵실험 전후에 유타주 남부에서 태어난 아동보다 2-3배 더 크다. 1984년 획기적인 사건인 법적 판결에서, 연방법원은 그 실험으로 대기에 방사능 물질이 누출되었기 때문에 미국 정부가 1950년 유타주 남부의 핵폭발 실험을 소홀히 처리하였다고 판결하였다. 이 들 실험의 결과로 방사능에 노출된 가족과 방사능에 노출된 결과로 사망한 가족 구성원들은 배상받을 권리가 있다고 판결하였다.

또한, 1986년 우크라이나 체르노빌에서 발생한 핵원자로

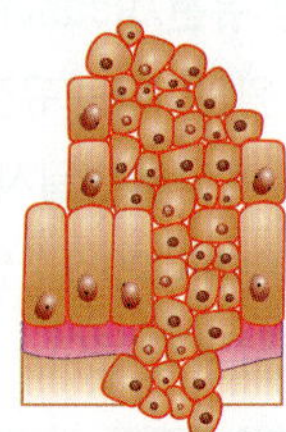

■ 그림 13.6

환경적 요소는 암의 발달을 일으키는 세포의 유전자와 성장 특성 모두를 변화시킨다.

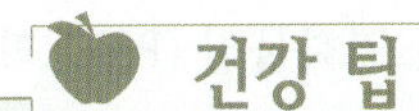

주위의 발암물질에 대한 노출을 피해라

- 흡연을 삼가 해라. 가능한 한 간접흡연과 대기오염에 대한 노출을 제한해라.
- 농약과 제초제를 제거하기 위해서 먹거나 요리하기 전에 모든 신선한 과일과 채소를 씻어라. 가능하다면 신선하고 공인된 유기농 과일과 채소를 구입해라.
- 집 주위의 곤충을 죽이기 위한 농약 살포를 그만 두거나 제한해라. 농약이나 제초제 를 정원이나 잔디밭에 뿌리지 마라. 안전한 것을 택일해서 사용해라.
- 여러 분이 일터에서 발암물질에 노출된다면, 노출을 제한할 수 있는 방법을 모색하 거나 직업을 바꿔라.
- 햇빛에 노출을 제한하고, 낮 동안 야외에서 햇볕타기 방지제를 사용해라.

사고로 방사능, 특히 방사능 요오드(radioactive iodine), 스트론튬(strontium), 그리고 세슘(cesium) 등이 대기로 다량 누출되었다. 원자로 주변 지역에 영향을 미쳤을 뿐만 아니라 유럽의 많은 지역에서 방사능 낙진이 발견되었다. 몇몇 나라에서는 우유와 농작물의 오염이 심각하여 폐기 처리해야만 했다. 방사능 중 몇 가지는 미국과 일본 만큼 멀리 있는 나라들에서도 발견되었다.

이 핵 사고에 의하여 병에 걸리거나 사망하는 사람이 심지어 현재에도 증가하고 있다. 원자로 폭발로 인하여 직접 혹은 간접적으로 대략 32,000명이 사망했다; 또 다른 30,000명이 어느 정도의 방사선숙취(radiation sickness)를 겪고 있다. 특히, 아동은 갑상선 암을 일으키는 방사는 요오드로 인하여 위험에 빠져 있다; 우크라이나에서 아동의 갑상선 암은 현재 사고 이전보다 10배나 더 높다.

그러나, 아무리 적은 양이라도 어느 정도의 이온화한 방사선은 염색체와 유전자에 손상을 초래하는 잠재력을 가지고 있기 때문에 누구나 x-ray에 대한 노출을 최소화해야만 한다. 예를 들면, 당신이 건강하다면 정기적인 흉부 x-ray는 불필요하다. 또한, 6개월마다 정기검진을 받는 치과 x-ray는 누적되는 위험에 빠지게 된다. 몇몇 가정은 라돈(radon)을 방출하고, 방사능 가스가 몇몇 건축자재에 있다. 눈에 보이지 않는 라돈 가스에 장기간 노출 될 경우 암에 걸릴 위험이 있다(제 24장 참조).

실제로 이온화한 방사선의 주된 원천은 햇볕의 자외선(UV radiation)이다. 아동과 젊은 사람들은 햇볕에서 장시간을 보내기 때문에 사람들은 20세까지의 자외선 노출이 평생의 80%나 차지한다.

햇볕의 자외선은 UVA와 UVB라고 하는 두 개의 서로 다른 파장으로 특징 지워진다. 최근까지, UVB만 위험하다고 생각하였으나, 두 자외선 모두 해로운 것으로 밝혀졌다. 신체의 노출부위를 보호하기 위해서 강렬한 햇볕에 대한 노출 시간을 줄이고, 햇볕타기방지제 크림을 사용함으로써 피부암의 위험을 줄일 수 있다.

종양 바이러스 (tumor viruses)

1911년에 뉴욕 록펠러(Rockefeller) 연구소에서 근무하던 과학자인 Peyton Rous는 병아리 종양에서 분리한 바이러스를 병아리들에게 주사한 결과 병아리들에게서 암이 발생하였다고 밝혔다. 그 때 이래, **종양 바이러스**(tumor viruses)라 불리는 또 다른 바이러스를 쥐, 고양이, 그리고 원숭이 같은 동물들로부터 발견해왔다.

사람들을 감염시키는 종양 바이러스를 발견하는 일은 많은 연구에도 불구하고 대개 실패해오고 있다. 단지 4개의 바이러스만이 인간의 특정 암과 관련이 있다; 대다수의 사람들에게 있어서 이들 바이러스가 암의 위험을 증가시킬지라도, 이들 바이러스의 감염으로 암이 생기지는 않을 것이다. 암의 위험이 증가하는 경우는 B형 간염 바이러스(간암), 유두종 바이러스(papilloma virus; 생식기 암), 백혈병 림프종 바이러스(백혈병과 림프종), 그리고 엡스타인 바 바이러스(Epstein-Barr virus; 코와 인두 암) 등과 관련이 있다.

화학적 발암물질 (chemical carcinogens)

화학적 발암물질(chemical carcinogen)은 보통 세포의 염색체와 유전자를 화학적으로 변화시킴으로써 암을 일으키

용 어

변이(mutation) : 세포 유전정보의 영구적인 변화; 정충과 달걀의 돌연변이만 대물림된다.

이온화한 방사선(ionizing radiation) : 세포를 손상시키고 암을 일으킬 수 있는 X-레이 같은 방사선; 또는 암을 치료하는데 사용하는 방사선

종양 바이러스(tumor viruses) : 세포를 감염시키고, 세포의 성장 특성을 변화시키며, 암을 일으키는 바이러스

화학적 발암물질(chemical carcinogen) : 세포를 손상시키고 암을 유발한다.

는 즉, 세포와 상호작용할 수 있는 주변의 물질이다. 유전자는 세포가 적절하게 기능하는데 필요한 효소와 다른 단백질을 만드는 역할을 한다. 유전자 변형은 보통 세포의 성장 특성을 변화시켜 그것이 결국 암세포가 되게 하는 비정상적인 단백질을 만든다.

개발된 많은 화학 물질들의 암을 일으키는 잠재력을 알아보기 위하여 현재 검사하고 있다. 불행하게도, 이미 사용 중인 수많은 화학 물질들을 적절하게 검사하지 못하고 있다. 검사한 수천 종류의 화학 물질 중 많은 것들에서 발암무질이 검출되었고, 일단 가능한 한 피해야만 한다. 발암물질은 담배연기, 농약, 석면, 중금속(납, 수은, 카드뮴), 벤젠, 그리고 니트로사민 등에 들어있다.

발암물질의 긴 목록에도 불구하고, 몇몇 과학자들과 건강관련 공무원들은 담배가 수많은 암을 일으키는데 중요하고 유일한 물질이라고 주장하고 있다. 주장이 몇 가지 근거를 가지고 있을지라도, 그것은 보통 지식이 없는 상태에서 환경이나 작업장에서 발암물질에 대한 노출로 암이 발생한 사람들에게 약간의 위로가 될 뿐이다(표 13.4).

어떤 산업 현장에서 근무하는 근무자는 일반 집단에서 거의 발생하지 않는 암을 가지고 있다. 예를 들면, **중피종**(Mesothelioma)은 희귀한 폐암의 형태로 석면에 노출된 사람에게만 나타난다. 오랜 기간 동안 중금속인 베릴륨(Beryllium)과 카드뮴(Cadimium)에 노출되면 전립선암에 걸릴 위험이 높아진다. 비닐 염화물질 (PVC 파이프 공정의 원료)에 노출된 노동자들은 드물게 간암에 걸린다. 다행이도, 현재 직업 안전 규정은 이러한 종류의 암들의 빈도수를 줄여준다.

화학 산업의 발암 물질은 담배와 식품에 간혹 비교된다. 그러나, 화학 산업에서 발생되는 발암요인은 예방 혹은 피할 수 가 있다. 직업을 잡기 이전에, 어떤한 화학물질에 오래 동안 자신이 노출 될지를 확인하는 것은 현명한 방법이다.

크세노에스트로젠(환경호르몬)이 암을 유발하는가? (Do Xenoestrogens cause cancer?)

에스트로젠은 여성의 다양한 생물학적 기능을 조장하는 호르몬이다. 예를 들어 젖가슴의 성장과 발달을 말할 수 있다. 우리가 생태환경에서 많은 화학 물질에 노출 되며, 이들 중 몇몇의 화화 물질은 **크세노에스트로젠**(Xenoestrogens) 이라 명명된다(사전적 의미로, 외국 에스트로겐). 환경에서 크세노에스트로젠(Xenoestrogens)에 노출되면 유방암을 일으킬 확률이 높아진다.

크세노에스트로젠(Xenoestrogens)이 들어있는 물질은 농약 DDT(현재 미국에서는 사용금지 처분을 받았지만 아직도 많은 지역에서 사용되고 있다), 메톡시플루란(전신마취제), 케폰(살충제), 클로르덴(무취 살충제), 아트라진(제초제), 그리고 엔도술판(살충제)을 들 수 있다. 오랫동안 변압

표 13.4

직업 암의 예

화학적/물리적 인자	암의 유형	일반 대중의 노출	자주 노출되는 노동자나 노출 원천의 예
비소	폐, 피부	드문	살충제와 제초제 분무자; 제혁(製革)업자; 정유공장 노동자
석면	중피종, 폐	흔하지 않은	브레이크 라이닝, 조선소, 절연체, 분쇄 노동자
벤젠	골수성 백혈병	흔한	페인트공; 증류주 제조업자와 석유화학제품 노동자; 염료 사용자; 가구 마무리공; 고무제품 노동자
디젤엔진 배기가스	폐	흔한	철도와 버스차고 노동자; 트럭 기사; 광부
포름알데히드	코, 비인강	드문	병원과 실험실 노동자; 목재 생산품 제조; 종이; 직물; 의류; 그리고 금속 제품
합성광물섬유	폐	흔하지 않은	벽과 파이프 절연물; 도관 포장지
머리 염료	방광	흔하지 않은	미용사와 이발사(손님의 경우 증거 불충분)
이온화한 방사선	골수, 기타	흔한	핵물질; 의약제품 및 절차
무기 오일	피부	흔한	금속기계
비비소 농약	폐	흔한	분무자; 농업 노동자
도장 제품	폐	흔하지 않은	전문 페인트공
다염화 바이페닐	간, 피부	흔하지 않은	열이전 및 수압 액과 윤활제; 잉크; 접착제; 살충제
라돈(알파 소립자)	폐	흔하지 않은	광산; 지하구조물; 가정
매연	피부	흔하지 않은	굴뚝 청소 및 청소부; 벽돌공; 절연체; 소방관; 난방장치 서비스 노동자

글로벌 웰니스

세계의 암 비율이 급격하게 증가할 것으로 예상했다

세계보건기구(WHO)는 세계의 암 비율이 향후 20년에 걸쳐 약 50%까지 증가할 것으로 예상하고 있다. 이런 증가는 서구의 행동과 생활양식을 점점 더 채택하는 가난한 나라에서 대부분 일어날 것이다. 현재 세계적으로 약 천만 명이 암으로 진단되었고, 매년 약 6백만 명이 사망하고 있다. 현재의 흡연, 다이어트, 그리고 운동의 추세가 지속된다면, 해마다 수많은 새로운 암환자가 2020년까지 1,500만 명에 이를 것으로 예상된다.

전문가들은 이러한 암 증가 추세를 느리게 하거나 역전시키는 것에 대해서 낙관적이지 않다.

기에 사용 돼 왔던, 폴리염화비페닐(Polycholorinated biphenyls;PCBs)은 역시 크세노에스트로젠(Xenoestrogens)이다. 폭넓게 사용되는 폴리카보네이트(Polycarbonate) 플라스틱의 구성 요소인 비페놀-A(Bisphenol-A)는 플라스틱 병이 열을 받았을 때 액체로 변질 된다. 심지어 펌프에서 흡입되는 가솔린 증기도 크세노에스트로젠(Xenoestrogens)의 한 종류이다.

다양한 증거는 환경호르몬을 발암 물질로 규정한다. 환경호르몬에 노출될 경우, 생식 불구를 초래할 위험성이 높다는 단서가 생태계에서 발견됐다. 하수도 근처의 수컷 물고기는 vitellgin(여성 단백질) 생식력을 보여준다. 농약성분이 검출된 플로리다 호수에서 부화하는 악어들은 기형적으로 작은 성기와 변이 호르몬을 가진다. 그리고 베트남(환경호르몬인 Agent Orange가 광범위하게 사용됨) 에서 활동하던 군견들은 고환함 발생률과 생식능력 결함이 일반견에 비해 두배나 높다. 그러므로 환경호르몬은 유방암에만 국한 되는 것이 아니라 생식능력과 고환함에도 밀접한 연관을 가지고 있다.

환경호르몬은 성숙한 인간의 세포에 실험 될 수 있다. 보통의 에스트로겐은 많은 세포들을 조합해서(bind) 성장에 영향을 미친다. 환경호르몬은 보통의 에스트로겐처럼 같은 세포질의 수용채를 조합하고(bind) 성장에 가속을 준다. 환경호르몬이 세포 증식과 생식기관에 영향을 준다는 증거는 이제 잘 성립되어 있다.

1967년 염소처리 농약이 이스라엘에서 금지되고 모든 농약 불순물이 유제품에서 제거 되었을 때 이스라엘의 유방암 확률은 감소하였다. 이스라엘은 유일하게 지난 20년 동안 유방암 확률이 증가하지 않은 나라이다. 이런 관찰은 환경호르몬이 유방암 발달에 영향을 미친다는 것을 보여준다.

그러나, 미국에서 100,000명의 간호사를 대상으로 한 실험에서 유방암이 환경호르몬의 한 종류인 PCBs(폴리염화비페닐) 와 DDE(DDT 보다 약한 살충제의 일종)의 수준과는 연관이 없다는 실험 결과가 나왔다. 유방암을 가지고 있는 여성의 혈액 속 환경호르몬 수준이 건강한 여성의 환경호르몬 수준과 비교해 보면 특별한 차이를 발견 할 수 없다.

모든 환경호르몬에 대한 노출을 피하는 것은 불가능하다. 그들은 어디에나 있다. 식용 브로콜리, 양배추, 그리고 간장 제품들은 환경호르몬의 영향을 중화 할 것이다. 이러한 연구 결과는 아시아 여성이 백인, 흑인 미국 여성 보다 훨씬 낮은 유방암 수치를 보여주는데서 기인한다. 아시아 음식은 환경호르몬의 생물학적 작용을 막는 화학물질을 가지고 있는 위 채소들을 바탕으로 한다.

일반 암에 대한 사실 (facts about common cancers)

폐암 (lung cancer)

폐암은 남성과 여성을 통틀어 가장 사망률을 높이는 암 중의 하나다. 2003년 미국에서는 폐암으로 88,000 명의 남자가 사망했고 68,000 명의 여자가 사망했다. 흡연은 폐암의 80~90% 의 주 원인이다. 그러므로, 금연을 한다면 거의 대부분의 폐암을 막을 수 있다(제17 참조). 대부분의 폐암은 초기 발견이 어렵고 발견 당시 대부분 넓게 퍼져 있는 상태다. 그리고 평편상피암(smell cell casinoma)을 제외한 대부

용 어

중피종(mesothelioma) : 폐암의 한 종류로 석면에 의해 발생한다.

크세노에스트로젠(xenoestrongens) : 자연 에스트로겐의 효과를 모방하는 환경적 화학 물질

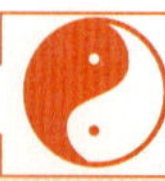

웰니스 지침

자가 유방 진단법

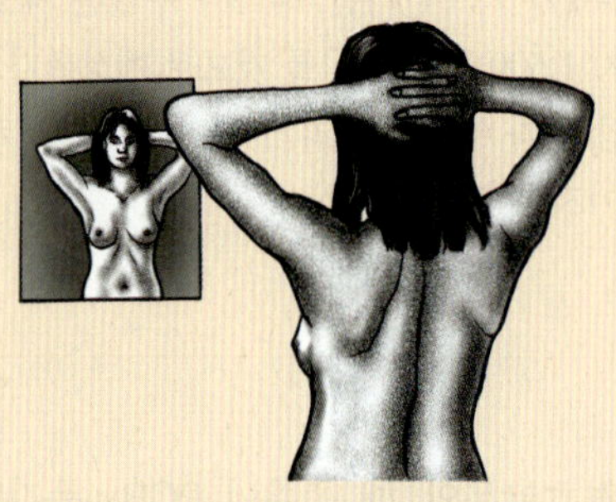

1. 밝은 빛 아래에서 유방에 덩어리, 주름 그리고 지난 몇 달간의 변화를 체크한다.

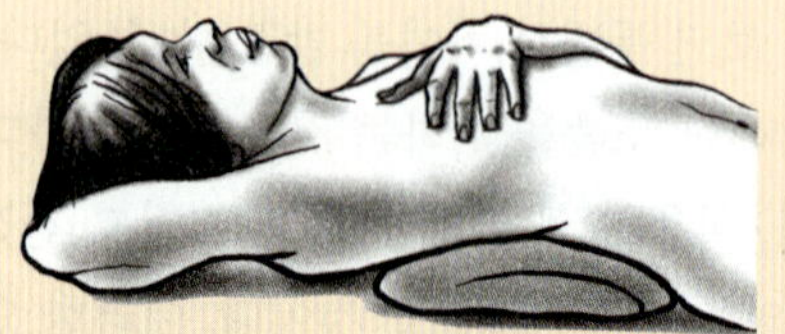

2. 베개를 오른쪽 어깨 밑에 놓고 오른쪽 손을 목덜미 부근에 놓고 눕는다.

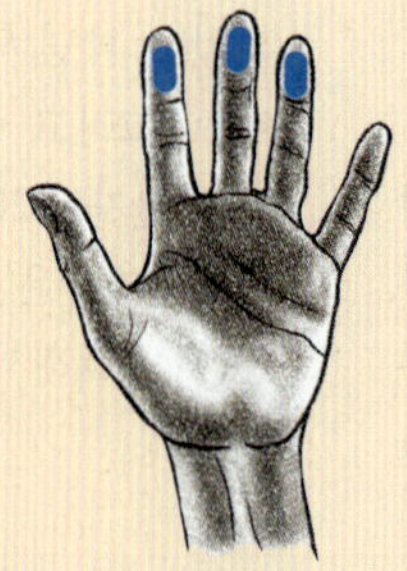

3. 왼쪽 손바닥을 보고 그 중 가운데 세 손가락의 finger pad에 덩어리와 굵기를 체크한다. 손가락 패드(Finger pad)는 가운데 세 손가락의 끝 마디 부분이다. 각 마디를 강하게 눌러 가슴에 어떤 느낌이 오는 지를 체크한다. 어느 정도 강도로 눌러야 할지를 모르겠다면, 건강관리 제공자(health care provider)에게 물어본다. 혹은 건강관리제공자가 하는 방법을 모방한다. 유방의 평범한 느낌을 기억한다. 탄탄한 봉우리와 낮은 커브 모양의 유방이 정상이다.

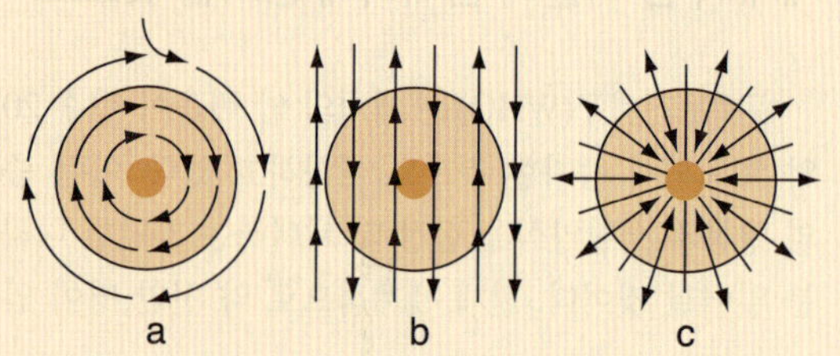

4. 위의 방법으로 유방을 만진다. 체크 방법은 원운동을 하는 (a), 위 아래 선으로 움직이는 (b), 분리 원(wedge) 방법(c)으로 구분된다. 이 방법 중 하나를 선택하여 매일 반복한다. 이 방법은 자가 진단자에게 전적인 유방부위의 검사와 보통의 유방에 나타나는 느낌을 기억하게 해준다.

5. 자 지금부터 왼쪽 가슴을 오른손 손가락 패드로 진단한다.

6. 다른 점이 발견 된다면, 곧장 의사에게 진단을 받자.

출처 : Reprinted by permission of the American Cancer Society

분의 폐암은 화학 요법에 저항한다. 전반적으로 폐암 환자 중 5년을 살 확률은 10~15%(매우 좋지 않은 비율) 밖에 되지 않는다.

다른 국가에서 폐암 발생률은 가파르게 상승하고 있다. 이는 많은 사람이 담배를 피는데 기인한다. 중국과 다른 개발도상국들은 곧 폐암의 유행에 맞서 싸워야 할 것이다. 미국에서의 금연 운동과 젊은 사람들의 담배 접근을 막음으로써 폐암 발병률은 거꾸로 떨어지고 있다.

유방암 (breast cancer)

남자와 여자 모두 유방암에 걸릴 수 있지만, 보통 남자들에겐 잘 나타나지 않는다. 비록 많은 여자가 유방암 보다는 폐암으로 사망하지만, 두 배나 많은 수의 여자가 유방암에 걸린다. 1940년 이래로 미국 여성의 유방암 발병률은 거의 두 배로 뛰어 올랐다.

몸무게의 증가, 운동 부족 그리고 지방 섭취 증가는 유방암 발생률 증가에 큰 기여를 하고 있다(그림 13.7). 그러나, 다른 실험에서 지방의 양이 유방암 발생률을 높이다는 증거를 입증하지는 않는다(Holmes et al, 1999). 여성의 유방암 발생률에 영향을 미치는 요인들은 다음과 같다.

- 어머니가 60세 이전에 유방암을 가진 경우
- 초경이 14 이전에 시작한 경우
- 30세 이후 첫아이를 가진 경우
- 친자가 없을 경우
- 55세 이전에 폐경일 경우
- 유방에 관련한 질병을 가진 경우
- 55세 이전에 에스트로겐 대체 요법을 시행한 경우
- 매일 3온스 이상의 알코올을 섭취하는 경우
- BRCA1 혹은 BRCA2 유전자를 유전 받은 경우

그러나 위의 모든 위험 요소들은 유방암 발생률의 작은 단편에 불과 하다.

최근 몇몇의 증거들은 유방암 발생률은 자궁 내부의 여아

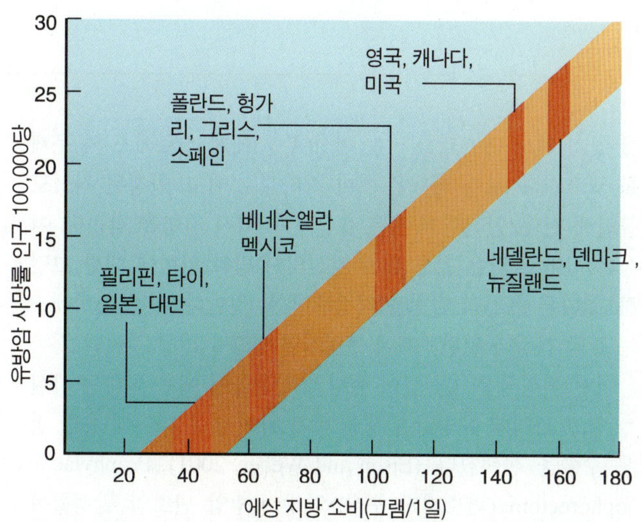

■ **그림 13.7**

식이 지방과 유방암

지방 섭취와 유방암 사망률은 많은 연관성을 가지고 있다는 결론이 다양한 나라에서 관찰되었다. 아시와 중남미 지역은 가장 적은 유방암 사망률을 보여주었다. 유럽과 북미는 가장 높은 발생률을 가진다.

임신 경우에 의해 발생된다는 설명이 있다. 가임기 동안 에스트로겐의 상승과 조숙아(태어났을 때 8파운드 이상)를 낳을 경우 유방암 발생률은 보통보다 높다.

정기적인 X 레이선 유방암 검진은 도움이 될까? 1997년, 국립 건강 연구소의 가장 우수한 연구진들은 정기적인 유방암 검진은 50세가 된 후에 시행해야한다는 결과를 발표해서 이슈가 됐다. 연구진들은 40세의 여성들은 **유방암 X선 검진**을 통해서 특별한 결과를 얻을 수 없다 결론 내렸다. 유방암 메타분석(meta-analysis)과 X 선 검진이 유방암을 가지고 있는 여성에게 큰 도움이 되지 않는다는 결론은 커다란 논쟁을 불러 일으켰다(Horton, 2001). 한 전문가는 이러한 관점에게 논쟁을 정리했다. "모두 X선 검진이 초기 증상 혹은 작은 종양을 발견한다는데 동의한다. 그리고 여성에게 치료를 줄 수 있다고, 문제는 바로 그것들이 오랜 기간 동안 많은 사람들을 살릴 수 있나 없다는 것이다"(Christensen, 2002). 이런 논쟁들에도 불구하고 유방암 X선 검진은 세계 보건기구에 의해 가장 추천받는 치료 방법이다. 미국 암 협회는 여성에게 40살부터 매년 두 번의 검진을 추천한다.

심지어 유방 자가 진단법도 초기 진단과 사망률 감소에 별다른 도움이 없다는 논쟁이 불거져 나온다. 서론에 여성 265,000명의 자가 진단은 아무런 득이 없었다. 같은 수의 여성들이 유방암 자가진단법 수행 여부와 상관없이 사망하였다.

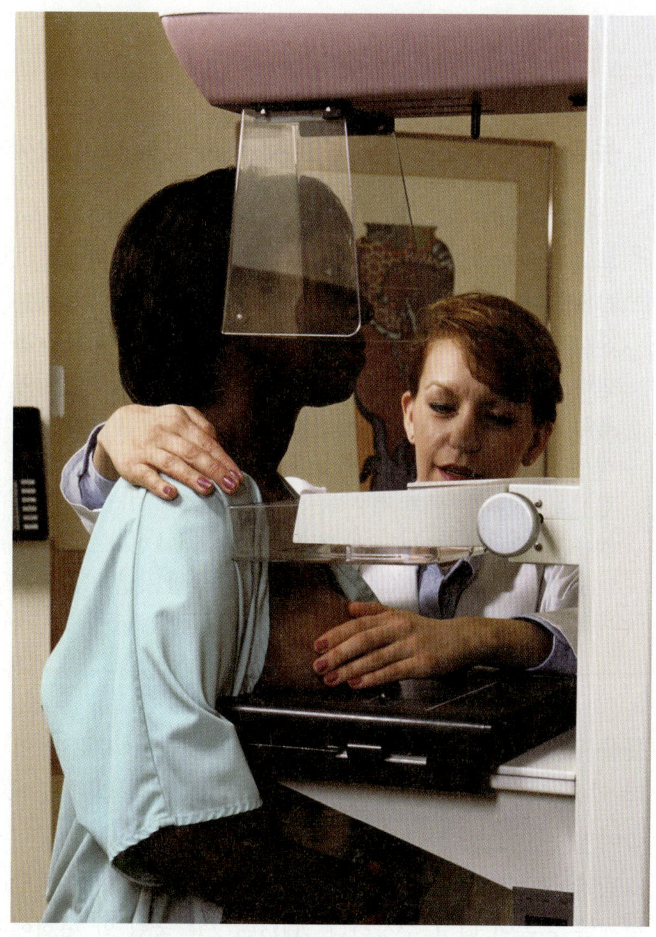

유방암 X선 검진(mammogram)은 초기 단계의 유방암을 찾아낼 수 있으며, 성공적인 치료를 위한 기회로 활용할 수 있다.

생활방식 변화는 유방암 예방에 도움을 준다. 서양 여성들 가운데, 일상생활의 유방암 발생률은 약 10%정도이며, 유방암은 선진국에서 사망을 초래한다. 미국에서 유방암은 매년 192,000명으로 조사되며, 매년 약 40,000 여성이 사망에 이른다. 몇몇의 조사에 따르면 BRCA1, BRCA2 돌연변이 유전자를 가지고 있는 여성은 80~90%에 이른다.

일상생활의 변화는 위험률을 줄일 수 있는 가장 중요한 요인이다. 폐경 전 비만과 주로 앉아 있는 생활 습관은 주요 원인이 된다. 어떤 연구는 섭취되는 지방을 줄이는 것이 유방암 발생률을 낮추는 길이라고 하지만, 전반적인 자료들을 살펴보면 이것만이 최고의 방법인 것은 아니다. 음식 섭취의 변화 비타민 공급이 유방암 발생률 저하하는 중대한 요인은 아니다. 이런 BRCA1, BRCA2를 보유하고 있는 여성

용 어

유방암 X선 검진(mammogram): 유방의 악성종양을 찾아내는데 사용되는 X선 사진

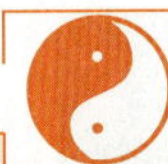

웰니스 지침

유방암 유전자 상속과 유방 제거: 무엇을 해야 할까?

유전자 BRCA1 과 BRCA2 는 유방암과 난소암을 발달시키는 유전적 성향을 준다. 약 5%에서 10%의 유방암 환자들은 이런 암 유발 유전자에 의한 것으로 생각된다. 이러한 유전자들은 유방암을 유발하지는 않지만, 여성의 일상생활 위험성을 높인다. 그러나 이러한 예상 위험은 단지 몇몇 집안의 여성들이 특히 높은 유방암, 난소암 발생률을 가진다는 실험 결과에 의해서 나온 것이다. 이런 가족들에 의해 추정적으로 계산된 위험성을 다른 가족에게 적용하는 것은 억측이다. 그러나 중요한 것은 각각의 여성들이 중요한 건강 결정을 내려야 한다는 것이다.

누군가 BRCA1, BRCA2(혹은 다른 암 유발 유전자들) 유전자를 소유하고 있다는 사실을 아는 것은 누군가 이러한 유전자를 찾기 위해 테스트를 바는 여성(부부)에게 스트레스 와 문제를 일으킨다. 보험 혜택은 아마 사라질 것이고, 안정된 직업도 불안해 진다. 인간관계(혹은 출산계획) 역시 영향을 받는다. 여성은 아마도 남은 삶을 위해 자신의 유방의 외형에 대한 고민하고, 다른 유전적 질병을 걱정해야 할 것이다. 이런 스트레스는 결국 건강과 인간관계에 부정적인 영향을 미칠 것이다.

어떤 여성들은 자신들이 유방암 발생률이 매우 높다는 사실을 알고 조기에 유방암 발생을 막기 위해 젊은 나이에 유방 절제 수술을 선택한다. (Eisen and Weber, 2001). Prophylactic oophorectomy(난소제거 수술) 역시 유방암 난소암 발생률이 매우 높은 여성에게 할 수 있는 선택 중 하나이다. 이러한 절차가 생명 연장 혹은 보다 낳은 미래를 만들기 위해 실시되는 것에 대해서 이직도 많은 논쟁이 일어나고 있다(Haber, 2002)

들을 위해 항 유방암 치료제는 위험률을 낮춘다. 그러나 이런 약은 5년간만 복용 할 수 있다. 즉, 보통의 위험 수준에 놓여 있는 여성들에게 치료제는 추천되지 않는다.

반 임신중절 활동은 몇 년 동안 임신중절 수술이 유방암 발생률을 높인 다고 주장한다. 2003년 2월 국립 암 협회에 의해 개최된 조기 출산과 유방암 워크샵은 임신 중절이 유방암 발생률을 위험요소가 아니다 라는 결론을 내 놓았다.

좋은 소식은 유방암을 가지고 있는 제1의(first degree) 여자 친척(relative)이 있는 여성의 경우 보통의 여성들 보다 아주 조금 더 높은 위험성을 가진다는 것이다(호르몬 요인에 대한 공동 연구, 유방암, 2001). 9명중 8명의 여성이 유방암을 겪지 않은 어머니, 자매, 딸을 가지고 있지만 유방암에 걸린다.

고환암 (testicular cancer)

젊은 남자들 가운데 고환암 발생률은 점점 높아지고 있지만, 유방암 발생률과 마친 가지로 정확한 이유는 알려지지 않고 있다. 이는 아마도 환경 호르몬에 의한 듯 하지만 확실히 증명된 것은 아니다. 고환암은 상당히 드믄 편이고 조기 발견 시 치료가 가능하다. 그렇기 때문에 젊은 남성들에게 고환암 자가 진단법을 추천한다. 가장 유명한 예로 고환암이 치료 된 것은 자전거 선수인 암스르롱이다. 암스트롱은 고환암 치료 후에도 3년 연속 프랑스 대회에서 우승을 차지 했다.

전립선암 (prostate cancer)

전립선 암은 주로 65세 이후 남성에게 나타난다. 간혹 비정상적인 전립선 세포가 부검을 통해서 젊은 남성에게서 발견 되지만(다른 원인으로 사망), 전립선암은 매우 천천히 자라고, 어떤 경우에는 아무런 위험이 되지 않는다.

전립선 암 초기 분석은 크게 두 가지 검사로 나누어진다. 하나는 손가락 직장 테스트(finger rectal test)이다. 이 테스트는 이 분야의 전문가들만이 전립선의 확대 혹은 이상 여부를 확인 할 수 있다. **전립선 특수 항원 검사**(prostate-specific antigen-"PSA"- test)는 전립선의 비정상적 성장과 연관되는 혈액 내 단백질 성분을 검사하는 것이다. 높은 PSA 수치는 전립선암을 의미하기도 하지만, 암에 걸리지 않은(noncancerous) 상태를 의미하기도 한다. 오직 추가적 검사만이 높은 수치의 PSA를 확신할 수 있다.

50세가 넘은 2500만 명의 남성들은 비정상적인 전립선 세포를 가지고 있다. 그러나 중요한 것은 이 세포들이 전립선암이 되지 않는다는 것이다. 그리고 심지어 이들 중 전립선암에 걸려도 다른 원인에 의해 사망한다. 그러므로 첫째 질문은 전립선암을 찾기 위해 검진을 받는 것이 가치 있을까? 그리고 둘째로 천천히 성장하는 전립선암이 과연 위험할까?

1996년 Preventive Service Task Force는 전립선 암 체크를 위해 디지털 검진, PSA 검진, 초음파 검진을 포함한 모든 검진을 하지 말라고 추천했다. 의학 전문가들은 검진이 전립선암을 치료하지도 않고 이런 치료가 많은 남성들의 건강과 삶에 역효과를 가져온다는 결론을 내렸다.

전립선암 치료법 중 하나인 전립선 제거 수술은 보통 비뇨기, 성기능, 창자에 역기능을 초래하여 삶의 질을 떨어뜨린다. 지난 20년간 전립선 제거 수술은 엄청나게 증가하여 1992년 1993년 사이에는 가장 높은 104,000명 수술을 시도했다(Walsh, 2002). 전립선 암 사망률은 1995년 40,000에서 2002년 30,000 으로 하락했다. 제거 수술이 이런 하락을 가져 오긴 했지만, 확신하기에는 어렵다. 현재 'Watchful wating' 같이 다양한 종류의 전립선암 치료법이 존재한다.

유방암과 대장암처럼 전립선암을 유발시키는 유전자(HPC1)가 발견되고 있다. 이 유전자가 스크린 검사에서 발견 되었다면 그 사람은 전립선암에 걸린 확률이 보통 사람보다 높다는 것을 알아야 한다.

피부암 (skin cancer)

피부암은 장소를 가리지 않고 발생한다. 특히 자외선 양이 많은 특정 지역에서 잘 발생한다. 피부암 악성 종양인 **흑색종** 발병률은 1930년부터 20배나 상승했다. 흑색종은 25살에서 29살 나이의 여성에게 가장 일반적인 암이며, 30살에서 35살 여성에게는 두 번째로 높은 발병률을 가진다. 다시 말하면, 흑색종은 미국인에게 다섯 번째로 발생하는 암이다.

피부는(외피) 몇 개의 층과 세포들로 구성되어 있다. 위에 있는 층은 납작한 비늘모양(squamous)으로 구성되어 있고 아래 있는 층은 기본 세포들로 구성되어 있다. 비늘모양(Squamous)과 기본 세포 가운데 멜라닌 세포가 뿌려져 있다. 멜라닌 세포는 피부의 특징적 색을 결정한다. 멜라닌 세포가 많으면 검은 피부를 가지게 되고, 밝은색 피부를 가진 사람들 보다 검은 색 피부를 가진 사람이 피부암에 걸릴 확

용어

전립선 특수 항원 검사(prostate-specific antigen(PSA) test) : 전립선의 비정상적인 성장과 연관된 단백질을 탐지하는 혈액검사

흑색종(melanoma) : 피부암의 특별히 위험한 종류

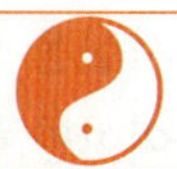

웰니스 지침

health.jbpub.com/hwonline

피부암을 예방하는 법

수많은 미국 사람들이 다양한 종류의 피부암에 걸리고 있고 특히 흑색종의 발병률이 매년 증가 하고 있다. 이는 불필요한 결과로, 피부암은 가장 예방하기 쉬운 암중에 하나이다. 피부암을 일으키는 가장 주된 요인은 햇빛에 오래 노출 되거나, 특히 자외선(UV)이 피부 속에 있는 세포의 DNA에 피해를 입혀 돌연변이를 만들기 때문이다. 피부암을 예방하는 최선의 방법은 **WAR** 룰을 따르는 것이다.

- **W**ear 보호할 수 있는 옷을 입는다.
- **A**void 오전 10시에서 오후 3시 까지는 태양을 피한다.
- **R**egularly 자외선 차단률(SPF)이 15 이상인 선크림을 날씨가 흐리더라도 야외 활동시 바른다. 매 두 시간 마다 선크림을 다시 바르고 만약 수영이나 운동중과 같이 선크림이 금방 없어지는 활동을 할 경우, 더욱 자주 바른다.

아이들을 햇빛으로부터 보호하는 것은 매우 중요하다. 일생 동안 자외선으로부터 받은 영향은 후에 피부암으로 발전한다. 65세 정도가 되면, 미국인 두 명 중 하나는 한 종류의 피부암을 가진다. 지구의 대기 중 상층에 위치한 오존층은 햇빛의 자외선 량을 차단한다. 하지만 최근 오존층 두께가 얇아지면서 햇빛의 위험성이 증가하고 있다. 사람들이 **WAR** 룰을 따르지 않는다면, 피부암 발병률은 앞으로 지속적으로 증가 할 것이다.

눈을 보호하기 위해서는 자외선을 99% 차단할 수 있는 선글라스를 꼭 착용해야한다. Polarized 렌즈는 번쩍거림을 차단하지만 특별한 표기 없이는 자외선 차단을 하지 않는다. 밝은 빛에 어두운 Photochromic 렌즈 역시 자외선을 차단하지 않을 수도 있다. 꼭 설명서를 읽기 바란다. 장시간 동안 눈이 자외선에 노출되면 백내장을 일으킬 수도 있다.

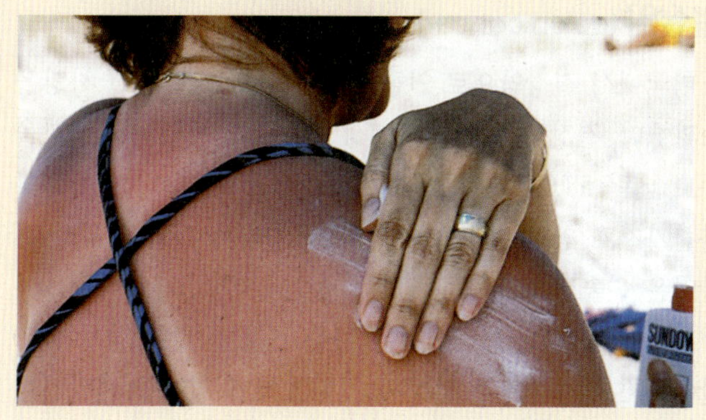

률이 낮다.

햇빛에 노출되는 것은 모든 종류의 피부암의 근본적인 원인이다. 우리가 어렸을 때 받은 햇빛의 노출은 삶의 나중에 발견될 수 있는 피부암의 위험을 크게 결정한다. 두 가지 요소가 피부암 발생률을 극적으로 높이는데 기여한다. 먼저, 최근 세대 또는 그 전 세대에서 우리는 태양욕을 하고 해를 숭배하는 국민이 되었다. 살을 태우는 것은 건강, 힘, 그리고 미용과 관련되어 있다. 두 번째로 오존층의 고갈은 자외선이 지구표면에 닿도록 하는 결과를 야기했다. 표피세포를 변화시켜 암을 유도하는 원인이 바로 햇빛에 있는 자외선이다. 피부암에 걸릴 위험을 줄이기 위해서는, 너는 너의 햇빛 노출을 줄여야만 한다.

약 백만 건의 피부암이 미국에서는 매년 진단된다. **기본세포(basal cell) 암**이나 **편평상피세포(squamous cell) 암**은 보통 생명을 위협하지는 않는다. 그리고 비정상적 세포는 수술로 제거 되거나 긁거나 얼리거나 태우면 제거된다. 심지어 흑색종도 종양이 1mm 두께보다 적을 때 발견되거나 제거되면 성공적으로 치료될 수 있다. 하지만 흑색종은 빠르게 성장하고 한번 세포가 전이되면, 악성 흑색종은 죽음에 이르게 한다.

흑색종으로 부터 당신을 보호하기 위해서는, 당신의 몸에 있는 점들의 변화에 대해 검사할 때, 이 'ABCD' 법칙을 기억해라. 무엇이 의심되면, 내과의사와 바로 상담해라.

- **A**symmetry(불균형): 점의 반쪽이 다른 반쪽과 다르다.
- **B**order irregular(경계선의 울퉁불퉁함): 경계선이 울퉁불퉁하고 희미하다.
- **C**olor(색): 점의 색이 고르지 않다.
- **D**iameter(지름): 점이 연필의 지름 보다 크거나 그 크기가 늘어난다.

결장암(colon cancer)

미국에서 결장암으로 인한 죽음은 폐암으로 인한 사망을 초과했다. 결장암은 남성과 여성 모두에게 동일하게 영향을 주고 대략 58,000명의 매년 미국에서 죽는다. 다른 암들과 마찬가지로 만약 초기 단계에서 발견되면, 많은 경우의 결장암은 수술로 치료될 수 있다.

결장암은 40살 이하에서는 아주 드물게 진단되지만, 50살이 넘으면 더 자주 발견된다. 기초적인 결장암 선별검사에는 잠혈반응과 결장경 검사가 있다. 잠혈반응에서는 대변샘플에서 혈이 보인다면 결장암의 신호일 수 도 있다. 결장경 검사에서는 유연한 기구가 직장을 통해 결장의 아래 부분까지 삽입되면서 내과의한테 시각적으로 결장의 내용물을 검사할 수 있도록 한다. 만약 어떤 비정상적인 조직이 발견되면 완전한 결장 검사를 추천한다.

어떤 결장암의 선별검사도 완전히 정확하진 않다. 그리고 진단절차가 침입적이기 때문에 위험이 있다. 대변에 잠혈반응 테스트가 양성반응이 나올 경우는 대부분 그것이 결장암의 검사가 원인이 될 수도 있다. 예를 들어, 결장경 검사에서는, 대략적으로 10000명당 1명꼴로 죽는다. 하지만, 50세에서 54세 사이의 사람들에 있어 결장암으로 인한 사망률은 단지 10000명당 1.8명이다. 그러므로 결장경 검사를 받는 결정은 쉬운 결정이 아니다. 각자는 그들의 개인적 상황에 맞춰 위험과 혜택을 재봐야 한다.

어떤 유전자는 결장암의 위험을 높이는 것으로 알려져 있다. 가족 중 높은 위험으로 알려진 사람들은 결장암에 민감한 유전자를 가지고 있는지 여부를 알기위해 유전적으로 테스트를 받을 수 있다. 그들은 자주 결장 검사를 해서 얻어진 유전적 정보로부터 이익을 얻을 수도 있지만, 그들은 또한 그들이 결장암에 높은 위험에 노출되어있다는 사실을 알게 됨으로서 살면서 받는 스트레스를 기꺼이 받아들여야만 한다.

다이어트와 암 위험 (diet and cancer risk)

많은 유행병학 연구는 어떤 암의 위험이 다이어트로부터 영향을 받는다고 본다. 예를 들어, 위암은 일본에서 아주 흔하지만, 하와이에 있는 백인 미국인들에게는 흔하지 않다. 하와이에 있는 일본계 미국인들은 백인 미국인구가 가지고 있는 만큼 낮은 정도의 위암 발병률을 가지고 있다. 과도한 흡연과 절인 음식이 일본의 높은 위암확률에 기여했을 수도 있다. 하지만 규정지방과 유방암의 관련과 같이, 어떤 음식이 대부분의 암의 위험을 증가시키는지는 알려지지 않았다.

용 어

기본세포암(basal cell carcinoma) : 보통 외과수술로 제거될 수 있는 피부암의 종류

편평상피세포암(squamous cell carcinoma) : 피부 가장 바깥쪽에서의 암, 일찍 제거하면 대부분 치료가능

표 13.5

암을 예방하는데 도움이 되는 추천 식단

모든 암의 약 50%는 영양 결핍에서 비롯된다고 생각되어진다.

물질 또는 음식	암에 대한 영향	조언
섬유질	대장암, 직장암 감소에 도움	야채, 과일, 곡물에서 섬유질을 섭취
평지과 야채(브로콜리, 꽃양배추, 싹양배추)	평지과 야채에 함유된 화학물질이 암발생 화학물질을 해독한다	많이 섭취하라;날 것이나 약하게 조리된 것이 좋다
파과 야채(양파, 마늘,골파)	파과 야채내의 황 함유 물질이 암 방지를 돕는다	많이 섭취하라
베타 카로틴(15mg), 비타민E (400IU), 셀레늄(50ug)	매일 섭취하는 것이 많은 중국사람들의 암을 줄인다 (주로 위암, 식도암)	적당량 섭취하라;너무 많은 셀레늄 섭취는 해가 된다
엽산	비타민 결핍은 암을 키울 수 있는 유전자의 피해를 증가시킨다	식단이 부족하다면 보충해라
녹차	중국인의 식도암을 줄임	미국의 대부분의 차는 홍차이므로 녹차를 마시도록 해라
표고버섯	shiitake버섯의 액기스는 실험실 동물의 종양을 줄였다. 또한 혈액 콜레스테롤을 감소시켰다.	식단에 추가해라
비타민 C, E	면역체계를 증진시키고 암 방지에 도움	원한다면 식단에 추가해라

과학적으로 어떤 특정음식이 암의 위험을 증가시키는지는 불확실함에도 불구하고, 어떠한 음식선택은 암을 예방하는데 도움이 된다. 이러한 추천된 식이요법들은 또한 외부세포들에 대한 몸의 주요 방어체계인 면역체계를 향상시키는데 도움이 된다. 비타민 C,D,E,엽산, 카로티노이드는 면역체계 높이는 것으로 알려져 있고, 결과적으로 암세포를 파괴하는데 도움이 된다. 이러한 물질들은 부수적인 것들로 얻어지지만, 신선한 과일과 채소에서도 얻을 수 있다.

> 삶은 운의 좋고 나쁜 문제가 아니라, 나쁜 운을 잘 극복해내며 사는 것이다.
>
> *Robert Louis Stevenson*

오랫동안 비타민C는 매우 많이 복용할 때 암 치료제이자 예방물질로 많은 관심을 받았다. 비타민C를 대량으로 투여 받은 몇몇 암 환자는 기대한 것보다 오래 살아남았다. 하지만 비타민C와 암과 관련된 다른 연구들에서 긍정적인 치료 효과가 보이지 않았다. 그렇지만 어떤 암 치료법은 사람마다 매우 다양하게 나타나고 비타민C는 일시적 위안을 주는 플라세보(placebo)로서 작용했더라도, 몇몇 사람들에게는 도움이 될 것이다.

과학자들은 왜 어떤 암 종류가 식단에 좌우되는지에 대해 고민하는 것을 계속하고 있다. 하나의 가능성은 우리가 인간의 진화과정에 의해 준비되어지지 않은 화학적인 작용을 하도록 몸에게 요구하고 있는 것이다. 즉, 암은 부적응의 질병으로 간주될 수도 있다.

우리의 조상들은 그들의 음식을 찾아다녔다 그들은 씨, 뿌리, 과일, 야채들을 수집하여 섭취하고 고기는 거의 먹지 않았다. 그러므로 과도한 설탕, 소금, 지방, 고기로 채워진 오늘날 우리의 식단은 우리의 조상들로부터 물려받은 신체 화학작용(body chemistry)과 맞지 않을 수 있다. 많은 가공

표 13.6

암 예방 물질을 포함한 음식

카로티노이드, 플라보노이드, 사포닌, 인돌, 식물화학물질과 같은 화학 합성물질은 실험실내 암세포의 성장을 억제한다. 최소한 각기 다른 세가지 색깔의 야채와 과일을 매일 섭취해라.

채소			
평짓과 채소	색소	녹색, 잎	과일
브로콜리	도토리 호박	근대	살구
복 초이	사탕무	양배추	칸달루프 메론
brussels sprouts	당근	녹차	자몽
양배추	호박	케일	포도
꽃양배추	고추	콜라비	망고
순무	고구마	상추	구아바
	토마토	오크라	오렌지
		시금치	파파야
			복숭아
			자두
			수박

식품으로 채워진 요즘의 식단은 독성 화학물질을 축적시키거나 신선한 야채, 과일, 견과류, 곡류로부터 섭취할 수 있는 몇몇 필수적인 영양소 결핍을 가져올 것이다.

암 치료법 (cancer treatments)

암을 치료할 수 있는 세 가지 의학적 치료법은 외과수술, **방사선 치료**, **화학요법**이다. 외과적으로 전부 혹은 가능한 많은 종양을 제거하는 것은 특히 종양이 작거나 암세포가 몸 전체로 퍼지지 않았을 경우에 암 치료에 가장 좋은 방법이다. 그러나, 심지어 몇몇의 암세포들은 남이 있고, 그 세포들은 유방절제와 같은 수술의 이유가 되는 종양들을 만들어 낼 수 도 있고, 종종 종양에 있는 조직을 제거한다.

종양 조직들이 퍼지고 있다는 증거가 있거나, 몇몇 종양들이 수술로서 제거될 수 없을 수 있다면, 방사 혹은 화학요법 혹은 두개 모두 남아있는 암세포를 죽이는데 사용된다. X-rays나 혹은 다른 고방사와 같은 것들은 암세포를 파괴시킬 수 있다. 마찬가지로 화학요법에서 사용되는 강력한 약들도 암세포를 파괴시킬 수 있다. 방사치료와 화학요법은 암세포뿐만 아니라 정상적인 세포들도 파괴시키기 때문에, 각 치료에서 오직 제한된 양만이 사용될 수 있다.

수술기술의 발달과 새로운 화학요법의 약들의 개발에도 불구하고, 오늘날 암 치료는 그들이 과거에 했던 것 보다 눈에 띄는 더 나은 성공을 보여주지 못하고 있다. 암에 대한 죽음 비율이 거의 변하지 않는다는 사실이 이를 보여준다. 현재의 암치료의 제한된 성공 때문에, 새로운 치료법들을 검사하고 있는 중이다.

미국에서 지난 40년간의 죽음을 면할 수없는 암에 대한 분석은 다음과 같은 결론을 낳았다.

> 현대의 최고의 약은 항상 치료를 위한 것이 아닌 일시적인 완화를 위해서, 모든 암환자들에게 많은 것을 제공해야만 한다. 그리고 모든 환자들은 가장 쉬운 가능성이 있는 진단과 가장 가능성 있는 치료에 접근해야 해야할 것 같다. 문제는 상당한 발전의 부족이다. 치료는 이미 수십년 전에 이루어졌다. 보편적인 치료의 희망에 대한 신뢰를 대체하면서, 암 예방을 위한 조치는 이제 가기위한 방법이다.

그러한 근본적인 제안들로부터 기대되는, 지금까지의 암의 치료보다 암 예방에 앞서는 국가의 우선순위인 경영혁신 전략은 강력하게 국제암협회(National Cancer Institute)와 다른 의학 조사기관들의 대표에 의해 반대되었다. 암치료 방법을 찾고 있는 과학자들은 미래의 암을 예방하기를 희망하는, 그들이 과거에 그랬던 것처럼, 과학자들과 계속해서 싸우게 될 것이다.

암환자들은 종종 절망에 빠지고, 치료의 고통과 죽음에 대한 생각이라는 그들의 상황에 대해 우울해한다. 이 경우, 몇몇 환자들은 비관습적인 치료와 기적의 치료의 바람으로 마음을 돌린다. 많은 암환자들은 원래의 치료들이 아무 것도 해결해주지 못할 때, 치료의 희망을 가지고 대안의 치료들을 받게 된다. 비관습적인 치료들이 도움을 줄 수도 있고, 적어도 마음의 평화를 가져다 주지만, 환자들과 가족들은 증명되지 않은 치료법들과 인정되지 않은 약들을 사용하라고 주장하는 사람들에 대해 조심할 필요가 있다. '도저히 믿을 수 없는' 것들은 대개 정말로 그렇다.

용어

방사선 치료: 암세포를 죽이거나 몇 가지 암의 형태를 치료할 때 X-ray와 같은 고에너지 광선을 사용

화학요법: 암세포를 죽이거나 몇 가지 암의 형태를 치료할 때 독성 화학물질을 사용

건강 팁

기적적인 암치료로 인해 바보가 되지 마라

암에 걸렸다고 진단받은 대부분의 사람들의 의사가 결과에 대해 비관적이라든가 혹은 치료가능성에 대한 희망을 주지 않을때, 그들은 절망하거나 화를 낸다. 전통적인 치료 (혹은 많은 사람들이 할 수 있는 것)에 의해 도움을 받지 못하는 사람들은 종종 대안으로 암과 같은 치료될 수없는 것에 대한 치료의 희망을 주는 약을 사용한다. 대안으로서의 약은 영양치료, 면역치료, 그리고 정신적인 치료를 위한 가벼운 치료등의 모든 것에 영향을 미친다.

대부분의 암치료 대안 물들은 정말적인 환자들로부터 돈을 벌기위해 만들어진다. 당신이 당신 혹은 당신이 사랑하는 사람이 사용하려고 생각하고 있는 어떠한 대안치료들에 대한 정보를 좋아할것 같다면, quackwatch.com는 정보를 찾기에 가장 좋은 장소이다. 이 사이트는 많은 다른 믿을만한 정보들과 연계되어있다. 큰 재난에 직면한 이유는 여전히 권할만하다.

실험적인 암치료들 (experimental cancer therapies)

몸속에 비정상적인 세포들이 생겨날때, 대부분의 경우 그것들은 조직되고 몸의 면역 시스템에 의해 파괴된다. 오직 비정상적인 세포들이 제거되지 않고, 계속 자라나게 되고, 재생산될 때만이, 암은 발전하게 된다. 의학 연구원들은 현재 면역시스템이 암에 더 잘 저항하게 하기 위해 몸의 면역 세스템을 강화시킬 방법을 찾고 있고, 그들은 또한 새로운 면역 치료를 개발하기 위해 일하고 있다. 예를 들어, 사람들이 흑색종 혹은 전립선 암과 같은 특정 암의 발달에 대항하여 그것을 무력화시킬 수 있는 백신을 개발 하는 것이 가능할 수도 있다. 또 다른 접근은 암세포 표면의 단백질을 겨냥한 한 면역체계와 관련된다. 우선 면역체계라 불리는 것들이 인지되기만 하면 파괴된다.

영양분이 충분히 공급되면 종양이 빠르게 자란다. 이를 위해 종양은 신생혈관형성(angiogenesis)이라 불리는 과정을 통해 필요한 영양소를 공급하는 새 혈관 체계를 형성한다. 약 30년 전 물리학자 Judah Folman은 종양 안에 새로운 혈관을 파괴하는 것이 암의 성장을 막고 종양을 파괴시키는 가장 강력한 방법이라고 제시했다. 오늘날 종양 안에 신생혈관형성(angiogenesis)을 막는 약들이 개발되어 실험 중이다. 암 치료에 신생혈관형성(angiogenesis) 억제제가 유망하긴 하지만, 진짜 효과가 있는 약이 시판 가능하기 까지는 아마도 몇 년이 걸릴 것이다. 그러나 그러한 신생혈관형성(angiogenesis) 억제제가 효과를 나타낼 경우에 새로운 암 치료제 개발에 힘을 불어넣을 것이다.

> 더 해로운 것은 악인들의 사악한 짓들을 통해서보다 바보들의 바보 같은 짓을 통해 나타난다.
>
> *Sufi proverb*

표 13.7

증명되지 않은 암치료법들

절망하고 있거나 혹은 모든 약치료에 지쳐있는 많은 암환자들은 과학적으로 증명되지 않은 이점을 얻기 위한 비관습적인 치료를 받게 된다.

치료	근본적인 이유
신진대사	치료 몸에 있는 독소와 쓰레기들은 암의 원인이 된다. 치료는 세포의 독을 제거하고 몸에서 독을 제거한다.
약초 치료	허브는 과학에는 알려지지 않은 자연적이고 신성하고 치유적인 특성들을 가지고 있다.
비타민대량 투여	비타민의 많은 복용량은 암세포를 죽이고, 몸을 회복시킨다.
음식 치료	특별한 음식(포도, 장수식품, 상어연골)들은 몸의 균형을 회복시키고, 암을 치료한다.
전자장치들	전자적인 혹은 자석의 에너지는 삶의 힘들을 조화롭게 하고 암세포를 죽인다.
면역요법	치료는 암세포를 파괴시킬 수 있는 면역시스템의 기능을 자극시키거나 회복시킨다.(면역요법들은 과학자들에 의해 테스트되고 있으나 임상용으로부터는 거리가 멀다.)

암 진단하기 (coping with a diagnosis of cancer)

암 진단은 환자, 가족, 친구들에게 심각한 문제를 일으킨다. 종종 환자들은 믿지 않거나 충격에 빠진다. 가족은 새로운 문제와 맞닥뜨린다. 환자는 수술 혹은 다른 치료를 해야만 한다. 치료와 더불어 죽음의 공포, 분노, 소득의 손실, 생활의 변화, 얼마나 지속될지 얼마나 나갈지 모르는 치료비 등 이 모든 것들이 암 치료를 어렵게 한다. 스트레스와 정신적 분노는 면역체계의 일반기능조차 감소시킬 수 있다. 적대적인 감정, 분개, 비관은 질병저항력을 낮추고, 암을 발전시키는데 큰 영향을 미친다.

고통은 암환자의 스트레스와 우울증을 유발한다. 몇몇 암들은 강력하고 참을 수 없는 고통을 유발한다. 그리고 이것들은 단지 진통제로만은 완화될 수 없다. 여전히 많은 내과의사들은 암환자의 고통을 경감시키기 위해 적절한 양의 약을 처방하는 것을 꺼린다. 왜냐하면 의사들은 고통을 경감시키는 것에 환자들이 중독될 것을 걱정하기 때문이다. 그러나 최근 점점 의사들의 태도는 변화하고 있다. 아마 대다수의 치료는 암환자들의 고통을 감소시키지 못한다. 캘리포니아 버클리의 한 의사는 2001년에 적절한 양의 진통제를 진단하지 않아 유죄 판결되었다. 사망자의 가족들은 의사를 고소하고 재판관은 동의했고 상당한 금액의 손해배상을 청구했다.

암이나, 에이즈 등 모든 질병으로부터 비롯되는 정신적 고통을 다루는 일은 비슷하다. 그것들은 모두 긍정적인 마인드 유지와 관련된다. 이는 모두 치료과정의 효과를 향상시키는 방법에 집중한다. 명상과 안정의 기술은 스트레스를 줄이는 데 중요하다. 시각화된 이미지 형성은 효과적인 치료를 돕는다. 정서적 안정과 함께 시각화된 이미지에 집중하고, 면역체계를 향상시키는 조언들에 집중하면 암세포는 파괴된다.

암의 경로를 바꿀 수 있다는 믿음의 힘은 1950년대

wright씨의 경우에 가장 잘 나타난다. 그 당시 krebizen이라 불리는 이 기적의 약이 거의 강매되었다. wright씨는 림프육종 말기에 있었고, 그의 의사는 의해 2주밖에 살지 못 할 것이라고 했다. 하지만 그는 기적의 약에 대한 큰 믿음을 갖고 있었고, 그 약으로 치료를 받아야 한다고 강력하게 주장했다. 단 한방의 주사 후 그의 의사는 종양 덩어리가 난로 위 눈처럼 녹아드는 것을 보았고, 단 몇 일후에 종양크기는 반으로 줄어들었다고 했다.

wright씨는 krebiozen이 암 치료에 효과가 없다는 신문기사를 읽고 나서는 2달 후 다시 암이 발병해 병원에 돌아왔다. 그의 의사는 밑져야 본전이라는 생각으로 새로운 두 배 강력한 krebiazen을 투여했다. 하지만 사실 그것은 소금물이었다. 다시 한 번 그는 두 달 동안 아무런 증세가 없었다. 그러나 다시 한 번 신문기사에 국가적인 실험에서 그 약이

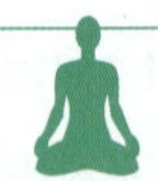

스트레스 관리

시각화의 예술

캔자스주, 토피카의 메닌저 클리닉(Menninger clinic)에서 바이오피드백 연구의 감독자인 Patricia Norris 박사는 내적 심상과 가시화를 전통적인 의료적 치료를 보완해주는데 성공적으로 이용하는 몇 가지 경우의 증거를 제공하였다. Norris 박사는 특히, 암과 관련하여 효과적인 치료도구로서 내적 심상과 가시화를 만드는데 도움을 주는 다음과 같은 8가지의 특별한 특성을 언급하였다.

1. **시각화를 개인화해라.** 이미지는 스스로 생성되는 것임이 틀림없다. 환자가 쓸모없는 것으로 나타나는 것이 아니라 개업의에 의하여 만들어진 이미지.
2. **심상(imagery)을 "자아 친화적(egosyntonic)"으로 만들어라.** 자아 친화적이란 말은 이미지가 그 사람의 가치와 이상에 적합해야함을 의미한다. 예를 들어, 개인이 평화론 주의자라면 투쟁적이거나 전쟁적인 심상은 이런 형태의 치료효과를 떨어뜨릴 것이다.
3. **심상(imagery)을 긍정적(positive)으로 만들어라.** 부정적인 심상은 부정적인 생각을 북돋우고, 이것은 치료에 전도력(성)이 없다. 한가지 예로, Norris 박사는 심상치료로서 상어는 훌륭한 생각이 아니라고 언급하였다.
4. **심상에 활동적인 역할을 취해라.** 영화 스크린 위에 심상을 바라보는 것을 생각하는 것보다 오히려, 당신은 첫 번째 사람에게 당신의 이미지의 감각을 느껴야만 한다. "어디선가 밖이 아니라" 당신이 바라보는 무엇인가가 당신의 몸 안에서 일어나고 있다는 감을 가져야만 한다.
5. **해부학적으로 옳고, 정확한 이미지를 만들어라.** 신체 영역과 생리학적인 시스템이 질병 상태에 있다는 것을 명확하게 아는 것은 그런 형태의 심상을 사용하도록 명령할 것이다. 따라서, 당신은 중추신경계 혹은 면역계에 접근하는 것을 알아야만 한다. Norris는 하나 이상의 이미지가 치료 과정에서 사용될 수 있다고 언급하였다.
6. **꾸준해라, 대화를 사용해라.** 항상성은 당신이 심상을 생성하는데 있어서 규칙적임을 의미한다. Norris는 하루 종일 간헐적이고 더 짧은 세션으로 된 하루에 15분 3회를 제안하였다. 당신이 고통스러울 때 당신의 몸은 당신에게 연락하는 것이다. 그녀는 고통을 당신의 친구로 만든다는 것을 제안하였다. 독백 형태의 혼잣말(self-talk)에 있어서, 그녀는 당신이 그것(고통)을 고정하도록 당신이 그 문제를 인식하도록 만들기 위해서 고통에 감사해야한다고 제안하고 있다. 결국, 그녀는 그것의 허락을 가진 악성종양(tumor)을 "파괴하는 것"을 제안하였다. 사랑으로 응답해라. 당신의 몸을 평화롭게 만들어라.
7. **청사진을 만들어라.** 청사진의 개념은 전략이다. 청사진의 시각화는 인터벌(time-laps) 사진 촬영과 같다. 꽃(악성종양을 상징함)이 수초 내에 활짝 핀 것을 보여주고 나서 다시 완전히 닫히고, 사라진다. 한 가지 예가 땅에 구멍으로부터 시작하여 빌딩을 오픈하는 날까지 건물의 건축을 보여주며, 당신은 건물의 현관에서 리본을 자르고 있다.
8. **심상치료를 포함해라.** Norris는 화학요법 및 방사선치료와 내적 심상을 이용하는 환자는 이러한 의학적 절차와 "싸우는" 사람들보다 더 열심히 한다는 것을 알아냈다. 그녀는 그것이 치료에 대해여 자비로운 감정 대 상극인 감정을 가지도록 도와준다는 사실을 언급하였다. 그녀는 한 사람이 정신적으로 "몸 안으로 치료를 환영하도록" 제안하였다. 당신의 집에서 손님으로서의 치료를 고려해라. 그녀는 환자의 연구를 토대로, 다음과 같은 예를 들었다.
   (a) *화학요법* - 양동이 대(bucket brigade)로 작용하는 건강한 세포는 암세포를 따라 통과하고 차례로 화학요법을 완전히 흡수하는 금빛 유체.
   (b) *방사선 치료* - 은 에너지의 흐름이 암에 걸린 종양을 향하고 있다. 백혈구가 멀리 떨어져 나가거나 그들을 보호하기 위한 것을 요구하고, 암세포를 향하여 방사선을 반영하는 거울처럼 작용하고 나서 암세포는 죽는다.

전혀 효과가 없다는 것이 밝혀지자 병은 재발했고, 이틀 후에 죽었다.

암 치료는 용기와 확신을 필요로 한다. 암환자는 희망을 포기해서는 안 된다. 통계수치나 의사가 어떻게 말하건 간에 말이다. 환자는 치료는 가능하고 끝내는 효과가 있을 거라 믿어야 한다. 많은 사람들에게 있어 암 치료는 새로운 의미의 인생을 선사한다.

암에 대해 기억해야 할 가장 중요한 것은 대부분의 암은 예방가능하다는 것이다. 금연, 신선한 야채와 과일 위주의 식단, 그리고 햇빛과 발암물질을 피하는 것이다

건강에 대한 중요한 생각

1. 한 여대생의 경우를 가정해보자. 그녀의 가족에는 할머니, 이모를 비롯해 65세 이전에 유방암으로 사망했다. 그녀는 단지 21살이었고 그러나 유방암에 대해 매우 걱정해왔다. 그녀는 의사가 유방절제술이 없는 검사는 없다고 설명했음에도 불구하고 유방암 발병 가능성 있는 유전자가 있는 지를 테스트 했다. 유전자 조사결과 반응은 양성이었고 유방함에 걸릴 위험은 현저하게 높았다. 당신 생각에 이제 이 여성이 자신의 건강을 위해 무엇을 해야 할지 생각해봐라. 가능한 한 많은 유방함과 관련된 조사를 하고 유방암에 걸리기 쉬운 유전인자의 영향에 대해 생각해봐라.
2. 암의 위험을 증가시키는 요소들의 목록을 만들어봐라. 그 다음 가장 위험한 것부터 낮은 순으로 순서를 매겨봐라. 당신에게도 중요한 위험 인자들이 있는가? 그렇다면 발병위험을 낮추기 위해 당신이 하는 행동들이 어떻게 당신의 라이프스타일을 변화시킬지 설명해봐라.
3. 280 페이지에 암세포의 성장을 막는 야채와 과일들 표가 있다. 또한 이것들은 얼마나 많은 양의 과일들과 야채들이 현재 당신의 식단에 포함되어있는지를 나타낸다. 표 13.6에 있는 다른 아이템들 역시 당신 식단에 들어갈 수도 있고, 이미 먹어서 소비된 것들도 있을 것이다. 장차 당신의 식단에 암세포의 성장을 막는 야채와 과일을 포함시키기 위해 어떤 노력을 기울일지 생각해봐라.
4. 암과의 전쟁에 대해 의사들과 과학자들은 근본적으로 다른 접근방법을 택한다. 의사들은 모든 형태의 암에 대한 더 나은 치료법을 발견하기 위해 애쓴다. 반편 전염병학자들과 다른 연구원들은 치료법보다는 예방에 중점을 누어야 한다고 주장한다. 왜냐하면 환경적인 요소들이 암을 유발시키기 때문이다. 위험인자들에 대한 노출을 줄이는 것은 암의 발병가능성을 반으로 줄일 수 있다. 당신 생각에 이중 어느 입장이 옳을 것 같은가? 아니면 둘 다 중요하다는 입장을 취하는가? 당신의 관점을 관철시킬 사실과 근거들을 쓰고 결론을 도출해 보고서를 작성해라.

건강 리뷰

- 암은 많은 다른 질병들을 말하는데 종종 비정상적인 불규칙적인 세포의 성장을 가리키는 말로 일컬어진다.
- 식습관과 관련된 요소, 환경적인 요소 흡연이나 태양 유전인자를 변형시키는 화학약품 등은 비정상 세포 덩어리인 종양을 낳는다.
- 가슴과 조직 자가진단은 모두 조기 암 발견의 좋은 수단이다.
- 기본적인 환경인자들 예를 들면, 방사선, 종양 바이러스, 발암화학물질 그리고 넓게는 xenoestrogen까지도 암을 발생시키는 환경 인자에 포함된다.
- 암 예방에 대해 알려진 모든 것들을 실행한다면, 암의 절반정도는 발병하지 않을 것이다. 따라서 암은 예방 가능한 질병이다.
- 단지 5~10%정도의 암만이 유전인자에 의해 발생한다. 신체 내에서 암을 발생시키는 방향으로 변형된 유전인자는 아이에게 유전되지 않는다. 왜냐하면 이러한 변화는 정자나 난자에서는 발생하지 않기 때문이다.
- 암에 대한 치료는 수술, 방사선, 화학 요법 등이 있다. 이 세 가지 암 치료의 목적은 가능한 한 많은 암세포들을 제거하거나 파괴하는 것이다.
- 암에서 회복되는 것은 좋은 영양상 태에 따라 달려있다. 긍정적인 태도와 건강하고 활발한 면역체계는 암 예방과 회복에 중요한 요소가 될 수 있다.
- 흡연은 모든 암 특히 폐암발생 원인에 3분의 1을 차지한다.
- 영양소 결핍이나 과다는 또한 모든 암 발생원인의 반을 차지한다.
- 햇빛 과다 노출은 피부암을 발생시키거나 증가시킨다.
- 암은 사람들의 라이프스타일에 중대한 변화를 일으킨다. 이는 건강한 식단을 유지하고 흡연, 음주, 화학 발암 물질, 햇빛 노출을 줄이는 것을 포함한다.

건강과 웰니스 온라인

웹 사이트는 건강과 웰니스에 대한 풍부한 정보를 담고 있다. 웹 브라우져 소프트웨어를 이용하여 인터넷을 실행하면 건강과 웰니스에 대한 현존하는 많은 주제에 대해 새로운 통찰력을 얻을 수 있을 것이다. Jones & Bartlett 출판사의 웹사이트인 health.jbpub.com/hwonline을 실행해라.

참고 문헌

American Cancer Society (2003). *Cancer facts and figures, 2003.*

Bailar, J. C., and Gornik, H. L. (1997). Cancer undefeated. *New England Journal of Medicine, 336,* 1569–1574.

Barry, M. J. (2001). Prostate-specific-antigen testing for early diagnosis of prostate cancer. *New England Journal of Medicine, 344,* 1373–1377.

Byers, T. (2000). Diet, colorectal adenomas, and colorectal cancer. *New England Journal of Medicine, 342,* 1206–1207.

Christensen, D. (2002). Mammograms on trial. *Science News, 161,* 254–266.

Collaborative Group on Hormonal Factors in Breast Cancer. (2001). Familial breast cancer: Collaborative reanalysis of individual data from 52 epidemiological studies including 58,209 women with breast cancer and 191,986 women without the disease. *Lancet, 358,* 1389–1398.

Eisen, A., and Weber, B. (2001). Prophylactic mastectomy for women with BRCA1 and BRCA2 mutations — Facts and controversy. *New England Journal of Medicine, 345,* 207–208.

Haber, D. (2002). Prophylactic oophorectomy to reduce the risk of ovarian cancer and breast cancer in carriers of BRCA mutations. *New England Journal of Medicine, 346,* 1660–1662.

Holmes, M. D., et al. (1999). Association of dietary intake of fat and fatty acids with risk of breast cancer. *Journal of the American Medical Association, 281,* 914–919.

Horton, R. (2001). Screening mammography — An overview revisited. *Lancet, 358,* 1284–1285.

Klopfer, B. (1957). Psychological variables in human cancer. *Journal of Prospective Techniques, 21,* 331–340.

Kramer, B. S., and Klausner, R. D. (1997). Grappling with cancer — Defeatism versus the reality of progress. *New England Journal of Medicine, 337,* 931–934.

Lichtenstein, P., et al. (2000). Environmental and heritable factors in the causation of cancer. *New England Journal of Medicine, 343,* 78–86.

Walsh, P. C. (2002). Surgery and the reduction of mortality from prostate cancer. *New England Journal of Medicine, 347,* 839–840.

추천 도서

American Cancer Society. *Cancer facts and figures.* Published yearly by the American Cancer Society and available at any branch of the society. Contains the latest statistics on all forms of cancer.

Christensen, D. (2002). Mammograms on trial. *Science News, 161,* 254–266. A good overview of the controversy regarding whether women should get mammograms.

Gordon, J. S., and Curtin, S. (2001). *Comprehensive cancer care: Integrating alternative, complementary, and conventional therapies.* New York: Persus. Reviews numerous alternative cancer therapies that may hold promise of helping cancer patients. Includes case studies.

Groopman, J. (2000, May 29). The prostate paradox. *The New Yorker,* 52–64. Discusses the new techniques for treating prostate cancer and the problems with choosing the right one for each patient.

Specter, M. (2001, February 5). The outlaw doctor. *The New Yorker,* 48–61. Describes how a New York doctor successfully treats otherwise untreatable cancer patients with a severe regimen of diet, pills, and enemas.

추천된 웹 사이트

이들 웹사이트를 연결하기 위해 health.jbpub.com/hwonline을 방문하라.

미국 암 협회(American Cancer Society)

암의 종류, 예방, 치료 옵션, 그리고 의학적 이슈

암 넷(CancerNet)

미국 국립 암 연구소의 암 정보 데이터베이스

온코 링크(Oncolink)

펜실베니아 의대의 통합적인 암 정보

국립 유방암 기구 연합 (National Alliance of Breast Cancer Organization)

정보와 교육자료

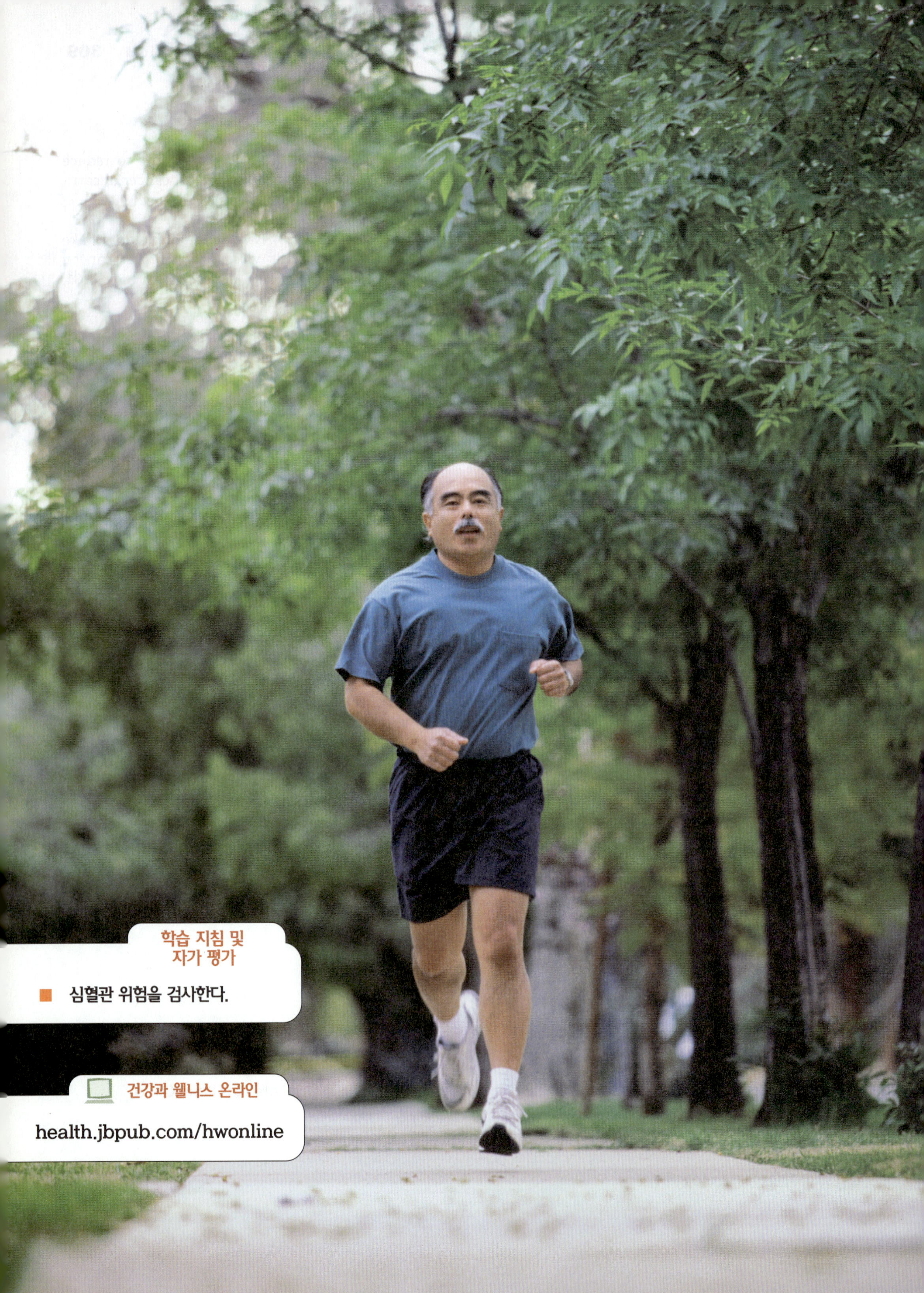
학습 지침 및
자가 평가
■ 심혈관 위험을 검사한다.
건강과 웰니스 온라인
health.jbpub.com/hwonline

학 습 목 표

1. 어떻게 심장이 기능하는지 설명하라.
2. 심혈관 질환, 경색, 관상동맥질환, 뇌졸중과 심장마비를 정의하라.
3. 죽상동맥경화증의 역할이 심장질환에 어떻게 작용하는지 설명하라.
4. 막힌 동맥을 회복하는데 사용된 심장수술 형태를 확인하고 설명하라.
5. 변할 수 없는 심장질환의 주요 위험요인과 변할 수 있는 주요 위험요인 및 다른 요인들을 확인하라.
6. 심장질환에서 호모시스테인(homocysteine)의 역할을 설명하라.
7. 콜레스테롤 수준을 낮추기 위한 다양한 방법을 설명하라.
8. 스트레스가 고혈압에 어떻게 기여하는지 설명하라.
9. 건강한 심혈관계를 유지하는데 도움을 주는 식이 보조제와 음식을 나열하라.

제 14 장

심혈관 질환 : 위험의 이해와 예방

(Cardiovascular Diseases: Understanding Risks and Measures of Prevention)

인간의 심장은 시나 소설, 그리고 일상에서 오랫동안 인간의 사랑의 심벌이었다. 우리의 언어는 여전히 사랑과 감정은 심장에 있다는 생각을 반영한다. 사랑관계가 무너질 때 사람들은 "심장이 터진다(broken hearts)" 또는 "낙담한다(heartlessness)"라고 표현한다. 사람들은 잔인하고, 친절하고, 따뜻하고, 차가운 등의 표현으로 심장의 특성에 대해 설명한다: 몇몇은 돌멩이같은 심장이라고 표현한다. 사람들이 인생에서 스트레스를 받을 때 그들은 "심장이 아프다"라고 말하고, 그들이 즐거울 때는 그들의 심장은 "뛸듯이 기뻐한다"라고 표현한다.

> 절대 잔인하지 말고 침착함을 잃지 말고 상처주지 않는 말을 해라.
> *찰스 디킨스*

오늘날 우리는 모든 종류의 감정, 생각, 그리고 느낌은 심장이 아니라 뇌에서 시작된다고 생각한다. 심장의 유일한 기능은 혈액을 펌프하고 인체로 순환시키는 것이다. 심장은 놀랄만큼 효과적으로 혈액을 뿜어낸다. 심장은 인체의 약 60,000마일의 혈관을 통해 약 분당 1겔런이상을 펌프한다. 여기서 1겔런의 혈액은 폐로부터 모든 인체의 세포로 산소를 운반해주고, 찌꺼기로서 호기 때 이산화탄소를 제거해 준다. 매일 약 200조개의 새로운 적혈구가 골수에서 합성되고 순환으로 방출된다. 매일 심장은 10만번 수축과 이완을 반복하고, 순환으로 방출된다. 생존에서 건강한 심장과 혈관은 필수적이다.

심혈관 질환의 이해 (understanding cardiovascular diseases)

심혈관 질환(cardiovascular disease)은 심장 또는 심장으로부터 혈액을 운반하는 혈관이 손상된 상태를 말한다(표 14.1). 심장으로 혈액을 운반해주는 큰 혈관인 **관상동맥**(coronary artery)이 질병에 걸리거나 막히면 **심장발작**(heart attack)이 발생한다. 심장의 세포가 지속적으로 혈액과 산소를 받지 못하면, 세포는 죽고, **경색**(infarct)이라고 알려진 상태가 된다. 심장으로의 혈액 공급이 단지 부분적으로 막힌다면, 이 과정은 **허혈**(ischemia)로 알려져 있다.

현재의 측정에 따르면, 6천만명 이상의 미국인들이 심혈관 질환의 몇가지 형태를 가지고 있다(미국심장협회, 2003). 미국에서 매년 모든 사망의 40% 이상이 심장발작이나 뇌졸중같은 심혈관 질환의 결과로 나타난다. 뇌세포로의 혈액공급이 불충분할 때 그들을 사망으로 야기하는 **뇌졸중**이 발생한다. 심혈관 질환이 노인에서 발생하는 경향이 있지만, 심장발작은 어느 나이 때에서나 발생할 수 있고 때때로 경고도 없이 발생한다.

남성에서 심혈관 질환으로부터 사망률은 지난 20년간 미국에서 완만하게 감소하고 있다. 그러나 여성은 지속적으로 증가하고 있다(그림 14.1). 확실하게 심혈관 질환의 위험요인에 대한 대중의 인식은 전체적인 감소의 주요 공헌자이다. 식사에서 지방과 콜레스테롤을 적게 먹고, 더 많이 운동하는 것은 심혈관 질환으로부터의 사망을 감소시킨다. 암과 비슷하게, 대부분 심장 질환은 예방가능하고 주로 좋지못한 생활습관, 좋지못한 식사, 고혈압과 흡연이 주요 원인이다.

심장과 혈관 (the heart and blood vessels)

인체의 심혈관계는 심장(펌프)과 다양한 혈관으로 구성된다(그림 14.2). **동맥**(artery)은 심장에서 인체의 기관이나 조직으로 산화된 혈액을 운반한다. **정맥**(vein)은 산소와 영양소를 이산화탄소와 노폐물과 교환한 혈액을 심장으로 되돌린다. **모세혈관**(capillary)은 동맥과 정맥으로부터 분화된

표 14.1

심혈관 질환의 분류

질환1	설명
동맥경화증(atherosclerosis)	하나 또는 그 이상의 관상동맥 혈관의 부분 또는 완전한 폐색: 심장발작과 뇌졸중을 야기.
부정맥(arrhythmia)	심장 리듬의 이상; 심방 세동과 조동을 포함
심근증(cardiomyopathy)	심근의 염증과 기능 감소
심내막염(endocarditis)	심장 안쪽과 판막의 박테리아 감염
울혈성 심결핍 (congenital heart defect)	태어날 때 심결핍이 나타난다; 약 30,000명의 애기들이 60가지 다른 결핍중의 하나를 가지고 태어난다.
울혈성 심부전 (congenital heart failure)	심장이 되돌아온 모든 혈액을 심장 밖으로 뿜어내지 못하는 심장상태
류마티스성 심장질환 (rheumatic heart disease)	어린시절 동안 발생하는 특정 박테리아 감염의 반응으로 면역계에 의해 야기되는 심장의 손상
심장판막질환 (valvular heart disease)	심장 판막 결손의 결과로, 주로 대동맥판막과 승모판에서 발생

작은 혈관이고, 인체의 모든 세포로 혈액을 순환시킨다. 혈관은 상해에 의하거나 질병에 의해 손상받을 수 있다; 이러한 손상이 산소와 영양소를 운반하는 혈관을 폐색시킨다.

인체에게 혈액을 순환시키는 기관은 심장이며 이는 어른 주먹만한 크기로 매우 특별한 근육이며 혈액을 뿜어낸다(그림 14.3). 심장의 근육벽은 **심근**(myocardium)이라고 부른다. 만약 심장세포로 혈액공급이 막히면, 세포는 죽고 심장발작이 발생한다.

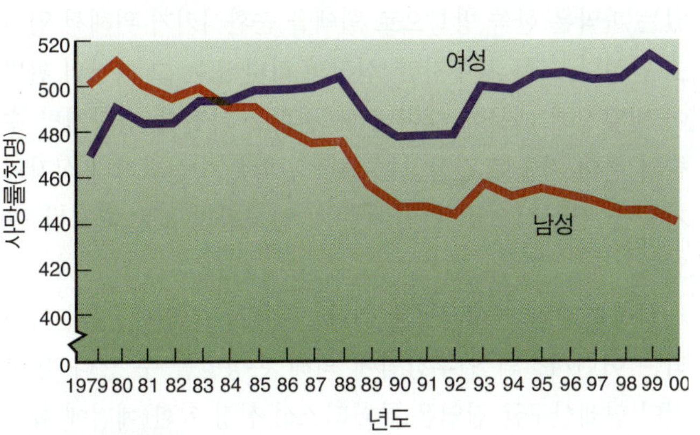

■ 그림 14.1

미국에서 심혈관 질환으로부터의 사망률(1979-2000)

심혈관 질환으로부터의 사망은 약 20년간 감소하였다. 그러나 특별히 여성에서는 나이가 증가함에 따라 증가한다.

용 어

심혈관 질환(cardiovascular disease): 심장 또는 심장으로부터 혈액을 운반하는 동맥에 손상을 야기하는 어떤 질환

관상 동맥(coronary artery): 대동맥으로부터 두 갈래로 뻗어 나온 동맥으로 심장근육에 혈액을 공급해 준다.

심장발작(heart attack): 불충분한 혈액 공급에 의한 심장근 부분의 사망 또는 손상

경색(infarction): 혈액 공급이 막힌 결과로 심장세포의 죽음

허혈(ischemia): 심장으로의 혈액의 불충분한 공급

뇌졸중(stroke): 뇌로가는 혈액의 불충분한 공급, 그 결과 근육 기능의 손실, 언어 손실 또는 다른 징후가 나타남

동맥(arteries): 심장에서 인체의 모든 부분으로 운반시키는 일련의 혈관

정맥(veins): 조직에서 심장으로 혈액을 되돌리는 혈관

모세혈관(capillary): 산화된 혈액을 조직으로 전달하는 극도의 작은 혈관

심근(myocardium): 수축과 이완을 하는 심장의 근육벽

대동맥(aorta): 심장에서 온 몸으로 혈액을 운반하는 큰 동맥

심장은 네 개로 구분된 공간을 가진다: 위의 두 공간을 좌심방과 우심방이라고 부른다: 아래쪽의 두 공간을 우심실과 좌심실이라고 부른다. 산소가 추출된 혈액은 우심방을 통해 심장으로 돌아가고 우심실로 내려간다. 혈액이 폐로 뿜어지면, 재산화되고 폐정맥을 통해 좌심방으로 들어간다. 마지막으로 신선한 혈액이 **대동맥**(aorta)이라고 불리는 큰 동맥을 통해 좌심실로부터 인체의 조직으로 뿜어진다.

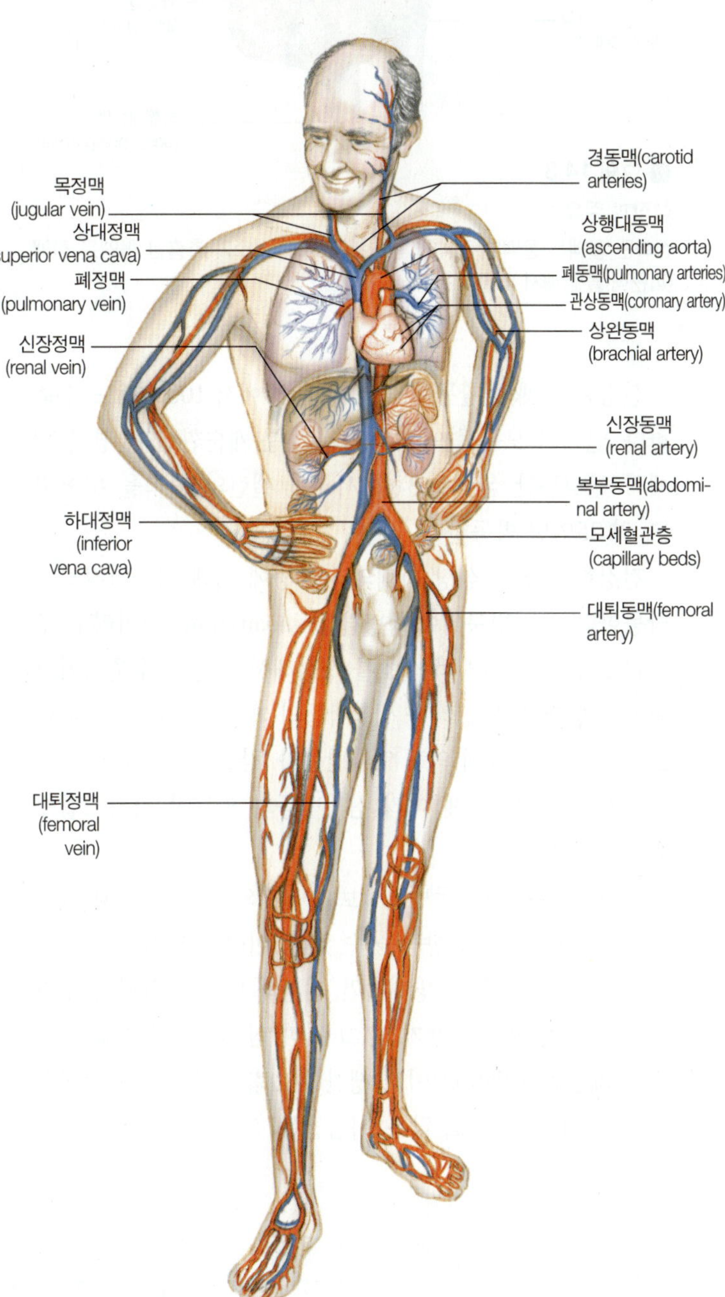

■ 그림 14.2

심혈관계

심장, 동맥, 그리고 정맥을 포함한다. 심장은 폐로부터 산화된 혈액을 받고, 그것을 인체의 모든 조직으로 펌프한다.

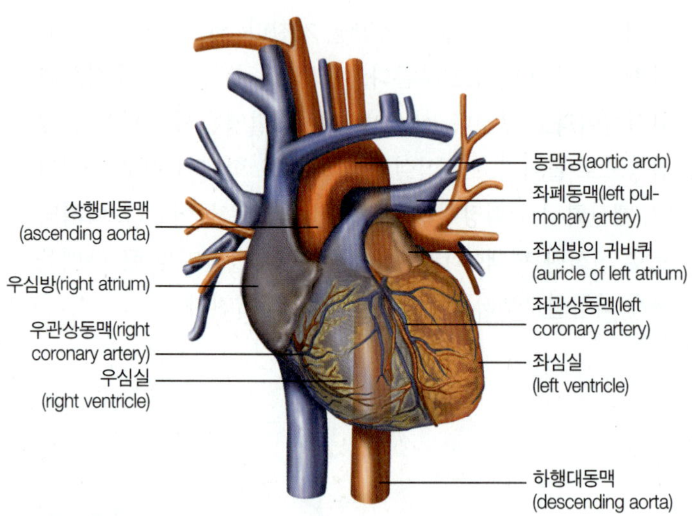

■ **그림 14.3**

심장과 주요 동맥

산화된 혈액은 동맥(빨간색)을 통해 뿜어지고, 산소가 추출된 혈액은 정맥(파란색)을 통해서 되돌아 온다.

심장은 인체의 활동에 따라 분당 60에서 100회정도 수축한다. 인체의 모든 혈액량은 거의 매분 재순환된다. 평균 70세의 인생동안 심장은 3천에서 4천 갤런의 혈액을 뿜어내고, 약 25억번 박동한다.

건강한 심장은 심장 자체의 자동능에 의해 리드미컬하게 박동한다. 우심방부위에 **동방결절**(sinoatrial node)이라고 부르는 조율기가 전기적 신호를 생성해서 심장을 수축시키고 혈액을 뿜어낸다. 그러나 심장박동의 페이스는 뇌로부터 나오는 전기적 신호에 의해 영향받는다. 감정, 흥분, 또는 스트레스가 어느정도냐에 따라 심장박동의 리듬이 갑작스럽게 변할 수 있다.

심장박동은 또한 동방결절보다 심장의 다른 부위에 있는 신경 자극에 의해 영향받을 수 있다. 이러한 전기적 신호가 정상적인 심장박동을 방해하면, 심장의 다른 부위에서 또다른 독립적인 박동이 생기고, 그 결과 심박동의 변화를 야기하는 **세동**(fibrillation)이 발생한다(그림 14.4). 세동은 심장발작 전에 나타나고, 많은 사람들은 심장발작의 위험없이 불규칙한 박동을 나타낸다. 불규칙한 심장 박동은 **심박 조율기**(pacemaker)라고 불리는 사람의 가슴에 이식해서 심장에 일정한 전기적 신호를 제공해주는 작은 전기 장비에 의해 조절된다.

혈류의 조절 (regulating blood flow)

동맥과 정맥을 통한 정확한 방향으로 일정한 혈류를 유지하기 위해서 심혈관계는 심장과 혈관 모두에서 일방통행용 판막을 갖추고 있다(그림 14.5). 모든 심장박동에서 심장에 있는 판막은 한쪽 방향으로 혈액을 순환시키기 위해서 열리고 닫힌다. 드문 경우지만, 심장의 하나 또는 그 이상의 판막이 발달장애 때문에 태어날 때 결함을 가진다. 심장개방 수술의 현대 기술로 결함있는 심장 판막은 수선되거나 심장의 기능을 정상적으로 만들어주는 인공판막으로 대체될 수 있다.

심장판막은 *연쇄산구균(streptococcal)* 감염에 의해 야기되는 어린시절의 인후감염에 의해 손상받을 수 있다. 반복적인 연쇄산구균 감염은 류마티스성 심장 질환(예전에 류마티스성 열병이라고 불렸던), 심장 판막의 일련의 염증질환을 야기할 수 있다. 예민한 사람에서, 면역계가 박테리아의 발현에 대해 과민반응 한다. 심장세포의 몇몇 단백질은 박테리아에 있는 단백질 구조와 비슷하다. 그래서 때때로 면역계가 감염성 박테리아 뿐만아니라, 심장판막 세포까지 공격한다.

승모판과 대동맥판은 특히 감염에 의해 손상받기 쉽다. 흉터조직이 생성되고 판막이 정확하게 열리고 닫히는 기능을 막게된다. 심장 질환의 전문가인 **심장내과의사**가 박동수를 들으면 심장 판막에서 비정상을 찾을 수 있다. 잠재적인 심장문제 때문에, 아이에서 연쇄상구균에 의한 인후감염은 류마티스성 심장질환의 발병위험을 줄이기 위해 항생제 처방을 한다.

일반적이지만 심각하지 않은 또다른 순환에서의 결핍은 **정맥류**(varicose veins)를 야기하는 정맥에서의 순환 결핍이

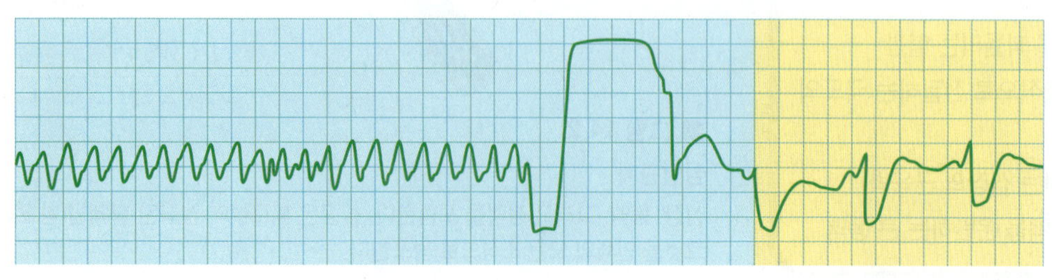

■ **그림 14.4**

심장박동의 기록

첫 번째 부분은 약하고 불규칙적인 박동인 심장의 세동을 보인다. 두 번째 부분은 정상적인 심장박동으로 돌아온 것을 보인다.

출처 : American Heart Association. (2000). Heart and stroke update, 2000. Dallas, TX.

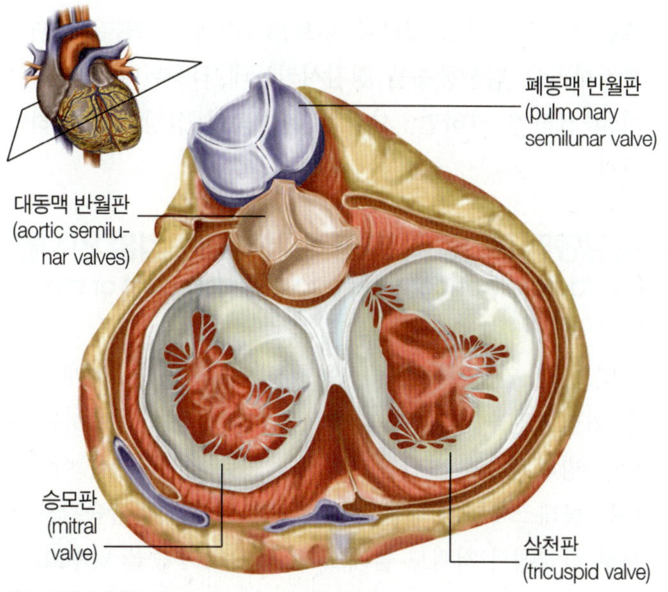

■ 그림 14.5

심장 판막

심장의 판막은 심장의 각 구역에서 일방통행으로 들어오고 나갈 수 있도록 혈액흐름을 유지시켜 준다.

다. 이러한 현상은 일반적으로 다리에서 푸르스름하게 부풀어올라 징그럽게 보인다. 다리에서 심장으로 돌아가는 혈액은 중력의 끌림에 대항해서 흐르게 된다. 정맥에 있는 일방통행 판막은 아래쪽으로 쏠리는 혈액을 막는다. 만약, 다리의 정맥에 있는 판막이 약해지면, 혈액이 정맥에 고이게 되고 팽창하게 되어 정맥류가 생성된다. 정맥에서 판막의 부전은 생명을 위협하지는 않지만, 손상된 부위의 외과적 제거에 의해 교정될 수 있다.

죽상동맥경화증의 영향 (effects of atherosclerosis)

동맥경화증(arteriosclerosis)은 이론적으로 동맥이 딱딱해지는 것을 의미하고 동맥에 손상을 주는 모든 질환을 포함한다. 그러나 동맥경화증의 형태 중 하나인 **죽상동맥경화증**(atherosclerosis)을 최우선으로 고려해야 한다. 이 동맥의 질환은 심장의 동맥 세포의 손상으로 시작하고, **플라그**(plaque)라고 불리는 섬유성, 지방성 침전물 형성을 일으킨다. 동맥의 플라그는 그 크기는 실제로 동맥을 통해 흐르는 혈액양이 갑작스럽게 줄어들거나 완전히 차단될때까지 서서히 증가한다(그림 14.6). 죽상동맥경화증이 동맥을 얼마나 막느냐의 현재 상태는 동맥을 통해 혈액 흐름을 효과적으로 막게되는 파열을 나타낸다.

건강 팁

잇몸 감염이 심장병을 야기한다.

108페이지에 나온 당신의 치아 세척에 관한 건강 지침을 잊었다면, 여기 구강 청결과 관련된 또하나의 강력한 이유가 있다. 몇몇 연구가들은 잇몸 감염과 심장질환간의 상관성을 보였다. 입에서 발견된 박테리아는 또한 막힌 동맥의 플라그에서 발견되기도 한다.

30세 이상인 모든 미국인의 약 1/2이 *치은염(gingivitis)*을 가지고 있다. 잇몸에서 약한 염증은 구강 박테리아로 인해 야기된다; 30세 이상의 1/3은 *치주염(periodontitis)*인 급성 잇몸 염증과 잇몸 질환을 가지고 있다(흡연은 이러한 상태의 주요 원인이다). 잇몸에서 양치하거나 치실을 사용할 때 피가 난다면, 잇몸 질환을 위해 치과의사를 찾아가라. 젊었을때 구강 건강을 유지하는 것은 인생 후반기의 심장질환을 예방할 수도 있다(Karow, 2001).

동맥에서 혈류의 폐색은 심장세포가 산화된 혈액으로부터 혜택을 받지 못하고 죽기 때문에 매우 심각하다. 산소는 대동맥으로부터 첫 번째로 뻗어나온 관상동맥에 의해 심장으로 공급된다. 이것은 상대적으로 작은 크기에도 불구하고, 인체로 순환되는 산화된 혈액의 약 20%를 사용한다.

만약 관상동맥이 부분적으로 막히고 심장세포가 충분하게 산소를 얻지 못한다면, **협심증**(angina pectoris)이라고 부

용 어

동방결절(sinoatrial node): 심장의 수축을 야기하는 전기적 신호를 생성하는 심장 부위

세동(fibrillation): 심장의 빠르고, 불규칙적인 수축

심박조율기(pacemaker): 심장박동을 조절하기 위해 가슴에 이식하는 전기 장치

심장내과의사(cardiologist): 심장병에 전문인 의사

정맥류(varicos vein): 결함있는 판막의 결과로 일반적으로 다리쪽의 정맥의 부종

동맥경화증(arteriosclerosis): 동맥의 경화

죽상동맥경화증(atherosclerosis): 지방덩어리인 플라그가 동맥에 쌓이고 혈류 흐름을 막는 질병 과정

플라그(plaque): 동맥의 안쪽벽에 쌓이는 지방 물질

협심증(angina pectoris): 관상동맥 질환으로 인해 야기된 가슴 통증에 대한 의학적 용어; 심장근이 혈액을 충분히 공급받지 못한 상황으로 가슴 통증이 나타남.

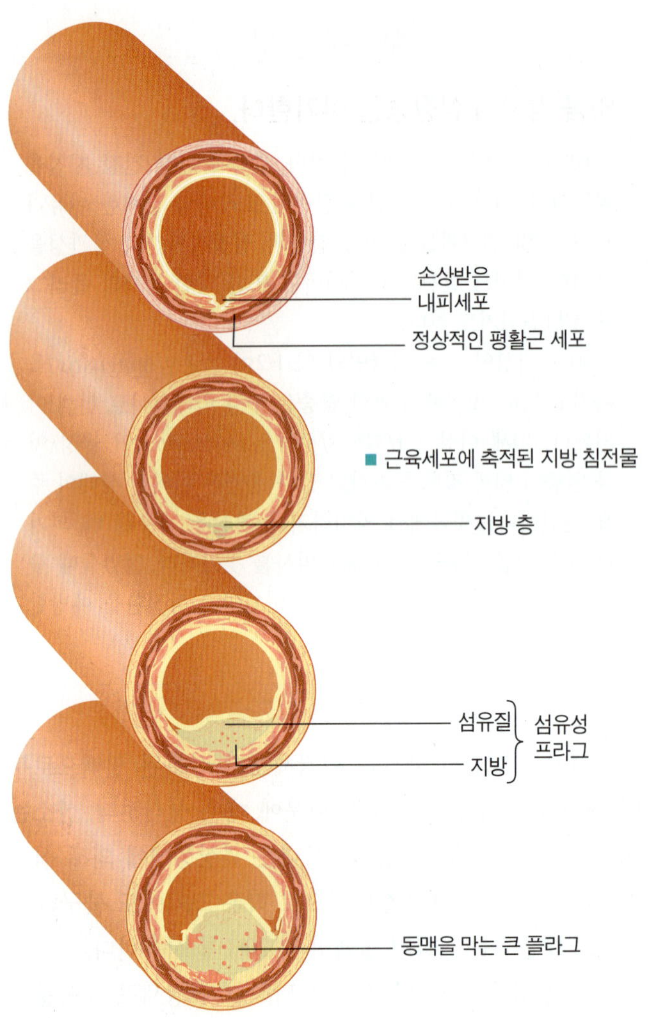

■ 그림 14.6
동맥안의 죽상동맥경화증 부위의 발달
플라그는 실제로 혈류를 막을 수 있고, 심장발작이나 뇌졸중을 야기한다. 많은 요인들이 플라그 형성에 영향을 준다고 의심되지만 어느것도 밝혀진 것이 없다.

르는 가슴통증이 발생한다. 니트로글리세린 약물은 혈관을 확장시키고 협심통증을 경감시키는데 사용된다. 관상동맥이 완전하게 막히면, 사람은 치명적인 심장발작을 하게 된다.

죽상동맥경화증의 발현에 기여하는 위험 인자들 (risk factors that contribute to development of atherosclerosis)

몇 년간, 연구자들은 죽상동맥경화증에 대한 200개 이상의 위험요인을 확인하였다. 최근에 더 많은 연구에서는 동맥을 방해한다고 비난받고 잠재적으로 심장발작을 야기한다는 콜레스테롤에 초점을 맞추었다. 약물과 생활습관의 변화로 혈액에서 저밀도 콜레스테롤(LDL) 수준을 낮추고, 고밀도 콜레스테롤(HDL) 수준을 높이는데 초점을 둔다. 과거 십여년간 죽상동맥경화증의 또다른 주요 위험 요인은 높은 콜레스테롤 수준보다 염증이 더 중요한 인자로 확인되어왔다. 많은 내외적 요인들이 동맥의 염증과 이후의 죽상동맥경화증에 공헌한다. 치은염(gingivity)과 간염같은 만성 간염이 만성 염증을 야기한다. 다른 가능성있는 원인은 헬리코박터 *파일로리(Helicobacter pylori)*와 클라디미아성 폐렴(Chlamydia pneumaniae)같은 박테리아에 의한 만성감염이다. 전자는 위궤양의 원인이고, 후자는 폐렴, 기관지염, 부비동염과 귀 감염 등과같은 몇가지 형태의 원인이다.

만성염증은 **C-반응성 단백질**(C-reactive protein; CRP)이라고 불리는 혈액에 있는 단백질의 수준에 의해 측정될 수 있다. 최근의 연구들은 CRP수준이 나쁜 콜레스테롤이라고 불리는 LDL 콜레스테롤 측정보다 더 좋은 예측라고 발표했다. 아직 해결하지 못하고 있는 것은 심혈관 위험에 대해 어

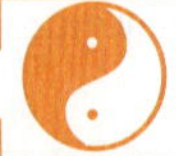

웰니스 지침

코카인은 심장 발작을 야기할 수 있다.

2500만명의 미국인들이 적어도 한번 코카인을 시도하였다. 주로 규칙적으로 움직이는 것은 젊은 사람들이고, 이들 중 대부분은 코카인이 심장에 영향을 주어 위험하다는 생각을 하지 않는다. 유명인사들의 코카인으로 인한 사망이 헤드라인을 장식한다. 치명적인 심장발작(급성 심근경색)은 처음 사용자 뿐만아니라 규칙적인 사용자 모두에서 발생하고, 일반적으로 코로 흡입하거나 또는 주사를 맞은 몇시간 내에 발생한다. 치명적인 심장발작에 덧붙여, 코카인은 부정맥, 고혈압, 협심증과 심근증을 포함하는 심혈관 질환의 다른 여러 종류를 야기한다 (Kloner & Rezkalla, 2003).

당신 또는 당신이 아는 누군가가 코카인 사용후에 가슴통증을 경험한 것을 알고 있다면, 즉각적으로 응급실로 이송하고, 코카인 사용자에게는 치료 과정이 다르기 때문에 코카인 사용을 의사에게 말해야 한다. 불행하게도 가슴통증을 경험한 코카인 사용자의 약 5-10%만 가슴통증을 경험한다. 그러나 지속적인 사용은 차후 심장을 손상시키고, 다음 번에는 운이 나쁠 수도 있다.

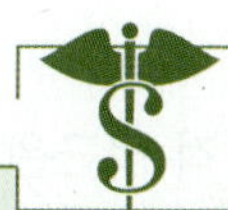

달러와 건강 상식

제세동기: 제세동기의 대중 접근이 생명을 구할 수 있는가?

매년 약 24만명의 미국인들이 갑작스러운 심정지를 경험하고, 증상이 발생하고 한시간에 반이 사망한다. 심정지의 대부분의 경우 심장이 갑자기 불규칙하게 뛰는 세동과 연관되어 있다. 제세동기는 심장으로 일련의 전기적 쇼크를 주어 정상적인 심장리듬으로 돌아오게 할 수 있다. 그러나 생존의 기회를 향상시키기 위해 심장 발작후 몇분 이내에 제세동을 시작해야 한다. 제세동이 있는 환자가 응급실에 도착할 때에는 제세동을 하기에 너무 늦을 수 있다. 따라서 건강정책 입안자들은 제세동기를 일반 대중이 사용할 수 있도록 할지와 그들이 사용할 수 있도록 하고, 심폐소생술(CPR) 과정의 부분으로 사용법을 교육해야 할지를 신중하게 논의해야 한다.

강한 주장이 서로 대립한다. 제세동기 판매와 사용을 반대하는 쪽에서는 안전, 비용, 특히 트레이닝되지 않은 사람의 부적절한 사용등을 문제시 한다. 반대의 주장은 심정지 후 제세동의 빠른 적용으로 수많은 생명을 구했다는 사실이다. 그러나 이것은 단지 제세동기를 이용할 수 있고, 또 적절한 사용이 되었을 때에만 효과적인 것이다. 여전히 전문가들은 어떻게 보통 사람이 누군가가 심장 발작을 하고 있고 제세동기를 이용하여 생명을 구할 수 있는 방법을 알지 의심스러워한다. 제세동기에 대한 규정철폐는 소모적이고 논란이 있는 쉽게 해결할 수 없는 공중 보건 문제이다(Weaver & Peberdy, 2002).

디에서 측정해야 하는 것인가와 LDL 콜레스테롤 테스트를 대체하기 위해 얼마나 측정해야 하는가이다(Mosac, 2002).

심장발작의 진단 (diagnosis of heart attack)

미국에서 매년 백만명의 사람이 심장발작의 가능성 때문에 병원에 입원한다. 실제로 이렇게 입원한 사람들의 50%가 검사에서 심장발작으로 판정된다. 심장발작의 전조증상인 가슴통증은 심한 소화불량(타는듯한 느낌), 패닉과 스트레스에 의해서도 발생할 수 있다.

적절한 치료가 시작된다면 심장발작과 가슴통증의 덜 심한 원인 구별은 중요하다. 현재 심장발작의 진단은 시간과 경비가 드는 과정이다. 심장발작이 확인된 때에는 환자를 구하기에 너무 늦다. 검사는 가슴통증의 다른 원인으로부터 심장발작의 구분이 많은 생명을 구할것이다.

심장발작이 발생하면, 크레아틴 키나아제, 트로포닌, 마이오글로블린과 마이오신 같은 혈액의 특정 단백질 수준이 변하기 시작한다. 검사는 이들 단백질 수준을 빠르게 측정하는 것이다. 심장발작이 발생하고 적절한 치료를 시작해야 하다면, 의사는 응급실에서 빠르 결정을 해야 한다.

힘든 검사 후에도 심장과 동맥은 정상이고, 심한 가슴통증을 느끼는 15에서 30%의 환자들은 심한 가슴 통증과 함께 심혈관 질환의 통증과 증상을 경험한다. 이들 환자의 대부분은 협심증 통증을 약물로 조절할 수 있고, 협심증상이 없는 사람보다 심장발작의 위험이 더 크지는 않다.

막힌 동맥의 회복 (repairing blocked arteries)

심혈관조영술(angiocardiography)같은 의학검사에서 하나 또는 그 이상의 동맥이 막혔을 때, 막힌부분을 제거하기 위해 일반적으로 수술이 권고된다.

심장으로 혈액을 공급해주는 관상동맥을 통한 혈류흐름의 정확한 영상은 **동맥촬영법**(arteriography) 또는 심장도관법(caediac catherization)이라고 부르는 침습적인 과정에 의해 얻어질 수 있다. 다리나 팔의 동맥으로부터 관상동맥까지 얇은 튜브를 넣는다. 색소를 주입하고 고속 x-레이 필름으로 동맥의 색소 흐름을 기록한다. 미국에서 백만건 이상의 심장도관술이 관상동맥이 부분적으로 막혔다고 의심되는 환자에게 수행된다.

관상동맥 우회술(coronary artery bypass surgery)에서 동

용 어

C-반응성 단백질(CRP): 만성 염증과 심장 발작의 위험을 측정하는 혈액속의 단백질

심혈관조영술(angiocardiography): 관상동맥과 심장의 x선 검사; 혈관조영이라고 부르는 사진을 만든다.

동맥촬영법(심장 카테터): 색소를 주입하여 혈관이 막힌 것을 시각화 하고 혈류 흐름을 모니터링 하는 것

관상동맥 우회술(coronary artery bypass surgery): 심장근으로 혈액 공급을 향상시키는 수술; 좁아진 관상동맥이 심장으로 산화된 혈액이 심장으로 흐르는 것이 줄어들었을 때 가장 자주 수행된다.

맥의 질병이 있는 부분은 잘라내고 건강한 동맥 또는 정맥으로 이식해서 심장으로 정상적인 혈액흐름을 회복한다. 만약 하나의 막힌 혈관에만 이식했다면 단일 우회술이라고 부르고 네 개의 혈관 이식을 했다면 4중 우회술이라고 부른다.

관상동맥 우회술은 **심장개방 수술**(open-heart surgery) 형태이고 일반적으로 회복에 몇 개월이 걸린다. 심장개방 수술에서 심장이 노출되고 수술되는 동안 혈류량은 심폐기계로 돌린다. 미국에서 50만건 이상의 우회술이 매년 시행되고 평균 약 5만불의 비용이 든다. 우회술이 성공적이고 많은 생명을 구하지만, 그들이 심장질환을 일으킬 수 있는 위험요인을 생활습관에서 변화시키지 못한다면, 반이상의 우회술 환자들은 5년내에 다른혈관의 경색을 경험하게 된다.

심장으로의 정상적인 혈류흐름이 효과적으로 회복되었더라도, 관상동맥 우회술은 신경적 손상과 인지적 손실을 가져올 수 있다(Selen과 McKhann, 2001). 뇌졸중은 가장 심각한 합병증이다. 뇌졸중은 우회술을 경험한 환자의 1%에서 6%까지 발생한다. 많은 환자들이 약간의 단기와 장기 기억 손실을 가진다. 몇몇 환자는 우회술 후 5년이 지나서도 인지저하를 보인다. 관상동맥 우회술로부터의 부작용 위험은 큰 것으로 보인다.

막힌 동맥을 개방하는 대안적인 수술적 접근은 **경피적 경혈관 관상동맥 성형술**(percutaneous transluminal coronary angioplasty; PTCA)이다. 이 과정에서, 얇은 철사(wire)를 대퇴에 있는 대퇴동맥으로부터 관상동맥의 막힌 부분까지 연결하여 삽입한다. 바람빠진 풍선을 담은 또 다른 얇은 튜브를 철사위에 넣어 동맥 플라그가 있는 부분까지 삽입한다. 풍선에 바람을 넣어서 동맥벽으로 플라그를 밀고, 혈관을 넓힌다. 성형술은 우회술에 비해 비용이 절반정도이지만, 재발율이 높고, 반복적인 과정이 필요하다.

전체적으로, 심혈관 수술과 시술 횟수는 최근까지 극적으로 증가하고 있다(그림 14-7). 그러나 많은 의사들은 모든 관상동맥 우회술과 PTCA 시술이 정말로 필요한가에 대한 의문을 가지고 있다. 캐나다와 영국에서는 이들 수술이 더 적게 시행되었고, 심혈관 질병을 가진 환자들이 더 오랫동안 살고있다. 미국문화의 한 단면이지만, 관상동맥 우회술은 "유명한 과정"이 되었다(David Letterman은 그의 TV쇼에서 4개의 우회술을 병원으로부터 직접 보여주었다). 이것은 병원과 외과의사에게 매우 큰 이득이 되었다. 그러나 매력

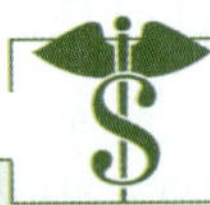

달러와 건강 상식

관상동맥 우회술의 비즈니스

관상동맥 우회술, 혈관조영술, 심박조율기 삽입 등과같은 높은 기술적 수술과정은 관상동맥 질환의 치료과정에서 혁명적이었다. 이러한 수술들이 몇몇 심장 발작을 예방하지만, 많은 경우에 수술을 받을 수 없는 심장상태에서 수행되었다. 협심증 같은 많은 심장질환 문제는 약으로 조절될 수 있다.

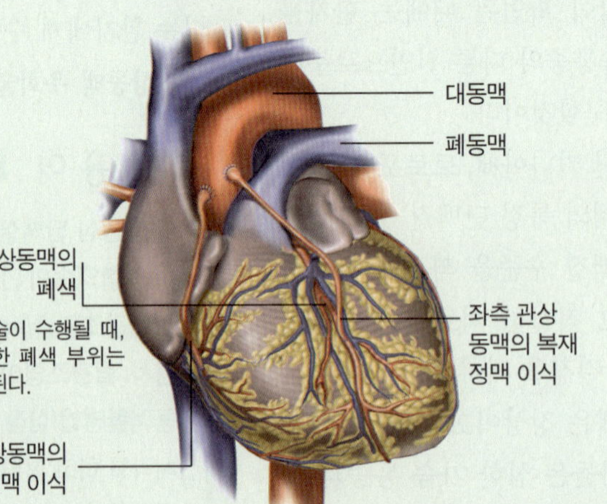

1950년대에 관상동맥이 부분적으로 막힌 것 때문에 생긴 가슴통증은 환자의 심장으로 더 많은 혈액이 공급되도록 가슴의 동맥을 묶는 수술을 받았다. 이 수술 후에 약 40%의 환자들은 더 좋다고 느꼈다. 협심증상의 완화가 위약효과때문인지 아니면 수술 때문인지를 결정하기 위해 모방 수술이 수행되었다(1950년대 대부분의 병원에서는 수술 동의서가 의무적이지 않았다). 환자들은 마취를 받고, 가슴을 열어서 혈액이 심장으로 정확히 흐르도록 하는 것 외에는 아무것도 하지 않았다. 모방 수술을 받은 환자들은 가슴동맥을 묶는 수술을 받은 사람과 마찬가지로 협심증상의 경감을 경험했다(Frank, 1973). 그 결과로, 이 수술은 배척되었다. 비슷한 형태로 관상동맥 우회술이 장기간의 안정과 회복의 결과를 가져왔다. 생활습관의 변화도 그들의 증상 경감에 도움을 주었다. 우회술 성공의 가장 큰 부분은 위약효과에 기인한다(2장 참고). 2000년에 약 519,000명의 관상동맥 우회술이 수행되었다.

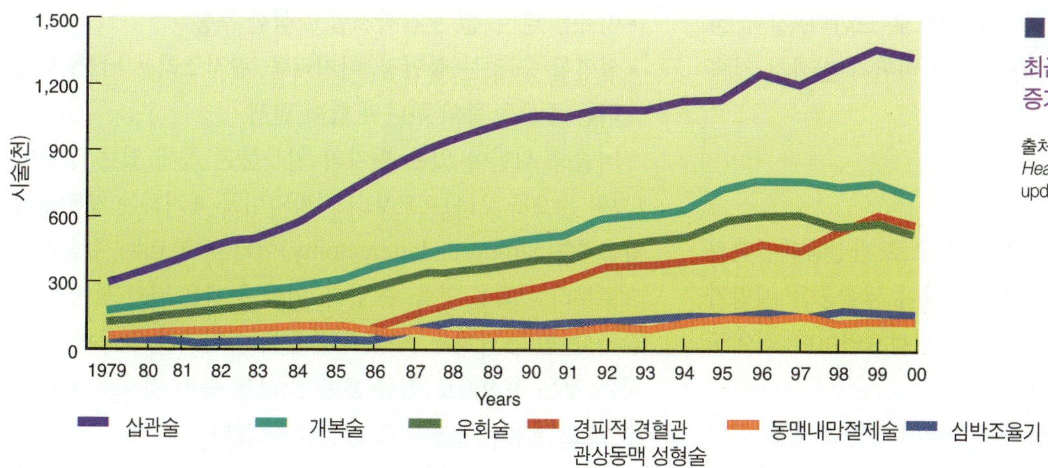

■ 그림 14.7

최근의 심혈관 수술과 시술 횟수의 증가

출처 : American Heart Association. (2003). *Heart disease and stroke statistics - 2003 update*. Dallas, TX.

과 이득에도 불구하고, 심혈관 질환의 치료에서 일상생활 습관의 변화와 적절한 약물이 더 안전하고 저렴하다는 증거가 증가하고 있다.

최근까지, 죽상동맥경화증은 점진적이며 비가역적인 질환이라는 것이 의학적 정설이었다. 그러나 부분적인 혈관 폐색을 가진 환자를 포함한 많은 임상적 연구들이 폐색이 일상생활 습관의 변화를 통해 향상될 수 있고, 이것은 그동안의 의학적 관점이 틀렸다는 것을 확립하게 해 준다(Ornish et al., 1998). 동기가 충분하고 그들의 일상생활 습관을 극적으로 변화시키는 환자들은 그들의 동맥건강을 증진시킬 수 있고, 수술을 피할 수 있다. 그러나 혈관이 막힌 대부분의 환자들은 수술에 대해 빠른 결정을 하고 그들의 심혈관 문제에 대해 임시적인 해결책만을 가진다(수술 후 몇 년내에 동맥은 또 막힌다). 많은 의사들은 여전히 표준적으로 받아들여지는 의학적 치료를 권고하지 않은 것에 대한 고소의

용어

심장개방 수술(open-heart surgery): 혈액 공급이 심장-폐 기관을 통해 순환되는 동안 개방된 심장에서 이루어지는 수술

경피적 경혈관 관상동맥 성형술(PTCA; percutaneous transluminal coronary angioplasty): 막힌 혈관을 개방하는 시술

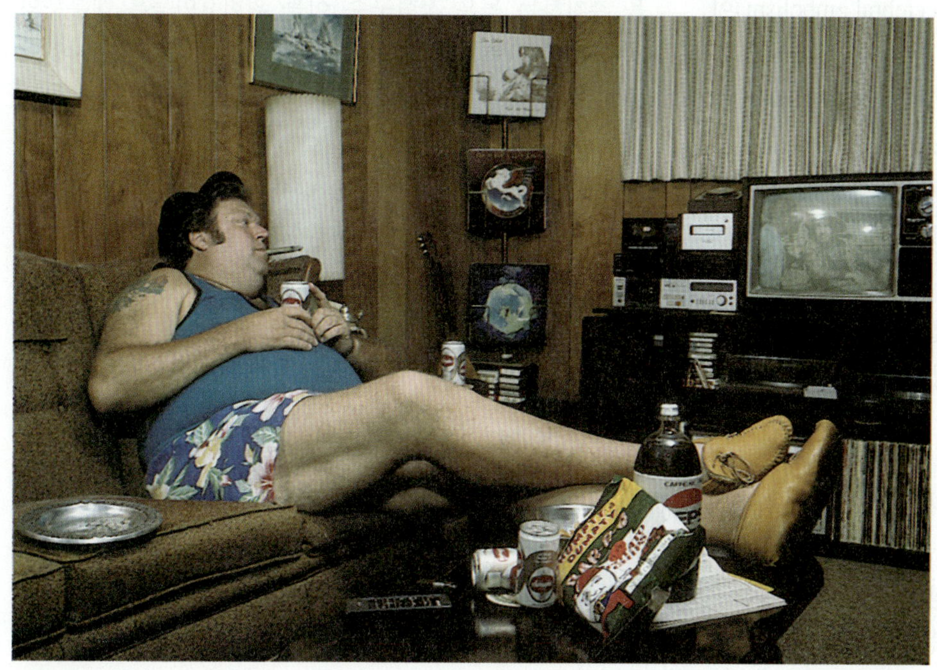

과체중, 좌업생활, 흡연과 과도한 알콜 섭취를 포함하는 심혈관 질환의 위험요인들.

두려움 때문에 우회술 권고를 절대적으로 느낀다. 결국 심장과 혈관 수술은 우리 사회의 관점이 바뀌기 전까지 지속적으로 수행될 것이다.

뇌졸중 (stroke)

뇌졸중은 미국에서 3번째 사망원인으로 관상동맥질환과 암 다음이다. 나중의 두가지 질환과 같이 뇌졸중은 예방가능한 질환이다. 고혈압이 가장 중요한 위험요인이며, 적어도 뇌졸중 환자의 70%를 차지한다.

뇌졸중은 뇌로 혈액을 공급하는 동맥이 영향을 받은 심혈관 질환 형태이다. 뇌의 동맥이 막히거나 파열되면, 뇌세포는 산소부족으로 몇분내에 죽는다. 뇌에서 기능을 담당하는 죽은 세포 또는 이들 손상된 부위에 의존하는 인체의 부분이 영향받는다. 결국, 뇌졸중을 가진 사람은 말하는 능력을 잃을 수 있고, 팔 또는 다리의 편마비가 오거나 인체의 한쪽을 모두 사용하지 못할 수 있다. 뇌졸중은 두부의 손상으로부터 올 수 있고, **동맥류**라고 부르는 동맥의 약한부분이 부풀어 오르거나 터지는 것으로부터 발생할 수 있다. 뇌졸중은 또한 심장박동이 약하고, 심장이 동맥을 통해 뇌로 충분히 혈액을 뿜어내지 못할 때 발생할 수 있다. 뇌졸중의 영향은 증상이 거의 없거나 약한 정도에서 사망까지 매우 크게 변한다.

의학적으로 뇌졸중은 4가지 형태로 정의된다. 두가지는 뇌로 혈액을 공급하는 동맥의 파열과 출혈에 의해 야기되고, 두가지는 혈전에 의해 혈류의 흐름이 막혀서 발생한다. 뇌혈전증(cerebral thrombosis)과 뇌색전증(cerebral embolism)이 가장 일반적인 형태이고, 모든 뇌졸중 환자의 약 70-80%를 차지한다. 이들 뇌졸중은 동맥을 막는 혈전(clot)에 의해 야기된다. 뇌출혈과 거미막하 출혈(subarachnoid hemorrhage)은 혈관 파열에 의해 야기된다. 뇌졸중의 이러한 형태가 적게 발생할 지라도, 그들은 혈전에 의한 뇌졸중보다 더 치명적이다.

뇌졸중의 경고징후는 갑작스럽게 발생하는 다음의 상태들이다. 뇌졸중의 이러한 증상이 발생한다면, 즉각적인 의학적 주의를 취할 필요가 있다.

- 갑작스러운 약화나 얼굴, 팔, 또는 다리 등 인체의 한쪽에서 발생하는 마비
- 갑자기 시야가 어두워지거나 시력 상실, 특히 한쪽 눈
- 언어 상실, 또는 언어를 이해하기 힘들거나 말하기 어려움
- 이유를 알 수 없는 갑작스럽고 심한 두통
- 설명할 수 없는 불안정, 어지러움, 갑작스러운 낙상, 특히 다른 증상들 중의 하나와 함께 발생

뇌졸중 위험이 있는 환자의 일부분은 목에 있는 경동맥(그림 14.2를 보라)으로부터 지방덩이를 제거하는 **경동맥 내막절제술**(carotid endarterectomy)이라고 부르는 수술과정으로부터 이득을 얻을 수 있다. 이들 동맥은 뇌로 혈액을 공급하고, 만약 막히게 되면, 뇌졸중을 야기한다. 경동맥이 막히는 것은 청진기로 혈류 흐름 소리를 듣는 것으로 확인할 수 있고, 초음파 스켄으로 확진할 수 있다.

그러나 내막절제술(endarterectomy)은 여전히 논란이 되고 있고, 최근 다른 심혈관 수술에서 이용이 증가되고 있다지만, 특별한 상황을 제외하고는 권고되지 않는다. 뇌졸중은 예방이 가장 좋다. 증상이 없는 환자와 뇌졸중을 경험한 환자 모두에게서 뇌졸중 예방을 위한 경동맥 내막절제술의 효과를 검정하기 위해 4가지 큰 실험이 시도되었다. 4실험 중에서 단지 한 실험에서만 통계적으로 이득이 있었다. 다른 실험에서도 더 긍정적인 결과를 보였지만, 뇌졸중을 예방하기 위해 이 수술을 사용하는 것은 초기 뇌졸중후에 확실한 고위험 기준을 가진 선택된 환자에게만 주의깊게 권고되어야 한다.

뇌졸중을 예방하기 위한 가장 좋은 방법은 위험요인을 줄이는 것이다. 여기에는 뇌졸중에 대한 5가지 조절가능한 위험요인이 있다: (1) 고혈압, (2) 심장질환, (3) 흡연, (4) 일시적인 허혈성 심장발작, (5) 혈액을 끈적이게 하고, 혈전생성을 촉진하는 높은 적혈구수. 이들 위험요인들은 대부분의 경우, 생활습관의 변화 또는 약물, 그리고 두가지 모두에 의해 조절될 수 있다. 뇌졸중에 대한 변할 수 없는 위험인자들은 다음을 포함한다. (1) 나이의 증가, (2) 남성, (3) 인종, (4) 당뇨, (5) 과거의 뇌졸중, (6) 유전.

심혈관 질환에 대한 위험 요인들 (risk factors for cardiovascular disease)

동맥에서 플라그의 발달이 어떻게 시작하고 심혈관 질환, 심장마비, 그리고 뇌졸중을 야기하는가? 확실히 알려진 것은 없다. 동맥의 플라그는 갑작스럽게 사망한 건강한 젊은 사람의 심장에서 발견되었고, 몇몇 개인에서 이른 나이에 질병의 진행이 시작된 것으로 생각된다. 죽상동맥경화증은 현대의 산업화된 사회에서 중요한 질병이다. 뉴기니아의 부

족사람들, 아프리카의 쿵(Kung) 부족, 그리고 그린랜드의 에스키모들은 낮은 심혈관질환 유병율을 가진다. 멕시코의 타라후마라(Tarahumara) 인디언은 그들이 고유의 식사를 하는 기간동안 실제로 심장병과 고혈압이 없었다. 그러나 연구자들이 전형적인 미국식사를 하는 타라후마라 인디언 그룹을 연구하자, 그들은 체중이 증가했고, 그들의 혈중에서 지질과 콜레스테롤 수치가 극적으로 증가하였다(McMurry et al., 1991).

비록 연구가 아직 동맥에서 플라그의 형성을 시작하는 특별환 요인들을 확인하지 못했지만, 참가자들에게서 환경적 독성, 고혈압, 영양결핍 또는 과잉, 혈중 지질 수준과 만성적인 감염에 기인한 염증 등을 보였다.

암을 유발하는 세포에 변화를 유발시키는 인자들이 또한 심혈관 질환 위험요인들이다. 특히, 흡연, 고콜레스테롤 수준, 그리고 고혈압은 죽상동맥경화증과 심장 질환 모두를 발병시키는데 공헌하는 잘 연구된 위험요인들이다(그림 14.8). 신체적 비활동, 스트레스, 고혈당은 심장에 혈액들 공급을 제한해서 심장발작을 일으키는 추가적인 위험요인이다.

콜레스테롤 (cholesterol)

콜레스테롤은 인체세포의 추가적인 구성요소이고, 음식

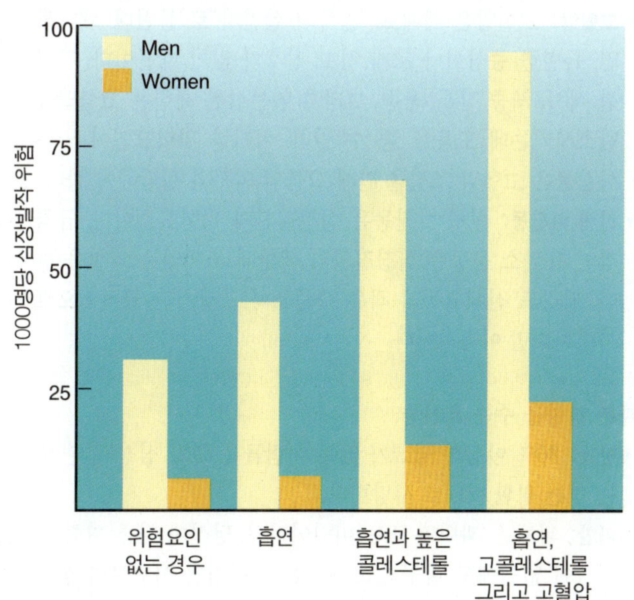

■ 그림 14.8

어떻게 심장발작의 위험이 증가하는가?

그래프는 55세의 남성과 여성에서 다음의 위험요인을 가질때 어떻게 위험이 증가하는지를 보여준다: 하루 20개피의 흡연, 260mg/dl이상의 고콜레스테롤 수준, 그리고 150mmHg이상의 수축기 혈압

에 포함될 뿐만아니라 인체에서 합성된다(표 14.2). 콜레스테롤은 단백질, 중성지방(지방), 그리고 콜레스테롤로 구성된 입자의 형태이다. 이들 입자들은 2가지 종류로 나뉜다. **고밀도 지단백(HDL)**과 **저밀도 지단백(LDL)**으로 불리며, 몇가지 면에서 다른 그들은 서로 반대 작용을 한다. 콜레스테롤 운반의 다른 종류도 혈액에서 발견되지만, 그것은 LDL 입자에서 더 극단적으로 변한 것이다.

플라그에 침전되고, 동맥을 막는 콜레스테롤은 주로 LDL 입자로부터 나온다. LDL입자가 혈액에 순환하기 때문에,

용어

동맥류(aneurysm): 정맥 또는 동맥이 부풀어 오르는 것

경동맥 내막절제술(carotid endarterectomy): 뇌졸중을 막기 위한 목의 동맥에 있는 지방 퇴적물의 제거

고밀도 지단백(high-density lipoprotein; HDL): 순환에서 제거하기 위해 조직에서 간으로의 콜레스테롤 운반체; "좋은" 콜레스테롤 운반체

저밀도 지단백(low-density lipoprotein; LDL): 혈액에서 "나쁜" 콜레스테롤 운반체

표 14.2

다양한 음식에서 콜레스테롤 양

음식	콜레스테롤
돼지 기름, 1티스푼	12 mg
크림, 1온스	20 mg
연한 흰 치즈, 1/2컵	24 mg
아이스크림, 1/2컵	27 mg
진한 치즈, 1온스	28 mg
전유, 1컵	34 mg
버터, 1티스푼	35 mg
굴, 연어, 3온스	40 mg
대합조개, 참치, 3온스	55 mg
소고기, 돼지고기,랍스터, 치킨, 칠면조, 3온스	75 mg
어린양고기, 송아지고기, 게, 3온스	85 mg
새우, 3온스	130 mg
소고기 심장, 3온스	230 mg
달걀 노른자	250 mg
간, 3온스	370 mg
콩팥, 3온스	680 mg
뇌, 3온스	1,700 mg

식사에서 가장 일반적인 콜레스테롤 원료는 달걀 노른자이다. 섭취한 콜레스테롤의 약 반정도가 흡수된다. 추가적으로 인간의 간은 스스로 하루에 1,000에서 1,500mg의 콜레스테롤을 합성한다.

콜레스테롤은 조직에서 새로운 세포를 만들 때 사용된다. 어떤 과도한 콜레스테롤은 간에서 생성되고, 혈중의 콜레스테롤 수준은 간에서 조절 기전에 의해 유지된다. 간세포의 표면에 있는 수용기 단백질은 LDL 입자와 결합하고, 과도한 콜레스테롤을 제거한다. 간이 과도하게 LDL과 결합하면, 위와 같은 과정을 할 수 없게된다. 이와같은 일이 발생하면, 많은 콜레스테롤이 혈중에 순환하게 되고, 동맥벽에 쌓이게 된다. LDL입자는 플라그에 침착되는 콜레스테롤을 운반하기 때문에 "나쁜" 콜레스테롤이라고 불린다.

HDL 입자는 간과 장에서 생성되고, 혈류로 방출된다. HDL 입자가 인체로 순환하기 때문에 그들은 콜레스테롤을 집어서 제거하기 위해 간으로 운반시킨다. 결국, HDL 콜레스테롤은 혈액과 동맥의 과도한 콜레스테롤을 청소해서 결국 플라그 생성을 줄여준다. 이러한 이유 때문에 HDL 입자는 때때로 "좋은" 콜레스테롤로 불린다.

사람들은 그들의 특성이 서로 다른것처럼 과도한 콜레스테롤을 만드는 능력이 눈에 띄게 다르다. 콜레스테롤 대사의 가장 극적인 예는 15년간 하루에 달걀을 25개씩 먹은 88세 노인 남성이 아직까지 완벽하게 정상적인 혈중 콜레스테롤 수준을 가진다는 것이다(Kern, 1991).

콜레스테롤을 생성하는 극단적인 신체능력의 다른 예는 혈중의 콜레스테롤 수치가 눈에 띄게 높아지는 **가족력 고지혈증**(familial hyperlipidemia ;FH)이라고 불리는 병이다. 이 병을 가진 사람들은 2가지 결함 유전자를 가지고 있다. 하나는 양향받지 않는 각각의 부모로부터 유전된다. 이들 유전자의 정상적인 형태는 LDL 입자와 결합하고 혈중에서 콜레스테롤을 제거하는 간세포에서 LDL 수용체 단백질을 합성할 수 있다. 이러한 유전자의 결함 때문에, FH를 가진 사람들은 필수적인 LDL 수용체 단백질을 합성할 수 없다. 콜레스테롤은 간에서 제거될 수 없게되고, 혈중에 예외적으로 높은 수준으로 축적된다. 이 질환을 가진 사람들은 일반적으로 이른 나이에 심장발작이 발생한다. 소수의 경우에 정상적인 간의 이식이 HF의 효과를 성공적으로 변화시킬 수 있었다.

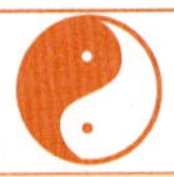

웰니스 지침

심혈관 질환 위험요인들

변할 수 없는 주요 위험 요인들

- **유전**: 심장질환과 죽상동맥경화증 모두는 유전과 연관있다. 당신의 부모가 심장질환을 가지고 있거나 당신이 흑인-미국인이라면, 당신의 심장질환 위험은 다른 집단보다 더 크다.
- **성별**: 일생에서 여성보다 남성에서 더 빨리 심장질환의 위험이 커진다. 그러나 여성이 폐경기에 이르면 심장질환으로 인한 그들의 사망률은 증가한다. 폐경기후 에스트로겐이 감소하는 잠재적인 이유를 연구는 나타낸다.
- **나이**: 심장발작으로 사망하는 대부분의 사람은 65세 이상이다.

변할 수 있는 주요 위험 요인들

- **흡연**: 담배를 피는 사람들은 담배를 피지 않는 사람보다 두배의 심장발작 위험을 가진다. 흡연은 급사의 위험요인을 극대화한다. 연구들은 또한 흡연 환경에 장기간 노출되는 것이 심장질환의 위험을 증가시킨다고 지적한다.
- **고콜레스테롤**: 당신의 혈중 콜레스테롤 수준이 높아지면, 관상동맥질환의 위험도 높아진다. 사람의 콜레스테롤 수준은 나이, 성별, 유전, 그리고 식사에 영향받는다. 고혈압과 흡연 같은 다른 위험요인들에 따라 당신의 관상동맥질환 위험은 몇배 증가한다.
- **고혈압**: 고혈압은 때때로 "침묵의 살인자"로 불린다. 왜냐하면, 특별한 증상이나 조기 경고 징후가 없기 때문이다. 적절한 식사, 체중 감소, 운동, 그리고 염분섭취 제한은 고혈압을 감소시키는데 도움을 줄 수 있다. 이러한 위험요인이 있는 사람들은 고혈압 조절을 위해 그들의 의사와 상담해야 한다.
- **신체 비활동**: 신체 비활동은 심장질환의 위험요소이다. 규칙적인 유산소 운동은 심장질환의 예방에 의미있는 역할을 한다. 저강도 신체활동의 적은 수준조차도 장기간 규칙적으로 시행한다면 이득적이다.

다른 영향을 주는 요인들

- **당뇨**: 80% 이상의 당뇨가 있는 사람들은 몇몇 심장 질환 또는 혈관 질환 형태로 사망한다.
- **비만**: 과체중, 과비만 또는 비만이라면, 당신이 다른 위험 요인들이 없음에도 불구하고 당신은 정상적인 사람보다 심장 질환에 더 잘 걸린다.
- **스트레스에 대한 개인의 반응**: 관상동맥 질환과 스트레스, 행동, 습관, 그리고 사회 경제적 수준간의 연관성은 몇몇 증거가 있다.

콜레스테롤 수준의 측정(measuring cholesterol levels). 혈중에 있는 콜레스테롤과 지질 수준은 다양한 방법으로 측정될 수 있다. 총콜레스테롤 수준은 혈액의 데시리터당 밀리그램(mg/dl)으로 측정한다. 일반적으로, 200mg/dl 이하의 콜레스테롤이 상대적으로 낮은 심혈관 위험을 나타낸다. 240mg/dl 이상의 콜레스테롤 수치는 심혈관질환의 위험이 두배 높아진다. 200에서 239mg/dl 까지의 콜레스테롤은 심혈관 질환의 증가된 위험을 나타낸다. 그러나 총 콜레스테롤은 심혈관 질환 위험의 확실한 예측인자는 아니다. 왜냐하면 혈중의 HDL 수준 또한 중요하고, 높은 콜레스테롤 수준의 유전된 위험은 조절 가능하다.

예를 들면, 콜레스테롤 240은 당신의 HDL 수준이 매우 높다면 위험으로 고려되지 않는다. 일반적으로, 총 콜레스테롤을 HDL로 나눈 비율이 약 4.5라면, 위험은 평균이라고 말한다. 비율이 4.5를 넘어서면 심혈관 위험이 증가하고, 4.5보다 낮으면 위험이 감소한다. 많은 기준들이 심혈관 질환의 위험을 설정하는데 사용되지만, 매우 혼란스럽다. 그러나 일반적인 법칙은 혈중 콜레스테롤과 지질 측정의 해석에 대해 나와있는 웰니스 지침에 설명되어 있다.

많은 연구가 혈중 콜레스테롤 수준과 관상동맥질환 사이의 강한 연관성을 보여왔다. 혈중 콜레스테롤 수준이 높으면 높을수록, 심혈관 질환의 모든 형태의 위험이 더 커진다. 그러나 많은 병역학적 연구들은 식사가 콜레스테롤 수준의 항상 좋은 예측인자는 아니라는 것을 보여준다.

예를 들면, 프랑스 사람들은 달걀과 육류, 그리고 지방이 많은 식사를 한다. 그들의 콜레스테롤 수준은 평균적으로 미국인들보다 높다. 그러나 프랑스 사람들의 심장병으로 인한 사망률은 미국사람들의 절반에도 못미친다(때때로 이것을 "프랑스 역설"이라고 부른다). 누구도 이러한 불일치를 설명할 수 있는 사람이 없다; 몇몇 심장 전문가들은 식사와 함께 마시는 와인(이것은 스트레스를 줄여줄 것이다)때문이라고 하고, 야채를 더 많이 먹기 때문이라고 한다(이것은 몇가지 방법에서 보호적이다).

다른 역학적 연구에서는 심혈관질환의 위험에 영향을 주

용어

가족력 고지혈증(Familial Hyperlipidemia): 혈액에 극도로 높은 수준의 콜레스테롤을 야기하는 유전 질병

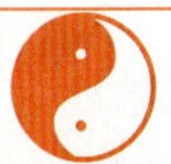

웰니스 지침

혈중 콜레스테롤과 지질 측정값을 어떻게 해석하는가?

심장과 동맥의 위험을 평가하는데 있어서, 4가지 다른 지방분자 수준이 측정된다. 콜레스테롤, 고밀도 콜레스테롤(HDL), 중성지방, 저밀도 콜레스테롤(LDL). 각각 수치의 범위는 아래에 나타내었다.

콜레스테롤

- 200 mg/dl이하: HDL 수준이 35 mg/dl이하가 아닌한 안전하다.
- 200에서 239 mg/dl: 높은 경계. 만약 고혈압 또는 HDL이 35 mg/dl이하 같은 다른 위험요인이 있다면, 위험을 가지고 있는 것이고, 적절한 조치가 필요하다.
- 240 mg/dl이상: 추후 검사가 필요함. 식이 변화 뿐만아니라 수준을 낮추기 위한 약물이 권고된다.

고밀도 지단백

- 35 mg/dl: 낮음. 수준을 높이기 위해 운동과 다른 단계가 필요함. 여성들은 일반적으로 남성보다 HDL이 더 높다.
- 35에서 60 mg/dl: 콜레스테롤 수준이 240 mg/dl이하이면 안전한 것으로 고려된다.

중성지방

- 200 mg/dl이하: 정상 범위로 고려됨
- 200에서 400 mg/dl: 높은 경계
- 400 mg/dl이상: 식이 변화가 권고된다.

저밀도 지단백

- 저밀도 지단백(LDL)은 직접적으로 측정되지 않고 다음의 공식으로 계산된다.

저밀도 지단백 = 총콜레스테롤 - 고밀도 지단백 - (중성지방/5)

이 공식을 이용하면, 130보다 낮으면 안전한 것으로 고려된다. 160 이상이면 높은 것으로 고려되고 지질을 낮추는 약이 처방되어야 한다. 그러나 이 공식이 모든 전문가들이 만족하는 것은 아니다. HDL에 대한 LDL의 비율이 실제적으로 심장질환의 위험에 유의한 측정이라고 믿는 사람들도 있다.

는 콜레스테롤 수준이 크게 변한다는 것을 보였다. 200정도의 콜레스테롤 수준을 가진 미국 사람들은 같은 콜레스테롤 수준을 가진 일본사람들보다 사망율이 5배 정도 높다. 서유럽 사람들은 또한 그들의 콜레스테롤 수준이 250mg/dl보다 높은데도 심장발작의 위험이 상대적으로 낮다.

높은 콜레스테롤 수준이 심혈관 질환에 대해 주요한 위험인자라는데 동의한다 할지라도, 의미있는 수준의 위험이 시작되는 수준은 많은 논쟁이 되고 있다. 일반적으로, 미국의 의사들은 200mg/dl 이상의 콜레스테롤을 가진 환자에게 식사 또는 약물, 아니면 둘 다 처방을 한다. 다양한 건강 상황 때문에 사람들은 그들의 콜레스테롤 수준이 콜레스테롤을 낮추기 위한 약물복용을 해야할 정도인지 아닌지를 결정해야 한다.

고혈압(high blood pressure)

의학적 조사는 미국인 4명당 1명이 정상범위를 넘어서는 고혈압으로 고통받고 있다고 지적하였다. 이들 중 1/3은 뇌졸중과 심장병, 그리고 신장질환에 영향을 주는 그들의 **고혈압**을 모른다. 90에서 95%에 행당하는 고혈압의 원인을 모른다. 이것에 대한 의학적 용어는 **본태성 고혈압**(essential (primary) hypertension)이라고 부른다. 최근의 연구들은 건강한 사람에서 고혈압은 네프론이라고 불리는 신장에서의 특별한 세포 부족에 의해 야기된다고 제안했다. 네프론은 소금을 재흡수하고 혈액으로부터 독성을 제거하는 기능을 가진 세포다(Ingelfinger, 2003). 그러나 몇몇 사람은 왜 적은 네프론을 가지는지, 그리고 이것이 실제로 고혈압을 야기하는 지는 명확하지 않다.

> 예측은 그것이 특히 미래에 관한 것일 때, 매우 어렵다.
> *닐스 보어(Niels Bohr)*

신장 이상, 동맥의 선천적인 결핍, 또는 부신선 종양같은 문제는 고혈압 증상이 남는다. 이러한 형태의 고혈압을 이차성 고혈압이라고 부른다. 일반적으로, **이차성 고혈압**의 원인이 결정되고 조절될 때, 혈압은 정상으로 돌아온다.

심리적인 요인에 의한 기전이 이해되지 않더라도, 고혈압이 발생할 수 있다. 예를 들면, 낮은 수입과 좋지 못한 교육은 고혈압에 높은 위험을 가진다. 가난하거나 직업이 없으면 스트레스를 생성하고 혈압을 높인다. 흑인과 히스패닉계 미국인은 백인 미국인보다 높은 고혈압 비율을 갖는다. 사회적 또는 경제적 불이익이 고혈압에 미치는 증거가 적더라도, 소수민족이 받는 스트레스는 고혈압, 심장질환의 위험을 증가시킬 수 있다. 고혈압은 현대사회의 질환이다; 뉴기니아 또는 브라질의 밀림에 있는 오늘날의 원시종족에서는 고혈압이 발생하지 않는다.

고혈압은 심장마비와 뇌졸중의 주요한 위험요인이다. 왜냐하면, 심장 또는 뇌의 혈관이 증가된 혈압하에 더 잘 파열되기 때문이다. 고혈압은 때때로 "침묵의 살인자"로 불린다. 왜냐하면 몇몇 심각한 상황이 발생하기 전까지 증상이 없는 질병이기 때문이다. 4천 2백만명 이상의 미국인이 고혈압을 가진 것으로 추정된다. 그리고 이들 중 적어도 1/4이 고혈압을 알지 못하고 있다. 전세계적으로 약 8억명의 사람(전세계인구의 20%)이 고혈압을 가지고 있다(Chobanian, 2001).

심장이 매번 수축할 때, 혈액은 동맥을 통해 펌프되고, 동맥벽에 압력을 주게 된다(그림 14.9). 사실, 두가지 압력이 측정된다. 심장이 수축할 때 동맥에서 최대 압력이 발생하고(**수축기**), 심장에서 폐와 신체로 혈액이 펌프된다. 수축 사이에, 혈압은 떨어져서(**이완기**) 혈액은 하나의 챔버에서 다른 챔버로 흐른다. 정상 혈압은 140/90(수축기/이완기) mmHg보다 더 적은 수치로 정의된다. 일반적으로 이완기 혈압은 건강 위험 측면에서 두배 더 중요한 고려사항이 있다. 120보다 높은 이완기혈압을 가진 사람은 90의 이완기 혈압을 가진 사람보다 심장발작 또는 뇌졸중의 두배 높은

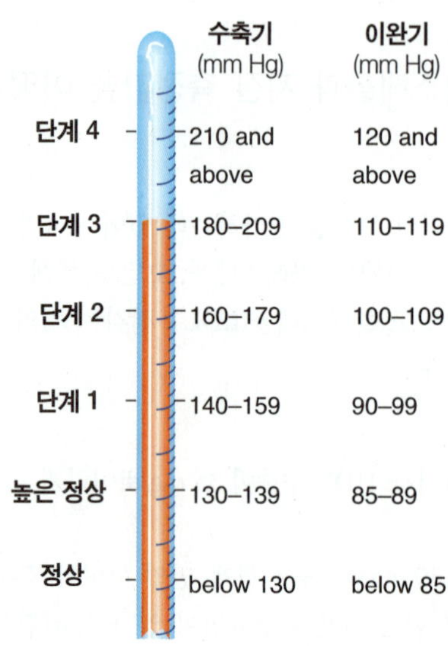

■ 그림 14.9
고혈압의 단계
현재의 가이드라인을 따르면 정상혈압은 129/84(수축기/이완기)이고 높은 정상은 139/89이다. 고혈압은 4단계로 정의하는데, 혈압의 단계가 높을수록 심장질환 위험이 더 커진다. 체중 감소, 운동, 금연, 그리고 스트레스 감소는 초기 단계의 고혈압 조절 방법으로 추천된다; 약물 또한 높은 단계에서 필요하다.

위험을 가진다.

고혈압은 생활습관의 확실한 변화에 의해 낮출 수 있다. 비만과 과도한 열량 섭취는 변화시킬 수 있는 주요한 위험 요인이다. 신체활동의 증가 또한 고혈압을 낮추는데 요구된다. 중간정도의 소금과 알콜 섭취는 이득적이다. 그리고 적절한 양의 포타슘을 섭취하는 것(더 많은 바나나를 먹는것) 또한 혈압을 낮출 수 있다.

혈압은 두가지 힘의 결과이다. 첫 번째는 심장에 의해 생성되는데, 심장이 혈액을 동맥으로 펌프할 때 생성된다. 두 번째는 심방으로부터 나온 혈액 흐름의 저항에 의해 동맥벽에 의해 생성된다. 동맥벽에 있는 조그만 수용기가 혈압의 변화에 반응한다. 혈압이 증가하면, 이들 수용기들은 동맥을 이완시키는 신경으로 신호를 보내고, 심박수를 낮추고, 결국 정상수준으로 혈압을 되돌린다. 그러나 이들 조절 기전은 뇌로부터 나오는 신호에 의해 극복될 수 있다. 생각이나 감정에 의해 동맥은 수축하고 혈압을 증가시킬 수 있다. 공포, 긴장, 화, 그리고 불안은 교감신경계를 활성화시키고, 이것은 동맥으로 수축을 야기하는 신호를 보낸다. 한사람의 인생이 전체적으로 스트레스가 많고, 화가 많고, 좌절감이 많다면, 동맥은 계속 수축하고, 혈압은 상승된 채로 남아있게 된다.

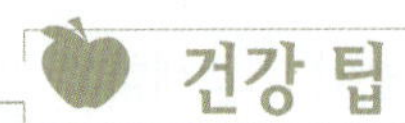
건강 팁

고혈압을 줄이기 위한 호흡 운동

호흡 운동은 스트레스를 줄이고 혈압을 낮추기 위한 가장 효과적인 방법이다. 호흡운동에는 단순한 것에서부터 복잡한 것까지 여러 가지 형태가 있다. 다음의 호흡 운동은 스트레스를 줄이고, 혈압을 낮추기 위한 단순하고 효과적인 방법이다.

1. 의자에 똑바로 편안하게 앉는다.
2. 가능한 완전하게 당신의 숨을 내쉰다.
3. 입을 다물고 넷을 셀동안 코로 천천히 호흡한다. 복식호흡을 이용하라.
4. 7 이상 당신이 할 수 있는한 길게 호흡을 참아라.
5. 8을 셀동안 입을 통해 천천히 숨을 내쉬어라.
6. 세 번 이상 이 방법을 반복한 다음, 멈추고, 정상적으로 호흡하라.

매일 적어도 2번씩 연습하라. 이 순서는 운동이 전체적으로 쉬워질때까지 천천히 증가시켜라.

약물이 혈압 조절에 가장 편리하지만(그리고 유용하지만), 정신이완 기술 또한 효과적이다. 혈압 수치를 표시해주는 바이오 피드백 장비의 사용에 의해 몇몇 사람들은 그들의 혈압을 낮추는 정신적 이완 상태가 어떻게 발달되는지를 알게되었다. 사실, 많은 연구가 다양한 이완 기법이 고혈압 환자에서 혈압을 낮추는데 효과가 있다는 것을 보여주었다.

심장발작 예방을 위한 항고혈압 약물과 지질을 낮추는 치료 연구(ALLHAT)는 고혈압과 고콜레스테롤에 대한 최적의 치료를 결정하는데 최상의 통합 임상 실험이다(Appel, 2002). 연구는 티아지드(thiazid) 이뇨제라고 불리는 약물이 소변배출을 증가시키고 소금을 제거하기 때문에 초기 치료에 적절하다고 결론내렸다. 많은 부작용을 가진 다른 약물들은 이뇨제가 혈압을 충분히 낮추지 못할 때 사용되어야 한다.

심혈관 질환의 원인인 흡연
(cigarettes contribute to cardiovascular disease)

흡연은 심혈관질환, 심장마비, 뇌졸중 발병에 기여하는 또 다른 주요 위험 요인이다(Fichtenberg and Glantz, 2000). 흡연가들은 비흡연자들보다 심장마비로 인한 사망 위험율이 두배에서 네배정도 더 크다. 담배 흡연으로 인한 심장질환 위험은 직장이나 집에서 간접흡연자에게도 전해진다. 더 많은 담배를 피는 사람은 심혈관 질환과 심장 마비의 위험이 더 커진다(그림 14.10).

흡연은 또한 혈액을 팔과 다리로 운반하는 혈관을 손상시켜서 혈관을 좁게 만들고 탄성을 잃게 하는 원인이 된다. 심한 흡연자들은 **괴저**(gangrene)의 위험이 있고, 혈액 공급이 차단될 때 조직이 부패하게 된다. 괴저는 특히 흡연자의 다리에 일반적이고, 절단을 야기할 수 있다. 흡연은 또한 손상

용어

고혈압(hypertension): 높은 혈압
본태성(일차성) 고혈압(essential(primary) hypertension): 어떠한 드러나는 질병에 의해 야기되지 않는 고혈압
이차성 고혈압(secondary hypertension): 인지된 질병에 의해 야기되는 고혈압
수축기(systolic): 심장이 수축할 때 동맥의 압력(높은 숫자)
이완기(diastolic): 심장이 이완할 때 동맥의 압력(낮은 숫자)
괴저(gangrene): 혈액공급이 제한될 때 조직의 부패

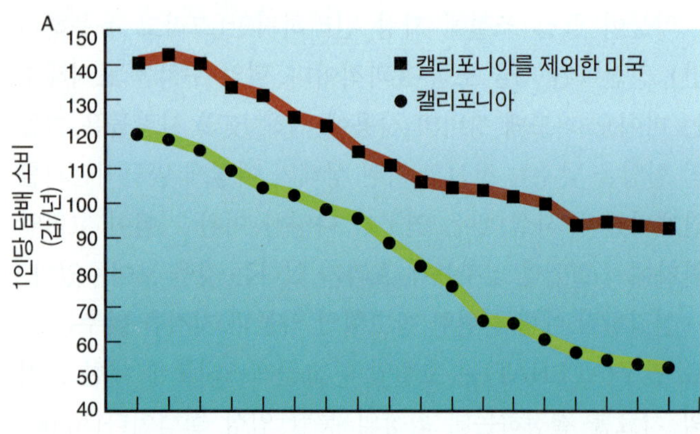

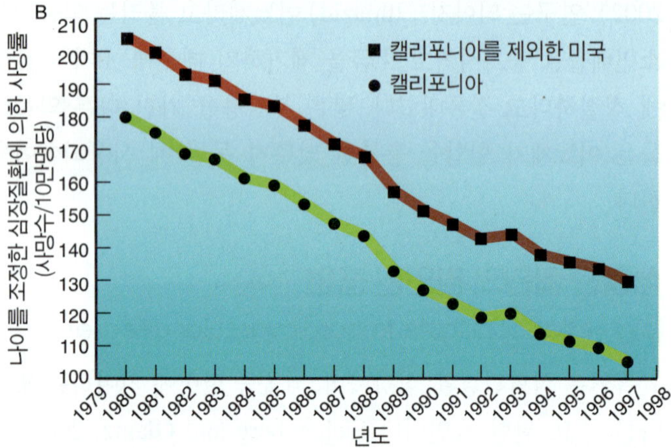

■ **그림 14.10**

담배 소비와 심장질환에 의한 사망간의 관계

1989년부터 1992년까지 캘리포니아에서 공격적인 금연 캠페인이 있었고 이는 미국의 나머지와 비교해서 캘리포니아 주의 담배 소비가 유의하게 감소하는 결과를 가져왔다. 심장질환에 의한 사망 역시 같은 기간동안 나머지 지역보다 캘리포니아에서 많이 감소함을 보였다. 이러한 그래프는 흡연량이 심장질환으로부터 사망과 직접적으로 연관있다는 사실을 보여준다.

으로부터 혈관을 보호하는 HDL 수준이 감소하고 이것은 생존율을 감소시키고 혈액응고에 필수적인 혈구인 **혈소판**의 기능을 감소시킨다.

금연을 하게 되면, 심혈관계에 흡연의 많은 해로운 생리적인 효과를 되돌릴 수 있다. 금연한 후 몇년이 지나면, 금연자는 비흡연자와 심혈관 위험이 거의 비슷해진다. 당신의 심장을 보호하는 한가지 핵심은 흡연하지 않는 것이고, 흡연이 만연한 환경에서 살거나 일하지 않는 것이다.

호모시스테인 수준과 심장마비 위험 (homocysteine level and heart attack risk)

높은 혈중 콜레스테롤 수준이 증가된 심혈관 질환 위험의 예측인자인 것과 같이, 비록 등급이 낮긴 하지만 혈중에서 호모시스테인의 증가된 수준도 심혈관 질환 위험의 강력한 예측인다(Wilson, 2002). 혈중에서 호모시스테인 수준은 나이와 함께 증가하고, 여성보다 남성에서 더 높다. 호모시스테인 수준을 높이는 다른 요인들은 선천적인 특정 효소의 결핍, 비타민 B의 결핍, 신장 질환, 그리고 메토트렉사트(methotrexate)와 테오필린(theophylline)같은 약물 등을 포함한다.

호모시스테인의 높은 정상 수준에서도 심혈관 위험의 증가와 관련있기 때문에 높다는 것이 발견되었다면, 당신의 호모시스테인 수준을 줄이도록 조언되어야 한다. 다행히도, 대부분의 사람들은 단순히 비타민 B제제(B6, B12, 폴릭산)를 섭취하는 것으로 혈중 호모시스테인 수준을 줄일 수 있다.

스트레스 (stress)

1960년대에 두 의사, 마이어 프리드맨(Meyer Friedman)과 레이 로즈먼(Ray Rosenman)은 거의 모든 심장 질환이 행동적 원인 때문이라고 제안해서 크게 이슈가 되었다. 그들은 **A타입 행동**(type A behavior) 패턴이 없는 사람에서는 모든 다른 위험요인들이 심혈관 질환을 야기하지 않았다고 선언했다. 그들은 이들 다른 요인들-흡연, 운동부족, 고콜레스테롤, 고혈압-이 심혈관 질환을 발병시키지만, 주요 위험요인은 사람들이 생활하고 행동하는데 있어서 야기되는 스트레스라고 주장했다.

A타입 행동은 다음의 특성으로 특징된다.

- 줄을 서서 기다리는 동안 초조해하고 차지 못한다.
- 지속적으로 시간에 대해 쫓기는 느낌을 갖는다.
- 모든 일들은 항상 정확한 시간에 해야 한다고 주장한다.
- 그들이 말한 것을 다른 사람이 끝내도록 하지 않음.
- 어떻게 일을 정확하게 했는지 항상 다른 사람에게 보여주려고 함.
- 매번 게임을 이기기 위해서 함.
- 여유있는 시간을 허용하지 못함.

A타입 행동과 심장 발작간의 연관성은 A타입 사람들과 연관있는 개인적인 행동을 측정하기 어렵기 때문에 증명이 어렵다. 적어도 5개의 대규모 연구들이 A타입 형태와 심혈관 질환간의 연관성을 찾는데 실패했다. 그러나 다른 연구들은 연관성을 찾았다. 더 복잡한 인터뷰 과정을 사용한 최근의 연구에서 화와 적대감이 심혈관 질환의 위험 증가와 연관된 핵심적인 심리 요인임을 지적했다. 이러한 발견은 약간의 논란이 되고 있다(Iribarren et al., 2000). A형태 행동과 심혈관 질환간의 연결에 대한 과학적 증거가 무엇이든

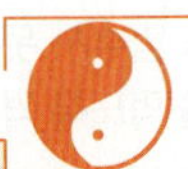

웰니스 지침

심장의 진탕(concussion to the heart)

대부분의 사람들은 뇌진탕-진탕후에 몇주 또는 몇 달간 정신기능에 문제가 되는 무의식과 두통을 야기하는 뇌의 충격이 무엇인지 안다. 미식축구같은 접촉 스포츠에서 진탕은 자주 발생하고, 미국미식축구 리그(NFL) 쿼터백인 Troy Aikman과 Steve Young은 일련의 진탕에 매번 고통받다 은퇴를 했다.

펀치나 던진공, 하키퍽 또는 다른 물체에 의한 가슴 왼쪽의 가격은 의학적으로 심장진탕증(commotio cordis)이라고 알려진 심장의 진탕을 야기한다. 가격같이, 가벼운 가격 조차도 심장의 리드믹한 박동동안 매우 정교한 순간에 전달된다면 일시적인 세동(불규칙한 박동)과 급사를 야기할 수 있다. 심장진탕증은 드물지만 건강한 젊은 사람에서 적어도 69건의 급사가 가슴의 왼쪽부의의 타격에 의해 발생했다고 보고되었다 (Maron et al., 2002). 심장진탕증으로 높은 급사위험을 가져오는 스포츠는 야구, 소프트볼, 하키 등이다.

가슴보호대와 더 부드러운 볼의 사용이 특히 어린이와 젊은 선수들에게 몇몇 스포츠에서 심장진탕증의 위험을 줄일 수 있다. 또한 절대로 누군가의 가슴을 때리거나 찌르면 안 된다.

간에, 모든 건강 연구들은 지속적인 스트레스가 건강하지 못하다는 것을 지적한다. 만약, 스트레스가 화나 적대감과 동반된다면, 혈압이 높아지고, 심혈관계에 다른 건강하지 못한 변화가 발생할 수 있다.

소금 (salt)

심혈관 질환과 뇌졸중에 대한 가장 논란이 있는 위험 요인중의 하나는 식이 염분이다. 10여년간 미국인들은 그들의 소금 섭취를 하루평균 10g에서 6g 이하로 줄이도록 노력해 왔다. 많은 사람들이 소금의 80%를 음식으로부터 섭취하기 때문에 그들의 소금 섭취 줄이는 것이 어렵다는 것을 알았다. 음식의 맛은 지방과 소금에 의해 결정되기 때문에 요리사들은 그들의 음식에서 소금양을 줄이는 것을 내켜하지 않는다.

소금과 관련된 논쟁을 해결하는데 있어 몇가지 문제는 한쪽 또는 양쪽 모두의 효과에 대한 대립적인 과학적 연구, 그리고 건강 전문가와 비평가들간의 과학적 결과 해석의 불일치 등이 있다. 소금섭취를 줄이도록 권고하기위한 주요 이유는 혈압증가에서 소금의 효과 때문이다. 그러나 소금 섭취의 감소가 혈압을 낮춘다는 강력한 과학적 증거는 없다. 모든 사람이 동의하는 소금 논쟁의 한가지 결과는 대중들은 많은 영양 권고에 점점더 회의적이 되고 있다는 것이다. 우리의 관점에서 소금 논쟁을 이해하기 위한 현시점에서 가장 좋은 방법은 "미량의 소금을 섭취하라"이다.

용어

혈소판(platelets): 응고에 필수적인 혈액내 세포
A타입 행동(type A behavior): 심장병의 위험에 공헌하는 화 또는 적대감 같은 특징으로 특성화되는 행동

글로벌 웰니스

영양과 심장

여기 전세계로부터 영양과 심장에 관한 연구의 빠른 요약이 있다(wacky science에서).

- 일본인들은 지방을 매우 적게 먹고, 영국인 또는 미국인보다 심장발작으로 인한 고통을 적게 받는다.
- 맥시코인들은 많은 지방을 먹고 영국인 또는 미국인보다 심장발작으로 인한 고통을 적게 받는다.
- 일본인들은 적포도주를 매우 적게 마시고, 영국인 또는 미국인보다 심장발작으로 인한 고통을 적게 받는다.
- 이탈리아인들은 적포도주를 많이 마시고, 영국인 또는 미국인보다 심장발작으로 인한 고통을 적게 받는다.
- 독일인들은 많은 맥주를 마시고 많은 지방을 먹고, 영국인 또는 미국인보다 심장발작으로 인한 고통을 적게 받는다.

결론 : 당신이 좋아하는 것들을 먹고 마셔라. 영어로 말한다는 것이 명확히 심장발작을 야기하는 것이다!

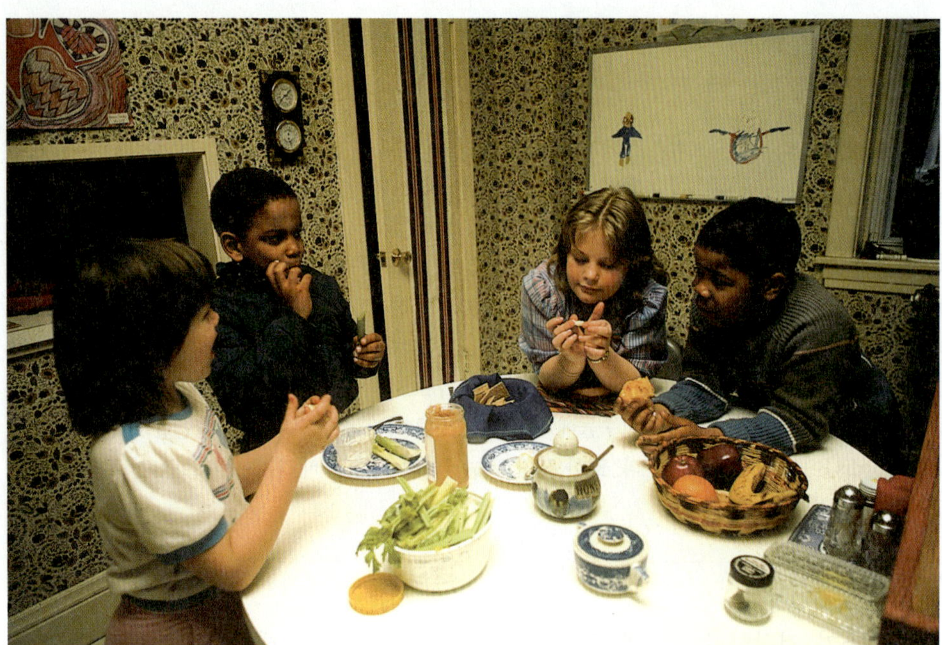

어린이들은 나쁜 먹는 습관을 멈추지 못하기 때문에, 심장에 건강한 스넥을 먹도록 격려하는게 중요하다.

식이와 심혈관 질환 (diet and cardiovascular disease)

이미 언급한 바와 같이, 식이는 심장 질환에 중요한 역할을 하고, 특히, 과체중과 과지방과 함께 상승된 콜레스테롤 수준이 영향을 준다. 그러나 식이에서 특정 음식과 비타민은 심혈관 질환으로부터 약간의 보호를 제공해주는 것처럼 보인다.

비타민 E (vitamin E)

우리가 호흡하는 산소가스가 생명에 필수적인 반면, 세포에서 결합되지 않은 산소 원자는 많은 물질과 반응할 수 있고, 손상을 야기한다. 예를 들면, 습한 상태하의 공기에서 산소에 노출되는 철이 어떻게 되는지 생각해 보라. 철은 매우 빠르게 녹이 슬고 분해된다. 인체 조직 또한 산소 원자에 의해 파괴될 수 있다. 인체는 산화로부터 세포를 보호하기 위해 비타민 C와 E의 항산화 작용 등 많은 기전을 가지고 있다.

> 남자의 가장 나쁜 적은 그가 자신을 어떻게 생각할 수 있는지를 바랄 수 없는 것이다.
>
> *유태인 속담.*

비타민 E는 혈액에서 **항산화제**로서 작용하고, 산화된 LDL양을 감소시킨다. 자원자가 비타민 E 제제(800 IU)를 섭취할 때, 그들의 LDL 입자는 산화에 더 저항적이 된다. 또한, 심혈관 질환을 가진 2000명의 환자에 대한 연구에서 2년간 매일 400-800 IU의 비타민 E를 섭취한 사람이 비타민 제제를 먹지 않은 그룹의 남성과 비교해서 심혈관 질환의 위험을 37% 낮은것을 발견했다. 비타민 E로부터 비슷한 이득이 여성에서도 보고된다.

비타민 B (B vitamins)

심장질환에 대항하는 다른 비타민들은 3가지 비타민 B가 있다: B6, B12, 엽산(폴릭산). 앞서 설명한 바와 같이, 아미노산 호모시스테인의 높은 수준은 죽상동맥경화증과 심장 질환과 연관되어 있다. 그들의 혈액에 높은 호모시스테인 수준을 가진 사람은 이들 3가지 비타민 B의 수준도 낮다. 반면에, 낮은 호모시스테인 수준을 가진 사람들 중 비타민 B 수준이 높은 사람들은 심장병 발병이 더 낮다.

비타민 B에서 중요한 것은 음식을 통해 얻을 수 있다는 것이다. 그러나 많은 사람들은 그들의 식이에 충분히 포함되지 않고 있다. 사실, 비타민 B가 심장병에 대해 저항적이라는 증거는 매우 강하고, 몇몇 건강한 권위자들은 매일 복합비타민 제제를 섭취하도록 권장한다.

비타민 C (vitamin C)

몇 년간 노벨상 수상자 Linus Pauling은 추위와 암에 대한 영향을 예방하거나 최소화하는데 도움을 주도록 많은 양의 비타민 C(아스코르빅 산)를 이용해야 한다고 주장하였다. 이들 질환을 격퇴하기 위한 비타민 C의 능력이 증명되진 않았지만, 심혈관 질환에 대해 보호적인 비타민 C의 가치는 매우 크다. 비타민 E와 같이, 비타민 C는 항산화제이

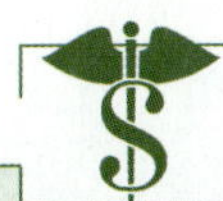

달러와 건강 상식

심장질환을 막기위한 킬레이트 요법? 당신의 돈을 아껴라.

켈레이트 요법은 허혈성 심질환을 가진 환자의 혈액에 켈레이트 물질(EDTA)을 정맥내 주입하는 것을 포함한다. EDTA는 칼슘, 철, 납, 구리, 그리고 다른 전하를 띤 분자같은 혈액내의 전하를 가진 미네랄과 결합한 아미노산 복합체이다. 복합물질은 콩팥에서 생성되어 소변으로 배출된다. 켈레이트 치료가 혈액을 깨끗하게 하고, 심장질환의 증상을 경감시킨다는 것이다. 약 10만명의 미국인들이 켈레이트 요법을 시도한 것으로 추정되고, 평균 비용은 4,000불이 든 것으로 추정된다. 치료는 EDTA 혼합물과 다른 화학물질이 매주 주입을 몇 달에 걸쳐 실시하는 것을 포함한다. 처치는 대체의학 참가자에 의해 제공된다. 몇몇 환자들이 이점을 보고하였지만(가슴통증의 경감, 삶의 질의 향상), 무선통제 실험 연구에서는 유의한 이점이 보고되지 않았다(Knudtson et al., 2002). 다양한 심장 질환을 가진 환자들은 그들의 돈을 켈라이트 치료에 쓰는 것보다는 값비싼 휴가에 스는 것이 더 적절할 것이다.

고, 파괴된 산소 원소를 중화할 수 있고, **활성산소**(free radical)라고 불리는 다른 산화된 물질을 중화시킬 수 있다.

혈액에서 생긴 활성산소는 혈관을 확장시키고 수축시키는 동맥의 탄성조직을 손상시킬 수 있다. 혈관이 손상받아서 이완할 수 없다면, 혈압이 상승한다. 비타민 C 제제는 혈액에서 활성산소 혼합물들을 제거시켜 손상을 예방한다. 매일 1g의 비타민 C 제제 섭취는 안전하다. 이것을 사용하지 않는 다른것은 신장에서 배출된다. 그러나 하루에 10g의 많은 양의 비타민 C 섭취는 위장장애나 결석같은 심각한 부작용을 야기할 수 있다.

심장병 예방에 대한 비타민 C 역할을 지지하는 다른 연구들은 고혈압 군에서 수행되었다. 이들 연구들은 그들의 혈액에 비타민 C가 높은 사람들은 혈압이 더 낮음을 보였다.

칼슘 (calcium)

음식 프로파일 연구들은 뼈의 발달과 건강을 위해 권고되는 칼슘양보다 적게 섭취하는 일원이 남녀 모두에서 모든 미국인들의 반 또는 그 이상이라고 나타내었다. 특히 위험한 집단은 흑인인 미국인, 임산부, 비만인 그리고 노인 들이다. 우유나 치즈같이 칼슘이 높은 음식을 섭취하지 않으면, 당신의 식이칼슘 섭취는 낮을 것이다.

칼슘 결핍은 여성에서 골다공증의 위험요인일 뿐만아니라, 모든 연령에서 고혈압의 유의한 위험요인이다. 칼슘은 식사에 쉽게 포함되지만, 칼슘제제 섭취 또한 수준을 높일 수 있고, 항고혈압 약물을 먹는 것보다 비용이 더 적고 더 안전하다.

콩 제품 (soy products)

콩은 수천년간 세계에서 경작되어 왔다. 콩에 대한 중국 이름은 더 큰 콩이라는 뜻의 "tatou"이다. 콩은 간에서 LDL 수용기의 활동을 끌어올려주는 것처럼 보인다. 그리고 그것이 결국 혈액으로부터 콜레스테롤을 제거하는데 도움을 준다. 콩은 또한 동맥벽에 달라붙는 것을 예방하는 LDL 입자를 차단하여 산화하는 것처럼 보인다.

매일 1-2온스의 콩을 먹는 사람들에 대한 연구들은 콜레스테롤과 LDL 콜레스테롤 수준을 약 10% 낮추는 것을 보였다. 다른 연구들은 콩이 특히 콜레스테롤 수준이 240mg/dl 이상인 사람 사이에서 특히 효과가 있다고 지적했다. 콩 제품은 두유, 연두부 또는 두부, 그리고 두부 버거 등과 같은 다양한 제품으로 이용 가능하다.

생선 오일 (fish oils)

식사에서 많은 양의 생선을 소비하는 집단은—그린랜드의 에스키모, 일본섬 원주민— 다른 집단보다 낮은 심혈관질환 발병율을 가진다. 그들의 식사에 규칙적으로 생선을 소비하는 미국인들의 심장 또한 건강하다. 생선기름의 보호적 효과는 특히. n-3-다중 불포화 기름으로 알려져 왔다. 몇몇 연구에서 생선기름 제제는 콜레스테롤과 혈압 수준을 줄였다.

용어

항산화제(antioxidant): 다른 화합물의 산화를 억제하는 적은 양의 물질

활성산소(free radical): 혈관과 조직에 손상을 줄 수 있는 인체 내 산화 물질

생선의 효과를 보여준 가장 잘된 연구중의 하나는 탄자니아의 반투(Bantu) 마을에 사는 주민들에서 수행되었다. 호수 주변에 사는 한 반투 주민집단은 하루에 1파운드의 생선을 섭취한다. 다른 반투 주민 집단은 언덕주변에 살고 주로 야채로 구성된 식사를 하였다. 고기를 먹은 반투 사람들은 그들의 혈액에서 높은 수준의 n-3-다중불포화 기름이 나왔다. 그들은 또한 더 낮은 수준의 콜레스테롤과 지단백질을 가졌다(Pauletto et al., 1996). 정어, 연어, 고등어는 n-3-다중불포화 기름을 많이 가지고 있지만, 모든 고기들이 조금씩은 다 있다.

차 (tea)

녹차와 홍차는 혈액에서 LDL 입자의 산화를 막는데 도움을 주는 항산화 화학물질을 함유하고 있다. 허브티는 항산화제를 함유하고 있지 않다. 녹차와 홍차의 섭취는 항산화 비타민 C와 E와 비슷한 방법으로 관상동맥을 보호하는데 도움을 준다. 아시아 사람들은 녹차를 매일 마시고, 이것은 그들의 심혈관 위험을 줄이는데 공헌한다.

아스피린 (aspirin)

가장 일반적으로 사용되는 약이 심혈관 질환과 심장 마비의 위험을 유의하게 줄일 수 있다. 아스피린은 혈액을 "얇게" 해주는데 도움을 주고, 심장마비의 위험을 증가시키는 염증과 싸우는 작용을 한다. 수많은 연구가 아스피린이 건강한 사람과 심장 마비 또는 뇌졸중을 가진 사람 모두에게 제공하는 연구를 수행했다. 모든 연구에서 적응양의 아스피린(매일 반알 또는 한알 섭취)이 심장 발작의 위험을 줄였다.

현재는 만약 당신에게 심장 마비가 온다면, 가장먼저 119에 연락하고, 그 다음 아스피린 두알을 먹는 것이 혈전을 예방하는데 도움을 준다고 권고되고 있다. 심장 발작의 낮은 위험이 있는 건강한 사람에서도 규칙적으로 아스피린을 섭취해야 하는지는 여전히 의문이다. 비타민 제제 섭취 또는 알콜 섭취와 같이, 각각의 사람들이 그 또는 그녀의 건강에 무엇이 최선인지를 결정해야 한다.

알콜 (alcohol)

275,000명의 중년 남성에 대한 대규모 연구에서 12년간 하루에 한잔 또는 두잔의 음주가 알콜을 섭취하지 않는 남성들과 비교해서 약 20%정도 심장발작으로 인한 사망위험을 줄여주었다고 보고하였다. 다른 연구들은 중간정도의 알콜 섭취가 뇌졸중의 위험을 줄여준다고 보고하였다. 그러나 하루에 두잔 이상의 음주는 심장발작과 뇌졸중 위험을 유의하게 증가시킨다(그림 14.11). 여성들은 또한 매일 한두 잔의 음주는 이득을 경험할 수 있다. 그러나 심장에는 적은 이득을 갖지만, 암의 위험은 증가한다.

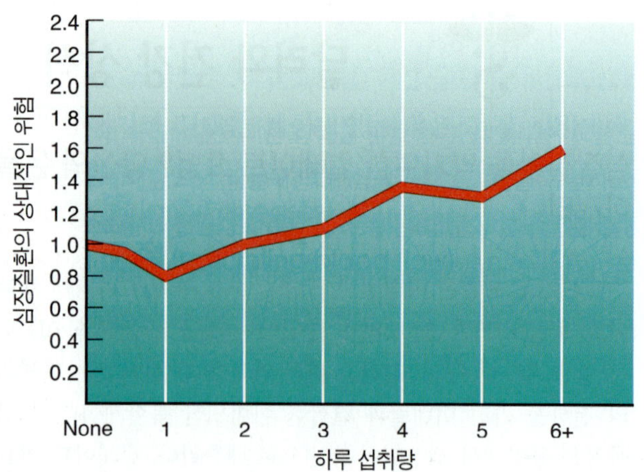

■ 그림 14.11

다양한 양의 알콜섭취에 따른 40-59세 백인 남성의 상대적인 심혈관 질환 위험.

하루에 두 번까지는 보호적인 효과가 있다. 그러나 하루에 두잔 이상은 매번 추가적인 음주에 따라 감지할 수 있을 정도로 위험이 증가한다. (음주량 1은 1/4온스, 80-가공 알콜, 12온즈 맥주, 또는 5온즈의 와인잔)

중간정도의 알콜 섭취가 몇몇 건강상 이득을 가지지만, 음주 문제는 논란이 있고(잠재적으로는 해롭다), 심장의 보호 때문에 음주를 권고할 수는 없다(Goldberg, 2003). 많은 식이와 생활습관 변화는 알콜 섭취보다 당신의 심장에 훨씬 이득적이다. 반면에, 때때로 음주를 즐기는 사람은 그들의 건강을 해친다는 죄의식을 느끼지 못한다.

심혈관 질환의 예방 (preventing cardiovascular disease)

심혈관 질환을 야기하는 위험 요인에 대해 주의를 가지고 있는 사람들은 그들의 심장 발작과 뇌졸중의 기회를 줄일 수 있는 지식으로 무장한다. 사람들은 체중을 줄이고, 많은 양의 포화지방과 콜레스테롤을 함유한 음식섭취를 줄여야 한다. 신선한 과일과 야채가 풍부한 식사는 당신의 심장과 동맥을 보호하는데 도움을 준다. 흡연의 영향력에 대한 이해는 흡연자에게 금연을 하도록 할 수 있다. 또한 종합 비타민 제제에 포함된 비타민 C, E, B_6, B_{12}, 폴릭산 제제의 섭취는 신중하게 보인다. 심혈관 질환은 좋은 건강 습관을 지금 당장 적용시키는 것으로 예방할 수 있다!

건강에 대한 중요한 생각

1. 흑인 미국인 집단은 평균적으로 높은 혈압을 가진다. 인종간의 혈압차이를 설명하기 위한 다양한 가설들이 발전되어 왔다. 가설들은 유전적 차이, 사회적 요인, 경제적 요인, 식사와 행동 차이 등을 포함한다. 혈압의 인종 차이에 대한 정보는 당신이 모두 찾을 수 있다(미국 심장협회의 당신지역 지부가 정보를 찾는데 좋은 장소). 우리 사회에 인종과 민족간에 왜 혈압 불일치가 존재하는지에 대해 당신의 관점을 보고서로 쓰시오.
2. 지침으로 표 14.1(312페이지)를 이용하여 얼마나 많은 콜레스테롤을 일주일에 평균적으로 섭취하는지를 대략적으로 결정하도록 시도하라. 특정음식의 양을 줄이거나 전부 줄여서, 평균 주당 섭취 콜레스테롤을 적어도 20% 줄이는 식단을 구성하라. 콜레스테롤을 50% 이하로 포함되도록 당신이 만족하는 식단을 구성할 수 있는가? 보고서에서 당신이 발견한 것을 적어라. 음식의 콜레스테롤 함양에 대한 더 정확한 정보가 필요하다면, 음식의 구성성분이 나열되어 있는 영양 교재나 소책자를 참조하라. 또한, 대부분의 음식 캔과 포장지에 적혀있는 영양 라벨의 콜레스테롤 함유량이 나열되어 있다.
3. 이 장에서 심혈관 질환, 심장 발작, 그리고 뇌졸중의 위험을 증가시키는 이 장에서 논의된 모든 위험요소를 나열하라. 얼마나 많은 위험요인을 당신은 가지고 있는가? 변할 수 있는 위험요인에서 현재와 미래에 심혈관 건강을 증진시키기 위한 당신의 생활에서 어떻게 그것들을 줄일 수 있는지 논의하라.
4. 일본 또는 서유럽 국가 사람들은 그들의 콜레스테롤 수준이 평균적이거나 같은 미국 또는 북유럽의 사람들과 비교해서 심혈관 질환으로부터의 사망 위험이 1/2 또는 1/3정도이다. 덴마크에서 콜레스테롤 수준이 250mg/dl 보다 높은 수준을 가진 사람이 같은 콜레스테롤 수준을 가진 이탈리아 사람들보다 치명적인 심장마비의 위험이 2-3배 정도 더 크다. 이러한 차이를 설명하기 위해 타당하고 당신의 사실과 생각을 구성해서 가설의 형태로 논쟁을 개발하라.

건강 리뷰

- 심장은 동맥과 정맥에서 혈액순환을 유지시키는 펌프이다. 동맥은 세포로 산소와 영양소를 운반하고 정맥은 폐로 이산화탄소를 다시 운반시킨다.
- 심장 또는 동맥의 손상을 미국에서 사망의 주요원인인 심혈관 질환으로 부른다.
- 변할 수 없는 심장 질환의 주요 위험 요인들은 유전, 성별, 나이 등이다.
- 변할 수 있는 심장 질환의 주요 위험 요인들은 흡연, 고콜레스테롤혈증, 고혈압, 비활동, 그리고 좋지못한 식이 등이다.
- 심장질환에 기여하는 다른 요인들은 당뇨, 비만, 스트레스이다.
- 막힌 동맥을 회복하기 위해 다양한 수술이 수행된다. 여기에는 관상동맥 우회술과 성형술이 포함된다.
- 비타민 E, C, B_6, B_{12}, 폴릭산 모두는 심장 질환에 대항하는데 도움을 준다.
- 매일 아스피린정 하나를 섭취하면 심혈관 질환의 위험을 낮출 수 있다.
- 칼슘, 콩 제제, 생선 기름, 그리고 녹차 모두는 심장을 건강하게 유지하는데 도움을 준다.
- 심장 질환은 현대의 생활 습관에 의해 야기되고, 예방할 수 있다. 젊었을 때부터 당신의 식이, 흡연, 그리고 운동습관을 변화시키는 것은 일생동안 심장과 동맥을 건강하게 유지하는데 도움을 줄 것이다.

건강과 웰니스 온라인

웹 사이트는 건강과 웰니스에 대한 풍부한 정보를 담고 있다. 웹 브라우저 소프트웨어를 이용하여 인터넷을 실행하면 건강과 웰니스에 대한 현존하는 많은 주제에 대해 새로운 통찰력을 얻을 수 있을 것이다. Jones & Bartlett 출판사의 웹사이트인 health.jbpub.com/hwonline을 실행해라.

참고 문헌

American Heart Association. (2003). *Heart disease and stroke statistics — 2003 update*. Dallas, TX.

Appel, L. (2002). The verdict from ALLHAT — Thiazide diuretics are the preferred initial therapy for hypertension. *Journal of the American Medical Association, 288*, 3039–3041.

Cain, M. E. (2002). Atrial fibrillation — Rhythm or rate in cigarette consumption and mortality from heart disease. *New England Journal of Medicine, 343*, 1772–1777.

Frank, J. D. (1973). *Persuasion and healing*. Baltimore: Johns Hopkins University Press.

Goldberg, I. J. (2003). To drink or not to drink? *New England Journal of Medicine, 348*, 163–164.

Ingelfinger, J. R. (2003). Is microanatomy destiny? *New England Journal of Medicine, 346*, 99–100.

Iribarren, C., et al. (2000). Association of hostility with coronary artery calcification in young adults. *Journal of the American Medical Association, 283*, 2546–2551.

Karow, J. (2001, May). Taken to heart: Brushing your teeth may be good for your ticker. *Scientific American*, 20.

Kern, F. (1991). Normal plasma cholesterol in an 88-year-old man who eats 25 eggs per day. *New England Journal of Medicine, 324*, 13.

Kloner, R. A., and Rezkalla, S. H. (2003). Cocaine and the heart. *New England Journal of Medicine, 348*, 487–488.

Knudtson, et al. (2002). Chelation therapy for ischemic heart disease. *Journal of the American Medical Association, 287*, 481–486.

Maron, B. J., et al. (2002). Clinical profile and spectrum of commotio cordis. *Journal of the American Medical Association, 287*, 1142–1146.

McMurry, M. P., Cerqueira, M. T., Connor, S. L., and Connor, W. E. (1991). Changes in lipid and lipoprotein levels and body weight in Tarahumara Indians after control. *New England Journal of Medicine, 347*, 1822–1823.

Chobanian, A. V. (2001). Control of hypertension — An important national priority. *New England Journal of Medicine, 345*, 534–536.

Fichtenberg, C. M., and Glantz, S. A. (2000). Association of the California tobacco control program with declines consumption of an affluent diet. *New England Journal of Medicine, 325*.

Mosca, L. (2002). C-reactive protein — To screen or not to screen? *New England Journal of Medicine, 347*, 1615–1616.

Ornish, D., et al. (1998). Intensive lifestyle changes for reversal of coronary heart disease. *Journal of the American Medical Association, 280*, 2001–2007.

Pauletto, P., et al. (1996). Blood pressure and atherogenic lipoprotein profiles of fish-diet and vegetarian villagers in Tanzania: The Lugalawa study. *Lancet, 348*, 784–788.

Selnes, O. A., and McKhann, G. M. (2001). Coronary-artery bypass surgery and the brain. *New England Journal of Medicine, 344*, 451–452.

Taubes, G. (2002). Does inflammation cut to the heart of the matter? *Science, 296*, 242–245.

Verschuren, W. M., et al. (1996). Serum total cholesterol and long-term coronary heart disease mortality in different cultures. *Journal of the American Medical Association, 274*, 131–136.

Weaver, W. D., and Peberdy, M. A. (2002). Defibrillators in public places — One step closer to home. *New England Journal of Medicine, 347*, 1223–1224.

Wilson, P. W. F. (2002). Homocysteine and coronary heart disease — How great is the hazard? *Journal of the American Medical Association, 288*, 2042–2044.

추천 도서

Cooper, R.S., Rotimi, C. N., and Ward, R. (1999, February). The puzzle of hypertension in African-Americans. *Scientific American*, 56–63. Discusses both the genetic and environmental factors that have been investigated in order to explain why African-Americans have a much higher prevalence of hypertension than white Americans.

Hu, F. B., and Willett, W. C. (2002). Optimal diets for prevention of coronary heart disease. *Journal of the American Medical Association, 288*, 2569–2575. Discusses what to eat and what to do to lower risk of heart disease.

Klatsky, A. L. (2003, February). Drink to your health? *Scientific American*, 75–81. Discusses the positive effects of small amounts of alcohol drinking on the heart and why the issue is controversial.

Libby, P. (2002, May). Atherosclerosis: The new view. *Scientific American*, 47–55. Describes how inflammation may play a key role in the development of heart disease and heart attacks.

Ornish, D., et al. (1998). Intensive lifestyle changes for reversal of coronary heart disease. *Journal of the American Medical Association, 280*, 2001–2007. A report documenting that the blockages in arteries can be reversed by changes in lifestyle and that the beneficial changes persist for years.

추천된 웹 사이트

이들 웹사이트를 연결하기 위해 health.jbpub.com/hwonline을 방문하라.

MedlinePlus on Heart Disease

미국 의학 국립 도서관으로부터 일반적인 정보를 얻어라.

American Heart Association

심혈관 질환의 모든 면에 대한 정보와 교육

National Heart, Lung and Blood Institute

심혈관 질환과 고혈압에 대한 정보.

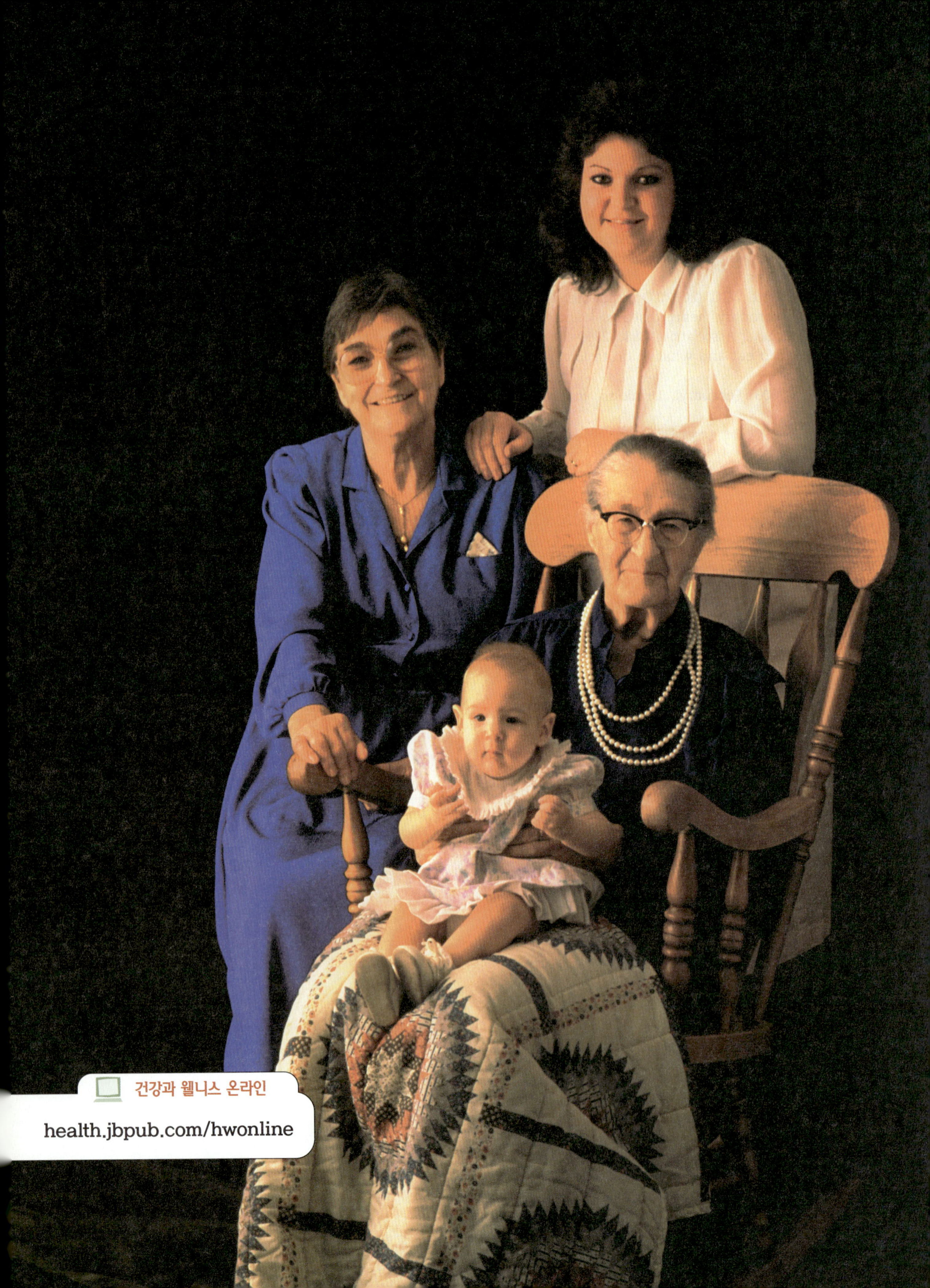

건강과 웰니스 온라인

health.jbpub.com/hwonline

제 15 장

유전자와 건강

(How Genes Affects Health)

학 습 목 표

1. 몇 가지 선천성결함(congenital birth defects)을 열거하고 설명하시오.
2. 선천성결함의 원인이 되는 화학물질을 몇 가지 열거하고 설명하시오.
3. 유전병(hereditary disease)에 대하여 설명하시오.
4. 건강과 질환에 있어서 유전자(gene)의 중요성에 대하여 토론하시오.
5. 유전자 질환에 대한 태아검진(prenatal testing)에 대하여 설명하고, 유전 상담(genetic counseling)의 중요성에 대하여 토론하시오.
6. 몇 가지 유전병에 대하여 어떻게 치료하는가를 설명하시오.
7. 몇 가지 유전자 차별(genetic discrimination)에 대하여 기술하시오.
8. 유전자 검사(genetic testing)와 유전자 치료(gene therapy)에 대하여 설명하시오.

아버지의 정자가 어머니의 난자에 결합하면, 두 세포의 유전자들은 새로운 개체로 발육하기 시작한다. 뇌(brain)와 신경은 물론, 모든 조직(tissue)과 기관(organ)을 형성하게 하는 약 6만개의 유전자들을 부모로부터 물려받게 되는 것이다. 인체의 모든 세포에서 일어나는 화학반응들은 유전자에 의해서 결정된다. 때로 어떤 유전자에서 일어난 화학적 오류는 인체의 생화학적 조성을 변화시킬 수 있으며, 유전병이나 신체적 · 정신적 이상(abnormality), 성인기에 심장병이나 암의 감수성(susceptibility)을 높이는 원인이 되기도 한다. 따라서 물려받은 유전자는 건강은 물론 수명을 결정하는데 매우 중요한 역할을 한다.

대부분의 아기들은 건강하게 태어나지만 미국 출생아 50명 중 1명은 출생시 검사에서 신체적 이상이 발견된다. 게다가 모든 신생아의 약 3%는 두드러지지는 않지만 약간의 정신적 결함을 가지고 있다. 유전자들이 300개 이상 결함이 생길 때 어느 정도의 정신지체(mental retardation)를 일으킬 수 있다고 알려져 있다.

또한, 선천성 결함은 태아 발달에 영향을 미치는 독소(toxin)나 약물 등과 같은 환경적 요인들에 의해 일어나기도 한다. 많은 선천성 결함에서, 유전적 요인과 환경적 요인의 상대적 영향 정도를 구분해 내기는 어렵다. 하지만 다양한 의학적 검사를 통해, 모든 선천성 결함의 반은 부모로부터 물려받은 유전자의 결함에 의한 것으로 발견되었다.

유전적 이상에 대한 새로운 많은 정보들은, 어떤 결함을 가진 유전자들이 특정 선천성 결함 및 질환의 감수성에 어떻게 관련되는지를 조금씩 알려주고 있다. 그러나 성인과 태아 모두에서 선천성 결함의 진단에 대한 비약적인 발전은 개인과 사회에 복잡한 개인적, 사회적, 윤리적 문제들을 파생시켜 오고 있다(Holtzman & Marteau, 2000).

> 이 세상에서 인간의 마음만큼 추악한 것은 없다. 인정머리 없는 사람이야말로 진정 장애자이다.
>
> *세익스피어*, 십이야(Twelfth Night) 중에서

태아가 심각한 선천성 질환을 있는지를 알려주는 유전적 분석들은, 항상 윤리적, 개인적 문제들을 일으킨다. 장래의 부모들은 태아가 장애나 어떤 의학적 이상을 가지고 태어날 것을 알았을 때, 임신을 중지할 것인지 지속할 것인지를 결정해야 한다. 태아의 유전자 결함에 대한 발견 기술이 발달할수록 그러한 결정은 점점 어려워진다. 예를 들면, 가까운 장래에 한 임신한 여성이 자신의 태아가 알코올 중독, 비만, 폭력적 행동 등의 경향이 클 것이라는 것을 발견하는 것이 가능할지도 모른다. 이러한 지식은 그 아이를 갖는 것과 출생 후 어떻게 양육할 것인가에 대한 부모의 결정에 확실히 큰 영향을 미칠 것이다.

결함이 있는 유전자를 찾기 위해 성인과 태아 모두 검사하는 것은 이견이 매우 많지만, 유전자가 무엇인지, 그것이 건강과 질환의 감수성을 결정하는데 어떻게 작용하는지를 이해할 필요가 있을 것이다. 유전자와 유전적 질환이 어떻게 발생하는지를 일부 이해한다면 여러분은 새로운 유전자 검사와 유전자 치료에 대한 식견이 있는 소비자가 될 수 있을 것이다.

선천성 결함 (congenital defects)

신생아들은 출생 직후 **선천성 결함**이라고 일컫는 관찰 가능한 신체적 이상들에 대하여 검사를 받는다. 그런 결함들은 부모로부터 물려받은 결함이 있는 유전자들이 주요한 역할을 했을지도 모르지만 꼭 그런 것은 아니다. 대부분의 선천성 결함은 유전자와 환경적 요인들의 복잡한 상호작용에 의해 나타난다. 그 예로, 구순열(cleft lip), 구개열(cleft palate), 척추이분증(spina bifida) 등이 있는데, 각각 구강과 척추의 발달적 이상에 의해 발생한다(그림 15.1).

구순열(cleft lip)은 일란성 쌍생아 중 한명에서 나타나는 것으로, 유전자보다는 환경적 요인들이 이러한 이상에 영향을 미치는 것으로 알려져 있다. 또한 태아가 발달할 동안 환경적 요인들의 중요성은 일란성 유전자를 나눈 일란성 쌍생아일지라도 그들이 대개 상이한 체중으로 출생하는 것에서 뒷받침된다. 즉, 일란성 쌍생아들이 같은 자궁에서 자랄지라도 환경적 요인들로부터 다르게 영향 받는다는 것을 알 수 있다.

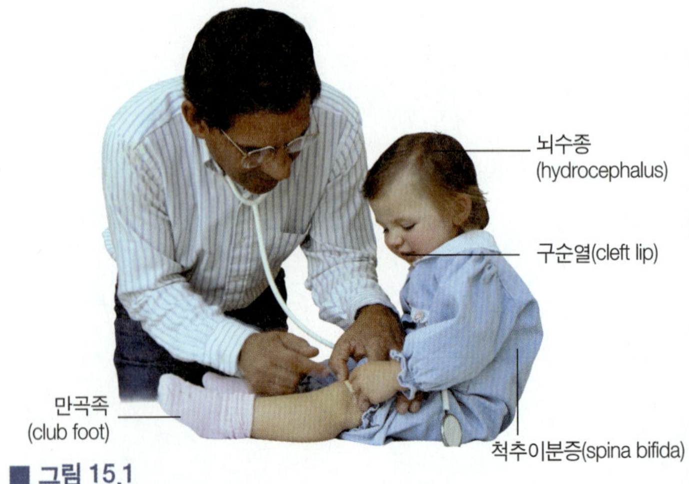

■ 그림 15.1
선천성 결함들은 태아 발육시에 발생되며 출생시에 검사를 통해 알 수 있다.

건강 팁

임신 전 엽산(folic acid) 섭취

비타민 엽산은 출생시 선천적 결함, 특히 척추이분증의 위험 발생을 현저하게 낮춘다. 성적으로 활력이 있고 임신될 가능성이 있거나 임신을 계획하고 있을 경우, 임신 전에 엽산 비타민을 섭취하는 것이 좋다. 대부분 발달적 결함들은 태아가 형성된 후 며칠 혹은 몇 주 내에 발생하며, 임신 상태에서 그러한 비타민 섭취는 너무 늦은 것이다.

임신을 인지하자마자, 알코올, 담배, 약물 등과 같이, 선천성 결함에 영향을 줄 수 있는 모든 물질을 피해야 한다. 약을 처방받을 때 어떠한 약이 안전한가를 의사와 함께 확인해야 한다.

*척추이분증(spina bifida)*은 신생아 1000명당 1명 정도로 나타나는 선천성 결함의 하나이다. 이 질환은 한 개 이상의 척추에서 접합이 제대로 되지 않고, 척수와 신경의 갈라진 틈(cleft)을 통해 유체 낭(fluid-filled sac)이 손상받기 쉬운 형태로 팽창될 때 발생한다. 삐져 나온 척수 신경들은 마비(paralysis)성 손상과 생명을 위협하는 전염병에 쉽게 노출될 수 있다. 신경계의 가장 심각한 선천성 결함은 매우 비정상적으로 뇌가 발달하는 *무뇌증(anencephaly)*으로, 사산아(stillborn)로 태어나거나 출생 직후 사망할 가능성이 크다. 외과적 수술로 척추이분증으로 인한 손상의 일부를 치료할 수 있지만 무뇌증에 대해서는 아직까지 치료방법이 없다.

임신한 여성이 비타민 엽산과 B_{12}를 섭취하면, 척추이분증과 다른 선천성 결함의 위험이 크게 감소한다. 엽산은 선천성 결함을 예방하는데 가장 효과적이며 임신 초기 몇 주 동안 섭취해야 한다. 임신을 계획한 여성은 임진 전과 후에 모두 엽산을 섭취하는 것이 좋다(일일 400㎍). 과거 수년간 분말 및 곡물류에 엽산이 보충되어 왔다. 그 결과 미국에서 척추이분증의 이환율(incidence)은 유의하게 감소되었다.

태아 발육시에 결함을 야기하는 환경 물질(environmental agent)을 **기형유발물질**(teratogen, 그리스어에서 '괴물을 생산하다'의 의미)이라고 부른다(표 15.1). 임신 중 처방 및 불법 약물, 바이러스 또는 박테리아 감염, 음주, 흡연 등이 이러한 환경 물질로 작용하여, 태아에게 비정상적 발달을 일으킬 수 있다.

약간의 주의로 많은 기형유발물질을 피할 수 있으며, 유아기 시절 건강한 기간을 더 늘릴 수 있다. 특히, 임신했거나 임신을 계획한 여성들은 누구나 반드시 흡연과 음주를 해서는 안 된다. 알코올은 태반(placenta)을 가로질러 농축되는데, 한두 잔 마시는 술조차도 태아에게는 매우 높은 알코올

용어

선천성 결함 : 신생아에게 관찰되는 신체적, 생물학적 이상

기형유발물질 : 태아 비정상적 발육의 원인이 되는 환경 물질

표 15.1

기형유발물질(teratogens)

환경 물질(예로, 바이러스나 미생물 감염, 화학제품, 약물)은 기형유발물질로서 작용할 수 있으며 선천성 결함의 원인이 된다. 아래 표에 있는 많은 물질들은 태아에게 비정상적 발육이 일어나게 하는 원인으로 추정되는 것들이다.

환경 물질	효과
아큐탄(accutane, acne drug)	자연 유산, 사산아 출산, 뇌와 심장 기형
알코올(alcohol)	성장 장애, 정신 지체
항갑상선제(antithyroid drug)	갑상선 결함
카르바마제핀(carbamazepine)	신경관 결함
코카인(cocaine)	태아기 사망, 신경계 및 생식기 이상
거대세포 바이러스(cytomegalovirus), 단순포진 바이러스(herpes simplex virus), 수두 바이러스(varicella zoster virus)	성장 장애, 정신 지체
디에틸스틸베스트롤(diethylstillbestrol, DES)	남성화, 질과 자궁 경부 이상, 질암 위험
이온화 방사선(ionizing radiation)	성장 장애, 정신 지체, 기관 기형(약물복용시)
탄산리튬(lithium carbonate)	심장 및 혈관 결함
메토트렉세이트(methotrexate), 에트레티네이트(etretinate)	심각한 선천성 결함을 일으키는 처방 약물
비스테로이드성 소염진통제(NSAIDs)	순환 장애
페니토인(phenytoin)	중추신경계 결함
폴리염화비페닐(polychlorinated biphenyls)	성장 장애, 색소(pigment) 이상
태아발육기 영양실조	성장 장애, 정신 지체
풍진(rubella virus, german measles)	심장과 눈 이상, 정신 지체
테트라시클린(tetracycline)	치아 및 골(bone) 이상
탈리도마이드(thalidomide)	사지(limb) 이상
흡연(tobacco smoke)	성장 장애, 출생 직후 질환과 사망 증가
와파린(warfarin)	중추신경계 결함

수준이 될 수 있으며 태아 발육에 영향을 주게 된다.

탈리도마이드 (thalidomide)

*탈리도마이드*는 수면제인데, 임신 초기에 입덧을 진정시키기 위해 사용되었었다. 1960년 초 유럽에서는 이 약물이 안전하게 여겨졌으며 널리 처방되었다. 동물실험에서 검사되어 기형유발적인 효과가 발견되지 않았다. 그러나 그 약물은 미국에서 유통되도록 승인되지 않았다. 1961년, 탈리도마이드가 심각한 선천성 결함의 원인이라는 것이 밝혀졌다. 탈리도마이드는 태아의 팔과 다리 골격의 정상적 발달을 방해하며, 또 다른 발달적 이상을 일으키는 원인이 된다. 이 약물의 기형유발적인 효과가 알려지기 전, 1960년에서 1962년 사이에 많은 국가에서 수천 명의 아기들이 팔과 다리가 변형된 상태로 태어났다. 탈리도마이드는 임신한 여성에 대한 기형유발적인 효과를 제외한다면, 매우 안전한 약물이며 오늘날 특정 질환을 치료하기 위해 여전히 사용되고 있다.

디에틸스틸베스트롤 (DES)

1950년대와 60년대에, 합성 호르몬인 디에틸스틸베스트롤은 유산(miscarriage) 방지를 위해 처방되었다. 1970년대까지는 이 약물이 기형유발물질로 밝혀지지 않았다. 임신 전과 임신 동안에 이 약물을 복용한 여성들의 많은 딸들에게서, 임신을 위한 출산 기관들(reproductive organs)의 이상이 발견되었다. 또한, 이들은 질암(vaginal cancer) 발생 위험이 높은 것으로 판명되었다. 이 약물을 복용한 산모로부터 출산된 모든 아기들에게 이상 증세가 나타나지 않을지라도, 이 약물을 복용한 대부분의 여성들은 출산과 암에 대한 잠재적인 생리적 부담이 수반될 위험성이 크다.

아큐탄 (accutane)

이소트레티노인(isotretinoin)은 비타민 A의 합성 식품이며, 심한 여드름(acne)이나 기타 피부 질환 등의 치료제인 아큐탄이라고 불리는 약물로서 판매된다. 실험동물에서 검사한 결과, 아큐탄은 임신한 쥐(both mice and rat)에게 투여 시 선천성 결함을 일으키는 기형유발물질로 판명되었다. 결국, 임신 중에 복용해서는 안된다는 경고가 공표되었다. 하지만, 1980년대에 선천성 결함을 가진 수백 명의 아기들이 피부 문제 해결을 위해 아큐탄을 복용한 임산부에게서 출산되었다. 어떤 경우에는 그 약물을 복용했을 때 우연히 임신하게 된 경우도 있지만, 피부 상태를 개선하기 위해 경고를 무시한 경우도 있었다. 이것은 식약청(FDA), 약물을 관리하는 정부 당국 등이 직면한 딜레마였다. 기형유발물질로 알려진 효과적인 약물들을 경고하면서 판매해야 하는가 아니면 금지해야 하는가?

알코올 및 약물 (alcool, drugs, and pregnancy)

임신 동안 만성적 음주는 안면 기형이나 정신지체가 나타나는 *태아알코올증후군(fetal alcohol syndrome, FAS)*을 가진 아기를 출산할 수 있다. 태아알코올증후군을 가진 대부분의 아기들이 임신 중 많은 양의 알코올을 마시는 여성에게서 태어날지라도, 임신 중 적정 수준의 음주 또한 그러한 위험성을 증가시킬 수 있다는 연구결과들이 보고되었다.

결함을 가진 아이를 출산한 임신 여성의 음주는 개인 권리에 대한 문제를 불러일으킨다. 산모가 적절하게 생각한다면 아기에게는 해로울지라도 그것을 행할 권리를 가지는 것인가? 사회는 임신 여성에게 알코올이나 다른 해로운 물품에 대한 판매를 조절할 권리를 가지고 있는가? 임신 중 무책임하게 약물을 복용하는 임산부들을 대하여 위험한 물품의 사용을 통제하기 위하여 그들을 감금시켜야 한다고 주장하는 사람들도 있다. 알코올을 포함한 약물과 임신을 둘러싼 윤리적, 법적 문제들은 매우 복잡하다.

임신 중 섭취하는 식품과 약물에 주의한다면 많은 선천성 결함을 예방할 수 있다. 흡연이나 음주도 갑작스러운 유산, 저체중아 출산, 선천성 결함 등의 위험을 크게 증가시키기 때문에, 절대 해서는 안 된다. 태아 발육의 가장 결정적인 시기는 임신 첫 달인데 임신이 예상된다면, 알코올과 담배 소비를 지속해서는 안 된다. 또한 처방을 받지 않은 약물의 사용은 물론 처방된 것 까지도 가능한 한 중지해야 한다.

비스페놀 A (bisphenol A)

심각한 상황을 유발하는 또 다른 합성물은 비스페놀 A인데, 이것은 유산 및 선천성 결함과 관계가 있는 물질이다. 비스페놀 A는 1930년대에 합성 에스트로젠을 개발하는 과정에서 합성되었다. 디에틸스틸베스트롤이 더 강력한 에스트로젠을 만드는 물질로 쓰였기 때문에, 비스페놀 A는 화학자들이 폴리카보네이트 플라스틱을 만들기 위해 그것을 중합시킬 수 있을 때까지 사용되지 않았다. 폴리카보네이트는 음식을 담는 깡통, 주스, 물, 음료수 등을 담는 플라스틱 용기, 냉장고 선반, 전자레인지 용기, 아기 우유병 등의 내부 안쪽 면에 덧입히는데 사용된다. 우리 인체와 환경은 유전자와 태아 발육에 부정적 영향을 미칠 가능성이 있는 화학물질인 비스페놀 A로 가득 차 있는 것이다.

인간의 유전 (human heredity)

유전병 (hereditary diseases)

유전병은 일련의 경과 순서를 통해 발생한다. 결함을 가진 유전자(정자나 난자의 염색체에서 화학적 성질이 변화된 것)가 한쪽 또는 양쪽 부모로부터 아이에게 옮겨가게 된다. 결함을 가진 유전자를 물려받은 결과로, 어떤 단백질은 비정상적으로 생산되거나 또 다른 단백질은 완전하게 생산할 수 없게 될지 모른다. 예를 들면, 태아에게 필수적인 근육 단백질 하나에 결함이 생기거나 생산할 수 없게 된다면, 근육 조직은 비정상적으로 발달된다. 몇 가지 형태의 *근위축증(muscular dystrophy)* 그러한 방식으로 물려받게 된다. 골격 형성에 필요한 한 단백질에 결함이 생긴다면, 저신장(short stature), *왜소발육증(dwarfism)* 등이 일어날 것이다.

결함이 있는 단백질이 어떤 효소(enzyme)라면, 인체 내 필수적인 화학반응에 영향을 주게 될 것이며 일부 신진대사가 비정상적으로 될 것이다. 예를 들면, *혈우병(hemophilia)*의 경우, X 염색체상의 유전자 변화로 인해 혈액응고(blood clotting)에 필요한 factor Ⅷ라고 불리는 화학물질에 결함이 생기게 된 것이다. *페닐케톤 요증(Phenylketonuria, PKU)*은 음식을 통해 섭취하며 아미노산의 하나인 페닐알라닌(phenylalanine)을 소화하기 위해 필요한 효소의 결함에 의해 생기는 유전 질환이다. 과다한 혈중 페닐알라닌이 분해되지 않는다면, 그것은 인체 조직에 축적되고 비정상적 뇌 발달과 정신지체의 원인이 된다.

*겸상 적혈구 질환(sickle cell disease)*은 적혈구 안에 있는 헤모글로빈 단백질의 결함에 의해 발생한다. 헤모글로빈 분자는 폐를 통해 체내로 들어온 산소를 붙잡아 혈액을 타고 순환하게 된다. 겸상 적혈구 질환에서는, 결함이 있는 헤모글로빈 단백질이 적혈구의 모양을 변형시켜 작은 혈관들이 막히기 쉽게 한다. 결과적으로 인체에 필요한 산소가 각 조직과 기관에 도달할 수 없게 된다.

유전병은 항상 염색체나 유전자의 결함에 의해 발생하며 몸의 구조나 화학적 작용을 변화시킨다. 그러나 질환이나 신체적 이상이 유전되는지를 결정하는 것은 간단한 문제가 아니다. 즉, 많은 선천성 결함들은 결함이 있는 유전자뿐만 아니라, 감염, 기형유발물질, 다른 환경적인 요인들 등에 의해서 발생한다는 것이다.

때때로 어떤 질환은 유전된다고 하는 것은 가족의 몇몇 구성원이 동일한 질환을 가지게 됨을 의미하는 것이다. 특정 질환을 가진 부모의 아이들은, 이 질환이 생길 위험이 일반적인 사람들의 평균보다 더 높다(표 15.2).

알레르기, 비만, 알코올 중독 등은 부모로부터 물려받을 수 있지만 이는 이러한 질환들이 유전된다거나 결함 있는 유전자에 의해 야기된다는 것을 의미하는 것이 아니다. 가족은 유전자뿐만 아니라 많은 환경적 요인들을 공유한다. 예를 들면, 물, 음식, 공기, 해롭거나 독성물질을 포함한 어떤 것 등을 공유한다. 부모가 음식을 적게 먹을 때 아이들도 대개 그렇다. 유전병과 가족으로부터 물려받는 것의 차이를 이해하기 위하여 다음과 같은 예들을 들 수 있다. 공화주의자나 민주주의자가 되는 것처럼 기독교도 혹은 천주교도가 되는 것은 가족으로부터

> 사랑은 다른 모든 사람의 가치에 우선하여 한 개인의 가치에서 나오는 위대한 거짓말이다.
>
> *George Bernard Shaw*

표 15.2

부모에게 영향을 받아 특정 질환이나 이상이 생길 위험의 증가 정도

유전자가 어느 정도 관련되더라도 위험을 주는 유전자의 수나 유전적 기여 정도는 기본적으로 알지 못한다. 또한 모든 경우에, 환경적 요인들이 영향을 미친다.

	생애 위험도(%)	
	일반적 집단	부모에게 영향을 받은 경우
알코올 중독(남)	10	40
알코올 중독(여)	3-5	12-20
알츠하이머(치매)	5-10	10-20
결장암(colon cancer)	6	12-18
당뇨(제2형)	3-7	10-15
우울증(양극성)	1-3	9-27
읽기장애	5-10	30-60
건선(psoriasis)	1-2	25
류마치스 관절염	1	5
정신분열증(schizophrenia)	1	10

용 어

유전병(hereditary(genetic) disease) : 한쪽 또는 양쪽 부모로부터 결함있는 유전자나 염색체가 유전되어 발생하는 질환

물려받은 것이지만, 이러한 특성이 어떤 유전자가 유전되어 결정되는 것은 명백히 아니다. 의학유전학(medical genetics)을 잘 훈련받은 내과 의사만이, 어떤 질환이나 결함이 유전된 유전자에 의한 것인지 환경 요인들에 의한 것인지 둘 다의 복합적인 것에 기인하는지를 결정할 수 있는 것이다.

염색체 (chromosomes)

사람은 누구나 인체 모든 세포에 각 23개의 염색체 쌍(총 46개)을 가지고 있다. 단지 남자와 여자의 성염색체(sex chromosomes)라고 불리는 염색체 한 쌍만이 다르다: 남자는 XY 쌍을, 여자는 XX 쌍을 가지고 있다. 남녀 모두, 수정된 난자에 있는 염색체들이 피부, 뇌, 심장, 폐, 간 등의 세포에 동일하게 존재한다. 각각 부모의 염색체 반은 수정에 관여되는 정자와 난자에서 아이에게 물려주게 되는 것이다. 때때로, 정자나 난자로 염색체들이 분포될 때 오류가 발생하여, 염색체들이 너무 적거나 많게 된다; 이것을 유전병이라고 한다(표 15.3). 모든 태아의 약 20%는 어떤 종류의 염색체 이상을 가지고 있다. 염색체 이상을 가진 대부분의 태아들은 즉각적으로 유산 된다(Sluder and McCollum, 2000).

인간의 염색체는 크기, 모양, 염색할 때 볼 수 있는 밴드 유형 등의 특징을 가지고 있다. 이러한 것으로, 23개의 다른 염색체 쌍 각각을 구별할 수 있으며 감정할 수 있다. 인간의 염색체는 현미경을 통해 볼 수 있으며 사진을 찍고 **핵형**(karyotype)이라고 불리는 기준화된 표시 방법으로 각 쌍들을 배열한다. 태아, 아이, 성인 등으로부터 채취한 세포에서 염색체의 시각적인 표상을 통해, *다운증후군*을 야기시키는 21번 염색체와 같은 염색체 이상을 식별할 수 있다(그림 15.2).

이렇게 심각한 유전적 출생 결함은 미국 출생아 700명당 1명꼴로 나타난다. 그러나 35세 이상의 산모에게서 그 비율은 증가하기 시작하며 40세 이상에서는 급격히 증가한다. 산모 연령 증가에 따른 다운 증후군의 증가 때문에, 35세 이상의 모든 임산부들은 다운 증후군을 가진 태아인지를 검사하기 위해 태아 세포(태아검진 부분을 참조)에 대한 유전 검사를 하도록 조언을 받는다. 그 검사에서 양성이 나왔다면 여성은 유산을 시킬 수 있거나, 다운 증후군을 가진 아기를 분만할 것이라는 것을 알면서 계속 임신을 유지할 수 있다.

다운 증후군을 가진 사람들의 모든 세포에 과다한 21번 염색체는 심장 결함, 안면 기형, 정신지체 등을 유발한다. 현대의 의학적 치료 관점에서, 다운 증후군 환자의 기대 수명은 40~50세 이다. 그러나 아동기 이후 다운 증후군의 치료는 정서적으로, 재정적으로 가족에게 큰 부담이 된다. 결국, 대부분의 다운 증후군 환자는 훈련된 치료사가 있는 특정 주거 시설에서 살게 된다.

유전자 (genes)

유전자는 염색체의 **DNA(deoxyribonucleic acid)**라고 하는 화학물질에 존재한다. 각 염색체들은 그것의 크기에 따라 수백 혹은 수천의 유전자들을 가지고 있다. 46개 염색체 모두를 합쳤을 때, 그 사람의 독특한 존재를 결정하는 약 6만 여개의 유전자가 존재한다. 염색체들은 쌍으로 되어있기 때문에 각 유전자들은 2개씩 있고, 이것이 다른 사람과 약간씩 다르며 서로를 구별할 수 있게 해주는 것이다. 한 쌍의 양쪽 유전자의 화학적 작용이 건강한 사람과 비교해서 유의하게 차이가 있을 때, 대개 결함이 있는 유전자가 체내의 화학적 작용을 변화시키고 유전병을 일으키게 된다.

대부분의 서로 다른 유전자들마다 특정 단백질을 합성하

표 15.3

염색체 이상

어떤 유전병들은 염색체가 너무 많거나 적은 것과 관련이 있다. 염색체 수(정상적인 46개보다 많거나 적은 것)에 대한 대부분의 이상은 장기간의 생존을 할 수 없게 한다. 대부분의 경우, 이러한 영향을 받은 아기들은 출생 전에 죽는다. 하지만, 염색체 21번 X 혹은 Y에서의 이상은 생명에는 지장을 주지 않지만 대개 신체적, 정신적 이상을 초래한다.

유전병/이상	염색체 결함	태아 당 이환율	증세
터너 증후군(여)	X 과소	1/1000	난소 부재, 저신장, 흉부발달 저조
클라인펠터 증후군(남)	X 과다	1/1000	고환 작고 미발달, 불임, 정신지체
다운 증후군(남, 여)	21번 염색체 과다	1/700	신체적 이상, 정신지체, 심장 결함
XXX 증후군(여)	X 과다	불명확(1/1000)	임상적 이상 없음, 평균 이상의 신장, 정신지체 가능성
XYY 증후군(남)	Y 과다	불명확(1/1000)	임상적 이상 없음, 평균 이상의 신장, 범죄 성향(일관성 없음)

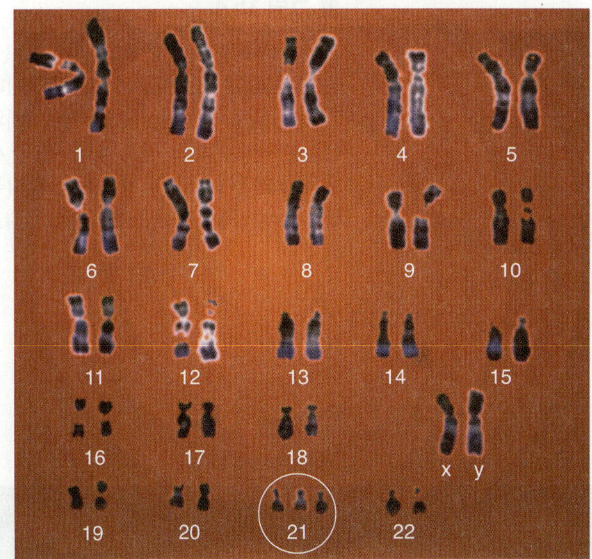

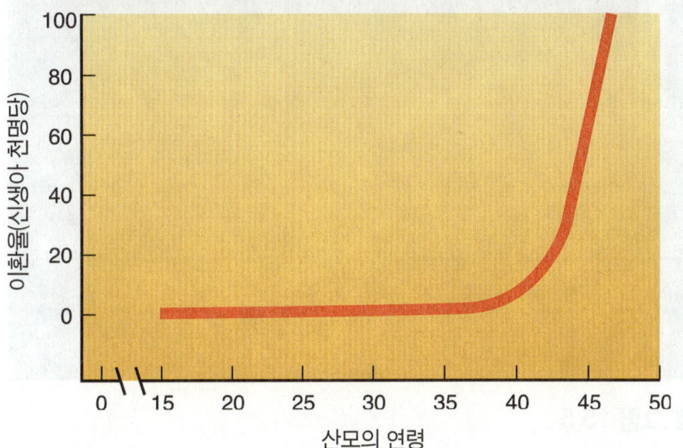

■ **그림 15.2**

다운 증후군(down syndrome)의 핵형(karyotype)

21번 염색체가 3개 있는 것을 보시오. 다운 증후군을 가진 아기가 태어나는 빈도와 산모의 연령과 관계를 보여준다. 35세 이상에서 이러한 염색체 결함의 위험이 급격하게 증가하기 시작한다.

게 된다. 어떤 단백질들은 뼈와 근육을 구성하는데 사용된다. 그러나 대부분의 유전자들은 **효소**(enzyme)라고 하는 특정 단백질로 합성된다(그림 15.3). 효소들은 세포의 수천가지 화학 반응을 촉진시킨다.

유전병의 예방 (preventing hereditary disease)

태아검진 (prenatal testing)

현대의학의 중요한 목표 한 가지는 유전자나 염색체 결함으로 인한 유전병을 예방하는 것이다. 유전적 이상이 있는 아기를 가질 가능성이 있는 부부에 대하여, 임신 전과 도중에 **유전자 상담**을 하는 것은 결함이 있는 아기가 생기는 것

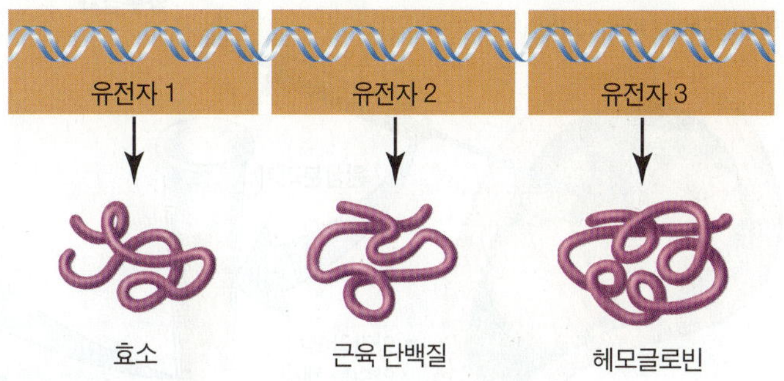

■ **그림 15.3**

염색체에서의 DNA

유전자들은 세포에서 단백질을 합성한다. 한 염색체에 있는 각 유전자들은 특정 단백질에 대한 부호(code)를 가지고 있다. 대부분의 단백질은 세포에서 화학 반응을 빠르게 하는 효소들이다. 다른 단백질들은 골격, 근육, 머리카락, 손톱, 발톱 등을 구성하는데 이용된다. 유전자는 DNA라는 일련의 화학물질들로 구성된다. 단백질은 일련의 아미노산으로 구성되는데, 특정 형태로 접히거나 뒤틀려짐을 통해 그 기능이 결정된다.

을 예방하는데 도움이 될 수 있다. 유전자 상담은 부모들에게 유용한 정보를 제공해줄 수 있지만, 결국 부모들이 의사결정을 하게 된다. 태아검진은 임산부나 아기를 갖기로 계획한 사람들에게 항상 필요한 것은 아니다. 유전적 결함을 가진 아기를 출산할 위험이 평균적 수준보다 높은 경우에 태아검진과 유전자 상담을 실시하는 것이 권장된다.

유전병을 일으키는 수백 가지 단일 유전자 결함은 태아에 대한 외과적 절차인 **양수검사**(amniocentesis)를 통해 *태내에서(in utero)* 확인할 수 있다(그림 15.4). 이러한 절차에서, 태아의 세포들은 임신 15주경 자궁에서 양수(amniotic fluid) 샘플을 통해 얻을 수 있다. 양수검사가 매우 안전할지라도 태아에게 해롭거나 유산을 야기하는 작은 위험은 여전히 존재한다. 외과의사들은 유전자 상담의 일부로서 그러한 절차의 위험과 유익한 점에 대하여 논의해야 한다. 양수검사는 장래의 부모가 임신상태를 유지할 것인지 태아를 유산시킬

용 어

핵형(karyotype) : 유전병들의 염색체 이상을 식별할 수 있도록 염색체를 시각적으로 표상한 것

DNA(deoxyribonucleic acid) : 유전정보를 가진 염색체내 화학 물질

효소(enzyme) : 화학반응을 일으키거나 촉진시키는 세포내 단백질

유전자 상담 : 아기를 가지려는 사람들에게 유전적 결함이 있는 태아의 임신이나 분만에 대한 정보를 검토해 주는 것

양수검사(aminocentesis) : 자궁에서 채취한 양수 샘플을 이용하여 태아의 유전적 혹은 해부학적 결함을 알아보는 검진 절차

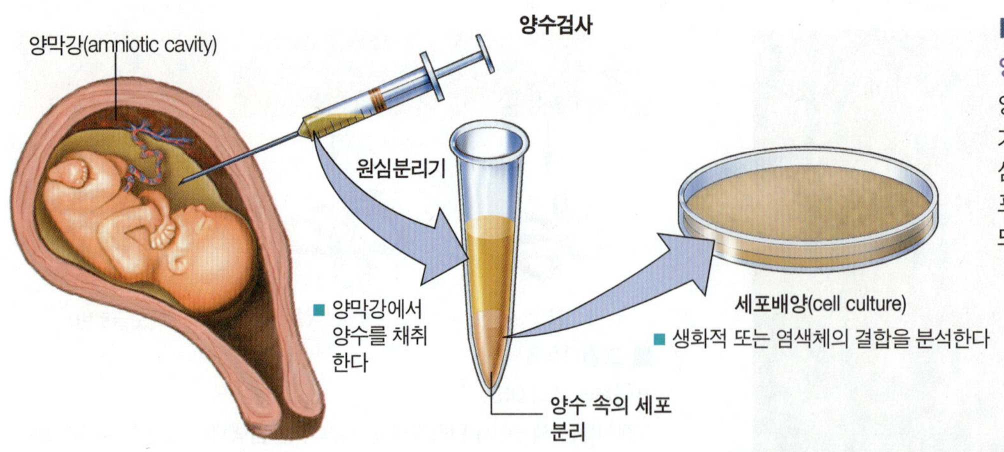

■ 그림 15.4
양수검사(amniocentesis)
양수검사라고 하는 진단적 절차를 수행하기 위해 발육하는 태아를 둘러싼 액체의 샘플을 채취한다. 그 속에 액체와 태아 세포가 포함되어 있으며, 이것은 생화학적 또는 염색체의 결함 등을 분석하게 된다.

것인지를 결정하기 위해 실시하는 것이다. 그러한 결정은 대개 외과의사와 상담사 등과의 의논 후에 결정된다.

양수검사에서 얻어진 태아 세포는 실험실에서 배양하고 생화학적, 유전자적 이상 여부를 검사하게 된다. 또한, 핵형 분석에서 염색체 검사는 태아의 성을 구별할 수 있지만, 이러한 정보는 임산부가 특별히 요청하였을 때만 제공된다. (미국 사회의 대부분의 사람들은 남아든 여아든 출생에 기뻐하는데, 많은 다른 나라에서는 아직도 남자 아이가 더 좋다고 생각한다. 사실, 양수검사와 핵형 분석에 의해 여아를 선별하는 것이 세계 많은 국가에서 선택적 유산의 가장 많은 원인이 되고 있다.)

다른 태아검진의 절차로 **융모막 검사**(chorionic villus sampling)가 있는데, 임신 8주경에 시행할 수 있다. 이러한 초기 검사는 부모가 임신을 중지할 것인지에 대한 빠른 의사결정을 할 수 있게 하면서, 태아의 건강과 관련된 정보를 제공한다.

태아 발육을 시각적으로 볼 수 있는 **초음파 검사**(ultrasound scanning)는 비침습적인(noninvasive) 태아검진 방법이다(그림 15.5). 초음파 검사는 태아의 다양한 조직에서 다른 강도로 되돌아오는 고주파를 이용한다. 이러한 태아로부터의 음파는 화면에 표시되고, 그 이미지는 이러한 기법 사용에 숙달된 외과의사에 의해 해석된다.

용 어

융모막 검사(chorionic villus sampling) : 양수검사의 대안으로, 임신 초기 태아의 유전적 혹은 해부학적 결함 여부를 알아보는 검진 절차

초음파 검사(ultrasound scanning) : 초음파를 이용하여 자궁내 태아를 시각화하여 검사하는 방법

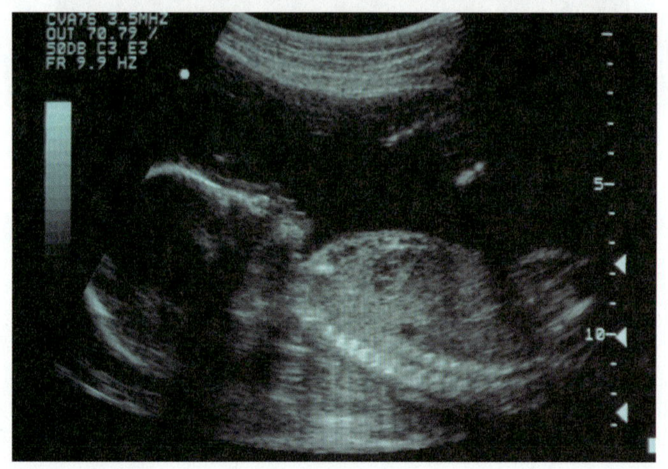

■ 그림 15.5
초음파 검사
초음파 검사에 의해 얻어진 태아의 이미지임. 이러한 초음파 검사를 통해 태아의 위치를 알 수 있고 어떤 신체적 이상을 찾아낼 수도 있다.

초음파 검사는 양수검사를 시행 여부를 결정하는데 중요한 태아의 수나 태반(placenta)의 위치 등을 확인하는데 이용된다. 이 검사에서 태아의 머리 크기를 측정하고 이를 이용하여 태아의 나이를 결정한다. 뇌의 비정상적인 발달과 신경관 결손(neural tube defect) 또한 진단될 수 있다. 이 검사의 안전성에도 불구하고 임산부와 태아의 건강에 저해가 된다면, 임산부들은 초음파 검사를 받지 않는 것이 좋다.

유전자 상담 (genetic counseling)

유전자 상담은 유전자적 이상 위험이 높은 장래의 부모가 태아의 유전자적 위험 정도를 확인하는데 도움이 되기에 임신 전이나 후 모두 필요하다. 유전자 상담이 태아의 위험(비정상적 태아가 있다는 확실성)에 대한 객관적인 계산을 가지고 시작할지라도, 불가피하게 주관적인 가치의 정도가 그러한 결정에 영향을 주게 된다. 예를 들면, 어떤 여성에게 종

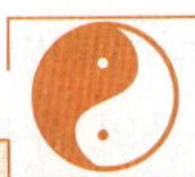

웰니스 지침

유전적으로 결함이 있는 아이를 출산할 위험이 있는지를 결정하는 것

다음의 위험 범주에 한 가지라도 속한다면, 태아검진과 유전자 상담이 필요하다.

- 산모 나이가 35세 이상 (다운 증후군 위험)
- 임신 중 알파페토프로테인(alphafetoprotein) 농도가 높거나 낮은 경우(신경관 결손 위험)
- 이전 아이가 염색체 이상이나 신경관 결손을 보였던 경우
- 이전 아이가 사산되었거나 신생아 때 사망한 경우
- 양쪽 배우자 모두 염색체 또는 유전자 이상이 진단된 적이 있는 경우
- 유전자 결함의 진단을 받은 적이 있는 여성의 경우
- 양쪽 배우자가 전에 동일한 유전자 결함을 진단 받았던 경우
- 가까운 친척 아이가 유전적 이상을 가진 경우
- 산모가 임신 중 기형유발물질에 노출된 경우
- 최근 풍진(rubella, measles) 바이러스나 거세포바이러스(cytomegalovirus)에 감염된 적이 있는 경우

교적 확신은 아기가 다운 증후군을 가졌다는 것을 알면서도 출산하도록 만드는 것이다.

상담사가 유전자 상담이 객관적이 되도록 노력할지라도 상담과정은 미묘하고 난해하며 상담사가 부주의하여 개인적인 견해를 전달할지 모른다. 예를 들면, 특정 유전자를 가진 장래의 부모에게 그들이 낳을 아이가 네 번 중 한 번꼴로 비정상일 것이라고 말할 수 있거나, 아이의 정상 대 비정상 비율이 3대 1정도 된다고 이야기할 수 있다. 두 경우가 확률적으로 동일한 내용을 표현하였지만 그 부모들은 두 가지 설명을 다르게 해석할 수 있다.

다른 사람의 생명에 영향을 주는 조언이나 권유는 불가피하게 도덕적 의사결정을 필요로 한다. 그러한 의사결정은 많은 요인들에 의해 영향을 받는다. 이상적으로, 유전자 상담에서의 개인적 견해가 가족의 의사결정에 영향을 주어서는 안 된다. 고객들은 그들에게 설명된 모든 의학적인 항목들을 신중하게 검토한 후에 자신들의 의사를 결정해야 한다.

유전병 치료 (treating hereditary diseases)

유전병으로 알려진 수천 명 가운데 매우 적은 수만이 효과적으로 치료를 받을 수 있다. 페닐케톤 요증(Phenylketonuria, PKU)은 예외적으로, 신생아가 출생시 진단만 된다면 관리될 수 있다고 한다. 페닐케톤 요증은 치료가 가능하고 검사가 정확하면서 비싸지 않기 때문에 미국에서는 모든 신생아에게 이에 대한 검사가 실시된다. 페닐알라닌 아미노산은 정상적인 식이에서 볼 수 있는데, 페닐케톤 요증을 가진 아이가 그것을 먹는다면, 그것은 혈액에 축적이 되고 뇌 발달에 영향을 미치며 정신지체를 일으키게 된다. 우유속의 단백질을 포함하여 대부분의 단백질에는 페닐알라닌이 들어있는데, 페닐케톤 요증을 가진 사람은 이러한 페닐알라닌의 화학적 분해에 필수적인 효소가 부족하다. 따라서 페닐케톤 요증을 가진 아기는 즉각적으로 페닐알라닌이 함유되지 않은 식이를 실시해야 하며, 최소한 사춘기 때까지, 종종 사춘기를 넘어서까지 이를 유지해야 한다.

성공적으로 치료될 수 있는 또 다른 유전병은 factor Ⅷ 라고 불리는 혈액응고 단백질 결함에 의해 발생하는 혈우병(hemophilia) 이다. 현재 정상적인 factor Ⅷ 단백질은 생명공학 분야 회사들에 의해 제조가 가능하며, 혈우병 환자들은 출혈을 막는 약물을 얻을 수 있게 되었다.

생명공학 분야 회사들에서 제조 가능한 또 다른 중요 약물은 성장호르몬(growth hormone)이다. 왜소발육증(dwarfism)을 일으키는 결함 유전자를 물려받은 사람은 아동기에 성장호르몬을 가지고 치료할 수 있으며, 거의 정상 신장으로 자랄 수 있을 것이다. 성장호르몬의 빠른 효용성은 오히려 이를 남용하게 만든다. 건강하지만 평균 신장보다 상당히 작은 아이를 가진 부모는 아이들의 신장이 자라기를 바라면서 성장호르몬을 반복적으로 복용시키는 것이다. 대부분의 의사들은 이를 비윤리적 약물 이용이라고 생각한다. 이러한 어린이들의 건강에 대한 장기적 효과는 잘 알려지지 않았다. 하지만, 저신장인 수천 명의 어린이들에게 성장호르몬이 복용되어지고 있다. 일부 운동선수들 또한 근육 발달과 근력 향상을 위해 성장호르몬을 복용하고 있는 실정이다.

유전자 치료 (gene therapy)

많은 질환들이 어떤 식으로든 결함이 생긴 유전자가 유전됨으로써 발생한다. 유전자는 단백질을 만드는 정보를 담고

있기 때문에, 결함 유전자의 유전은 결함이 있는 단백질이 합성된다는 것을 의미한다. 그 결과 체내 화학 작용에 이상이 생기고 질환으로 나타난다. 예를 들면, 혈우병 환자는 factor Ⅷ라는 혈액응고 단백질에 결함이 있다. 겸상적혈구 빈혈증(sickle cell anemia)이 있는 사람들은 헤모글로빈 합성과 관련된 결함 유전자를 물려받은 것이다. 낭포성 섬유증(cystic fibrosis)에서, 결함 단백질은 화학물질의 출입을 조절하는 세포막 부위에 있다. 근위축증(muscular dystrophy)은 근육을 만드는데 관여되는 단백질에 결함이 있다. 의과학 분야에서는 이러한 유전질환들을 어떻게 치료할 것인가가 중요한 과제이다.

> 하나의 아름다운 것을 발견한 사람들은 그 밖의 다른 것들을 아름답게 생각하지 않는다. 적합하다고 생각하는 한 가지를 발견하면 다른 것은 부적합하다고 판단하는 것이다.
>
> *Lao-Tzu*

때로는 혈우병 치료에서, 결함 유전자들을 대체하기 위해 이 부위의 유전자를 제조하여 환자들에게 주입할 수 있다. 다른 경우, 낭포성 섬유증과 겸상적혈구 빈혈증 치료에서, 심각한 증세를 줄이기 위해 약물이 사용된다. 하지만, 인체 대부분의 세포에서 주요 유전자에 결함이 있기 때문에 이러한 종류는 치료가 환자들에게 계속해서 시행될 수 없다. 이러한 점이 **유전자 치료**의 목표를 알려주는 것이다.

세계 전역의 실험실에서 인간의 유전자가 추출되어 분류되면 될수록, 결함 유전자와 상응하는 정상 유전자가 유전자 치료를 위해 이용하게 될 수 있을 것이다. 일단 정상 유전자가 제조만 된다면 다양한 의학적 기법을 통해 환자들에게 주입될 수 있다. 유전병을 영구적으로 치료할 수 있도록 정상 유전자가 세포에서 기능을 하여 단백질이 충분히 생산되어지는 것이 소망인 것이다.

유전자 치료의 논리는 충분하지만, 실제로 기술적, 생물학적 장애를 극복하는 것은 매우 어렵다. 2000년에, 처음으로 유전자 치료가 성공하였다. 면역체계의 심각한 유전 질환이 있는 몇 명의 프랑스 어린이에게 건강한 유전자가 주입되었으며, 그들의 면역체계가 정상적으로 기능하기 시작한 것이다. 해가 없는 바이러스를 매개체(vector)로 사용하여 그 정상 유전자들을 체내 세포로 운반시킨 것이다. 과학자들은 그 결과에 찬사를 보냈다. 그러나 2002년 말에, 2명의 어린이가 백혈병(leukemia)에 걸렸고, 유전자 치료 실험에 사용됐던 바이러스에 의한 것이라고 추정되었다.

유전자 치료 방법의 사용은 일시 중지되었으며 과학자들은 세포로 유전자를 운반하는 비바이러스성 도구(nonviral means)를 찾고 있다. 현재 진행되고 있는 대부분의 유전자 치료 실험은 어느 정도 진행된 암(cancer)의 치료를 위해 시도되고 있다. 안전하고 효과적인 유전자 치료 기법이 개발된다면, 불치의 유전병을 가진 사람들에게 치료에 대한 희망을 주게 될 것이다(Noguchi, 2003).

유전자 검사(genetic testing)

현재 인간 게놈 프로젝트가 기본적으로 완료되어, 인간의 건강문제, 행동 이상, 유전병 등의 기초가 되는 수백 가지의 유전자들이 발견되고 있다. 한 유전자가 발견되고 그것의 DNA 염기서열이 해독된다면, 그 유전자가 정상인지, 암이나 심장병 위험이 더 높은 것과 같이 건강문제가 생기기 쉬운지, 아이들에게 물려지게 되면 유전병이 발생할 것인지 등을 결정할 수 있는 유전자 검사를 만드는 것이 가능하게 될 것이다. 유전자들이 "건강한"지 "건강하지 않은"지를 결정하는 유전자 검사는 잠재적인 유용성과 해로움을 동시에 가지고 있다.

유전자 검사의 주요 목적 중의 하나는 부모들에게 아이들에게 유전병이 물려질 위험 정도를 알려주는 것이다. 때로는 단일 유전자의 변이도 유전적 이상을 일으키기에 충분할 수도 있고, 때로는 각 부모로부터 하나씩 두개의 유전자가 변화되는 것이 필요하기도 한다. 부모들이 그들의 가족력 때문에 결함 유전자가 물려지게 된다는 것을 걱정한다면, 그러한 위험성을 확인하기 위해 검사를 받을 수 있다. (모든 부부에게 위험이 있다는 것이 아니며 유전자 검사가 유용할 경우도 있다.) 위험이 없다는 것을 알게 되면 안심할 수 있게 된다. 또한 위험이 있을 경우 경각심을 주게 되고, 심각한 유전병을 가진 아기가 생기지 않기 위해 미리 많은 주의를 기울일 수 있게 된다.

유전병의 대물림을 방지하기 위해 사용되는 유전자 검사는 대부분 유용하다. 유전자 검사가 이미 존재하는 일반적인 유전병들에는 낭포성 섬유증(cystic fibrosis), 뒤센형 근위축증(Duchenne muscular dystrophy), 혈우병 A(hemophilia A), 겸상적혈구 빈혈증(sickle cell anemia), 취약 X염색체 증후군(fragile X syndrome), 헌팅톤병(Huntington's disease) 등이 있다. 가족 중에 유전병과 관련이 있는 사람들은 어떠한 검사를 이용할 수 있으며, 유전자 상담을 어떻게 하는 지에 대하여 의사와 상담해야 한다(Motulsky, 1999).

가까운 장래에 유전자 검사의 급속한 발전에 대한 기대에

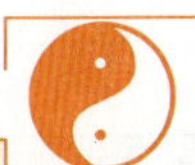

웰니스 지침

게이 유전자(gay gene)가 있는가?

현대 미국 사회에서 게이(gay)라는 단어는 동성애를 하는 남성을 지칭한다. 역사적으로, 게이라는 단어는 "명랑한(mirthful), 기백이 있는(high-spirited)" 등을 의미하였는데, 후에 "동성애자(gay blade)"라는 속어가 사용되면서 성적 행동(sexual conduct)과 관련되기 시작했다. 하지만 게이라는 말이 어떻게 남자 동성애자와 관련되었는지는 아직도 명확하지 않다(Dynes, 1990).

최근에, 2명의 과학자가 남자 동성애에 대한 생물학적 설명을 밝힐 수 있는 증거, 구체적으로 X염색체 상에 "게이 유전자"의 존재를 발견했다고 주장했다. 하지만, 다른 연구들에서는 게이 유전자의 존재를 확인하지 못하였다. 수년간에 걸쳐 수집된 증거들을 볼 때, 단일 유전자가 동성애를 조절하는 것 같지는 않다. 성 지향성(sexual orientation)은 수백(수천) 가지의 유전자들과, 태아와 태어난 이후 발달과정에서 노출된 환경적 요인들에 의해 결정되는 것 같다.

동성애의 유전적 기초에 관한 연구는 과학계와 대중들 사이에서 특히 일관적이지 않다. 과거에 동성애자들은 그들의 성 지향성을 바꾸기 위해 때로는 잔인한 치료가 강요되었었다. 동성애는 의학적으로 암 혹은 심장병과 같은 병리적 상태로 간주되었다. 그러한 극단적인 견해는 미국과 다른 나라들에서 변화되었지만, 동성애 혐오(동성애나 동성애자들에 대한 비이성적인 공포나 증오)는 미국을 포함한 세계 도처에 여전히 존재한다.

동성애가 과거와 현재 모든 인간의 문화에 존재하였고, 동성애자들이 모집단의 2내지 4%였다는 인류학적 증거가 있다. 윤리학자들은, 동성애의 유전적 기초를 세우기 위한 연구는 단지 동성애 혐오를 강화할 수 있으며 유전적 차별의 또 다른 형태로 이끌 것이라고 이야기 한다. 동성애 발달에 관한 유전적 영향이 발견된다면, 그리고 그러한 유전자 검사가 이용가능하다면, 그런 검사를 이용하여 사람들은 적합한 결혼 상대를 결정하거나 그런 유전자를 태아에게 물려주지 않기 위해 유산(abortion)을 정당화하기 쉬울 것이다.

도 불구하고, 모든 의학 전문가들이 광범위한 유전자 검사의 지식과 유용성에 동의하는 것은 아니다.

> 우리가 일반적인 질환에 걸릴 대부분의 사람들에 대한 유전자형을 알 수 있다면, 그것은 대변혁을 초래하는 발견일 것이다. 일반적인 질환에 관련된 유전자의 복잡성은 정확한 예측이 가능한지에 대한 의문을 일으키게 한다. 유전자적 차이보다 사회적 구조, 생활양식, 환경 등에서의 차이로 질환의 더 많은 부분들이 설명된다. 다음 10년간 의학 및 과학 정책을 만드는 사람들은 과장된 부분에 속지 않고 잘 할 수 있을 것이다(Holtzman and Marteau, 2000).

결함 유전자에 대한 검사 실시를 심사숙고하는 사람은 검사 실시를 결정하기 전에 유전자 상담사와 이야기를 나누어야 한다. 질환의 위험에 대한 지식은 그 사람의 인생 과정을 바꿀 수 있다. 많은 사람들은 어떤 경우에는 "모르는 것"이 가장 건강하게 사는 방법이라고 말하기도 한다.

건강 팁

유전자 정보의 보호

직업을 구하거나 건강보험 또는 생명보험을 들 때 혈액검사를 받게 된다면, 당신의 혈액으로 유전병이나 결함 유전자 검사를 실시하는지에 대한 정보를 요구하라. 이러한 사실을 건강 혹은 생명보험을 들지 않거나, 직업 없는 상태에서 갑자기 발견하게 될 수 있다. 일단 어떤 회사가 당신에 관한 유전자 자료를 갖게 된다면, 그 정보가 보험에서 거절하기 위해 사용하는 것을 막거나 다른 사원이 그 정보에 접근하는 것을 막는 것은 너무 늦어버린다. 외과의사에 의해 지시된 의학적 조건 이외에는 혈액 주는 것에 동의하지 말라. 사적인 당신의 유전자 정보를 주의해서 보호하라.

유전자 조작 식품 (genetically modified foods)

인간의 건강에 의미 있는 효과를 주는 유전공학의 광범위한 활용 중 하나가 **유전자 조작 식품**의 제조이다. 유전자 조작 식품은 다른 유기체의 유전자(외부 유전자)들을 식물이나 동물에 주입하는 것으로, 식물이나 동물을 기대하는 대

용어

유전자 치료 : 유전병을 가진 사람에게 인체 조직들(tissues)에서 결함 유전자를 정상 유전자로 대체하는 기법

유전자 조작 식품 : 다른 유기체의 유전자(외부 유전자)를 이식하여 만든 식물이나 동물 등의 식품

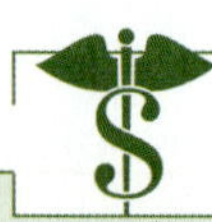

달러와 건강 상식

유전자 검사는 유전자 차별을 일으킬 수 있다

유전자 검사의 바람직스럽지 않은 결과의 하나로, 특정한 결함 유전자를 가진 사람들에 대한 차별 가능성이다. 주택 공급, 고용, 식당, 군대 등에서 성(性)이나 인종에 근거한 차별은 법을 통해 금지되어 왔다. 유전학 용어에서 드물게 사용될지라도, 인종적, 성적 차별은 그러한 특성이 부모로부터 물려받은 유전자들에 의해서 결정되기 때문에 실제로 유전자적 차별이다. 피부색 때문에 누군가를 미워하는 것은 피부색을 결정하는 유전자들을 미워하는 것이다. 인종 차별도 이러한 방식으로 이야기할 수 있다.

고용주들이나 보험회사들이 사람의 유전자에 관한 지식에 가장 관심을 가지고 있는 조직들이다. 회사들은 몇 년 후에 심각한 질환에 걸릴 것 같은 사람들을 고용에 부정적일 것이다. 이것은 건강관리에 대한 더 많은 비용, 낮은 생산성 등에 의해 회사에게 많은 손실을 주게 될 것이다. 질환이 심각한 사람들에 대한 비용이 크다면 회사의 건강보험은 취소될지 모른다.

건강 및 생명보험 회사들 또한 사람들에 대한 유전자 정보를 갖기 원하는데, 보험의 관점에서 가장 위험도가 적정한 사람들을 선별하고, 의학적 상태의 위험도가 높아 비용 지불이 클 사람들을 거절하기 위함이다. 보험회사들은 의학적 기록과 유전자 검사 정보에 접근이 허용되기만 한다면 이에 따른 적절한 의사결정을 하려고 할 것이다.

이러한 유전자 차별의 잠재성 때문에, 미국의 약 15개 주에서는 고용에 있어서 유전자 차별을 법으로 금지시켰다(Annas, 2001). 하지만, 이러한 법률에도 불구하고, 심각한 유전 질환이 있거나 그럴 가능성이 있는 유전자를 가진 많은 사람들이, 고용주가 이를 알게 되었을 때 직장을 잃었다(Bingham, 1998). 최근에, 고용이나 건강 및 생명보험에 대한 유전자 차별을 막으려는 연방 법률제정은 없다. 이렇게 중요한 사회적 건강 문제가 해결될 때까지, 불행히 나쁜 유전자를 물려받은 사람들은 유전자 차별의 희생양이 될지 모른다.

로 변형시키려고 했던 유전공학에 의해 알려지게 되었다. 예를 들면, 옥수수, 콩, 다른 여러 식물들에게 해로운 곤충들에 대한 저항력을 주기 위해 박테리아의 한 유전자가 사용되었다. 이는, 그러한 옥수수, 콩, 여러 식물들을 먹는 사람들은 곤충에 대하여 저항력이 생긴 단백질을 먹게 되는 것을 의미한다.

미국 정부가 유전자 조작 식품이 그렇지 않은 동일 품목만큼 안전하고 건강에 도움이 된다고 말할지라도, 많은 다른 나라들(특히 유럽)은 환경 및 건강 문제로 유전자 조작 식품을 금지하였다. Gerber, H.J. Heinz, Iams(애완동물 음식 제조업체) 등의 대형 식품 업체들은 그들의 생산품에 어떠한 유전자 조작 식품도 사용하지 않기로 협의하였다. 대형 식품유통 회사인 Archer Daniels Midland는 유전자 조작 곡물을 조작되지 않은 것과 분리하도록 공급업자들에게 요구하였지만, 이것은 거의 불가능한 것이다.

미국과 라틴 아메리카, 아시아 등 여러 나라에서 유전자 조작 곡물의 재배는 이미 광범위하게 실시되고 있으며, 머지않아 순수한 옥수수와 콩의 공급이 불가능하게 될지 모른다(Barboza, 2001). 옥수수의 경우 "곤충 저항" 단백질 소량이 제조품에서 발견되어 벌써 리콜조치 되고 있다.

유전공학으로 유전자들을 제거하거나 삽입함으로써 식물이나 동물의 특성을 실질적으로 변화시킬 수 있으며, 창조된 새로운 유기체들은 자연적으로는 생산될 수 없는 것이다. 이러한 점 때문에 유전자 조작 식품을 반대하는 사람들은 "유전자 변형 식품(Frankenfoods)"이라고 부른다. 이는 사람들이 먹는 음식에 많은 유용한 변화를 줄 수 있음에 의심의 여지가 없다. 사실, 이것은 산업 발전과 관련이 있다. 유전자 조작 식품을 광범위하게 사용함으로써 좋지 않은 식품은 없어질 것이고 건강은 개선될 것이다. 농약을 뿌리지 않고 더 저렴한 비용으로 식품들을 생산할 수 있을 것이다.

하지만, 유전자 조작 식품 산업은 소비자들에게 그 가치를 확신시키지 못하였으며, "황금쌀(golden rice)"과 같이 유전자 조작 식품이 영양과 건강 개선 측면에 도움이 되는 경우에도 마찬가지였다. 체내에서 비타민 A로 전환되는 합성물인 베타카로틴(beta-carotene)을 유전공학적으로 변형된 형태로 얻기 위해, 나팔수선화(daffodils)에서 추출한 한 유전자를 쌀에 삽입시켰다. 전 세계적으로 빈곤하고 영양이 부족한 사람들에게서 비타민 A 부족은 실명(blindness)의 원인이 된다. 기업들은 가난하고 영양이 부족한 사람들이 새로운 쌀을 먹었었다면 실명을 예방할 수 있었을 것이라고 매우 과장하여 발표하였다. 불행하게도, 사람들은 실명을 예방하기에 충분한 양의 베타카로틴을 섭취하기 위해 날마다

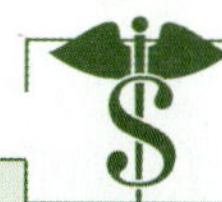

달러와 건강 상식

애완동물 복제 : 기업들은 애완동물 주인의 마음을 노린다

많은 애완동물 주인들은 그들의 개나 고양이에게 헌신적이어서, 사랑하는 애완동물과 꼭 닮게 만들 수 있으며 애완동물의 수명을 복원시킬 수 있다는 식으로 주장하는 기업들에게

선뜻 큰 돈을 건네준다. 한 애완동물 복제 기업은 스스로 Lazaron(죽음에서 다시 살아났다는 Lazarus를 인용) Bio-Technologies라고 부른다. 다른 기업은 Operation CopyCat 이다. 사람들은 애완동물 복제 기술을 개발하는 기업들에게 투자하는데 거의 망설이지 않는다.

동물을 복제하는 것은 유전자가 동일하다는 것을 제외하고 원래 그대로 똑같게 만들어지는 것이 아니다. 자궁 안에서와 태어난 이후의 모든 동물의 발달에 있어서 환경적인 요인이 결정적인 역할을 한다. 인간의 일란성 쌍둥이는 생물학적으로, 정신적으로, 정서적으로, 성격상으로 동일하지 않다. 몇 년 전 'The Boys from Brazil' 이란 영화에서 묘사된 복제 히틀러는 또 다른 동일한 히틀러를 만들 수 없으며, 히틀러를 만들어 낸 환경적 요인이 왜 복제될 수 없는지를 보여주고 있다. 당신이 애완동물을 사랑한다면, 옛 애완동물을 복제하려고 노력하기 보다는 새로운 동물을 선택하는 것이 바람직할 것이다.

이 쌀을 11파운드 정도씩 먹었는데, 이미 영양이 고른 사람들에게서만 베타카로틴이 비타민 A로 전환되었다. 기업들은 "황금쌀"(베타카로틴은 쌀을 노란색으로 만든다)을 광고하기 위하여 500만불 이상의 비용을 썼다. 이 정도의 돈이면, 실명 예방을 위해 비타민 A가 필요한 전 세계 모든 어린이들에게 비타민 A 알약을 공급할 수 있을 것이다.

동물과 인간을 복제해야만 하는가?
(Should we clone animals and people?)

복제(cloning)는 식물과 동물을 유전적으로 동일하게 생산해는 것을 말한다. 식물의 복제는 매우 쉽다. 언제라도 식물을 잘라 놓으면 새로운 것이 자라기 시작하고 이것이 복제물이 되는 것이다. 하지만, 동물의 복제는 상당히 더 어렵다. 성숙한 동물의 세포에서 핵을 제거해야만 복제를 할 수 있다. 이 핵을 같은 종(species)의 핵이 제거된 난자에 천천히 삽입한다. 모든 이러한 조작 기술은 숙련된 연구자에 의해 현미경을 응시하면서 시행된다. 그리고 그러한 난자를 호르몬 상으로 임신 준비가 된 암컷의 자궁에 이식한다.

1997년 스코틀랜드의 양, 돌리(Dolly)는 성숙된 핵으로부터 복제된 최초의 동물이었다. 그 이후로 쥐, 돼지, 소, 기타 여러 동물들이 복제되었다. 동물 복제의 성공률은 매우 낮다. 돌리는 단지 12번의 시도에서 성공한 경우였다. 대부분의 복제된 동물은 신체적, 생물학적 이상들로 인해 출생시 죽거나 오래 생존하지 못했다(Travis, 2001). 돌리는 건강한 듯 했지만 정상적인 양 수명의 반 정도인 단 6년 간 생존하였다.

많은 점에서, 동물을 복제한다는 것은 놀라운 일이다. 성숙된 동물의 세포에 있는 유전자들은 어떤 기능을 수행하도록 프로그램 되어 있다. *분화(differentiation)*라고 불리는 과정에서 다른 모든 유전자들은 어떤 방식으로 활동이 중지되고 휴지기가 된다. 염색체들과 유전자들이 난자 속으로 삽입될 때, 정상적으로 발달되었다면 유전자의 활동 시작과 중지에 대한 전반적인 절차가 난자 안에서의 화학작용에 의해 다시 프로그램 된다. 핵심적인 유전자 하나라도 적절한 순간에 활동이 시작되지 않거나 그 후 활동이 중지되지 않는다면, 비정상적으로 발달하게 될 것이다. 따라서 많은 실패는 당연한 것이다.

인간을 복제해야 하는가? 과학자들은 과학적, 윤리적, 사회적 이유들로 인해 "생각할 수 없는" 것이라고 말한다. 복제에 관한 과학기술은 다소 원시적이며, 그것을 생각조차 해서도 안 된다(Jaenisch and Wilmut, 2001)고 말한 사람도 있다. 사회의 모든 분야에서 인간 복제에 대한 압도적인 반대에도 불구하고, 기업들은 그렇게 하려고 준비하고 있으며 일부 생식학자들(reproductive scientists)도 그러한 노력을 기울이고 있다. 2003년에, 한 기업이 인간 복제를 해냈다고 주장했지만, 증거는 보여주지 못했다. 과학자들은 그러한 주장을 주의를 모으기 위한 속임수로 간주하였다.

용 어

복제 : 식물이나 동물을 유전적으로 동일하게 만드는 과정

건강에 대한 중요한 생각

1. 25세의 한 여성이 그녀가 임신 상태라는 것을 막 알게 되었다. 그 여성은 흡연을 하였었고 주말에 파티에 가는 것을 좋아했다. 당신이 이번 장에서 선천성 결함의 원인에 대하여 배운 것을 토대로, 그 여성에게 건강한 아기를 출산하도록 돕기 위해 권장할 수 있는 모든 행동, 식이, 생활양식 등을 변화시킬 목록을 만드시오. 당신의 각 권장사항에 대하여 이론적 근거를 가지고 설명하시오.
2. 유산은 미국 사회에서 가장 의견대립이 심한 문제 중의 하나이다. 그러한 견해들의 한쪽으로, 임신한 여성의 생명이 위험에 처할지라도, 어떠한 이유에서건 모든 유산은 금지되어야 한다고 생각하는 사람들이 있다. 다른 극단적인 견해는, 임신한 각 여성마다 그녀의 임신을 선택하는 것은 그녀의 몸은 자신의 것이기 때문에 완전한 자유라는 것이다. 유산에 대한 이러한 두 가지 견해를 평가하고 가능한 한 상세하게 자신의 견해를 제시하시오. 과학적 사실, 종교적 설명, 기타 정보들을 가지고 당신의 견해를 구체화하시오.
3. 당신과 당신의 배우자가 지금 가정을 이루었다. 당신의 배우자는 정신적으로 이상이 있는 남동생이 있고 당신은 지금은 수술을 통해 고쳤지만 태어날 때 구개열(cleft palate)이 있었던 누나가 있다. 당신은 당신의 아이가 선천성 결함이나 이상을 가지고 태어날 위험이 평균보다 높다고 생각하는가? 이번 장에서 배운 내용을 토대로 할 때, 당신이 취해야 할 사전 주의사항에는 어떠한 것이 있으며, 임신과 관련된 불안감을 줄이기 위해 적절한 유전자 검사는 어떠한 것이 있는가? 당신이 알아야 할 것 혹은 건강한 아기를 출산하기 위해 도움이 되는 검사 등에 관하여 의사와 의논하기를 원하는 사항들에 대하여 목록을 작성하시오.
4. 몇 년 전, FBI가 범죄자의 지문 자료를 가지고 있는 것처럼, 미군에서는 모든 병사들에게 각 개인의 DNA를 분석하고 그 유형을 자료화하기 위해 혈액을 채취하도록 하였다. 군에서 각 개인의 DNA 분석을 원하는 이유는 미래의 전투에서 병사가 사망했을 때 식별을 위한 정보로 활용하려는 것이다. 어떤 병사가 명령과는 반대로 혈액 샘플을 주려고 하지 않았으며, 군사법원에 기소되었다. 그 병사는 그의 DNA 정보가 공개되지 않을 것과 그에게 차별이나 손해를 줄 목적으로 사용되지 않을 것에 대한 확신이 없다고 주장하였다.
   a. 군에서 각 개인의 DNA 자료를 요구하는 것이 정당화될 수 있다고 생각하는가?
   b. 병사가 군에 있을 때나 군복무를 마치고 전역 후에 그 DNA 정보가 병사에게 어떤 방법으로 손해를 줄 수 있는가?
   c. 법 집행 당국, 정부 당국, 기타 관련된 다른 조직들 등에 의해 어떤 사람을 확실하게 식별하기 위하여, 미국에서 모든 사람의 DNA 정보를 연방 당국에서 자료로 가지는 것에 관한 찬반양론을 논의하시오.

건강 리뷰

- 미국에서 신생아 50명 중 1명에서 선천성 결함이 발견되고 있다. 임신 중 태아의 비정상적 발달은, 환경적 요인들이나 부모로부터 물려받은 유전자의 화학적인 결함, 또는 둘 다의 복합적인 요인 등에 의해서 나타난다.
- 초음파, 양수검사, 융모막 검사 등은, 태아 발달이 정상적인지, 신체적 또는 생물학적 결함이 있는지를 결정할 수 있는 태아 진단 절차들이다.
- 임신 중 처방된 혹은 불법적인 약물의 복용, 음주, 바이러스 감염 등은 태아에게 해를 줄 수 있다. 임산부가 약물이나 알코올을 먹는다면, 특히 임신 초기에, 태아가 즉각 유산되거나 태어난 신생아가 성장 결함, 정신지체, 기타 문제들이 생길 것이다.
- 유전적으로 결함이 있는 아이를 출산할 위험이 평균보다 높은 경우 임신 전과 후에 유전자 상담을 해야 한다.
- 현대의 유전자 진단 검사는 수백 가지의 유전병을 밝힐 수 있지만 단지 소수만이 성공적으로 치료될 수 있다.
- 자신이나 다른 사람들이 질환이나 신체 이상이 나타날 것이 예상되는 유전자를 가졌다는 것을 알게 되었을 때, 유전자 차별이 생기게 될지 모른다.
- 유전자 치료는 유전병을 치료하는 유망한 새로운 방법이다.
- 유전자 조작 식품은 이미 공급되고 있지만 유전자 조작이 되지 않은 것보다 더 좋거나 건강에 도움이 되는지는 확실하지 않다.
- 유전자 치료를 통해 미래에 일부 유전병이 치료될 수 있을 것이다.
- 인간 복제는 과학적, 윤리적, 사회적 이유로 정당화될 수 없다. 동물 복제는 여전히 불확실하며 종종 건강하지 않거나 결함이 있는 개체를 만들어 낸다.

건강과 웰니스 온라인

웹 사이트는 건강과 웰니스에 대한 풍부한 정보를 담고 있다. 웹 브라우저 소프트웨어를 이용하여 인터넷을 실행하면 건강과 웰니스에 대한 현존하는 많은 주제에 대해 새로운 통찰력을 얻을 수 있을 것이다. Jones & Bartlett 출판사의 웹사이트인 health.jbpub.com/hwonline을 실행해라.

참고 문헌

Annas, G. J. (2001). The limits of state laws to protect genetic information. *New England Journal of Medicine*, 345, 385–388.

Barboza, D. (2001, June 10). As biotech crops multiply, consumers get little choice. *New York Times*, 1–6.

Bingham, E. (1988). Ethical issues of genetic testing for workers. In M. L. Mendelsohn, L. C. Mohr, and J. P. Peters (Eds.). *Biomarkers: Medical and workplace applications*. Washington, DC: Joseph Henry Press, 415–422.

Dynes, W. R. (Ed.). (1990). *Encyclopedia of homosexuality*. New York: Garland Publishers.

Holtzman, N. A., and Marteau, T. M. (2000). Will genetics revolutionize medicine? *New England Journal of Medicine*, 343, 141–144.

Jaenisch, R., and Wilmut, I. (2001). Don't clone humans! *Science*, *291*, 2552.

Motulsky, A. G. (1999). If I had a gene test, what would I have and who would I tell? *Molecular Medicine*, 354, 35–37.

Noguchi, P. (2003). Risks and benefits of gene therapy. *New England Journal of Medicine*, 348, 193–194.

Sluder, G., and McCollum, D. (2000). The mad way of meiosis. *Science*, *289*, 254–255.

Travis, J. (2001). Dolly was lucky: Scientists warn that cloning is too dangerous for people. *Science News*, 160, 250–252.

추천 도서

Collins, F. S., and McKusick, V. A. (2001). Implications of the Human Genome Project for medical science. *Journal of the American Medical Association*, 540–545. Discusses what the Human Genome Project means for medicine and treatments in the twenty-first century.

Genetically modified foods: Are they safe? (2001, April). *Scientific American*, 51–65. A series of articles exploring how genetically modified foods are made and whether they are safe to eat.

Motulsky, A. G. (1999). If I had a gene test, what would I have and who would I tell? *Molecular Medicine*, 354, 35–37. A famous geneticist discusses a few examples of the implications and problems with genetic testing.

추천된 웹 사이트

이들 웹사이트를 연결하기 위해 health.jbpub.com/hwonline을 방문하라.

GeneWatch

유전학 의무이행 위원회(The Council for Responsible Genetics, CRG)는 매월 'GeneWatch' 라는 잡지를 출판한다. 이 위원회에서는 의학, 식품, 기술 분야에서 유전학적 발전에 대하여 도덕적, 윤리적 문제를 집중적으로 다룬다.

인간 게놈 프로젝트(The Human Genome Project)

의학 유전학에 있어서 과학적, 의학적, 윤리적, 법적, 사회적 측면에 대한 정보

기형아 출산 및 발달장애에 대한 미국 국립센터

기형아의 원인과 예방에 관한 정보

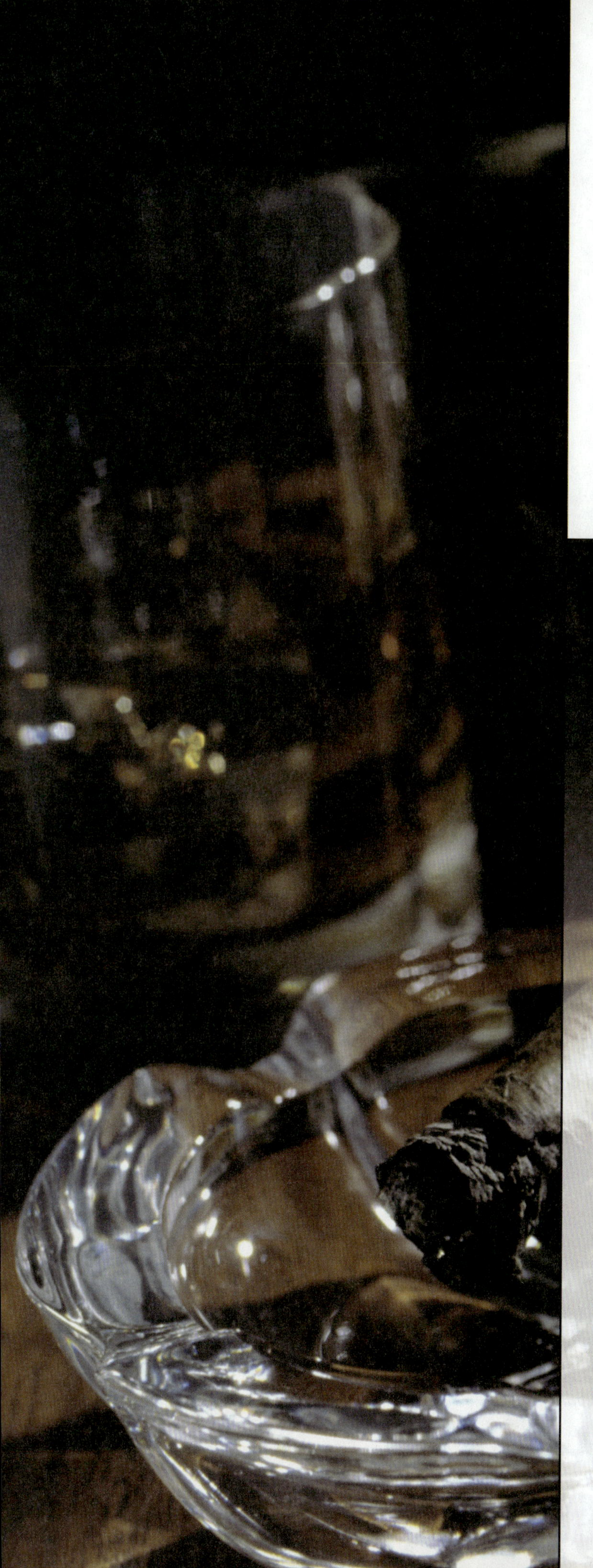

제 5 부

약물 사용과 남용 설명

(Explaining Drug Use and Abuse)

16 올바른 약의 사용

17 담배 소비 제거하기

18 책임감 있는 음주

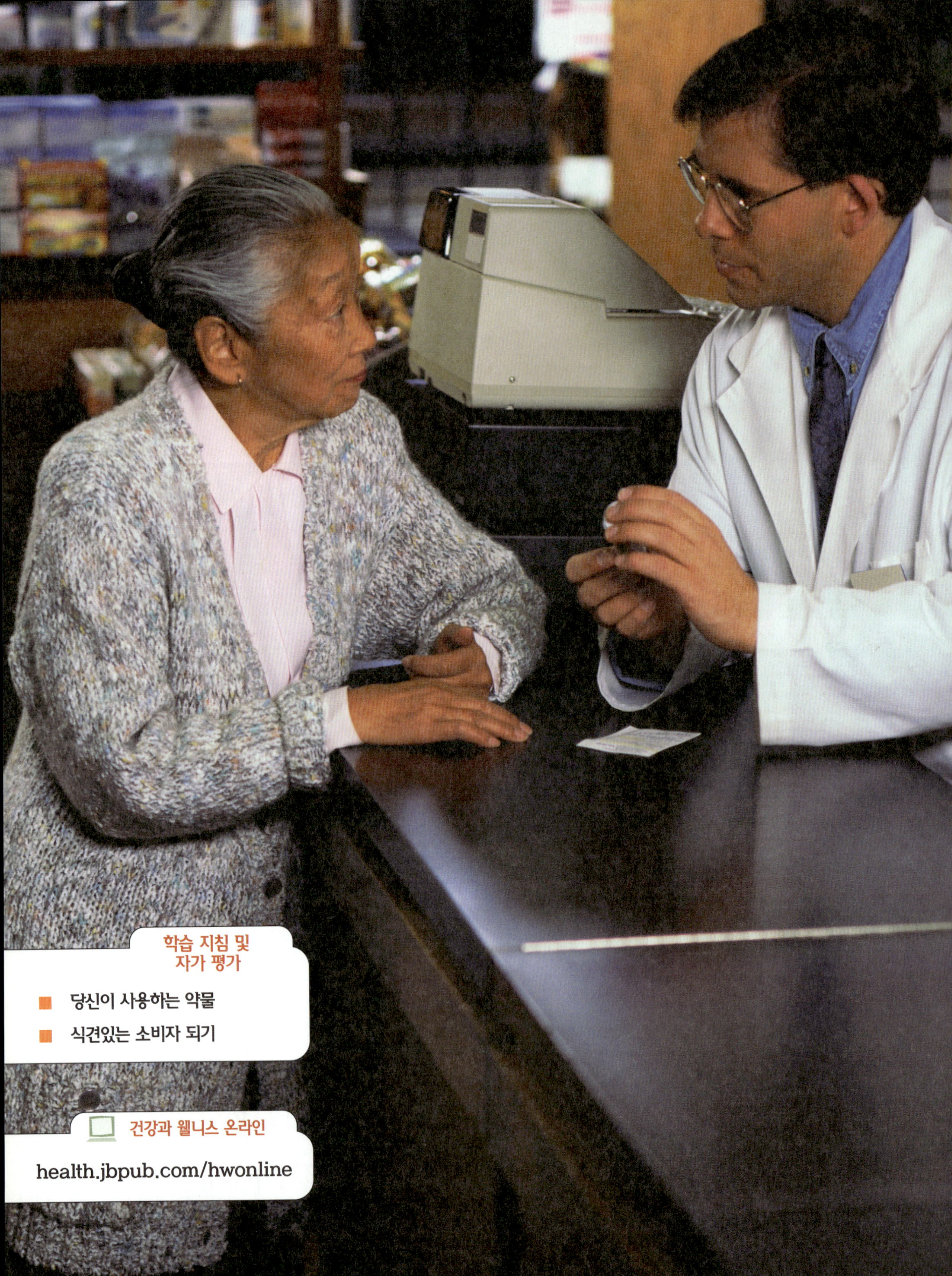

학습 지침 및 자가 평가

- 당신이 사용하는 약물
- 식견있는 소비자 되기

건강과 웰니스 온라인

health.jbpub.com/hwonline

학 습 목 표

1. 약물과 의약품의 차이를 설명하라.
2. 약물 수용체의 개념 및 부작용과의 관계를 설명하라.
3. 약물효용성에 대한 이중맹검법 연구의 논리를 서술하라.
4. 미국사회에서 합법 약물의 남용과 약물사용에 있어서 약품광고의 영향에 대한 예를 들어라.
5. 중독, 육체적 의존성, 습관성, 내성, 금단현상의 용어를 정의하라.
6. 정신활성 의약품의 주요 군들: 즉 자극제, 강하제, 마리화나(대마), 환각제, PCP(속효성 환각제), 흡입제의 서로 다른 효과들을 서술하라.
7. 아나볼릭 스테로이드의 사용에 따른 건강 위험성을 서술하라.

제 16 장 올바른 약의 사용 (Using Drugs Responsibly)

수천 년 동안, 사람들은 스스로를 치료하고, 의식을 변화시키고, 잠을 청하고, 사악한 기운을 몰아내고, 부족과 가족의 화합을 촉진하기 위해 물질을 섭취해 왔다. 대부분의 이 시간동안, 그러한 물질들은 세익스피어의 *맥베스*에 나오는 세 마녀들이 "영원의 눈과 개구리 발가락, 박쥐 털 그리고 개의 혀"를 조합할 때 그랬던 것처럼, 특정식물의 잎을 씹거나 식물의 껍질이나 뿌리로 차를 달여서 혹은 동식물성 약물을 혼합해서 얻어왔다. 현대의 화학적 생물학적 기술로 제조된 화학적으로 순수한 단일물이 대부분인 반면, 오늘날에도 일부 치료물질은 여전히 식물과 동물조직 그리고 이들의 직접 추출물들을 섭취해서 얻어낸다.

> 약은 우리가 약을 어떻게 바라보고 사용하느냐에 따라 유용하기도 하고 위험하기도 하다.
>
> *앤드류 웨이 M.D.*

이 물질들이 어떻게 얻어지든 간에, 많은 물질들은 통증을 완화하고, 치료를 촉진시키는데 커다란 가치를 가지고 있다. 그런데, 무차별적이고 부적절한 약물의 사용과 남용은 또한 우리 사회의 주요문제 중 하나이다. 예를 들어, 1997년 체중조절을 위해 수많은 사람들이 복용한 phentermine과 fenfluramine("phen/fen")복합제는 심장판막에 손상을 유발하는 것으로 밝혀져, 이 약물들은 금지되었다(Dollars and health sense 참조). 항생제 남용은 박테리아의 항생제 내성을 유발하여, 대부분의 항생제가 더 이상 효과가 없어지게 되었다(12장). 알코올과 불법약물의 사용은 살인과 자살의 커다란 위험요인이다(Fals-Stewart, 2003). 그리고 모든 사람들에게도 잘 알려진 "마약과의 전쟁"은 암페타민, 코카인, 헤로인, 그밖에 불법 약물 복용에 따른 사회적 그리고 법적 문제와 밀접한 관련이 있다.

우리 사회의 약물 사용은 흔한 일이 되었고, 많은 사람들이 신체, 정신, 그리고 감정의 문제를 위험성이나 건강위협의 이해 없이 자연스럽게 약으로 해결하게 된 것으로 여겨진다. 두통, 요통, 피로, 위경련, 감기, 혹은 알레르기 증상이 있을 때, 많은 사람들이 약을 복용하는 것이 완화시키는 유일한 방법으로 믿고 있다. 비록 많은 약품이 매우 가치 있다고 하지만, 생명에 관한 문제를 약물로 해결하려는 의존성은 화학물질에 대한 의존성의 길을 열어준다.

약물이란 무엇인가? (What is a drug?)

약물은 약품의 단일 화학물질로서 신체의 생물학적 과정의 일부의 구조와 기능을 변화시킨다. 이러한 변화는 특수약물과 그 효과에 의해 생물학적 과정을 시작하고, 멈추고, 빠르게 혹은 느리게 진행되게 한다. **약품**은 (1)백신처럼 병을 예방하고, (2)항생제처럼 질병을 치료하고, (3) 속쓰림 치료제처럼 치료를 돕고, (4) 진통제처럼 증상을 억제하는데 쓰이는 약물(혹은 약물들의 조합)이다. 모든 약물이—예, 알코올과 니코틴—약품은 아니다.

약물들은 보통 자체의 화학적 특성보다는 그들이 영향을 미치는 특별한 생물학적 과정에 의해 분류된다. 예를 들면, 모든 물질들은 그들의 화학적 구조에 관계없이 소변의 생산을 증가시키면 *이뇨제*라고 하고, 통증을 완화시키면 *진통제*, 신경계의 흥분을 유발하면 *자극제*라고 한다.

약물은 어떻게 작용하는가 (How drugs work)

많은 약물들은 신체 내 특정세포의 표면이나 내부의 **수용체**에 결합하여 작용한다. 약물-수용체 상호작용은 열쇠(약물)가 자물쇠(수용체)에 맞아 들어가는 것과 유사하다(그림 16.1). 약물이 세포의 수용체와 결합하면, 세포의 하나 이상의 생물학적 과정을 변화시킨다. 빈번히, 약물은 화학적으로, 정상기능에서 수용체와 작용하는 호르몬이나 신경전달물질 같은 자연적인 신체 성분과 닮아있다. 약물은 이 자연적 물질을 대신 수용체와 결합하고 결국 생리적 변화를 일으킨다.

예를 들면, 많은 항생제의 수용체는 생명유지를 위한 박

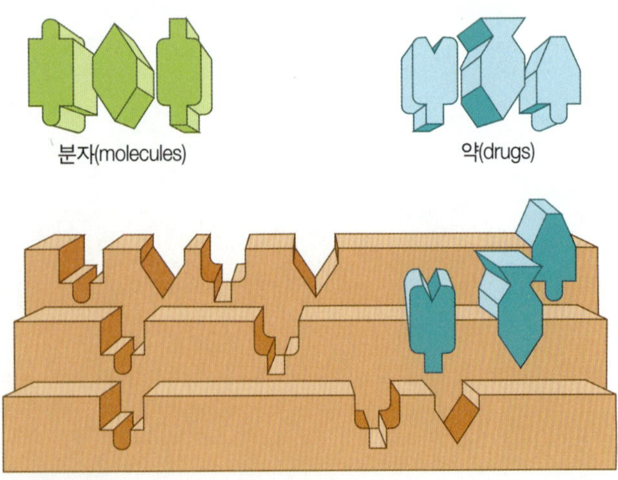

■ 그림 16.1

세포 수용체 위치로의 약물의 결합

많은 약물들의 구조는 신체의 정상적으로 생성되는 분자들과 유사하다. 약물은 세포의 수용체 위치에 완전히 일치하며 기관과 조직의 생리학적 기능을 변화시킨다.

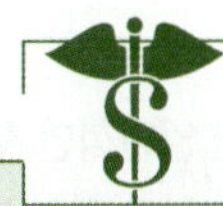

달러와 건강 상식

신속승인 의약품의 허가는 위험할 수 있다

식약청(FDA)의 주요 의무는 안전하지 못하거나 효과 없는 약품으로부터 소비자를 보호하는 것이다. 신약검사는 비용과 시간을 소비하므로, 특정 기준을 충족하는 신약의 경우 "신속승인" 허가를 받을 수 있다. 그러나 신속승인이 전혀 문제가 없는 것은 아니다. 1997년부터 2000년 사이, 식약청의 신속승인을 받은 10가지 종류의 의약품이 해롭거나 일부 경우 치명적일 수 있는 것으로 밝혀져 시장에서 회수되었다. 이 약물들 중 하나는 troglitazone으로, 2000년 초 식약청이 금지한 항당뇨 약품이다. troglitazone의 사용으로 88명의 간기능 감퇴와 61명의 사망 결과가 있었다.

1997년 미국의 사용승인 이래로 troglitazone과 관련한 논쟁의 혼란이 있었다. 이 약품은 잠재적으로 간의 손상을 유발할 수 있어서, 영국과 일본에서는 이러한 이유로 이미 금지되어오고 있었다. 약을 섭취하여 간의 치명적 속상위험을 우려하는데 반하여, troglitazone 찬성자들은 간의 위험성에 대해 의사가 주기적으로 환자에게 약을 처방하여 조절이 가능하고, 만약 위험이 나타나면 약을 중단하면 된다고 말했다. 그러나 30% 미만의 의사만이 이 검사에 대해 알고 있고 그보다 적은 수가 약을 주문하기 때문에, 이 전략은 실패했다고 할 수 있다.

식약청의 troglitazone 승인 공청회에서 위원들의 의견은 나뉘었다. 다섯 위원들은 찬성에 다른 다섯 위원들은 반대에 투표했다. 위원장은 반대 투표했지만, 결국 troglitazone은 승인되었다. 이 약의 승인을 반대한 식약청 의학사무관이 이어서 해고되었다. 1994년, 식약청 승인에 앞서 두 명의 환자에게 troglitazone를 검사했던 한 연구자는 간에 발생하는 문제를 과소평가하도록 "강요"받았다고 했다. 1999년에 식약청 의학사무관은 미 의회에 시장의 troglitazone을 회수하도록 FDA 관리자를 압박하도록 요청했다.

2001년 LA타임지는 식약청의 고급관리가 troglitazone를 개발 판매한 제약회사의 이사들에게 정보를 흘렸다고 보고하였다. 이 제약회사의 사주에 따라, FDA 관리는 troglitazone의 승인을 반대한 직원을 해고하고, 다른 직원들에게 troglitazone이 간에 미치는 영향에 대해 공식적으로 발표하지 못하도록 또한 압력을 가했다.

troglitazone 사태는 모든 소비자가 우려할 만한-식약청의 약품 승인과정에 대한 제약업계의 영향에 심각한 문제를 제기했다.

테리아 단백질을 만드는 역할을 하는 박테리아 안에서 구조물을 형성한다. 항생제가 박테리아 안의 수용체에 결합하면, 박테리아 단백질의 제조를 방해하고, 박테리아는 재생을 하지 못하고, 결국 감염은 중단된다. 많은 항우울치료 약물들의 수용체는 신경전달물질인 세로토닌을 이용하는 뇌의 세포에 위치한다. 항우울제가 수용체에 결합하면, 이 세포 안으로의 세로토닌 수송이 방해되어, 우울증이 완화된다.

의도하지 않은 약물의 위해효과 (unintended harmful effects of drugs)

약물이 단일 효과를 갖도록 시도했다고 하더라도, 가끔은 그 이상의 효과를 갖는다. 이것은 다른 세포 내나 표면의 수용체들과 다양하게 결합하기 때문이다. 의도하지 않은 약물의 작용을 **부작용**(그림 16.2)이라하고, 이것은 미약할 수도 심각할 수도 있다. 일부 부작용으로는 알레르기 반응(**약물 과민성**); 배아나 태아 발달 손상(**기형유발물질**); 그리고 신체적 의존성 등이 있다.

약물 부작용은 꽤나 위험할 수 있다. 안 연구에서 살펴본 결과, 매년 미국에서 약물 부작용은 2백만 이상의 상해와 질병 환자를 유발하는 것으로 나타났다(Classen, 2003). 더욱이, 약물 부작용은 매년 십만 명의 환자를 사망에 이르게 하는, 미국의 사망 원인 6위이다. 이러한 약물의 반대 작용은 약물의 의도하지 않은 효과에 의해 일어나는 것으로, 처방이나 투여량, 약물남용, 혹은 독성 사고유발의 문제는 아니다. 이것은 오늘날 심각한 약물광고의 환경에서, 건강을 위

용어

약물(drug): 신체의 생물학적 기능을 하나이상 변경시키는 약물 내의 단일 화학물질

약품(medicine): 병을 예방하고 처치하고 치려가거나, 보조치료, 혹은 증상을 억제해주는 약제들

수용체(receptor): 세포의 표면이나 내부에서 약물이나 천연물이 결합하여 세포기능에 영향을 미치도록 하는 단백질

부작용(side effects): 약물의 의도하지 않은 빈번한 위해 작용

약물 과민성(drug hypersensitivity): 약물에 대한 알레르기(과민) 반응

기형유발물질(teratogen): 태아 발달에 작용하여 출산에 문제를 일으키는 약물

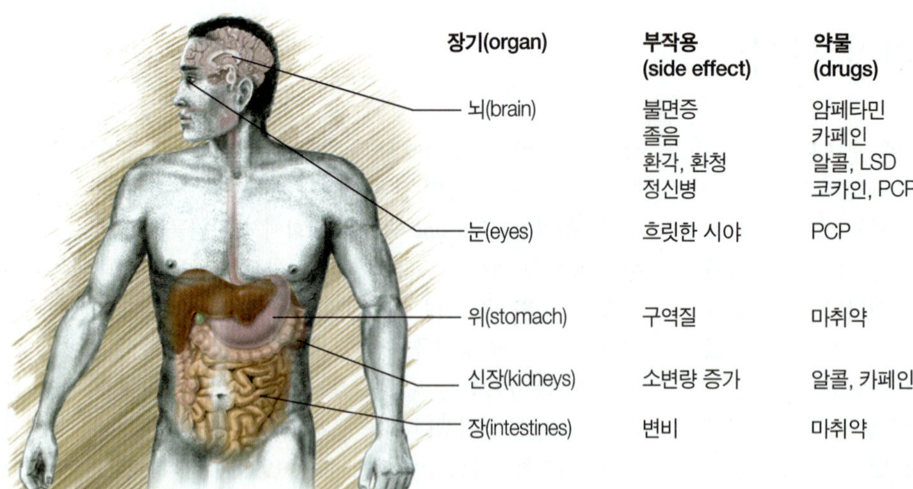

■ 그림 16.2

약물남용에 의한 일반적인 부작용

거의 모든 신체 기관과 계의 기능은 약물의 작용에 의해 비의도적으로 변화될 수 있다.

출처 : Hanson, G., Venturelli, P. J., and Fleckenstein, A. (2002). *Drugs and society*, 7th ed. Boston: Jones and Bartiett Publishers, p. 113.

하여 약물은 이득뿐 아니라 치명적 장애가 될 수 있는 잠재적 생물학 제제임을 기억하고 명심해야 할 필요가 있다.

부작용과 더불어, 약물은 또한 복용자가 그 약물에 의해 악화된 상황에서는 해로울 수 있다. 약물을 섭취하지 말아야 할 의학적 원인을 **금기사항**이라고 한다. 예를 들어, 혈관 질환의 병력은 피임약의 복용이 금기사항이다. 금기사항의 감시가 필요한 한 가지 이유는 많은 약품들이 다지 처방에 의해서만 가능하기 때문이다. 개업의는 반드시 부작용과 금기사항을 알아야하지만, 그러나 가끔 간과될 수도 있다. 불적절한 약품이 의료진에 의해 잘못 투여되거나 관리되기 때문에 약 1/3의 병원이 불필요하게 확장되었다. 미 의학연구소에 따르면, 7천명의 미국인이 해마다 투약사고로 사망하는 것으로 추산했다. 약물을 투여 받는 자는 반드시 약물의 의도와 부작용에 대해 가능한 한 많이 배워야 하고, 그들은 반드시 의료진에게 처방된 약물의 특성을 설명해줄 것을 요청해야 한다(표 16.1).

표 16.1

처방에 일반적으로 사용되는 라틴어

라틴어	약어	뜻
ante cibum	ac	식사 전
bis in die	bid	하루 2회
gutta	gt	방울
hora somni	hs	취침 시
oculus dexter	od	오른쪽 눈
oculus sinister	os	왼쪽 눈
per os	po	입으로(내복)
post cibum	pc	식후
pro re nata	prn	필요한 만큼
quaque 3 hora	q3h	매 3시간마다
quaque die	qd	매일
quater in die	qid	하루 4회
ter in die	tid	하루 3회
+, ++혹은 +++		(정처럼 복용량 형태의) 1,2,3

약물투여의 경로 (routes of drug administration)

약물은 입, 흡입, 근육이나 피하(주변 조직과 혈액으로의 확산) 혹은 직접 혈류(혈관)로의 주사를 통해 투여될 수 있다. 약물은 또한 피부와 코, 눈, 질, 항문의 점막으로 흡수될 수 있다. 유입경로와 상관없이, 대부분의 약물은 신체에서 수 시간 동안 활성화되어 남아있다.

신체 내에서, 약물은 간과 폐에 의해 감퇴되거나 파괴된다. 약물은 또한 신장에서 걸러져 소변으로 배출된다. 흡입 마취제나 질소산화물과 같은 약물은 내쉬는 숨을 통해 제거된다.

약물의 유효성 (effectiveness of drugs)

약물 **투여량**은 투여되거나 섭취되는 약물의 양을 의미한다. 약물의 특정 투여량의 유효성은 사람의 신체 크기, 얼마나 빨리 분해되고 제거되는지, 그리고 가끔은 최근 섭취한 다른 약물이나 식품의 잔존에 영향을 받는다(표 16.2). 약의 유효성은 또한 약의 효능에 대한 개인의 기대(위약효과)와 개인의 정신 상태에 또한 좌우된다. 예를 들어, 많은 사람들의 경우 고통을 완화시킬 때 스트레스나 흥분상황에서는 안정 시 보다 높은 양의 진통제 투여가 필요하다. 대부분의 약물은 좁은 유효 범위를 갖는 다. 즉, 투여량이 의도한 효과를

표 16.2

피해야할 약과 음식의 상호작용

섭취약물	금기식품	이유
Erythromycine이나 penicillin-type 항생제	산성 식품: 피클, 토마토, 식초, 콜라	이 항생제들은 위산을 파괴함
tetracycline-type 항생제	칼슘 풍부 식품: 우유, 치즈, 요거트, 피자, 아몬드	칼슘은 tetracycline의 작용을 방해함
항고혈압제(혈압강하용)	천연 감초(인공은 무관)	천연감초의 화학물질은 염과 수분의 정체를 유발함
항응고혈제(혈액점도강하)	비타민 K: 푸른 잎 채소, 소 간, 식물성 기름	비타민 K는 혈액응고를 촉진함
항우울제(monoamine 산화효소 억제제)	tyramine-풍부 식품: 콜라, 초콜릿, 치즈, 커피, 포도주, 아보카도	tyramine는 혈압을 상승시킴
이뇨제	monosidium glutamate(MSG, 인공감미료)	MSG와 이뇨제는 모두 탈주를 증가시킴
갑상선 약물	배추, 시금치, 대두, 칼리플라워	이 채소들의 화학물질들은 갑상선 호르몬 생산을 저하시킴

낮는다. 대부분의 약물은 과도하게 투여되면 독성이 나타나고, 일부 약물은 치명적이다. 투여량이 너무 낮으면, 불충분한 치료 효과가 나타날 수 있다.

약물과 약의 효과는 대부분 이중-맹검법의 의학적 시도를 통해 과학적으로 결정된다. 이것은 대응 환자군에 약물과 모양-맛-유사 위약을 각각 투여하는 것이다. 약물을 투여하는 사람과 환자 모두 누가 진짜 약을 받고 위약을 받는지 모른다(그래서 **이중맹검법**이라 표현한다). 단지 의학적 시도가 끝난 뒤, 어느 환자들이 진짜약물을 받았는지를 말해주는 코드가 밝혀진다. 가장 주목할 만한 시도로는 약물이 치료효과를 나타내는 것이 아니라, 위약이 진짜 약과 동등하거나 매우 유사하게 효과가 나타나는 것이다(2장 참조).

1984년 ibuprofen이 비처방약 시장에 소개되었다. 왜냐하면 아스피린과 아세타미노펜 화합물이 통증-완화제 시장을 90% 점령하였기 때문에, 이부프로펜 제조업자들은 의학저널에 의사들이 이 새로운 약을 추천하거나 처방하도록 강력하게 광고하였다. 한 광고는 4시간 후, 이부프로펜의 상표인 누프린이 아세타미노펜보다 8% 더욱 효과적으로 두통을 완화시켜준다는 것으로 보여주었다(그림 16.3). 그러나 전체론적 건강 관점에서 보다 중요한 결과는 대부분의 40%의 두통환자들이 위약에서 똑같은 완화효과를 갖았다는 것이다. 그래서 10명중 4명의 두통환자는 단지 두통완화제를 복용

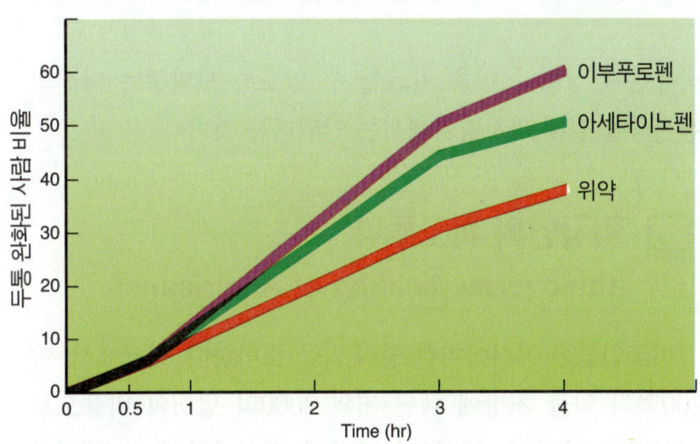

■ **그림 16.3**

이부프로펜 대 아세타미노펜의 두통완화에 대한 효과에 관한 연구

거의 40%의 두통환자들이 전혀 약성분없이 완화된 것에 주목하라

했다는 믿음만으로 완화되었음을 발견했다.

훨씬 중요한 위약효과는 로가닌이라는 모발촉진제를 사용했다는 믿음만으로 모발성장을 자극한 대머리 남성의 경우를 통해 나타났다. 로가닌을 제조한 유피존사는 가장 저명한 의학저널과 TV에 대대적으로 광고했다. 이 광고에서, 회사는 두피에 뿌린 위약 용액과 로가닌의 효력을 비교 강조했다. 로가닌을 투여받은 환자의 33%가 최소부터 어느 정도까지 새로운 모발의 성장을 나타냈다. 하지만, 아무런 활성원료를 포함하지 않는 위약의 경우 환자의 20%의 최소부터 중간정도 모발의 성장을 나타냈다. 비록 이 결과가 광고에 의해 무시되긴 했지만, 이는 (유전적 특성의) 형태 대머리 남자 다섯 명 중 한 명은 단지 약을 사용한다는 믿음만으로 새로운 모발의 성장을 자극할 수 있음을 의미한다. 마음의 변화가 얼마나 생리적으로 이렇게 성공적으로 변화시킬 수 있는지는 알 수 없다. 하지만 중요한 점은 약물처럼

용 어

금기사항(contraindication): 특정 약물 섭취를 막는 의학적 원인

투여량(dose): 투여될 약물의 양

이중맹검법(double-blind): 약물을 투여받는 자와 투여하는 자 모두 그 약물이 위약인지 진짜 약인지 모르는 경우

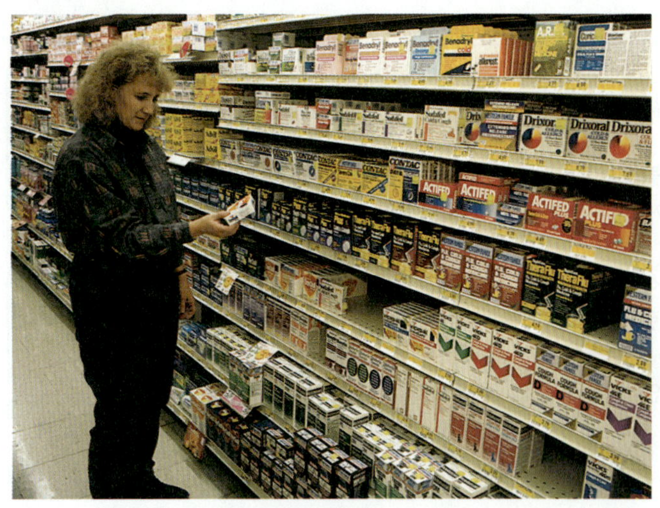

세계의 어느 지역보다도 미국에서는 처방전 없이 진열해 놓고 파는 약이 많다.

작용하여 상해나 병을 치료할 수 있도록 도와주는 당신의 정신력을 절대 과소평가해서는 안된다는 것이다.

미국인의 과도투약 (the overmedicating of Americans)

미국인들은 어마어마한 양의 약을 소비한다. 미국에서, 약 200억의 약물 처방에 매년 거의 2000억 달러의 비용으로 채워졌다. 게다가, 약 10만 종류의 비처방약 즉, **비처방약 (OTC)**이 구매되었고, 그것을 위해 미국인은 매년 200억 달러를 거의 지불했다. 수백만 명이 약물적 가치가 유명한 약초 추출물과 차를 섭취하였고, 수백만 명이 보다 많은 비타민을 영양 보조제가 아닌 마치 약처럼 복용하였다. 정말로, 미국인은 아프면, 다섯 번 중 네 번은 비처방약이나 소위 말하는 대체약물로 자가-처치를 한다(20장 참조).

미국에서 판매된 합법약물의 1/4이상이 **정신활성제**, 즉 생각과 감정, 감각을 변화시키는 약물이다. 정신활성제는 진정제, 수면제, 기분 조절제 등이 있다. 약 1억 명의 미국인이 알코올을 정기적으로 마시고, 그 외 5300만 명이 니코틴 자극효과로 담배를 피우거나 씹고, 성인의 1/3 이상이 매일 카페인을 그 흥분효과 때문에 섭취한다. 게다가, 약 1200만명의 미국인은 정기적으로 불법 약물(예, 마리화나, 코카인, LSD, 헤로인)을 사용한다.

노인 집단들은 대부분의 약물을 보통 만성적으로 복용하는 경향이 있다. 일부 노인의 경우 10개 이상의 약물들을 매일 복용하는 것이 특별한 경우는 아니며, 이것들은 다른 의사들로부터 다른 시간에 처방받은 약들일 수 있다. 경우에 따라, 이 약물들은 상호 작용하여 부가적인 문제를 유발할 수도 있다. 그래서 노인들과 그들의 가족들, 보호자들은 모든 약품들과 그 복용량의 항목을 보관하고 의료진에게 약물들 간의 해로운 상호작용의 가능성을 물어봐야 한다.

미국사회에서, 약물은 생명의 문제에 대해 합법적이고 바람직한 해결책이라는 믿음은 충만되어 있다. 의학저널에 실린 이 광고를 생각해보라: 중년남성이 칠리 한 그릇, 튀김음식 한 접시, 핫소스 한 병이 놓인 식당의 식탁에 앉아있다. 그 남자의 얼굴은 불편한 얼굴로 오른손은 쓰린 위를 덮고 있다. 광고의 머리글에는 심각한 속쓰림 문제를 떠올리도록 "Oh, my GERD"라고 말한다(GERD는 의학용어로 "위식도 역류질환"을 의미한다). 물론 광고는 속쓰림 증상을 완화시키는 약물을 위한 것이다. 이 남자를 괴롭게 만드는 음식물(그 남자의 식탁위의 음식들 중 하나)을 피하는 것이 그를 한결 낫게 하는 다른 한 가지 방법인 것을 말할 나위 없다.

의사검진의 반은 피로, 무기력, 위장 장애, 고통과 통증, 불면증과 같은 비의학적 혹은 정신적 문제 때문이다. 환자들은 자주 의료진들에게 처방을 기대하고, 그렇게 자주, 의료진들은 비록 의학적으로 적당한 약물이 없더라도 어떤 처방을 제공해야할 의무감을 느낀다. 이러한 딜레마의 답은 환자의 호소에 대응하여 약을 만들고 홍보하는 제약회사에 의해 제공된다.

가끔 사람들은 생명의 문제에 관해 필요한 명확한 생각이나 활동을 모으지 못하는 상황에 덮여 매우 우울해지거나 흥분한다. 그러한 예로, 수면제, 진정제, 혹은 항우울 치료제가 일시적으로는 도움이 될 수 있다. 그러나 불행히도 너무나도 많은 사람들이 약물 자체가 그 문제를 해결할거라는 잘못 생각하고 있다. 한편 그 때문에 적절한 도움이나 치료를 대신해 처치될 것이다.

많은 의사들은 이 문제를 인식하고 있다. 그들은 치료방법을 교육받은 병을 갖는—즉, 신체적으로만 아픈 환자들을 선호할 것이다. 그러나 많은 환자들은 진단 받을만한 병이 없다는 의사들의 의견을 거부하고 약을 받기를 요구한다. 사람들이 약의 복용에 따른 기대하지 않는 결과에 대한 보

용 어

비처방약 (over the counter(OCT) drugs): 처방이 필요 없는 약

정신활성제(psychoactive): 주로 기분, 인지 그 외 뇌의 기능을 변화시키는 물질

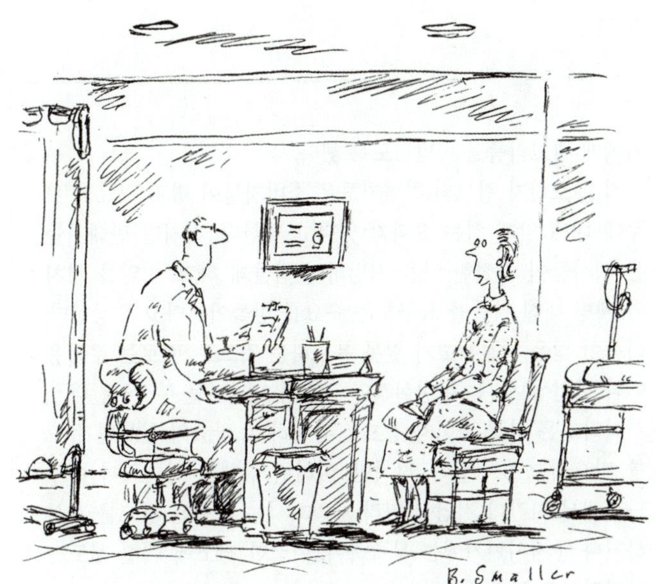

"내 생각에는 용량조절이 필요한 것 같아요.
나는 광고에서처럼 편하지가 않아요."

다 많은 정보와 지식을 갖게 됨에 따라, 그들도 약에 의존하지 않고 스트레스와 불안에 대처하기를 희망하게 될 것이다.

건강해진다는 것은, 다른 많은 의미들과 함께, 당신이 사용하는 약에 대한 책임지는 것이다. 감정적인 문제에 대해 "화학적 대처"에 의존할 필요는 없다. 제약회사의 광고에 부각된 약물에 떠밀려가는 것을 거부할 수 있다. 처방약이나 비처방약을 대신할 대체방법을 찾는 것은 당신이 할 수 있는 가장 건강한 대응이 될 것이다(20장 참조).

제약회사는 어떻게 당신의 지갑을 여는가
(How drug companies pick your pocket)

새로운 처방약을 개발하기 위해서는 수십억 달러의 많은 돈이 소비된다. 개발하는 모든 약이 성공적이지는 않기 때문에, 제약회사는 실패한 약물로부터의 손실을 상쇄하고 업계에서 엄청난 이익을 창출하기 위해 몇몇의 매우 이득이 되는 "대히트"한 약품에 의존한다(업계에서 가장 높은 이득의 비율이 18%이다).

우리 사회가 신약개발을 격려할 한 가지 방법은 20년-특허권을 허가하는 것이다. 그 기간 동안, 개발한 회사는 약물에 독과점을 갖고 어떤 가격이든 정할 수 있다. 20년의 특허권이 끝나면, 약은 원래의 특허상표이름이 아닌 일반화학명으로 다른 회사에 의해 제조되고 판매될 수 있다. 상표없는 약품은 원래 상표의 약품보다 가격은 훨씬 낮지만, 똑같은 의학적 효과를 갖기 때문에, 제약회사는 다양한 방법으로 상표없는 약의 제조를 막는 방안을 발전시켜오고 있다("The Stalling Game," 2001).

대히트 약품의 특허권 보호의 손실을 방지하기위해, 일부 제약회사는 라세믹 변환이라고 하는 능란한 기술로 화합물을 재조합한다. 한 가지 예로, 항울혈 화합물인 omeprazole의 원래 상표명은 Prilosec이다. Prilosec의 특허권은 2001년에 만료되었지만, 제조사인 Astra-Zeneca는 라세믹 변환을 사용하여 특허권을 2014년까지 연장하였다. 그래서 상표없는 제조사와의 경쟁을 물리쳤고 어마어마한 이익도 증가하였다. 많은 제약업체는, omeprazol을 포함하여 (서로 거울상인) "왼손-잡이 형"과 "오른-손잡이 형"의 두 가지 형태의 화학물을 만들어낸다. 때때로, 오로지 왼손- 혹은 오른손-잡이 형만이 생물학적 활성을 갖지만, 두 가지 형 모두 사람들이 복용하는 약물에 포함되어진다. 예를 들면, 두 가지 형태가 합해져 Prilosec을 만든다. 그런데, 오른손-잡이 형만이 생물학적 활성을 갖는다. 라세민 변환은 Astra-Zeneca만이 omeprazol의 활성 형태의 성분을 생산할 수 있도록 만들었고, 새로운 이름인 Nexium을 부여하게 되었다. 신약은 기존 약물보나 나을 것이 없지만, 제조사는 값싼 omeprazol판 상표없는 약품의 시장으로의 등장을 막는다. 그리고 Astra-Zeneca는 소비자로부터 수십억 달러 이상의 비용을 거둬들일 수 있게 한다.

1990년이래로, 몇몇 대히트 약물은 라세믹 변환을 사용하는 제약회사에 의해 소개되었다. 표 16.3의 어느 신약도 기존의 약보다 안전하거나 효과적이지는 않다 — 다만 보다 비쌀 뿐이다. 천식환자는 천식으로 인한 호흡곤란을 완화시키는 Proventil이나 Ventolin(두가지 모두 같은 albuterol을 함유한다)의 유효성을 입증할 수 있다. albuterol을 함유한 흡입기를 수백만 사람들에게 주고 천식이 일어날 때 호흡관을 열어 흡입하도록 되어있다. 한 달 동안 albuterol을 공급하는

표 16.3

기존약물과 복사약물의 효능

기존약물	신약물	효능차이
prilosec	nexium	없음
floxin	levaquin	없음
proventil, ventolin	xopenex	없음
ritalin	focalin	없음
celexa	lexapro	없음

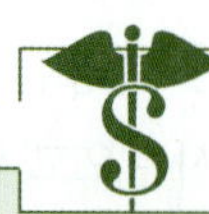

달러와 건강 상식

직접-소비자 광고가 더 많은 약품을 판매한다

제약회사는 주로 텔레비전을 통해, 직접 소비자에게 약을 광고함으로써 약품 복용을 장려하고, 의료비용을 증가시킨다. 1997년 처음으로 식약청은 처방약의 **직접-소비자 광고**(direct-to-consumer advertising, DTCA)를 허용했다(선진국 중 미국이 유일한 허용국가이다). 이후로, 제약사업계는 직접-소비자 광고가 효과와 이득이 매우 높기 때문에 많은 자본을 증가시켜 투자하였다. 1999-2000년에는 가장 광고가 많이 된 약품의 처방수가 25%로 증가했고, 반면 다른 약품은 겨우 4% 올랐다.

직접-소비자 광고는 소비자 자신의 의료인에게 광고 약품을 요구하는 것을 장려하기위해 고안되었다. 이러한 압력은 설사 다른 종류의 같은 효과를 내는 저가 약품이 있더라도 의료책임자에게 광고약품을 처방하도록 했다.

직접-소비자 광고의 찬성자들은 소비자들이 병과 치료약 모두에 대해 알게 하는 요과가 있다고 말한다. 하지만 반대자들은 의사들이 적절한 약을 처방하기 힘들게 하고, 비약물 처치와 예방 대신 약물을 요구하는 수요를 만들어낸다고 주장한다. 더욱이 많은 약물광고가 잘못 유도하는 것으로, 때로는 부작용이나 위험성보다는 비현실적인 긍정적 효과만을 부각시킨다.

식약청은 직접-소비자 광고를 감시하고, 광고의 잘못된 유도를 막으려고 노력한다. 하지만, 이러한 집행의 강제력이 너무 느슨해서 시간이 지남에 따라 제약회사는 잘못된 광고를 개선하거나 중지시키기에는 부족하여, 이러한 광고에 대한 계도는 사라져가고 있다.

비용은 30~40 달러이다; 반면 새로운 거울-상 약물의 비용은 약 240 달러이다. 심지어 식약청 전문가들도 회사들의 자료를 통해 신약의 유효성 향상은 없다고 결론지었다. 새로운 천식치료제 제조사인 Sepracor는 신약 판매를 위해 200명의 영업사원을 고용하였다(Stinson, 2001).

라세믹 변환은 약품사업계에서 가장 빠르게 성장하는 분야중 하나이며, 2000년에 1330억달러의 판매고를 올린 것으로 산정된다. 화학적 속임수와 특허법의 변덕에 의해 소비자들이 비용을 사기당하는 것은 너무 좋지 않은 일이다.

약물 사용의 중요성 (consequences of drug use)

인체는 작은 양의 영구적으로 해로운 작용을 하는 사실상의 물질이나 약물을 견뎌 내거나 제거해낼 수 있는 능력이 있다. 그러나 많은 양의 약물투여나 비록 작은 양이라도 잦은 사용은 해로울 수 있다. 일반적으로 건강을 해치거나 사회적 기능이 손상될 만큼의 시점까지 약물을 사용하는 것을 **약물 남용**이라고 정의한다.

약물남용은 사용되는 약물의 형태나 양을 말하는 것이 아니라, 개인적으로 혹은 사회적 장애를 일으키는 약물을 개인이 사용하는지의 여부를 의미한다. 약물이 불안을 가장하여 의도하지 않은 행동을 촉진시키면, 남용이 되는 것이다. 약물이 스트레스 효과에 대처하기 위해 지속적으로 사용된다면, 남용이 된다. 만약 약물을 섭취하기만 했는데도 쾌락

용 어

직접-소비자 광고(direct-to-consumer advertising): 약의 수요를 자극시키기 위한 소비자에게의 처방약 마케팅

약물남용(drug-abuse): 의학적 혹은 건강상의 이유 없이 지속적이고 과량의 약물 사용

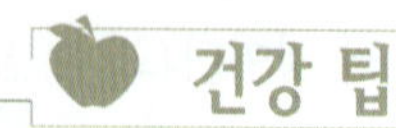

건강 팁

신약에의 5년 규칙 적용

식약청은 모든 새로운 처방약에 대해 보급되기 전에 안정성과 효과를 검사받을 것을 요구한다. 그러나 약 10% 정도 신약의 위험성이 일반인에게 사용될 때까지 보완되지 않는다. 그러면, 위험한 약물은 라벨에 경고를 표시해야 하게 되고, 가장 심각한 경우, 시장에서 회수되어야한다. 신약이 많은 사람들에게 처방될 때까지도 약에 의한 건강상의 심각한 문제가 드러나지 않을 수도 있기 때문에, 공중 보건 연구단체는 모든 소비자들이 이 규칙을 적용하도록 제안하고 있다: *시장에 나온 지 5년 이하의 신약은 어떠한 것도 사용하지 말고, 그 이상의 효과 있는 약품만이 유용하다.*

수십 년간 시장에서 사용되고 있는 안전하고 효과 있는 약물들은 대부분의 의학적 상황에서, 사용할 수 있는 것이다. 심각한 건강상 문제가 있어 보다 새로운 약으로만이 치료 가능한 경우가 아니라면, 5년 규칙을 따르도록 하라.

표 16.4

중추신경계에 영향을 줄 수 있는 약물의 분류

약 분류	일반명 또는 상품명	의학적 사용	평균 용량의 효과	신체적 의존도	내성발생
아편류	Codeine Darvon Demerol Fentanyl Heroin Methadone Morphine Opium Oxycontin Percodan Vicodin	진통제(통증경감)	통증을 막거나 경감: 나른함과 도취감을 야기. 몇몇 사용자들은 구토 또는 가려움증을 경험함	있음	네
진정제	Amytal Nembutal Phenobarbital Seconal Doriden Quaalude Halcion	진정제, 긴장완화	이완, 잠, 의식 감소와 근육 협응 감소	있음	네
소량 신경안정제	Dalmane Equanil/Miltown Librium Valium Xanax	불안경감 근긴장	약한 진정제: 웰빙감 증가: 나른함과 어지러움 야기.	있음	아니오
대량 신경안정제 (페노티아전)	Mellaril Thorazine Prolixin	정신병 조절	심한 진정, 불안 경감: 혼란, 근경직, 발작 야기.	없음	아니오
알콜	Beer Wine Liquor	없음	이완: 억제손실: 기분의 변화: 주의와 협응 감소	있음	예
흡입제	Amyl nitrite Butyl nitrite Nitrous oxide	근육이완, 마취제	이완, 도취감: 어지러움증 두통과 나른함 야기	없음	?
자극제	Benzedrine Biphetamine Desoxyn Dexedrine Methedrine Preludin Ritalin	체중조절; 졸음병; 피로와 어린이의 과잉행동	의식 증가와 기분 상승; 덜 피곤하고 집중력 증가; 불면증, 불안, 두통, 한기를 야기, 그리고 혈압 상승. 장기적인 사용 후 뇌손상	약간	네
코카인	Cocaine hydrochloride	국소적인 진통제 통증 완화	자극제와 비슷한 효과	있음	아니오
대마초	Marijuana Hashish	녹내장의 경감, 화학치료와 함께 할 때 구토, 천식	이완, 도취감, 지각력 변화; 혼란, 공황, 환각	없음	아니오
환각제	LSD PCP Mescaline Peyote Psilocybin	없음	지각력 변화, 시각과 감각 훈련, 기분 변화	없음	예
니코틴	(In tobacco)	없음	심박수 변화: 떨림, 홍분	있음	예

을 경험한다면, 남용이 된다. 만약 약물사용을 조절할 수 없게 된다면, 역시 약물 남용이 된다.

일반적으로 남용되는 대부분의 약들은 정신활성 물질로서 생각과 인지, 감정과 기분에 영향을 미치고; 다른 말로하면 의식을 변화시킨다(표 16.4). 의식은 정신적 과정을 자각하고 있는 상태이다. 비록 많은 사람들이 '정상' 상태가 어떤 의미인지 표현하기는 힘들다고 해도, 우리 개개인은 '정상' 적인 의식 상태를 갖고 있다. 그런데, 모든 사람은 언제-예를 들면 취하거나 극도로 화가 나거나 슬프거나 우울할 때, 자신의 의식 상태가 정상으로부터 벗어나는지를 알고 있다. 고열이 나도 의식을 환각상태까지 변경시킬 수 있다.

> 자유란, 잃을 것이 하나도 남지 않았다는 또 다른 말이다.
>
> *제니스 조프린*

많은 활동들이 일반적으로, 많은 관점에서 정신활성 약물에 의해 생성되는 의식변경과 비교하여 의식을 변화를 유발하는 의식-변경으로 간주되지 않는다. 장거리달리기 선수들이 경험할 수 있는 의식의 변화를 "달리기 선수들의 고조(runner' s high)"라고 표현하고; 춤은 심리적"고조(high)"나 심지어 의식의 황홀경을 유발하는데, 이슬람의 Sufi교의 춤의 특별한 형태를 연습하는 소용돌이 춤꾼의 목표가 바로 이것이다. 단식도 의식의 심각한 변화를 유발하는데, 이 때문에 자주 오랜 단식이 종교적 훈련의 일부분이 되기도 한다. 롤러코스터나 래프팅, 번지점프와 같은 많은 "전율"을 일으키는 활동은 의식을 변화시키고 아마도 즐거움은 이러한 이유 때문인 것으로 예상된다. 이러한 관점에서, 정신활성약물의 투약은 많은 사람들의 의식을 변화시킬 수 있는 유일한 방법이다.

약물이 변화시키는 인지적, 감정적, 행동적 과정들은 개인의 환경에 조화롭게 적응하는 것이 필요하기 때문에, 정신활성약물을 통한 의식변화는 특히 위험하다. 감정을 즐겁게 유도하는 약물은 잘못된 감각의 이득을 줄 수 있다. 불안(예, 슬픔, 공포, 통증)을 막아주는 약물은 유용한 방어기능을 손상시킬 수 있다. 더욱이, 정기적인 정신활성물질의 사용은 약물을 통해 변화시키고자 하는 생각과 감정과는 무관하게, 목표로 하는 점에서의 뇌의 생리까지도 변화를 유발할 수 있다.

중독(addiction)

약물남용의 많은 위험성 중의 하나는 다음과 같이 정의되

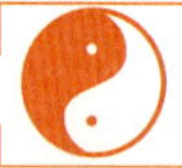

웰니스 지침

중독의 위험요인

위험요인	주요 원인
생물학적 요소(예, 유전적, 신경학적, 생화학적)	
• 중독에 대한 보다 낮은 종속감	• 약물에 도취하기 위해 보다 많은 양의 사용(남용 결핍의 경고 징후)
• 보다 쉬운 내성의 발달; 약물 사용 증가에 적응한 간 효소들	• 중독성 수준에의 보다 쉬운 도달
• 보다 높은 (소)뇌 기능의 회복력 부족과 허약	• 소뇌 기능의 쉬운 악화, 손상된 판단, 사회적 악화
• 원치 않거나 성가신 외부자극을 막아내는 데의 어려움(낮은 자극 장벽)	• 압도된 감정과 스트레스
• 외부나 내부 자극(자극증가)을 강화하는 경향성	• 공격받은 감정이나 공포감; 피해야할 감정
• 주의결핍 과도행동장애나 다른 학습장애	• 실패, 낮은 자존감, 고립
• 생물학적으로 인한 기분 장애(우울과 양극성 장애)	• 조절력 손실이나 우울감의 고통에 대한 자기-치료의 필요; 조증시 안정할 수 없는 무능력이나 동요시 수면 장애
심리사회적 그리고 발달적 "개성" 요소	
• 낮은 자존감	• 고통 제거, 부외집단에 끌림 필요
• 학습된 무기력과 수동성에 따른 우울	• 고통제거 필요; 항우울제로서 자극제의 사용
• 갈등	• 불안과 죄책감

는 점진적이고 만성적인 상황, 즉 **중독**이다.

- *강박(충동):* 정신활성제를 사용하고자하는 압도적인 몰두, 욕망 혹은 유도로서, 약에 대한 과도한 생각이나 약-탐색과 약-비축과 같은 행동 포함
- *조절의 상실:* 약물 사용의 조절이 불가능하거나 약물사용으로 개인의 행동을 통제력을 잃음(예, 충동적 행동, 언어나 신체 폭력, 충동적 성행위)
- *반대의 결과에도 불구한 지속적 사용:* 구속, 실직, 가정파괴, 건강문제들에 직면해도 약물 사용을 멈추지 않는 경향
- *정상적 사고의 왜곡:* 약물투여로 인한 문제를 인정하지 않음(부정)

중독은 만성적이고 점진적이다 : 이것은 시간이 지남에 따라 좋아지지 않고 악화되는 경향이 있다. 중독된 가족 중 한 사람이 '좋아지길' 기대하는 가족은 일반적으로 심하게 실망한다.

신체적 의존 (physical dependence)

중독은 자주 **신체적 의존**(또한 조직 의존이라고도 한다)과 관련 있는, 약물에의 장기노출에 따른 생물학적 적응이다. 처음 혹은 가끔은 정신활성제의 사용은 독성을 유발한다. 왜냐하면 약물이 뇌의 생물학적 균형을 흥분시키기 때문이다. 정신활성제의 지속적인 사용으로, 약이 지속적으로 존재하는데 적응하여 실제 신체적 변화가 뇌조직에서 일어난다(그림 16.4).

합법약물과 불법 약물 모두 신체적 의존을 유발할 수 있다. 약물의 정당성은 약물의 독성이나 약리학보다는 사회적, 정치적, 경제적 고려가 기능을 더 많이 발휘한다. 개인적 그리고 사회적 건강의 관점에서, 알코올은 다른 약물들을 합해도 보다 해롭지만, 여전히 합법적이다.

약의 법적 지위의 변화는 사회적 관습과 인간의 믿음에 따라 달라진다. 1920년대와 1930년대에, 알코올은 미국에

용어

중독(addiction): 약물, 물질, 행동에의 신체적 정신적 의존

신체적 의존(physical dependent): 지속적으로 약물에 의존하는 생리적 상태; 약물이 없을 때 불안, 흥분, 두통, 땀흘림(금단현상) 그리고 때로는 사망을 유발할 수 있다.

위험요인	주요 원인
• 억눌리거나 해결하지 못한 슬픔과 분노	• 만성적 우울, 불안, 고통
• 외상 후 스트레스 장애(만성 혹은 남용 소비자)	• 악몽이나 고통 엄습
사회적 문화적 환경	
• 약물의 구매가능성	• 손쉽고 빈번한 사용
• 부모들의 화학물질-남용	• 자포자기, 불신, 고통의 만연감; 애정 유지의 어려움
• 약물남용이나 무관심 부모, 그 밖의 기능장애 가족형태	• 포기하고 의심하고 통증에 대한 감각이 커짐: 연결을 유지하기 어려움
• 강한 사용이나 남용을 좋아하는 집단 기준	• 간섭 없이 진행될 수 있는 강화되고 은밀한 남용행동
• 친구 기준의 잘못된 지각	• 대부분의 사람이 사용하거나 좋아한다는 신념 혹은 약물사용이 "근사하다"는 생각
• 소음, 빈곤, 인종, 직업스트레스로부터의 심각하고 만성적 스트레스	• 화학적 방업으로 스트레스를 완화하거나 피해야 할 필요
• "소외" 요소: 고립, 공허함	• 고독하고, 기준없고, 불안하고, 지루하고, 단조롭고, 희망없다는 고통스런 감정
• 사회 해체로 인한 어려운 이주나 문화변용, 성이나 세대 차이, 역할 상실	• 완충적 지지체계 없는 스트레스

출처 : Hanson, G.,. Venturelli, P. J., and Fleckenstein, A. (2002). Drugs and society, 7th ed. Boston: Jones and Bartlett Publishers, p.95.

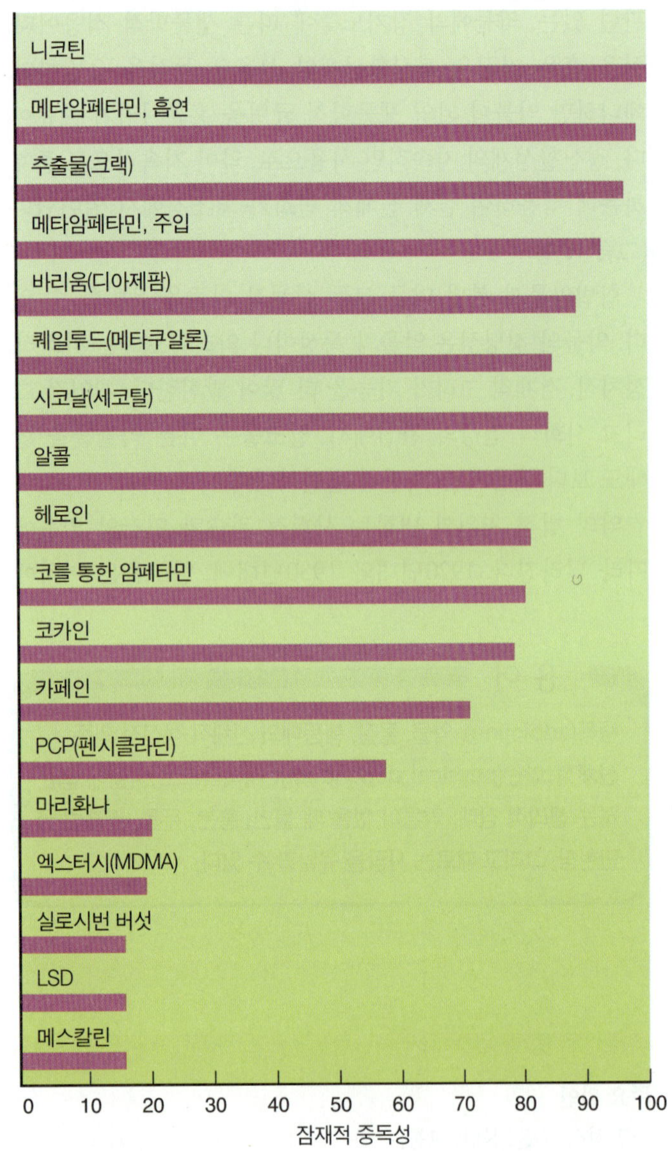

■ 그림 16.4

얼마나 쉽게 중독되고 끊기가 어려운지 다양한 약물을 이용하여 가장 중독성이 높은 것을 100으로 한 건강 전문가 순위를 법적인 것과 불법적인 것 모두 매우 높은 중독성을 가진다는 것에 주의하라.

출처 : Hanson, G.,. Venturelli, P. J. (2001). *Drugs and society*, 6th ed. Boston: Jones and Bartlett Publishers, p.95.

서 불법이었지만 마리화나는 합법이었다. 20세기 초 아편, 몰핀, 코카인은 강장제나 감기 시럽의 형태로 공개적으로 광고되고 판매되었다. 1886년 조지아 약제사에 의해 제조된 코카콜라는 처방약과 음료수 모두로서 판매되었다. "Coke"는 1906년까지 코카인을 함유했고, 이때 코카인이 카페인으로 대체되었다.

내성 (tolerance)

내성은 같은 효과를 내기 위해 필요한 투여량이 증가하도록 하는 약에 대한 신체 적응이다. 그래서 보다 장기간 사용한 사람은, 그 약을 보다 많이 소비해야만 원하는 효과를 낼 수 있다. 신체의 모든 부분이 약물에 일정한 수준으로 내성이 생기는 것은 아니기 때문에, 이러한 높은 투여량은 위험할 수 있다. 예를 들면, 헤로인이나 바르비투르산염 사용자는 약의 심리적 효과에 대한 내성을 가질 수 있지만, 호흡을 조절하는 뇌의 호흡중추에는 내성이 없다. 사람이 심리적 효과에 대한 약의 내성을 극복하기 위해 헤로인이나 바르비투르산염을 많이 투여하면, 과투여로 인해 호흡중추는 기능을 멈추고, 결국 호흡이 멈추게 될 것이다.

금단현상 (withdrawal)

신체적 의존의 중요성은 신체적으로 의존하게 된 약물이 없음으로 인한 신체의 적응현상인, 금단현상(혹은 부재현상)을 경험하는데 있다. 금단현상은 주로 매우 불안하고, 치명적일 수 있다. 예를 들어,어떤 사람이 헤로인에 신체적으로 의존하게 되면, 약을 없앴을 때 불안, 통증, 땀, 근육경련, 환각 그리고 치명적 발작을 경험할 수 있다. 정말로, 금단현상을 경험하는 사람들에게, 다시 한 번 경험할 수 있다는 공포는 약을 계속 사용하게 하는데 있어 약 자체의 효과보다 더 대단한 동기가 될 것이다.

많은 약물에서, **금단현상**은 약물의 주요효과와 반대로 나타난다. 일반적으로 알코올, 아편, 진정제와 같은 중추신경계 진정제의 철회반응은 과흥분, 각성, 과민성, 발작 민감성과 같은 증상을 유도한다. 코카인, 암페타민, 카페인과 같은 자극제의 경우는 졸림, 우울, 의식 감소 등을 유발할 수 있다.

심리적 의존 (psychological dependence)

신체적 의존이외에, 약물은 약물에 대한 극심한 갈망을 나타내는 **습관화** 즉, **심리적 의존**을 발생시킨다. 습관화는 사람이 에너지를 강박적 약물-탐닉 행동에 빠져드는 약물상태로의 욕구에 의해 매우 소모적이 될 때 상해가 될 수 있다. 헤로인, 알코올, 니코틴과 같이 육체적으로 중독되는 약물은 습관화를 자주 일으킨다. 강박적 약물-탐닉 행동의 결과에 따라 인간관계, 직업, 가족관계가 파괴될 수도 있다.

자극제 (stimulants)

자극제는 중추신경계의 활성을 증가시키는 물질이다. 이러한 약물들로는 코카인, 암페타민, 암페타민-유사약물, 카

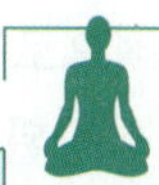

스트레스 관리

명상

대부분의 사람들은 호기심, 동료의식, 혹은 이들의 두 가지 요인들이 결합하여 약물을 시도하게 된다. 그러나 이러한 순수한 시도로서의 시작은 자기-주권과의 싸움이 될 수도 있다.

사람들이 약물 중단하는 데는 많은 이유가 있는데, 가장 일반적인 것으로는 비록 약물 탐닉이 흥분적이기는 하지만, 부작용이 끔찍하고 비극적이다. 비틀즈의 경우가 그러했다. 그들은 약물이 음악의 창조적 노력을 진전시키기 보다는 방해하는 것을 깨달았다. 문을 통해 객관적 사실로 통하는 길을 찾으면서, 그들은 대륙명상(transcnedental meditation, TM)의 창시자인, 마하리쉬 마헤쉬 요기를 만났다. 그래서 부작용과 중독의 원치 않는 짐에서 벗어나 인간의 의식, 자연적 고조감, 심호한 관계 등의 탐험여행을 시작했다.

오늘날 우리는 많은 영상 방법을 알고 있다. 중요한 것은 당신에게 맞는 형태를 찾는 것이다. 명상의 기준이 되는 정의는 깨달음을 증가시키도록 집중을 증가시키는 것이고, 그래서 정말로, 반복 수련을 통해 어떤 약물-유발 고조감을 능가하는 경험을 할 수도 있다.

명상은 어떤 것에 대한 생각을 하지 않는 것처럼, 어떤 것에 대해 지나치게 생각하는 것이 아니다. 명상은 당신의 마음으로부터 명쾌하게 생각하는 방법이고, 바쁜 일상에서는 알아차릴 수 없는 새로운 식견, 지혜, 직관, 계몽의 길을 열기 위해 자기의 검열과정을 불활성화시키는 것이다.

명상의 단계는 간단하다. 단지 (1)조용한 환경 (2)편안한 신체 자세 (3)수동적 자세 (4)(호흡이나 파도소리와 같은)명상적 목표 등이 필요하다.

처음의 세 단계를 이루고 나면, 이러한 운동을 시도하라: 자신이 4피트 직경의 콘크리트 블록으로 만든 관 안에 서 있는 것을 상상하라. 당신이 찾는 것처럼, 벽은 높고, 오르기에는 어무나 높다는 것을 알게 될 것이다. 이 벽은 당신 자아의 벽을 의미한다. 각각의 블록에는 당신이 다루고 있거나 다른 사람과의 풀지 못한 대립의 쟁점 묘사가 새겨져 있다. 이곳을 나가는 길은 신체적 방법을 통해서가 아닌 정신적, 감정적, 영혼적 에너지를 통해서 가능하다. 먼저, 몇 번의 깊고 느린 호흡으로 몸과 마음을 안정시킨다. 당신 마음 속의 각각의 문제(예, 인내, 용서, 초월, 수용)를 나타내도록 시도함으로써, 당신은 천천히 벽이 내려가기 시작하는 것을 보게 될 것이고, 결국 분노와 흥분의 생각과 감정에 더 이상 사로잡히지 않는 지점에 도달하게 될 것이다. 당신은 자신의 마음속의 재한에서 자유로워지게 된다. 이 벽이 사라짐에 따라, 당신 앞과 주위에 나타나는 것은 무엇인가? 무엇을 경험했는가? 잠시 동안 당신이 할 수 있는 모든 것을 느껴보아라. 이것은 바로 당신을 약물없이 사색의 길로 옮겨주고 의식의 세계를 탐험하는 데 도움이 될 많은 명상 운동들 중 하나이다.

페인등이 있다. 이들의 주요 효과는 정신적 각성과 신체에너지 그리고 병적 쾌감상태(그래서 "각성제"라고 일컬어지는)의 유발이 증가한다. 자극제는 또한 불면증이나 말이 많아지게 만든다. 장기간의 자극제 사용은 신체적 정식적 의존을 유발하는 경향이 있다.

코카인 (cocaine)

코카인은 안데스지경에 자생하는 식물인 코카나무, 즉 *Erythroxylum coca*의 잎에서 얻어진다. 수천년 동안 페루, 볼리비아, 콜롬비아 원주민들은 피로 극복을 위해 어느 정도의 자극제 효과를 얻고자 코카 잎을 씹어왔다. 16세기 스페인이 잉카제국을 정복한 후, 코카잎을 유럽에 들여왔고 후에는 북미에도 전해졌다. 19세기 후반에는, 안젤로 마리아니라는 코르시카인이 코카잎 추출물을 생산하여 "몸의 피로를 풀어주고, 정신을 상승시키고, 웰빙감을 유도했다"고 해서 교황으로부터 메달을 받았다. 미국에서는 1880년대 아틀란타의 약사 J C Pembertoon이 코카잎과 콜라 열매의 추

용어

내성(tolerance): 원하는 효과를 내기 위해 필요한 약물의 양의 증가나 중독성 행동에 노출이 증가하는 상태

금단현상(withdrawal symptom): 신체적으로 중독된 약물을 중지한 후에 나타나는 불안하고 때로는 위험한 반응

습관화(habituation): 약물의 반복사용으로 일어나는 심리적 의존

심리적 의존(psychological dependent): 약물이 유발하는 즐거운 정신적 효과 때문에 나타나는 의존

자극제(stimulants): 중추신경계의 활성을 증가시키는 물질

코카인(cocaine): 코카시럽에서 얻어지는 자극제 약물로서, 흥분의 감정, 도취감, 신체적 활기를 유발한다.

출물을 섞어 코카콜라를 만들어서, 당시 심신을 맑게 할 뿐 아니라, "원기를 회복시키고, 활기를 돋우며, 정신적 고통을 치료한다"고 주장하였다. 오늘날에는 물론 코카콜라가 더 이상 코카인을 함유하지는 않지만, 무-코카인 코카잎 추출물이 여전히 향료로서 사용되고 있다. 프로이드(Sigmund Freud)는 기분 상승제로, 우울증 해독제, 몰핀 중독 치료제로서 코카인의 사용을 extoll한다. 그런데, 친구의 코카인에 의한 심각하고 끔찍한 정신이상 반응을 목격한 것이 프로이드의 약물에 대한 열정을 강화시켰다.

불법 쾌락약물로서, 코카인은 주로 백색분말 형태를 코로 들이마("흡입")시거나, 바로 혈관에 주입(AIDS의 절대적인 위험요소), "free base"나 "crack" 코카인을 피우는 방법 등으로 체내에 흡수된다. 이러한 각각의 방법들은 도취감, 활력감, 사고의 정화감을 빠르게 유발하고, 신체의 활력을 증가시킨다. 약의 효과는 수분에서 한 시간여를 지속되는데, 신체에 투여된 양이나 투입경로에 따라 다양하다. 초기의 고조 후에, 소비자들은 감퇴("추락")를 경험하고 보다 많은 약물투여를 극도로 갈망하게 된다.

코카인은 심박수와 혈압을 증가시킨다. 지속적으로 사용하면 식욕, 체중감소, 영양실조, 수면장애 그리고 사고나 기분의 양식의 변화를 초래할 수 있다. 빈번한 코카인 흡입은 코 속의 기도에 염증을 유발하고 코 속의 격막을 영구히 손상시킬 수 있다. 과도한 투여는 발작이나 사망을 유발 할 수 있다(14장 참조). 임산부의 코카인 투여로 인해 태아는 코카인-중독으로 영구 장애를 입거나 심하게는 태아기에 사망할 수도 있다.

코카인은 내성, 신체적 의존, 금단현상을 유발한다. 심리적 의존의 가능성이 매우 크고, 아마도 정신활성제 중에서 가장 강력할 것이다. 일부 사람들은 약물에 대한 갈망이 너무 강하게 발전하여 평생을 코카인 소비에 소모하게 된다.

암페타민 (amphetamines)

암페타민은 중추신경계를 자극하는 합성화학물이다. 가장 일반적인 암페타민 물질들로는 덱스트로암페타민, 메쓰암페타민, 덱스트로메쓰암페타민, 암페타민 자체 등이 있다. 암페타민은 보통 입으로 복용하지만 주사("mainlined")나 흡연으로도 이루어진다. 내복 복용의 효과는 일반적으로 몇 시간 동안 지속된다. 암페타민 속어로는 덱스, 미식축구, 오렌지, 깨, 복숭아, 메쓰, 스피드, 얼음 등이 있다.

비록 암페타민이 의학적으로 기면발작과 주의력 결핍 과잉행동장애를 치료하는데 사용하지만, 원칙적으로는 행복감, 활력 증가, 더 큰 자신감; 향상된 집중력; 향상된 운동과 언어활동; 신체활동의 향상된 지각; 체중감소 등을 유발하는데 합법적으로 사용된다. 암페타민—고조를 경험하기를 바라는 사람들에게 사용되는 것 외에 이들 약물들은 종종 시험을 앞둔 학생, 연예인, 트럭운전수와 같이 잠과 싸우는 사람들에 의해 남용된다.

과도한 암페타민 사용은 두통, 짜증, 졸림, 불면, 공황, 혼란, 정신착란을 야기할 수 있다. 소비자들이 일반적으로 침울하고 피곤하고 장기 수면하는 동안 자극제의 효과가 떨어지면 일어나는 "crash"를 종종 경험한다.

지속적인 암페타민의 복용은 내성을 유발하며, 특히 도취효과와 식욕억제를 유도할 수 있다. 암페타민은 약산 신체적 의존을 유발할 수 있고, 심리적 의존과 특히 수면을 위한 자극효과를 위한 복용주기가 다음날에는 더욱 증가하게 되는 "요-요" 형태의 복용습관을 일으킨다. 장기 복용은 암페타민 정신병, 청각적 시각적 환각, 망상, 감정기복을 유발할 수 있다.

특히 위험한 형태의 암페타민은 "얼음"— 순수한 메쓰암페타민 염화수소의 흡연형태이다. 약물 흡입은 뇌를 거의 즉시 수 시간 동안 지속가능한 고조상태로 도달하게 만든다. 왜냐하면 이 약물은 너무 쉽게 흡입될 수 있기 때문에 충동적 사용의 가능성과 내성과 남용이 또한 매우 심각하다. 이 암페타민은 은밀한 실험실에서 제조되어; 약물의 순도가 실험실마다 상당히 다양하여 남용의 위험이 한층 가중된다.

엑스터시 (ecstasy)

엑스터시는 3-4 메틸렌데옥시메쓰암페타민, 즉 MDM이다. 일반적인 별칭으로는 "아담", "XTC", "명쾌", "정수"등이 있다. 엑스터시는 인조합성물, 즉 자연식물에서는 추출할 수 없는 약물이다. 이 물질은 메쓰암페타민 자극제와 메스칼린 환각제와 유사한 화학구조를 가지며, 자극과 환각 효과를 모두 유발할 수 있다. 엑스터시는 일반적으로 정제형태이고 입으로 복용한다. 또한 분말형태로도 가능하며, 때로는 흡입이나 흡연으로도 투여될 수 있지만, 주사되는 경우는 거의 없다.

엑스터시는 신경전달물질인 세로토닌을 뇌의 뉴런으로부터의 분비를 자극하여, 몇 분에서 한 시간여 동안 지속될 수 있는 고조감을 유발한다. 약의 보상효과는 개인별로, 투여량, 순도, 투여환경 등에 따라 다양하게 나타난다. 엑스터시는 쾌락, 자신감, 활력감을 증가시키는 자극제 효과가 있다. 환각효과는 또한 평온감, 수용감, 공감 등을 포함한다. 소비자들은 또한 친밀감을 경험한다고 주장한다.

엑스터시 사용에 따른 위험은 암페타민과 코카인 사용에 따른 결과와 유사하다.

- 약물 복용 후 수 주 동안의 혼란, 우울, 수면장애, 약물 갈망, 심각한 흥분, 망상증
- 근육긴장, 불수의적 이 떨림, 메스꺼움, 시력저하, 빠른 안구 활동, 무기력, 오한 또는 땀흘림
- 심박수와 혈압의 증가
- 뇌에서의 세로토닌 생산 신경 세포의 장기간 손상
- 장기간 사용에 따른 간 손상

엑스터시 관련 치명성은 보고되어 왔다. 광란이나 파티에서 흔히 나타나는 더위와 군집조건과 합쳐져 오랫동안 춤을 출 수 있게 하는 약물의 자극 효과는 탈수, 고온증, 심장과 신장 마비를 야기할 수 있다. 일부연구자들이 주장하기를 엑스터시는 뇌의 도파민(신경전달 물질) 체계의 장-단기 손상을 유발할 수 있다(Holden, 2002).

미국 몇몇 도시의 파티와 그 밖의 이벤트에 참가한 익명의 사람들을 모아 엑스터시 알약 소유여부 분석을 실시한 결과 63%가 약간의 엑스터시 혹은 그와 유사한 화합물을 갖고 있었고 21%는 기침억제 덱스트로메쓰오어판; 8%가 그 밖의 카페인, 유사 에피드린, 에피드린, 아스피린 등을 갖고 있었고; 9%가 정체불명의 약물을 갖고 있었다(Baggott, 2000). 유사 "엑스터시" 알약인 덱스트로메쓰오어판의 양은 기침억제를 위한 권장량의 2~4배에 이르러, 이는 혼수상태, 과흥분, 심박수 급증, 졸림, 균형감 상실, 유사 PCP 정신병과 같은 독성 증상을 유발 할 수 있다.

1990년대 후반 엑스터시는 미국에서 가장 빠르게 증가하는 불법 약물이다(Klam, 2001). 그 후로 약물 복용인구는 감소하고 있다(그림 16.5).

카페인 (caffeine)

카페인은 커피, 차, 초콜릿, 음료수 등에 사용되는 다양한 식물에서 발견되는 천연자극제이다(표 16.5). 이 음료들과 음식물들은 미국인의 식습관 중 증가부분에 있으며 부분적으로는 정신활성의 특성 때문에 즐기는 것으로 여겨진다.

이러한 카페인의 효과는 대부분의 사람들에게 친숙하다. 그 효과들로는 졸림과 피로(특히 지루한 일을 할 때) 감소시키고, 보다 빠르고 명쾌한 사고의 흐름, 지속적인 일(예를 들면, 타이피스트의 빠르고 거의 실수 없이)을 수행하는 능력을 용량의 증가 등이 있다. 보다 높은 양의 카페인은 불안, 불면, 전율, 불면 등을 유발하고 복잡한 일을 수행하는데 부정적 효과가 있다. 매우 높은 양(10그램, 즉 60컵의 커피)에

> **용 어**
>
> **암페타민(amphetamines):** 중추신경계를 자극하고 때로는 도취상태를 유발하는 합성약물
>
> **카페인(caffeine):** 다양한 식물에서 얻어지는 천연자극제로, 주로 차, 커피, 초콜릿, 음료수 등에서 발견된다.

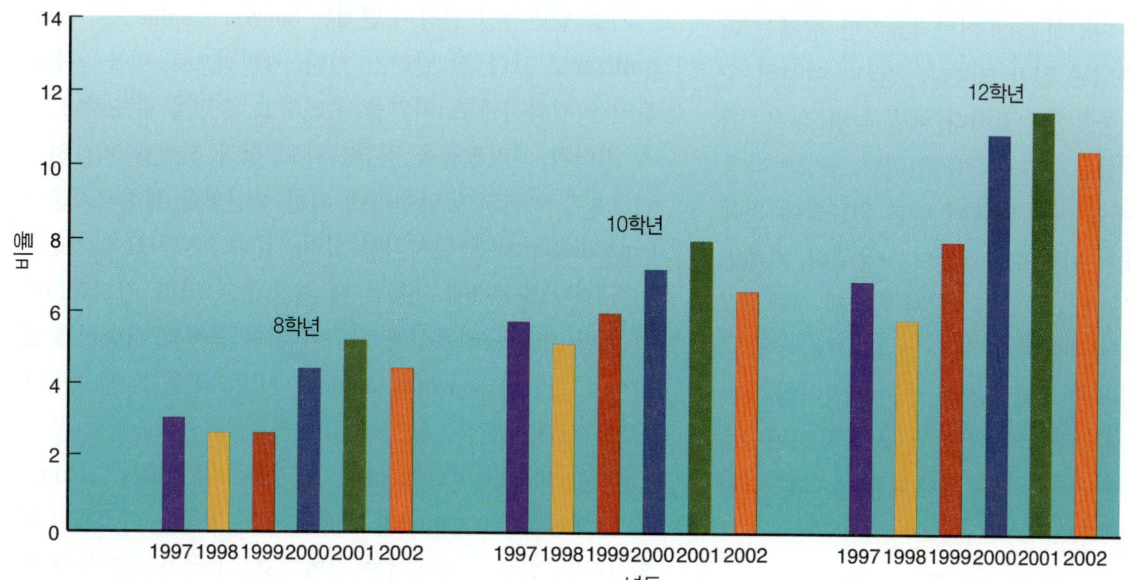

■ 그림 16.5
최소 한번이상 엑스터시를 사용한 경험이 있는 미국 십대의 비율

출처 : U.S. National Institute of Drug Abuse and University of Michigan Institute for Social Research.

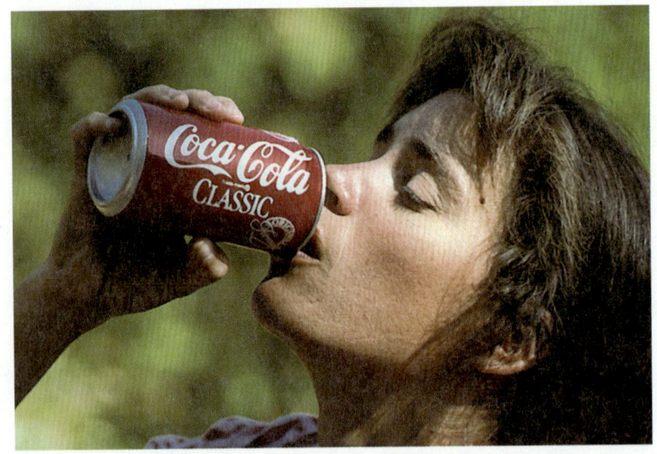

대부분의 미국인들은 물 한잔 마시는 것보다 음료수를 더 많이 마신다. 이 것은 매일 주목할 만한 카페인을 마시는 것을 뜻한다.

표 16.5

음료와 초코렛의 카페인 함량

음료	카페인 함량(mg)	양
제조된 커피	90-125	5 oz.
인스턴트 커피	14-93	5 oz.
디카페인 커피	1-6	5 oz.
차	30-70	5 oz.
코코아	5	5 oz.
코카콜라	45	12 oz.
펩시콜라	30	12 oz.
초콜렛 바	22	1 oz.

출처 : Hanson, G.,. Venturelli, P. J. and Fleckenstein, A. (2001). *Drugs and society*, 7th ed. Boston: Jones and Bartlett Publishers, p.287.

서는 경련을 일으킬 수 있고, 그것은 치명적일 수 있다.

과거에는, 카페인은 다양한 병에 처방되었지만, 현재는 더 이상 의학적으로 사용되는 일이 드물다. 그러나 여전히 수천가지의 비처방약의 중요한 원료이다. 예를 들면, 많은 "활력제"와 "수면억제제"들은 순수한 카페인이다. 통증완화제, 기침약, 감기약 처방에는 이들 약품의 다른 원료들에 의해 생기는 졸림을 막아내기 위하여 카페인이 사용된다. 카페인은 또한 소변량과 수분 배출을 증가시키기 때문에 체중조절이나 생리통 약품에도 사용된다.

만성적인 카페인 사용에 의해 정신적 의존이 일어날 것이고, 자극효과에 대한 내성도 점차 발전할 것이다. 카페인을 중단하면 두통, 짜증, 수면부족, 혼수상태와 같은 약한 금단 현상 또한 일어날 수 있다.

진정제 (depressants)

진정제는 방대한 종류의 약물에 사용되어 각성, 근육 활동도, 환경 지각 등의 수준을 낮추고, 졸림과 진정작용을 증가시킨다. 진정제는 알코올과 수면에 영향을 미치는 약물: 진정제, 수면제, 마취제 등을 포함한다. 많은 그 밖의 항히스타민제와 고혈압이나 심장질환 치료제 약물들은 또한 진정제로 작용할 수 있다. 낮은 양의 진정제는 약한 도취감 유발, 억제 감소, 이완감 유발 등을 할 수 있다. 높은 양에서는 기분, 언행, 근육의 협응 등이 손상될 수 있다.

진정제는 위험하다. 지속적 사용이나 남용은 모두 신체적 정신적 의존, 내성, 불쾌한 금단 현상, 독성들을 수반할 수 있다. 급성적 남용은 혼수상태, 호흡과 심혈관 허탈, 그리고 심지어 사망까지도 일으킬 수 있다. 치명적인 남용의 가능성을 더욱 악화시키는 것은 진정제들의 상승작용, 즉 두 종류 이상의 진정제를 함께 복용했을 때의 효과를 합한 것 보다 훨씬 강한 효과가 나타나는 것이다. 가장 일반적인 상승효과는 barbiturate나 tranquilizer와 같은 진정제를 알코올과 함께 복용했을 때 일어난다.

진정제와 수면제 (sedative and hypnotic drugs)

진정제는 정신적 고요함을 촉진하고 불안을 감소시키는 약물이다. **수면제**는 수면과 졸리움을 촉진하는 약물이다. 이들의 의존성 유발 가능성 때문에, 대부분의 진정제와 수면제는 강하게 규제되고 있으며 처방에 의해서만 구할 수 있다. 그럼에도 불구하고, 진정제-수면제는 미국에서 가장 널리 사용되는 약물들이다.

가장 일반적인 진정-수면제는 benzodiazepine으로 **tranquilizer**로 보다 잘 알려져 있다. 의학적으로, 이들 약물은 불안을 완화시키고, 이완을 촉진하고, 수면을 유도하며, 근육 경련과 처리통증을 경감시키고, 발작 장애를 치료하고, 알코올과 아편의 금단현상에 의한 불편함을 완화시켜준다. benzodiazepine은 일시적인 심리치료나 의학치료에 기반하여 단기간(수 주)에 사용될 때 가장 효과 있다. 장기간(4주 이상)의 사용은 의존성과 단속과 극복 문제의 위험성을 증가시키고 원래 benzodiazepine이 처방되었을 때의 증상을 증가시킨다.

Rohypnol(flunitrazepam)은 "Ropies", "Roofies", "Rope"와 함께 benzodiazepine의 별명이다. 이 약물은 미국에서 불법이지만, 일부 국가에서는 합법이고, 이 국가들로 부터 미국으로 밀수 반입된다. Rohypnol은 성폭행에 대한 여성의 의식과 저항 수준을 감소시키는 효과 때문에 "데이트-강간 약물" 이라고 불리기도 한다. 일부 성폭력의 희생자들은 성폭력당하기 전에 확실히 약에 취해있었고- 일부 경우에는 그에 대한 지식이나 동의없이 투여되었다.

그 밖의 극도의 위험한 "데이트-강간 약물"로는 감마히드록시부트레이트(GHB)와 그 유도체들이다. 이 약물은 무색으로 물에 녹아; 의심 없는 사람은 그냥 마실 수 있고 과도한 경우 사망할 수도 있어서, 일부 젊은이들에게서 일어나고 있다(Nordenberg, 2000). GHB는 1960년대에 식이보조제로서 건강식품점에서 판매되었고, 보디빌더가 근육 성장을 자극하기 위해 사용했었다. 그런데 1990년대까지 더욱 널리 위험하게 사용되었었다. 수백 명의 사람들이 GHB 독성으로 응급실을 방문한 것으로 병원들은 FDA에 보고하고 있다. 1999년, 미시간의 4명의 젊은이들이 9학년의 학생을 독살한 책임이 있었다. 그들은 파티에서 음료수에 GHB를 넣었다. 젊은이들은 특히 다른 사람들이 약물을 사용하고 있다면, 파티에서 물병과 음료를 나눠 마시는 것에 주의했어야만 했다.

Barbiturate는 진정-수면제로서 barbiturix acid와 그 유도체인 amobarbital(Amytal), secobarbital(Seconal), Tuinal(50% amobarbital과 50% secobarbital)를 포함하고 있다. 이들은 benzodiazepine과 barbiturate 보다 덜 안전해서 의학적 처방에는 잘 사용되지 않으며 전정-수면제 요법에 사용된다.

아편 (opiates)

아편은 우울과 중추신경과 화학적으로 관련된 약물이다. 이 물질은 신체적 의존, 습관성, 내성을 유발하고 심각한 금단현상을 일으킨다. 아편은 아편, papaver somniferum, 추출물로 수 천년 동안 다양한 문화에서 도취감, 통증완화, 다양한 질병치료를 위해 사용되어왔다.

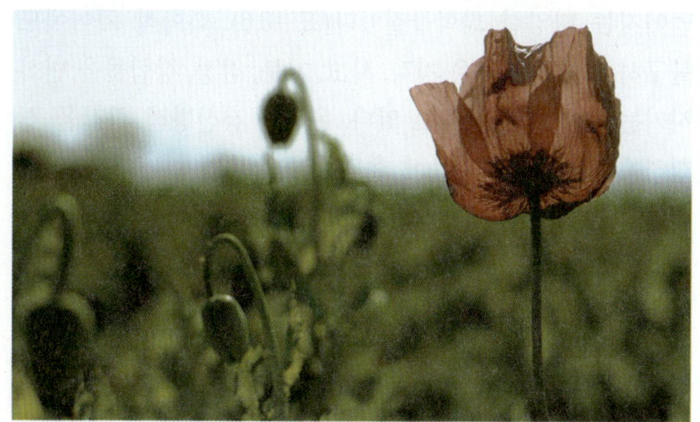
양귀비로부터 몰핀을 얻는다.

의학적으로, 아편은 통증 완화, 기침 해소, 설사 치료에 사용되었다. 이들은 입, 주사, 흡입, 흡연 등으로 투여되었다. 헤로인은 몸에서 몰핀으로 바뀌고, 몰핀은 결국 소변, 침, 땀, 수유임산부의 젖(이것은 수유된 영아도 중독될 수 있음을 의미한다)으로 배설된다. 몰핀이 태반을 통할 수 있기 때문에, 심지어 출생 전에 태아가 중독되어 출생 후 금단현상을 경험할 수도 있다.

아편은 일반적으로 남용되는 물질로, 통증완화와 정신활성 효과 때문에 사용된다. 아편으로 일어나는 심리학적 감흥은 따뜻함, 소속감, 안도감, 감미로움 등의 감정이다. 아편의 규칙적인 사용은 심리적 효과에 대한 내성, 변비, 식욕부진, 절망감, 성욕 감퇴, 동공수축, 생리불순, 졸림 등을 야기할 수 있다. 많은 양이나 지속적인 투여는 호흡마비를 일으켜 치명적일 수 있다.

> 좋은 일이 많다는 것은 환상적인 것이다.
>
> *매 웨스트*

마리화나(대마)

마리화나의 다른 식물명은 cannabis sativa로서, 전 세계에 걸쳐 온화한 기후에서 자란다. 이 식물의 종은 수천 년간 의복과 밧줄을 만드는 마섬유의 재료로서, 그리고 섭취되어 도취감, 안도감, 기분상승, 시간과 공간감의 변화 등을 유발하는 물질로 쓰이기 위해 경작되어왔다.

마리화나의 주요 정신활성 원료는 화학적으로 델타-9-테드라히드로카나비놀(THC)이다. 이물질은 이 식물의 잎, 싹,

용어

진정제(sedative): 중추신경계의 진정제로서 불안과 공포, 걱정을 이완시키는데 사용된다

수면제(hypnoics): 중추신경계의 진정제로서 졸림 유발과 수면을 유도하는데 사용된다

트란퀼라이저(tranquilizer): 중추신경계의 진정제로서 신체를 이완시키고 불안을 안정시킨다

아편(opiates): 중추신경계의 진정제로서 양귀비에서 얻어낸다

마리화나(marijuana): 심리활성적 물질로서 genus *Cannabis* 식물의 마른 잎, 줄기, 꽃, 씨로부터 얻어낸다.

씨, 수지 등에서 얻어진다. THC는 말려 으깬 꽃과 잎을 피우거나 이를 원료로 만든 음식을 통해서 흡수될 수 있다.

하시시(보통 특수 파이프로 피우는 수지)는 마리화나 식물의 꽃과 잎의 끈적끈적한 수지로부터 얻어낸 마리화나의 강한 효능의 유도체이다. 마리화나의 다른 유도체인 *Ganja*는 암 식물의 마른 꼭지를 구성한다. ("개천 수초"라 불리는) *Bhang*은보다 적은 양의 THC를 함유한 이 식물의 부분으로부터 얻어낸다. (스페인어로 "씨 없는" 뜻의) *Sinsemilla*는 마리화나의 암 식물에서만 얻을 수 있는 효능 형태이다. 모든 숫 식물은 씨를 만들지 못하도록 줄기부터 제거하여, 암 식물의 보다 많은 에너지가 성장하고 정신활성물질을 생성하는데 직접 전해지게 한다.

정신활성 효과 이외에 마리화나 섭취는 혼란, 흥분, 공황, 환각, 과대망상 등을 유발한다. 언행과 단기 기억도 손상될 수 있고, 정상적인 정신 상태를 우습게 만든다. 그러나 지각, 운동 협응, 반응 시간이 또한 손상되기 때문에, THC에 중독되어 있을 때 운전이나 다른 기계의 작동은 위험하다. 마리화나의 사용은 또한 기존의 정신적 건강문제와 부정적 기분을 악화시킬 수 있다.

장기간-마리화나의 사용에 따른 일부 건강위험의 가능성은 마리화나 흡연에 의한 기관지염의 유발, 심박수와 혈압의 증가, 약한 면역기능의 강하 가능성 등이 있다. 장기간의 마리화나 사용에 따른 높은 효력으로는 내성과 약한 신체적 의존성 유발이다. 마리화나 흡연은 담배흡연과 같이 발암물질을 함유한다(13장 참조). 연구들인 아직 장기간의 사용이 동기결여나 출산감소(*비동기화 증후군*) 증후군에도 기여하는지를 확인하지 못했다. 과거의 일반적인 믿음과 반대로, 마리화나는 사람들을 살인자나 강간범으로 만들지도, 유전적 손상을 유발하지도 않는다.

1996년 이후, 몇몇 주의 유권자들은 마리화나의 의학적 사용에 찬성했다. 1999년 미 국립과학회 의학연구소(IOM)는 "의학적으로 마리화나 흡연이 추천되는 제한적 상황이 있다"고 보고하였다. IOM의 보고는 마리화나의 활성성분이 통증, 메스꺼움, 에이즈 거식증, 그 밖의 증상에 효과가 있고, 의학적 시도에서 활발하게 검사되어야 한다고 결론 맺고 있다. 이러한 시도는 다른 안전하고, 속효성이고, 신뢰할만하지만 흡연을 통해서 흡입되지 않는 약물의 기전과 연계하여 시도되어야한다.

IOM보고는 마리화나가 녹내장 치료에 효과적이라는 논쟁에 대한 지지점을 거의 찾지 못했다. 마리화나 흡연은 녹내장과 관련된 안압을 약간 낮출 수 있지만, 매우 짧은 시간 동안이었다. 또한 다중 경화증의 근육경련을 제외하고, 파킨슨씨 병과 헌팅톤씨 병과 같은 행동장애의 치료 효과에 대한 증거는 거의 없었다.

연발정부 기금에 의한 IOM 보고서는 정부가 환자와 의사들이 의학적으로 마리화나를 사용하도록 허락할 것을 주장했다. 1992년에 앞서, 미국 정부는 "동정적 사용" 프로그램 하에 특정 환자들에게 의학적 마리화나 사용을 허락했다. 그러나 1999년 연방정부는 IOM의 보고를 거부하고 어떤 이유에서도 마리화나를 사용한 환자들은 모두 기소할 것을 선포하였다. 미 행정부는 매우 경계된 구역내에서 마리화나를 재배하여 메리리놀이라고 하는 약물 속에 이 식물의 THC를 가했다. 메리놀은 암치료에 따른 메스꺼움과 구토, 또한 AIDS에 따른 거식증과 체중감소에 처방될 수 있다. 하지만, 대부분의 환자들은 마리화나 흡연과 비교하여 메리놀의 사용에 따른 증상의 완화를 거의 보고하지 않았다. 대부분의 의사들은 국가의 기소를 두려워하고 의사자격의 박탈 위험성 때문에, 의학적 조건으로 마지못해 마리화나를 처방한다.

마리화나의 불법성을 유지하는 주요 논점의 하나는 초기 마리화나의사용은 다른 불법약물의 사용을 유도한다. 즉 소위 말하는 관문 가설이다. 많은 과학적 연구에서 이러한 질문을 했을 때, 결론은 대립적이었고, 마리화나의 사용, 특히 청소년의 불가피한 사용은 다른 보다 위험한 약물의 사용도 이끌어낼 수 있다는 주장은 아직도 결론 내리지 못했다 (Kandel, 2003).

환각제 (hallucinogens)

환각제는 수많은 식물들과 또한 화학물질 합성실험실에서 얻어지는 다양한 화학물질이다(표 16.6). 화학적 차이에도 불구하고, 환각제들은 지각, 사고, 기분, 감정, 경험들을 변화시키는 능력을 공유하고 있다. 유사한 정신병적 환각을 경험하게 하는 효과 때문에 환각제라고 불리게 된다. 그러나 다양한 면에서 환각제에 의한 경험은 정신병적 환각과는 다르다. 정신병적 환각은 일반적으로 시각적이고 두려움을 주지만, 환각제는 그것이 사실이라는 믿음을 준다. 약물-유도 환각은 시각적인 경향이 있고, 보통 즐거우며, 개개인은 그러한 경험이 일반적인 것은 아니며 정상적 상태의 의식의 일부분이 아니라는 것을 알고 있다.

표 16.6

환각을 일으키거나 환각상태가 되는 것으로 여겨지는 물질

물질 또는 작용 성분	상용 이름
D-리세르그산 디에틸아미드	LSD
트리메트페닐에틸아민	메스칼린
2,5 디메토시 4 메틸암페타민	STP
디메틸트립타민	DMT
디에틸트립타민	DET
테트라히드로카나비놀	마리화나
펜시클리딘	PCP
사일로 사이번	머시룸

환각제는 입으로 섭취하는 것이 가장 흔하고, 식물 그 자체를 먹거나 활성물질을 포함하는 분말을 섭취하기도 한다. 일반적으로, 환각제는 45~60분 사이에 효과가 나타난다. 처음의 신체적 영향으로: 땀, 메스꺼움, 체온증가, 동공확장 등이 있다. 이러한 증상은 결국 가라앉고, 심리적 효과는 섭취 후 1~2 시간 이내에 나타난다. 특별한 물질이나 섭취량에 따라, 1~24시간동안 어느 곳인가를 "여행"하게 된다. 아마도 가장 일반적으로 사용되는 환각제는 **LSD**(D-Lysergic acid diethylamid)로, 보통 "산"이라고 부른다.

환각 경험의 일반적인 특징은 정상적인 심리 기전을 정지시켜 환경과 자아를 통합한다. 자아—환경의 상호작용의 뒤틀림은 약물 복용자를 주변 환경에 극도로 개방하도록 만다. 이러한 이유로, 어떤 약물의 특별한 경험의 에피소드는 환각이 일어나는 환경의 상황에 의해 그리고 복용자의 -기대와 태도 등—"심리적 상황"에 의해, 보다 좋게 혹은 나쁘게, 강한 영향을 받는다.

펜시클리딘 (phencyclidine, PCP)

천사의 먼지, 돼지, 크리스탈, 살린 약초 **PCP** 등으로 알려져 있는, **펜시클리딘**은 원래 의학적으로 동물 마취제로 사용되기 위해 개발되었다. 그러나 약물의 많은 역행 효과로 인해, 합법적 판매가 금지되고 불법 약물이 되었다. 1960년대, 펜시클리딘은—약의 효과 면에서 심각하게 잘못 일컬어진—PeaCePill 로 불렸다.

PCP의 효과는 다양하다: 투여량과 경로에 따라, 자극제, 강하제, 혹은 환각제도 될 수 있다. 일부 의도된 효과로는 외부자극에 대한 민감도 증가, 기분 상승, 이완, 전지전능감 등이 있다. 일반적인 부작용으로는 망상증, 혼란, 불면, 혼미,

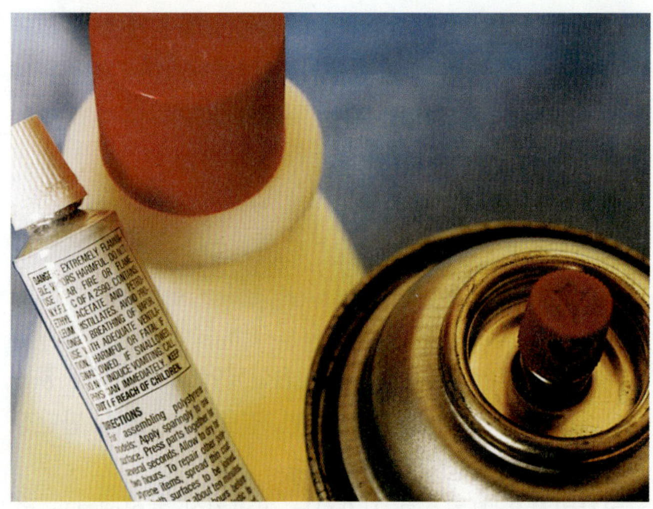

흡입제는 위험하지만, 불행하게도 아이들이 쉽게 찾고 이용할 수 있다.

인격상실, 폭력적 혹은 괴이한 행동 등이 있다. 과투여량에 의해서는 약물이 혼수상태, 호흡 곤란, 정신병 등을 유발 할 수 있다.

많은 경우의 PCP 중독으로 정신병원 응급실에 실려 온다. 이 약물은 지각과 근육 조절을 손상시키고, 소비자는 약물에 영향으로 높은 곳에서의 추락, 익사, 자동차 사고나 충돌과 같은 사고 등을 당하기 쉽다. PCP는 내성이나 신체적 의존을 유발하지는 않는다. 그러나 체내에서 천천히 소멸되기 때문에, 만성 중독자는 장기간 약물의 영향을 경험할 것이다.

PCP의 영향은 끔찍하거나 생명을 위협하지 않더라도, 예측하기 어려우며 빈번하게 우울해진다. PCP는 다른 정신활성 물질에 비해 의도하지 않는 보다 위험한 중독 증상을 나타낸다. 약물거래자들은 가끔 은밀하게 PCP를 마리화나나 코카인 혹은 가짜 PCP와 섞어 LSD, DMT, 기타 약물들이

용어

하시시(마리화나) (hashish): Cannabis 식물의 끈적끈적한 수액

환각제(hallucinogens): 심리활성물질로서 뇌의 감각 과정을 변화시키고, 비현실의 시각적 청각적 감각을 유발한다(예, 환각적)

LSD: 강력한 환각 화학물질; 투약은 뇌의 화학을 변화시키고 다양한 환각상태와 행동적 효과를 일으킨다

펜시클리딘(phencyclidine, PCP): 투약경로와 투여량에 따라 자극제, 진정제 혹은 환각제가 될 수 있는 약물; 원래 동물 마취제로 개발되었다

라고 속인다. PCP는 상대적으로 만들기 쉽기 때문에, 보다 쉽게 구할 수 있고 위험한 불법약물 중 하나이다.

흡입제 (inhalants)

흡입제는 쉽게 증발하는 다 양한 종류의 화학물질로서, 들이마시면 알코올과 같은 다양한 형태의 진정효과를 나타낸다. 알코올처럼, 흡입제는 중추신경계에 작용하는 진정제이다. 일반적인 의도효과는 억제가 손실되어 도취감이나 흥분감이다. 비의도 효과는 졸림, 불면, 집중장애, 혼돈, 판단장애, 환각, 급성 정신이상 등이 있다.

기분전환을 목적으로 사용되는 일반적인 흡입제로는 다음과 같은 것들이 있다.

1. 모형비행기 접착제, 손톱광택 제거제, 구두약, 페인트 박막제(신나), 휘발유 그리고 아세톤, 톨루엔, 나프타, 핵산, 시클로핵산과 같은 물질 등 공업용 화학약품
2. 에어졸 스프제이 제품
3. 아질산 아밀, 산화 질소("웃음가스"), 디에틸 에테르, 클로로포름과 같은 마취제

이 물질 등은 휘발성이기 때문에 쉽게 몸속으로 들어간다. 증기는 보통 비닐봉투를 이용해 흡입한다. 마취제 효과는 수분 내 느껴지고, 고조감은 1시간 이내로 지속된다. 규칙적으로 흡입하는 사람은 사춘기 전이나 그 밖의 약물을 살 돈이 없는 사람들인 경우가 많다. 일부 성인들은 아질산 아밀("불꽃, 아질산아밀 앰플")을 성관계시 사용하며, 이 약물이 성경험을 증대시킨다고 믿는다. 산화 질소 즉 "웃음가스"는 쉽게 구할 수 있기 때문에 일부 의료인들이 자주 사용한다.

흡입 화합물은 내성이나 금단현당을 유발하지도 않고, 신체적 의존을 유도하지도 않는다. 하지만 위험하다. 조절 불가능한 행동에 따른 해로움뿐 아니라, 이 물질들은 신장과 간, 폐를 손상시키고 정상적인 심장박동을 흥분시킬 수 있다.

2000년 실시된 약물 남용에 대한 미 가정 조사결과 12~17세 사이의 미국인들의 흡입제 사용은 매우 가파르게 증가하고 있다. 조사에 따르면 2백만 이상의 어린이들이 흡입제를 사요하고, 어떤 아이들은 7세에 이미 사용을 시작한다. 흡입제 사용의 징후로 어른들이 아이들의 옷의 페인트자국, 충혈이나 눈물, 화학물질의 숨 냄새, 입 주위 염증, 취한 행동 등을 통해 관찰할 수 있다.

> **용 어**
>
> **흡입제(inhalants):** 증발물질로 흡입하면 알코올과 같이 취하게 된다

아나볼릭 스테로이드 (anabolic steroids)

아나볼릭 스테로이드는 남성호르몬인 테스토스테론의 합성 유도체이다. 이 테스토스테론 유도체는 골격근의 성장을 촉진하고 제지방량을 증가시킨다. 아나볼릭 스테로이드는 처음에 경기력 향상을 꽤하는 엘리트 운동선수들에게 남용되었다. 오늘날 선수들이나 일반인들 모두 운동수행력 증가와 또한 체형을 변화시키기 위해 사용한다.

아나볼릭 스테로이드는 입으로 복용하거나 주사되며, 전형적으로 계속적이기 보다는 수주나 수개월의 주기를 갖는다. 소비자들은 자주 몇 가지 종류의 스테로이드를 같이 사용한다. 이 과정을 축적하는 것으로 알려져 있다. 아나볼릭 스테로이드는 제지방 질량, 근력, 장기간의 강한 훈련을 하는 능력 등을 증가시킨다. 아나볼릭 스테로이드의 부작용은 간암, 황달, 체액 정체, 고혈압, 심각한 여드름, 떨림 등이 있다. 정소 위축, 정자 수 감소, 불임, 대머리, 유방의 발육 등이 남성에게서 나타난다. 여성은 얼굴모발의, 성장, 월경주기의 변화나 중단, 클리토리스의 비대, 굵은 목소리 등이 부작용으로 나타난다.

약물 사용 줄이기 (reducing drug use)

대부분의 사람들은 한 가지 이상의 약물을 한번 이상 사용한다. 사람들은 두통, 속쓰림, 긴장, 경련, 피로, 불안 등을 완화시키기 위해 약물을 사용한다. 또한 약물은 잠들게 하기위해 그리고 각성되어 있기 위해 사용된다. 약물은 신체적 혹은 정신적 문제를 위해 사용된다. 올바르게 사용되었을 때는, 약물은 질병을 치료하고 예방하는 결정적 역할을 할 수 있다.

그러나 우리 사회는 약물을 과다사용하고 약물에 과다의존 되어있다. 가장 건강한 접근은 가능한 한 약물사용을 하지 않는 것이다. 웰니스는 약물을 사용한다고 이루어지는 것은 아니다. 처방약이든 비처방약이든, 혹은 사회적으로 제공되는 약물이든 그 일상적인 사용이 중지되어야한다. 개개

인은 약물이 건강을 유지하고 회복하기위해 필요한 경우와 약물의 효과가 건강상 위험을 억제할 수 있는 경우를 배워야한다.

모든 약물은 위험하고, 특히 불법 약물의 사용은 위험하다. 그래서 당신은 약의 품질과 효력의 세기 모두에 대해 확실히 해둬야 한다. 대부분의 기분전환 약물의 사용은 불법이다. 그래서 사용하다 체포되면 소비자와 판매자는 모두 구속된다. 여전히 많은 미국사회의 국민들, 특히 젊은이들은 한 가지 이상의 불법약물 사용을 시도한다. 약물을 시도하는 것은 바로 당신이 약물에 얽매이게 되고, 심리 고조되면 사고를 일으키게 되고, 과다 사용으로 죽을 수 있는 기회를 얻게 되는 것이다.

건강에 대한 중요한 생각

1. 다음의 그래프는 신약 검사결과를 보여준다. 환자 4 집단이 참여하였다. 첫째 집단은 위약, 둘째 집단은 20mg, 셋째집단은 40mg, 넷째집단은 80mg의 약물을 받았다.
   a. 이 결과는 약물이 효과적이라는 가설을 지지해주는가? 그렇다면 혹은 그렇지 않다면 이유는 무엇인가?
   b. 몇 퍼센트의 사람들이 약물 없이 잘 지낼 수 있는가? 그 이유를 설명하시오.
   c. 최대 몇 퍼센트의 사람이 약물로 잘 지낼 수 있을 것으로 기대될 수 있는가?
   d. 만약 80 mg으로 가장 많은 사람들이 원하는 효과가 나타난다면, 실험자는 왜 100mg의 효과에 대한 보고는 하지 않았는가?

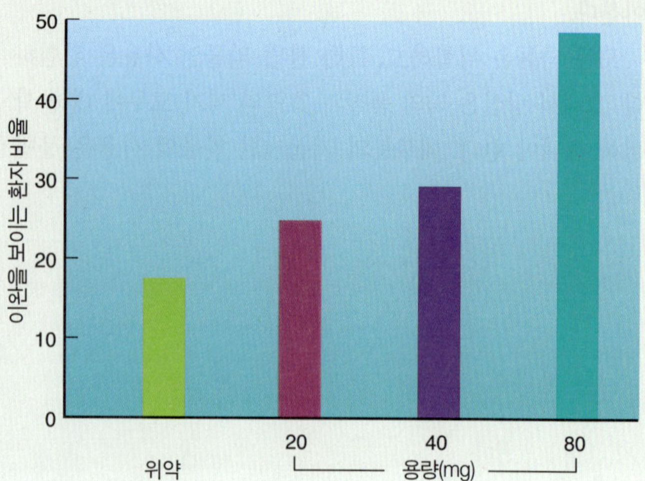

   c. 십대들의 마리화나, 알코올, 담배 그 밖의 약물 경험에 대한 당신의 의견은 무엇인가?

2. 밥 코즐로는 어느날 일찍 퇴근했다. 그의 차소리가 도로에서 들려오자, 16살의 아들 제이미는 친구 맥스와 나눠피우던 마리화나를 재빨리 처리했다. 코들로 부인은 십대에 마이화나를 경험한적이 있었기 때문에, 제이미와 맥스가 무었을 하고 있었는지를 그 냄새를 맡고 즉시 알아차렸다.
   a. 카즐로 부인은 이 상황을 무시해야하는가 아니면 어떠한 반응을 보여야하는가? 그렇다면 그 이유는 무엇인가?
   b. 맥스의 부모에게 그 사실을 알려야 하는가?
3. 왜 일부 약물들은 불법인가? 어떤 특성이 불법성과 합법성을 구분짓는가? 만약 당신이 무한한 권력과 재원이 있다면, 미국의 불법 약물문제를 풀기위해 무엇을 할 것인가?
4. 물질의 사용과 남용이 어떤 방법으로 당신의 생활에 접근하는가?

건강 리뷰

- 사람들은 역사적으로 병의 치료나 사회적 상호작용 촉진 등의 다양한 이유로 약물을 소비해 오고 있다. 약물은 인체의 생리를 변화시킬 수 있는 화학물질이다. 대부분의 약물은 세모막이나 세포내에 위치한 수용체와 결합하여 작용하여, 생물학적 활성을 변화시킨다.
- 합법 혹은 불법, 의료적 혹은 비의료적 약물의 사용은 미국 내에서 넓게 퍼져있다. 약물 사용은 제약업계의 과도한 광고에 의해 장려되고 있다.
- 약물남용은 약물의 과도한 사용으로써, 자주 그 조절 시점을 잃게 된다. 많은 약물의 남용은 정신활성 즉, 사람의 생각과 감정, 지각을 변화시키는 작용을 한다. 많은 정신활성 약물은 신체적 의존을 유발하고; 일부는 정신적 의존을 일으킨다.
- 내성은 약물의 반복사용으로 신체가 적응함으로써 원하는 효과를 내기위해서는 투여량을 계속-증가시키도록 하는 것이다.
- 미국 내 가장 일반적인 정신활성약물은 자극제(코카인, 암페타민, 카페인), 진정제(진정제, 신경안정제, 수면제), 아편, 마리화나, 환각제, 코카인, 엑스터시 등이다.
- 마리화나의 의학적 사용은 몇몇 주에서는 합법화되어있다.

건강과 웰니스 온라인

웹 사이트는 건강과 웰니스에 대한 풍부한 정보를 담고 있다. 웹 브라우저 소프트웨어를 이용하여 인터넷을 실행하면 건강과 웰니스에 대한 현존하는 많은 주제에 대해 새로운 통찰력을 얻을 수 있을 것이다.

Jones & Bartlett 출판사의 웹사이트인 health.jbpub.com/hwonline을 실행해라.

참고 문헌

Baggott, M., et al. (2000). Chemical analysis of Ecstasy pills. *Journal of the American Medical Association, 284,* 2190.

Classen, D. (2003). Medication safety. *Journal of the American Medical Association, 289,* 1154–1156.

Fals-Stewart, W. (2003). The occurrence of partner physical aggression on days of alcohol consumption: A longitudinal diary study. *Journal of Consulting and Clinical Psychology, 71,* 41–52.

Holden, C. (2002). Drug find could give ravers the jitters. *Science, 297,* 2185, 2187.

Kandel, D. B. (2003). Does marijuana use cause the use of other drugs? *Journal of the American Medical Association, 289,* 482–483.

Klam, M. (2001, January 21). Experiencing Ecstasy. *New York Times Magazine,* 38–79.

Lasser, K. E., et al. (2002). Timing of new black box warnings and withdrawals for prescription medications. *Journal of the American Medical Association, 287,* 2215–2220.

Nordenberg, T. (2000). The death of the party. *Consumer Reports, 34,* 14–17.

The stalling game — Sweetheart deals and patent extensions keep lower-cost generic drugs from consumers. (2001, July). *Consumer Reports,* 36–40.

Stinson, S. C. (2001). Chiral pharmaceuticals. *Chemical & Engineering News, 79,* 79–97.

U.S. General Accounting Office. (2002). Prescription drugs. FDA oversight of direct-to-consumer advertising has limitations. Available: http://www.gao.gov/new.items/d03177.pdf.

추천 도서

Alterm, J. (2001, February 12). The war on addiction. *Newsweek,* 35–54. A series of articles by *Newsweek* reporters on various aspects of the "war on drugs" in America.

Graedon, J., and Graedon, T. (2001). *The people's pharmacy: Guide to home and herbal remedies.* New York: St. Martin's. A compendium of the pros and cons of common drugs and herbals.

Gray, M. (2000). *Drug crazy: How we got into this mess and how we can get out.* New York: Routledge. A scathing account of America's decades-long war on drugs, which has benefited only two groups of people: professional antidrug advocates and drug lords.

Hanson, G., Venturelli, P. J., and Fleckenstein, A. (2002). *Drugs and society,* 7th ed. Boston: Jones and Bartlett Publishers. A useful text.

Iversen, L. L. (2000). *The science of marijuana.* New York: Oxford University Press. A well-known neuropharmacologist summarizes the historical and recent research on marijuana.

Klam, M. (2001, January 21). Experiencing Ecstasy. *New York Times Magazine,* 38–79. The author describes his experiences with Ecstasy and reasons for not using the drug in the first place.

Regan, C. (2001). *Intoxicating minds.* London: Weidenfield Nicolson. Discusses the effects and dangers of all legal and illegal drugs recreationally, including caffeine and alcohol.

추천된 웹 사이트

이들 웹사이트를 연결하기 위해 health.jbpub.com/hwonline을 방문하라.

Prevention Online (Prevline)

가정, 학교, 그리고 직장에서 알콜과 약물 남용을 막기 위해 약물 남용과 정신 건강 서비스국의 국립 알콜과 약물정보센터.

Public Citizen Health Research Group

(위험하게 처방된 약을 경고해주는) 매달 '나쁜약-좋은약' 을 발간하는 비영리단체. 이 기관은 또한 FDA 정책과 약물 산업도 보고해준다.

U.S. National Institute of Drug Abuse

국립 건강연구소의 지회로서 약물 남용을 향상시키고, 중독을 예방하고 치료, 정책을 결정한다.

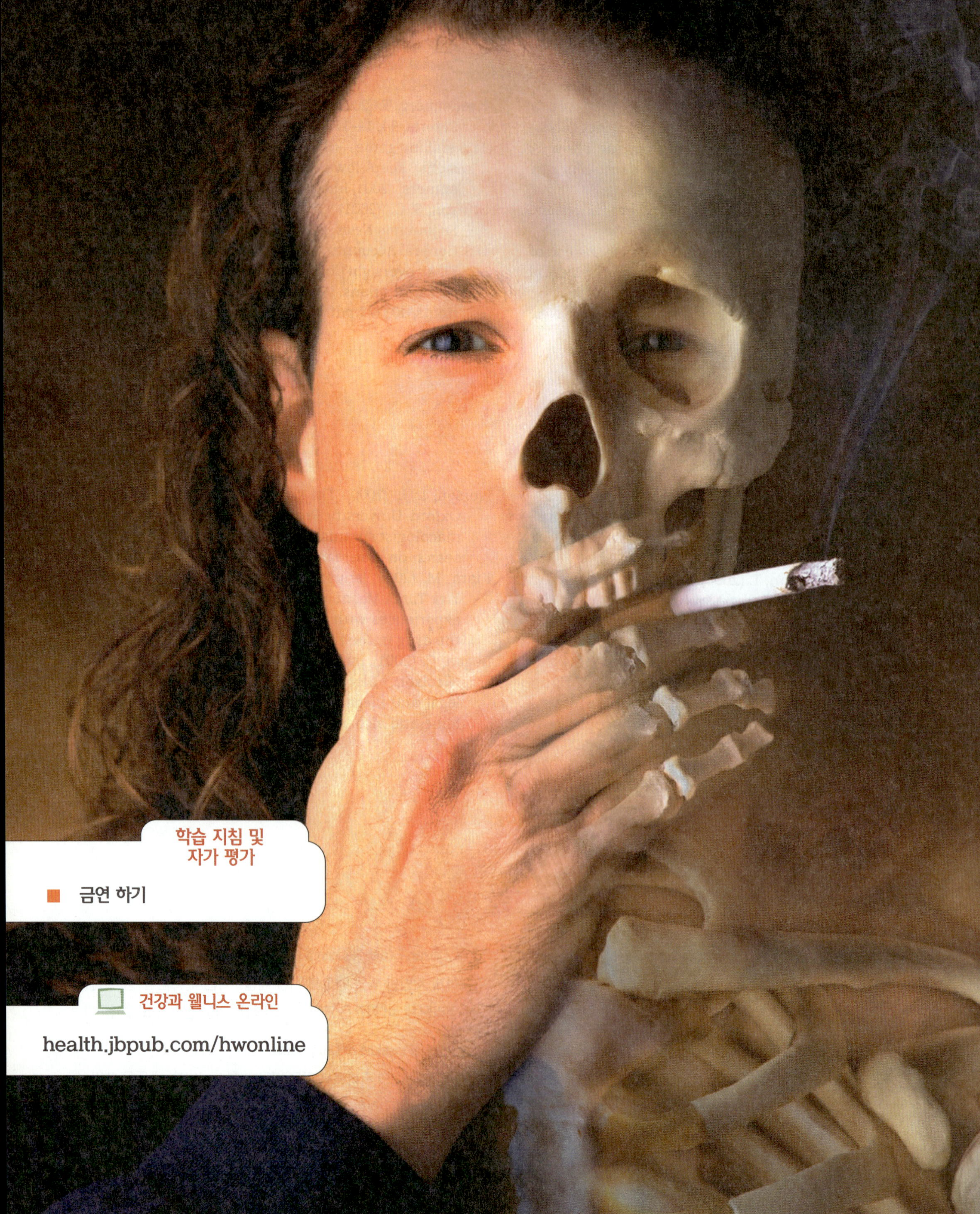
학습 지침 및
자가 평가
금연 하기
건강과 웰니스 온라인
health.jbpub.com/hwonline

학 습 목 표

1. 흡연의 해악을 기술할 수 있다.
2. 담배의 생리적인 영향을 알고 설명할 수 있다.
3. 연기 없는 담배 사용의 위험성을 기술할 수 있다.
4. 어린이들을 포함한 비흡연자에 있어서 담배연기 흡입의 영향을 기술할 수 있다.
5. 왜 일부 사람들이 흡연을 하는지 설명할 수 있다.
6. 금연 방법을 알 수 있다.
7. 담배 회사가 젊은이들에게 흡연을 장려하는 다양한 방법을 기술할 수 있다.

제 17 장

담배 소비 제거하기

(Eliminating Tobacco Use)

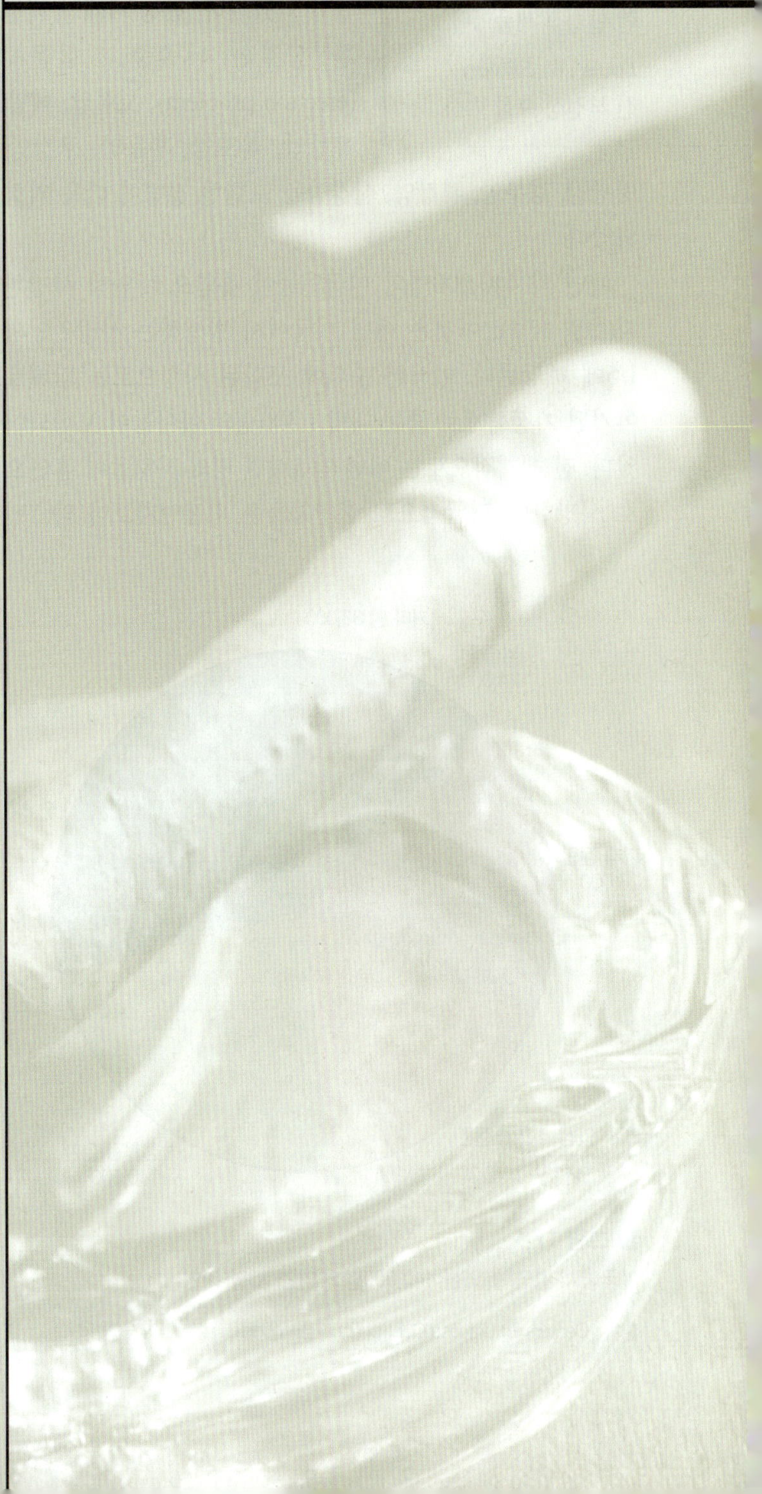

경고 : 공중위생국장관(surgeon general)은 흡연이 건강에 해롭다고 단정하였다.

지금 흡연에 관한 이 메시지와 흡연의 위험성에 관한 다른 경고문을 모든 사람들이 알게 되었다. 그러나 경고에도 불구하고, 미국에서는 18세 이상의 연령 약 4천6백만 명이 흡연하고 있으며, 미국에서 중독성 약물로 니코틴(nicotine)을 가장 많이 생산한다.

> **담배는 의도적으로 소비되는 제품 중에 사람을 사망하게 하는 유일한 합법적 제품이다.**
>
> *Louis. W. Slifvan*
> 전 보건성 수석 비서.

흡연과 관련된 보건비용은 많은 비용이 소요된다. 미국에서 약 천만 인구가 흡연에 의해 질병발생이 되었거나, 만성 폐쇄성 폐질환, 심질환, 뇌졸중, 직립문제(erection problem), 고혈압, 폐암, 유방암, 식도암, 후두암, 구강암, 방광암, 경부암, 췌장암, 신장암을 포함한 질병이 더욱 악화되었다.

매년 약 440,000명의 미국인들이 흡연으로 인해 사망한다(그림 17.1); 이것은 매년 미국에서 발생하는 사망원인의 1/5에 해당된다. 이러한 수치에 포함된 사항으로는 담배로 야기된 가정화재로 죽는 대략 1,300명의 아이들이 포함되어 있다. 전 세계적으로는 매년 약 5백만 명의 사람들이 흡연으로 사망한다. 평균적으로 흡연자들은 비흡연자보다 약 7년 일찍 사망한다. 담배 소비는 미국에서 단독적으로 가장 크게 막아낼 수 있는 사망 원인이다. 뿐만 아니라 흡연의 경제적 비용은 엄청나다. 담배 흡연은 매년 건강비용과 생산성 손실 측면에서 1천5백9십억 달러 이상의 비용이 든다.

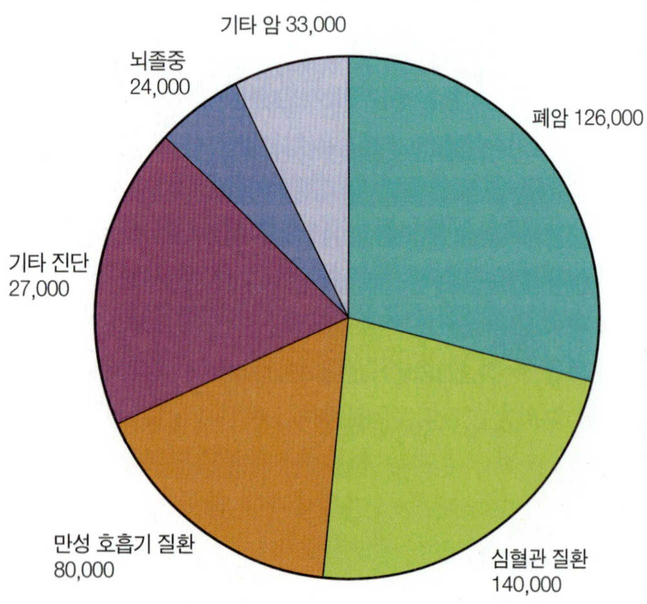

■ **그림 17.1**
미국에서 흡연에 의한 440,000명의 연간 사망 원인

출처 : Centers for Disease Control and Prevention.

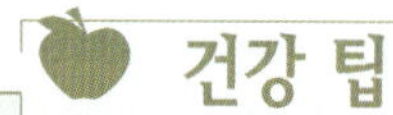

건강 팁

흡연을 늘리는 것은 재정적으로 당신의 미래를 어둡게 한다.

흡연 습관은 흡연자들에게 많은 돈을 들이게 한다. 하루에 한 갑의 흡연가는 1년에 약 1,275 달러를 담배 구매에 사용한다(한 갑 구매비용 + 세금 = 3.50 달러). 만일 이 돈이 매년 8%의 이자율로 투자되어 당신에게 되돌아온다면 총계는 다음과 같다.

- 1년 후 1,377 달러
- 5년 후 7,494 달러
- 10년 후 18,506 달러
- 20년 후 58,506 달러
- 30년 후 44,416 달러

이 비용 중 약 3백5십억 달러의 비용이 담배세, 직접 비용(direct cost), 건강보험의 형태로 흡연자 자신들에 의해서 부담된다. 나머지 흡연 관련 비용은 비흡연자들이 부담한다. 평균적으로 미국 사회에서 판매된 담배 한 갑당 미국 사회가 부담하는 흡연과 관련된 건강비용은 약 4 달러 정도가 소요된다.

미국에서의 담배 소비
(tobaco use in the united states)

미국 남성 약 2천4백만 명, 미국 여성 약 2천2백만 명이 담배를 피운다. 흡연에 관한 사회적인 시각이 더욱 부정적으로 되었기 때문에 미국 성인 가운데 흡연 예방 가능자가 지난 50년 동안 감소되어 왔다(그림 17.2).

미국 대학생들의 약 1/3이 최소한 가끔씩 담배를 피운다(Rigotti Lee, and Wechsler, 2000); 대략 학생의 절반이 하루에 1개에서 10개의 담배를 피운다. 반면 12%는 하루에 1갑 이상의 담배를 피운다. 18세 미만의 미국인 중 흡연 인구는 1990년대 동안 증가했지만, 그 후에는 감소되었다.

특히 젊은 사람들의 흡연은 다루기 힘든 점이 있다. 왜냐하면, 사춘기는 정기적으로 담배를 소비하는 때이며, 담배에 의존하기 시작하는 때이기 때문이다. 담배를 매일 피우는

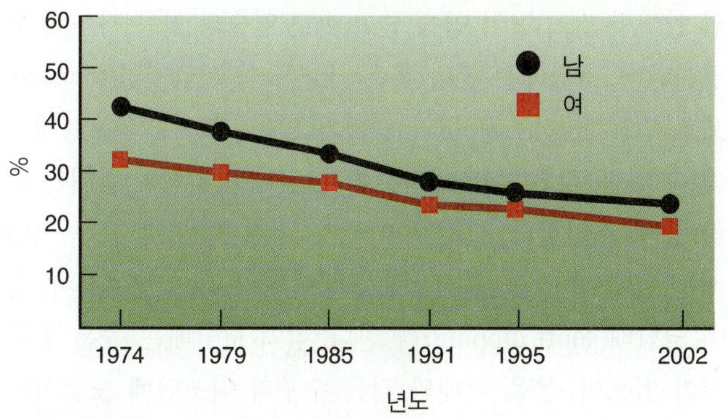

■ 그림 17.2
담배를 흡연하는 미국 인구의 % 백분율

출처 : National Centers for Health Statistics.

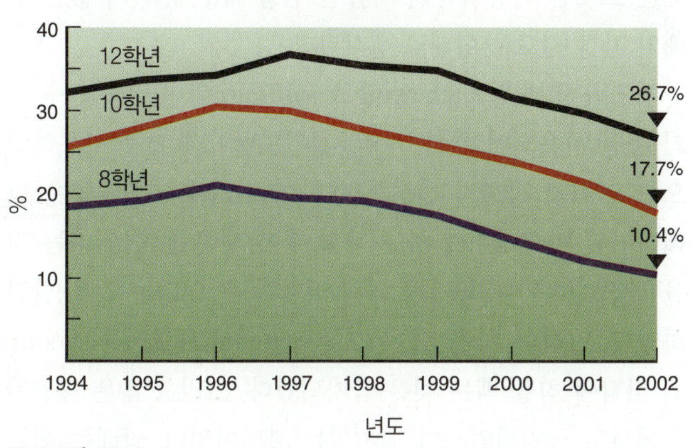

■ 그림 17.3
미국 청소년의 흡연율
미국 10대 중 흡연은 1990년대 중반에 최고 많았으며 그 후 서서히 감소되었다. 이 그래프는 각 연령집단에서 최근에 흡연을 시작한 10대의 비율을 보여준다.

출처 : National Institute of Drug Abuse and the University of Michigan Institute for Social Research.

성인의 중에 3/4은 18세 무렵부터 담배를 피웠었다.

담배란 무엇인가? (what is tobacco?)

연기나는 담배(smoking), 씹는 담배(chewing), 코담배(snuff)를 위해 사용된 담배는 *니코티니아 타바큠(Nicotinia tabacum)* 식물의 잎사귀 가공품이다. 이 식물은 아열대 기후에 가장 잘 자라나는 서반구 원산지 식물이다.

담배는 미국 항해에서 돌아온 스페인 사람들에 의해 16세기에 유럽사회로 전래되었다. 스페인 사람들은 담배를 오늘날 소비되는 만큼 상당히 많이 소비하는 미국 본토인으로부터 흡연에 관해 배웠다. 실제로, "담배(tobacco)"란 단어는 돌돌 굴려 말은 담뱃잎 혹은 잘게 썬 담배를 흡연하기 위해 사용된 파이프에 붙여진 담배의 인디안 용어이다.

흡연습관은 신속하게 유럽에 퍼져나갔으며, 스페인 식민지로부터 담배를 수입하여 공급하였다. 19세기 무렵, 사회적 관습의 변화로 담배 흡연을 씹는 담배로 상당히 대체하게 되었다. 심지어는 담배 흡연 보다 더 많은 사람들이 코담배(snuff) 형식으로 담배 냄새를 맡는 습관이 있었다. 1880년대에서야 담배 제조기가 미국에서 발명되었으며, 담배 연기를 마시는 흡연의 형태가 주류는 이루는 담배 형태가 되어 전 세계에서 사용되었다. 카멜(Camel) 담배는 1913년에 도입되었으며, 근대의 흡연시대를 선도 하였다. 동시에 미국 암 학회가 같은 해에 설립되었다.

담배소비를 위한 담배가공 공정은 담뱃잎 수확과 관련되어 있는데, 몇 가지 건조방법 중 어떤 한 가지로 담뱃잎을 건조한다. 건조된 담뱃잎을 잘게 자르고, 다양한 형태의 담뱃잎이 상업적으로 호감이 가는 혼합물과 섞여진다. 심지어는 태우기에 용이한 화학성분 뿐만 아니라, 종종 향료와 색소를 첨가한다. 마지막으로 그 혼합물은 담배, 파이프 담배, 씹는 담배를 제조하는데 사용되거나, 시가(cigar)를 만들기 위해 건조된 담뱃잎으로 감싸게 된다.

가장 친숙한 담배의 화학적 구성성분은 **니코틴**(nicotine)이다. 그러나 담배가 탈 때, 대략 4,000개의 다른 화학물질들이 흡연으로 방출된다. 이 화학물질들은 아세톤(acetone), 아크롤레인(acrolein), 일산화탄소(carbon monoxide), 메타놀(methanol), 암모니아(ammonia), 질소 이산화물(nitrous dioxide), 황화수소(hydrogen sulfide), 여러 미네랄 성분(trace)들과 방사능 성분들, 산, 살충성분(insecticides), 및 기타의 물질들을 포함하고 있다. 이러한 화학 성분들 외에, 담배 흡연은 폐암의 원인으로 증명된 **타르**(tar)라고 알려진 담배 연기의 황갈색 찌꺼기로, 헤아릴 수 없는 미세한 미립자들을 포함하고 있다.

담배에는 43종의 화학성분들이 암을 일으키는 원인으로 알려져 있다. 인도로부터 온 손으로 말은 담배인 *비디(bidis)*는 상업적인 것보다 덜 해로운 것이라고 잘못 알려져 있다. 비디는 표준적 담배(cigarette)의 담배(tobacco) 내용물의 절

용어

니코틴(nicotine) : 증가된 각성, 다양한 기타 심리학적 영향, 빠른 맥박을 일으키는 담배에 있는 중독성 화학성분
타르(tar) : 담배 흡연의 황갈색 찌꺼기

반 정도를 포함하므로, 그것들은 담배(tobacco) 그램당 25% 이상의 니코틴을 포함하고 있다. 한 개의 비디는 미국 담배보다 담배 연기와 니코틴이 더 적다. 그러나 "라이트(light)" 담배의 흡연가들처럼 비디 흡연가들은 많은 담배를 흡연함으로써 차이를 만들어 내는 것 같다.

담배의 생리학적 영향 (physiological effects of tobacco)

대부분의 담배 흡연의 생리학적 영향은 니코틴의 약리학적 효과에 기인한다. 가장 뚜렷한 영향은 심박수 증가, 아드레날린(adrenaline) 분비 증가, 뇌에 대한 직접적 흥분 효과를 포함하고 있다. 이러한 담배의 생리학적 영향이 결합되어 담배 흡연가들은 불을 붙일 때 "쾌감(rush)"을 경험 할 수도 있다. 또한 피부 온도가 낮아지고, 다리와 발에 혈류를 감소시킨다. 니코틴은 대부분의 초기 흡연가들이 경험한 욕지기와 구토의 원인이 된다. 니코틴에 대한 중독은 흡연자의 습관 영속에 큰 책임이 있다.

담배 흡연이 심혈관계에 미치는 악영향은 아마도 니코틴과 일산화탄소로 부터 온 결과인 것이다. 그것은 심혈관 질환의 진행에 기여한다고 생각된다. 다른 해로운 화학성분이 암의 진행과 호흡기 질환의 유발에 기여한다. 이러한 화학성분들 중에는 벤조피렌(benzo-a-pyrene), 아자아렌(aza-arenes), N-나드로사민(N-nitrosamines), 방사성 폴로늄(radioactive polonium)이 있다. 폴로늄(Polonium)은 방사성 붕괴 생성물서, 토양의 천연 성분이다. 토양에서의 방사능 미립자(radioactive particles)는 담배 잎사귀 털에 있다. 결국에 담배 흡연의 한 부분이 되는 것이다. 간접 흡연을 통하여 흡연자와 비흡연자 양쪽 모두 방사선 가스(radon)를 담배로 빨아들이게 된다. 이 방사선 물질들은 폐의 가는 공기주머니에 축적될 수 있으며 암성 변화를 폐 조직에 일으킬 수 있다.

무연 담배 (smokeless tobacco)

무연 담배는 두 가지 형태는 **씹는 담배**(chewing)와 **코담배**(snuff)가 주된 형태로 사용할 수 있다. 씹는 담배(chewing tobacco)는 3개의 다른 형태로 가공된다: 견고하지 않은 담배잎사귀, 견고한/습기 있는 씹는 고형담배(firm/moist plug), 그리고 비틀고/줄로 묶은 씹는 담배(twist/rope chewing tobacco). 씹는 담배(chewing tobacco)의 씹는 부분은 입 안에서 씹거나 입 안에 놓고 아랫 입술과 잇몸 사이에 고정시킨다. 코담배는 분말 혹은 가늘게 자른 담뱃잎(tobacco)으로 만들며, 건조된 것과 습기가 있는 것의 2가지 형태로 쓸 수 있다. 많은 유럽 국가들에서, 건조된 코담배 냄새는 코를 통해 흡입한다. 그러나 미국에서 손가락으로 잡는 코담배는 입에 넣고, 뺨(볼)과 잇몸 사이의 자리에 놓여지며, 침액-코담배(snuff dipping)라 한다. 침액-코담배는 높은 중독성이 있으며, 몸을 담배와 같은 수준의 니코틴에 노출시킨다. **습식 코담배**(moist snuff)는 공기와 화기에 오래 보관된 담뱃잎으로 제조된 것으로, 가는 입자로 가공되고 둥굴고 평평한 용기에 습기있는 담배 형태로 포장된다. 습식 코담배는 그것을 가공하는데 사용된 방법 때문에, 연기 없는 담배의 가장 해로운 형태로 생각된다.

씹거나 냄새 맡기(chewing & sniffing) 위한 담배는 수 세기 동안 사용되어 왔다. 무연 담배는 남 · 녀 모두 사용하였으며 19세기 말까지 번성하였다. 이 시기에 과학자들은 박테리아와 바이러스가 침 안에서 살아 생존할 수 있다는 것을 발견하였으며, 공기에 의해 퍼져갈 수 있다는 것을 발견하였다. 가래나 침을 뱉는 그릇(spittoon)과 술집(barroom)의 바닥에 침을 뱉는 것은 금지되었다. 그리고 많은 공공장소에서도 금지되었으며 심지어는 불법이었다. 담배는 씹는 담배와 코담배로 대체되었다.

담배 흡연의 위험이 분명해지자, 1970년대에 다시 씹는 담배(chewing tobacco)는 유행되었다. 담배가 발암성 물질로 발표되고, 광고자들은 무연 담배를 담배(cigarettes) 흡연에 대해 건강 대체물인 것처럼 판촉을 하였다. 그러나 이러한 광고는 사실이 아니다. 무연 담배는 담배 흡연을 하는 것처럼 니코틴에 대한 의존성을 만들어낸다. 무연 담배는 입, 입술, 그리고 잇몸에 암을 유발한다.

무연 담배는 또한 잇몸에 딱딱하고 흰 반점(leukoplakia: 백반), 잇몸의 염증성 병변(gingivitis: 잇몸염)과 같은 다른

용어

씹는 담배(chewing tobacco) : 잘게 썰어진 무연 형태의 담배, 아랫 입술과 잇몸 사이의 입안에 놔두거나, 씹음.

코담배(snuff) : 무연 담배의 형태; 분말이나 가늘게 썬 담뱃잎으로 만듦

습식 코담배 (moist snuff) : 공기와 화기에 오래 보관된 담배잎사귀로부터 만듦; 무연 담배의 가장 해로운 형태

글로벌 웰니스

담배, 정책과 자산

전 세계 국가들은 세계경제와 국민의 건강에 나타나는 담배 흡연의 비극적인 결과를 파악하려고 노력하고 있다. 현재 전 세계의 5백만 인구가 매년 담배 흡연으로 죽는다. 세계보건기구는 2020년까지 8백40만 명의 인구가 매년 담배 관련 질병으로 죽을 것이며, 이 사망자들 중 약 2/3가 개발 도상국가에서 일어날 것이라고 판단하고 있다. 이러한 세계적인 보건 위기에 대항하여 싸우기 위해, 세계보건총회(World Health Assembly)는 담배 소비와 판매를 제한하는 국제협약을 입안(draft)하기 위해 1999년에 조직되었다.

170개 국가들의 대표들이 협약을 공식화하기 위해 수차례 만났다. FCTC(Framework Convention on Tobacco Control: 담배 통제 관리에 관한 협약)라는 협약이 2003년 5월 모든 국가에 의해 승인되고 동의되었다.

FCTC는 담배 광고를 금지하였다. 그러나 미국과 같은 헌법상 언론의 자유를 보장하는 나라에서는 이러한 조치가 위법이었다. 대신에 이러한 나라에서는 보다 적은 제한을 적용하였다. 담배에 포장지에 쓰여진 건강 경고문이 포장 표면의 최소 30%를 차지하도록 제안되었다.

처음으로 국제협약에서, 제조자들은 그들 제품의 건강 영향에 대해 책임을 져야한다는 개념을 도입하였다. 처음에 미국은 세계적 담배 소비를 줄이기 위해 강력한 담배 통제 규정의 개념을 지지하였다. 그러나 2001년 1월에 취임한 조지 부시 이후, 미국은 대부분의 협약 규정에 대해 지지를 철회하였으며, 가장 큰 미국의 대기업인 필립모리스와 담배 제품의 세계에서 가장 큰 수출업 회사인 US 타바코 컴퍼니가 새로운 규정을 공식화 하였다. 예를 들면, 담배 산업은 상표권의 돌파구로써 담배갑에 건강 경고문의 최소 크기를 사용하도록 하는 계획안을 거부하였다. 또한 국민에게 담배의 상업적 판매는 허용하지만 무료 담배의 배포를 금지하는 규정도 거부하였다.

미국은 세계에서 가장 엄격한 금연법을 갖고 있다. 그런데 처음에 전 세계 담배 회사를 통제하는 조치에 강력한 지지를 했던 미국이 왜 반대의 입장을 보이는가? 아마도 돈이 그와 관련하였다고 본다. 2000년 대통령 선거 캠페인에서 미국 담배 회사들은 7천만 달러를 부시와 다른 후보자들, 그리고 공화당 조직에 기부하였다. 같은 회사는 민주당 후보와 선거 조직에 1백 4십만 달러를 기부하였다.

2003년 6월 16일 FCTC가 28개국과 유럽연합에 의하여 최종 결론지어지고 비준되었다. 여러 건강 대책에 따라 나라들은 담배 소비를 줄이도록 촉구되었다. 이 협약에서는 "모든 사람은 담배 소비와 노출에 의해 제기된 건강의 영향, 중독성, 치명적 위험에 관하여 알아야 한다."고 기술하고 있다. 그리고 이 협약은 모든 나라들이 담배 흡연으로부터 사람들(특히, 아동과 건강문제가 있는 사람들)을 보호하기 위해 정책적 조치를 취하도록 요구하고 있다. 미국은 이 협약에 사인하는 것을 거부하였다.

구강 질환을 야기한다. 이들 병변의 대부분은 양성이지만, 병변의 약 2%에서 6%까지 암으로 발전된다. 어떤 무연 담배 사용자는 혈압의 현저한 증가를 보이는데, 이것은 심질환 발생의 중요 요인이다.

무연 담배는 또 다른 건강문제와 연관되어 있다. 견고하지 않은 씹는 담배에 있는 미강 설탕(taste enhancing sugar - 맛의 강화 설탕)과 감미료는 미식가들의 치아를 썩게 할 수도 있다. 담배에 함유되어 있는 연마성분(abrasive ingredient)은 치아와 아랫 입술 또는 치아와 볼 사이의 오랜 기간 동안 담배가 고정된 부위에 잇몸 약화를 야기 시킨다. 담배 사용자들은 맛과 냄새의 상실 혹은 구취를 경험한다.

무연 담배 사용에 관한 사회적 결과로는 치아, 의복, 자동차에 남아있는 누렇거나 갈색의 얼룩이 있다; 담배는 치아 입술, 혀, 의복에 배어들 수도 있다. 담뱃진을 뱉는 것은 다른 사람들에게 역겨움을 준다.

무연 담배에 관한 건강상의 위험은 상당히 분명해졌으며, 여러 가지 조치들이 국민들에게 담배의 위험성을 각성하도록 취해졌다. 1986년에 포괄적 무연 담배 보건 교육법(Comprehensive Smoleless tobacco Health Education Act)이 통과되었다. 이 법안은 TV나 라디오에 모든 무연 담배 광고를 금지시켰으며, 모든 담배 포장에 건강 위험 경고문을 넣도록 명령하였다. 그러나 인쇄매체, 자동차 경주, 로데오(rodeo; 말 타기 대회)에서의 광고는 젊은 사람들의 무연 담배 소비를 증가시켰다. 청소년 남자를 목표로 하는 집중적인 마케팅 때문에 남자 선수들은 특히 무연 담배의 사용의 유혹에 쉽게 빠졌으며, 대회기간 동안 대학선수들에게 무연 담배의 무상 배포, 직업 선수에 의한 홍보, 그리고 무연 담배 소비의 편의성 때문에 젊은 사람들의 소비가 증가

되었다.

시가 (cigar)

시가 흡연자들은 일반적으로 시가 연기를 흡입하지 않기 때문에, 시가 흡연이 해롭지 않다고 오해하게 된다. 그러나 비흡연자와 비교된 흡입하지 않는 시가 사용자는 폐암으로 죽을 위험이 3배나 되며, 흡입하는 시가 사용자는 폐암으로 인한 사망 위험이 11배나 된다. 시가 흡연자는 담배연기를 흡입하든 안하든 입술, 혀, 입, 목구멍, 식도, 후두, 췌장, 방광의 암으로 인한 사망 위험이 더 높다. 왜냐하면 시가는 일반적인 담배보다 더 많은 타바코(tobacco)를 함유하고 있으며, 훨씬 더 오래 타기 때문에 더 많은 연기를 발생시킨다.

일반적으로 시가의 간접 흡연은 담배가 포함하고 있는 동일한 독극물(독소)을 많이 포함하고 있으며, 암을 유발하는 물질도 더 많이 포함되어 있다. 2000년이 되어서야 건강에 해롭다는 경고문이 시가 포장에 의무화 되었다.

흡연과 질병 (smoking and disease)

유럽과 미국에서 담배 소비가 시작될 때부터 사람들은 흡연의 해로운 영향의 가능성에 관해 염려해왔다(그림 17.4). 18세기와 19세기의 의학적 문헌에서 여러 논문들은 담배 흡연이 구강암, 설암, 그리고 폐암을 일으킨다고 주장하였다. 담배 흡연이 건강에 미치는 영향에 관한 현대의 연구는 흡연자들이 비흡연자들보다 확실히 질병의 발생률이 높거나 훨씬 높다는 압도적인 증거를 제시하였다. 흡연이 관상동맥 질환; 폐암; 기관지염; 폐기종; 후두암, 입술이나 구강암, 방광암과 위암; 십이지장궤양암; 알레르기를 유발하는 요인으로 평가되었다.

압도적인 자료에서 흡연자들의 암, 심질환, 그리고 호흡기 질환으로 발생한 사망률이 비흡연자들 보다 높다는 것을 보여준다. 실제로 흡연은 평균 7년까지 인간의 예상 수명을 감소시킨다. 35세에서 70세 연령 사이의 흡연자들은 흡연하지 않는 사람들보다 3배 더 높은 사망률을 가지고 있다.

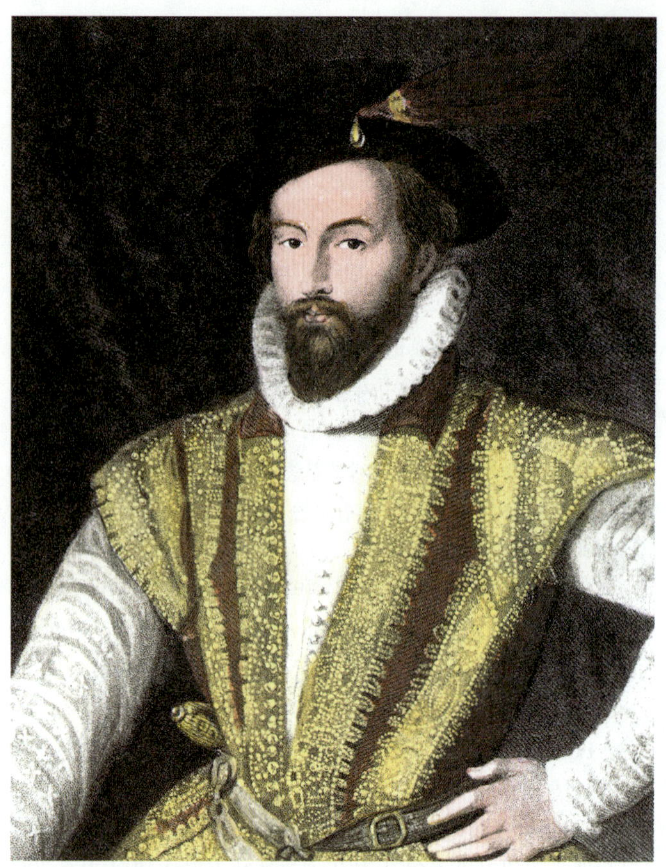

■ 그림 17.4

"눈에는 몹시 싫고, 코에는 불쾌하고, 뇌에는 해롭고, 폐에는 위험하고, 악취를 풍기는 연기를 내뿜는 습관이 무서운 지옥의 스티지안(Stigian) 연기와 가장 유사하다." 그래서 영국의 제임스 1세는 1604년에 담배에 대한 강력한 반대를 발표하였다. 월터 롤리(Walter Raleigh)는 16세기 말에 영국의 엘리자베스 여왕의 법정에서 흡연의 습관을 장려하고 대중화하였다. 그러나 제임스 1세는 1603년에 엘리자베스가 죽자 왕이 되었고, 강력히 흡연 습관을 반대하였다. 제임스 1세는 롤리(Raleigh)를 결국 정치적 이유 때문에 참수하였다. 그러나 아마도 롤리는 왕의 재임 시에 너무 많이 담배를 피운 것 같다.

아이들에 있어서 부모 흡연의 영향 (effects of parental smoking on children)

부모의 흡연은 임신 초기와 아동의 삶 전반에 걸쳐 지속적인 해를 준다. 흡연은 자연유산, 신생아 사망과 영아 돌연사 증후군(SIDS)의 위험 요인이다. 환경적으로 담배 흡연(environmental tobacco smoke: ETS)에 노출된 임산부는 저체중 유아를 출산할 위험에 노출된다.

비흡연 환경에서 자라난 자녀들과 비교하여 환경적으로 담배 흡연에 노출되어 자란 자녀들은 기관지염, 폐렴 혹은 다른 호흡 계통 감염에 높은 위험성을 갖는다. 그들은 또한 천식과 귀 감염에 더 높은 위험성이 있다.

담배 소비가 건강에 미치는 영향 (health effects of tobacco use)

AIDS, 좋지 않은 음식, 좌식 생활양식, 차량사고, 알코올, 살인, 불법마약, 자살, 화재로 인한 사망 보다 더 많은 사람들이 흡연으로 사망한다. 흡연은 실제로 암(특히 폐암, 식도

암, 구강암, 췌장암, 신장암, 방광암), 심혈관질환(예, 관상동맥질환, 뇌졸중, 고혈압), 폐질환(예, 만성 폐쇄성 폐질환과 폐렴), 화상(burns), 저체중 출산이 야기되는 유아문제를 일으킨다.

폐암 (lung cancer)

폐암은 남 · 녀 모두에게 어떤 다른 유형의 암보다 더 많은 사망의 원인이 된다. 매년 약 171,000명이 폐암으로 진단을 받으며, 약 160,000명이 폐암으로 사망한다. 여성에게 발생한 폐암은 70% 이상이 흡연에 의한 것이며, 남성에게 발생한 폐암의 거의 90%가 흡연이 원인이다. 폐암으로 죽는 많은 남성들이 1940년 이래 꾸준히 증가해왔다.

남성들 중 폐암에 의한 사망률이 흡연 남성의 감소로 줄어들기 시작했지만, 최근 30년 동안 흡연 여성의 증가로 폐암에 의한 여성의 사망률은 증가하고 있다. 1987년에 미국 역사상 처음으로 여성 사망의 암-관련 주된 원인으로 유방암보다 폐암이 더 많아졌다. 폐암에 의한 사망의 증가는 전체 암 사망률을 계속 증가시키는 주요한 원인이다. 폐암 사망률이 통계에서 제외된다면, 주로 암 예방 노력과 향상된 진단과 치료 때문에 암 사망률은 수년 동안 서서히 떨어지고 있다(13장 참조). 이러한 상황은 폐암이 모든 질병 중 가장 잘 예방될 수 있는 것 중 하나이기 때문에 역설적일 뿐만 아니라 비극적이다. 폐암 예방을 위해서 사람들은 단지 담배 흡연을 중지하는 것(또는 시작하시 않는 것)이 필요할 뿐이다.

어떻게 흡연이 폐암과 다른 부위에 암을 유발하는지에 관한 완벽한 생물학적 설명은 아직 못한다. **발암성 물질**로 알려진 43개 성분이 담배 연기에서 발견되었고, 이러한 발암성 물질이 세포 변화를 초래하여 암을 유발하는 것으로 생각되고 있다.

심장 질환 (heart disease)

담배 흡연은 심질환의 위험을 증가시킨다(14장 참조). 흡연은 심장 근육 벽에 긴장을 증가시킬 수 있고, 근육 수축률을 가속시키며, 심박수를 증가시킨다. 담배 흡연은 심장의 일량을 증가시킴으로써 산소와 기타 영양을 필요로 하게 한다. 흡연은 또한 몸에 좋은 콜레스테롤인 고밀도 지단백질 콜레스테롤을 감소시키고, 플라크(plaque) 형성과 혈액응고를 촉진시킨다.

기관지염과 폐기종 (bronchitis and emphysema)

기관지염과 **폐기종**은 때로 천식과 분류되는 **만성 폐쇄성 폐질환**(COPD)으로서 호흡기 질환이다. 이러한 질병들은 호흡기계의 폐쇄 또는 일부분의 파괴에 기인한 호흡곤란과 관련되어 있다. 종종 사람들은 동시에 한 가지 이상의 호흡기 질환으로 고통을 겪는다.

기관지염은 기도 상부, 주로 주된 공기 통로인 **기관**(trachea)에 염증이 있는 상태이다. 기관지염은 공기 통로에 있는 세포에 의한 과도한 점액 생성이 특징이며, 기관지염은 지속적인 기침(흡연자의 기침)과 많은 양의 가래 생성과 같은 주된 증상을 일으킨다. 폐질환에 걸린 사람들은 짧은 호흡을 경험한다.

> 삶에서 실망하는 두 가지 방법이 있다; 하나는 당신이 원하는 것을 얻지 못하는 것이고, 다른 하나는 그것을 얻으려는데 있다.
>
> *George Bernard Shaw*

명백하게 기관지샘(gland)에 의한 과도한 점액 생성은 흡연에 의해 초래된 자극에 대한 반응이다. 불행히도 기관지염의 증상을 생성하는 병리(pathology)는 금연과 오염된 공기에 노출되는 것을 줄이는 것 또는 양쪽 모두로 거의 완전히 역전될 수 있다. 하지만 많은 사람들이 수년 동안 끊임없는 기침을 하고 살며, 그들의 몸이 주고 있는 메시지와 관계없이 지내고 있다. 만일 호흡기계 질환의 과정을 진행되는 상태로 놔둔다면, 기침으로 고통 받는 사람들은 다른 호흡기계 질환에 취약성을 증가시키고, 호흡기관은 어쩔 수 없이 손상될 수 있다.

용 어

발암성 물질(carcinogen) : 사람이나 다른 동물에게서 암을 일으킬 수 있는 물질.

기관지염(bronchitis) : 자극의 결과로서 폐의 기관지 염증; 만성 기침이 흔히 수반된다.

폐기종(emphysema) : 폐포의 점진적인 퇴행으로 호흡과 산소 흡수가 더욱 어렵게 된다.

만성 폐쇄성 폐질환(chronic obstructive pulmonary diseases : COPD) : 호흡기 구조물인 기관지와 폐를 통해 산소 흡수에 신체 능력을 제한하는 질병으로 천식, 기관지염, 폐기종이 포함된다.

기관(trachea) : 호흡 기관의 위쪽 부분

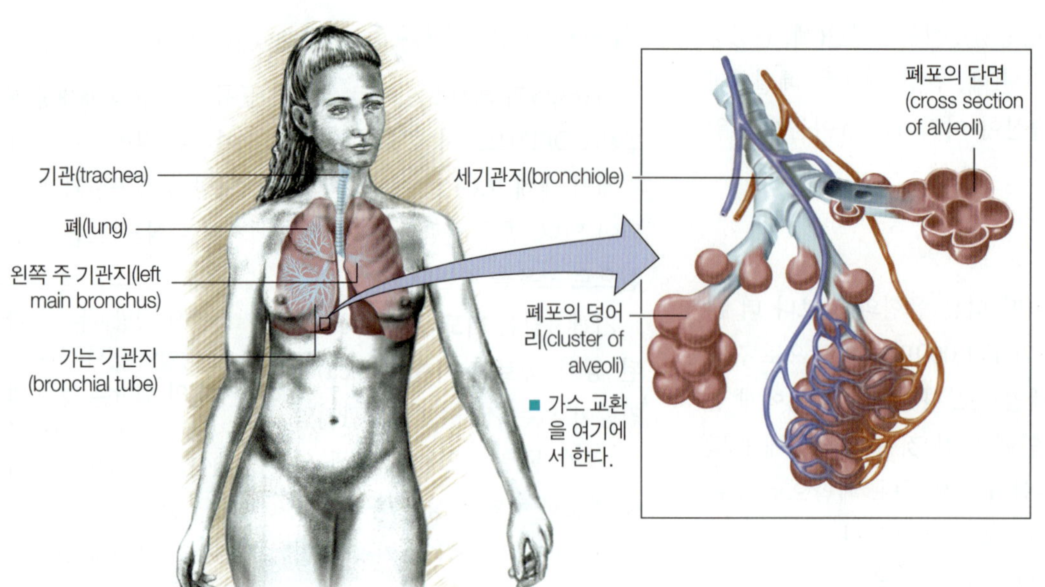

■ 그림 17.5
호흡기 계통
산소를 제공하고 이산화탄소를 제거한다. 폐포라고 하는 폐 속의 가는 공기주머니를 통해 산소가 들어가고 이산화탄소는 배출된다. 호흡기 계통의 나머지는 폐포에서 가스 교환을 촉진한다.

흡연은 폐기종의 주요 원인이며, 폐기종은 **폐포**(alveoli)라고 불리는 폐안의 깊이 작은 공기주머니의 파괴로 인해 초래된 결과이다(그림 17.5). 폐에는 수백만 개의 폐포가 있다; 폐포의 얇은 막은 호흡 가스, 산소, 이산화탄소의 교환이라는 호흡의 기능을 한다.

폐기종은 폐안의 공기 주머니 벽이 탄력성을 상실한 장애 상태이며, 점차적으로 파괴된다. 산소를 얻고, 이산화탄소를 제거하는 폐의 능력이 손상되고, 심장이 더 힘들게 일하는 것이 요구되며, 이러한 심장의 부담 증가로 심장이 커지게 된다. 폐기종은 천천히 진행되고, 회복될 수 없는 폐포 손상의 과정이다; 질병 진행과정에서 병이든 사람들은 더욱더 큰 호흡곤란을 겪게 된다.

폐암처럼 담배 흡연이나 공기 오염에 의한 폐기종의 정확한 기전은 밝혀지지 않았다. 한 가지 가설은 다음과 같다. 폐에 있는 면역체계에 의해 생성된 대식세포(macrophages)와 백혈구(leukocytes)가(12장 참조) 무심코 폐 근육을 파괴하는 효소를 몸에 방출하여 이물질의 파괴에 정상적으로 작용한다. 정상적으로 항트렙신(antitrypsin) 알파-1(AAT)이라 불리는 단백질은 폐에서 파괴효소의 활동을 억제한다. 억제 단백질은 효소 엘라스타제(elastase: 펩타이드 결합의 가수분해를 촉매하는 효소)의 활동을 차단한다. 만일 이러한 적절한 조절이 되지 않는다면 폐포가 파괴되어 폐기종을 초래한다. 어떤 사람들은 유전자 결함으로 인해 낮은 수준의 억제물질을 갖고 있고, 이런 사람들은 특히 폐기종의 위험이 높다.

> **용어**
>
> **폐포(alveoli)** : 산소와 이산화탄소를 교환하는 폐 속의 작은 공기주머니

비흡연자에 대한 담배 흡연자의 영향 (tobacco smoker' s effects on nonsmokers)

담배 흡연에 노출된 비흡연자는 건강에 위협을 받는다. 흡연으로 심하게 고통스런 환경에서 일하거나 살고 있는 비흡연자들은 흡연자들과 똑같은 흡연 생성물질을 흡입한다. 실제로 담배를 태우는데서 오는 연기의 약 2/3는 주변 환경을 오염시킨다. 또한 간접 흡연이라 부르는 환경상의 담배 흡연(ETS)은 흡연자들이 들이 마신 담배 연기하고 같은 4,000종의 화학물질을 포함하고 있지만, 간접 흡연은 여과되지 않기 때문에 화학물질의 농도가 더 높다. 매년 약 3,000명의 비흡연 미국 성인이 폐암으로 사망하며, 약 50,000명이 간접 흡연에 노출되어 유발된 심질환으로 사망한다. 또한 간접 흡연에 의한 호흡은 거의 1백만 미국 아동들에게 천식의 심각성을 증가시키고 있으며, 18개월 미만의 어린 아동들에게 기관지염과 폐렴의 일만 가지 사례의 원인이 된다.

담배 연기로 가득한 방에 있는 비흡연자는 니코틴, 일산화탄소, 발암성 물질을 흡입하게 되어, 한 시간만에 흡연자와 같은 흡연 효과를 갖게 된다. 또한 많은 사람들이 담배 흡연에 알레르기를 일으키고, 이것은 눈의 자극, 두통, 기침,

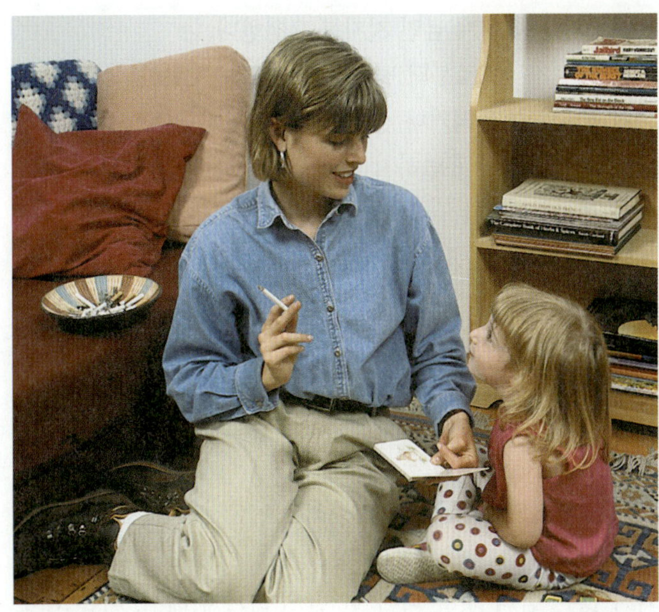

흡연이 없는 환경에서 자란 자녀들보다 어른들이 흡연하는 환경에서 자란 아이들은 더 많은 호흡기계의 문제를 가지고 있다.

코의 충혈, 그리고 천식을 일으킬 수 있다. 담배 연기로 가득한 밀폐된 곳에서 일하는 사람처럼 장기간 동안 부득이하게 담배 연기를 흡입하게 된 비흡연자들은 하루에 10개비를 흡연하는 흡연자와 같은 수준으로 손상된 폐기능으로 고통 받을 수 있다. 일본 연구자들은 30분 동안 간접 흡연에 노출된 건강한 사람들이 습관성 흡연자들과 같은 수준으로 관상동맥의 내측이 손상되었다고 보고하였다(Glantz and Parmley, 2001). 건강한 비흡연자와 아동들에 대한 간접 흡연의 피해 영향에 대한 증거는 담배회사의 반대되는 주장에도 불구하고 압도적으로 많이 있다.

왜 사람들은 담배를 피우는가? (why people smoke)

대부분의 사람들은 10대에 부모나 혹은 담배를 피우는 다른 사람들, 혹은 담배광고 모델을 흉내내어 흡연을 하기 시작한다. 또한 10대들은 그들의 동료 그룹에 끼어들기 위해 흡연을 한다. 흡연을 경험한 사람들의 절반 정도가 성인이 되어도 흡연 습관을 지속한다. 담배 흡연이 암이나 다른 사람의 생명을 위협하는 질병을 일으킨다는—지금은 널리 알려진—지식과 니코틴, 흡연의 불쾌한 맛과 처음에 신체적 거부 반응에도 불구하고 사람들이 흡연을 계속하는 어떤 강력한 이유가 있음에 틀림없다.

미국 암 학회에 따르면, 흡연자들의 동기는 6가지의 일반적인 범주로 나누어진다.

- *자극(stimulation)* : 어떤 사람들은 흡연으로부터 심리적 상승(psychological lift)을 경험한다. 그들은 흡연이 그들을 아침에 일깨우고, 그들의 에너지를 차분하게 가라앉히도록 돕는다고 한다. 그들은 흔히 흡연이 그들의 지적 수용력을 증가시킨다고 말한다.
- *취급(handling)* : 어떤 사람들은 단순히 라이터와 같은 흡연 도구와 담배를 취급하는 것을 즐긴다.
- *만족스러운 긴장완화(pleasurable relaxation)* : 어떤 흡연자들은 그들이 흡연을 좋아하기 때문에 단순히 그저 흡연한다고 말한다. 흡연은 그들에게 진정한 기쁨과 긴장완화를 가져다주며, 종종 음식의 맛이나, 알코올 음료 처럼 즐거운 감정을 일으키게 한다고 한다. 그러나 흡연은 실제로 미뢰(tastebud)를 둔감하게 한다.
- *부정적 감정 감소(crutch)* : 대략 흡연자의 1/3은 그들에게 스트레스, 노여움, 공포, 걱정, 압박감을 풀도록 하는데 잠시 도와주기 때문에 흡연한다고 말한다.
- *갈망(craving)* : 어떤 사람들은 담배를 갈망하고, 흡연이 가져다주는 긴장완화 효과에 상관없이, 그들이 빈번한 흡연의 필요성을 갖고 있다는 것 외에는 그들의 습관에 대해 아무런 다른 설명을 하지 못한다.
- *습관(habit)* : 어떤 사람들은 습관 때문에 단지 담뱃불을 켜게 된다고 한다. 그들은 흡연으로부터 오는 신체적이거나 심리적인 만족감을 더 이상 누리지 못한다; 종종 그들은 담배를 원하는지 아닌지도 모르고 담배를 피운다.

담배를 피우는 사람들과 피우지 않는 사람들과 무엇이 차이가 있는가에 대한 명확한 답은 여전히 이해되지 않고 있다. 예상된 답의 항목은, 니코틴에 대한 의존의 생물학적 감수성(susceptibility), 개인의 다양성, 사회적, 환경적인 특성의 다양성; 그리고 스트레스를 풀려는 필요성이 포함된다. 하지만 최종적으로 분석해 보면, 흡연은 건강을 위협하는 행위인 어떤 다른 습관과 마찬가지로 선택적 사항이다. 흡연을 선택하는 경우, 결국에 치명적이 될 수 있는 것이다.

금연하기 (quitting smoking)

흡연가들 중에 오랜 된 농담으로 "끊기는 쉽다. 나는 그것을 오십 번이나 해봤다!"

이러한 사실로 미루어 사소한 농담임에도 흡연 중단이 얼

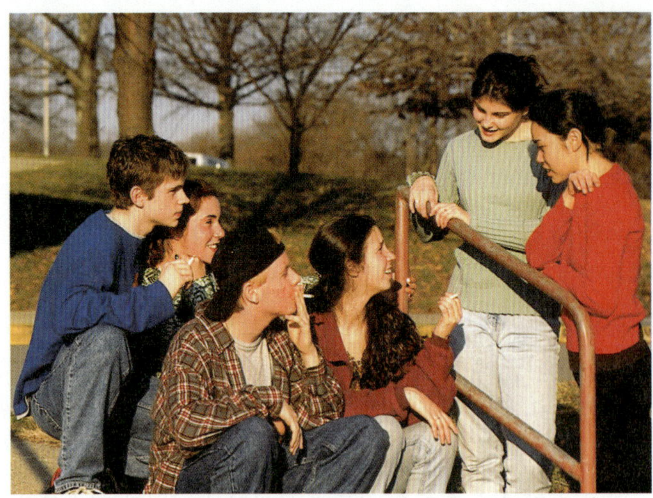

흡연한 후에 동료로 잘 받아들이는 것처럼 보일 때 흡연은 조기 연령에 시작된다.

마나 어려운 것인가를 보여주며, 또한 흡연 중단이 과정이며 이벤트(행사)가 아니라는 것을 확인하게 된다. 종종 사람들은 금연의 시도를 생각하기도 전에 일정기간 동안의 금연에 관하여 생각하고, 때론 사람들은 그들이 영구적으로 중단하기 전에 한번 이상의 금단 주기를 겪는다. 이러한 노력과 재차의 노력은 종종 금연 과정의 일부분이다.

> 좋은 계획을 당장 실행하는 것은 다음 주에 실행된 완전한 계획보다 훨씬 더 좋다.
>
> *George S. Patton*

흡연 습관은 니코틴에 의존하는 생물학적 부분이고, 흡연이 분위기를 바꾸고, 만족을 제공하는 정신적 부분이며, 흡연자가 다른 흡연자와 담배를 피우는 사회적 부분이다. 흡연이 흡연자 생활의 여러 부분과 관련되기 때문에 대체로 성공적인 금연은 '어떻게 흡연이 사람의 생활 속에 융합되었는가'를 검토할 필요가 있다. 그런 다음, 흡연으로 충족되는 생물학적, 정신적, 사회적 필요성에 맞추어, 계획과 대체할 경험을 채택하는 것이다.

대부분의 금연 계획은 **흡연 중단 일**(quit date)에 중점을 두고 있다. 흡연 중단 날짜에 앞서서, 흡연자는 다음 사항에 의하여 금연을 준비한다.

- 매일 피우는 담배의 숫자를 줄여간다.
- 담배는 포기하기가 가장 힘들다는 것(예, 첫날, 혹은 식사 후)을 확인하고, 흡연 중단 일 후 대체할 활동을 계획한다.
- 흡연의 이익이 없다는 것을 인지하고 준비한다. 그리고 흡연이 제공하는 욕구(예, 스트레스 관리)를 대체할 활동을 찾는다.
- 친구와 가족에게 금연 지지를 요청한다.
- 흡연의 자극으로부터 떨어져 지내도록 계획한다(예, 흡연 친구들과 어울리거나 술집(bars)에 가지 않도록, 동료 직원들과 쉬면서 흡연하지 않도록, 차안에서 흡연하지 않도록 계획한다).
- 니코틴 사용을 중단한 영향을 감소시키기 위한 **니코틴 대체 요법**(니코틴 부착포, 껌이나 코에 뿌리는 스프레이), 흡연 욕구를 일으키는 *부프로프리온*(buproprion: 항우울제), 흡연 충동을 감소시키는 처방된 약의 사용에 관한 가능성을 조사한다.

사람들은 여러 가지 이유로 흡연을 중단한다; 심질환이나 폐질환으로 인한 조기 사망의 위험을 줄이기 위해서; 오염되지 않은 음식 맛을 다시 한 번 누리기 위해서; 비흡연 애호가들을 즐겁게 하기 위해서; 그들의 집이나 자동차에 항상 있는 재떨이와 담배연기 냄새를 제거하기 위해서; 그러나 건강해지도록 간단하지만 중요한 실행을 완수하기 위해서 흡연을 중단한다. 흔히, 삶의 다른 측면에서 긍정적인 변화가 흡연의 중단으로 생기게 된다. 예를 들면, 명상, 태극권, 조깅, 또는 다른 신체적 활동을 하는 많은 사람들은 흡연에 대한 욕망을 잃게 되고 흡연을 중단한다.

금연에 늦는 것은 없다. 흡연자가 흡연을 중단을 더 빨리 할수록 암이나 다른 질병에 걸리게 되는 기회를 감소시킬 수 있다. 마지막에 핀 담배 흡연 20분 안에, 신체는 일련의 재생 변화를 시작한다. 20분 후에 혈압은 정상으로 떨어진다. 48시간 후 말단 신경은 재발육(regrow)을 시작하고 냄새와 맛에 대한 능력이 강화된다. 1개월에서 9개월까지 기침, 공동 충혈(sinus congestion), 피로, 짧은 호흡을 감소시키고, 섬모(cilia)는 폐에서 재발육 된다. 5년 후에는 폐암 사망 위험은 거의 반으로 감소한다. 15년 후에는 관상동맥질환의 위험은 비흡연자와 같게 되고, 폐암으로 죽을 위험은 비흡연자의 것보다 약간 더 높은 수준이 된다. 이러한 위험

용어

흡연 중단 일(quit date) : 흡연을 완전히 중단하려는 사람으로서 흡연자가 지정한 날.

니코틴 대체 요법(nicotine replacement therapy) : 니코틴을 함유한 껌, 피부 부착포(patch), 코에 뿌리는 스프레이, 금연 시에 니코틴 금단 증상을 완화하기 위해 흡입하는 물질을 사용하는 것

에 대한 정도는 그 사람이 흡연을 시작했던 연령과 흡입량, 그 사람이 흡연해왔던 총량에 따라 줄어든다.

용어의 전쟁 (the war of words)

공중보건 전문가들과 담배 산업(담배를 재배하는 사람들과 담배 상품의 생산과 판매를 포함하는 사업)에 종사하는 사람들 간에 용어에 대한 오랜 전쟁이 있다. 이 문제는 수백만 흡연자의 행동, 예상 흡연자, 특히 10대들에게 영향을 미치기 때문에 유발되었다. 보건 단체들은 사람들이 흡연을 하지 않도록 설득하여 노력하고, 담배 산업체는 그들에게 더욱더 흡연하도록 권장한다. 용어에 관한 보건 전쟁은 담배 광고와 비교해서 상대적으로 애매함이 존재한다.

미국에서 매년 담배 산업은 그 제품을 판촉하고 새로운 흡연자를 보충하기 위해 수십억 달러를 소비한다. 많은 주요 잡지와 신문을 조사한 결과, 담배 광고가 매력 있는, 섹시한, 날씬한, 그리고 높은 사회적 신분을 누릴 수 있는 이미지로 묘사하는데 많은 책임이 있다는 것이 밝혀졌다. 많은 잡지들이 담배 광고로부터 발생되는 수입에 크게 의존한다. 담배 광고가 1971년에 TV나 라디오에서 금지되었을 때, 담배 회사들은 그들의 광고를 신문이나 잡지 광고로 전환하였다. 그들은 또한 담배 흡연을 건강, 즐거움, 체력과 연계하려는 시도로써(예, Virginia Slim Tennis Tournament 등과 같은) 비용이 많이 드는 캠페인을 개발하였다. 담배 회사들은 흡연을 판촉하기 위해서 보건 연구, 이국적인 여행, 록-콘서트, 주요 선수 행사를 지원하기 시작했다.

미국 정부는 흡연 전쟁에 모순된 역할을 한다. 정부는 양쪽 편 모두를 지원하고 있다. 농무부를 통하여 정부는 담배 재배와 담배 산업에 대한 여타의 재정지원과 가격지원을 하고 있다. 보건성(Health and Human Services)을 통해 정부

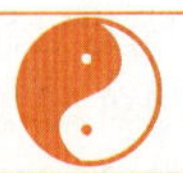

웰니스 지침

금연 과정의 단계

금연은 다섯 단계의 과정이 있다. 금연 과정에 관하여 많은 사람이 알고 있을수록 더 많은 사람이 금연하려 할 것이고, 담배를 그대로 놔둘 자신감을 갖게 될 것 같다. 금연 과정의 다섯 단계는 다음과 같다.

사전계획 단계 (precontemplation stage)

사전계획 단계에서 흡연자들은 흡연에 관하여 생각하는데 다소 시간을 보낸다. 흡연을 문제로 보지 않을 수도 있다. 그들은 흡연이 중대한 건강의 위험을 가져올 수도 있다는 것을 알고 있음에도 불구하고 금연에 대한 낮은 동기로 인해서 금연에 관해 긍정적이기 보다는 부정적으로 본다.

계획 단계 (contemplation stage)

계획 단계의 흡연자는 금연의 이익에 관한 인식하게 되고, 흡연에 관해서 생각한다. 심지어는 금연에 관해서도 생각한다. 그러나 그들은 실제로 금연에 관하여 이중적인 감정을 가진다. 그들은 흡연의 부정적인 면과 금연에 관련된 긍정적인 면에 대해 생각할 수도 있다. 그러나 금연과 관련하여 장기적인 이익이 단기적 비용에 비해 큰지를 의심한다. 그러한 이중적인 감정은 금연 과정의 정상적인 부분이며, 몇 개월이나 수년이 될 수도 있다.

준비 단계 (preparation stage)

준비 단계에서 흡연자들은 금연할 결심을 하고, 금연하기 위해 준비를 한다. 그들은 흡연을 찬성하기 보다는 반대하고, "나는 흡연에 관해 무언가를 해야 한다. 이것은 중요하다." 또는 "무엇인가 변해야 한다. 나는 무엇을 할 수 있는가?"와 같이 무언가를 말한다.

행동 단계 (action stage)

행동 단계에 있는 흡연자는 금연을 하기 위해 적극적으로 노력한다. 그들은 여러 다른 기법을 시도할 수도 있고, 그들은 금연하기 위한 내적인 힘을 가지고 있다고 믿으며, 도움과 지원을 모색하려는 경향도 있다.

그들은 안이함에 빠질 수 있는 개인적 성향과 외적인 압력 모두를 다루기 위한 계획을 세우며, 동기를 유지하기 위해 단기적 보상을 사용한다.

유지 단계 (maintenance stage)

유지 단계에 있는 흡연자는 흡연에 대한 유혹을 예상하고 다루기 위해 학습해왔다. 그들은 그들이 노력하는 것이 개인적으로 가치가 있고, 의미 있는 것이며, 스스로 환자라고 인식하고, 종종 오래된 행동양식을 버리고 새로운 행동양식에 적응하려는 것을 인식한다. 그들은 실패가 아니라, "안이함에 빠짐(slipping)"을 보이지만, 학습된 경험으로 얼마나 많은 과정을 그들이 이루었는가를 상기한다.

는 금연 교육 프로그램을 지원하고, 흡연이 건강에 미치는 영향에 관한 연구에 재정을 지원한다. 많은 보건 전문가들과 담배 흡연을 반대하는 사람들은 정부가 담배 소비와 담배 회사와 맞서서 더욱더 분투해야한다고 생각한다. 담배 광고에 반대하는 사람들은 "테러리스트들이 헤아릴 수 없이 많은 미국인들을 살해하지 못하도록 많은 비용이 지출되고 있기 때문에, 테러리스트에 의해 440,000명의 국민이 살해되는 것을 예방하기 위해 사용되는 금액과 동등한 비용을 국가가 매년 담배로 인한 440,000명의 사망자가 감소되도록 사용해야 한다."고 지적하였다(Morrison, 2002).

영화와 TV에서의 흡연 장면 (smoking in films and on TV)

영화와 TV는 담배 흡연을 조장한다. 배우들이 스크린에서 흡연할 때, 시청자들에게 흡연과 흡연자들은 멋지다는 메시지를 전달한다(표 17-1). 영화의 85% 이상이 담배 소비를 포함하고 있다(Sargent et al., 2001). 담배 흡연 장면은 현재 소년용 영화의 1/3, 아동용 영화의 20%에 포함되어 있다.

미국 청년들은 미국 영화에서 흡연 장면에 더 많이 노출되어 있고, 흡연을 시작할 더 많은 위험을 가지고 있다(Danton et al., 2003). 1998년에 영화 산업은 영화에 담배

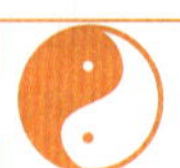

웰니스 지침

여성과 담배 광고

50년 이상 담배 회사의 광고는 여성들에게 섹시함, 날씬함, 우아함, 즐거움을 강조하면서 담배를 흡연하도록 부추겨왔다. 수년 동안 여성의 흡연을 조장하는 이러한 담배 회사 광고의 성공은 여성 흡연자들 가운데 현재 많은 수의 폐암 사망자를 내고 있는 것에 의해 입증되었다. 최근에 약 2천2백만 명의 미국 여성이 담배 흡연을 한다. 1935년과 1999년 사이에 흡연 여성 백분율은 전체 여성의 18%에서 22%까지 증가하였다(동일한 기간 동안 흡연 남성 백분율은 52%에서 28%로 감소하였다).

약 140,000명의 여성이 매년 담배에 의해 유발된 질환으로 사망한다. 여성의 암에 의한 사망 원인 중에 폐암은 유방암을 능가하였다. 흡연은 또한 여성의 심질환과 자궁경부암의 발생을 증가시킨다. 하퍼스 잡지의 미용 편집장은 "흡연자의 피부는 비흡연자보다 10년 더 일찍 주름진다"고 지적하였다. 오랜 동안 담배는 합법적인 것이었고, 담배 회사들은 광고할 권리를 가지고 있다. 여러분 또한 흡연하지 않을 권리가 있고, 금연은 당신이 할 수 있는 가장 중요한 건강에 관한 결정이다.

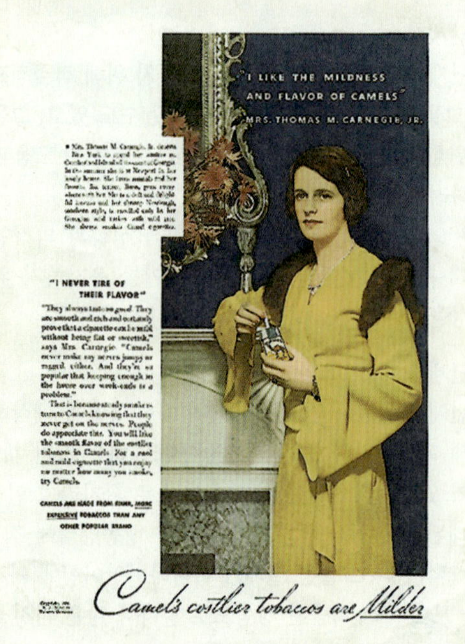

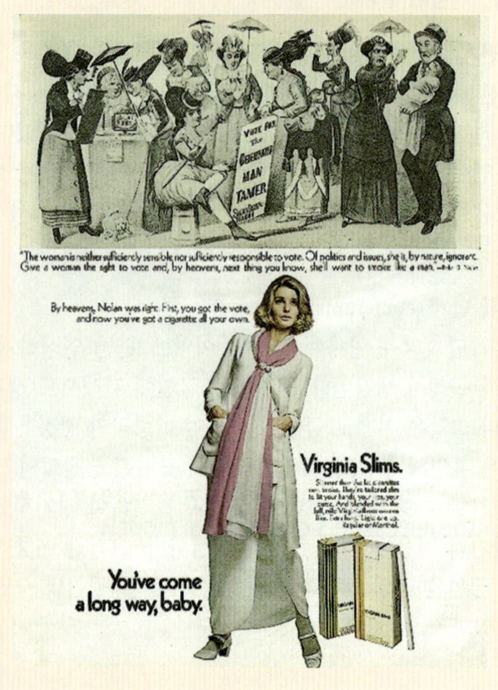

표 17.1

1991-1998 영화에서의 흡연

년도	모든 영화에서 영화 백분율당 주요 배우의 흡연 장면	보호자 동반으로 지정된 영화의 담배 흡연 장면의 백분율	주요 배우들의 흡연 장면의 백분율
1997/98	88	18	74
1996/97	76	17	62
1995/96	68	16	48
1994/95	74	6	54
1993/94	94	11	74
1992/93	76	14	48
1991/92	86	6	74

출처 : American Lung Association

제품을 홍보하려는 담배 회사에게 돈을 받는 것에 관하여 자기규제방식을 도입하였다. 이것은 실버스타스텔론(Sylvester Stallone)이 그의 영화 3편에서 특정 상호의 담배를 흡연하는 것에 대한 조건으로 50만 달러를 받고 난 후였다. 담배 회사는 그들의 담배 상호를 *'누가 로저 래빗을 모함했나(Who Framed Roger Rabbit)'*라는 만화 영화와 *손가락 조작영화(The Muppet Movie)*에 배치하는데 돈을 지불하기도 하였다.

영화에서 담배 소비의 형태와 정도를 결정하기 위해 미국 폐 협회(American Lung Association)는 200명 이상의 10대들에게 1991년과 1998년 사이의 매년 상위 50편의 흥행한 영화(box office movie)를 재심사 하도록 요청했다. 10대들은 재심사한 350편의 영화의 절반 이상이 상업적인 담배 광고 메시지를 포함하고 있다는 것을 발견하였다.

영화 중 1/4은 담배 소비가 섹시하고, 재미있고, 강력한, 스포츠와 관련된, 세련된, 축제적인 것으로 해석될 수 있게 된 영화장면을 보여주었다. 영화 중 1/3은 담배 소비가 긴장감을 풀 수 있는 것으로 여겨지는 장면이 포함되어 있었다. 영화 중 14%는 담배 소비가 독립성과 반항(rebellion)을 나타내는 장면으로 보여줬다. 영화에서 남자들은 여자보다 거의 두 배의 담배를 흡연하는 장면이 포함되어 있었다. 말보로(Marlboro) 상표의 노출은 다른 담배 상호보다 10배 높았다. 영화 중 1/4은 담배 흡연 메세지를 포함하고 있으며, 금연 표시는 4%, 배우에 의한 언급은 16%를 포함하고 있으며, 기침 또는 연기를 내젓는 장면은 시각적 정보는 8%를 포함하고 있었다.

사회에 대한 담배의 피해 중지 (stopping tobacco's damage to society)

1998년에 46개 주와 7개 대규모 담배 회사(Philip, Morris Inc., R. J. Reynolds tobacco Company, Brown & Williamson tobacco Corporation, British American tobacco Company, Lorillard tobacco Company Inc., and the Unmited States tobacco Company)는 그들의 담배와 관련된 건강관리 비용을 되찾기 위한 주정부의 소송(states' lawsuit)이 해결되었다. 담배사업법(Master Settlement Agreement: MSA)이라고 불리는 이 판결은 총 2천6십억 달러를 25년에 걸쳐 담배 회사가 주정부에 지불토록 한 것이다. MSA에 의한 지불뿐만 아니라 담배 회사들은 신탁 자금으로 담배 재배자들과 MSA의 이행 결과로 예상되는 재정적 손실을 보상하기 위해 12년에 걸쳐 51억5천만 달러를 지불하게 되었다.

또한 주정부는 MSA와 동일한 많은 공중보건을 규정한 분할계약을 선도적 무연 담배 회사인 유나이티드 스테이트 타바코와 체결하였다. MSA는 담배 산업에 관한 많은 제한과 금지사항을 규정하고 있으며, 다음의 사항에 대한 금지를 포함하고 있다.

- 담배 광고에 만화 이용
- 청소년을 겨냥한 무료 샘플을 포함한 광고, 판촉 또는 마케팅
- 광고 게시판, 간판, 경기장, 스타디움, 백화점 내의 현수막, 비디오 게임 아케이드(arcades)를 포함한 대부분의 옥외 광고의 사용
- 상호 로고(logo)가 있는 옷과 상품의 배포
- 영화, TV, 극장 프로덕션에 담배 제품 이용을 촉진시키기 위한 금전 지불
- 미성년자들이 있을 수 있는 장소에서 무료 담배 견본 배포
- 미성년자가 담배를 이용하는 것을 제한하는 법률에 반대하는 담배 회사의 로비
- 담배 산업이 흡연의 건강영향에 관한 연구를 제한하거나 억압하려는 시도

이러한 제한과 금지규정은 MSA 자금이 금연 프로그램을 실행하기 위한 주정부의 정책을 돕고, 흡연을 줄이기 위한 다른 조처를 취하기 위한 것으로 사용되기를 희망하는 것이었다. 하지만 대부분의 주는 MSA의 많은 자금을 일반적인

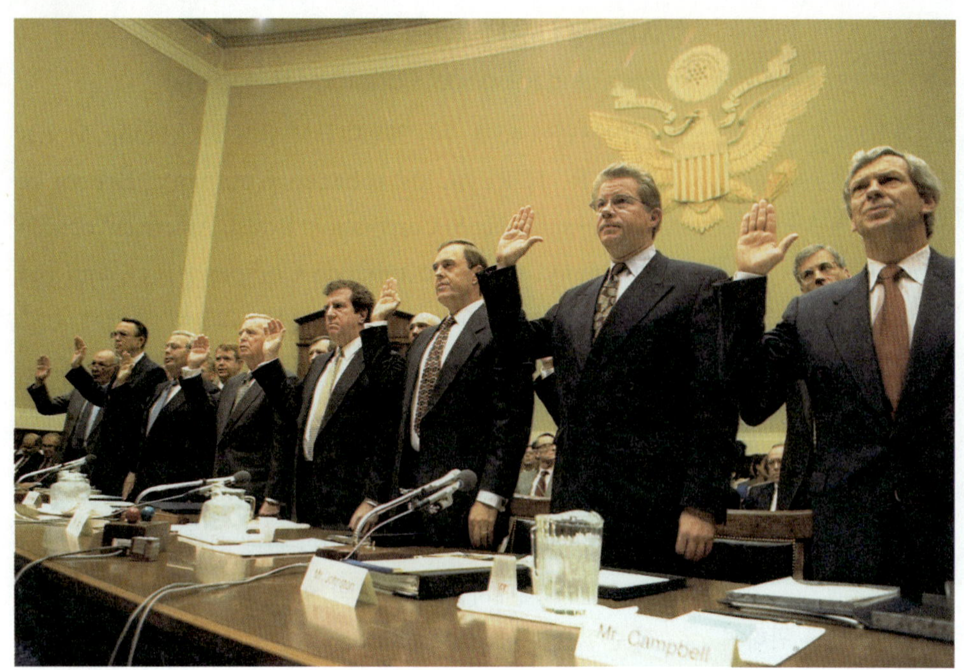

1990년대 중반에, 7개 미국 주요 담배 회사의 경영자들은 그들의 사업 실행을 설명하기 위해 국회 개회 전에 소집되었다. 소집된 최고 경영자들은 "나는 흡연이 중독이라는 것을 믿지 않는다."는 맹세에 선서 증언하였다.

공공사업에 이용하였으며, 담배 관리에는 소액의 비율만을 사용하였다(Schroeder, 2000).

담배 산업 비밀문서에 의해 40년 이상 담배 회사들이 담배의 해로운 영향과 중독 효과에 관하여 국민들을 오도하고 기만하였다는 것이 들어났다. 담배 회사들은 젊은이들을 표적으로 두고 흡연을 시작하도록 교묘히 조작하였다는 것은 분명하다. 그리고 MSA에도 불구하고, 담배 회사들은 계속하여 젊은이들의 흡연을 조장하였다. 2001년에 아리조나와 캘리포니아 주정부는 레이놀드(R. J. Reynolds)를 무료 담배 우송 협의로 고소하였다. MSA는 담배 회사가 어린이들이 접근하여 곳에서 무료 담배 견본을 배포하는 것을 금지하고 있다. 1999년에 무연 담배의 가장 큰 공급업자인 유나이티드 스테이트 타바코 컴퍼니는 샌디에고 주립 대학 학생 신문에 담배 제품에 대해 할인 쿠폰 광고 게재 협의로 캘리포니아 주정부에 의해 고소되었다. 더욱이 MSA 후, 적어도 독자수의 15%가 12-17세 연령 사이인 19개 잡지에 담배 광고는 증가되었다(Massachusetts Department of Public Health, 2000). 이 잡지들은 *스포츠 일러스트(Sports Illustrate)*, *TV 가이드(TV Guide)*, *롤링스톤(Rolling Stone)*, *글래머(Glamour)*와 패션잡지인 *보그지(Vogue)*를 포함하고 있다. 젊은이들에게 단연 최고의 인기 담배 상표인 말보로(Marlboro)에 대한 잡지광고는 25%까지 증가하였다.

1999년에 광고 게시판에 담배 제품 광고가 금지되었지만, 담배 회사들은 그들의 광고를 단지 소매가계의 내부로 이동하였으며, 시계나 다른 품목의 물건 경품을 증가시켰다.

새로운 흡연자 중 90%가 18세 연령에 이르기도 전에 그 흡연 습관을 시작하기 때문에 담배 산업은 광고와 상업적 판촉 메시지를 젊은 청소년들을 표적으로 하고 있다. 담배 산업은 오늘날의 10대들이 미래의 잠재적 정규 소비자가 될 것임을 알고 있다. 어린이들의 금연에 대한 캠페인이 지적하는 바와 같이 담배 산업은 아동들에게 광고하는데 몰두하고 있다.

건강에 대한 중요한 생각

1. 흡연은 흡연자와 비흡연자 모두에게 큰 피해를 준다. 정부 관리들은 담배 흡연으로 인한 보건비용과 생산성 상실로 매년 약 1천억 달러의 비용이 소요된다고 평가하고 있다. 이 비용은 비흡연자와 흡연자들에 의해 똑같이 부담된다.
   a. 비흡연자가 흡연자의 건강비용을 지불해야 하는가? 왜 지불해야하는가 혹은 왜 지불하지 말아야 하는가?
   b. 담배소비에 관해 교육하고, 담배 사업을 그만두게 하고, 담배 회사의 수익을 크게 감소시킬 수 있는 사회의 전체적 비용을 충당하기 위해 담배는 정부에 의해 과세되어야 하는가?
2. 대중 잡지를 구매하고, 담배 광고를 집계한다. 각 광고를 재조사하고 다음의 질문에 대해 응답한다:
   a. 누가 광고 목표인가? (예, 남, 여, 젊은 사람, 노인)
   b. 목표로 하는 독자에게 어떻게 광고 흥미를 끌게 하는가? (예, 성별, 친구)
   c. 그 광고는 법적으로 요구되는 경고 문구 외에 흡연에 관한 부정적인 부작용을 언급하고 있는가?
   d. 만약 그 광고가 당신이 흡연하는 담배 상표라면, 광고가 암시하는 것은 무엇인가?
3. 지난 30년 이상 담배는 사람의 건강에 해롭다는 것으로 보여져 왔다. 한때는 무연 담배가 담배 흡연을 대체할 것으로 생각되었고, 1970년대-1980년대 동안 인기는 증가하였다. 여러분은 당신의 고등학교로 돌아가서 담배에 관한 부정적 영향에 대해 논의하는 것이 요구된다.
   a. 젊은 사람에 대해 담배 소비를 시작하지 말아야 하는 두 가지 기본적 이유를 알게 한다.
   b. 다음과 같은 젊은 운동선수의 질문에 대답한다: “저는 담배 흡연하는 것이 불쾌하기 때문에 담배를 피우지 않아요! 대신에 씹는 담배를 사용합니다. 할아버지는 씹는 담배는 나쁘지 않다고 제게 말씀하셨어요. 제게는 무슨 일이 일어날까요? 저는 담배 연기를 흡입하지 않아요.”
4. 당신의 지방 보건소(local health department)에 전화하거나 방문하여, 흡연이 없는 동네의 식당 목록을 요청한다.
   a. 당신의 동네 식당의 몇 %가 금연인가?
   b. 당신의 동네에 금연 식당을 활성화하기 위해서 무엇을 할 수 있을까?
   c. 실내 · 외 모든 공공장소가 금연이어야 하는가?

건강 리뷰

- 공중보건 메시지는 모든 담배 포장에 있는 대로 그리고 모든 담배 광고에 있는 그대로 널리 유포되었다; "경고 : 공중위생국 장관(surgeon general)은 담배 흡연이 당신의 건강을 위협한다" 고 단정하였다.
- 담배 흡연이 암, 심장병, 호흡기 질환으로 더 높은 치사율과 관련된다는 명백한 증거에도 불구하고 약 4천6백만 미국 성인들이 흡연을 하고 있다. 또한 흡연은 폐기종과 기관지염의 높은 위험성과 관련되어 있다.
- 담배 흡연은 AIDS, 자동차 사고, 약물에 의한 사망을 모두 합친 것보다 훨씬 더 많은 년당 440,000명의 미국인 사망의 원인이 된다. 흡연은 심질환, 폐암, 호흡기질환, 모든 종류의 암에 대한 위험을 증가시킨다.
- 흡연 담배는 니코티니아 토바쿰(nicotinia tobacum)의 잎을 가공하여 만들어진다. 담배는 니코틴을 포함한 4,000가지 이상의 화학성분을 갖고 있다. 이러한 화학성분들은 담배의 약물 효과를 일으키며, 신체적 의존성을 유발시킨다. 그리고 담배에 포함되어 있는 43개의 성분들은 암을 유발하는 것으로 알려져 있다.
- 무연 담배는 담배 흡연에 대한 건강 대체물이 아니다; 무연 담배는 입술과 구강암의 원인이 된다. 시가 흡연 또한 해롭다.
- 부모가 피우는 담배의 연기는 어린이들에게 해롭다. 흡연하는 임산부들은 태아의 건강을 위험케 한다.
- 간접 흡연(environmental tobacco smoke)은 담배 흡연 시와 동일한 4,000가지의 화학성분과 43가지의 발암물질을 들이마시게 되기 때문에 비흡연자의 건강에 영향을 미친다.
- 사람들은 니코틴에 대한 신체적 의존성과 여러 심리적 의존성 그리고 흡연에서 오는 사회적 보상 때문에 담배를 피운다.
- 흡연자들은 그들 자신이나 금연 프로그램의 도움으로 흡연을 중단할 수 있다.
- 담배 광고의 많은 부분은 젊은 사람들을 목표로 하며, 젊은 사람들이 흡연 습관을 가지게 하는데 기여한다. 1998년에 46개 주는 담배 산업과 2천6십억 달러가 걸린 재판에서 승소하였다(Master Settlement Agreement). 이 분쟁 해결로 흡연과 관련된 건강비용 지출에 대한 보조가 확대되었고, 담배 회사들이 18세 미만의 청소년들에게 담배 제품의 판촉을 하지 못하게 되었다.

건강과 웰니스 온라인

웹 사이트는 건강과 웰니스에 대한 풍부한 정보를 담고 있다. 웹 브라우저 소프트웨어를 이용하여 인터넷을 실행하면 건강과 웰니스에 대한 현존하는 많은 주제에 대해 새로운 통찰력을 얻을 수 있을 것이다. Jones & Bartlett 출판사의 웹사이트인 health.jbpub.com/hwonline 을 실행해라.

참고 문헌

Dalton, M.A., et al. (2003). Effect of viewing smoking in movies on adolescent smoking initiation: A cohort study. *Lancet, 362*, 258–259.

Glantz, S. A., and Parmley, W. W. (2001) Even a little secondhand smoke is dangerous. *Journal of the American Medical Association, 286*, 462–463.

Massachusetts Department of Public Health. (2000). Cigarette advertising expenditures before and after the Master Settlement Agreement.

Morrison, A. B. (2002). Counteracting cigarette advertising. *Journal of the American Medical Association, 287*, 3001–3003.

Rigotti, N. A., Lee, J. E., and Wechsler, H. (2000). U.S. college students' use of tobacco products. *Journal of the American Medical Association, 284*, 699–705.

Sargent, J. D., et al. (2001). Brand appearances in contemporary cinema films and contribution to global marketing of cigarettes. *Lancet*, 357, 29–32.

Schroeder, S. A. (2002). Conflicting dispatches from the tobacco wars. *New England Journal of Medicine, 347*, 1106–1109.

Waxman, H. A. (2002). The future of the global tobacco treaty negotiations. *New England Journal of Medicine, 346*, 936–938.

추천 도서

Davis, R. M. (1998). Exposure to environmental tobacco smoke: Identifying and protecting those at risk. *Journal of the American Medical Association, 280*, 1947–1949. An overview of the health effects of environmental tobacco smoke.

Kessler, D. (2001). *A question of intent: A great American battle with a deadly industry* New York: Public Affairs. The former director of the FDA describes the agency's battle to regulate the tobacco industry and to document the deadly consequences of smoking.

U.S. Department of Health and Human Services. (2000). Reducing tobacco use: A report of the Surgeon General. Atlanta: Author. Discusses all aspects of the tobacco issue.

Waxman, H. A. (2002). The future of the global tobacco treaty negotiations. *New England Journal of Medicine, 346*, 936–938. A senior U. S. Congressman discusses changes in U.S. tobacco policies with the shift from Democratic to Republican administrations.

Yang, G., et al. (1999). Smoking in China. *Journal of the American Medical Association, 282*, 1247–1253. An analysis of the effects of the coming health catastrophe on citizens of the world's largest producer and consumer of cigarettes.

추천된 웹 사이트

이들 웹사이트를 연결하기 위해 health.jbpub.com/hwonline을 방문하라.

공기 맑게 하기(Clearing the Air)

국립 암 연구소(National Cancer Institute)의 금연 가이드

금연 프로그램(Quit Smoking Program)

캐나다 폐 협회(Canadian Lung Association)

금연 네트워트(The Quit Net)

금연 웹 사이트는 보스톤 대학의 보건대학(School of Public Health)에 의해 만들어졌다.

미국 질병관리센터의 담배 정보와 예방(Tobacco Information and Prevention Source: TIPS)

흡연과 담배 사용에 관해 알기를 원하던 모든 것이 있다.

당신은 금연할 수 있다.

미국 건강국립연구소(National Institutes of Health)의 가이드

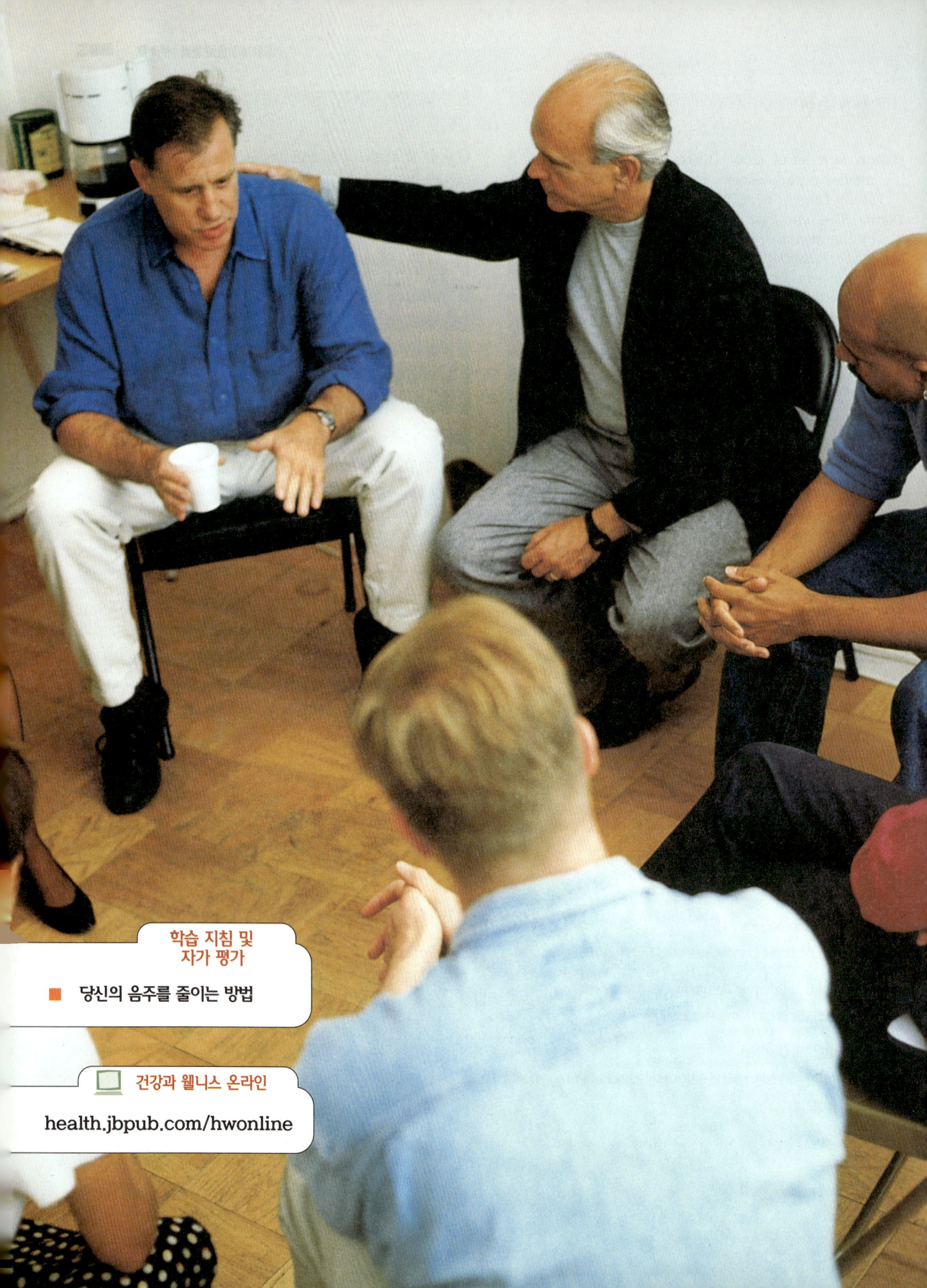
학습 지침 및
자가 평가
당신의 음주를 줄이는 방법
건강과 웰니스 온라인
health.jbpub.com/hwonline

학 습 목 표

1. 대학생들 사이의 음주의 유형, 이유, 태도에 대하여 논의해 보자.
2. 술이 신체에 미치는 영향을 설명해보자.
3. 술이 신체에 흡수되는 방법과 혈중 알콜 농도의 흡수에 대하여 설명해보자.
4. 술이 성적 행동을 포함한 행동에 미치는 영향에 대하여 논의해보자.
5. 장기적인 과음의 영향에 대하여 설명해보자.
6. 과음과 알콜 중독을 정의해보자.
7. 알콜 중독의 단계를 설명해보자.
8. 술이 주변인에게 미치는 영향과 가족과 알콜 중독자를 도울 수 있는 방법에 대하여 설명해보자.

제 18 장

책임감 있는 음주

(Using Alcohol Responsibly)

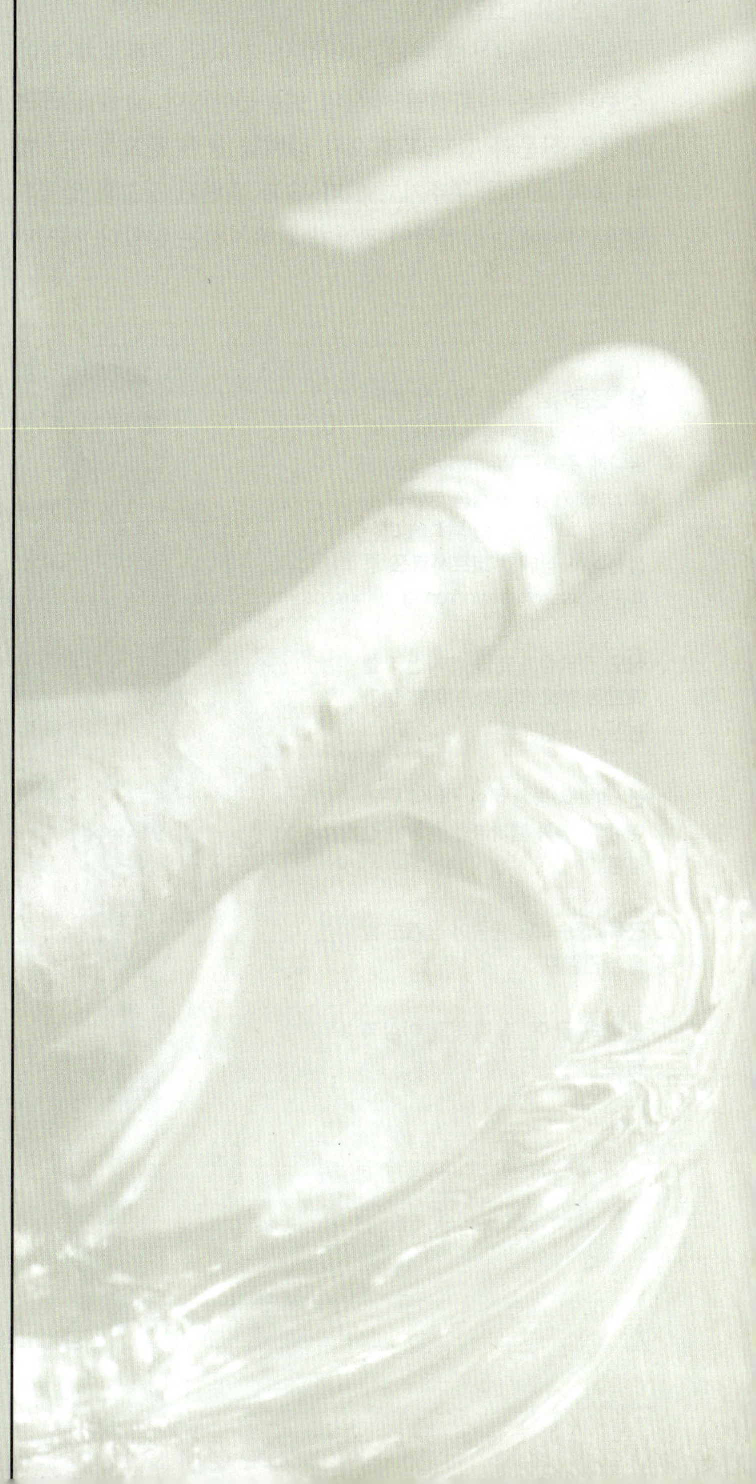

알콜 남용은 미국과 많은 국가에서 건강과 관련된 가장 중요한 약물 문제 중의 하나이다. 코카인과 같은 다른 불법 약물들이 정부와 대중매체로부터 더 많은 관심을 받고는 있지만, 이러한 약물들은 알콜에 비하여 보다 적은 사람들에게, 보다 적은 건강상의 문제를 일으킨다. 매년 미국에서는 10만명 이상이 음주 관련 교통 사고와 알콜 남용에 의하여 사망하며, 이로인한 사회적 의료비용이 1,500억 달러에 달하고 있다. 또한 과도한 음주는 수천 건의 이혼, 가정 폭력의 사건 중 80%, 그리고 학교와 직장의 결석과 많은 관련이 있다. 뿐만 아니라, 알콜 남용은 의학적, 심리적, 사회적 문제를 일으킨다(그림 18.1).

음주는 예로부터 파티, 저녁식사, 결혼식, 운동경기 관람, 소풍과 같은 사회적인 행사의 일부분이었다. 술을 만드는 기업은 신문과 잡지, 라디오와 티비를 통한 광고를 이용하여 술의 소비를 부추기고 있다. 술과 관련된 광고와 알콜의 남용 사이에는 직접적인 관계가 밝혀지지는 않았다. 하지만 미국의사협회와 같은 공중건강 관련 당국들은 우수한 운동선수, 물적 자산, 사회적인 명성, 성을 이용한 광고가 무책임한 음주 행동을 조장한다고 걱정하고 있다. 술을 생산하는 기업은 특히 대학신문에 많은 돈을 들여 광고를 하고, 다양한 이벤트를 후원하며, 회사의 상표를 제공해주고, 대학 간의 운동경기에 필요한 비용의 일부를 지불한다.

술의 긍정적인 공공 이미지는 많은 사람들이 알콜의 사용과 남용에 대하여 지각하는 것이 불필요하다고 생각하게 만든다. 대부분의 사람들은 자신이 술 마시는 양을 조절할 수 있고 특히 맥주와 같은 알콜 음료는 일반 음료수들과 마찬가지로 건강에 해롭지 않다고 생각한다. 다른 많은 건강상의 문제로 인해 대부분의 사람들은 책임 있고 적당한 알콜 소비가 필요하다. 모든 사람은 알콜의 영향에 대하여 더 많은 것을 앎으로서 큰 도움을 얻을 수 있다.

뇌 운동기능 장애, 정서적 혼동, 시각기능의 장애를 나타내는 베르니케 증후군(Wernicke' s syndrome); 기억력과 학습 능력이상, 무감각, 뇌 백색질의 퇴화에 의한 정신이상 상태인 코르사코프 증후군(Korsakoff' s syndrome)

식도 정맥류가 열릴 때 자신의 혈액으로 인해 익사하는 회복 불가능한 식도 정맥류

간 회복 가능한 급성 간비대 뿐만 아니라, 회복 불가능한 알콜성 간경변

근육 근수축에 통증이 생기는 알콜성 근질환

혈액과 골수 혈액응고 이상과 빈혈

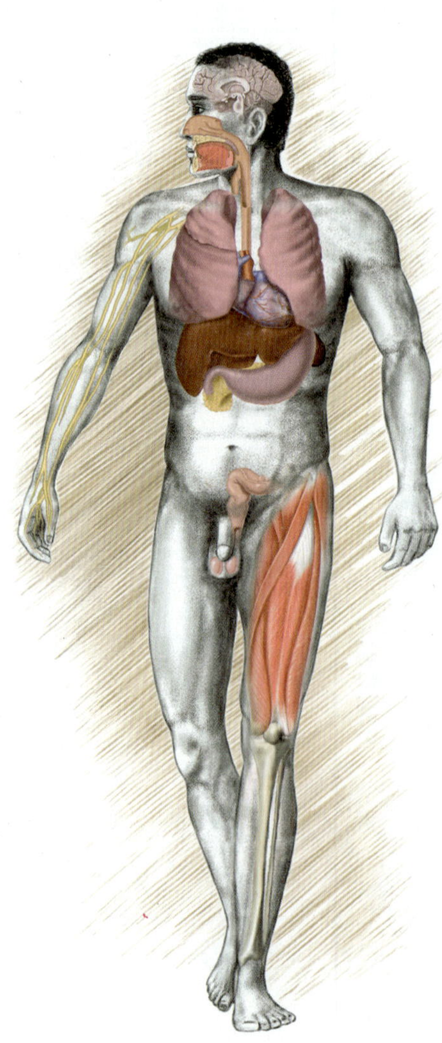

눈 담배-알콜 시력이상; 베르니케 눈근육 마비

인두 인두암은 흡연하는 음주자에게 열배 증가

심장 알콜성 심근증

폐 결핵, 폐렴, 폐기종에 대한 저항성 저하

비장 기능항진증

위 위염과 위궤양

췌장 급성 및 만성 췌장염

직장 치질

고환 고환의 위축

신경 감각 손실을 나타내는 다발신경염

■ 그림 18.1
알콜 남용과 관련된 의학적, 심리적, 사회적 문제

알콜 사용의 역사 (history of alcohol use)

우리 인류는 우연히 발효된 액체를 마시고 나타나는 심리적 효과를 알아낸 이후로 술을 마셔오고 있다. 고고학적인 증거로는, 석기 시대 사람들이 딸기류 과일의 발효된 주스를 마셨던 것이 있다. 아마도 이런 과일 와인은 덮개를 씌운 항아리에 너무 오랜 기간 동안 남겨 두었고, 누룩이 발효작용을 시작하였을 때 주스 안의 설탕이 알콜로 전환되면서 와인이 만들어졌을 것이다. 알콜 사용에 대한 첫 번째 기록은 대략 기원전 2,000년경의 메소포타미아의 농경문화부터이다.

그 후 곡식을 발효시켜 마시기 시작하였다(맥주); 딸기류, 포도, 그리고 과일(와인)을 발효 하였다; 그리고 자연발효된 것들을 증류하여 얻은 제품들(독주)은 사회에 널리 보급되었다. 술은 종교적 의식에서나 의학적 치료수단으로, 계약, 회의, 그리고 조약들을 타결 짓는데 사용되었고, 우호를 과시하기 위하여 제공되었다. 술의 소비는 메이플라워호가 미국의 플리마우스 락(Plymouth Rock)에 상륙한 이후 미국사람들에게 중요한 삶의 한 부분이었다. 그러나 여러 해가 지나는 동안, 많은 사람들은 음주는 사회악이고, 취하는 것은 범죄라고 여겼다. 미국 정부는 금주법에 의해 1919년에 음주를 금지하려고 하였다. 그러나 술 소비를 조절하려던 이 시도는 실패하였고, 1933년에 금지령은 헌법의 변경에 의하여 철회되었다.

오늘날, 알콜 음료는 다양하게 이용되고 있다. 오래 숙성된 맥주, 와인, 그리고 전통 증류주들뿐만 아니라 음료 제조업자들은 때때로 설탕과 다양한 향을 포함한 다양한 종류의 칵테일을 판매하게 되었다.

미국 성인들 중 대략 63%는 현재 음주자이고, 16%는 이전에 술을 마셨던 사람들이다. 그리고 22%만이 평생 금주가들이다. 대부분의 술을 소비하는 사람들은 적당한 양을 마시고 있다. 술로 인하여 미국 인구의 대략 9%가 술과 관련된 건강 문제와 사회문제들을 일으킨다(표 18.1).

대학에서의 음주 (drinking on campus)

매년마다 몇몇 대학생들은 과도한 양의 음주로 사망한다. 이러한 비극적인 사건들로 인하여 국가의 대중매체는 미국인들에게 술이 대학생활에서의 많은 부분을 차지한다고 일깨워 준다. 실제로 미국 대학생들은 매년 교재를 사거나 일반 음료수를 사먹는 것보다 술을 사는 데에 더 많은 돈을 사용한다. 많은 학생들은 젊다는 미덕으로 과도하게 술을 마시며 또한 불법적으로 마신다. 대학생들은 대학에 다니지 않는 그들의 동갑내기 친구들보다 더욱 많은 술을 마시는 것으로 보고되었다(O' Malley and Johnston, 2002).

맥주나 다른 알콜 음료 제조업자들은 엄청난 노력으로 그들의 제품을 대학생들에게 판매하는데, 많은 대학생들이 책임 있는 음주를 하는지는 알 수 없다. 전형적인 대학신문은 보통 알콜 음료나 술집의 이벤트에 대한 광고가 포함되어 있다. 표어는 "자신이 술 마실 때 생각하라", "그만 마셔야 할 때를 알라" 그리고 "자신의 친구가 술 마시고 운전하지 못하게 하라" 등 술에 대한 책임감을 허위적으로 나타낸 것들이 대부분이다. 하지만 그들

> 오 신이시여
> 저 사람들은 그들의 지능을 빼앗을 적들을 입에 집어넣고 있습니다.
> 우리는 즐겁고, 기쁘고, 흥청대고, 박수치며 짐승으로 변해갈 것입니다.
>
> *세익스피어*
> 십이야

표 18.1

적당한 음주와 위험한 음주의 기준

적당한 음주
남성 : 하루 2잔* 이하
여성 : 하루 1잔 이하

위험한 음주
남성 : 주당 14잔 또는 경우에 따라 4잔 이상
여성 : 주당 7잔 또는 경우에 따라 3잔 이상

알콜 남용
- 직장과 학교와 가정에서의 의무 불이행
- 유해한 상황에서 알콜 사용의 반복
- 알콜과 관련된 합법적인 문제
- 알콜과 관련된 사회적, 인간 상호간의 문제에도 불구하고 계속된 사용 등을 포함하는 12달 동안의 주요한 장애 또는 고통

알콜 의존
- 알콜에 대한 내성
- 알콜을 절제하는 증상이 없음
- 의도보다 많은 양과 기간 동안의 사용
- 알콜에 대한 끊임없는 욕망 (갈망)
- 줄이거나 조절하는 시도의 실패
- 음주로 인한 중요한 사회적, 직업적, 여가적인 활동 포기
- 알콜과 관련된 문제를 알면서도 사용 (부인)

* 1잔 = 12g의 알콜, 즉 180ml(6온스)의 와인, 360ml(12온스)의 맥주, 90프루프 증류주의 45ml(1.5온스)에 상당하는 양

출처: 미국 국립 알콜 남용 연구소(NIAA), 미국 정신과 기구(ASA)

의 진짜 메시지는 마실 수 있는 만큼 마시고 취할 때 예비책을 자신이 세워야한다는 것이다.

많은 대학생들이 책임감을 갖고 술을 마셔도 (혹은 전혀 없이), 일부는 술을 마시고 위험한 행동을 한다. 대략 40%의 학생들이 남자들의 경우에는 한번에 5잔을 마시고 여자들은 4잔을 마시는 것으로 정의할 수 있는 **폭음**을 한다(Wechsler et al., 2000). 술 한잔은 맥주로는 12온스, 와인은 5온스, 칵테일은 1.5온스로 정의된다. 자주 반복되는 폭음은 알콜과 관련 있는 많은 문제와 관련이 있다. 폭음하는 사람들은 그렇지 않은 사람과 비교하여 다음과 같은 행동을 자주한다.

> 술을 마신다면 주차하지 마라; 사고는 사람들이 원인이다.
>
> *미상*

- 결석
- 수업에 뒤쳐짐
- 후회하는 행동
- 예방조치 없는 성관계
- 계획하지 않은 성행위
- 대학 경비원과의 마찰
- 기물 파손
- 부상
- 위험한 운전 행동
- 타인을 방해, 괴롭힘, 싸움 또는 술주정
- 숙취로 인한 병으로 타인의 보살핌이 필요함

일반학생들과 비교해서, 대학 운동선수들은 독주를 마시고 과음을 더 많이 한다(Nelson and Wechsler, 2001). 운동선수들은 캠퍼스 안에서 눈에 잘 띄기 때문에 그들의 음주행동은 전체 대학 캠퍼스의 음주 분위기에 영향을 미치고, 음주에 관한 기준에 대한 학생들의 인식과 기대에 영향을 미친다. 과음하는 사람들의 행동은 과음하지 않거나 술을 마시지 않는 사람에게 영향을 미칠 수 있다. **2차 과음 효과**(second hand binge effect)라 불리는 이것은 아래와 같다.

- 공부 할 때 방해가 된다.
- 밤에 깨어있다.
- 술 취한 친구들을 보살피게 된다.
- 술 취한 학생한테 모욕을 받는다.
- 술 취한 사람들에게 폭행 당한다.
- 성폭행의 희생자가 된다.

일반적으로, 대학의 술 문화는 그 대학 학생의 음주 행동에 큰 영향을 미친다. 합법적이고 책임 있는 음주와 미성년의 음주와 과음 및 알콜에 의한 반사회적인 행동을 막는 것은 학생들 사이의 책임 있는 행동을 가져온다(Wechsler et al., 2002). 하지만 현실적으로는 술에 관한 정책을 모르는 학생들이 대부분이라서 학생들은 아무 책임감 없이 술을 마신다. 술을 많이 마시는 대학생은 음주에 대한 생활태도가 자유롭다고 보는 경향이 있다. 음주에 대한 열성적인 태도를 보이는 대학생들은 전형적으로 과음 하는 사람들이다.

과음과 폭음을 줄이기 위해서 대학들은 술에 대한 캠퍼스의 환경을 바꾸고 있다. 무책임한 음주행위는 클럽과 운동부, 친목회나 사교클럽과 같은 대학조직, 즉 파티나 사회적 상황에서 사회적 불안을 해소하는 올바른 방법 즉, 학문적 스트레스와 성인으로 가는 과정 그리고 부모의 통제로 부터의 독립에 대한 것들을 다룰 수 있는 적당한 방법으로 인정되고 있지 않다.

술이 인체에 미치는 영향 (how alcohol affects the body)

알콜 음료의 구성 (composition of alcoholic beverages)

음료 안의 알콜은 **에틸알콜(에탄올)**이라고 부르는 화학 물질이다. 알콜에는 **메틸 알콜**, **아이소프로필 알콜** 등 많은 종류의 알콜들이 있다. 대부분의 알콜은 소량이라도 독성을 가지고 있다. 다량을 섭취할 경우 에탄올 조차도 유독하며, 인체가 독성을 제거하고, 파괴하기 위하여서는 충분한 시간을 필요로 한다.

상업적으로 팔리고 있는 맥주를 제외한 알콜 음료의 상표에는 대체로 에탄올의 함유량이 표시되어 있다. 맥주나 와인의 알콜 양은 전체 총 음료수량의 몇 퍼센트를 차지하는지 표시하고 있다. 맥주의 경우, 조금 높거나 낮은 경우도 있지만, 대체로 4%의 알콜을 함유한다(라이트 맥주의 경우도 일반 맥주와 거의 비슷한 알콜 함유량을 갖고 있다). 와인은 약 12%의 알콜 도수를 갖고 있다. 스카치, 보드카, 버번, 데낄라, 럼과 같은 증류주의 경우 **프루프**(proof)라는 용어를 사용하는데, 이 수치는 제품의 알콜 함유량의 두 배를 나타낸다. 즉, 위스키에서 80프루프는 40%의 알콜 함유량을, 보드카의 100프루프는 50%의 알콜 함유량을 의미한다.

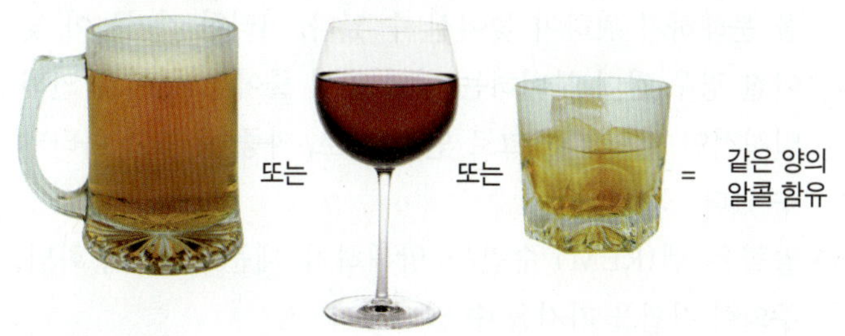

■ **그림 18.2**
맥주 한잔, 와인 한잔, 칵테일 한잔에는 대략 같은 양의 알콜이 들어있다. 따라서 술의 종류에 속으면 안 된다.

대부분의 알콜 음료의 기본적인 구성은 에탄올이 0.5온스가 들어간다. 예를 들어 4%의 알콜이 함유된 12 온스의 캔맥주에는 0.48온스의 알콜을 포함하고 있다. 같은 양의 알콜이 4온스의 와인 한잔에도 포함되어 있다. 100프루프 버번 1잔이 들어간 칵테일 한잔의 알콜 함유량은 0.5온스가 된다. 즉, 캔맥주 1개, 와인 한잔, 칵테일 한잔에는 대략 같은 양의 알콜이 함유되어 있다(그림 18.2).

알콜은 어떻게 흡수되고, 배설되며, 대사 되는가 (how alcohol is absorbed, excreted, and metabolized)

알콜이 섭취되면, 소화기관을 통해 즉시 몸으로 흡수 된다. 섭취한 알콜 중 20%는 위에서 흡수되며, 나머지 80%는 소장에서 흡수 된다. 흡수된 후, 알콜은 혈류를 통해 몸 전체에 있는 조직과 기관에 퍼지게 된다. 엄밀히 말해 음식이 아님에도 불구하고(단백질, 비타민이나 미네랄을 함유하고 있지 않다), 알콜은 1그램당 7칼로리의 열량을 함유하고 있다.

알콜이 흡수되는 정도에 영향을 주는 몇몇 요소들이 있는데, 그 중 하나가 음식이다. 음식에 있는 지방이나 단백질이 섭취되면, 알콜의 흡수를 방해한다. 맥주, 와인, 칵테일에 함유된 비알코올성의 물질 역시 알콜의 흡수를 지연시킬 수 있다. 샴페인이나 스파클링 와인, 맥주, 탄산가스가 포함된 음료는 알코올 흡수의 정도를 증가 시킨다. 그렇기 때문에

용 어

폭음 : 술자리에서 남성의 경우 5잔 이상, 여성의 경우 4잔 이상 마시는 것

2차 과음 효과 : 다른 이의 과음으로 인한 부정적인 경험들

에틸알콜(에탄올) : 알콜 음료에 들어있는 정신에 영향을 주는 소비 가능한 알콜의 형태, 때때로 곡주라 불림

메틸 알콜 : 목질 알콜 또는 메탄올

아이소프로필 알콜 : 소독용 알콜, 때때로 마취를 위해 사용

프루프 : 제품에 함유된 알콜 함량의 2배로 나타내는 수치

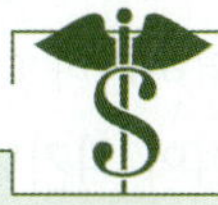

달러와 건강 상식

술과 레몬에이드 : 돈 버는 멋진 방법

모든 사람들이 레몬에이드를 좋아한다. 집에서 만든 레몬에이드가 어린이들이 처음 용돈을 쓰게 방법이 되곤 한다. 샌프란시스코에 있는 마이크의 레몬에이드 회사는 레몬에이드로 큰 돈을 버는 방법을 찾았는데 그것은 알콜을 첨가하는 것이다. 마이크는 음료에 레몬 쥬스, 설탕, 맥아주, 탄산을 넣었다. 그것은 마이크가 2000년도에 7백만개를 팔 정도로 대중적이었다. 마이크의 레몬에이드는 이제 나라 전체에서 판매된다. 아무도 받아들이지 않겠지만, 그 음료는 맥주와 와인 맛을 좋아하지 않는 많은 청소년을 위한 것이다.

독한 소다수는 수년전 영국의 거대한 양조자인 베이스에 의해 소개되었다. 그들의 맥아주 레몬에이드는 후퍼스 후치라는 이름으로, 다른 영국 양조자들이 사람의 마음을 끄는 상표로 자신들만의 독한 레몬에이드를 소개하게 만들 정도로 큰 인기를 누렸다. 미국의 양조자들은 같은 식으로 이것을 따랐지만 그들의 독한 레몬에이드가 미성년 음주가들을 위한 것이라는 것을 강하게 부인한다. 안호이저-부쉬는 그 음료가 변형된 술을 원하는 성인들만을 위한 음료라고 주장한다.

비평가들은 이러한 모든 부인들이 단지 큰돈을 위한 핑계라고 주장한다. 소다수를 좋아하는 청소년들은 금방 그것이 좋은지를 알 것이다. 단지 담배를 사는 것이 어렵지 않은 청소년들은 알콜이 들어간 소다수를 사는 것도 어렵지 않다. 설탕과 레몬을 넣어 맛을 속이는 술은 알콜이 들어간 맥주와 독주의 맛을 싫어하는 청소년들이 술을 즐기면서 마실 수 있게 만드는 효과가 있다.

술 제조사들은 그들이 미성년의 음주문제와는 상관이 없으며 담배회사가 수십 년간 그랬듯이 알콜 중독의 새로운 세대를 만들어내지 않는다고 주장한다. 그들은 모든 술 제품들이 합법적이고 적당하다고 모든 것을 부인한다.

사람들은 빈속에 샴페인이나 맥주를 마시면 더 빨리 취한다. 알코올의 농도가 더 높은 음료일수록 더 빨리 흡수된다.

혈액에 있는 알코올의 농도는 **혈중 알코올 농도(BAC)** 라고 하며 피의 dl당 알콜의 무게로 측정된다. BAC를 측정하는 간단한 방법은, 대략 0.5온스의 에틸 알콜이 함유된 음료를 150파운드의 남성이 마실 경우, 0.02의 BAC를 생산한다고 가정하는 것이다. 그러므로 평균적인 크기의 남성이 1시간의 파티에서 5병의 맥주를 마신다면 BAC 0.10에 도달할 것이며, 이 수치는 거의 모든 주에서의 운전을 하면 법에 걸리는 수치다. BAC를 예측하는 이 간단한 방법은 사람의 몸의 구성(근육, 지방 등)이나 성별에 따라 조금씩 달라진다. 다른 요소들이 모두 같다고 가정할 때, 덩치가 큰 사람은 작은 사람보다 BAC가 낮으며, 그 이유는 덩치 큰 사람의 조직 안에서는 알콜이 잘 희석되기 때문이다. 같은 양의 술을 마셨을 때 남성보다 여성이 더 높은 BAC를 갖는 경향이 있는데, 이는 여성이 보통 남성보다 몸무게가 덜 나가고, 상대적으로 지방이 더 많으며, 위에서의 알콜 흡수를 촉진하며, 알콜의 파괴를 억제하는 성호르몬이 있기 때문이다.

> 충분한 것 이상이 무엇인지 모른다면 충분한 것이 무엇인지도 알 수 없다.
>
> *윌리암 블레이크*
> 천국과 지옥의 결혼

알콜은 두 가지 방법으로 몸에서부터 제거된다. 약 10%는 땀과 소변 또는 호흡(따라서 호흡을 통한 음주측정을 사용)을 통해 배설된다. 약 90%의 배설되지 않은 알콜은 간에 의하여 분해되고, 대사되며, 최종적으로 이산화탄소와 물로 변환된다. 간의 알콜에 대한 해독작용은 1시간당 약 0.5온스 정도이며, 진행 속도를 빠르게 하는 방법은 없다. 많은 양의 커피를 마시는 것, 찬물에 샤워하기, 활기찬 운동과 같은 술 깨는 방법들은 간에서 알콜을 제거하는 비율을 높여주지 못한다.

숙취 (the hangover)

술 마신 후 때때로 나타나는 결과는 위통, 두통, 피로, 무력감, 어지러움, 짜증, 구토 등으로 나타나는 **숙취**이다. 숙취의 빈도와 정도는 다양하다. 알콜의 어떠한 특별한 요인이 숙취의 원인인지는 정확히 알려지지 않았으나, 몇 가지의 원인이 제시되고 있다.

- 몸 안에 알콜이 남아있을 경우 정상적인 간 기능은 알콜을 분해하기 위하여 늦어질 수 있다. 이러한 간기능이 늦어질 경우 간이 분비하는 당의 양이 줄어들고, 이로 인해 일시적인 저혈당과 그로 인한 피로, 짜증, 두통이 나타날 수 있다.
- 알콜은 렘(REM) 수면을 방해하기 때문에 피로, 화남, 주의력 결핍을 가져올 수 있다.
- 알콜 음료에 있는 화학적 기질인 **첨가물**(congeners) 또는 간에서 분해된 생산물이 숙취의 원인일 수 있다.
- 간이 알콜을 분해할 때 생성되는 독성 기질인 **아세트알데하이드**가 숙취 증상의 원인일 수 있다.

숙취를 해결하는 가장 좋은 방법은 자거나, 주스를 마심으로써 손실된 체액과 혈당(알콜은 소변의 배출을 늘린다)을 보충하는 것이고, 두통을 위하여서는 진통제를 먹는 방법이 있다. 많은 알콜을 마실수록 숙취 증상은 오랫동안 지속된다.

알콜이 행동에 미치는 영향 (the effects of alcohol on behavior)

알콜은 약학적으로 볼 때 뇌의 일정 부분을 둔하게 만드는 중앙신경 시스템의 진정제 역할을 한다. 적당한 양의 알콜은 뇌의 판단력과 억제력에 영향을 주어 사람이 덜 쑥스러워 하게 되고, 사람들에게 보다 쉽게 다가가게 할 수 있도록 한다. 어떤 사람들은 평소보다 말을 더하거나 더 웃을 수도 있고, 반면에 어떤 사람들은 신경질적이 되거나, 우울해지거나 난폭해 질 수도 있다.

알콜이 행동에 미치는 영향은 BAC에 의해 좌우된다(표 18.2). BAC가 0.02에 도달하면 긴장이 풀리는 것을 느낄 수 있다. BAC가 0.10에 도달하면 우울한 효과가 나타나기 시작하면서 졸려지고, 운동능력에 영향을 미친다. 말끝이 흐려질 수 있고, 비틀거릴 수도 있다.

용 어

혈중 알콜 농도 : 혈중에 있는 알콜의 양

숙취 : 과도한 알콜 섭취로 인한 불쾌한 신체적 느낌

첨가물 : 알콜 음료에 들어있는 맛이나 색깔을 내는 화학적 성분들

아세트알데하이드 : 간이 알콜을 분해하면서 생기는 독성의 부산물

표 18.2

술이 몸무게 150파운드 남성의 행동에 미치는 영향

마시는 양	알콜 함유	혈중 알콜농도 (g/dl)	알콜 제거 시간	효과
맥주 1잔, 와인 1잔 또는 혼합주	1/2	0.02	1 hours	긴장이 풀린다
맥주 2 1/2잔, 와인 1잔 또는 혼합주	1 1/4	0.05	2 1/2 hours	기분 좋은 느낌; 억제를 못함; 자신감 상승; 판단력 방해
맥주 5잔, 와인 1잔 또는 혼합주	2 1/2	0.10	5 hours	기억력 이상; 근육의 협응력 감소; 불 분명한 발음; 행복 또는 슬픈 감정
맥주 10잔, 와인 1잔 또는 혼합주	5	0.20	10 hours	반응 느려짐; 감정의 산만한 변화
맥주 15잔, 와인 1잔 또는 혼합주	7 1/2	0.30	15-16 hours	인사불성의, 협응력의 완전한 상실; 감각이 없음
맥주 20잔, 와인 1잔 또는 혼합주	10	0.40	20 hours	혼수상태; 호흡정지
맥주 25-30잔, 와인 1잔 또는 혼합주	15-20	0.50	26 hours	대부분 사람에게 치사량

알콜이 운동능력, 판단력과 반응속도에 주는 영향은 음주운전이 아주 위험하다는 것을 의미한다. 아무리 한두 잔을 마시고, 운전자가 법적으로 취한 것이 아니더라도 반응속도, 지각력과 판단력은 현저히 둔해진다. 연간 고속도로 교통사고 40,000건 중의 40%가 음주운전에 의한 사고다. 고속도로 교통사고는 미국에서 일어나는 교통사고의 10대 원인 중 하나이다. 교통사고는 대학생들(34%)에 의해 가장 많이 이루어지고, 주/야간 대학생들(32%)과 학생이 아닌 성인(28%)에 의해 많이 이루어진다(Paschall, 2003).

미국에서는 매년 1억2천만 건의 음주운전이 일어난다. 21~34세의 남성들에 의해 가장 많은 음주운전이 일어나고, 모든 주에서 21세 이하의 음주를 허용하지 않는데도 불구하고, 18~20세의 남성들이 두 번째로 많은 음주운전을 한다. 반면에 여성은 같은 연령 집단일지라도, 남성에 비해 음주운전 횟수가 4분의 1로 훨씬 적다. 음주운전의 횟수는 중년기에 접어들면서 줄어든다.

음주운전 외에도, 음주는 싸움, 인간관계에서의 실수, 결근, 학업 실패, 실직 등으로 이어진다. 국립약물기구에서 조사한 결과 18~25세 음주자들의 30%는 술을 마시면 공격적으로 변한다고 답하였고, 19%가 심한 말다툼을 하며, 11%는 다음날 학교나 직장을 못나가는 것으로 밝혀졌다. 3/4 이상의 가정 내 폭력은 음주와 관련 있다고 한다(Brookoff et al., 1997).

성적인 행동 (sexual behavior)

알콜이 성적 욕구와 성적 행동에 미치는 효과는 사람마다 다양하며 BAC에 영향을 받는다. 몇몇의 사람들에게는 아주 적은 양의 알콜이 섹스에 관한 불편한 느낌을 없앨 수 있거나, 성적인 욕구를 촉진하게 할 수 있다. 높은 양의 알콜(BAC 0.10 이상)은 남자에게 문제를 일으킨다. 발기나 사정에 문제를 일으킬 수 있다. 그리고 여자에겐 적절치 못한 성기의 미끄러움을 유발하거나 오르가슴에 이르는 것이 어려울 수 있다. 적당한 BAC라고 할지라도, 일부 사람들은 너무 취해서 성적인 흥분을 효과적으로 주거나 받을 수 없다.

알콜 섭취는 기대하지 않은 성적행위를 초래할 수 있다. 취해있는 동안에, 사람들은 선천적인 조절 방법의 사용을 잊거나, 또한 단순히 버릇들을 무시하게 되고 결국 의도치 않게 무력해진다.

아는 사람 사이에서 발생하는 성폭행은 알콜 섭취와 관련이 있다. 대학 경비원 본부에 따르면, 성적 범죄를 일으킨 26%의 남자들은 만취한 상태였고, 29%의 남자들은 어느 정도 취한 상태였다. 또 같은 조사에서, 21%의 피해자 여성은 만취한 상태였고, 3%는 어느 정도 취해 있었다. 여성의

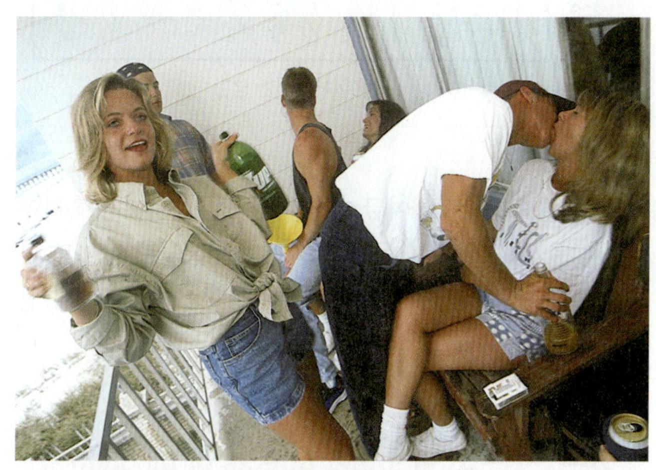

파티에서의 만취는 하면 다음 날이나 더 오랫동안 후회하는 행동이나 느낌을 가져올 수 있다.

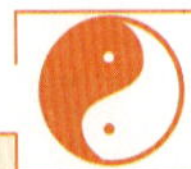

웰니스 지침

어느 학생의 음주운전 경험

작년 여름 어느 날 이른 아침에, 나는 음주운전으로 구속되었다.

무슨 일이 벌어졌는지 기억이 잘 나지 않았다—마치 안개 속에서 보는 것처럼 뿌옇게 보였다.

실제로 구속되었던 순간이 가장 기억이 않나는 부분이다.

구속되던 순간 내 몸에는 겁에 질려 아드레날린이 치솟았다.

한 동안 나는 내가 숨쉬는 지 조차도 잊고 있었다.

그때 어떤 감정을 느꼈는지 설명할 수 없다.

내가 얼마나 정신이 멀쩡하길 바랬는지 모른다.

아주 짧은 순간이었을 지라도, 자신의 삶에 대한 조절력을 완전히 잃은 기분을 설명할 수 없다.

수갑이 채워지는 기분을 말로 설명할 수 없다.

감옥에 갇혀서 잠에 들지 않으려고 입술을 꽉 깨무는 기분을 설명하긴 힘들다.

한 가지 확실한 것은 백미러에 번쩍이는 불빛을 보았을 때, 그 차가 사라질 때 까지 내 머릿속에는 온갖 핑계거리를 늘어놓으려는 생각으로 가득찼다. "저 여기 모퉁이만 돌면 집이에요." "친구집에 가야해요." 등등—이 모든 핑계거리는 합법적인 이유가 될 수 없다.

감옥에서는, 지문을 뜨고 사진을 찍고 여러 가지 서류를 입력하는데 몇 일이 걸리는 것처럼 느껴졌다. 이러한 일련의 과정 속에서 매 순간 점점 더 창피해져갔다. 나는 아직도 단 한 번의 매우 멍청한 판단이 내 삶의 많은 부분에 그토록 많은 영향을 미치는 것이 믿어지지 않는다. 이 사건에서 비롯된 다른 일들이 다양한 방식으로 향후 3년간 나에게 영향을 미칠 것이다. 이렇게 충격적인 일에는 3년의 집행유예, 자동차 보험료의 엄청난 인상, 90일 동안의 운전 불허(2일 간의 구류), 600달러 벌금 등이 포함된다.

이 사건에서 비롯된 일들은 양적인 것 만에 국한되지 않는다. 집에 전화를 하고, 몇 일간 마음이 뒤숭숭하고, 내 자신이 얼마나 바보인지 입증한 그런 느낌 등등.

이 모든 것이 괴로운 일이지만, 그래도 몇 가지 감사할 일이 있다.

가장 중요한 것으로 나는 어느 누구를 죽이지 않았다는 것이다. 구속되면서 그렇게 힘들었음에도 불구하고, 누구에게도 배상을 해야 할 일은 벌어지지 않았다.

또한 내 삶에서 나를 매우 지원해주는 사람들을 발견했다는 것이다. 나를 지원하는 사람들은 모두 지금 일어난 일은 괜찮고 너도 괜찮아질 거라고 말했다.

나는 부모님과 친구들에게 도움을 요청했고, 그들은 모두 나를 도와주었다.—나는 너무 감사드린다.

이 칼럼을 읽는 어떤 이가 음주운전 하는 것에 대해 한번 더 고려할지는 모르겠으나. 내가 음주운전으로 구속되기 전에 이러한 칼럼을 읽었더라면, 내가 음주운전을 하지 않아야 할 100가지 이유를 생각하고 음주운전을 하지 않았을 것이다.

두 시간 안에 마시는 양.
1 1/2 온스의 독주 또는 12 온스의 맥주

몸무게												
100	1	2	3	4	5	6	7	8	9	10	11	12
120	1	2	3	4	5	6	7	8	9	10	11	12
140	1	2	3	4	5	6	7	8	9	10	11	12
160	1	2	3	4	5	6	7	8	9	10	11	12
180	1	2	3	4	5	6	7	8	9	10	11	12
200	1	2	3	4	5	6	7	8	9	10	11	12
220	1	2	3	4	5	6	7	8	9	10	11	12
240	1	2	3	4	5	6	7	8	9	10	11	12

운전에 미치는 영향

- 혈중 알콜농도=0.05% 까지 : 운전에 주의하여야 함.
- 혈중 알콜농도=0.05–0.08% : 운전에 문제가 생김.
- 혈중 알콜농도=0.08–0.10% : 운전을 하면 안 됨.

출처: *The Aggie* (April 10, 1990), University of California, Davis.

알콜 섭취는 그녀로 하여금 그녀의 친근한 행위가 유혹적이라는 것을 그녀가 알지 못하게 만든다. 남자들은 아마도 여자들의 친근한 신호가 성적인 관심의 사인이라는 것으로 받아들인다.

알콜의 다른 효과 (other effects of alcohol)

알콜은 뇌보다도 장기 기능에 손상을 줄 수 있다. 알콜은 소화기관을 망가뜨릴 수 있다.—식도, 위, 소장, 췌장, 간—구토나 설사, 멀미를 유발시키며, 또한 동맥을 팽창시켜서, 눈을 충혈 시킨다. 팔이나 다리 그리고 피부에서의 동맥의 팽창은, 체열과 혈압을 감소시키고, 사람들이 취했을 때, 때때로 몸이 뜨거워지는 것처럼 느끼는 이유를 설명해 준다. 사람들에게 열 내기 위해 알콜을 주는 것은 사실상 신체적으로 반대의 효과를 만들어낸다.

알콜은 다른 중앙 신경 시스템을 완화시키는 진정제 같은

표 18.3

술과 같이 복용하면 안 되는 약물

다음과 같은 약물을 복용할 때는 술을 마시면 안 된다.

약물	부작용
아세타미노펜 (타이레놀, 아나신-3)	적당량의 사용도 간 손상의 원인이 될 수 있음
아스피린 (아나신, 익세드린)	많은 양을 함께 사용하면 위벽과 소화기계의 출혈유발
안티히스타민 (클로-트리메톤, 베나드릴)	졸리거나 협응력 상실
진정제 (발리움, 달메인, 밀타운)	술은 그 효과를 증가시킴
진통제 (코데인, 퍼코단, 몰핀)	술은 진정작용을 늘리고 집중력을 감소시킴
바비츄레이트 (아미탈, 세코날, 피노바비탈)	생명에 치명적. 술과 절대 같이 사용하면 안됨

열을 흡수하기 어려운 약물들과 동시에 섭취하지 않는 것이 좋다. 많은 경우에 알콜이나 다른 약물의 진정효과의 상호작용은 단순히 다른 약물이 각각 효과를 내는 것보다 더욱 효과를 미친다. 겉으로 보기에는 적당한 양의 알콜이 다른 진정약물과 같이 투여될 경우 뇌의 기능과 호흡을 위험하게 할 수 있다(표 18.3).

장기적인 영향 (long-term effects)

장기간 동안 술을 마시게 되면 면역체계와 내분비계, 생식기능에 영향을 미치고, 또 신경문제, 치매나 의식상실, 환영, 말초 신경장애에도 영향을 준다. 입술, 구강, 인두, 식도, 결장, 위, 직장, 혀, 폐, 췌장과 간의 많은 암은 과음과 관계가 있다. 오랫동안 과음하는 것은 위염, 간염, 고혈압, 간 경변, 그리고 심장병에 걸릴 위험을 증가시킬 수 있다.

만성적으로 알콜을 섭취하는 남자는 아마도 가슴의 여성화나 여성처럼 몸에 텅이 나는 등 '여성화'가 될 수 있다. 만성적으로 알콜을 섭취하는 여자는 월경의 이상, 2차 성징 상실이나 생식기능을 잃게 될 수 있다. 심하게 술을 먹은 여자들은 의학적으로 문제가 더 있고, 그렇지 않은 여자들보다 외과 수술을 더 많이 하게 된다.

태아 알콜 증후군 (fetal alcohol syndrome)

알콜은 남녀노소 모두의 건강에 해롭다. 심지어 태아도 알콜에 손상을 받는다. 선천적 결함이나 정신지체의 대부분은 아마도 임신 중 부모의 알콜 섭취 때문일 수 있다.—이 현상은 **태아 알콜 증후군**으로 알려져 있다. 태아 알콜 증후군은 신생아의 선천적 결함이나 정신지체를 일으키는 원인 중 세 번째를 차지할 만큼 많다. 태아에게 해로운 영향은 신경적 시스템이 많이 만들어 지는 태아기적 발달기간 초기 몇 주에 일어난다고 믿어진다. 이 시기의 여자들은 만약 자신이 임신했다고 생각되어지거나, 임신하려고 노력한다면, 술을 마시지 않는 것이 좋다. 태아의 혈액 속 알콜의 양은 아마도 어머니의 혈중 알콜 농도보다 10배가 높은 것으로 연구가 보고되었다. 이는 임신 초기의 음주가 더 위험한지에 대한 이유를 말해준다.

알콜의 건강상 이점 (health benefits of alcohol)

많은 연구는 소량의 알콜 섭취(하루 한잔)가 심장병과 심장마비의 위험율을 줄인다는 것을 보여주고 있다(Klatsky, 2003). 프랑스 사람들이 먼저 알콜 섭취의 이점에 대해 밝혔고, 그곳은 살찐 사람들이 많음에도 불구하고 심장병의 발생 확률은 적은 곳이었다. 이러한 가설은 '프랑스 역설(french paradox)'라고 알려졌고, 처음에는 프랑스 지방에 레드와인이 널리 소비된다는 것으로 이 역설이 설명 되었는데, 레드 와인 속의 플라보노이드(flavonoid)라 불리는 항산화 물질이 심장 건강에 효과를 미치기 때문이다. 그러나 몇몇 연구는 이러한 긍정적인 효과가 독특한 유형의 알콜 섭취가 아닌 에탄올에 따른 효과라는 것을 보여주고 있다.

몸의 알콜을 분해하는 효소를 *알콜 탈수효소(alcohol dehydrogenase)*라고 부른다. 이것은 3가지 다른 형태로 개인의 유전적 형태에 의해 결정된다. 이 효소의 더딘 산화 능력을 가진 사람들은 심장마비의 위험을 막기 위해 알맞은 알콜 섭취의 이점을 경험할 수 있지만(Hines et al., 2001), 적당한 알콜 섭취가 모두에게 좋은 것만은 아니다.

알콜 남용과 알콜 중독

알콜 남용은 미국에서 심각한 약물 문제 중 하나이다. 나

용 어

태아 알콜 증후군 : 선천적 결함과 정신적 지체는 임신기간의 음주에 의해 나타난다.

알콜 남용 : 빈번히, 많은 양의 알콜을 섭취하는 것.

이, 종교, 인종, 교육적 배경, 사회경제적 지위가 다른 대략 1,400만의 사람들은 알콜 문제를 갖고 있다. 14세에 17세까지의 십대 미국인 300만 명은 술에 대한 문제를 가지고 있다. 3분의 1 이상의 자살이 알콜과 관계되고 있다. 대략 600만 명의 성인은 **알콜 중독**이나 **알콜 중독자**라고 부르기에 충분하게 심한 개인적인 건강 문제와 관계 되어있다. 술에 대해 극도의 갈망을 나타내는 이런 사람들은 그들의 술 섭취를 컨트롤 하지 못하고, 알콜에 의존하며, 알콜을 섭취하지 못하였을 때, **진정 섬망증**(delirium tremens; DTs)과 같은 환각과 흔들림을 주체할 수 없는 증상을 경험한다.

> 난 캐나다가 어떤 길에 있는지 조차 모른다.
>
> *알 카포네*

술에 대한 섭취 문제는 많은 부정적 결과로 나타난다. 일과 학교생활, 가족관계와 친구관계가 파괴되고, 음주운전은 재정적 문제, 상해, 법적문제, 재난과 같은 문제를 유발한다. 왜냐하면 술은 칼로리를 공급하고, 알콜 중독자들은 거의 배고프지 않기 때문이다. 그들은 정신적 혼란과 근육조정의 손실을 가져오는 비타민 결핍증을 가지고 있다.

알콜 문제와 중독의 원인은 많은 가설에도 불구하고 밝혀지지 않았다. 현대 심리학과 의학이 도래하기 전까지 알콜 남용은 부도덕적이고 반종교적인 것으로 여겨졌다. 아직도 이러한 관점을 고수하는 몇몇 사람들도 있지만, 많은 전문가들과 알콜로 문제가 있는 사람들은 알콜 남용을 행동 이상이나 의학적 질병으로 해석하고 있다.

예를 들어, 몇몇은 그들 스스로의 기분이 좋아지기 위해서나 인생의 역경에 대처하기 위해서 술을 마실지도 모른다. 대신에 그들은 다른 문제들과 더불어 알콜 문제를 얻게 된다. 소수의 사람들에게 알콜 중독은 아마 생물학적인 것에 기본을 갖고있는데, 왜냐하면 사람들이 알콜을 다르게 대사하거나, 그들의 뇌가 알콜에 다르게 반응하기 때문이다. 알콜 남용이 질병으로 다루어지는 것을 몇몇 전문가들은 꺼려하는데, 왜냐하면 그렇게 하는 것이 술 먹는 것에 대한 문제에 대한 개인 감정과 사회적인 책임을 없앨 수 있기 때문이다. 또한 다른 전문가들은 알콜 남용을 질병이라고 불러야 성공적인 치료법을 찾을 수 있다고 보는데, 그 이유는 그렇게 하는 것은 수치심을 없애고 죄의식을 감소시키며, 관리 감독을 제공할 수 있으며, 아마도 과학적인 기초가 되는 치료법을 제공할 수 있기 때문이다.

알콜 중독의 단계 (the phases of alcoholism)

알콜 중독은 긴장과 불안을 줄이기 위해 술을 마시는 알콜 중독 전 단계에서 부터 일반적으로 시작된다. 알콜 중독 전 단계는 알콜에 대한 내성이 점점 강해지는 몇 년 간 지속된다. 알콜 중독의 진행 단계는 다음과 같은 세 가지의 특징을 보인다.

- *경고 단계.* 이 첫 번째 단계에서는 음주자의 알콜에 대한 내성이 강해지고 음주에 더욱 몰두하게 된다. 예를 들면, 파티에 초대받았을 때, 파티에 누가 오느냐 보다 어떤 술이 제공되는가를 물을지도 모른다. 이 단계에서 음주자는 몰래 자주 술을 마시고, 그들이 많이 마셨다는 것을 부인한다. 또한 **기억 상실**(blackouts)도 종종 일어난다. 기억 상실은 다른 사람이 보기에 정상적, 혹은 비정상적 행동을 하는 것을 지켜보지만, 정작 술을 마신 사람은 자신이 어떤 행동을 하는지 자각하지 못한다.
- *결정적 단계.* 알콜 중독에서 이 단계는 자신이 얼마만큼 마신지도 모르고 통제력을 잃게 된다. 이 사람은 매일 술

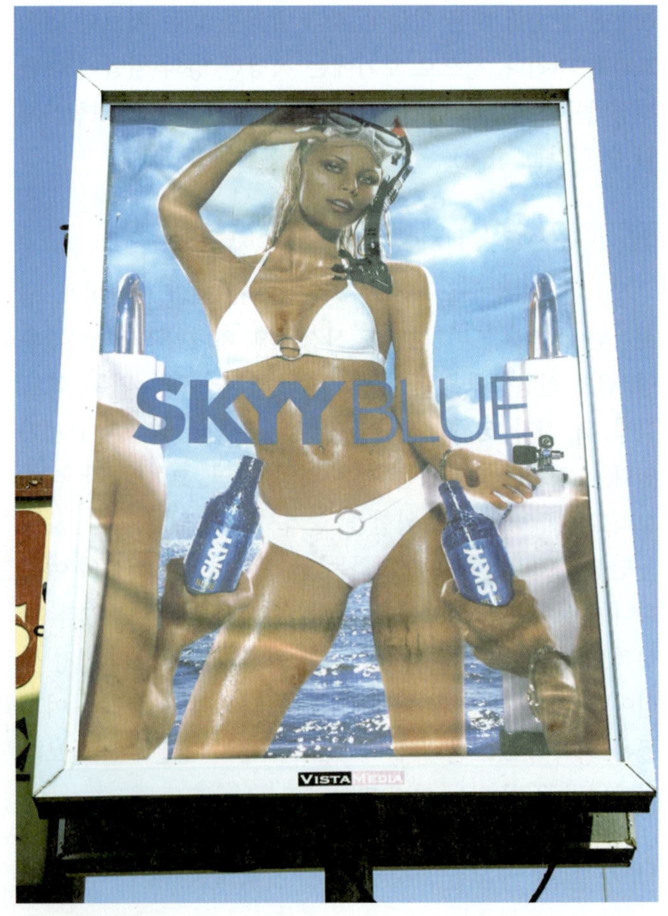

담배 광고와 같이 술 광고도 음주, 섹스, 즐거움과의 관계를 강조한다.

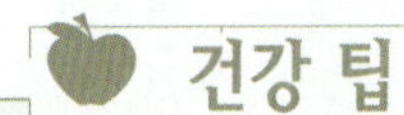

건강 팁

당신은 문제 있는 음주가인가?

CAGE 질문지는 알콜 문제를 위한 진단 방법이다.
C=문제가 있는 사람과의 관계
A=문제가 있는 것이 분명한 것
G=무덤 결과
E=의존 또는 내성의 증거

이러한 질문의 대답

1. 술을 줄여야 한다는 느낌을 느껴 본적이 있나요?
2. 당신이 술을 마시는 것에 대한 비판을 부인하게 된적이 있나요?
3. 당신이 술 마시는 것에 대한 죄책감을 느껴 본적이 있나요?
4. 숙취 제거를 위해 해장술을 마셔본 적이 있나요?

하나라도 "예"라고 대답하면 알콜 남용을 나타냄.

을 마시지는 않을지 몰라도, 술을 마시기 시작하면 마시는 양을 컨트롤 하지 못하는 단계가 시작된다. 이 단계의 음주자는 자신의 음주를 합리화 하게 되고, 그들이 폭음을 하는 데에는 이유가 있다고 믿는다. 이들은 가족들로부터 멀어지게 되는 위기를 없애기 위해 금주 약속 등을 포함한 책임감 있는 행동(집안일, 직업, 학업)을 한동안 수행한다. 종종 알코올 중독자들은 자신이 술에 대한 문제가 없음을 성공적으로 보여주기 위해 많은 노력을 하지만, 결국 다시 술을 많이 마시게 된다. 이러한 시점에서 술에 대한 문제는 어떠한 종류의 술을 마시는 지 , 어디에서 마시는 지에 대해 종종 비난 받게 되는데, 그 결과 이러한 음주자들은 다른 종류의 술을 마시게 되거나 다른 장소에서 술을 마실지도 모른다.

- *만성적 단계.* 이 단계의 알코올 중독자들은 약에 의존하며, 음주가 모든 삶의 전부이다. 친구들과 가족들은 이 문제에 대해 포기하게 되며 알콜 중독자들에게 화를 내거나 무시하게 된다. 이 단계의 알콜 중독자들은 직장이나 학교를 다니지 못하게 되는 경우도 있다. 알콜 남용의 건강적인 중요성은 가중될 것이고, 중독자는 의료적 관심과 입원이 필요할지도 모른다. 알콜에 대한 신체적 중독이 나타나면, 이러한 증상을 없애기 위해 계속적인 음주를 필요로 한다. 여러 날 동안 술을 마시는 일(**술마시고 떠들기**, bender)도 발생하게 된다. 가장 중요한 점은 대부분의 알콜 중독자들이 사회적으로 하류층에 이르게 될 뿐만 아니라 그들의 가족과 사회 조직 안에서 그들의 문제들과 싸우게 된다.

알콜 중독이 가족들에게 미치는 영향 (the effects of alcoholism on the family)

알콜 중독은 결혼생활과 가족의 관계를 심각한 혼란에 빠뜨릴 수 있다. 가족 구성원 중 한 사람의 알콜 중독은 다른 가족구성원 전부에게 정신적, 감성적 고통과 재정적인 어려움을 준다. 알콜 중독은 본인뿐만 아니라, 많은 사람에게 많은 돈을 낭비하게 한다. 미국 인구의 43%인 7천6백만 미국인들은 가정에서 알콜 중독에 노출된 적이 있다.

알콜 중독자의 가까운 친인척은 알콜 중독자가 술을 끊었을 때 동안 즐거움과 안도감을 느끼고, 다시 술을 마시기 시작하였을 때 실패감과 우울증 등의 다양한 감정을 경험할 수 있다. 이런 감정의 기복으로 인해 가족의 구성원들은 분노, 수치심, 동정과 지속적인 불안을 느낀다. 그들은 다른 방법으로 상황을 대처하는 것을 시도할지도 모른다. 어떤 이들은 희생양으로 지정될 수 있고, 그것을 비난할 수도 있다. 어떤 이들은 술 마시는 사람을 비판하며 어떤 가족의 구성원은 특정한 가족 구성원을 비난한다. 어떤 이들은 조용히 묵인해 버리고, 어떤 이들은 그들의 감정을 유지하려 한다. 이러한 행동들은 모두 가정에서의 정신적 고통으로 벗어나기 위한 방어적 기질이다.

알콜 중독자와 마찬가지로 가족의 구성원들도 문제의 심각성을 부인하고 합리화하려하며 알콜 중독자들을 그들의 친인척들로부터 독립시키려하며 어떤 경우에는 다른 사람들의 알콜 중독에 책임을 느낀다. 이러한 가족구성원들이 알콜 중독자를 다른 사람들로부터 **보호하는 과정**(enabling)

용 어

알콜 중독자 : 알콜에 의존하는 사람.

알콜 중독 : 알콜에 취해 컨트롤을 잃어버림.

진정 섬망증; DTs : 알콜에 대한 중독성 때문에 때때로 환각과 몸이 떨림.

기억 상실 : 술 마시는 동안 발생한 정상적 혹은 비정상적인 행동이나 일들을 기억하지 못하는 것

술마시고 떠들기 : 몇일 동안 과음하는 것

보호과정 : 가까운 알콜 중독자에 의한 과도한 음주를 거부하는 것

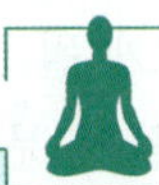

스트레스 관리

중독행동을 없애는 것

알콜 중독자 익명 프로그램을 격려해주는 사람은 심리학자인 칼 정이란 것을 잘 알지 못한다. 그의 알콜 중독을 바꿀 수 없는 의뢰인에게 실망하여 정은, 그 스스로가 중독 습관을 없애기 위한 영적인 경험을 갖는 것이 그의 유일한 희망이라고 제안했다. 그래서 로랜드는 이렇게 하였다. 그의 중독을 정복한 후 그는 알콜 중독자 익명 프로그램의 공동 설립자인 에드윈과 빌에게 이러한 경험을 나누었다.

빌에게서 온 편기에 대한 답장으로 정은 " 알콜에 관한 갈망은 그 단계가 낮더라도 중세기 언어로 신과의 결합이라고 표현할 수 있는 깨끗해지기 위한 영적인 목마름과 같은 것이었다. 당신은 술이 라틴어로 스피리투스(spiritus)란 것을 알 것이다. 우리는 최고의 종교적인 경험뿐만 아니라, 가장 타락한 독을 같은 단어로 사용한다. 도움이 되는 공식은 따라서 이것이다. Spiritus contra spiritum. (영적인 위기는 영적인 치료를 필요로 한다)"

은 알콜 중독자로 하여금 술 마시는 것에 대한 책임을 느끼게 한다—이것이 알콜 중독자 가정에서 일어나는 역설적인 경험이다. 과음으로 인해 학교나 일터에 못 가게 되었을 경우 양해를 구해주는 등, 과음으로 인한 결과로부터 그들을 보호해주려는 행동은 오히려 그들의 음주 문제에 악영향을 끼친다.

가정에 알콜 중독자가 있을 경우에는 배우자나 가족, 친구의 알콜 중독 문제를 도와주는 조직인 Alanon에 도움을 받아야 한다. Alateen은 아이들의 알콜 중독문제를 도와주는 기구이다. Alanon이나 Alateen은 알콜 중독자들이 자신의 삶에 끼친 영향에 대해 알려주고 가족들의 관계개선를 통해 알콜 문제를 치료할 수 있도록 가족들에게 도움을 준다. 가족 치료(그 중에 알콜 중독자 본인이 있어도 되고 없어도 된다)는 문제를 해결할 수 있는 방법을 찾아주고 가정에 평안과 조화를 되찾아 줄 것이다.

알콜 중독 가정의 어린이들 (children of alcoholics)

국립 약물 알콜 센터는 미국에서 2천8백만의 아이들이 알콜 중독 가정에서 성장하고, 이중 천 백만명의 아이들이 만 18세 미만이라고 추정하고 있다. 알콜 중독 가정에서 자란 아이(ACOAs)나 청소년 알콜 중독(COAs)은 부모 중 한명이나 모두에게 음주문제가 있는 가정에서 자란다. 그 아이들은 불안한정 가정환경에서 자라며 애정 결핍을 경험하고 방치되어 자라며 가끔은 폭력과 학대를 당하기도 한다. 결과적으로, 그 아이들은 성인이 되어서도 자신과 관계들의 조화를 악화시키는 행동과 생각들을 배우고 된다. 알콜 중독자의 아이들은 알콜 중독자가 될 수 있는 위험부담이 아주 많다.

부모의 알콜 중독으로 인한 정신적 고통을 덜기 위해 많은 ACOA는 그들의 현실—부모가 알콜중독이라는 사실과 그로 인한 고통 둘다—을 인식하지 않으려고 한다. 이러한 경향을 **부인**(denial)이라고 한다. 부인으로 인해 부모님들의 알콜 중독이 삶에 접근하는 방식으로 일반화 된다. 성인이 되어 ACOA들은 그들의 능력을 제한시키고 세상을 있는 그대로 보지 못 하며 심리적 만족감을 경험하기가 힘들다.

부인은 ACOA들 스스로에게 나쁜 이미지를 주며 그들 자신에게 극도로 비관적인 경향을 가진다. 고통적인 현실을 대면하는 대신 많은 ACOA들은 어린이일 때 자신들이 부모님의 변덕스러운 폭력이 원인라고 생각한다. 실제로 종종 문제부모들은 자신들의 문제를 아이들에게 돌리면서 자신들의 주장을 뒷받침한다. 아이들은 스스로를 '나쁜 아이'로 생각하게 되고 모든 사람들의 감정에 어느 정도 자신에게 책임이 있다고 생각하게 되는 경향이 생긴다. 이러한 행동을 **상호의존**이라고 한다.

알콜중독 가족에서 자라나는 아이들이 보여주는 다른 결과는 상황들을 통제하려하고 다른 사람들을 구분하려 하는 경향이다. 그 이유는 가족의 삶의 방식이 불안정하고 고통스러웠기 때문에, 많은 ACOAs들은 사람간의 환경이 감정적으로 고통스럽고, 폭력적이거나 또는 파괴적이 되기 쉽다. 따라서 ACOAs는 위험에 대비하여 끊임없이 걱정하고 경계한다. 위협들을 최소화하기위해(경험된 비판, 폭력, 학대) ACOAs는 위협들에 대하여 만족하고 인정하며 즐거움을 느끼려고 노력하는 경향을 보인다. 다른 사람들을 믿지 않음으로써 ACOAs는 세상이 안전하다고 느끼며, ACOAs는 또한 전적으로 자신만을 인정하고 그들의 삶을 통제한다.

남에게 책임을 돌리는 경향이 있는 부정적인 자아상을 가지고 있는 데니얼은, 스스로와 환경을 통제할 필요가 있다.

용 어

부인 : 술에 관한 문제가 있는 당신 혹은 누군가를 받아들이는 것을 거절하는 것

상호의존 : 중독되지 않은 가족 구성원들이 알콜 중독자와 동일시하는 관계 패턴

불행하게도 성년기에 이것들과 같은 "생존" 구조는 독특한 개인 특징과 사람사이의 원활한 관계형성기회를 제한한다. 다행인 것은, 이러한 스스로를 제한한다고 믿고 행동하는 것은 암호와 같은 익명 그리고 다양한 정신적 훈련과 같은 12단계 프로그램의 상담으로 바뀌어 질수 있다.

도움찾기: 여러 가지 치료 방법 (seeking help: treatment options)

음주에 문제가 있는 사람과 알콜 중독자들의 문제 상황은 심각하지만 절망적인 것은 아니다. 만약 술을 끊겠다는 강한 동기가 있다면 회복이 가능하다. 더욱이 건강상의 측면으로는 "작은 예방이 큰 치료보다 가치가 있다.".

때때로 술을 끊겠다는 동기는 음주와 관련된 법적 문제, 혹은 병, 가족생활의 심각한 분열, 직업을 잃은 것과 같은 위협의 형태로 오기도 한다. 술을 끊겠다는 동기는 그 또는 그녀의 파괴적인 행동과 무능력감, 절망감, 혼란스러움 등을 없애준다

세계적인 기관인 익명의 알콜중독 모임(AA)은 삶의 행복과 즐거움을 찾도록 많은 도움을 준다. AA의 프로그램은 금주와 익명성 그리고 단계적인 회복을 기반으로 진행된다. AA의 분위기는 편안하고, 돌봐주며 개방되있다. 멤버들은 그들의 경험들, 강해지기, 그리고 희망을 서로 공유하면서, 새로운 또는 기존의 멤버들을 알고 그들 자신의 술과 관련된 문제점들을 파악한다. 술 안취하고 남아있기와 같은 실용적인 정보들을 공유하고, 서로의 전화번호를 교환해서 멤버들은 힘든 상항이 일어났을 때 술을 마시기 전에 서로 만날 수 있다.

익명의 알콜 중독자들은 절주는 마음의 상태, 음주문제의 회복을 포함한 가치 , 태도, 그리고 삶의 방식을 변화시킨다고 강조한다. AA 프로그램은 문제 있는 음주자들을 도와주는데, 그들의 감정을 진찰하고, 그들의 한계점을 인식하고 그들의 과거 잘못의 책임들을 이해해준다. 문제 있는 음주자들을 위하여 술 안취하고 남아있기 같은 직접적인 방법들과, 감정적, 정신적 그리고 사회적 필요를 만족시킬 수 있는 새로운 방법을 찾아준다.

게다가 AA에서는, 문제 있는 음주자들은 개인적 그리고 집단적인 정신치료를 받을 수 있다. 문제 있는 음주자들을 돕고 그들의 가족을 회복시킬 수 있도록 훈련된 많은 치료사들이 있다. 또한 확실한 약으로도 도울 수 있다. Disulfram(앤타뷰즈)는 술을 마셨을 때 불안정적인 신체적, 정신적 반응을 야기할 수 있다. 날트렉손(Naltrexone)은 알코올에 대한 욕구를 줄일 수 있다.

책임감 있는 음주 (responsible drinking)

각 사람은 술을 마실지 또는 마시지 않을지 선택할 수 있다. 당신은 경우에 따라 술을 마실지, 얼마나 마실지를 결정할 수 있고 그에 따른 책임감도 있다. 당신이 술을 마신다면 기억해야할 몇 가지 사항이 있다.

- 술은 당신의 사회적 상호작용을 도와주는 것이지 그것들을 해하거나 다치게 하는 것이 아니다.
- 술은 천천히 마시고 다른 약물과 섞어서 마시지 마라.
- 술은 당신의 정상적인 감각들을 강화시켜주는 것이지 다른 사람이 당신의 행동을 보고 불쾌하게 여기게 해서는 안 된다.
- 술 마실 일이 있다면, 사전에 운전을 하지 않을 수 있도록 술 마시지 않을 사람을 지정해서 운전할 수 있도록 해라.

책임감 있는 음주습관을 가지기 위해서 당신은 다른 사람의 책임감 있는 음주를 도와줄 수도 있다. 파티 등에서 다른 사람의 의사를 존중하고, 술을 마시도록 강요해서는 안 된다. 파티를 연다면, 술을 대신할 수 있는 것을 준비하여 상대방이 선택할 수 있도록 하라. 또한 술 취한 사람이 잘 수 있는 장소를 마련하고, 술 취한 채로 집으로 운전할 수 없게 하라. 술 마실 때 먹을 수 있는 음식을 제공하는 것을 명심하라.

아무리 마시지 않는다 하더라도 건강상에 문제가 없을 것이라는 증거는 없다. 반대로, 과도한 음주는 건강과 가족관계, 교통사로로 인한 사망 혹은 자살, 그리고 장애가 아이의 출산을 야기할 수 있다는 확실한 증거들은 있다. 책임감 있는 음주습관의 습득은 당신의 건강과 행복에 아주 중요한 도움을 줄 것이다.

건강에 대한 중요한 생각

1. 1달이 지난 후, 크리스를 룸메이트로 받아들인 일은 정말 잘한 일이였다고 느꼈다. 성적이 3.9^+가 넘는 크리스는 역사부터 화학까지 모든 과목에서 도움을 줬다. 그가 법대 가는 일은 당연한 일이였다. 크리스와 재미있게 지내는 것이 그 외의 문제였다.

중간고사 기간이 다가왔을 때, 크리스가 매일 맥주 열두 병을 가져온다는 것을 룸메이트가 알았다. 여섯 병은 저녁 전에 없어졌고 나머지는 저녁에 공부하면서 없어졌다. 크리스가 이런 양을 마심으로써 나빠지는 표시는 나지 않았지만 룸메이트들은 걱정이 되었다.

a. 룸메이트들은 어떤 걱정을 했을까? 당신이 크리스의 룸메이트였다면 당신은 걱정을 했을 것인가?

b. 크리스의 학교에 성공과 크리스가 건강이 악화되었다는 표시가 나지 않을 때, 크리스가 알코올 문제가 있다고 생각하십니까?

c. 당신은 크리스의 룸메이트들이 크리스의 음주 행동을 고치려고 노력해야만 한다고 생각합니까? 아니면 관심을 갖지 말아야 한다고 생각합니까?

2. "나는 술을 별로 좋아하지 않는다. 자신이 토를 하고 토한 것도 기억이 안나는 것은 별로 좋은 기분이 아니다. 어쩔 때는 내가 집에 어떻게 왔는지 기억나지 않고, 내 차를 누가 운전했건 간에 차는 멀쩡하기만을 바랬다. 하지만 나는 여전히 술을 마시고 싶었다. 음주는 학교의 힘든 일주일 후에 스트레스를 푸는 최고의 방법이다. 술을 마셔야 파티에서 긴장이 풀린다. 어느 누구도 샌님과 춤추거나 성관계를 갖고싶어 하지 않기 때문이다.

이 사람의 태도에 대해서 어떻게 생각하십니까? 이 학생의 의견에 동의하지 않는다면, 그 이유를 설명하시오.

3. 매년 여름 스테이트 대학은 캠퍼스를 방문하여 교수, 학생, 교직원과 대화 할 수 있는 '부모님의 날' 에 학생들의 부모님을 초대한다. 작년 여름 신규 교수인 메레디스 박사는 부모님들에게 고생물학 공개강의를 하고, 교수식당에서 점심을 먹으면서 부모님과 대화를 나누었다.

여학생의 한 아버지는 메레디스 박사와 대학기숙사에 살면서 수영선수로 있는 자신의 딸에 대하여 대화를 하게되었다.

"우리 딸은 집을 떠난 적이 없습니다. 저는 제 딸이 괜찮아지길 원해요." 라고 아버지가 말했다.

메레디스 박사는 조용히 침을 삼켰다. 왜냐하면 그는 기숙사가 처음 한두달은 심하게 술을 마신다는 것으로 유명한 것을 알고 있었고, 그리고 수영 코치가 훈련 후에 팀 맴버들과 맥주를 마신다는 것을 알고 있었다.

a. 이것에 대하여 아빠가 걱정을 하여야 하는가?

b. 메레디스 박사는 아버지에게 학교에서의 음주를 알려야할까?

c. 이렇게 비슷한 걱정을 하고 있는 다른 부모를 만나지 않기 위해 메레디스 박사는 다시는 부모님의 날에 참석하지 않겠다고 다짐을 했다. 무엇이 메레디스 박사가 이렇게 유쾌하지 않은 경험을 피하게 만드는가? 메레디스 박사는 대학교에 처음 부임한 교수라는 것을 기억해둬라.

d. 학생들 사이의 음주에 대한 당신의 학교 분위기가 어떤가?

4. 대학은 축구장에 전광판이 필요하고, 한 맥주회사는 그것을 사주는 대신 그 전광판에 광고할 권리를 달라고 한다. 학장은 이 거래 반대하며 그것이 대학에서의 음주를 조장할 것이라고 생각한다. 그러나 체육부장과 동문회장은 그것을 좋아하고 그것은 중요하다고 설득한다. 게다가 "맥주와 대학은 항상 같이 와왔으며 앞으로도 그럴 것이고, 그것은 나쁜 것이 아니다." 라고 한다.

a. 당신은 이 전광판 거래에 찬성 합니까 반대하는가?

b. 당신은 광고거 음주를 조장한다는 학장의 생각에 동의하는가?

c. 당신은 맥주와 대학은 항상 같이 해왔고, 앞으로도 계속 그럴것이라는 체육부장과 동문회장의 의견에 동의하는가?

건강 리뷰

- 알콜 남용은 미국에서 주된 약물 문제이다. 음주는 고속도로에서의 죽음의 반이상의 책임이 있고, 다수의 사회적, 가정적, 건강문제의 원인이다.
- 알콜 음료는 에틸 알콜을 포함하고 있는데, 이것은 곡물, 딸기, 과일의 주스의 당에 있는 효모의 작용(발효)에 의해 만들어진다. 맥주와 와인은 발효에 의해 만들어진다. 위스키, 보드카, 럼, 브랜디 같은 독주는 증류된 발효주이다. 대부분의 기본적인 알콜 음료의 성분은 0.5 온스의 에틸 알콜이다.
- 음주 행동에 미치는 사회적이고 규범적인 영향은 대학생들 사이에서의 특별한 음주 패턴에 분명하게 나타난다. 대학에서의 음주는 성 범죄를 포함한 범죄의 위험을 증가시킨다.
- 알콜은 섭취 후 몇분 이내에 혈액으로 들어간다. 알콜에 대한 신체적, 행동적 영향은 혈중 알콜 농도에 달려있다. 0.02의 혈중 알콜 농도는 긴장을 없애는 효과가 있다. 0.1의 혈중 알콜 농도는 운동협응력과 판단에 심각한 영향을 미치며 대부분의 주에서 0.1 이상의 농도로 운전하는 것은 불법이다.
- 자주, 오랫동안 알콜을 사용하는 것은 약물에 대한 신체적인 의존성과 내성을 가져올 수 있다. 알콜 중독은 음주를 조절하지 못하게 되는 것을 시작으로 완전히 신체를 의존하게 되는데 까지 발전한다.
- 알콜 중독자는 심각한 건강상의 문제와 그들의 개인적인 삶, 가족관계, 친구관계를 망칠 수 있다. 부모 모두나 둘 중 하나가 알콜 중독인 가정에서 자란 수백만의 자녀들은 어른이 돼서도 그들의 어린 시절에서 내려온 개인적인 문제를 경험한다.
- 알콜 중독 익명 프로그램, 개인적 혹은 그룹 심리치료와 같은 조직은 사람들이 알콜 문제와 알콜 중독으로부터 회복할 수 있게 도와준다. 알콜의 남용은 그들의 음주행동에 대한 책임감을 갖음으로써 막을 수 있다.

건강과 웰니스 온라인

웹 사이트는 건강과 웰니스에 대한 풍부한 정보를 담고 있다. 웹 브라우저 소프트웨어를 이용하여 인터넷을 실행하면 건강과 웰니스에 대한 현존하는 많은 주제에 대해 새로운 통찰력을 얻을 수 있을 것이다. Jones & Bartlett 출판사의 웹사이트인 health.jbpub.com/hwonline을 실행해라.

참고 문헌

Brookoff, D., et al. (1997). Characteristics of participants in domestic violence. *Journal of the American Medical Association*, 277, 1369–1373.

Cohen, A. (1997, September 8). The endless binge. *Time*, 54–56.

Hines, L. M., et al. (2001). Genetic variation in alcohol dehydrogenase and the beneficial effect of moderate alcohol consumption on myocardial infarction. *New England Journal of Medicine*, 344, 549–555.

Klatsky, A. (2003). Drink to your health. *Scientific American*, 288, 75–83.

Liu, S., et al. (1997). Prevalence of alcohol-impaired driving. *Journal of the American Medical Association, 277*, 122–125.

Nelson, T. E., and Wechsler, H. (2001). Alcohol and college athletes. *Medicine and Science of Sport and Exercise*, 33, 43–47.

O'Malley, P. M., and Johnston, L. D. (2002). Epidemiology of alcohol and other drug use among American college students. *Journal of Studies on Alcohol, Supplement* 14, 23–39.

Paschall, M. J. (2003). College attendance and risk-related driving behavior in a national sample of young adults. *Journal of Studies on Alcohol*, 64, 43–49.

Wechsler, H., et al. (2000). College binge drinking in the 1990s: A continuing problem. Harvard School of Public Health College Alcohol Study. Available: http://www.hsph.harvard.edu/cas/Documents/monograph_2000/cas_mono_2000.pdf.

Wechsler, H., et al. (2002). Trends in college binge drinking during a period of increased prevention efforts. *Journal of American College Health*, 50, 203–217.

추천 도서

Brown, S., and Lewis, V. (2002) *The alcoholic family in recovery: A developmental model*. New York: Guilford. Explains how families deal with abstinence and establish a more stable, yet flexible, family system.

Caetano, R., and Cunradi, C. (2002). Alcohol dependence: A public health perspective. *Addiction, 97*, 633–645. Examines epidemiological research on alcohol dependence and proposes a public health approach that emphasizes prevention and group-level interventions to lower the prevalence of alcohol abuse.

Cook, P. J., and Moore, M. J. (2002). The economics of alcohol abuse and alcohol-control policies. Price levels, including excise taxes, are effective at controlling alcohol consumption. Raising excise taxes would be in the public interest. *Health Affairs, 21*, 20–33. Discusses the effects of alcohol-control measures on alcohol consumption and its consequences, including the finding that consumers tend to drink less and have fewer alcohol-related problems when alcoholic beverage prices are increased or alcohol availability is restricted.

Vallee, B. L. (1998, June). Alcohol in the Western world. *Scientific American*, 80–85. A distinguished scientist examines the history of the role of alcohol in Western civilization.

Wechsler, H., and Wuethrich, B. (2002). *Dying to drink*. New York: Rodale. A thorough discussion of drinking on college campuses.

추천된 웹 사이트

이들 웹사이트를 연결하기 위해 health.jbpub.com/hwonline을 방문하라.

알콜 문제와 해결

뉴욕 주립대의 데이빗 핸슨 교수가 제공하는 정보

대학생의 음주: 문화의 변화

학생들 간의 위험한 음주의 성질과 범위에 대한 연구 조사 정보

도움을 얻는 곳

알콜중독자 구제회

미국 알콜남용 및 중독자 연구소

알콜 중독과 알콜 남용의 치료에 대한 연구를 진행 중인 신뢰할 만한 정보를 얻을 수 있음.

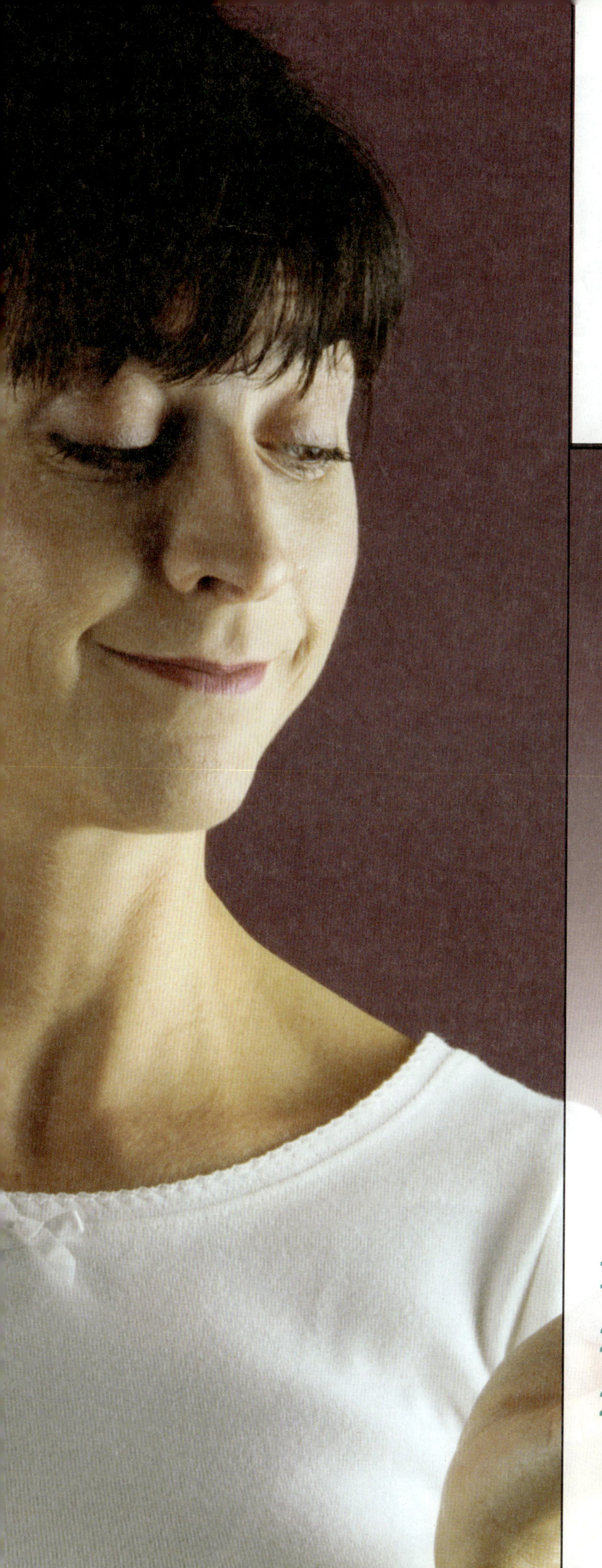

제 6 부

건강한 선택하기
(Making Healthy Choices)

19 건강관리에 대한 의사결정

20 대체 의학 탐구

21 갑작스런 상해와 사고 예방: 당신이 할 수 있는 것

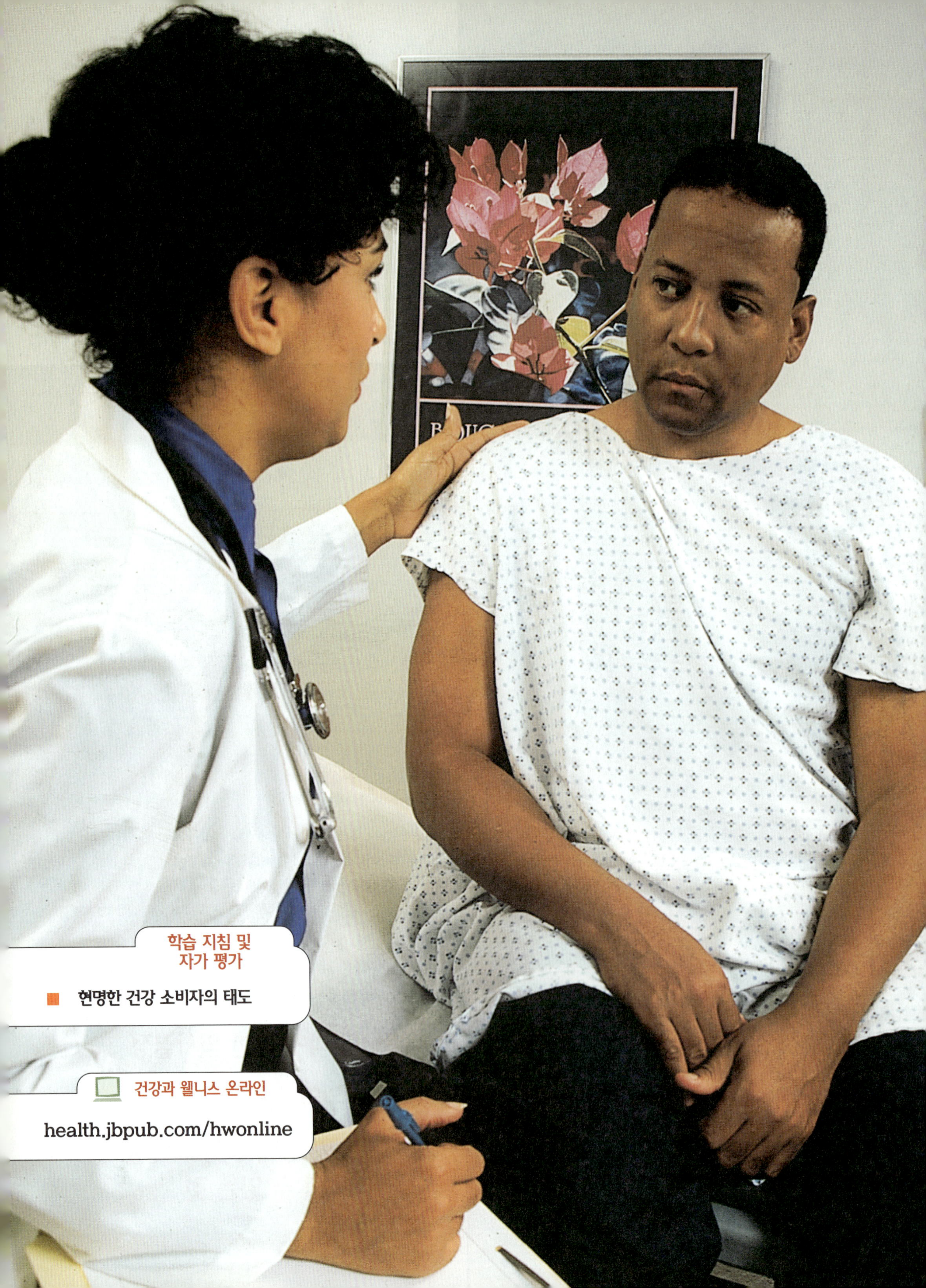

학습 지침 및
자가 평가
현명한 건강 소비자의 태도
건강과 웰니스 온라인
health.jbpub.com/hwonline

학 습 목 표

1. 현명한 건강관리자가 되기 위해 무엇을 알아야 하는지 기술하기
2. 건강관리 전문가 유형을 구분하기
3. 사 건강보험, 선호하는 기관, 건강유지 기관을 비교, 대조하기
4. 건강관리 비용이 왜 증가하는지 설명하기
5. 건강관리 개편과 이것이 개인의 건강관리에 어떤 효과를 미치는지 토의하기
6. 자신이 믿는 것이 모든 미국인을 위한 건강관리의 필수 요소가 되어야 하는지 토의하기

제 19 장

건강관리에 대한 의사결정 (Making Decisions about Health Care)

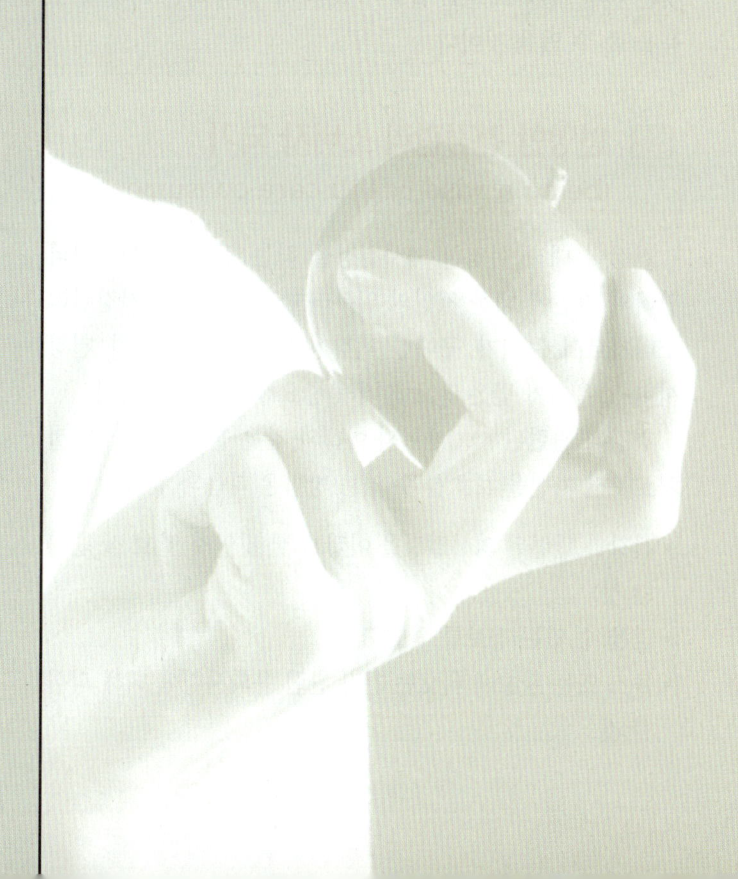

모두가 어느 시점에 건강관리에 대한 필요성을 느낄 것이다. 우리는 예방접종, 신체검사, 진단을 받기 위한 검사 그리고 건강이 좋지 않을 때 진찰을 받기 위해 건강관리 전문가를 찾아갈 것이다. 그리고 때로는 심각한 질병, 상해 또는 수술을 받기 위해 병원에 입원해야 하는 경우도 있다. 건강관리와 의료 서비스에 대한 경비는 가장 중요한 걱정거리이기도 하다. 주(state)와 연방 정부는 모든 시민이 어떤 형태의 건강보험을 갖고 건강관리를 해야할 때 그 혜택을 받을 수 있게끔 하도록 노력해왔다. 그러나 미국 내에는 아직도 4천만 명이 건강보험을 갖고 있지 않고 있다.

현대 의학의 기술은 매우 뛰어나며 비용은 높다. 건강관리 소비자는 검사들에 대한 보험금과 혜택, 치료, 권장되는 약물들, 또는 건강에 영향을 미치는 수술에 대해서 평가할 수 있어야 한다. 환자로서의 권리에 대한 이해와 자신의 걱정거리와 필요한 것에 대해 건강 전문가와 어떻게 대화할 것인가를 인지하는 것은 건강 유지 그리고 질병이 있을 때 낫게 하는 과정에 도움을 줄 수 있을 것이다.

의학에 대한 간략한 역사

2000 BC: 이 뿌리 드세요

1000 AD: 이 뿌리는 이교도적입니다. 기도하십시요.

1850 AD: 그 기도하는 사람은 미신입니다

1940 AD: 이건 뱀 기름입니다. 이 알약을 드세요.

1985 AD: 이 알약은 효과가 없습니다. 이 항생제를 드세요.

2003 AD: 이 항생제는 잘 듣지 않으니 이 뿌리를 드세요.

현명한 건강관리 소비자 되기 (being a wise health care consumer)

건강에 대해 현명한 의사결정을 하는 것은 자기 자신의 관리와 자신에 대한 책임의 일부라고 할 수 있다. 건강관리 소비자로서 우리가 구매한 건강상품, 우리가 선택한 건강 서비스, 우리가 받은 정보에 대해 중요한 결정을 내린다.

건강과 관련된 사기행위와 아래와 같은 불필요한 의료 절차로부터 자신을 보호할 수 있는 방법은 다음과 같다.

- 건강과 관련된 의사결정을 어떻게 할 것인지 알고 잘 숙지할 것.
- 믿을 수 있는 정보를 찾을 것.
- 뉴스 또는 광고에 나오는 건강 관련 유의사항에 대해 의심할 것.
- 면허 없는 진료 자를 경계할 것.
- 진료비, 진단, 치료, 대체 치료방법에 대한 질문을 하고 환자를 잘 관리하는 지 알고 진료 자를 선택할 것.
- 건강관리의 사기행위와 정부 에이전시의 잘못된 행위에 대해 보고할 것.

현명한 건강관리 소비자가 되기 위해서는 다음 세 가지 기본 원칙을 들 수 있다. (1) 자신의 건강관리 제공자와 함께 파트너십을 가지고 일할 것, (2) 건강관리에 관련된 의사결정을 함께 할 것, (3) 건강관리에 대한 기술을 익힐 것.

대화를 하는 것은 의사-환자의 관계에 있어 매우 중요하다. 자기 자신의 건강관리 파트너로서 자신은 가정에서 작은 건강문제를 관리하기 위한 책임이 있다. 건강문제에 대한 첫 징조가 나타나면 자신의 증상을 기록하고 관찰함으로써 이후에 자기 자신과 건강관리를 해 주는 파트너가 문제점을 보다 더 잘 관리할 수 있다. 건강관리자의 시간은 제한되어 있기 때문에 이들을 만날 때 반드시 준비를 갖춰야 한다. 질문하고 싶은 사항과 자신의 증상들에 대한 리스트를 준비하도록 한다. 그리고 이들을 방문하는 도중에 갖게 되는 질문이나 걱정과 증상에 대해 설명하고 처방된 약물, 진단, 치료에 대해 질문하도록 한다.

두 번째 원칙은 현명한 건강관리 소비자가 되는 것은 의사결정을 함께 하는 것이다. 자신의 건강관리를 해 주는 사람과 함께 파트너 쉽을 갖고 모든 의료 결정에 대해 활발한 참여를 해야 한다. 이러한 권리는 응급치료실을 제외한 승인서가 요구되지 않는 곳에서 주어진다. 건강관리에 대한 의사결정을 내리기 위한 방법은 다양하다. (1) 자신이 무엇을 원하는지 자신의 담당 의사에게 알릴 것, (2) 직접 연구할 것, (3) 왜 권장되는 테스트 또는 치료가 좋은지 물어볼 것, (4) 대체방법에 대해 물어볼 것, (5) 주의 깊게 기다릴 것을 고려할 것, (6) 건강관리 선호도에 대해 기술 할 것, (7) 책임감을 받아들일 것.

건강관리에 대해 익숙해지는 것은 세 번째 원칙이다. 자신의 건강을 관리해주는 사람과 대화하고 파트너의 관계를 가짐으로써 건강관리 서비스 구매에 보다 더 능숙해질 수 있다. 질적인 면에 영향을 미치지 않고 건강관리의 비용을 절감하는 방법은 여러 가지가 있다. (1) 스스로 자기 자신을 돌보고 자기 책임감을 갖는 것에 대한 연습을 할 것, (2) 주요한 건강관리 제공자로부터 건강관리를 받을 것, (3) 불필요한 의료 테스트를 줄일 것, (4) 약물 사용을 줄일 것, (5)

전문가는 꼭 필요할 때만 찾을 것, (6) 응급상황일 경우에만 응급 서비스를 받을 것, (7) 꼭 필요한 경우에만 병원을 이용할 것.

건강관리 진료자 선택하기 (selecting a health care practitioner)

자기관리 운동은 미국에서 1970년대 건강관리 비용이 높아지기 시작하고 미국인들이 웰니스와 보다 건강한 라이프스타일에 더 많은 관심을 갖기 시작하면서 매우 활발해졌다. 그러나 자기관리를 하는 것이 항상 적절한 것은 아니며 어떤 상황에서는 위험할 수 있다. 오늘날의 건강관리 시스템은 다양한 의료, 치과, 소비자의 건강관리와 관련 있는 건강 전문가가 있고 매우 복잡하다. 어떤 건강관리 전문가를 선택해야 하는 것이 옳은지 매우 혼동될 수 있다. 모든 의사는 전통적, 서구 또는 현대 의학으로 진료한다. 이러한 유형의 의학은 현대 과학과 임상경험과 실험의 원칙들에 기초한다. 대체의학 의사로는(제20장 볼 것) 카이로프랙틱, 정골요법, 자연요법사가 포함되며 이들은 과학적 연구에 기초가 있거나 또는 있지 않은 치료의 대체 방법에 의존한다. 사람들은 때때로 의사로부터 받는 치료법에 대체 의학을 보충 사용하기도 한다.

의사 (medical doctors (physicians))

의사는 학부과정에서 최소한 3년 그리고 의과대학에서 4년의 과정을 이수해야 한다. 의료 진단을 하기 위한 자격을 얻기 위해서는 국가 또는 주(州)의 시험에 합격해야 한다. 의학 지식의 범위는 매우 광범위하기 때문에 의과대학 졸업생들은 전문분야를 선택하고 이 과정에는 3년 또는 4년 동안의 특별 훈련이 요구된다(표 19-1). 의학 전문 분야에서는 높은 기준의 임상 실습과 훈련을 요구하며 성공적인 전문 트레이닝 응시자는 자격증을 얻게 된다. 많은 주(州)와 전문 분야는 의사가 취득한 자격증과 전문 자격증을 유지하기 위해서 지속적인 교육을 받도록 한다.

의학박사(M.D.)와 접골요법 의사(D.O.)는 1차와 전문 진료를 한다. 많은 주는 의학박사와 접골요법에 대해 하나의 자격 부서가 있으며 어떤 주 에서는 각각의 전문 분야에 따라 다른 부서가 있다. 이들 두 의사 부류가 받는 훈련은 접골요법 의사는 근골격 진단과 치료에 더 많은 중점을 둔 것을 제외하면 비슷하다.

치과의사 (dentists)

치과의사는 모든 주에서 자격증을 받을 수 있고 치외과 박사(D.D.S.) 또는 또는 의치과 박사(D.M.D.)가 된다. 치과대학은 최소 대학에서 2년간의 과정을 마쳐야 한다. 그러나 대부분 치과대학 학생은 학사학위를 갖고 있다. 치과대학은 4년 과정이며 적어도 치과 전문 분야에서의 2년 또는 그 이상의 훈련을 받아야 한다(표 19-2).

발전문의 (podiatrists)

podiatric 의학 박사(D.P.M.)는 발에 생기는 문제에 대한 진단, 예방, 치료를 한다. 이 분야의 교육은 최소한 학부과정에서 3년간 그리고 미국 내 podiatric 의학 대학으로 인정된 7 학교 중 한 학교에서 4년간의 교육을 받아야 한다. 미국 podiatric 의학 협회(APMA)은 미국내 약 13,800명의 podi-

표 19.1

의학 전문가 선택하기

전공	특성분야
마취학	고통을 예방하기 위한 또는 진단과정 중의 무의식을 초래하는 것에 대한 약물관리
심장학	심장, 혈관 질환의 치료와 진단, 심장마비, 고혈압, 심장발작과 같은 문제
피부학	피부질환의 진단과 치료
내분비학	체내의 비정상적인 내분비(호르몬) 시스템에 의한 문제
가정의학	환자 및 환자가족을 위한 일반적 의료 서비스
노인학/노인병리학	노인 문제
Hospitalists	병원에 승인된 환자들만 다루는 의사
내과	신체 내 기관에 대한 비 수술적 치료와 진단
신경학	뇌, 척추, 신경 질환의 비 수술적 치료와 진단
산부인과	임산부관리와 임신장애의 치료
종양학	모든 형태의 암의 진단과 치료
안과학	눈에 대한 의학, 수술 관리와 안경을 위한 처방
정형외과	비정상적인 뼈, 근육의 진단과 치료. 특히 운동에 의한 상해
병리학	기관, 조직, 체액, 배설물의 검사와 진단
소아과	어린이의 의학적 관리이며 대부분 청소년기까지 해당됨
예방의학	예방접종, 좋은 건강관리를 통한 질환 예방과 환경요인에 대한 문제
심리학	정신적, 감정적 문제 치료
공중보건	예방의학의 부전공으로 지역의 일반적인 건강진흥을 다룸
방사선의학	질병의 진단과 치료를 위한 방사선의 사용
비뇨기과	남성의 생산조직과 요로 치료, 여성 요로 치료

표 19.2

치과 전문분야

전공	특성분야
치내요법	뿌리, 치수와 이와 관련 있는 구조 질환의 예방과 치료
구강, 턱과 얼굴 수술	뿌리 뽑기; 질병, 상해와 입, 턱, 얼굴의 결함의 수술치료
구강병리학	종양의 진단, 머리와 목의 다른 질병과 상해의 진단
치과교정학	고르지 못한 치아와 안면 기형의 교정과 진단
소아치과학	유아와 어린이의 치아
치주병학	잇몸과 이와 관련된 구조 질병의 치료
치과보철학	구강 기능장애 치과보철장치(크라운, 브릿지, 의치) 사용에 의한 기능장애의 치료
공중보건치과학	치과질환의 예방과 관리, 지역치과 건강의 진흥

atrists가 있는 것으로 집계하였고 이들이 티눈, 건막류(엄지 발가락 안쪽에 생기는 염증), 피부 경질, 발의 변형에 관련된 치료를 하고 있는 것으로 보고하였다.

의사 방문하기 (seeing the doctor)

대부분의 의사를 방문하는 사람들은 불평할 만한 것이 없고 만성적인 문제에 있어서의 정기적인 검사를 위해 또는 어떤 사실을 단지 다시 확인하기 위해서 의사를 방문한다. 일반적으로 환자는 다음 3가지로 분류할 수 있다. (1) 자신이 아프다고 생각하는 사람, (2) 자신이 괜찮다고 생각하지만 실제로 아픈 사람, (3) 자신이 아프지 않다는 것을 확인하러 오는 사람. 마지막 경우가 아마도 가족 주치의로부터 진찰을 받는 모든 환자의 절반가량에 해당 될 것이다.

일부 의사는 사람들이 매 해 검사를 받도록 권장하지만 대부분의 연구에 의하면 기본적으로 건강한 사람이 빈번하게 받는 의학검사는 불필요한 것이라고 보고하였다. 의사를 얼마나 자주 봐야하는가는 개개인의 필요성에 따라 다르다. 그러나 많은 사람들이 의학적 주의를 요구하지 않는 작은 문제와 질병 때문에 의사를 방문하며(표 19.3) 많은 사람들이 질문을 약 보다는 의사에게 한다.

환자가 건강관리에 대해 갖는 만족도는 대부분이 의사와 함께 이야기 하는 동안에 결정된다. 건강관리의 질은 의사와 환자 사이의 상호교류 정도에 따라 달라진다. 어떤 잘못이 일어날 것인가에 대한 불안감, 의사와 대면하기 위해서 기다려야 하는 긴 시간, 끝없이 치러야 하는 검사들은 모두

표 19.3

의사 방문 시 가장 빈번한 20가지 불평사항, 문제점 또는 증상들

8명 중 1명은 불평 또는 증상 없이 의사를 방문한다.

순위	불평사항
1	진행된 방문
2	신체검사
3	고통 등 - 하지
4	임신 검사
5	목 아픔
6	고통 등 - 사지
7	고통 등 - 등 부위
8	기침
9	복부 고통
10	감기
11	부인과 검사
12	약을 위한 방문
13	없음
14	두통
15	피로
16	가슴의 통증
17	애기에 관련된 검사
18	열
19	피부 알레르기 반응
20	다른 모든 증상

환자에게 스트레스로 작용될 수 있다. 의사를 방문해서 대면하는 동안 자신이 무엇을 얻어야 하는지에 대해 분명하게 이해하고 있다면 자신의 건강관리를 해 주는 사람과의 성공적 기회의 확률을 높일 수 있을 것이다.

의학 전문가는 의학교육 과정 중에 의학적인 사실 이상의 것들도 교육시켜야 한다. 상대방의 이야기를 들어주기, 질문하기, 환자와 함께 공감하는 것 역시 의학교육의 일부라 할 수 있다. 몇몇 의과대학에서는 의대생이 환자와 보다 더 좋은 관계를 가질 수 있도록 지도를 한다. 현명한 건강관리 소비자로서 의사를 선택할 때 건강관리의 필요성뿐만 아니라 자신과 대화를 잘 할 수 있는 의사를 선택해야 한다.

진단은 치료와 매우 다른 문제이다. 어떤 질병에서든지 중요한 2가지 선택이 있을 수 있다. 첫째, 자신이 아프다는 것을 받아들이고 무엇이 문제인지 찾아야 하며 이런 과정을 가리켜 **진단**이라고 한다. 둘째, 진단에 기초해서 어떤 것이 가장 좋은 치료과정인지 결정한다.

예를 들면, 당신이 가슴에 약간의 통증을 느낀다고 하고 진단 결과에 따르면, 당신의 관상동맥이 부분적으로 막혔음

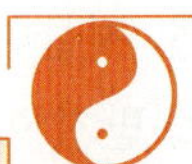

웰니스 지침

담당 의사와 성공적인 교류를 하기 위한 방법

- 의학 기술 과정을 잘 마친 신뢰할 수 있는 의사를 선택해야 한다. 의학적 요구도를 만족시켜줄 수 있는 1차 진료를 할 수 있는 의사를 선택하기 위해 충분한 시간을 갖도록 한다. 그리고 건강 문제에 대해서 편안하게 이야기 할 수 있는 의사를 선택해야 한다.
- 의사와 함께 분명하고 솔직하게 대화할 수 있어야 한다. 자신의 의학적인 문제에 대해서 이해해야 하며 어떤 검사든지 왜 받아야 하는지 이해할 수 있어야 한다. 다른 치료 선택에 대해서 자유롭게 물어볼 수 있어야 한다. 자신의 상황에 서의 모든 정보에 대해 잘 이해할 수 있어야 한다.
- 자신이 갖게 될 정서적인 문제 또는 인생에서 갖는 스트레스에 대해서 자신의 담당의사와 이야기할 수 있을 정도의 자신감을 가져야 한다. 이런 정보가 정확한 처방과 진단을 내리기 위해 중요한 작용을 할 수 있다. 자기를 담당하는 의사와 교류에서 언짢은 감정이 든다면, 이는 치료과정에 있어서 좋은 영향을 미치지 못할 것이다.
- 의사를 만나러가기 전에 명상 또는 시각적 상상을 통해 몸과 마음을 편안하게 갖도록 한다. 이는 의사와 함께 어떤 문제를 논할 때 침착하게 대처할 수 있는데 도움을 줄 수 있을 것이다.
- 자신의 마음에 암시를 줄 수 있는 시기는 의사와 상담을 하는 동안임을 잊지 않는다. 의사가 당신의 컨디션에 대해 말한 것이 치료과정 만큼 중요할 수 있다. 의사가 긍정적이고 용기를 준다면, 치료의 가능성을 높여준다.
- 의사로부터 부정적인 이야기를 들은 것을 무시할 수 없더라도 이에 의해 자신의 마음이 심하게 영향 받지 않도록 노력한다. 예를 들면, 합병증, 부작용, 영구적으로 기능을 잃게 될 가능성, 고통을 겪게 될 가능 기간, 수천 명 환자의 통계 데이터에 근거한 일반적인 소견 등을 들 수 있다. 당신은 통계결과의 예에 해당되지 않으며 개인이기 때문에 통계결과가 당신에게 적용되지 않을 수 있다. 부정적인 견해는 신체에 부정적인 영향을 초래할 수 있다.

을 알 수 있다. 한 의사는 음식물 섭취를 개선할 것과 운동을 하고 통증을 조절할 수 있는 약물을 섭취할 것을 권장한다. 그리고 다른 의사는 바로 수술을 받아야 한다고 강조할 것이다. 자기 자신이 얻을 수 있는 많은 정보를 얻는 것에 의해서만 자신에게 올바르다고 생각되어지는 판단을 내릴 수 있을 것이다.

병원 (hospitals)

인생의 어느 시점에 이르면 계획되어진 수술, 응급실에 관계없이 건강관리 시설을 이용해야 하는 시기가 올 것이다. 또한 자신, 부모님, 친구들이 나이가 많아짐에 따라 양로원 시설을 이용할 시기도 올 것이다. 건강관리 시설에 대한 현명한 의사결정을 하기 위해서 가능한 시설과 그 시설들이 자신의 필요성과 잘 맞는지에 대해 잘 이해해야 하는 것은 매우 중요하다.

용어

진단(diagnosis): 의사에 의해 결정되는 모든 질환과 질병의 원인

대부분의 미국인은 자신의 인생의 어느 시점에 병원에 대해 받아들이는 시기가 있을 것이다. 많은 사람에게 병원에 대한 경험은 혼돈스럽고 곤혹스럽다. 이와 같이 달갑지 않은 현실과 잘 맞서기 위해서 병원에서 환자의 권리에 대해서 잘 이해할 수 있어야 한다.

환자는 병원에 대한 승인을 할 때 병원과 의사의 환자를 위해 내리는 모든 결정에 동의한다는 서명을 해야 한다. 대부분의 경우 의사는 절차를 진행하기에 앞서 일부 비침습적인 절차, 진단, 치료에 대한 동의를 얻는다. 그러나 환자에게 주어지는 정보의 양과 제시된 처치에 대해 환자가 얼마나 잘 이해하는가에 대한 것은 환자와 의사 사이의 대화에 영향을 미치는 많은 요인들에 의해 좌우된다. 미국병원협회는 환자의 권리에 대해 발표하였으며 이는 병원에서 환자가 자주 처하는 상황과 질문에 대해서 다루고 있다. 여러분은 병원에서 환자의 권리에 대한 리스트를 요구할 수 있는 권리가 있다.

> 신은 치료하고, 의사는 비용을 취한다.
>
> *Ben Franklin*

환자가 가장 실망되고 불안을 야기 시키는 상황은 어떤 일이 일어날지 이해할 수 없거나 더 심하게는 익숙하지 않

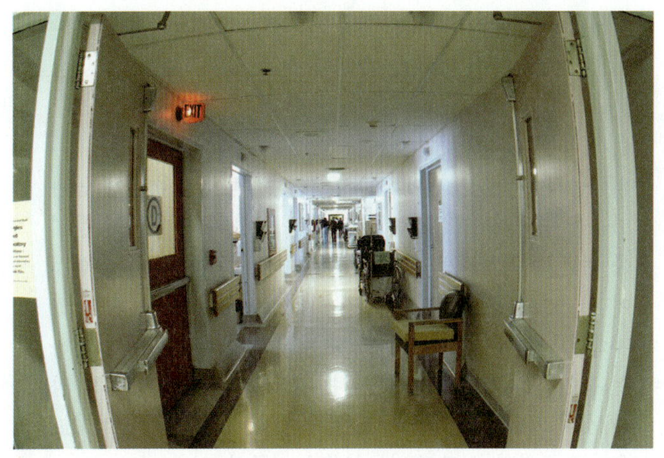

많은 사람들은 병원은 비인간적이며 혼돈스러운 장소로 알고 있다. 건강관리를 제공해 주는 사람과 잘 대화할 수 있는 방법을 발전시키고 소비자로서 자신의 권리를 안다면, 이와 같이 병원에 대해 느끼는 감정에 대처할 수 있을 것이다.

고 불편한 절차에 처했을 때 무슨 일이 일어나고 있는지 알 수 없는 경우이다. 즉각적으로 어떤 처치를 필요로 하고 생명을 위협하는 응급사항을 제외한다면 여러분은 모든 의학적 절차와 이 절차들에 대한 설명에 대해 전반적으로 설명을 받을 수 있는 권리가 있다. 환자로서 자신이 무엇을 하기 원하는지에 대한 결정할 책임이 있다. 이에 대한 결정을 내린 후에 가장 큰 이득을 얻기 위해 어떻게 잘 협조할 것인가에 대해 이해할 수 있어야 한다.

건강보험 이해하기 (understanding health insurance)

미국에서는 많은 종류의 건강보험이 있다. 어떤 고용주는 고용자와 그 가족들을 위해 건강관리를 제공해 준다. 연방정부는 군복무자와 그들 가족, 보훈자, 정부 직원에게 그리고 연방정부는 지역, 주정부의 도움으로 노인과 장애자에게 건강관리를 제공한다. 그러나 모든 사람이 사용할 수 있는 건강관리 서비스의 프로그램은 아직도 구체화시키지 못했다.

건강보험에는 개인 보험, health maintenance organizations(HMOs), preferred provider organizations(PPOs)의 세 가지 기본 유형을 들 수 있다.

개인보험 (private insurance)

무료 서비스(free for service) 또는 개인건강보험은 미국에서 가장 전형적인 건강관리 계획으로 서비스를 받기위해 비용을 지불하는 것이다. 서비스를 위해 비용을 지불하는 계획은 일반적으로 수혜를 받는 보험인이 혜택을 받기 이전에 공제를 해 주는 것이다. 대부분 이와 같은 보험은 의사와 병원비용에 대한 비용을 지불하나 지불을 대부분의 보험은 매 해 실시하는 신체검사나 예방접종과 같은 예방을 위한 건강관리 내용에 대한 비용은 지불하지 않는다.

건강유지기관 (Health Maintenace Organizations)

Health Maintenance Organization(HMOs)는 선 지불 보험으로 개인 보험에 대한 대안법이다. HMOs는 지난 20년 동안 급성장했다. 1998년에 4천2백만 미국인이 HMOs에 가입했다. HMOs는 Health Maintenance Organization Assistance Act of 1973의 의회에 의한 4가지 원칙 특징이 있다. (1) 건강관리 제공에 대한 책임을 받아들이는 건강관리 구성시스템, (2) 동의된 포괄적인 건강유지와 치료 서비스, (3) 특정 지역 내에서 자발적으로 참여한 집단 사람들, (4) 가입자를 위해 사전에 협상되고 고정된 지불 계획을 통한 보상. 예를 들어, 큰 규모의 성공적인 HMO로는 Kaiser-Permanente Medical Care Program이 있으며 여기에서는 의사들이 조기 발견과 질병 예방을 강조하고 있다. 여러 종류의 의학 서비스를 제공하는 HMO와 다른 것으로 **관리된 의료(managed care)**가 있다. 1999년에 미국인의 90% 이상이 managed care 건강 협회에 등록하였다. managed care에 대한 간단한 정의는 건강관리의 비용을 줄이고자 하는 시스템이라 할 수 있다. 미국에서 날로 증가하는 건강관리 비용은 많은 요인에 의해 나타난 결과이다. 즉, 과다하게 실시하는 고가의 진단 검사, 비싼 약물의 비용, 전문의에 대한 불필요한 방문, 고도 기술 절차, 노인 인구의 의학 관리의 필요성 등이 이에 해당된다.

HMOs에 대한 좋지않은 평가도 보고되었다. 의사와 HMOs 사이에 반대하여 의사는 HMO에 의해 지불되지 않는 특정 고가의 절차에 대해 추천하는 것이 때때로 금지되었었다. 의사들은 또한 아마도 위탁자 또는 다른 서비스를 추천하지 않는 것에 대한 보너스를 받았을 것이다. 또한 의사들은 그들이 맺은 계약 조건을 공개하는 것이 금지되었고 이런 법칙에 대해 심한 비난을 받았고 어떤 HMOs로부터 반발을 사기도 했다. 잘 관리된 건강관리가 정착하였으나 건강관리 분석자들은 결론적으로 건강관리는 보다 공정하고 일반적이며 모든 미국인을 보상할 수 있는 형태로 발달되어야 할 것이라 하였다.

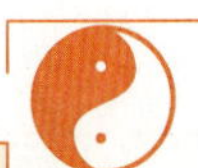

웰니스 지침

등과 허리통증의 예방과 관리

등과 허리의 통증 특히 허리 부위의 통증은 사람들이 의사, 카이로프랙터, 마사지 치료가, 또는 이외 통증을 완화시켜줄 수 있는 사람의 도움을 필요로 하는 가장 공통된 사항이다. 허리 통증 원인에 대한 진단은 적절한 치료를 위해 중요하다. x-레이에 의해 허리 상해 또는 질병이 없는 것으로 나타나면, 근육의 긴장 그리고/또는 뒤틀림이 아마도 고통의 원인일 것이다.

긴장, 잘못된 자세 또는 근육의 뒤틀림에 의한 허리 통증을 위한 의학적으로 받아들여지고 있는 치료법들은 침상에서 취하는 휴식 또는 허리를 긴장시키는 운동이 있다. 일반적으로 침상에서의 휴식, 운동, 가능한 일상적인 활동을 지속하는 것을 비교한 연구에 의하면 일상적 활동을 지속하는 것이 그 상태를 더 악화시키지 않도록 조심하는 한 가장 좋은 방법인 것으로 나타났다. 긴장 또는 뒤틀림에 의한 대부분의 허리 통증은 카이로프랙터에 의한 조절 또는 마사지에 의해 치료 없이 사라진다. 그러나 무거운 물건 또는 어린이를 드는 것은 허리 통증이 회복되는 동안에 피해야 하며 단단하고 평평한 곳에서 자는 것이 통증회복에 도움을 줄 수 있다.

간단한 허리 운동으로 긴장과 뒤틀림 그리고 허리 통증을 예방할 수 있다. 한 가지 도움이 되는 간단한 운동으로는 벽에 대고 서 있는 것이다. 머리, 뒤꿈치, 어깨, 엉덩이를 벽을 향해 누르고, 이때 자신의 허리와 벽 사이에 손을 넣을 수 있을 정도의 공간이 있다면, 이 경우는 허리가 너무 아치형을 이룬 것이다. 이를 교정하기 위해서 양 발은 전방으로 밀고 무릎은 조금 굽히며 허리는 벽 쪽으로 살짝 눌러준다. 이 자세를 허리가 벽 위쪽으로 미끄러져갈 때 유지한다. 그리고 등과 벽이 가능한 가까이 위치하도록 유의한다. 이 자세를 유지하면서 천천히 벽으로부터 멀어지면서 걷는다. 자세가 좋아지고 허리가 튼튼해질 때 까지 하루에 이 운동을 여러 번 반복한다.

특히 자신의 고용 위치 또는 경제적 자원에 의해 선택의 제한을 받는다면 자신에게 필요한 가장 좋은 HMO를 선택하는 것은 어렵다. 그러나 이를 도와줄 수 있는 지침서가 있다. 독립적인 협회들은 HMOs의 질에 대한 비교를 한 것을 볼 수 있다. 각각의 HMO가 무엇을 제공해 주는지 특히 응급 상황에서의 관리 또는 만성적 상황과 관련하여 세심하게 살펴보기 바란다. 이미 HMO에 가입해 있다면 믿을 수 있고 자유롭게 대화할 수 있는 의사를 찾으라. 진단 또는 처치에 대해 만족하지 않는다면, 다른 의사와 함께 상담을 하거나 또는 두 번째 선택에 대해 문의하기 바란다.

Preferred Provider Organizations

Preferred Provider Organizations(PPOs)는 전형적인 건강관리 서비스를 받기 위해 비용을 지불하는 보험종류와 HMO가 혼합된 형태를 말한다. 고용주나 보험회사는 특정 지역 안에서 특정 병원과 건강관리 제공자를 선정한다. PPO의 가입자가 자신의 의학 비용의 지불을 해 줄 것을 원하면, 자신들의 선호하는 서비스 제공자를 선택해야 한다. 이때 건강관리 제공자에 해당되지 않는 사람을 선택한다면, 많은 비용을 지불해야 한다. 그룹 건강보험의 비용은 HMO와 PPO의 보장된 환자출자를 교환가치 내에서 감소된다.

연방정부가 건강관리를 어떻게 지원 하는가 (How the federal government supports health care)

미국 정부가 시민을 위해 건강보험을 지원하게 된 것은 불과 50년 전에 시작되었다. 1965년 연방의회는 의료보험제도(Medicare)라는 법률을 제정하였으며 이는 65세 이상인 자, 65세 이하의 장애자, 영구적으로 신부전증이 있는 사람을 위한 건강보험을 제공하는 것이다. 또한 연방의회는 국민의료보호(Medicaid)라는 법률도 제정하였는데 이는 경제적 불이익을 받고 의료 관리에 대한 비용을 지불하지 못하는 사람을 위한 것이다. 2000년에 연방정부는 의료보험제도, 국민의료보호, 그리고 다른 건강 지출을 위해 1.3조 달러를 사용했다. 다른 어느 나라 보다 더 많은 비용을 건강에 소비함에도 불구하고 천만 명의 어린이를 포함한 4천만 미

용어

건강유지기관(health maintenance organization(HMO)): 회원에게 의료 서비스를 제공하는 직원을 지원하는 의사 협회(비이윤 또는 이윤).

관리된 의료(managed care): 비용절감을 주요 목표로 삼고 있는 건강관리 시스템

preferred provider organization(PPO): 협회에 의해 타협된 절감된 비용으로 의학관리를 제공하는 협회에 소속된 의사들

글로벌 웰니스

건강도 인간의 기본 권리

지구상 사람들의 건강은 건강관리 측면에서 볼 때 매우 다양한 모습을 나타낸다. 가난하고 저개발국의 수십억 사람들은 영양실조 상태이며 전염병과 만성질환에 고통 받고 있다. 그리고 많은 나라가 가장 흔하고 치명적인 질병에 대한 의료관리 또는 약물을 제공할 수 없을 정도로 가난하다. 세계적으로 매해 말라리아, 결핵, 에이즈(AIDS)로 인해 수백 명이 목숨을 잃고 있다. 부유한 나라들은 백신(예방)접종과 깨끗한 물과 많은 질병들을 치료할 수 있는 약을 공급하는 등의 공중건강수단을 통해 지구촌 사람들의 건강을 향상시킬 수단을 가지고 있다. 그러나 세계적으로 앞으로 곧 다가올 증가하는 건강 문제에 대해서는 아직 풀지 못했다.

"건강에 대한 권리"가 남아프리카의 활동가에 의해 관심을 불러 일으켰다. 이 활동가는 nevirapine이라는 약물을 HIV에 감염된 임산부에게 공급하지 못한 정부를 고소했다(Annas, 2003). 이 약물은 HRV 바이러스가 신생아에게 전이되는 것을 예방할 수 있고 에이즈에 걸리는 것을 막을 수 있는데 남아프리카 정부의 정책에 의하면, 이 약물의 높은 가격과 효율성이 검증되지 않았다는 이유로 공급하지 않은 것으로 알려졌다. 1988년 남아프리카에서 에이즈약물에 대한 특허권을 국제 약물 회사가 집행하는 것을 제지하기 위해 그리고 남아프리카가 저렴한 가격의 상표 등록이 되어있지 않은 에이즈 약물을 공급하고 이 약물이 필요한 사람들에게 공급할 수 있도록 하기 위하여 여러 협회에 의해 치료실행캠페인이 만들어졌다. 매 해 남아프리카에서 35000명의 갓난아기가 neviapine가 있다면 HIV 감염으로부터 보호받을 수 있는 것으로 추정되었다.

남아프리카의 입법 법원은 정부가 nevirapine을 시민들에게 공급하도록 지시하였으나 정부는 의학의회에 약물의 안정성과 효능에 대해 재검토 할 것을 요청하였다. 최종적으로 결론이 어떻게 나타날지라도 지구상의 사람들은 건강에 대한 권리를 자각하는 것이 인간의 기본 권리이며 식품과 자유를 위해 싸우는 것과 같아야 한다.

국인은 여전히 건강보험을 갖고 있지 않다(Etherdge와 Uhlig, 2003).

의료보험제도의 혜택을 받을 수 있는 수혜자는 65세가 되면 자동적으로 의료보험제도에 등록된다. Part A의 경우는 병원의 비용, 좋은 간호시설에서의 재활, 영구적인 질병에 대한 호스피스에 대한 질병에 대한 비용이 지불된다. 의료보험제도에 등록된 Part B는 자발적이지만 대부분의 수혜자는 등록하기 위해 선택한다. Part B는 의사의 서비스 비용에 대해 80%(100달러를 제한 후), 응급실 방문, 실험실 비용, 검사 진단, 다른 의학 비용을 지불한다.

1966년 첫 해 동안에는 의료보험제도에 등록한 사람은 1900만 명이었고 2000년까지 이 숫자는 약 4000만 명으로 증가하였고, 2030년 까지는 77000만 명에 이를 것으로 기대한다(Moon, 2001). 의료보험제도는 미국인 7명 당 1명을 안전하게 보호해 주며 이 비율은 2030년 까지 5명 당 1명으로 향상될 것이다. 많은 사람이 간주하기로는 의료보험제도가 의사와 병원에게 지불하였고 이런 혜택은 부적절하고 환자가 가지고 있는 의료 프로그램에 의해 자신의 약물비용을 지불해야 한다고 생각한다. 2001년에는 의료보험제도가 약 4760억불을 지불하였고 이는 앞으로 더 급격하게 증가할 것으로 보인다(Iglehart, 2001). 보상과 10년 내 비용을 낮추기 위해 무엇인가가 취해져야 하지만 아직 해결방법은 보이지 않는다.

국민의료보호법은 미국 내의 특정 빈곤자를 위한 법률이다. 이 법률의 혜택들 받기 위한 적합한 판정을 받기 위해서는 복지의 혜택을 받고 있어야 하며 부양 어린이 또는 고령자를 위한 보조안전수급을 받거나, 맹인 또는 장애자이어야 한다. 또한 국민의료보호법은 많은 고령 미국인을 위해 양로원에 드는 비용을 지불한다.

미래의 건강관리 문제들 (future health care concerns)

증가하는 건강관리 비용 (rising health care costs)

의사로부터 처방전을 받고 건강보험의 보험금을 지불하고, 병원에 입원한 경험이 있다면 미국의 의료비용이 얼마나 비싼지 깨달았을 것이다. 1994년에 의료 관리의 비용이 1조 달러를 초과했다. 이 해는 클린턴 대통령이 건강관리 시스템을 재정비한 의료보험제도와 의료비용을 연장하고 비용 증가를 조절한 종합 건강관리 법률제정을 시도했고 실패한 해 이었으며 법률제정은 의회에 통과되지 못하였다. 이 이후 미국의 건강관리 비용과 문제들이 급격히 증가했다.

다른 나라와 비교해서 미국에서의 건강관리 비용이 기하급수적으로 증가한 것에 기인한 요소들은 여러 가지가 있으며 이들에 해당되는 예로는 의사 비용, 약물처방 비용과 의료과오에 대한 보험, 입원실 비용, 응급서비스, 건강보험 비용이다(그림 19.1). 이 외의 다른 유의한 요소로는 의료 기술, 약물, 의사와 직접 환자에 대한 검사의 공격적인 마케팅을 들 수 있다. 지나치게 열심인 진단 기술의 사용이 주요 산업국들과 미국의 의료 관리의 차이를 발생시켰다. 미국은 기관과 골수이식, 관상동맥 우회수술, **MRI** 사용에 있어 세계적으로 뛰어나다. MRI가 많은 의학 문제들과 관련된 중요한 진단 수단이나, 고가의 MRI 기구를 소요한 병원은 이 기구를 자주 사용하는 것에 대한 비용을 지불해야 한다. 뿐만 아니라, 다른 병원과 경쟁력을 갖추기 위해 거의 대부분

용 어

MRI: 강력한 자기성을 이용하여 신체 내부의 이미지를 제공하는 것으로 특히 부드러운 조직들을 위해 유용하다.

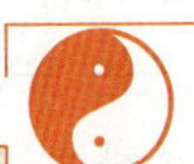

웰니스 지침

건강 관리 보험 용어

건강보험에 가입할 때 다음 용어들을 접하게 될 것이다.

공동보험(coinsurance)	보험가입자와 보험혜택을 같이 받는 사람이 공제 이후의 정책에 의해 잃게 되는 비용에 대해 특정한 비율로 받는 비용
종합의료비용보험	기초적인 병원비용과 주요 의료비용을 위한 정책을 제시해 주는 건강보험
혜택조정 (coordination of benefits, COB)	하나의 건강보험 이상이 통합하여 혜택을 주는 방법으로 보험가입자가 모든 곳으로부터 의료비용지급의 100%를 초과하지 않거나 포함된 비용에 대해 환자가 받을 적절한 보상을 제하지 못하도록 한다.
공제(deductible)	보험가입자가 지불에 의한 혜택을 받기 이전에 손해받고 공제되는 액수
건강보험(health insurance)	질병이나 상해의 결과로 인해 비용을 제공해 주는 것으로 사고로 인한 손실, 장애, 의료빌용 또는 사망과 팔다리를 절단하는 사고도 이에 해당된다.
Managed care	재정적으로 그리고 적절한 건강관리 서비스를 통합한 시스템으로 개개인의 회원을 다음과 같은 방법으로 서비스를 제공한다. • 회원에게 종합적인 건강관리 서비스를 형성하기 위해서 선택적으로 서비스제공자를 조절 • 건강관리 제공자를 선택하기 위한 명확한 기준 제시 • 현재 진행되고 있는 질적 보장과 사용 리뷰에 대한 공적인 프로그램 제시 • 회원이 서비스 제공자와 보험종류와 관련있는 절차를 사용하기 위한 재정적 보상
최고혜택(maximum benefit)	보험계약에 따라 개인이 최고로 받을 수 있는 액수
합당하고 통례적 지불 (resonable and customary charges, R&C)	건강관리제공자로부터 지불받은 액수이며 이는 일정 지역 내에서 동일 또는 유사한 서비스를 위한 비슷한 제공자로부터 받게되는 일정한 비용을 말한다.
이용(utilization)	단독적인 의료서비스를 사용하는 패턴 또는 의료서비스 유형을 말함 (병원관리, 약물처방, 의사의 방문). 통합적인 모든 의료서비스의 측정은 일반적으로 달러비용으로 이루어진다. 이용(use)이라는 용어는 65세 이상의 인구 1,000명 당 연 중 병원에 오는 인구수와 같이 특정 기간 동안의 위험이 있는 인구단의 당 비율에서 표현되는 것이다.
이용리뷰(utilization review)	임시평가서, 입원환자평가동의서, 공동협력입원환자평가 등의 사용을 통해 불필요한 병원의 승인과 입원환자가 병원에 머무르는 기간을 감소시키기 위해 고안된 프로그램

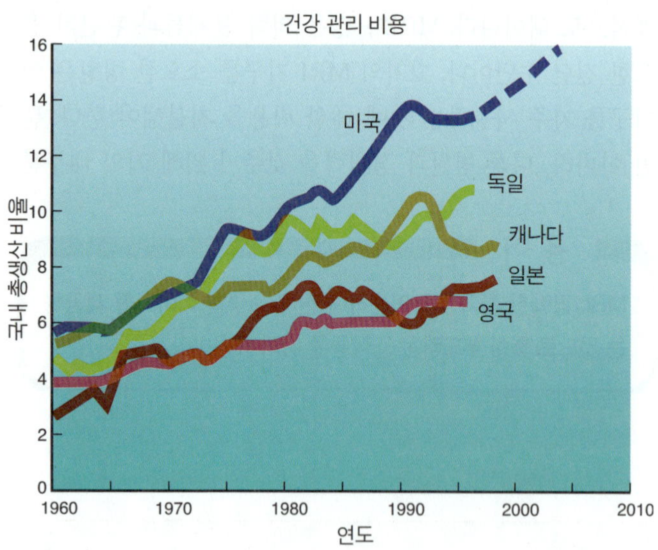

■ 그림 19.1

총국가생산(GDP) 비율로 표현된 주요 산업국의 건강관리 비용. 모든 나라가 1960년에는 GDP의 동일한 비율을 건강관리에 소비하였으나 2000년까지 미국은 다른 주요 산업국 보다 더 많은 비용을 사용했다. 점선이 미국을 나타낸다.

의 병원은 MRI를 소유하고 있다. 예를 들면, 켈리포니아의 오렌지카운티의 병원이 소유한 MRI는 캐나다 전체가 소유한 MRI의 숫자 보다 많다(Doyle, 1999). 미국인은 다른 나라의 시민들 보다 건강관리에 대해 더 많은 비용을 지불한다. 미국인은 20% 이상의 건강관리 비용을 지불하지만, 이 비용에는 건강보험료가 포함되지 않는다. 건강관리 비용에 영향을 미치는 또 다른 요인은 미국인은 더 오래 산다는 것이다. 전체 인구의 연령이 높아질수록 만성과 급성 질환의 위험도는 증가한다.

이밖에 건강관리 비용에 영향을 미치는 요인들은 생활습관을 들 수 있다. 건강관리 시스템을 긴장시키는 많은 건강과 관련된 조건들은 예방할 수 있는 것들이다. 흡연에 의한 암, 비만에 의한 심장질환, 음주운전에 의한 자동차사고와 같은 요인들은 모두 우리가 선택한 행동들이다. 이런 요인들이 매 해 수십억의 경비를 사용하게 한다.

> 한때 나는 야망이 있었으나 버팔로에 있는 의사가 이를 박탈해버렸다.
>
> *Tom Waits*

건강관리의 불공정성 (inequities in health care)

사회경제적 위치와 인종은 건강과 헬스케어에 주요한 역할을 한다. 교육수준, 수입, 직업 유형이 모두 개인의 건강에 영향을 미친다. 연간 9000 달러 이하의 수입인 사람은 25000 달러의 수입을 가진 사람 보다 3배에서 7배 까지 사망률이 높다. 히스패닉(라틴계열)과 흑인인 경우, 일반적으로 백인 보다 수입이 낮으며 건강 문제가 더 많이 일어나고 의학적 도움을 더 받지 못하는 것 같다. 가난한 사람은 수입이 높은 사람 보다 더 많은 담배를 피우고 더 많은 알코올을 섭취하며 더 많은 불법 약물을 사용하고 폭력에 더 많이 노출되어있다. 건강 보험과 의료 관리를 받지 못하는 경우는 건강뿐만 아니라 인생의 기간에도 대가를 치른다.

미국에서 19세의 백인 남자의 수명은 76.4세이며 뉴욕과 볼티모어에서 가장 "건강하지 않은" 지역에 사는 흑인의 경우 수명은 60세다. 그리고 수도인 워싱턴의 경우는 수명이 57.9세에 불과하다(Marmot, 2001). 할렘에 거주하는 흑인 남성의 수명은 세계에서 가장 가난한 나라 중 하나인 방글라데시보다 낮다. 죽음과 질병은 빈곤뿐만 아니라 사회적으로 동일하지 않은 불공정성과 관련이 있다. 따라서 세계의 많은 사람들이 건강에 대한 권리는 인권과 같다는 것을 깨닫기 시작하였다.

많은 연구를 통하여 흑인은 동일한 조건의 백인 보다 수술을 필요로 하는 문제들을 포함한 의료 서비스를 더 받지 못하는 것으로 보고 되었다(Epstein과 Ayanian, 2001). 연방정부는 2010년 까지 심혈관 치료를 포함한 6가지 주요 부분의 의학 관리에 대해 인종적인 차별을 없애는 정책을 받아들였다. 이는 어려운 목표이고 의사와 건강 관리자의 헌신적인 공헌 및 책임을 요구할 것이다.

의료관리의 질 (quality of medical care)

건강관리와 관련된 불평에 불구하고 미국인의 건강관리

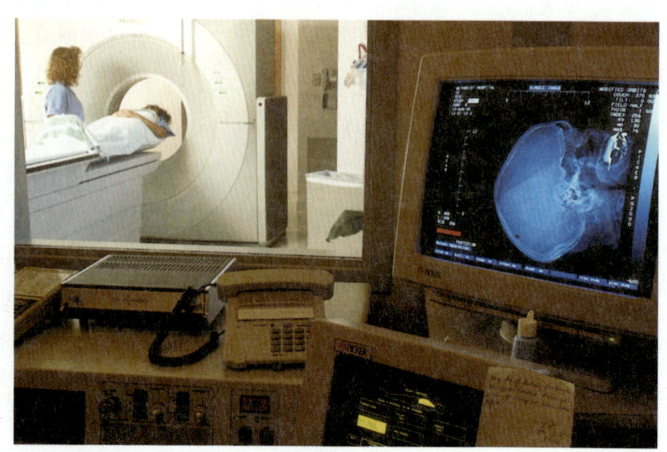

computed tomographic (CT) 스캔과 핵자기공명(MRI)은 의사가 상해 또는 질병을 올바르게 진단하도록 해준다.

시스템은 가끔 세계에서 최고로 언급된다. 그러나 실제로 그럴까? 여러 연구에 의하면 미국은 다른 산업국가 중 가장 뒤떨어진 것으로 보고 되었다. 5세까지의 유아를 기초로 했을 때 건강관리, 건강관리 비용, 수명에 대한 사회 집단의 불균형에 대해서 세계 건강 협회가 25개의 산업국가 중 미국이 15번째라고 보고되었다. 미국의 순위는 신생아의 출생 시 저체중과 사망 그리고 수년 동안 생명을 잃을 잠재성(사고와 외적 원인 제외)에 대해 거의 바닥수준인 것으로 나타났다. 건강관리에 훨씬 더 적은 비용을 사용하는 다른 나라들 보다 미국은 기초적으로 갖춰야 하는 건강에 대한 기준에 미치지 못한다.

미국 의료의 보다 더 심각한 결점은 의학 시설(Institute of Medicine)이 보고한 문서인 "인간은 실수를 저지른다. 보다 안전한 건강 시스템을 만들어야한다"를 보면 알 수 있다. 이 연구는 다음과 같은 결론을 내렸다(Brennan, 2000).

- 불필요한 수술에 의해 매 해 12,000명이 사망한다.
- 잘못된 약물로 인해 매 해 7,000명이 사망한다.
- 다른 병원의 잘못으로 인해 매 해 20,000명이 사망한다.
- 병원에서의 얻은 감염에 의해 매 해 80,000명이 사망한다.
- 환자에게 잘못 주어진 약물사용에 의한 부작용으로 매 해 106,000명이 사망한다.

종합적으로 이 연구는 미국에서 매 해 225,000명이 약물, 병원 또는 잘못된 의학에 의해서 사망함을 말해준다. 여기서 유의해야할 점은 사망에 이르지 않은 장애나 고통을 유발한 잘못된 효과의 숫자는 포함되지 않았다. 이런 사망자의 숫자의 관점에서 볼 때 의학과 병원의 잘못 그리고 잘못된 약물의 효과가 심혈관 질환과 암에 이어 세 번째 사망의 원인이 된다. 의학시설(Institute of Medicine)에 의한 이 연구로부터 메시지는 미국의 건강관리 시스템은 전반적으로 점검을 받을 필요성이 있다는 것이다. 또한 다른 나라 보다 두 배 더 많은 돈을 지불하는 것이 전반적으로 건강관리의 질을 보장하는 것은 아니라는 것이다.

> 나는 뭔가 느슨하고 헐겁고 끌리고 있는 것이 보이고 나는 이 상황을 고쳐 잡기 위해 어떤 일이든지 할 것이다. 나는 콜라겐에서 절대 벗어날 수 없을 것이다.
>
> *Dolly Parton*

아름다움을 위해서라면 얼마라도 (beauty at any price)

경비를 지불할 수 있는 사람에게 **미용 성형수술**은 외모를

용 어

미용 성형 수술(cosmetic surgery): 의학적인 상태뿐만 아니라 고령에 의한 시각적 효과를 향상시키기 위해 이루어지는 수술.

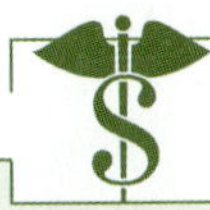

달러와 건강 상식

신체 부위 판매

인체에 해를 끼치지 않고 신체 일부를 모을 수 있다. 이에 해당되는 예는 머리카락, 피, 정자, 난자, 모유들이며 이들을 팔고 사고하는 것은 특히 인터넷상에서는 점점 증가하고 있다. 1984년에 연방 법률은 생명유지에 필요한 기관들을 판매하는 것을 불법으로 제정하였다. 그러나 어떤 기관이 생명유지에 필요한 기관인지 특별히 명명하지는 않았다. 다양한 인간의 조직은 무릎 수술, 심각한 화상, 심장 수술, 미용수술, 치과 그리고 다른 의료 과정에 필요하다. 2001년에 미국에서 19,000명 이상이 조직(tissue)을 돈을 받지 않고 기부했다. 회사들은 기부 받은 조직들을 실험실에서 성장시켜 이를 병원에 판매한다.

미국에서는 간과 같은 기관과 간의 일부를 기부 받을 수 있으며 신체의 일부를 판매하는 것을 금지하지 않은 나라를 통해 기관들을 구매할 수 있다. 전 세계적으로 사람의 신체 일부를 사고팔고 하는 것이 급증하고 있으며 인터넷에서 이와 같은 거래가 가장 많이 이루어지고 있다. 미국에서 합법적인 신체 부위의 가격은 다음과 같다.

- *혈액* : 혈액은행은 기부자 당 약 20달러를 지불하고 1명이 일주일에 2~3회 기부할 수 있으며 연 3000달러까지 벌 수 있다.
- *머리카락* : 질이 좋은 머리는 가발과 인형 머리카락용으로 1온스에 30달러의 가치가 있다. 긴 머리의 가격은 더 비싸다.
- *모유* : 인터넷의 경매 사이트에서는 1온스에 25센트~6달러이다.
- *정자* : 정자은행은 기부자 당 75불을 지불한다.
- *난자* : 클리닉에서 기부자 당 5000불~8000불을 지불한다. 기부자 여성은 호르몬 주사를 여러 차례 맞아야 하고 클리닉을 여러 번 방문해야 한다.

더 아름답고 예쁘게 또는 눈에 보이는 노화를 수정하기 위해 이용된다. 미용 성형 수술은 미국에서 성장하는 산업으로 2001년에는 8.5백만 미국인이 어떤 형태의 미용 성형수술을 받은 것으로 나타났다(표 19.4). 카이저(Kaiser)와 같은 큰 HMO 그리고 다른 건강보험기관들은 미용 성형수술 납부금을 가입 회원에게 제안하고 주로 개인 의사로부터 할인된 형태의 금액을 부과하도록 한다. 미용 성형 수술은 다른 의료 서비스로 하여금 돈을 벌 수 있도록 하는 방법으로 보여 진다. 피부과와 성형의사는 대부분의 미용 성형 수술을 하지만 많은 의사들이 이제는 환자에게 보톡스와 콜라겐 주사를 주입한다. 인구가 계속 고령화됨에 따라 미용 성형 수술의 붐도 역시 성장할 것으로 보인다.

대부분의 경우 특히 면허를 소지한 의사로부터 수술을 받는 경우는 안전하지만 감염, 상처와 같은 문제가 생기기도 한다. 지방흡입술은 이보다 더 인기 있는 시술로 1998년에는 200,000명 이상이 이 시술을 받았다(Matarasso, Hutchinson, 2001). 지방흡입술은 신체의 여러 부위로부터 피하지방을 제거하고 보다 더 매력적인 몸매를 만들기 위해 사용되었다. 지방흡입술로 인해 여러 문제가 생길 수 있으며 이들 문제는 심각하거나 치명적일 수 있다. 따라서 이 시술은 가볍게 그리고 주의 깊게 결과에 대한 조사를 하지 않고 받을 수 있는 것은 아니다.

표 19.4

가능한 미용 성형수술

가슴확대 또는 축소	보톡스 주사
얼굴, 팔 윗부분, 허벅지, 가슴 올리기	콜라겐 주사
코 윤곽 변형	상처 수정
화학 필링	지방흡입
배 집어넣기	쌍꺼풀 수술
피부 박리	귀뚫기(귀걸이)
눈썹 또는 이마 올리기	화장용 문신
볼 또는 턱 이식	늘어뜨린 자국 제거하기
문신 제거	주름 레이저

건강에 대한 중요한 생각

1. Arkansas의 국회의원인 John Sockittoim은 Medicare의 재정 위기를 해결하기 위해 노력하고 있다. 그는 의료보험제도와 국민의료보호에 대한 더 많은 기금을 만들어내기 위해서 노력하면서 의학적 필요에 의해 이루어지지 않고(가슴 절제술 이후 가슴 재형성) 신체적 외형을 향상시키기 위해서 실시되는 모든 미용 성형수술에 대해10%의 세금을 부과할 것을 제안했다. 그는 미용 성형수술과 기본적인 의학적 필요가 필요한 사람들을 위해 지원할 수 있음을 논쟁하였다. 이러한 세금에 대해 인정할 수 있는지 또는 없는지 그 이유에 대해서 논의하시오.
2. 질병 또는 상해로 인해 지금까지 병원에 입원해 본 경험이 있는가? 병원에 입원하게 된 상황에 대해서 기술하고 병원에서 받은 관리와 테스트에 대해서 논하시오. 어떤 점이 병원에서 가장 긍정적이었으며 치료되었다고 생각하는가? 자신이 겪은 병원에서의 경험 중에서 어떤 점이 가장 싫었고 건강하지 못한 것이라 생각하는가? 자신의 경험을 기초로 병원이 환자들을 위해 어떤 점을 향상시켜야 하는지 제안하시오.
3. 사회보장제도와 같은 의료보험 프로그램은 가까운 미래에 재정적인 위기에 닥칠 것이다. 이 두 프로그램에 의해 수거된 돈은 프로그램의 재정비가 되지 않는 한 소비되는 비용을 감당하지 못할 것이다. 의회에서는 은퇴한 사람들을 위한 새로운 의료보험 시스템을 제안하였으며 이는 은퇴 이전에 근로를 하는 기간 동안에 수입의 일부를 의료를 위해 지불해야 한다는 것이다. 이는 즉, 근로자는 미래의 건강관리를 위해서 추가적으로 돈을 더 지불해야함을 의미한다. 이 방법이 의료보험제도의 재정적인 문제를 풀기 위한 적절한 해결법인지 논의하시오. 의료보험제도 프로그램을 제공하기 위한 다른 방안을 제안할 수 있는가? 또는 연방 정부가 은퇴자에 대한 건강관리에 일절 관련되지 않아야한다고 생각하는가?
4. Joe Windam은 간이 쇠약해서 병원에 입원했다. Joe는 32세에 불과하지만 그의 아버지처럼 대부분 자신의 인생 동안에 술을 마셨다. 또한 그는 수년 전에 C형 간염을 앓았고 이 때문에 간 질환을 얻게 되었다. Joe는 직장을 떠난 지 일년이 넘었으며 아무런 건강보험도 가지고 있지 않다. Joe가 가진 유일한 희망은 간 이식을 받는 것이며 새로운 간을 이식받지 못한다면 그는 아마도 몇 달 안에 사망할 것이다. Joe의 나이가 젊기 때문에 Joe가 간이식을 받기 위해 우선권이 주어져야 한다고 생각하는가? 누가 병원과 의사에게 수백 수천 달러를 지불할 것인가? 간을 필요로 하는 모든 환자들에게 충분한 간이 없으면 간이식을 위한 우선 순의를 어떻게 정해야 할까?

건강 리뷰

- 모든 사람이 인생의 어느 시점에는 의료 관리가 필요하다. 의사로부터 무엇이 필요하고 무엇을 질문해야 하는지 파악하는 것은 필수 사항이다.
- 의사의 임무는 질병의 원인을 찾아내는 것이다. 환자의 임무는 건강관리를 해 주는 사람과 파트너쉽을 잘 하는 것, 건강관리에 대한 결정을 함께 내리는 것, 건강관리를 잘 받을 수 있도록 익숙해지는 것이다.
- 병원으로부터 승인을 받는 것은 때때로 잘 정비되지 않은 경험과 같다. 환자는 자신의 권리를 알아야 하며 자신의 걱정을 덜어줄 수 있는 의문에 대해 질문해야 한다.
- 건강관리는 preferred provider organization, 건강유지협회(health maintenance organizations)라고 불리는 병원과 의사협회에 의해 제공되며 이는 증가한 것으로 보고 되었다.
- 미국에서의 의료 관리 비용은 급격히 증가하였고 건강관리 형태의 개혁이 필요하다. 4천만 미국인은 건강보험이 없으며 건강관리를 받지 못하고 있다.
- 약물, 병원, 의료 실수에 의해 매 해 미국에서 200,000명 이상이 사망한다. 의료 실수로 인한 사망은 심혈관 질환과 암에 이어 3번째 사망원인인 것으로 나타났다.
- 수백만 미국인들은 외모를 가꾸기 위해서 매 해 수십억 달러를 여러 종류의 미용 성형수술을 위해 사용한다.

건강과 웰니스 온라인

웹 사이트는 건강과 웰니스에 대한 풍부한 정보를 담고 있다. 웹 브라우저 소프트웨어를 이용하여 인터넷을 실행하면 건강과 웰니스에 대한 현존하는 많은 주제에 대해 새로운 통찰력을 얻을 수 있을 것이다. Jones & Bartlett 출판사의 웹사이트인 health.jbpub.com/hwonline을 실행해라.

참고 문헌

Annas, G. J. (2003). The right to health and the nevirapine case in South Africa. *New England Journal of Medicine*, 348, 750–754.

Brennan, T. A. (2000). The Institute of Medicine Report on medical errors — Could it do harm? *New England Journal of Medicine*, 342, 1123–1125.

Doyle, R. (1999, April). Health care costs. *Scientific American*, 36.

Epstein, A. M., and Ayanian, J. Z. (2001). Racial disparities in medical care. *New England Journal of Medicine*, 344, 1471–1472.

Etheredge, J., and Uhlig, P. (2003). Incremental approaches to increasing health care coverage. *Journal of the American Medical Association*, 289, 1166.

Freeman, H. P., and Payne, R. (2000). Racial injustice in health care. *New England Journal of Medicine*, 342, 1045–1047.

Iglehart, J. K. (2001). The centers for Medicare and Medicaid services. *New England Journal of Medicine*, 345, 1920–1924.

Marmot, M. (2001). Inequalities in health. *New England Journal of Medicine*, 345, 134–135.

Matarasso, A., and Hutchinson, O. H. Z. (2001). Liposuction. *Journal of the American Medical Association*, 285, 266–268.

Moon, M. (2001). Medicare. *New England Journal of Medicine*, 344, 928–931.

추천 도서

Gawande, A. (1999, February 1). When doctors make mistakes. *The New Yorker*, 40–53. A doctor's firsthand account of how even good doctors make mistakes or are not prepared to deal with unforseen medical emergencies.

Iglehart, J. K. (1999). The American health care system. *New England Journal of Medicine, 340,* 327–332. A discussion of the problems with Medicare, Medicaid, and the American health care system and what might be done to fix them.

Merck manual of medical information — Home edition. (1997). New York: Merck Publishing Group. A very helpful guide to understanding diseases and drugs. This book is based on the book doctors use when they leave the examining room to figure out what is going on.

Starfield, B. (2000). Is U.S. health really the best in the world? *Journal of the American Medical Association, 284,* 483–485. The answer to this question is clear. The answer is *no!*

추천된 웹 사이트

이들 웹사이트를 연결하기 위해 health.jbpub.com/hwonline을 방문하라.

건강 보험 유지와 구입을 위하 소비자 가이드

모든 주(洲)와 콜롬비아 지역을 위한 조지타운 대학의 건강정책기관이 제시하는 지침서.

건강보험 지침서

기본적으로 적용되는 건강과 보험 종류를 비교할 수 있는 체크리스트에 대한 정보

카이저 가족 재단

정책설립자, 미디어, 공공기관에 대한 건강 정책에 관련된 문제의 설명, 사실, 분석을 제공.

메디케어

노인과 장애자를 위한 미국 정부가 제공하는 건강 보험 프로그램

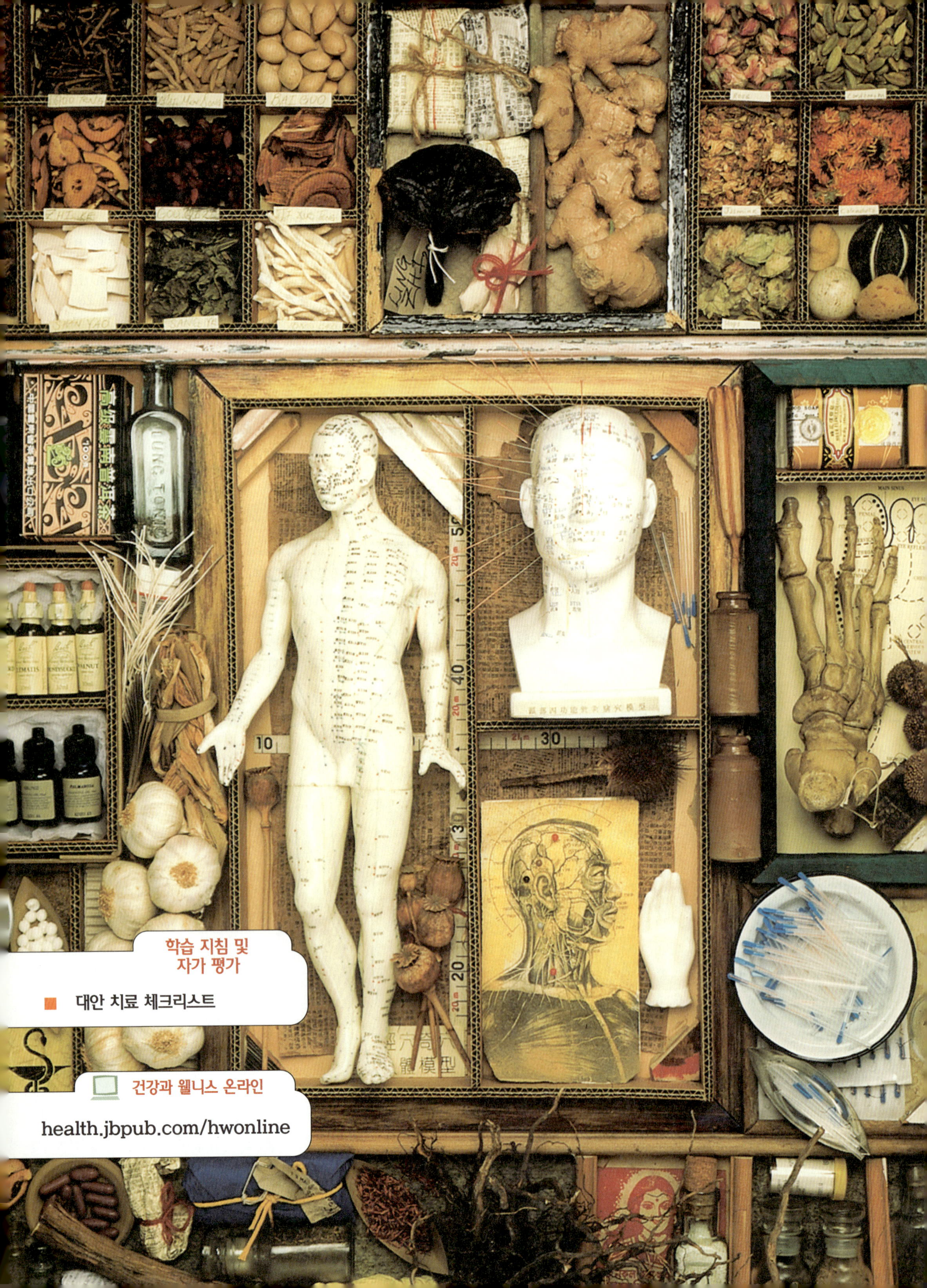
학습 지침 및
자가 평가
대안 치료 체크리스트
건강과 웰니스 온라인
health.jbpub.com/hwonline

학 습 목 표

1. 현대 의료 관리와 대체 의학간의 주된 차이를 설명한다.
2. 대체 의학의 네 개의 범주를 정의한다.
3. 침술(acupuncture), 카이로프랙틱(chiropractic), 약초의학(herbal medicine), 동종요법(homeopathy)의 치료 철학과 방법을 논의한다.
4. 왜 일부 사람들은 현대의학 대신 또는 추가로 대체 의학을 선택하는지에 대한 이유를 논의한다.
5. 대체의학에 의해서 성공적으로 치료될 수 있는 일부 질환의 목록을 나열한다.
6. 당신이 부당한 행위라고 생각하는 대체의학을 기술하고, 그 이유를 설명한다.
7. 건강 부당행위에 의해 희생되는 것으로부터 당신 자신을 보호할 수 있는 방법에 대해서 설명한다.

제 20 장

대체 의학 탐구
(Exploring Alternative Medicine)

대부분의 미국인들은 몸이 아플 때 의사를 찾지만, 많은 사람들이 여러 가지 이유로 대체의학에서부터 현대의학까지 다양한 방법을 찾는다. 그 한 가지 이유는 문화적인 것일 수 있다: 질병을 치료하기 위해 약초의학(herbal remedy)과 민간 요법자(tribal healer)를 의지하는 문화에서 자란 사람들은 종종 그들이 외국에서 살게 된다고 할지라도 그들 고유의 치료법 사용을 지속하게 된다.

> 의술을 공부하고자 하는 욕구는 아마도 사람을 다른 동물과 구분하는 큰 특징일 것이다.
>
> *Sir William Osler, M.D.*

대체의학적인 치유법을 찾는 또 다른 큰 집단은 현대의학이 그들의 고통을 제거하거나 질병을 치료하는 방법을 거의 제공해주지지 못하는 사람들이다. 더 이상의 치료가 도움이 되지 않는 말기 암 환자들은 종종 그들에게 희망을 줄 다른 도움을 구하게 될 것이다. 의학적 관리나 약물에 만족할만한 반응을 보이지 않는 관절염이나 알러지(allergies)가 있는 만성 질환자들은 종종 대안 치료(alternative therapies)에서 위안을 찾는다.

미국의 의사들은 그들의 환자들에 의해 널리 사용되는 대안 치료(alternative therapies)를 받아들이기 시작했다; 이러한 대안 치료(alternative therapies)들은 **대체의학**(alternative medicine)이라고 부른다. 대체의학이 기존의 치료와 통합되어 사용된다면, 양쪽 치료가 모두 서로에게 보완이 될 수 있기 때문에, **보완의학**(complement medicine)으로 언급될 수 있다. 매우 자주, 그 두개의 용어는 상호 교차 되어 사용되어지고 있다.

한 조사 연구에서는 심각한 의학적 문제가 있는 환자의 적어도 1/3은 어떠한 형태의 대체의학을 이용하고 있다는 것을 발견하였다. 지속되는 연구에서는 대체 의학의 이용은 이어지는 7년간 증가하였다는 것을 발견하였다(Eisenberg et al., 1998). 가장 많이 증가된 대체 의학은 약초(herbal remedies), 민간의학(folk remedies), 마사지(massage), 대용량비타민(megavitamins), 자가 도움 그룹(self-help groups), 에너지 치유법(energy healing), 동종요법(homeopathy)이다. 부분적으로 환자들의 선호에 대한 반응으로, 일부 의사들은 실질적인 **통합의학**을 시작하고 있고, 그 목표는 기존의 의학과 대체 의학 두 가지 치료법의 가장 좋은 실질적인 부분을 통합하고 자가 치유를 강조하는 것이다. 환자들이 대체의학으로 돌아서게 되는 가장 일반적인 문제들은 요통, 알러지, 피로, 관절염, 두통 그리고 암이다.

대체의학의 사용과 수용이 급격하게 증가하고 있음에도 불구하고, 여전히 의사들 사이에서는 많은 비판을 받고 있다. 일부 약초들은 위험하고 심각한 질병을 유발할 수 있으며, 대부분의 대체 치료법은 과학적으로 검증되지 않았으며 안전과 효능에 대해서 증명되지 못하였고, 일부 대체의학 임상가들은 훈련받지 못했거나 자격증이 없기도 하다.

그러나, 대체의학의 이용이 증가하고 있는 것을 인지하고, 의회에서는 1992년에 대체의학국(The Office of Alternative medicine;이하 OAM)을 설립하였다. OAM의 과제는 침술, 마사지, 최면술, 바이오피드백, 요가, 자연식이요법(macrobiotic diets)과 그 밖의 기타 방법들과 같은 많은 대체 의학적 치료법의 타당성과 효능을 측정하는 실험에 연구비를 투자하는 것이었다. 1998년에, 국립 보건 협회(NIH)는 작은 OAM을 국립 보완 대체 의학 센터(NCCAM)라고 부르는 성장된 연구 협회로 전환하였다. 년간 예산이 2억원에서 100억원 이상으로 급등하게 되었다. 의과대학에서는 서둘러 보완 대체의학(CAM)부를 설립하였고, 2/3 이상의 미국 의과대학에서 CAM과정을 제공하기 시작하였다.

NCCAM의 관리자인 Dr. Stephen Straus는 본 협회의 목적은 신뢰할만한 과학적 근거를 가지고 환자들의 채워지지 않은 필요를 도와줄 수 있는 대체의학적 치료법을 평가하는 것이라고 말하였다. 끝으로, NCCAM은 골관절염 치료를 위한 콘드로이틴황산염(Chondroitin sulfate)과 글루코사민(glucosamine)의 효과, 비타민 E와 셀레늄이 전립선 암에 도움을 줄 수 있는지, 치매(dementia)와 기억력 감소를 늦추는데 *Ginko biloba*가 효과가 있는지 등에 관한 대규모 임상 실험을 시작하였다(Cowley, 2002).

과학적 연구에서 "대체의학"이 효과가 없다는 것이 "증명"되었음에도 불구하고, 대중들이 그 결과에 대해서 주시할 것이라는 확신은 없다. 예를 들어, 동종요법(homeopathy)의 원리는 과학적으로 측정된 그러한 결과를 제외시키며, 대부분의 그 약물들은 활성 성분을 포함하지 않는다. 그러나 동종요법은 세계적으로 점점 더 사용되어지고 있으며, 수백만 인구들은 많은 질병에서 그 치료 효과의 가치를 입증하고 있다.

대체 의학의 정의 (defining alternative medicine)

대체 의학은 치유나 중재 방법에 근거해서 네 개의 큰 범

주로 나눌 수 있다: (1) 기도, 명상, 최면요법, 믿음 치료 등을 포함한 정신적 접근, (2) 식이의 변화, 금식, 보충제의 사용을 포함한 영양 치료, (3) 동종요법, 한약, 면역증진제와 같은 자연 재료로부터 가져온 약초나 기타 기질을 사용한 치료, (4) 카이로프랙틱, 침술, 마사지, 요가등과 같은 물리치료. 표 20.1은 수백 가지 종류의 대체의학의 부분적 목록을 제시하고 있다.

침술, 약초등과 같은 일부 대체의학들은 수 천년 동안 사용되어 왔으며 사람들이 효과를 입지 않았다면 생존해오지 못했을 것이다. 동종요법과 카이로프랙틱과 같은 다른 대체의학들은 최근에 생긴 것이며, 18세기와 19세기 전통의학의 극도의 과도한 실제에 대한 반응의 일부에서 부상하였다. (골수이식, 척추수술, 화학요법등과 같은 일부 현대 의학의 실제는 여전히 극도로 거칠고 성공률이 낮다는 것에 대해 논쟁이 있다)

금세기 이전에, 모든 종류의 자극제(irritants)들은 알려지지 않은 질병의 원인을 제거하는데 사용되었다. 출혈(bleedings), 부항(cuppings), 거머리흡혈(leechings), 관장(enemas), 구토제(emetics)는 모두 실질적으로 잘 모르는 질병을 치료할 때 의사에 의해서 흔히 사용되는 방법들이다. 이러한 치료는 일반적으로 환자를 약하게 하고 대개 치유의 과정을 방해한다.

표 20.1

대체 의학과 치유 방법의 부분적인 목록

신체적이고 영양적인 것	정신적인 것과 영적인 것
침술(acupuncture)	아유르베다(Ayurveda)
알렉산더 테크닉(Alexander technique)	바이오 피드백(Biofeedback)
아유르베다(Ayurveda)	Christian Science
페덴크레이 테크닉 (Fedenkrais technique)	Co-counseling
약초 의학(herbal medicine)	Guided imagery
운동학(Kinegoilogy; 건강을 위한 접근)	최면(Hypnosis)
장수법(macrobiotics)	명상(Meditation)
마사지(Massage)	Past lives therapy
No nightshade diet	Primal scream therapy
기공(Qigong)	점진적 이완 기법(Progressive relaxation)
반사학(Reflexology)	Psychic healing
시아츄(Shiatsu)	자기장 치료(Magnetic therapy)
태극권(T' ai chi ch' uan)	싸이코드라마(Psychodrama)
요가(Yoga)	재생 치료(Rebirthing)

오늘날, 만성 질환과 통증이 있는 환자들은 여전히 경감을 약속하고 해가 없는 치료제를 찾는다. 건강 소비자들의 문제는 어떠한 대체 의학이 도움이 되고 안전한지를 아는 것이다. 어떻게 선택하는지에 대한 이해를 돕고, 일부 보다 폭넓게 사용되고 있는 대체 의학을 아 장에서 설명한다.

> 싸움 없이 적을 복종 시키는 것은 기술의 절정이다.
>
> *Sun Tzu*

대체 의학 (alternative medicine)

아유르베다 (Ayurveda)

*아유르베다(Ayurveda)*는 세계에서 가장 오래된 의료 시스템으로 간주되며, 4000년 동안 인도에서 시행되어져 왔다. 다른 동양의학과 같이, **아유르베다 의학**은 건강에 대한 전체적인 접근을 구현 한다; 그것은 건강이란 마음(mind), 몸(body), 영혼(spirit)의 균형뿐만 아니라 사람과 관련된, 그들과 우주의 관계의 균형에서 온다는 것을 가르친다. *아유르베다(Ayurveda)*라는 단어는 산스크리트어에서 기원하였으며, "삶(life)"을 의미하는 ayur라는 단어와 "앎(knowledge)"을 의미하는 veda라는 두개 단어의 조합이다. 따라서, 건강은 삶을 아는 것이 된다.

아유르베다(Ayurveda)는 자연과 사람이 다섯 가지 요인으로 만들어졌다고 본다—흙, 물, 불, 공기, 공간; 각각의 요소는 모두 물질과 에너지로 구성되어있다. 이것은 우주와 인간을 초래하는 기본 구성요인들의 상호작용으로서 소우주 또는 대우주의 반영으로 보여 지는 것이다. 각각의 요소들은 특수한 성질들과 관련이 있다. 예를 들어, 흙의 요소는 밀집되어 있고 단단하다. 골격과 같이 인체에서의 단단한 구조물들은 흙의 요소에서 기인한 것이다. 공기의 요소는

용어

대체의학(alternative medicine): 서양 의학의 과학적 근거에 의해서 승인되거나 사용되지 않는 치유나 치료의 모든 형태.

보완의학(complementary medicine): 보편적인 의학적 치료의 보조로서 또는 조화를 이루어 사용되는 대체 의학.

통합의학(integrative medicine): 치료 행위에 보편적인 의술과 대체의학을 모두 사용하는 의사에게 의뢰하는 것

아유르베다의학(Ayurvedic medicine): 힌두교에 뿌리를 두고 있고, 인도에서 널리 사용되고 있는 의학의 한 형태.

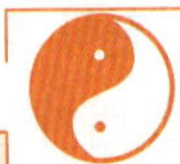

웰니스 지침

대체의학에 대한 정보 제공처

카이로프랙틱 (Chiropractic)
대개 직접적인 척추 조작(manipulation)을 포함하는 처치. 카이로프랙터들은 척추가 문헌적으로는 건강의 중추가 된다고 주장하며, 잘못된 정열은 건강을 파괴시킨다. 실행가들은 촉진과 X-선을 통해 진단한다.
Information: Foundation for Chiropractic Education and Research, 1701 Clarendon Boulevard, Arlington, VA 22209; 800-637-6244.

동종요법 (Homeopathy)
극소량의 물질을 통해 신체의 방어 기전을 자극하기 위한 목적의 처치, 많은 량을 사용하는 것은 질병의 증상을 유발할 수 있다.
Information: National Center for Homeopathy, 801 North Fairfax Street, Suite 306, Alexandria, VA 22314;703-548-7790.

아로마테라피 (Aromatherapy)
식물과 약초를 증류해서 얻은 "에센스 오일"이 스트레스, 불안 그리고 기타 상태를 치료하기 위한 시도로 피부로, 흡입되며, 욕조에 넣게 되어 마사지 하여 투입된다.
Information: Ann Berwick, Aromatherapy, P.P.Box 4996, Boulder, CO 80306.

아유르베다 (Ayurveda)
질병은 인도에서 기인한 이러한 고대 기법이 움직임, 구조, 대사의 불균형에 의해서 유발된다고 말한다. 약초, 식이요법, 명상, 요가가 처치이다.
Information: Ayurvedic Institute of America, 561 Pilgrim Drive, uite B, Foster City, CA 94404; 650-341-8400.

약초 의학 (Herbal Medicine)
식물이나 식물에서 추출한 물질이 광범위한 질병을 치료하고 신체 기능을 올리는데 사용되는 방법.
Information: American Botanica Council, P.O. Box 201660, Austin, TX 78720;fax 512-331-1924.

심-신 교류 (Mind-Body Connection)
스트레스의 부정적인 영향은 운동, 명상, 집중으로 치료된다.
Information: Center for Mind-body Medicine, 5225 Connecticut Avenue, N. W., Suite 414, Washington, DC 20015; 202-966-7338.

중의학 (Chinese Medicine)
고대의 치유법은 생명력, 기의 불균형이 질병을 유발한다고 말한다. 식이요법, 약초, 침술이 예방치료이다.
Information: American Foundation of Traditional Chinese Medicine, 505 Beach Street, San Francisco,CA 94133; 415-776-0502.

차갑고 유동성이 있다. 인체에서, 이 요소는 호흡과 소화관에서의 움직임을 지배한다. 생각, 요구, 어떤 것을 하려는 의지 등은 또한 공기 요소의 통제 하에 있다. 물의 요소는 유동적이고 부드러우며 혈액, 내분비, 척수액을 조절한다. 불의 요소는 뜨거움과 빛이며 체온을 조절하고 소화의 모든 면을 조절한다. 공간(space)은 아유르베다(Ayurveda)에서 독특한 역할을 하는데 왜냐하면 소리를 지각하도록 하고 또한 인체에 영향을 미치는 진동을 조절하기 때문이다. 개개인에서 이러한 다섯 가지 요소들 간의 조화는 건강을 가져온다; 이들 요소 중 어떠한 한가지의 부조화도 질병을 일으킨다.

환경과 인체의 상호관계는 추가적으로 *도샤(doshas)*로 정의되는데, 그것은 인체 조직의 기능과 부산물을 조절한다. 도샤(doshas)가 균형이 맞았을 때, 사람들은 모든 수준에서—신체적, 감정적, 영적으로-건강을 느낀다. 전체적인 용어로, 이러한 사람들은 단지 질병으로부터 자유로운 것이 아니라 최적의 건강상태를 경험하는 것이다. 그들은 에너지가 충만하고 지적이며 그들이 행하는 모든 면에서 유능하다. 그들은 다른 사람들과 다른 환경과 좋은 관계를 유지하는 것을 즐기며, 그들은 감정적으로 안정적이고 행복해한다. 영적으로, 그들은 우주와 조화를 이룬다. 도샤(doshas) 중 어떤 것에서의 불균형도 정신적(mental), 감정적(emotional), 또는 신체적(physical) 질병을 일으킬 수 있다. Ayurvedic 의학에서의 목표는 각각의 사람을 교정해주는 도샤(doshas)의 균형을 회복하는 것이다.

Ayurvedic 의사는 맥박 진단(pulse diagnosis)이라고 불리는 기법에 의해서 환자를 진단하는데, 그것은 맥박을 촉진하는데 있어 고도로 발달된 기술이다. 또한, 질병의 징후는 혀, 소변, 손톱, 피부 입술의 상태와 같은 신체의 단면을 검진함으로서 발견된다. 일단 불균형이 발견되면, 의사는 다양한 처방을 내린다. 양의학에서와 같이, 영양과 운동이 일차적인 권장사항이 된다. 그러나 Ayurvedic 의학에서는 영

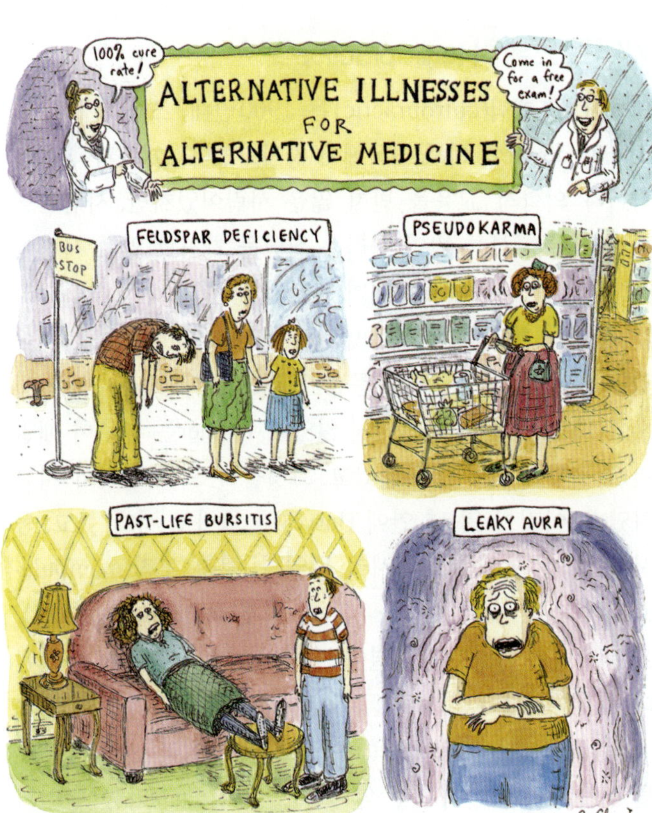

양을 지방, 단백질, 비타민, 무기질 또는 식품군으로 정의하지 않는다. 아유르베다(Ayurveda)는 "여섯 가지 맛"을 인지시킨다: 짠맛, 단맛, 신맛, 매운맛, 떫은맛이다. 이러한 맛은 혀에 감각을 일으킬 뿐만 아니라 신체에도 영향을 미친다. 각각의 맛은 배설물, 점막의 상태, 스트레스양등과 같은 생리학적인 기능과 관련이 있다. 식이요법은 이들 맛의 균형을 회복시키기 위해 조절된다. 요가와 태극권과 같은 운동이 권장 된다; 요즘에는 조깅도 포함될 수 있다. Ayurvedic 전문가들에 의해서 수행되고 있는 또 다른 기법들은 마사지, 명상, 약초 요법(herbal remedy)등이다. Ayurvedic 의학의 성공은 그것의 오랜 역사와 그 원리를 따르는 수많은 사람들의 증가에 의해서 입증되고 있다.

동종요법 (homeopathy)

모든 대체의학 중에서 미국과 전 세계에서 가장 널리 쓰이고 있는 것이 **동종요법**이다. 미국에서 자격을 갖춘 모든 의사들 중 대략 50% 정도는 그들의 의료행위에서 어떤 형태로의 동종요법을 시행하고 있다. 동종요법은 또한 간호사, 치과의사, 자연치유 요법 의사, 카이로프랙터, 침술가, 채식주의자들에 의해서 사용된다. 2~3백만 사이의 미국인들이 매년 동종요법을 이용하고 있으며 2백만 달러 이상의 비용을 소비하고 있다. 유럽에서는 동종요법은 의사에 의해서 널리 쓰이고 있으며, 인도에는 10만명 이상의 동종요법 전문가들이 있다.

동종요법은 단지 200년의 역사를 가지고 있으며 독일의 약리학자이자 의사인 Samuel Hahnemann에 의해서 창안되었다. 동종요법이란 용어는 그리스어의 두 단어에서 기원한다: *'omoios'*는 "동일하다"이고 *'pathos'*는 "느낌"이라는 뜻이다. 동종요법은 매우 작은 양의 약물이나 치료법에 의해 보조를 받는 자가 치유 시스템이다. Hahnemann은 질병의 증상과 동일한 증상을 유발하는 적은 양의 기질(약물)이 어느 방식으로든 신체의 자연 방어 시스템을 자극하고 치유를 촉진시킨다는 것을 믿었다. Hahnemann에 따르면, 동종요법은 다음의 네 가지 원리를 근거로 한다.

1. 그 질병이 그 사람을 낫게 할 것이라는 것과 그 사람의 질병과 동일한 증상을 유발하는 기질의 사용(동일성의 법칙)
2. 그 기질들은 건강한 사람들에게 주어지고 증상을 관찰함으로서 검사된다(제공의 법칙).
3. 용량이 적으면 적을수록 희석되지 않은 양에서 보다 더 강력한 힘을 발휘한다(잠재력의 법칙).
4. 생체의 힘(vital force)은 치료된 사람에게서는 방출되어야 하는데, 그것은 인체에서 조화를 다시 성립하게 될 것이다(항상성).

예를 들어, belladonna라는 기질은, 독성 식물에서 추출된 것인데, 건강한 사람에게 섭취될 때, 홍조(flushing)를 일으키고, 인플루엔자와 같은 증상을 유발한다. 따라서, 동종요법 전문가들은 인플루엔자나 고열을 치료하고자 할 때 희석된 belladonna의 용량을 사용해야만 할 것이다. belladonna의 권장 용량은 30X(30배)로 목록에 제시될 수 있다; 이것은 원래 추출된 상태에서 수차례 희석되어 사용된다는 것을 언급한다. 실질적으로, 이것은 원액 1방울에 9방울의 물을 희석시키는 것을 의미 한다; 그 다음 이 용액에 9방울의 물(또는 알콜)을 추가하고 계속해서 300배(30 tenfold) 희석에 도달한다. 통계적으로, 마지막 용액은 그 용액 속에 belladonna의 어떠한 분자와도 같지 않다. 이것이 동종요법이

용어

동종요법(homeopathy): 환자의 증상을 모방하는 매우 희석된 기질 용액을 투여하는 대체 의학

오늘날 기존 의학이나 서양 과학에서 믿을 수 없는 것으로 제외되는 주된 이유이다. 그럼에도 불구하고, 환자와 의사들에 의한 200년간의 경험과 관찰은 많은 종류의 질환에서 고통 받고 있는 환자들에게 도움을 준다는 것을 보여주고 있다.

동종요법은 1830년대 주변에 널리 사용되기 시작하였는데 그 때는 콜레라(cholera), 티푸스(typhus), 스칼렛 열병(scarlet fever)등과 같은 전염성 감염 질환 등의 치료에 기존 의학이 효과가 없었던 시기였다. 이 기간동안에, 동종요법 의사들은 기존 의사들보다 사람들을 치료하는데 유의하게 효과를 보였는데 그들의 치료방법이 작용하였으며, 사람들이 그들의 작용이 성과가 있다고 믿었으며, 또는 그 두 가지 모두가 일어났기 때문이다. 1890년대 까지 적어도 15%의 기존 의사들이 동종요법을 사용하였으며 22개의 동종요법 의대가 존재하였고, 100개 이상의 동종요법 병원이 미국에서 운영되었다.

1800년대에, 미국 의학 협회(Amerian Medical Association; AMA)에서는 동종요법을 포함시킬 것을 제안하였다. 그러나 동종요법은 의학의 주류 밖에 머무를 것을 선택하였고, AMA에서는 어떠한 형태의 동종요법을 실행하는 의사들도 괴롭히고 위협하였다. 1914년에, AMA는 의학 수행에 있어서 전문의들을 위한 배타적인 기구가 되어버렸다; 그 결과, 동종요법 의학은 50년 이상 미국에서 사라지게 되었다. 1970년대에, 대체의학의 일반적인 수행과 함께, 동종요법이 다시 많은 아픈 환자들의 선택으로서 수행되었으며, 단일 치료 또는 기존의 의학적 치료와 조합하여 이루어 졌다.

동종요법 전문가들은 증상을 유발하기 위한 그들의 치료법을 인체가 그 증상들을 인식하고 그들 내에서 치유 과정을 시작하도록 할 수 있게 하기 위해서 사용한다. 동종요법은 급성(감염, 상해)과 만성(관절염, 알러지, 고혈압) 상태에서 모두 사용한다. 그것은 일반적으로 구조적인 질환이나 경변, 당뇨, 만성 폐쇄성 폐질환, 선천성 질환, 신경성 질환, 암등과 같은 장기간의 기관 손상으로 기인하는 질병들은 치료하지 않는다.

동종요법은 식물, 동물, 무기질 등의 물질 등으로부터 추출하여 사용한다. 식물 요법의 예는, 약초, 향신료, 영양식품, 향, 버섯과 이끼 등의 추출물 등을 포함한다. 무기질 요법은 금속 물질(구리, 황금, 주석, 아연), 산의 희석 용액, 광석과 암석에서 추출한 기질 등을 포함한다. 동물의 기질에서 추출한 요법은 곤충, 거미, 갑각류 등의 독, 호르몬 추출물, 질병 조직으로부터 추출한 물질 등을 포함한다.

카이로프랙틱 (chiropractic)

카이로프랙틱(chiropractic)은 1900년대 즈음에 Daniel David Palmer에 의해 미국에서 창시되었다. 그는 과학적 지식이나 의학적 교육을 받지 않은 사람이었지만, 사람들을 치료하도록 "부름 받았다"라는 신념을 가지고 있던 사람이었다. 50세에, Palmer는 귀가 들리지 않는 Harvey Lillard라는 사람의 척추를 수기로 만져서(manipulating) 치료해 주었다. Lillard는 광산에서 몸을 구부리는 작업을 지속한 이후에 17년 동안 귀가 들리지 않았다. Palmer는 척추이 배열이 잘못되었다는 것을 알았고, 그것을 손으로 만져서 치료하였다; 이것이 몇 년 안에 Harvey를 똑바로 서게 했고, 동시에 그의 청력을 회복시켜 주었다. 척추 조작(manipulation)에 의해 몇몇 사람을 치유한 이후에, Palmer는 사실상 모든 질병은 **아탈구**된(정렬이 틀어진) 척추에 의해서 유발된다고 결론지었다.

Palmer는 "chiropractic(카이로프랙틱)"이라는 용어를 만들어 냈다("손"이라는 뜻의 그리스어의 *cheir*라는 단어와 "실행하다"라는 뜻의 *praktikos*라는 단어; 두개의 단어는 일반적으로 "손으로 행해진다"라는 뜻으로 해석된다). 2년 후

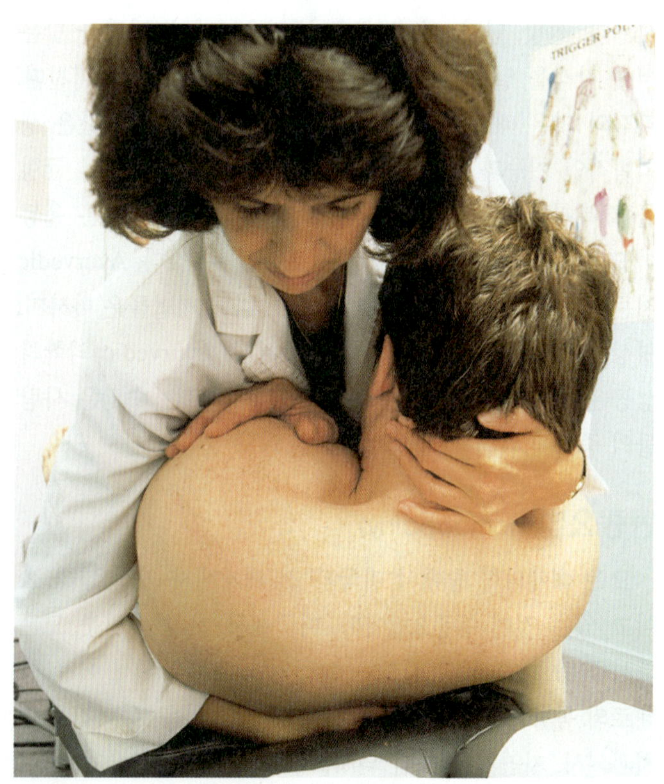

카이로프랙틱(Chiropractic) 도수조작(manipulation)은 요통과 기타 근골격계 장애로 고통받는 많은 사람들에게 도움을 준다.

에 그는 Iowa의 Davenport에 Palmer Chiropractic 학교를 열었다. 1906년에, Palmer와 그의 아들 Bartlett Joshua(또는 B.J. Palmer)는 자격증이 없이 의술을 행한데 대해서 구속되었다. Palmer는 고난을 당했고, 유죄를 선고받았으며, 교도소에 수감되었다. 그의 아들의 경우는 다시는 시도하지 않게 되었다.

B.J. Palmer는 카이로프랙틱(chiropractic) 시술의 권리를 취득하였고 그 사업을 수백만 달러의 사업으로 전환시켰다. B.J는 카이로프랙틱(chiropractic)을 상업화 하는데 천재적인 자질을 가지고 있었으며, 그는 통신으로 주문하는 학위 수여증의 아이디어를 만들어낸 최초의 사람이 되었다. 카이로프랙틱(chiropractic)에 대한 B.J.의 철학은 척추에 대한 그의 기술에 요약되어 있다: "척추의 주요 기능은 머리를 지지하고, 늑골을 지지하며, 카이로프랙터(chiropractor)를 지지하는 것이다." B.J.가 카이로프랙틱(chiropractic)을 단기간 권리를 취득한 이후에 카이로프랙틱(chiropractic)은 두 개의 구분된 학교로 나뉘어 지는데, 그것은 오늘날 까지 현존한다. 한 그룹은 "원칙 그대로의 주류"로 거의 모든 질병이 척추의 아탈구에 의해서 유발된다는 원래의 개념을 고수하는 그룹이다. 또 다른 그룹은 John Howard에 의해서 창시된 것으로, 또 다른 요인이 질병의 진행과정과 관련이 있다는 것을 믿는 그룹이다. 이 그룹은 "혼합 주류"로 알려지게 되었고 이 철학을 가진 개원가들은 척추 조작(manipulation)과 함께, 영양, 이완, 운동 그리고 기타 기법을 포함한다.

카이로프랙터들이 폭넓은 질병의 범위를 다루고 있지만, 카이로프랙틱(chiropractic)을 찾는 환자의 90%는 요통, 경부통, 또는 두통 때문에 도움을 받는다. 척추가 완전한 정열 상태에 놓여있을 때, 인체의 모든 조직과 기관에 에너지의 흐름이 자유롭고 건강을 위한 기초가 된다. 척추의 아탈구는 카이로프랙틱(chiropractic)의 이론에 따르면, 질병의 주요 원인이다; 아탈구는 유전적 질환, 낙상, 손상, 부적절한 수면 습관, 좋지 못한 자세, 비만, 스트레스, 산업재해에 의해 유발될 수 있다.

많은 조사 연구에서 만성 요통과 장애를 일으키는 요통에 대한 장 · 단기 카이로프랙틱(chiropractic) 효과를 증명하였다. 또 다른 연구에서는 카이로프랙틱(chiropractic)은 요통과 근골격계 장애의 치료에 있어서 기존 의학에서 보다 비용이 저렴하고 더 효과적이라고 결론지었다. 그러나, 카이로프랙틱(chiropractic)이 혈압을 감소시키거나 알러지나 궤양을 없애는 것은 연구에 의해서 입증되지는 않았다.

골병증 (osteopathy)

골병증(osteopathy)은 카이로프랙틱(chiropractic)과 같이, 척추와 다른 신체 조직의 일부를 조작(manipulation)하는 것이 기본적인 치료이다. 정골의들(osteopathic physicians)은 정골 박사라고 불리우며(D.O.), 의사교육만큼의 엄격한 훈련과, 일반적인 정골의사들은 의사들이 하는 것과 동일하게 약물을 처방하고 수술을 수행하는 의료적 권한을 가지고 있다. 그러나, 대부분의 골병증 개원가들은 주로 물리수기요법(physical manipulation)과 환자들의 상태에 따른 운동요법에 의존한다.

골병성 의학은 1828년 Virginia에서 태어난 Andrew Taylor Still에 의해서 미국에서 창시되었다. 그의 아버지는 목회하는 의사(preacher-physician)였으며, Andrew는 그의 아버지께서 환자를 치료하는 것을 보며자랐다. 그는 결국 그 자신만의 치료법을 개발하였고, 그것은 많은 부분이 수기 조작(manipulation)에 의존하는 것이다. 오늘날, 미국에는 수 백개의 정골 병원이 있고, 수 천명의 정골의사들이 있다.

침술 (acupuncture)

침술은 전통적인 한의학의 필수 분야이며, 침술의 사용은 적어도 5000년은 거슬러 올라간다. 침술에 대하여 축적된 지식은 수세기를 거쳐 전해져 왔고 기원전 2~3세기에 쓰여진 "The Yellow Emperor' s Classic of Internal Medicine"이라고 불리는 교과서에 기록되었다. 침술이 수세기동안 중국과 다른 동양 국가에서 사용되어져 오고 있음에도 불구하고, 그것이 서구사회에서 유명해지게 된 것은 Nixon 대통령이 1970년대에 중국을 방문한 이후이다. Nixon의 여행을 보도하였던 *New York Times* 기자인 James Reston은 아팠었고

용어

카이로프랙틱(chiropractic): 치유를 위해 척추와 관절의 조작을 사용하는 대체 의학

아탈구(subluxation): 올바른 자세로부터 척추가 정열이 틀어진 상태

골병증(osteopathy): 치료를 위해 조작(manipulation)과 의학을 사용하는 대체 의학; 골병의는 일반의와 견줄만한 훈련을 받고 약물을 처방할 수 있다.

침술(acupuncture): 치유 에너지를 생성하기 위해서 인체의 특정 지점으로 삽입되는 얇은 바늘을 사용하는 고대 중국의 대체의학

응급 충수절제술(appendectomy)를 받았다. 그는 후에 그의 침술 마취를 묘사하는 글을 작성하였으며, 미국 의사들은 침술에 대해서 더 배우기 위해 중국으로 여행하기 시작하였다. 오늘날, 침술은 가장 널리 쓰이고 충분히 연구된 대체의학이다.

침술의 기본적인 원리는 기(*qi-chi*라고 발음함)의 존재이다—생명력(vital life force)은 인체를 통하여 순환하고 **경선**(meridian)이라고 불리 우는 채널에 의해서 운반된다. 모든 주요 기관뿐만 아니라, 작은 경선의 그물망과 연결된 12개의 주요 경락이 있다. 경선은 많은 위치에서 몸의 표면과 교차 한다; 이것이 침을 놓는 지점들인데 질병을 치료하거나 통증을 제거하기 위해 기(qi)와의 균형을 회복시키기 위한 "바늘이 찔려지는" 위치이다. 중의학에 의하면, 질환이 있는 장기나 적절하게 기능을 하지 못하는 장기들은 경선의 위치에서 그에 상응하는 지점에 증상이나 징후를 나타낸다는 것을 표현한다. 이것은 통증 또는 아픔, 체온의 변화, 촉지시의 민감성, 또는 영향을 받는 경선에서의 피부 표면이나 색깔의 변화 등을 포함할 수 있다. 따라서, 침술가들은 영향을 받은 경선의 위치에 의해서 먼저 질병의 원인을 진단해야 하며; 그 다음에 정확한 침을 놓는 지점이 치료될 수 있다.

환자 관리의 비밀은 환자를 돌보는 것이다.
Francis Peabody, M.D.

침술 치료에서, 매우 얇은 금속 바늘이 특정의 침을 놓는 위치의 피부 바로 아래에 삽입된다(그림 20.1). 일반적으로 12개 정도의 바늘이 사용된다. 이것은 약 30분 가량 머물러 있고, 회전되거나 또는 낮은 전류 발생기가 연결되어 기의 균형을 맞추는 효과를 증가시키기 위해 사용되기도 한다. 종종 moxibustion(뜸)이락 부르는 방법을 통해 침을 놓는 지점에 열을 적용하기도 한다. 작은 약초 조각인, *Artemisia vulgaris*(흔히 쑥이라고 불리움)가 바늘 끝이나 침을 놓는 지점에서 태워진다.

1997년에, NIH의 과학 패널이 전통적인 침술은 수술 후 치통을 제거하고 외과수술, 화학요법 또는 임신에 의한 오심을 조절하는데 효과가 있다는 것을 결론지었다. 침술이 효과가 있다는 또 다른 상태들은 약물과 흡연 중독, 요통, 뇌졸중 재활, 생리 경련, 테니스 엘보, 두통, 수근터널 증후군을 포함한다. 효과에 대한 주장을 입증하기 위한 연구가 없음에도 불구하고, 침술은 또한 신경학적 장애(매니에르 병, 삼차신경통), 위장 질환(궤양, 결장염, 설사), 호흡기 질환(천식, 비염, 부비동염, 기관지염), 관절 질환등의 치료에도 사용된다.

약초 의학(herbal medicine)

약초는 모든 상상할 수 있는 형태의 병을 치료하기 위해 수세기 동안의학에서 사용되어져왔다. 고대 중국, 그리스, 로마 사회에서는 약초 요법의 사용과 준비를 설명하는 광범위한 약전을 편찬하였다. 17세기에 Nicholas Culpepper에 의해 출판된 한 약초 편찬물은 셀 수 없을 만큼 퍼져 나갔고 3000종 이상의 약초 목록을 나열하였다.

약초 의학은 식물에서 가져온 물질들로 구성되어 있고 알약, 잎, 추출물, 팅크(색깔이 입혀진 물질), 고약 그리고 기타 형태로 준비될 수 있다. 1780년대에, 영국의 의사가 그의 환자 중 한명이 건조되고 가루로 된 디지털리스 입사귀로 만들어진 차를 마심으로서 수종이 치료되었다는 것을 보고하였다. William Withering이라는 그 의사는, 수종과 심장질환의 관계를 연결 지었다. 그 후, 디지털리스 잎사귀에서 화학 디지톡신(digitoxin)이 심장 질환을 돕는 성분으로 확립되었다.

약초와 기타 식물들은 ephedrine, digitalis, atropine, reserpine, quinine, 그리고 가장 최근에는 유방암 치료를 위해 사용되는 tamoxifen등과 같은 현대 약물을 추출하고 정

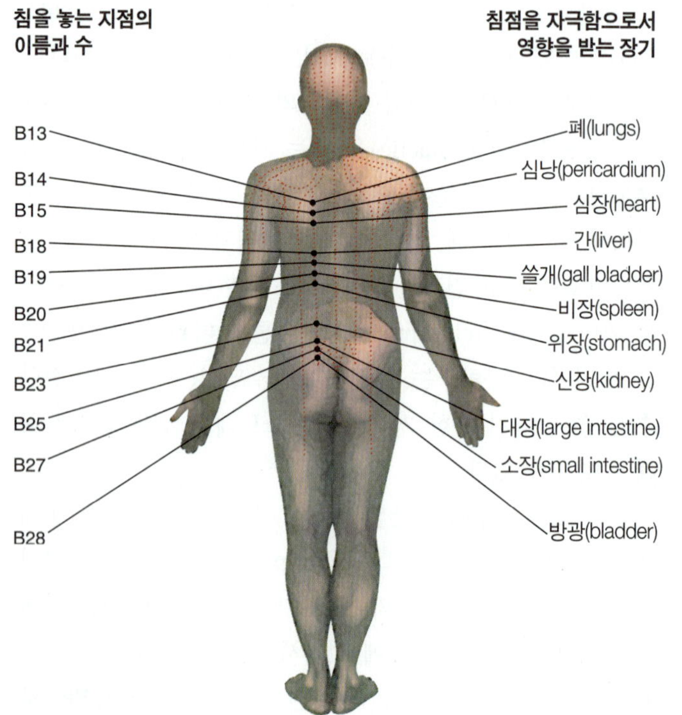

■ 그림 20.1
침을 놓는 지점들은 내장기능에 영향을 미친다고 생각된다.

화하기 위한 원료가 되어가고 있다. 약초 의학은 종종 약초를 혼합하여 담는데, 그래서 어떠한 성분이 증상을 경감시키거나 질병을 치유하는데 관련된 것인지를 알기 어렵다. 단지 현대 화학의 도래만이 식물의 물질들이 의학적 특성에 대해 평가될 수 있는 개개의 화학 성분으로 분해될 수 있도록 할 수 있다. 많은 약초 처치방법들은 수 많은 병과 상태들을 개선시키는데 이점이 있다는 것을 보여주고 있다(표 20.2)

약초 요법은 득이 될 수도 있고 해가 될 수도 있다. 약초 요법은 처방 약물과 같이 부작용과 해로움의 잠재성이 동일하다. 일부 식물들은 이로운 점과 함께 독성 성분을 함유하고 있다; 그러한 화학 성분들의 농도는 식물마다 그리고 시즌마다 다를 것이다. 따라서, 한 묶음의 약초가 안전하고 효과적일 수도 있지만 반면에 또 다른 묶음은 독성이 있고, 효과가 없거나 또는 양쪽 모두에 해당할 수 있다. 엄격한 검사 없이(처방 약물에서 요구되는 것), 약초 요법의 안전성과 효능은 보증될 수 없다. 이것이 바로 연방 정부가 약초 요법, 식이 보충제, 현재는 존재하지 않는 규율들에 대한 규칙을 확립하려고 노력하고 있는 것이다.

식이 보충제와 약초 요법은 미국에서 수십억 달러의 시장성을 가지고 있으며, 공급자들은 규제에 반대한다. 약초는 단지 보충제와 요법으로만 팔리는 것이 아니라 과일쥬스, 소다수, 감자칩, 수프, 그리고 약초를 첨가함으로서 기능이 향상될 수 있는 기타 다른 음식들에 첨가될 수 있다. 음식과 함께 약초를 섭취하는 소비자들은 건강상의 위험에 처할 수 있다. 예를 들어, *Ginkgo Biolba*는 가장 잘 팔리는 약초중 하나이며, 기억력을 향상시키고 노인성 치매를 방지하는데 사용된다. 2002년에 그 판매량은 175백만 달러를 초과하였다. 그러나, 이 약초의 섭취는 심혈관 질환 때문에 혈액을 희석시키는 약물을 복용하는 사람에게는 매우 위험할 수 있다.

또 다른 효과적인 약초는 경증에서 중증의 우울증 환자에게 사용되는 St. *John's wort* 이다. 그러나, 이 약물의 주요 문제점은 출산 조절 약물의 효능을 감소시킨다는 것이며, 따라서 예상하지 못한 임신이 일어날 수 있다. 이 약초는 또한 다른 처방된 항우울증제, AIDs 약물, 항응고제의 효능을 감소시킨다. *Echinacea*는 감기를 예방하고 치료하는데 널리 사용되는 약초인데, 왜냐하면 면역력을 향상시키는 기능을 가지고 있기 때문이다. 그러나, echinacea는 호그위드(ragweed)와 관련되어 있고, 그것을 사용하는 사람에게 알러지 반응을 유발할 수 있다. echinacea의 사용은 또한 결핵이나 HIV에 감염된 사람에게는 권장되지 않는다.

약초는 강력한 화학성분을 함유하고 있기 때문에, 그들은 처방된 약물과 같이 동일한 관리와 주의사항이 사용되어야 한다. 그것들은 비타민을 복용하는 사람에서처럼 태연한 태도로 섭취되어서는 안된다. 어떠한 약초 요법을 취하는 행위에 대해서도 당신의 주치의나 기타 건강 전문가에게 의뢰받는 것이 현명하다. 그리고 약초가 첨가된 음식은 먹지 않도록 한다. 음식은 음식이며 약초는 약초이다-그 두 가지를 분리시키도록 하라.

표 20.2

일반 질환에서 효과적이고 안전한 약초와 그 사용

약초	사용
알로에(aloe)	화상, 피부 자극
Black cohosh	월경성 경련, 월경후 증후군(PMS), 폐경
캐모마일(chamomile)	소화
Echinacea	면역계 자극
Feverfew	열을 내리고 편두통에 도움이 됨
Foxglove	심장의 리듬과 협심증을 조절
Garlic	소화, 고혈압 예방
Ginger root	현기증, 기침
Ginkgo biloba	혈관 확장, 치매
Ginseng	스트레스 감소
Hawthorn	혈압 강하, 혈관 확장
Milk thistle	손상된 간을 보호하고 간으로 들어온 독을 예방
Peppermint	소화불량
Saw palmetto	전립선 비대, 배뇨 개선, 항염증성 약물
Senna	강력한 이완제
Tea-tree oil	피부와 질감염, 여드름
Valerian root	진정제
Willow bark	두통

용 어

경선(meridians): 에너지의 흐름이 있고 침점이 위치한 신체를 따라 존재하는 채널

약초의학(herbal medicines): 질병과 손상을 치료하기 위해 잎, 가루, 고약의 형태로 만드는 식물과 기타 유기물에서 추출하는 물질들.

Two Herbs Warrant a "Do Not Take" Warning *Kava kava*(또는 단순히 kava 또는 awa)는 Micronesia, Fiji, Hawaii와 같은 태평양 섬의 토착민들에 의해서 수천년간

건강 팁

압점으로 두통 치료

많은 사람들은 목과 머리의 근육 긴장에 의해 유발된 통증을 경험한다. 종종 그러한 긴장은 뇌로 가는 혈류공급을 변화시키며, 그것은 두통을 유발한다. 두개의 다른 위치에 있는 압점을 누르는 것이 두통을 제거할 수 있다. 그 점들은 두개골 기저 바로 아래, 머리 뒤쪽, 중앙의 바로 좌우에 위치한다.

손가락으로 머리 뒤를 덮고 두개의 엄지 손가락으로 두개골 아래의 중심부 양쪽을 매우 확실하게 누른다. 엄지는 일 인치 또는 그 정도로 벌어지고 두개골의 중앙선에서 떨어진 위치에 있어야 한다. 1분까지 강하게 누르거나 엄지손가락이 피로해 질 때까지 누른다. 2~3번 압박을 반복한다. 압력을 가하는 동안 호흡을 깊게 한다. 통증이 완화되거나 사라지면 알려준다.

두통을 제거하기 위한 두개의 서로 다른 침점이 각각의 손등의 엄지와 검지 손가락사이의 부드러운 간격 내에 위치된다. 반대 손의 엄지와 검지(또는 중지)를 사용하고, 침점을 확실하게 누른다. 이 점은 민감할 수 있고, 그렇기 때문에 편안한 느낌이 들 정도까지만 누른다. 반대 손으로도 반복한다. 이 지점들을 1분까지 누르고 몇 번 반복한다. 두통이 가라앉으면 알려준다.

사용된 약초 음료이다. 이들 사이에서 kava는 어떠한 의식 행사에서 대부분 마시게 되지만, kava 음료는 또한 이완제와 스트레스 감소제로서 사회적으로 널리 섭취되는 음료이다. 최근에, 유럽, 카나다, 미국에서 kava의 사용이 주요 산업에서 붐을 이루었다. kava는 음료, 차, 알약의 형태로 강력한 보충제로서 팔려나갔다. 2002년에, 수많은 kava 사용자들이, 주로 유럽에서, 간손상으로 고통을 받았고 일부는 사망하였다. 그런이후 바로, kava는 대부분의 유럽 국가와 카나다에서 금지되었다. 이것은 여전히 합법적으로 팔리고 미국에서는 kava를 사용하고 있으나, 식품안전국(FDA)에서는 그것을 사용하지 말 것을 권고한다. 그것은 전통적인 준비방법과 kava의 사용은, kava 관목의 뿌리에 있는 나무껍질로부터 액을 압축함으로서 만들어진 것은 안전하다. 그러나, 서구에서는, 추출물과 알약은 식물의 뿌리 뿐만 아니라 껍질에서 만들어 진다. 그것은 그 나무 껍질이 뿌리에는 나타나지 않는 독성의 화학 성분을 함유하고 있다는 것을 나타낸다. 어떠한 경우에도, kava를 마시거나 kava 보충제를 섭취하는 것은 건강의 위험과 관련되며 피해야 한다.

*Ephedra*는 *마황*이라고 불리우는 중국의 약초에서 나오는 강력한 약물이다. 이것은 체중을 감량하는 사람에게 도움을 주고 경기력을 향상시키기 위한 선수들에게 사용되기 위한 자극제로서 식이 보충제로 널리 첨가된다(Shekelle et al., 2003). Ephedra는 혈압과 심박수를 상승시키며 정신질환 증상과 위장 문제를 유발한다. Ephedra가 심장에 가하는 영향으로, 민감한 사람들에게 심장마비와 뇌졸중을 일으킬 수 있는 심계항진을 유발할 수 있다. 1997년에서 2001년 사이에, 미 육군에서는 ephedra를 사용한 복무중인 군인들 사이에 30건의 사망예를 보고하였다. 최근에, 몇몇 높은 수준의 프로 선수들의 사망이 ephedra 보충제에서 기인한 것이었다. 사망과 덧붙여, ephedra 상품을 사용하는 수천명의 사람들은 부작용을 보고하였다. 보충제의 라벨을 주의 깊게 읽고 ephedra를 함유하고 있는 어떤 상품도 사용하지 않도록 하라.

자연요법 (naturopathy)

자연요법은 독특하게 미국에서 19세기 후반에 일어난 건강에 대한 접근법이다. 이 용어는 1895년 Dr John Sheel에 의해서 도입되었다; 치료 체계나 삶의 방식으로서 자연요법의 원리는 1902년에 Benedict Lust에 의해서 형식으로 나타나게 되었다. 1900년대 초에, 20개 이상의 자연요법 의과대학이 자연요법 의사(N.D.)를 훈련하였다. 그러나 일반적인 의학의 부상과 함께, 자연요법은 모두 미국의 건강 현장에서 사라지게 되었다. 그러나, 그것은 1970년대에 다른 대체의학과 함께 소생하였다.

건강에 대한 자연요법의 접근은 질병의 예방과 건강한 생활 습관에 대한 개개인의 책임을 강조한다. 자연요법은 일반적인 의학의 측면뿐만 아니라, 모든 유용한 대체 의학에서 가져온다. 그러나, 이것은 외과수술이나 약물의 사용을 거절한다. 자연요법의 개념을 하나로 통일하는 것이 있다면, 인체가 자가 치유를 위한 "에너지"나 "정보"를 소유하고 있

건강 팁

커피와 소다 대신 허브차로 바꾸세요

매일 여러잔의 커피를 마시거나 자주 소다수를 마신다면, 허브차로 바꾸도록 노력하라. 차는 뜨겁게 또는 차겹게 마실 수 있고 보온병에 가지고 다닐 수 있다. 매우 다양한 허브차가 있다; 당신의 입맛에 맞는 하나 또는 여러개의 차를 찾을 때까지 시도해 보라.

다는 것이다. 어떤 점에서, 그것은 Ayurvedic과 중의학의 철학과 유사하다.

8가지 자연요법의 기본 원리는 아래와 같다.

- 인간의 신체는 스스로 치유할 수 있는 고유의 능력을 소유하고 있다.
- 단순히 증상만이 아니라 질병의 원인을 찾고 치료하는 것이 자연요법 개원가의 의무이다.
- 자연요법 개원가는 우선적으로 환자에게 어떻게 질병을 예방하고 건강을 회복시킬지를 교육해야 하는 선생이 되어야 한다.
- 자연요법 개원가는 "해를 입히지 않는" 치료법을 사용해야 한다. 외과 수술과 약물은 권장되지 않는다.
- 초점은 주로 질병의 예방에 주어진다. 환자의 생활습관은 자세히 조사되고, 권장사항은 건강의 위험요인을 감소시키고 건강을 돌보도록 만들어져야 한다.
- 좋은 영양은 자연요법의 필수적인 목표이다. 건강한 식이요법이 없이는, 신체는 질병을 초래할 뿐이다.
- 처치는 단지 장기나 신체의 일부분이 아니라 사람 전체를 포함해야 한다. 그 사람의 신체적, 정신적, 감정적, 영적인 상태가 평가되어야 하며 건강을 촉진시키기 위해 필요에 따라 조절되어야 한다.
- 자연요법의 궁극적인 목표는 질병이 없는 것이 아니라 최적의 건강이다.

이러한 자연요법의 원리는 본질적으로 현대의 holistic medicine의 것과 같다. 미래 의학에 대한 강조는 좋은 영양의 건강 이점과 흡연, 음주, 또는 유흥을 위한 약물 사용등과 같은 파괴적인 건강 행동을 감소시키는 것을 돕는데 있어 환자를 교육함으로서 질병을 예방해야 한다는 것이다. 또한, 사람들은 그들이 최적의 건강을 즐기기 원한다면, 스트레스, 불안, 감정적인 혼란등을 감소시키기 위한 방법을 찾아야 한다. 현대는, 이러한 것들이 동기가 부여된 사람들에게 조차도 실행하기 어려운 일이다.

자연요법 의사들은 M.D. 학위를 받는 의대에서만큼 완벽한 훈련을 받는다. 자연요법에서 학위를 제공하는 6개의 학교 중 한 곳을 졸압한 자연요법 박사는 폭넓은 질병의 범주를 진단하고 치료하기 위해서 잘 장비가 갖추어 진다. M.D.로부터 N.D.를 구분하는 치료의 접근은, M.D.가 있는 많은 의사들은 자연요법 의학을 실행한다 하더라도 그들은 또한 약물을 처방하고 외과 수술을 권장할 수 있다는 것이다. 자연요법은 외과 수술과 약물의 사용을 피하기 때문에, 자연요법 의사들은 급성 질병이나 응급 상황처치를 필요로 하는 상태는 치료하지 않는다. 일반적으로 생활습관을 설계하기 위해 자연 요법 의사에게 의뢰되는 사람들은 질병을 예방할 것이고 전반적으로 최적의 건강을 촉진하게 될 것이다.

치료적 마사지 (therapeutic massage)

치료적 마사지는 터치(touch)가 치료에 사용되는 수기 치료 요법이다. 대략 15,000년전의 동굴 벽화에서 손상을 입은 사람이 마사지 같아 보이는 치료를 받고 있는 모습이 묘사되었다. 치료를 위한 마사지의 사용은 고대 중국, 그리스, 로마의 책에 기술되어 있다. 수세기 동안 신성한 힘을 가지고 있다고 믿어진 성직자, 무속인, 영적인 인물들과 같은 사람들에 의해서 "손에 놓인" 외관상으로는 기적적인 치료들이 보고되어지고 있다. 그 효과가 대체 의학과 같음에도 불구하고, 일부 사람들은 여전히 마사지를 성적 자극을 위한

용어

자연요법(naturopathy): 치유를 촉진하기 위해 영양소, 약초, 마사지 그리고 기타 기법을 사용하는 대체의학

치료적 마사지(therapeutic massage): 피부와 근육의 마사지에 의한 이완과 치유의 촉진법.

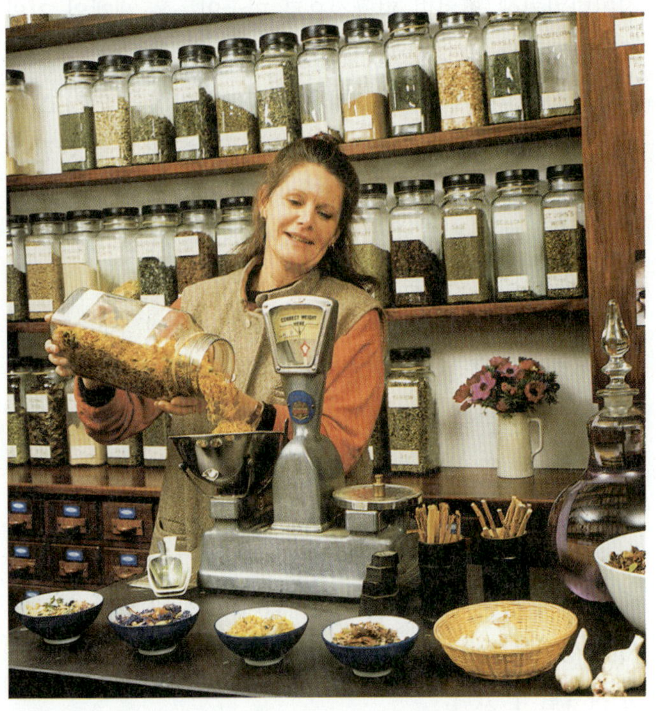

약초 요법은 다양한 질병에 있어 미국인들 사이에 유행이 증가하고 있다.

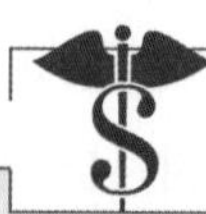

달러와 건강 상식

사람의 마음을 끄는 치유법은 사기치료이다

광의의 개념으로, 가치 없는 것, 승인되지 않은 장비나 또는 어떠한 종류의 질병이나 신체적 문제를 치료하기 위한 상품 등을 파는 것을 **엉터리 치료**(quackery)라고 한다. 가치 없는 의료 상품을 판매하는 사람은 사기혐의가 있지만 잡히는 예는 거의 없다. 식품의약품국, 연방거래위원회, 우정공사에서는 거짓 주장들과 가치 없는 상품들로부터 소비자들을 보호하려고 노력하지만, 그들의 노력은 소비자들이 수억 달러를 소비하는 것을 예방하기에는 너무 늦다. 매우 이러한 행위에 빠져들기 쉬운 세 가지 유형의 사람들은-비만, 관절염, 성적 문제-가 있는 사람들이다.

사기치료 행위 중 흔한 형태는 모든 불편상황에 자석을 판매하는 것이다. 속기 쉬운 미국인들이 년간 30억 달러 정도를 순환을 개선시키고 통증을 제거하기위한 목적으로 자석을 사들이는데 소비하였다는 것이 평가되었다(Shermer, 2002). 유행하는(그리고 비싼) 항목은 잠자는 동안에 치유가 될 것이라고 선전하는 자석 침대이다. 자석신발은 에너지를 불어넣어 주고 통증을 제거할 것이라고 알려졌다(공항 보안 검색대에서 확실히 걸린다). 의학적 문제로 판매된 자석은 해롭지는 않지만 합법적인 건강 상품에 소비될 수 있는 수백만 달러를 소비하게 한다.

미국인들은 과학적으로 알 수 없고 초자연적인 것을 오랫동안 사랑해 왔다. 여론조사에서는 50%의 미국인이 초자연적인 감각을 믿고, 42%는 유령의 집을 믿으며, 28%는 죽은 사람과 대화할 수 있다고 믿으며, 25%는 환생을 믿는다. 당신은 당신이 원하는 어떤것도 믿을 수 있지만, 당신의 건강에 관해서는 효과가 증명된 치료에 대해서만 믿어야 한다.

행동으로 간주한다. 그러나, 훈련되고 자격이 갖추어진 전문가에 의해 시행되는 치료적 마사지는 많은 상황에서 매우 효과가 높은 치료 형태이다.

사람의 터치는 유아와 어린이의 정상적인 발달과 일반적인 건강에도 필수적이다. 미국인들은 다른 문화의 사람들보다 서로 터치하는 빈도가 떨어지는 경향이 있다. 카페나 기타 공공장소에서 서로 터치하는 수 많은 사람들을 관찰한 심리학자가에 의하면 평균적으로 미국인들은 세계의 거의 어느 문화에서 보다도 덜 상대방을 터치하는 것으로 보고하였다. 페르시아 사람들은 1시간에 100번 이상을 만지고 푸에르 토리코 사람들은 거의 시간당 200번 이상을 만진다. 문화 인류학자들은 유아와 어린이에게 신체적으로 보다 애정이 깊은 문화에서 가정 학대와 성학대와 같은 성인 폭력의 발생율이 더 낮다는 것을 보고하였다.

치료적 마사지의 가장 즉각적인 효과는 혈액 순환의 향상이다. 피부가 신전되고 근육이 안마될 때, 심장으로 되돌아가는 혈액량은 증가되며, 혈액으로 분비되는 toxins은 보다 쉽게 분비될 수 있다. 향상된 순환은 또한 보다 많은 산소를 조직과 뇌로 공급한다. 마사지는 소화와 배설에 효과가 있고, 상처의 치유를 촉진한다. 마사지는 또한 좌상이나 손상에 의해 유발돈 근육통을 완화시킨다; 그것은 또한 인체에서 합성되는 endorphins, enkephalins, 통증 제거제의 분비를 자극할 수 있다.

조직이나 장기에 추가적인 손상을 유발할 가능성이 있기 때문에 치료적 마사지는 일부 상태나 질병에는 사용되어서는 안된다. 그러한 것들은 다음과 같다.

- 최근의 골절이나 심각한 염좌
- 척추에서 탈출된 디스크
- 과도한 고혈압
- 출혈이 발생한 신체 부위
- 피부나 관절의 급성 염증
- 정맥증과 혈전증과 같은 혈액의 상태
- 심각한 정맥류(varicose vein)
- 일부 암

치료적 마사지는 사람의 피부와 근육에 대한 기본적인 다섯 가지 종류의 조작(manipulation)을 포함한다. 첫 번째는 손 전체나 엄지손가락을 이용하여 확장된 범위에 활주 타격을 가하는 것이다. 이것은 피부를 따뜻하게 하며 근육의 긴장을 이완시킨다. 다음은 근육이 쥐어지고 들어 올려지는 주무르는 동작이다. 이것은 통증을 제거시키며 순환을 개선시킨다. 마찰 조작은 관절과 두꺼운 근육 주변에 사용된다. 손의 반복적인 순환 움직임은 유착을 분리시키는데 도움을 줄 수 있다. 손은 또한 가볍게 타격(chopping)이나 두드리기(tapping) 동작을 사용해서 피부와 근육을 자극할 수 있다; 이러한 가벼운 타격은 근육이 경련을 일으키거나 쥐가 났을 때 사용된다. 마지막으로 손가락이나 손바닥이 근육을 압박하며 몇 초 동안 진동을 시키는 것이다. 이러한 진동은 그 부위에 신경과 순환을 자극한다.

마사지 치료사들은 대부분의 주에서 자격시험을 거치도록 요구된다. 많은 사람들이 마사지 치료사들이 자격이 없거나 제한된 훈련을 받았다고 주장한다. 치료사가 자격을 취득한 것이 확실하고 치료사로부터 효과를 얻은 사람들에게 이야기 하는 것이 당신의 경험이 도움이 될 것이라는 것을 확실시 하는 좋은 방법이다. 마사지 치료를 필요로 하는 특정 의학적 상태를 가지고 있지 않을 지라도, 마사지를 받는 것은 이완시키고 에너지를 충전하는데 도움이 된다.

아로마테라피 (aromatherapy)

아로마테라피는 식물의 필수 오일(많은 오일이 향기를 가지고 있다)이 투여되고 그 오일이 함유한 화학물질이 인체로 흡수되며 약물로서 작용하도록 하는 수세기동안 내려온 대체의학이다. 어느 면에서, 아로마 테라피는 약초의학이나 보편적인 약물 치료와 유사하다. 1980년대부터, 아로마테라피는 대체 의학을 찾는 미국인들 사이에서 널리 퍼지기 시작하였으며, 년간 3억 달러 이상의 수입을 올리는 시장이 되었다.

고대의 성직자와 치유자들은 질병을 치료하고 질병에 대항하는 예방으로서 오일을 붓고 향을 피웠다. 기원전 약 1500년경, 이집트의 파피루스 문자에서, 800종 이상의 식물과 약초 요법에 대한 기술이 있고, 많은 것들이 향유 추출물이다. 아로마테라피라는 용어뿐만 아니라, 현대 의학에서 식물오일과 향의 사용은 1930년대 식물 오일의 치유력을 연구하기 시작한 프랑스 화학자에 의해서 기인한다. 그는 그의 가족의 운영하는 향수 공장에서 그의 손에 화상을 입은 후에 흥미를 갖기 시작하였다. 그는 화상입은 손을 통증을 제거하기 위해 라벤더 오일이 들어있는 통에 담갔고 화상이 흉터 없이 빠르게 치유되었다는 것을 발견하였다.

가장 유병한 아로마테라피 오일 추출물 중 하나는 아래에 제시되어 있다.

- 유칼립투스와 페퍼민트 잎
- 오렌지와 레몬 과실과 꽃
- 라벤더와 장미 꽃
- 장뇌와 백단향과 같은 나무
- 계피껍질, 레몬 싹(lemongrass), 회향풀, 로즈마리
- 정향과 신선한 마늘 구근과 가은 건조된 양념

식물 추출물에서 만들어진 에센스 오일은 매우 농도가 짙고 약물과 같은 작용을 할 수 있는 수백 가지의 화학물을 함유하고 있다. 따라서, 단지 소량의 오일이 사용되며, 아로마테라피를 수행하는 사람은 서로 다른 추출물에서 존재하는 화학물질의 종류와 그것이 인체 미치는 영향에 대한 지식을 갖출 필요가 있다. 아로마테라피사들은 직접적으로 흡입될 수 있고, 마사지 부위의 피부에 적용되거나 오일이 흡수되기도 하고 흡입되기도 하는 경우인 뜨거운 욕조 첨가될 수 있는 오일 처방에 의해 사람들을 치료한다. 아로마테라피는 감염, 통증, 관절염, 피부 질환, 두통, 소화기 장애, 기타 컨디션등을 치료하기 위해 사용된다.

아로마테라피는 수천년동안 사용되어져 왔음에도 불구하고, 어떠한 질환을 치료했다고 하는 과학적 증거가 없다. 아로마테라피를 사용하는 환자들은(또는 다른 대체 의학) 그들의 주치의에게 약물-약물 또는 약물-약초의 상호작용 효과로부터 심각한 합병증을 피하기 위해 어떤 오일, 약초, 보조제를 사용하는지를 알려주는 것이 중요하다.

대체 의학의 선택 (choosing and alternative medicine)

많은 사람들은 현대 의학과 그들을 치료하는 의사들로부터 받는 관리에 만족한다. 그러나, 많은 미국인들은 또한 보편적인 치료를 보충하기 위해 대체 의학을 찾는다. 그리고 어떤 사람들은 대체의학에만 의존하기 위해 선택한다. 많은 종류의 만성 질환에서 대체 의학은 통증을 제거하고 치유하도록 할 수 있다.

종종 수술이나 약물 섭취 등이 또한 해로울 수 있기 때문에 그러한 행위를 수행하기 전에 치료의 형태로서 최소한의 비침습적 방법으로 시작하는 것이 현명하다. 우리 사회는 점차적으로 치유과정이 정통 의학과 대체 의학 모두에 의해서 수행 될 수 있도록 하는 시각이 부각되고 있다. 그리고, 우리가 반복적으로 지적하는 바와 같이, 특별한 치료에 있어서 환자들의 의사, 침술가, 카이로프랙터들이 치료할 수 있다고 믿는 것이다.

용어

엉터리 치료(quackery): 특히 의학적 문제와 건강 증진을 위해, 승인되지 않고 가치없는 상품의 판매를 촉진하고 판매하는 것.

아로마테라피(aromatherapy): 치료를 촉진하기 위해 식물에서 추출한 향을 사용하는 것.

건강에 대한 중요한 생각

1. 당신이 자동차 사고를 당했고 목에 편타성 손상(whiplash injury)을 입었다는 것을 가정해 보자. 사고 이후에 몇 개월이 지났고 의사는 당신의 목은 치료되었으며 어떠한 문제도 발견할 수 없다고 말한다. 그러나, 여전히 통증이 있고 머리를 움직일 때 어려움을 느끼고 있다. 어떠한 대체 의학이 당신의 증상을 제거하는데 고려되어야 할 것인가? 당신이 선택한 대체의학에 대한 근거를 논의하라. 당신이 그와 같은 사고를 실제로 경험했다면, 당신이 거쳐간 치료 과정을 설명하라.
2. 당신이 현재 취하고 있는 약초 요법과 사용되고 있는 상태를 설명하라. 다음의 질문에 각각 대답하고 이러한 방법을 선택하는 이유와 그것이 당신에게 어떻게 도움을 주었는지에 대해 논의하라.
   a. 이러한 약초 요법이 임상적인 시도로 연구되었거나 효과가 있다고 알려졌는지에 대해 조사해 본 적이 있는가?
   b. 이러한 약초를 섭취하는 것과 관련 있는 어떠한 위험요소에 대해서라도 조사해 본 적이 있는가?
   c. 주치의와 이러한 약초 요법에 대해서 논의해 본 적이 있는가?
3. 치료적 터치(Therapeutic touch;TT)는 암을 포함한 폭 넓은 범위의 질병을 가진 환자의 치료를 촉진하고 고통을 경감시키기 위해서 간호사에 의해서 널리 사용되는 방법이다. TT는 간호사가 치료를 이루고 환자의 신체위에서 느껴지는 "human energy field"를 느끼고 조작함으로서 고통을 제거한다고 주장한다. 최근의 TT에 대한 과학적 연구에서는 다음과 같은 상황을 발견하였는데, 간호사가 스크린의 반대쪽에 있는 사람을 볼 수 없는 상태에서 자신의 손으로 실험자의 손이 있는지를 감지해야 하는 통제된 실험실 상황에서, 간호사는 기회 이상으로 유의한 점수를 낼 수 없었다(그들은 50%정도 맞추는 기회를 얻었다). 과학자들은 TT를 실행하는 간호사들은 human energy field를 간파할 수 없으며, TT가 가짜라고 하였고, 추가적인 전문적 TT의 사용은 증명되지 않았다고 결론지었다.
   a. 당신은 과학자들의 의견에 동의하는가?
   b. 왜 그러한 실험이 TT에 대해 타당하 검사가 아닌지에 대한 이유를 생각하고 당신의 비평을 상세히 설명하라.
   c. 당신은 TT가 환자들에게 이로운 효과가 있다는 것을 더 잘 증명하거나 논박할 수 있다는 실험을 고안할 수 있는가?
4. 침술 연구들은 미국의 환자들에게 사용되는 것보다 중국의 환자들에게 사용되는 것이 보다 효과적이라는 사실을 일관되게 보여주고 있다. 개개의 환자들에게 보다 더 효과적이라는 것 뿐만 아니라, 동일 질환이 미국에서 침술로 치료될 때보다 더 중국에서 침술 치료에 더 많은 질환이 반응한다.
   a. 이러한 관절을 설명할 것이라는 당신이 생각할 수 있는 많은 이유들의 목록을 작성하라(미국의 침술가들은 중국의 침술가들 만큼 숙련되지 않았다)
   b. 당신의 목록에 있는 각각의 아이템을 논의하고 그것이 관찰된 차이를 어떻게 설명할 것인지 기술하라.
   c. 당신이 확립시키는 아이템 중 하나를 선택하고 당신의 가설이 맞는지 맞지 않는지를 증명할 과학적 실험을 설계하라.

건강 리뷰

- 대체 의학은 의사들에 의해서 수행되는 현대 의학적 치료와는 다른 방법으로 질병을 다루는 수백 가지 방법으로 구성되어 있다.
- 대체 의학의 넓은 범주는 영적(spiritual)이고 정신적인(mental) 치료, 영양 치료, 약초 요법, 물리치료는 포함한다.
- 동종요법은 아픈 환자의 증상을 모방하는 것으로 알려진 물질을 매우 희석시킨 용액을 투여하며 질병에 대해 신체 자체를 치료하는데 도움을 준다.
- 카이로프랙틱과 골병증은 근골격계 기능 장애와 기타 질환을 치료하기 위한 척추와 관절의 조작을 사용한다.
- 아유르베다와 아로마테라피는 고대의 치료 기법이다.
- 침술은 조직과 장기의 기능들의 조화를 회복시키기 위해 신체의 특정 지점에 매우 얇은 바늘을 삽입하는 것을 말한다.
- 약초 의학은 약초 혼합물을 알약, 가루, 잎 그리고 치료의 과정을 돕기 위한 색조(tingture) 의 형태로 사용한다.
- 약초 요법은 어떤 질병에는 유익할 수도 있을 뿐만 아니라, 위험할 수도 있는데, 특히 기타 다른 약물과 함께 시행했을 때 그러하다.
- 대체 의학 소비자는 치료의 증명되지 않은 안정성과 불확실한 가치를 광고하는 부당청구와 부도덕한 사람들에 대항하는 안내가 필요하다.

건강과 웰니스 온라인

웹 사이트는 건강과 웰니스에 대한 풍부한 정보를 담고 있다. 웹 브라우저 소프트웨어를 이용하여 인터넷을 실행하면 건강과 웰니스에 대한 현존하는 많은 주제에 대해 새로운 통찰력을 얻을 수 있을 것이다.

Jones & Bartlett 출판사의 웹사이트인 health.jbpub.com/hwonline을 실행해라.

참고 문헌

Cowley, G. (2002, December 2). Now “integrative” care. *Newsweek*, 47–51.

Eisenberg, D. M., Davis, R. B., Ettner, S. L., et al. (1998). Trends in alternative medicine use in the United States, 1990–1997. *Journal of the American Medical Association, 280*, 1569–1575.

Shekelle, P. G., et al. (2003). Efficacy and safety of ephedra and ephedrine for weight loss and athletic performance. *Journal of the American Medical Association, 289*, 1537–1545.

Shermer, M. (2002, November). Mesmerized by magnetism. *Scientific American*, 41–50.

추천 도서

Cassileth, B. R. (1999). *The alternative medicine handbook*. New York: W. W. Norton. A longtime practitioner of alternative medicine discusses all the available therapies and their effectiveness.

Ernst, E., Pittler, M. H., Stevinson, C., and White, A. (Eds.). (2001). *The desktop guide to complementary and alternative medicine: An experience-based approach*. St. Louis: Mosby. Primarily for physicians, this medical text provides the evidence for using some alternative medicines.

Gold, P. E., Cahill, L., and Wenk, G. L. (2003, April). The lowdown on ginkgo biloba. *Scientific American*, 86–91. Discusses the evidence that this herb and other substances may be of help in improving memory and slowing the effects of dementia.

Health for life: Inside the science of alternative medicine. (2002, December 2). A special report in *Newsweek*. A series of articles on various aspects of alternative medicine. Good introduction to the topic.

Is integrative medicine the medicine of the future? Debate between Arnold S. Relman and Andrew Weil. (1999). *Archives of Internal Medicine, 159*, 2122–2126. A very interesting debate between a strong advocate of alternative medicine (Dr. Weil) and an equally strong opponent (Dr. Relman).

Tyler, V. E. (1997). *The honest herbal: A sensible guide to the use of herbs and related remedies*. New York: Pharmaceutical Products Press. A good source to check out the benefits and dangers of an herb if you are planning to use an herbal remedy.

추천된 웹 사이트

이들 웹사이트를 연결하기 위해 health.jbpub.com/hwonline을 방문하라.

대체의학 홈페이지

피츠버그(Pittsburgh) 대학 의학 도서관에 의해 자료와 링크는 유지됩니다.

대체의학에 대한 MedlinePlus

이 싸이트는 대체의학이나 치료의 타당성이나 위험성을 점검하는데 유용하다.

국립 보완대체의학센터

미국 국립 건강협회로부터 교육과 자료를 얻음.

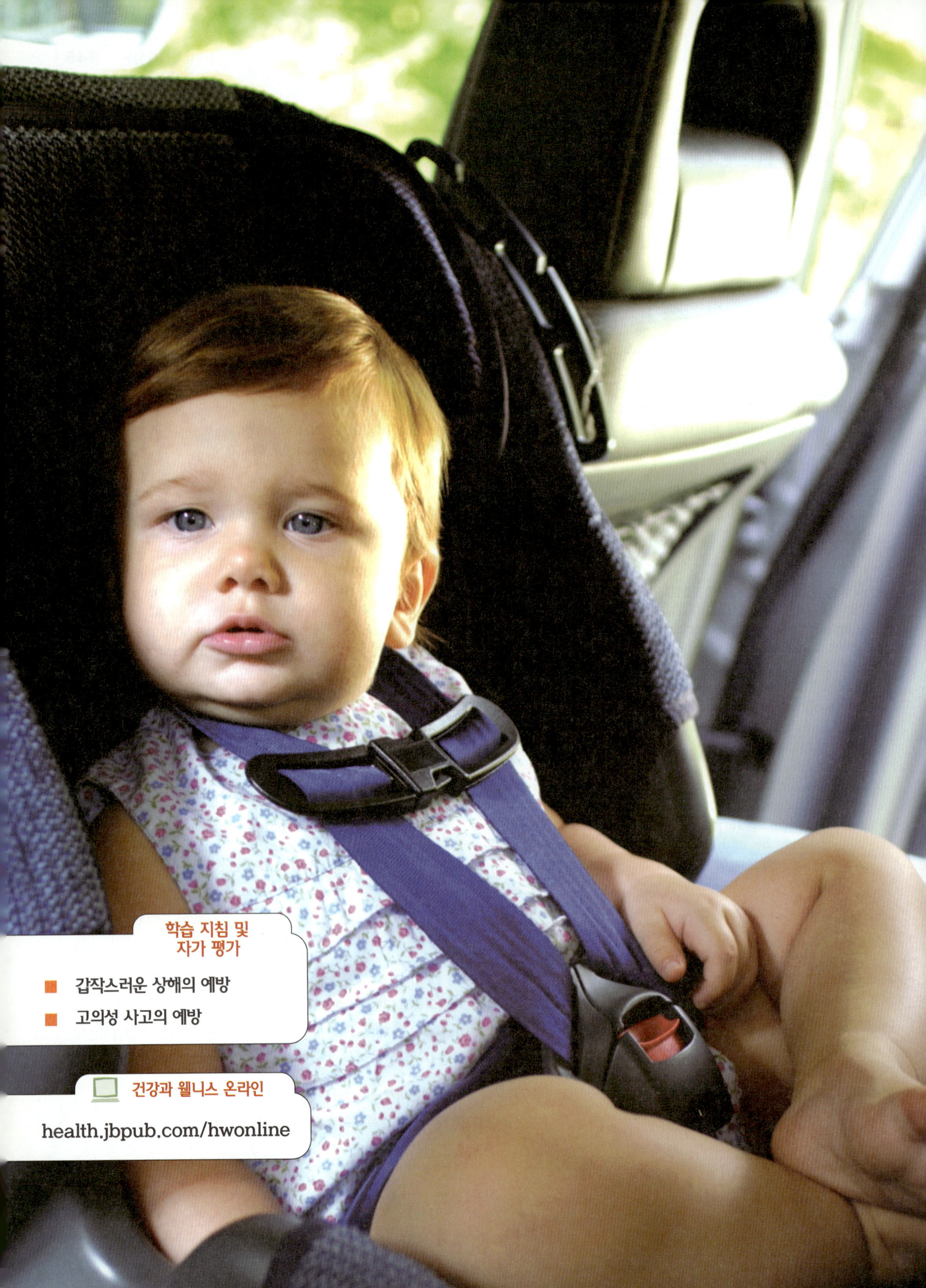

학습 지침 및 자가 평가

- 갑작스러운 상해의 예방
- 고의성 사고의 예방

건강과 웰니스 온라인

health.jbpub.com/hwonline

학 습 목 표

1. 안전, 사고와 갑작스런 상해에 대해 정의를 내리시오.
2. 갑작스런 상해예방에 여러 가지 방법을 설명하시오
3. 갑작스런 상해위험 요인의 전염병적인 3가지 단계를 증명하시오.
4. 하던모형의 설명과 왜 그것이 개발되었는지 설명하시오.
5. 자동차사고, 오토바이사고, 자전거 사고 및 보행자사고를 예방하는 여러가지 방법을 논의하시오.
6. 직장 및 가정내 안전을 증진시키기 위한 여러 가지 방안을 설명하시오.

제 21 장

갑작스런 상해와 사고 예방 : 당신이 할 수 있는 것

(Preventing Unintentional Injuries and Accidents: What You Can Do)

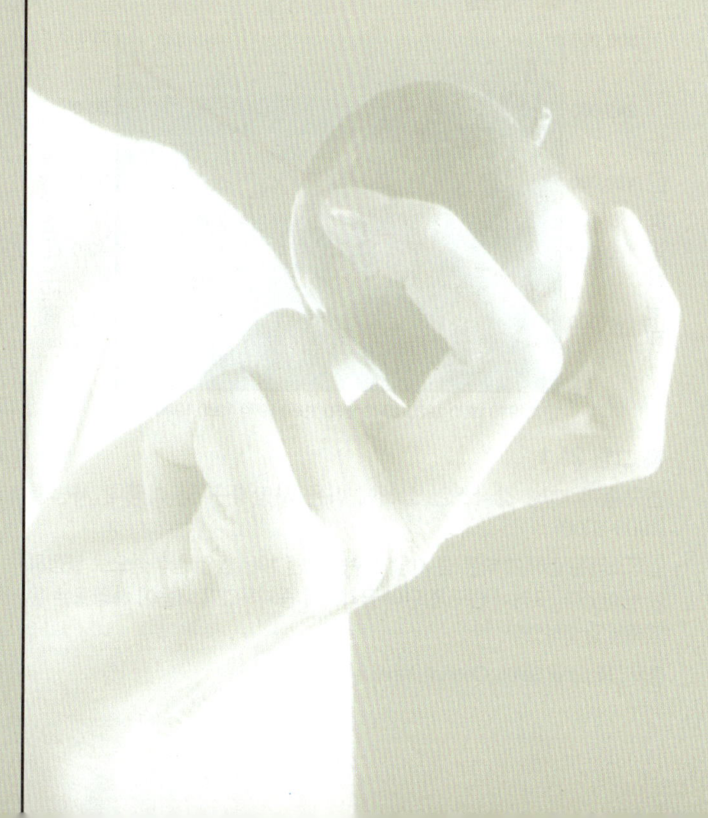

상해는 매년 수백만 명의 미국인들의 건강과 행복에 영향을 미친다. 갑작스런 상해와 여러 가지 사고는 대부분의 사람들이 실감하는 것보다 훨씬 큰 아픔과 고통을 수반한다. 1900년대 이래로 안전경고와 향상된 공공의식들이 갑작스런 사망을 상당히 감소하게 했다 (그림 21.1). 2000년 미국에서 모든 원인으로부터 일어난 상해 사망자 수는 98,000명이다. 지난 50년간 미국에서 일어난 상해 사망자 수는 1962년에 최고 116,385명에서 1992년에 최저 86,777명으로 기록했다. 그러나 미국인구가 끊임없이 증가하고 있기 때문에 전체 상해 사망률은 1960년대와 1970년대 초반을 제외하고는 증가하고 있다. 이 기간에 증가된 사망률은 자동차안전장치와 안전벨트사용으로 안전 향상을 위해 국회가 제한한 법안을 통과시키는데 자극했다. 상해 사망에 있어서 감소함에도 불구하고, 갑작스런 상해는 여전히 신중하고 더 감소되어야 한다.

> 우연이란 것은 없다. 우연이라고 부르는 것은 우리가 보지 못하는 어떤 원인에 의한 결과이다.
>
> *Voltaire*

미국에서 상해는 1세부터 34세까지의 모든 사람들 사이에서 사망에 이르는 원인이 되고 모든 세대사이에서 5세 때 가장 크다.

많은 사람들은 사고가 사람이 통제할 수 없는 나쁜 운명이라고 믿는다. 그러나 몇몇 사고들은 나쁜 운에 따른 결과이기도 하지만, 대부분의 사고와 상해는 위험한 환경, 부족한 판단, 착오, 부주의, 감정 통제의 실패, 술과 약에 의해 혼란한 정신 상태로 사회적 경제적 상태에 의해 야기된다. 환경을 안전하게 만들고 개개인들이 의식하고 주의할 수 있는 한 사고의 상해 정도는 줄일 수 있다.

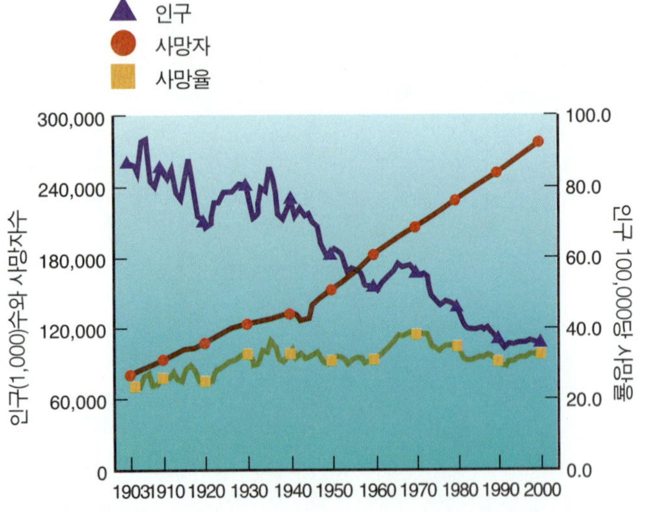

■ 그림 21.1

인구증가 대비 갑작스런 상해에 따른 사망자수 및 미국내 사망률 (1903-2000)

갑작스러운 상해에 따른 총 사망자 수는 지난 10년 동안 상대적으로 일정하게 남아있다. 그러나 인구 집단이 급격하게 증가하였기 때문에 사망율은 유의하게 감소하였다.

출처 : National Safety Council, *Injury facts*, 2002.

갑작스런 상해와 사고 (unintentional injuries and accidents)

안전이란? 안전이란 단어는 사람들에게 여러 가지 의미로 넓게 사용된다. 몇몇 사람들은 하나의 일반적인 정의에 동의 할 수 있다. "밤에 늦게 귀가하는데 안전한가?" "그는 매우 불안전한 오토바이 운전자이다." "내 딸이 운전면허증을 획득한 이래로 딸의 안전이 나와 관련되었다." "오래된 사다리를 사용하는 것은 안전한가?" 당신도 알다시피 "안전"은 여러 상황에서 사용된다.

모든 시나리오의 일반적인 것은 **사고**라는 단어이다. 국가안전회의에 의해 정의된 바로는 사고는 갑작스런 상해, 사망 또는 경미한 손상이 일어나는 일련의 사건 발생이다. 사고는 사건의 결과가 아니라 원인이다.

매년 4명 중에 1명은 사건의 결과에 따라 의료치료를 요하는 심각한 상해를 경험할 것이다. 상해는 심각한 문제이지만 대부분의 사람들이 비상상태가 있을 때 도움을 주는 필요한 지식과 기술이 부족하다. 상해는 오늘날 청년들에 무능한 원인이 야기되고 복합전염병 보다 더 많은 어린이들이 사망을 한다.

갑작스런 상해는 종종 "사고" 용어와 교대로 사용되는 용어이고, 우리도 또한 두 가지 용어를 사용할 것이다.

갑작스런 상해는 퍼블릭 헬스 오피셜에 의해 등용된 용어이고 사고의 결말로 나타난다. 갑작스런 상해로 인한 사망은 자동차 사고 가정사고(낙상, 화재, 충돌), 작업장 사고, 화재, 다른 요소들이 있다(표 21.1). 가장 많이 일어나는 사망사고는 자동차 충돌, 낙상, 중독 등이 있다. 그러나 이런 종류의 사고에서 가장 많이 사망하는 세대도 상당히 다르다. 청소년층은 자동차 충돌, 중년층은 약물 중독, 장년층은 낙상에 의해서 사망하는 경우가 많다(그림 21.2).

상해는 자연사, 심장병, 암, 충돌, 폐질환 장애 등 다섯 가지 원인이 있다. 상해 사망의 다섯 가지 요인은 자동차 사고, 낙상, 약물중독, 화재, 익사 등이 있다. 20세기에 사고 사망

표 21.1

2000년도 미국 갑작스런 사망에 대한 주요원인

사망원인은 모든 사고 종류에 많은 요인이 있더라도 한가지 범주로 분류하였다.

사망원인	사망자수
차량사고	42,900
고체나 액체에 의한 중독	14,500
추락	14,200
개인화기에 의한 사고	12,000
음식물섭취에 의한 질식	4,200
화재	3,900
익사	3,300
기계적질식	1,300
일사병 및 동사	1,100

출처 : National Safety Council, *Accident facts*, 2003 edition.

률은 안전과 건강 노력으로 많이 떨어졌다. 그러나 최근 몇 년은 상해 사망이 증가 했다.

갑작스런 상해사망의 원인은 시대에 따라 변한다. 단식, 좌식 생활 스타일, 관절염, 움직임 저하 굶주림, 지병, 초기 진단부족 등이 노화됨으로서 상해사망의 원인이 된다.

사고 위험 줄이기 (reducing your risk of accidents)

사고를 고려해 볼 때 예방, 결말, 건강전문인들은 **사고경감**(예기치 않은 사건에 의해 발생한 손상을 줄이는 방법), 그리고 **사고예방**(갑작스런 상해 발생을 없애는 방법)에 주목한다. 사고경감과 예방하는데 2가지 꼽을 수 있다 ① 개인

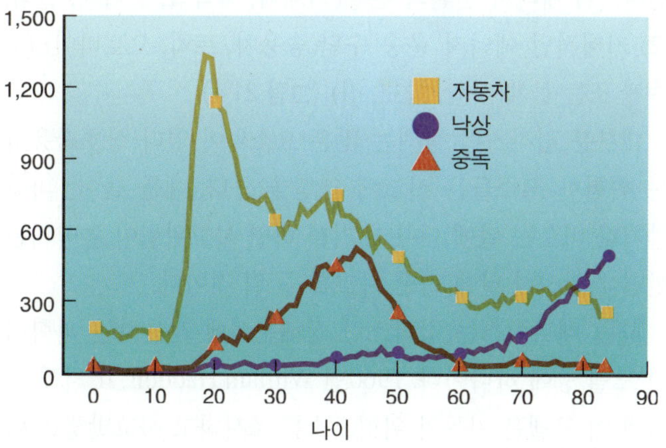

■ **그림 21.2**

미국내 연령별 갑작스런 상해에 의한 주요사망원인(1999년)

연령별로 사고사의 위험요인이 매우 다르다.

출처 : National Safety Council, *Injury facts*, 2002.

또는 대인 ② 환경 또는 공동체

갑작스런 상해는 많은 요소를 포함 한다 : 지식, 태도, 신념, 행동 ; 경제적 사회적 지위, 직무수행 가능성, 환경상태, 술과 약물 복용 등이 있다. 이러한 요소들의 긍정적인 변화는 상해를 줄일 수 있지만 예방에 더 주의를 기울려야 한다. 지난 세기동안 갑작스런 상해는 반 이상이 줄었지만 그 비용은 여전히 놀라움을 금치 못한다(그림 21.3).

태도와 신념은 갑작스런 상해에 수반되는 가장 중요한 요소이다. 안전조치에 대한 개인적인 태도는 상해가능성의 큰 영향을 준다. 사람들은 안전조치가 시간 낭비라고 믿는다. 왜냐하면 사람들이 상황을 통제하지 않거나 부주의한 태도를 가지기 때문이다.

또한 지식과 기술의 부족은 갑작스런 상해를 일으킨다. 특별한 상화에서 새로운 절차나 직무를 행할 때 적당한 지

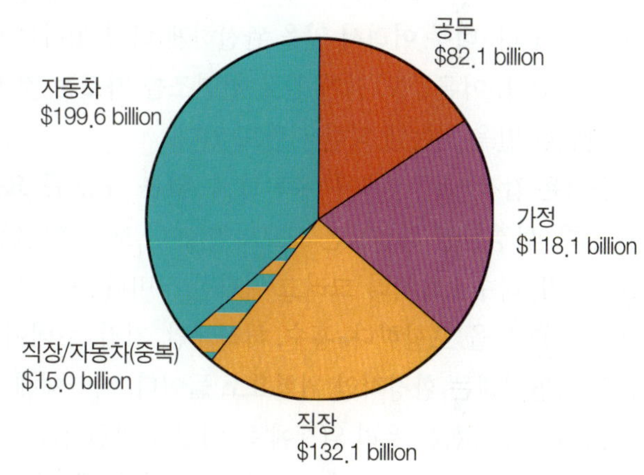

■ **그림 21.3**

유형에 의한 갑작스런 상해의 비용, 2001.

갑작스런 상해에 대한 모든 지출비용은 5억달러를 넘어섰고, 차량사고와 재물손상으로 가장 많이 지불되었다.

출처 : National Safety Council, *Injury facts*, 2002.

용어

안전 : 갑작스럽게 일어날 수 있는 위험으로부터 받게 되는 재물손상이나 질병, 상해 등을 최소화 시킬 수 있는 상태로 유지하는 것.

사고 : 연속적으로 예상치 못한 상해나 사망 혹은 재물손상이 일어나는 것.

갑작스런 상해 : 사고의 결과나 사고로 인한 상해를 일컫는 말.

사고경감 : 계획에 없는 사건으로 인한 사고의 손상을 최소화하는 방법.

사고예방 : 계획에 없는 상해의 발생을 제거하는 방법.

식이나 기술의 부족은 결국 상해를 일으킨다.

사회경제적인 요소들도 갑작스런 상해 역할을 한다. 몇몇 사람들은 불안전하고 오래된 장치를 재설치하기 위한 자금이 부족하다. 심지어 안전과 관련된 문제들에 있어서 적절한 훈련을 받을 자금도 부족하다. 안전훈련은 가정클리닝 아이템 적절한 보관, 장비안전, 베이비시스터를 위한 안전사항 이라는 주제 하에 국가지방안전회의소를 통해서 교육받을 수 있다. 지방보건과 또한 안전문제에 관한 교육적인 워크숍을 제공하고 있다.

몇몇 사회시설들은 사고를 일으킨다. 사회시설 뿐만 아니라 태도와 신념은 상해를 높이거나 더 낮출 수 있다. 예를 들면, 술과 약물복용은 상해 발생의 영향을 미친다. 처방된 약과 진정제 복용은 자동차, 오토바이 운전 중에, 또는 파워장비 작동 중에 사고가능성을 향상시킨다.

개인의 직무 또는 활동을 행하는 능력이 상해에 영향을 줄 수도 있다. 너무 어려서 일을 완전하게 하지 못하는 어린이들도 있다. 어른들도 전기 칼로 칠면조를 자르는 것과 같이 간단한 일을 하는데 약한 사람도 있다.

환경은 갑작스런 상해에 예측 할 수 없는 가장 큰 요소일 수 있다. 환경적인 위험들은 도로의 안전한 보존, 안전한 파워전동기, 하수오물처리 그리고 위험한 장비나 도구를 통제하는 법률 등을 포함한다. 홍수, 허리케인, 지진, 토네이도와 같은 자연재해는 환경적인 위험요소 들이다. 자연재해로 인해 야기된 황폐함은 우리 일생에 큰 영향을 미친다.

스트레스와 피로는 갑작스런 상해에 더 높게 기여한다. 스트레스는 당신이 일을 할 때 집중력을 떨어뜨리고 일을 시작하려 할 때 혼란하게 만든다. 피로는 당신을 조심하지 않게 하거나 더 느리게 반응하게 하고 당신의 조정능력에 영향을 주어 최악에는 졸게 한다. 당신이 피곤하거나 스트레스를 받을 때 힘든 일을 하는 것은 현명하지 못하다.

갑작스런 상해의 분석
(analysis of unintentional injury)

갑작스런 상해의 과학적인 연구는 왜 상해가 일어나는지, 어떤 요소가 있는지, 어느 세대에서 위험한 일들이 많이 일어나는지 연구해야 한다. 갑작스런 상해분석은 효율적인 교육, 예방, 강제적인 전략이 이행되기 전에 필요한 정보를 우리에게 제공해 준다.

갑작스런 상해를 일으키는 위험 요소를 조사하는데 사용했던 **상해역학**(injury epidemiology)은 질병에 대한 전염병적인 모델과 유사하다. 상해는 3가지 요소를 포함하여 일어난다. (1) 에너지 변환의 본질(기계적, 화학적, 전기적, 열적) (2) 기계적인 에너지 운송 수단(승용차, 트럭, 오토바이) (3) 주체 또는 물체(사람, 학교, 집) (그림 21.4)

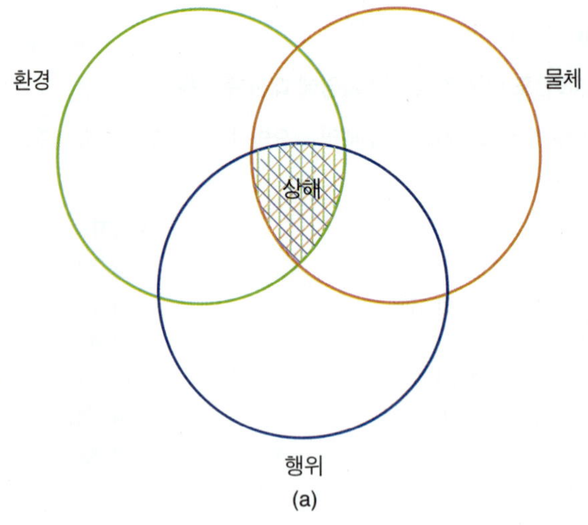

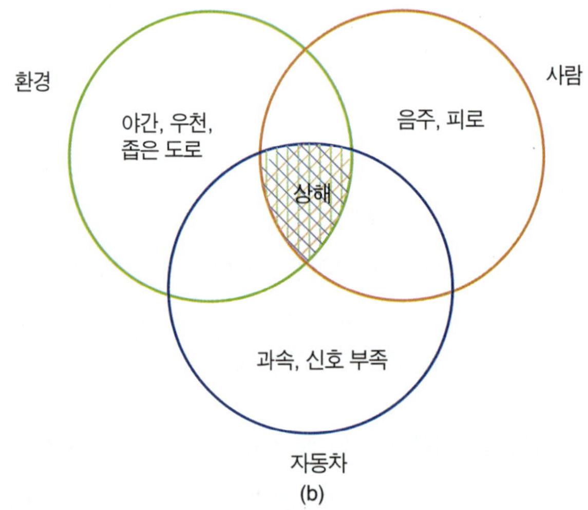

■ 그림 21.4
갑작스런 상해의 역학적 유형

대부분 갑작스런 상해는 많은 요소들이 있다 상호작용하는 위험한 요소들은 사고에 영향을 준다. 예를 들어, 바람 불거나 비오는 날에 나무 베기를 하면 사고위험이 높아지는 반면에 신선한 날에 하면 사고를 줄 일 것이다.

하돈 매트릭스는 갑작스런 상해분석에 사용하는 과학적인 모델 중에 하나이다. 1960년 William Haddon, Jr 의해 개발된 이 모델은 자동차 위험요소를 조사하고 사고발생을 예

용 어

상해역학 : 상해에 대한 발생, 원인, 예방을 연구하는 학문

방하고 줄이는데 사용되는 프로그램이다.

통계에 따르면, 운전자들을 2마일 마다 400번 관찰, 40해결, 1번 실수를 한다. 500마일에 한 번, 오작동 중에 한번은 가벼운 충돌이 일어나고 61,00마일 중에 한 번 꼴로 충돌 사고가 일어난다. 다음은 사고 3단계에 대한 하돈 매트릭스 분석이다.

- *사고 전 단계,* 사고가 일어난다면, 결정해야할 요소를 말한다 ; 지식 또는 기술의 부족, 음주는 가장 중요한 요소이다.
- *사고 단계,* 주체가 강한 힘으로 접촉할 때 발생한다 ; 헬멧, 안전벨트, 고글 착용과 같은 예방조치가 이와 관련된다.
- *사고 후 단계.* 상해가 발생한 후에 주어지는 응급절차를 말한다 ; 예방신호장치, 흡연 또는 일산화탄소 탐지기, 화재경보기 등이 상해 입은 사람들에게 신속한 도움을 줄 것이다.

갑작스런 상해를 줄이는 방법은 (1) 예방교육 (2) 더 엄격한 법(안전벨트, 헬멧착용의 단속 강화) (3) 더 안전한 물건과 자동예방장치(에어백, 어린이안전잠금장치, 어린이안전의약품)

자동차 안전 (motor vehicle safety)

자동차사망률이 감소할 지라도, 사망자수는 여전히 매우 높다. 자동차여행은 미국에서 가장 많이 이용하는 수단이다. 그리고 전례 없는 이동률을 보여준다. 그러나 자동차 충돌로 인한 상해는 6세부터 27세까지 사망에 이른다. 2000년, 통계적으로 42,900명이 자동차 충돌로 사망했고 2,000,000명이 상해를 입었다.

미국도로교통안전국(NHTSA)은 음주가 모든 교통사고의 8%를 차지하고 치명적인 충돌의 40%를 차지한다고 통계했다. 미국인 10명 중 3명은 한 때 음주관련 교통사고가 일어날 것이다. 낮에는 음주관련 교통사고가 18% 이지만 밤에는 61%에 이른다. 경고: *음주운전 하지 말라.*

젊은 사람들의 많은 사고는 밤에 파티에서 음주한 후에 일어난다. 혈액과 뇌 안에 있는 알코올은 운전자의 판단을 지연시킨다. 알코올의 영향은 다른 사람들에게 상당한 영향을 미친다. 그래서 소량의 음주에도 운전기술을 방해하고 사고를 일으킨다. 새로운 법에서 21세 이하는 혈중 알코올 허용오차 제로를 제안해 왔다.

16세~17세 십대들은 이러한 이유로 다른 연령층보다 더 많은 교통사고를 일으킨다. 주요한 주들은 젊은 운전자들의 사고를 줄이고자 운전면허증시스템(GDL)을 제정했다. 적어도 43개 주는 자격증을 취득한 십대 운전자들을 위해서 3단계의 GDL를 사용한다. 이 시스템은 운전교육반, 운전실기반, 제한된 야간운전 그리고 십대 친구들의 운송을 금지한다. GDL의 결말은 미국 내에 각 주들이 변했고 안전전문가들은 시스템이 초보운전자들의 위험요소를 줄이는데 가장 효율적인 방법이 무엇인지 여전히 연구하고 있다.

음주 이외의 다른 위험요소 즉 도로상태, 속도위반도 교통사고상해사망과 관련이 있다. 이 두 요소의 상호관계는 특히나 위험하다. 지방이나 도시에서 일어나는 모든 사고에서는 속도제한 초과가 가장 일반적인 요소이다. 잘못된 타이어, 브레이크, 헤드라이트, 조종시스템, 차체, 차문 그리고 후드의 결점들 또한 교통사고 위험에 기여한다.

운전은 당신이 도로변에 근접하여 운전할 때 어려워 질

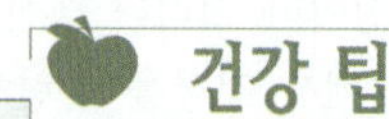

방어운전

방어운전은 당신 스스로가 반응해서만이 아니고 상대방이 눈으로 당신의 행동을 확인할 수 있도록 해야하는 것이다. 국립안전협회에서는 차로에서 발생할 수 있는 위험요소의 감소를 위해 가이드라인을 제공하고 있다.

- 어린이나 애완동물을 포함한 각각의 승객들이 안전한 상태로 차에 있는지 확인 없이 차량을 이동시켜서는 안된다. 안전벨트는 매년 1000명의 사람들을 안전하게 살아있게 해준다.
- 너무 속력을 내거나 너무 천천히 하는 운전은 충돌의 가능성을 증가시킬 수 있다는 것을 기억해라.
- 당신은 어린아이가 아니다. 술을 마실 계획이라면, 지명운전자는 반드시 술을 마시면 안 된다. 알콜은 모든 자동차 사고의 가장 큰 원인이다.
- 경고한다! 당신의 차가 중앙선을 가운데 끼고 가거나, 급정거, 급커브 또는 신호에 늦은 반응을 보인다면, 운전자 당신에게 문제가 생긴 것인지도 모른다.
- 의심스러운 운행을 하는 차량을 발견 시에는 즉시 경찰에 신고해야 한다.
- 도로규칙에 따라라. 우선통행권이 있는 곳이나 도로가 합류되는 곳에서는 다른 차량과 경쟁을 해서는 안된다.
- 운전동안에는 신중해야하고, 의식이 있어야하며, 책임을 지어야 한다.

수 있다. 그러나 당신이 핸드폰으로 다이얼을 하거나 통화를 하면서 운전하는 것은 당신을 혼란시키고 위험하게 한다. 핸드폰은 편리하지만 적절히 사용하지 않는다면, 도로에 있는 모든 사람들에게 위험한 것이다. 시간당 55마일을 주행하는 차는 폰 번호를 다이얼 하는 시간보다 더 적은 3.7초 내에 축구경기장을 주행한다.

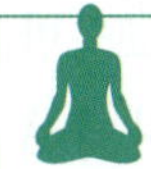

스트레스 관리

명상

모든 사고의 90%는 인적오류(human error)의 결과이다. 이러한 사실은 스트레스 관리 분야에서 이미 알고 있는 것, 즉, 한 번에 한 가지 일에만 정신을 집중할 수 있다는 것을 의미한다. 정신이 많은 생각들로 압도될 때, 주의력은 떨어진다. 당신이 시험공부를 위해 책상에 앉아 있는데, 정신이 다른데 가 있을 때, 당신의 삶이 위험에 처해 있는 것은 아니다. 그러나 당신이 운전을 하고 있으면서 핸드폰으로 전화를 하고, 뉴스를 듣는다면, 사고가 일어날 것이다.

대부분의 사고들은 당신의 정신이 다른 데 가 있기 때문에 발생한다. 흩뜨러진 주의력, 집중되지 않은 생각들, 방심은 일상생활의 정상적인 과정이다. 그러나 정신은 집중되도록 훈련될 수 있다. 이런 방식에서 정신을 훈련하는 것을 "mindful meditation"이라고 한다. "mindful meditation"은 명상의 한 종류로, 생각을 집중시키고 자각을 증대시키기 위해서 수행한다. 운동선수들, 외과의사들 그리고 배우들은 그들의 일을 향상시키기 위해서 이러한 기술을 수행한다. 이것은 모든 사람들이, 특히 사고를 줄이기 위해서 터득해야 하는 기술이다. mindful meditation은 다양한 형태로 반복적인 연습을 할 수 있고, 이러한 효과(사과를 먹는거와 같은)는 다양한 활동으로 변형시킬 수 있다. mindful meditation은 당신이 무슨 일을 하든 집중할 수 있는 방법이다. 이 운동을 시도해 보아라.

1. 사과를 가져와서 당신 손으로 잡아라.
2. 당신의 등을 똑바로 세우고 편안하게 앉어라. 당신의 벽에 기대어 지탱할 지 선택하라.
3. 사과를 잡고 당신의 손에 있는 사과의 무게를 느끼세요. 사과를 느끼세요. 사과의 껍질 감촉을 느껴라. 사과의 곡선을 느껴라. 만약 그것들이 하나라면 그 줄기를 느껴라. 당신의 손가락에 사과의 미묘한 차이를 집중해라.
4. 사과를 보아리. 무슨 색깔인가? 주의깊게 보아라. 집중해라. 사과가 당신의 등뒤에 있다면 이 사과를 잘 알고 있는 당신은 쉽게 찾을 수 있다.
5. 지금은 사과의 냄새를 맡아보아라. 당신의 눈을 감고 사과의 냄새에 집중해라. 무슨 냄새가 나는가?
6. 사과 한입 먹어보아라. 사과의 향, 맛, 껍질의 맛을 느껴보아라. 당신의 혀와 턱으로 씹으면서 느껴보아라.

지금 사과를 느끼고 먹는 것은 사고를 예방하는 것과 거리가 멀어 보일 수 있지만 집중과 관심의 기술은 모든 활동에 중요하다. 이러한 명상을 연습하고 운전할 때 사용해라.

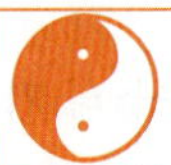

웰니스 지침

사고를 피해라: 운전중 휴대폰을 사용하지 말아라.

휴대폰은 현대사회에서 미국국기와 같이 대중화되었다. 미국인의 대부분은 휴대폰을 가지고 다니고, 운전하는 동안 운전자들이 통화하는 것을 종종 본다. 최근 실험에 의하면 110명이 휴대폰을 사용하면서 운전 시뮬레이션을 작동하도록 요청하였다. 그들은 후미 충돌이 많았으며 휴대폰을 사용하지 않은 학생들보다 정면충돌에 반응이 늦었다. 좀 더 많은 사고는 휴대폰을 사용하는 동안 집중하지 못한 운전자들이 포함되어져 있다고 보고 되어졌다.

미국인들은 다양한 이유로 차 안에서 많은 시간을 보내고 있다: 직장 통근, 학교 통학, 아이들 마중나가기, 심부름. 운전의 증가로 인해 교통체증이 심해지고, 따라서 빠른 결정이 필요해진다. 교통체증이 일어나는 동안 대화 하고싶은 욕구는 증가되고 있다; 따라서, 사고의 위험은 더 증가되고 있다. 이 글에서 언급했듯이 상대방 차의 후미에 나의 아들이 있다고 생각하고 적색선에 완전히 멈춘다. 차 뒤에 있는 운전자는 휴대폰으로 문자를 보내면서 차량불빛을 절대 볼 수 없다. 운전 중 휴대폰 사용은 유럽의 여러나라에서 금지되어 있다. 미국 안전 전문가는 지금도 얼마나 많은 전자 장비가 차 안에 설치되어 있는지 평가하고 있다(Ashley 2001).

또한, 휴대 전화 사용으로 인해 주유소 펌프에서 화재가 일어난 것이 보고된 적도 있다. 비록 이런 경우는 드물지만, 주유하는 동안 휴대폰 사용을 하지 않도록 조심해라.

운전자의 집중력을 떨어뜨리는 것은 사고 가능성을 증가시킨다. 차 안에서 폰을 가지고 생활하는 미국인들은 안전운전실천에 기초할 필요성을 가져온다. 전문가들은 운전하면서 통화하는 것은 차 안에서 누군가와 대화하거나 라디오를 듣는 것보다 더 혼란을 가져온다고 말한다. 누군가와 통화하면서 사업 이야기나 논쟁을 하는 것은 사고위험을 증가시킨다. 국가안전회의소에서 말하는 최고의 운전방법은 운전하면서 전화를 포함한 전자 장비를 사용하지 않는 것 이라고 권했다. 도로에서 운전할 때 운전자들은 안전에 집중해야 하고 방어운전을 하면서 전화 걸지도 받지도 말고, 팩스 전송, 컴퓨터 사용, 내비게이션 또는 혼란스럽게 하는 것은 하지 말아야 한다.

안전벨트 (seat belts)

안전벨트는 여전히 충돌 시 치명적인 상해에 있어서 최고의 예방책이다. 안전벨트는 앞좌석에 앉은 사람 중 45%가

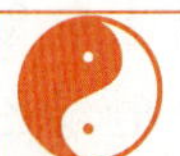

웰니스 지침

차 안에 있는 당신의 아이를 보호해라.

아이의 연령, 체중, 신체사이즈에 맞춰 안전하게 자세를 의지할 수 있는 형태의 아동안전석을 구매하라. 컬럼비아 특별지구나 여러 주에서는 아동 보호법을 가지고 있다. 12세 이하의 아동은 뒷자석에 가장 안전한 장소에 태워야한다. 모든 아동은 아동안전석이나 아동용 보조의자에 어깨에서 무릎까지 오는 안전벨트를 알맞게 착용해야하며, 죔쇠를 조여 줘야한다. 여기에는 몇 가지 지침이 있다.

아기의 동승

- 체중이 20파운드 정도의 갓난아기에서부터 한살이하의 아기들은 아동안전석이 뒷면을 보게 하여 운행해야 한다. 아동용 의자는 트럭이나 밴, 승용차의 뒷자석에 위치시켜야 하고, 얼굴을 뒷면을 보게끔 돌려놔야한다.
- 아기의 탑승 위치는 차량의 전방에 에어백이 있는 곳에 위치시켜서는 안된다. 사고가 난다면, 에어백은 차량의 시트에 충돌하게 되고, 그로 인해 아기는 부상을 입거나 사망하게 될 것이다.
- 운행 중에 아기를 당신의 무릎 위에 앉혀서는 안된다. 사고가 나거나 갑작스런 정지를 할 때, 당신의 아기는 부상을 입거나 사망할 수 있다.

아동의 동승

- 체중이 20파운드 이상이거나 한살 이상의 아동들은 아동안전석이 앞면을 보게 위치시켜 운행해야 한다.
- 이러한 위치는 아동이 장시간 운행에서 가장 편안한 상태를 유지할 수 있는 최상의 자세이다.
- 체중이 40파운드를 넘는 아동은 아동용 보조의자에 탑승시켜야하며, 무릎에서 어깨까지 있는 안전벨트를 알맞게 착용시켜야 한다. 무릎벨트는 아동의 엉덩이가 안락하고 깊숙이 앉은 상태에서 조여야 한다. 어깨 벨트는 아동의 목과 얼굴에서 교차되지 않도록 해야 한다.
- 어깨벨트는 아동의 팔이나 등뒤로 넘어가지 않도록 놓아야 한다.

기억하라 . . .

- 모든 아동들은 차량의 뒷 자석에 위치해야하며, 안전의자에 벨트를 착용한 상태로 있어야 한다.
- 차량 설명서와 아동용 보조의자의 제품설명서를 항상 숙지하라.

출처 : National Highway Traffic Safety Administration, U.S. Department of Transportation, *Protect your kids in the car*, August 1997.

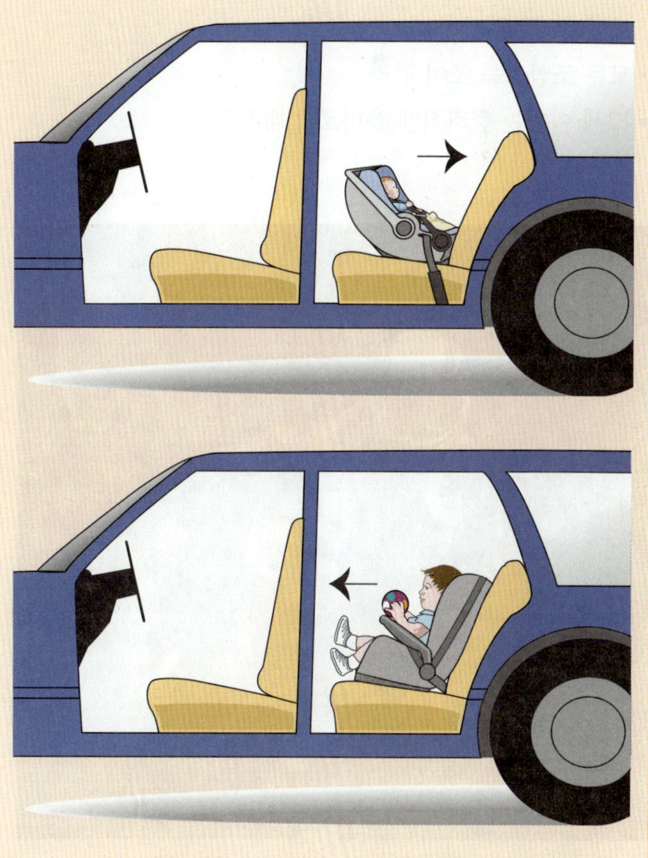

> **건강 팁**
>
> **차량에서 사고를 피하는 방법**
>
> 운전을 하는 매시간 마다 결심해야하는 것들
>
> - 안전벨트를 매라.
> - 음주운전을 하지 말자.
> - 운전 중에 휴대전화 사용을 하지 말자.
> - 공격적인 운전이나 과속을 하지 말자.

치명적인 손상의 위험을 줄여 주는 것으로 평가된다. 1975년부터 1999년 사이에 112,086명은 안전벨트 사용으로 인해 구제 받은 것으로 알려졌다. 에어백은 예방을 더해 주지만, 머리를 제외한 나머지 부분들은 매우 비효과적이다. ; 그들은 항상 안전벨트와 같이 사용해야만 한다.

미국 내의 모든 주(뉴 앰프서 제외)와 콜롬비아 지역은 의무적인 안전벨트 안전법을 가진다. 그렇지만 안전벨트 사용빈도는 각 주 마다 크게 다르다. 왜냐하면 시민의식, 실행, 교육프로그램이 다르기 때문이다. 안전벨트 그리고 어린이 안전벨트, 에어백 설치 등의 정부규제가 교통사고상해사망을 크게 줄게 했다.

운전할 때, 안전 ABC를 지켜라.

- 항상 가능한 멀리 의자 등을 미끄러지게 하고 뒤에 앉아라.
- 모든 조임쇠를 조여 줘라
- 12세 이하는 뒷좌석에 올바르게 태워라

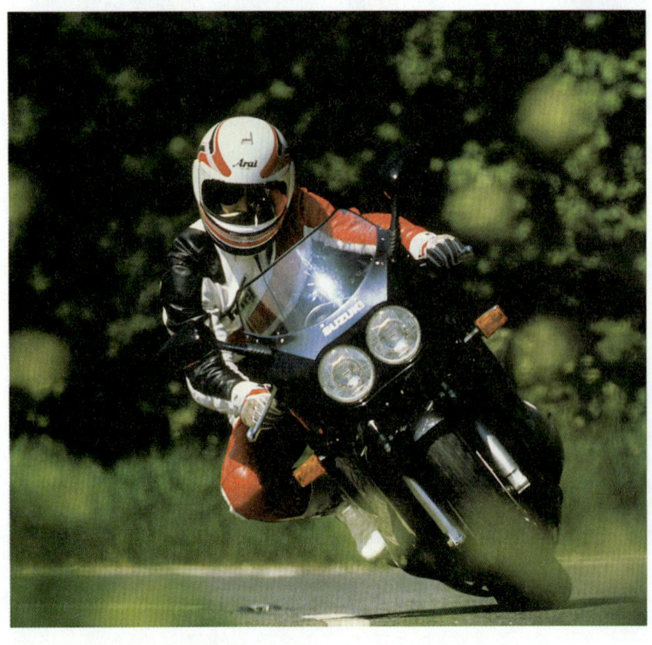

헬맷이나 보호의 착용은 오토바이 안전에 필수적이다.

오토바이 안전 (motorcycle safety)

오토바이는 여러 가지 이유로 많은 사람들을 매혹한다: 낮은 가격에 구매, 수리, 작동; 공기를 느끼면서 타는 매력, 그리고 오토바이 동호회 등이 있다. 그러나 큰 위험요소들은 자동차보다 미약한 충돌부상방지와 더 적은 시야가 있다. 오토바이 운전자들은 적당한 훈련을 받고 헬멧과 안전한 옷을 착용함으로써 더 안전하게 타야한다. 모든 오토바이 운전자 중에 10% 이하만이 정규훈련을 받는다. 오토바이 헬멧을 착용하는 것이 사고의 치명적인 손상을 줄일 수 있다. 긴 장갑, 바지, 재킷, 부츠 등과 같은 보호 장비는 안 좋은 날씨에도 보호할 뿐만 아니라, 사고가 발생하여 일어나 찰과상을 줄여 준다.

1966년 의회는 모든 주마다 오토바이 운전자, 동승자들은 헬멧을 착용하도록 지시했다. 혹시라도 주에서 이 위임을 실행하지 않는다면, 연방정부의 도로교통자금이 줄어 들 것이라고 지시했다. 최초로 3개 주만이 헬멧 법률을 채택했다. 그러나 1975년까지 47개 주가 필수적으로 헬멧법률을 채택했다. 10년 동안(1966년~1975) 치명적인 오토바이 사고가 100,000명 당 12.8명에서 6.5명으로 줄어들었다. 미국 내에 팔린 모든 오토바이 헬멧들은 각 사용자들이 최소한의 보호 헬멧을 구매할 여유를 위해 확립하는 미국연방정부지침에 응하기 위해 요구된다.

보행자 안전 (pedestrian safety)

2001년 미국에서는 교통사고로 90,000명의 보행자가 손상을 입었고 5,800명이 사망했다. 보행자 사망과 상해의 절반은 도로를 건너거나 도로에 진입하는 5세~9세 어린이들도 포함한다. 어린이들에게 안전절차의 실천 그리고 사고지역에서 안전조치를 취하는 교육적인 노력이 사고를 줄일 것이다. 많은 어린이들이 교통기호나 신호를 모른다. 어린이들이 복잡한 교차로를 건널 때 위험한 정도의 차의 거리나 속도를 판단할 수 없다. 어른들의 세심한 보호가 사고예방을 돕는다. ; 어린이 보호자의 교육은 또 다른 예방법이다.

노인들은 시력과 청력이 나쁘기 때문에 이동성 문제들로 인해서 보행자 상해로 위험하다. 몇몇 보행자 상해는 보행자가 혼잡한 도로에 돌진하거나 주차된 차로 인해 가려져서 다가오는 차를 볼 수 없을 때 발생한다. 많은 보행자 상해는 조깅, 러닝, 보행하는 사람들에게 일어난다. 밝은 색의 옷 특별히 반사하는 옷들은 밤낮에 보행자를 보호해 준다. 또한 음주가 자동차운전자의 조종을 방해 하는 것과 같이 보행자의 판단도 방해한다.

교차로에 횡단보도가 있든지 없든지 65세 이상의 노인들은 보행자 사망의 차이점이 없는 듯하다. 중요한 요소는 교차로에 정지신호의 유무인 것 같다. 보행자들은 항상 정지신호나 신호등이 있는 길로 보행해야 한다. ; 비록 횡단보도가 있더라도 중간에 건너는 것은 위험하다.

다른 예방법 또한 보행자 상해사망을 줄이는데 도움을 줄 수 있다. 큰 교통지역의 지하도나 고가도로, 횡단보도, 보행자 도로 등 모두가 보행자를 위한 것이다. 학교나 교회 전후에 보행자들이 많이 모이는 시간대에 교통을 제한하는 것도 또한 유익하다.

자전거 안전 (bicycle safety)

운동이나 여가활동으로 많이 이용되는 자전거는 안전에 관련이 깊어지고 있다. 자전거 탈 때 헬멧을 착용하는 사람이 적지만 자전거 사망을 줄이는데 있어서 보호헬멧을 착용하는 것이 가장 중요한 요소이다. 2001년 자전거와 자동차의 충돌로 총 54,000명이 상해를 입고 800명이 사망했다.

자전거 타는 사람도 자동차 운전자처럼 도로의 같은 규칙을 따르도록 요구된다. 그러나 자전거 타는 사람들은 도로 규칙을 잘 모르고 적절한 핸드신호를 사용하지 않고 잘못된 도로에서 운행함으로서 사고에 기여한다. 또한 자전거 운전기술 부족은 사고위험을 증가시킨다. 새로운 자전거를 구매한 사람들은 자전거를 타기 전에 그 장비에 익숙해야만 한다. 자전거를 타는 어린이들은 도로규칙을 잘 모르거나 너무 작아서 자동차를 보지 못한다.

자전거를 타는 사람들은 조명등, 반사하는 옷이 필요하고 자전거에도 적절한 반사등이나 조명등이 설치되어야 한다. 요즘에는 헤드폰을 착용하고 자전거를 타는 위험한 현상을 볼 수 있다. 교통소리, 경적 울리는 소리, 경고를 알리는 소리를 들을 수 없을 때도 사고를 일으킨다. 더 많은 자전거도로를 만들고 지하도나 고가도로, 가드레일에서 방어운전을 하면 자전거 사고를 줄일 수 있다.

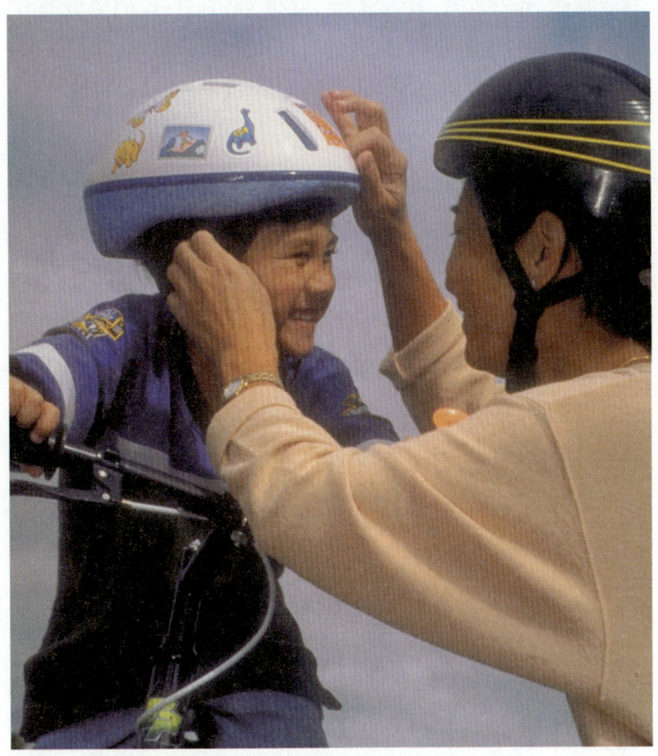

헬맷이나 반사등의 사용은 자전거 안전에 중요하게 사용된다.

가정안전 (home safety)

가정사는 점차적으로 줄어들고 있지만 여전히 중요한 요소이다. 가정 사고는 어린이와 어른 둘 다 특별세가 부과된다. 노인 인구가 계속해서 증가하면서 가정사고도 증가 할 것이다. 가정 사고에서 주요하게 일어나는 것들은 낙상, 약물중독, 익사, 질식, 화재 등이다. 비록 집에서 낙상, 익사, 중독이 일어나지 않더라도 가정사고로 분류한다.

1912년부터 2001년까지 갑작스런 가정상해로 인한 사망은 100,000명당 28명에서 17명으로 57%가 감소됐다. 집에서 사고를 경험한 20명 중에 1명은 응급처치를 요한다. 큰 상해들이 작업장이나 자동차 사고에서 보다 더 자주 일어난

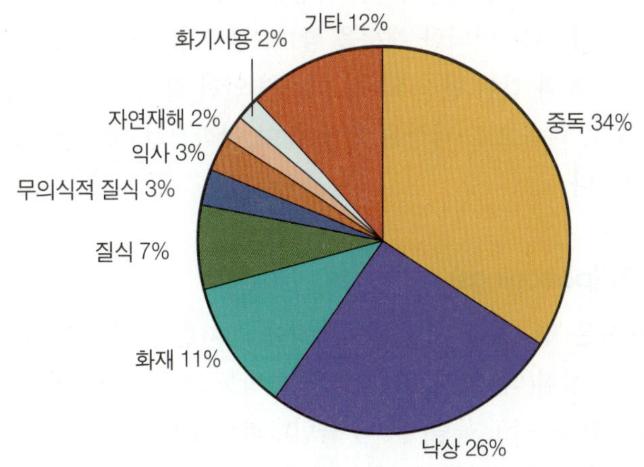

■ 그림 21.5

가정에서 일어나는 갑작스러운 상해로 인한 사망, 미국, 2000

음식물이나 다른 것들의 섭취나 흡입으로 인한 질식.

출처 : National Safety Council, *Injury facts*, 2002.

다. 2001년 집에서 일어나는 여러 가지 큰 상해는 약 800만 명이고 1180억 달러로 추정된다(그림 21.5). 분명히 어린이든 어른이든 사고를 줄이는 예방법은 가장 중요하다.

낙상 (falls)

모든 세대에서 낙상이 일어나지만 대부분 치명적인 상해는 노인들 사이에서 일어난다. 낙상은 가정에서 갑작스런 상해사망을 야기한다. 어린이들은 종종 격렬한 활동 때문에 낙하 사고를 당하지만 대개 경미한 손상이거나 빨리 회복된다. 그러나 어린이들도 계단, 나무, 열린 창문, 트럭 뒤에서 떨어지기도 하고 오르다가 점프하다가 또는 달리다가 떨어지는 경우도 있다. 어린이들이 놀 때 보호자들은 어린이들을 낙상의 위험에서 보호해야만 한다.

낙상은 엉덩이나 머리뼈에 골절상이 일어나는 노인들에게 심각한 문제이다. 79세 넘은 사람은 낙상으로 인해 갑작스런 상해사망을 야기한다. 노인들은 뼈가 부셔지면 회복되는 속도가 느리며 종종 합병증과 사망에 이른다. 만약 병원이라면, 노인들은 감염과 사망을 보호할 지도 모른다. 내 몸을 보호하고 건강하게 유지하는 것은 낙상으로부터 심각한 상태가 되는 것을 최대로 방지하는 것이다.

가정에는 낙상에 위험한 특정한 구역이 있다. 부엌, 욕실, 세탁장 등은 바닥이 젖기 때문에 위험하다. 계단 또한 위험하다. ; 계단을 오르고 내려오면서 특정한 곳에서 혼란스럽거나 계단이 어둡다면 걸려서 넘어질 수도 있다. 가구에 충돌 또는 테이블, 의자 다리에 걸림, 느슨한 강단에 걸림은 일반적인 낙상 요인이다. 사다리에 오르면서 부주의하거나 사다리가 약하고 불안정하다면 낙상을 당할지도 모른다. 낙상 가능성이 있는 어떠한 행동을 할 때 누군가가 사다리를 잡아주는 것과 같이 안전조치를 취하면 안전 할 수 있다. 자동차 사고 다음으로 낙상은 가장 많이 갑작스런 상해사망을 일으킨다.

중독 (poisonings)

중독은 병, 상해, 사망을 유발하는 어떠한 화학물질이다. 중독은 섭취(약, 마약, 버섯, 조개, 화학물질), 흡입(일산화탄소, 황화물수소), 물림(벌, 뱀 물림), 피부접촉(독물, 용액)으로 우리 몸에 침입할 수 있다. 박테리아가 있는 음식은 여기서 제외되고, 병으로 인한 사망으로 분류된다. 구충제와 같은 화학적인 중독은 신체에 필수적인 생물학적 반응을 방해하고 다양한 증상을 야기 하면서 심지어 사망에 이른다. 어떤 독극물은 일시적인 증상을 야기한다. ; 일단 독물이 제거되면 몸은 정상으로 회복된다. 반면에 어떤 독극물은 치료가 불가능한 상해를 가져오기도 한다.

많은 곡물, 야생식물, 나무 그리고 관목들도 위험적인 요소에 포함한다. 친숙하지 않는 식물들의 열매, 뿌리, 줄기 등을 먹는 것은 단순하거나 심각한 증상으로 사망할 수도 있다. 일반적인 가정 식물도 또한 위험하고 크리스마스 포인세티아도 위험하다. 당신이 어떤 종류의 야생버섯을 먹어야 하는지 알지 못하고 먹는다면 위험할 수도 있다.

어린이들이 일단 기거나 걷는 것을 배우면 중독성 사고를 유발할 수 있다. 어린이들은 호기심이 강하고 활동적이고 모험적이어서 화장품 조각, 진흙, 대리석과 같은 음식이 아닌 물건들을 자기 입으로 넣는 것이 자연스럽게 된다. 어린이들은 배고프고 목마르고 단지 호기심이 생길 때 약물, 알약, 집안물건, 구충제 등과 같이 손에 잡을 수 있는 것 무엇이든 섭취할 수도 있다. 1세부터 5세까지의 어린이들이 가장 많은 중독 사고를 경험한다.

약물, 용제, 화장품 그리고 다른 물건들의 주의사항들이 중독사고 가능성을 줄게 했다. 유아용보호마개, 안전장치, 안전봉합 등은 어린이들이 물건을 섭취하는 것을 방지하는데 도움을 준다. 부모나 다른 어린이 보호자들의 안전조치는 더 많은 위험을 줄이는데 효과적이다. 모든 가전제품과 약품들은 유아들이 접촉할 수 없게 해야 한다. 위험한 물건들은 잠기는 캐비닛에 보관해야 한다. 화장실, 부엌, 쓰레기장, 위험한 가정 제품을 보관하는 곳에서는 아이들을 보호해야 한다.

지역마다 여러 개의 중독통제센터가 있다. 중독사고가 발생하면 중독통제센터에서 누군가가 당신에게 바로 전문조언을 해 줄 것이다. 비상시엔 중독통제센터에 전화를 걸어라.

가스나 증기의 중독은 일산화탄소의 주요한 원인이다. 일산화탄소는 쿠킹스토브, 열기구, 정지하거나 주행하는 자동차등의 불완전한 연소로 인해 발생한다. 대부분 사망은 자살이지만 많은 사람들이 사고로 죽는다. 일산화탄소사고는 15세~24세에서 가장 많이 일어난다. ; 남자가 여자보다 종종 일산화탄소 자살행위를 한다. 비록 화재현장, 스토브 그리고 프로판 가스를 사용하는 기구로 인한 일산화탄소사고는 10% 정도지만, 대부분의 일산화탄소 사망은 정차한 자동차에서 일어난다. 일산화탄소를 적게 노출하는 규제도 일산화탄소를 줄이는데 중요한 역할을 한다.

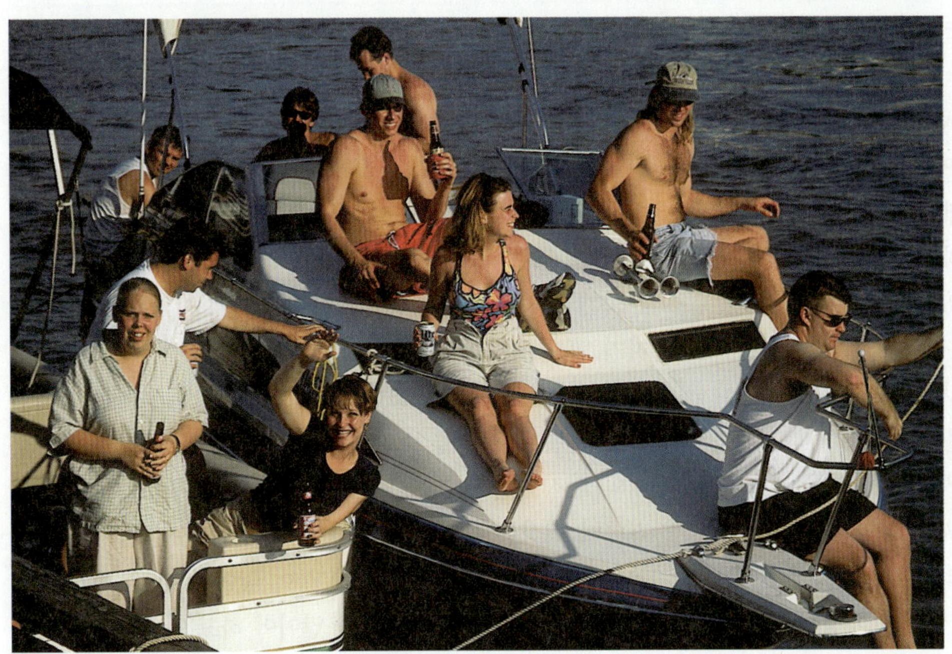

보트에서 일어나는 대부분의 사고들은 물 위에서 즐기는 동안 술을 마시는 것과 관련되어 있다.

익사 (drowning)

집에서 일어나는 갑작스런 상해사고에 대한 익사사고는 어린이들에게 자주 일어난다. 어린이들은 5겔론 물통 또는 화장실 욕조에 빠질 수 있다. 모든 익사사고의 절반은 6,7,8월 여름에 물놀이를 할 때 일어난다. 바다, 강, 시냇물에서 하는 여가활동은 익사사고 기회를 제공한다.

사람은 물 속 에서 공기대신 물을 흡입 할 때 후두경련으로 반사적인 **후두근수축**이 일어난다. 이러한 근 반사는 물이 폐로 들어가는 것을 막기 위한 시도로 신체 주요한 기도를 닫는다. 사람이 물속에 있는 동안은 경련은 계속되고 수 분 내에 질식으로 사망한다. 일단 후두경련이 늦춰지면 물은 폐로 들어간다. 사람 중에 약 10%만이 길게는 6분 동안 물속 에서 호흡하지 않으면 살고 희생자는 바로 인공호흡을 받아야 살 수 있다. 호흡을 10분 동안 멈출 수 있다면 소수의 사람은 회복한다.

식사한 후에 바로 수영을 하는 것은 급격한 복통으로 인해서 익사사고가 증가한다는 이 사실을 지지하는 과학적인 증거는 없다. 그렇지만 먹은 후에는 소화를 돕는 혈액이 복부로 우회하고 근육경련을 일으켜 근육에 산소 공급을 방해한다. 이런 경우에도 건강한 사람은 문제가 없지만 초과체중, 심장질환이 있는 사람은 익사위험이 높다.

수영하는 법도 알고 위험한 물속에 안 들어가는 것은 익사사고를 줄이는 방법이다. 당신이 물에 들어갈 때 일반적으로 구명조끼라고 알려진 것을 사용하면 익사사고를 줄일 수 있다.

15세 이상의 사람들이 익사하는데 가장 큰 요인은 술과 여러 가지 약물들이다. 개인의 잘못된 생각은 더 쉽게 사망을 일으킨다. 예를 들면, 술 취한 승객을 보트에 태우거나 술을 먹고 물에서 노는 아이들을 돌보는 것을 말한다.

> 무엇인가를 피하는 최상의 방법은 피해야 할 대상이 자발적으로 너를 피하게 하는 것이다.
>
> *Sufi proverb*

용 어

중독 : 병이나 상해 혹은 사망을 일으킬 수 있는 화학적 물질

후두근수축 : 물을 마시는 동안 후두에 경련(발작)이 일어나는 것

질식 (choking and suffocation)

물질로 인해 기도가 막힘으로서 사망하는 질식사가 종종 일어난다. 매년 미국에서는 2000명 이상이 음식조각이나 이물질이 자기 목구멍에 막힘으로서 질식사를 당한다. 충분히 씹지 않고 삼키는 음식은 기도를 막고 질식을 유발한다. 생선가시나 치킨 뼈가 고의 아니게 삼키어 기도에 가시나 뼈로 막히게 된다. 때로는 틀리, 교정치, 치아에 끼운 금관이 느슨해져서 갑작스럽게 삼키게 되고 질식 사고를 일으킨다. 또한 술 취해서 부주의하게 삼키는 것도 증가 시킨다.

기도가 완전히 막힐 때 그 사람은 말할 수 없고 숨 쉴 수 없고 기침을 한다. 질식자는 종종 자기 목을 움켜잡는다. 이

물질이 빨리 빠지지 않으면, 질식자는 의식을 잃고 산소 부족으로 사망하게 된다.

무의식적인 질식은 4세 이상의 어린이들에게 종종 일어나는 갑작스런 상해의 또 다른 현상이다. 어린이들이 비좁은 공간에 들어가서 숨 막히고 꽉 끼게 되어 질식한다. 유아들은 더 많이 움직이고 호기심이 강해서 질식할 위험이 증가 한다. 가구, 옷감, 커튼에 매달려 있는 긴 끈들은 유아들이 잘 안가는 곳에 놓아야 한다. 큰 화단용 물질들은 어린이들의 질식을 초래한다. 공기쿠션과 같은 솜이불 또는 유아용공기쿠션들은 질식사고의 위험 때문에 회수 되었다.

예방교육절차는 어린이들의 질식 사고를 줄인다. 안전게이트 또는 클로징도어를 사용함으로써 가정의 위험한 부분을 감지하고 위험한 물건을 제거해라. 어린이를 보호하는 사람들은 가정에 어린이의 갑작스런 상해를 예방하기 위한 조치를 알아야 한다.

화재 (fires)

2002년부터 2003년까지 시카고와 로드아일랜드에 있는 나이트클럽에서 2개의 비극적인 화재는 온 국민을 주목시켰다. 두 클럽의 화재는 빠르게 번졌고 출입구는 잠겼거나 막혔었다. 수백 명의 사람들이 건물에 가쳤고 타죽거나 질식사 했다. ; 수백 명이 심한 화상과 상해를 입었다.

미국에서는 해마다 가정화재로 3000명 이상의 사망과 17,000명 이상이 상해를 입는다. 화재의 가장 큰 위험은 중년, 미성년, 저소득층 사람들이 입는다. 가정 화재는 많은 요인들이 있다. ; 벽난로, 우드스토브, 히터, 부적절한 기구 설치, 가정의 배선결점, 부엌의 기름화재, 가연성 재료의 잘못된 보관, 또는 부주의한 흡연 등이 있다.

화재 사망률은 1950년대부터 줄어들기 시작했다. 흡연 탐지기, 휴대용 레이더, 그리고 소화기들이 화재사고를 줄이는데 도움을 주고 있다. 또한 많은 초등학교 학생들은 화재안전에 관련된 훈련을 소방서에서 받고 있다. 예방교육은 화재의 갑작스런 사고를 줄이는데 최고의 예방조치이다. 각 집마다 비상통로가 있어야 하고 집 안에 흡연 탐지기도 설치되어야 하고 비상 통화망을 붙어 놓아야 한다. 모든 사람들은 소화기 작동하는 방법을 알아야 하고 어디에 보관하는지 정확히 알아야 하고 휴대용 레이더를 바르게 사용할 수 있어야 한다.

작업장 안전 (work safety)

1912년부터 1999년까지 산업재해는 90% 줄었다. 그러나 2001년에는 여전히 400만 명의 중경상과 5300명이 사망했다. 400만 명의 작업자들이 작업장에서 손상을 경험했지만

웰니스 지침

화재경보기는 당신에게 기회를 준다.

화재에 의한 모든 상해와 사망 사고는 불길이 희생자에게 도달하기 전에 연기나 유독가스의 흡입에 의해 일어난다. 당신이 화재가 일어난 곳으로부터 빠르게 피하여 살아남기 위해서는 조기 화재경보기가 있어야 한다. 이용할 수 있는 최고의 화재경보기는 순식간에 불이 번질 수 있는 것을 미리 차단하는 것이다. 미국 소비자제품안전위원회는 화재경보기에 대해 몇 가지 제안을 제시하였다.

- 대다수의 주민들은 각자가 자신의 집에 화재경보기를 지니고 있기를 요구하였고, 그래서 최소한 한개씩은 구입하게 되었다. 화재경보기는 철물점이나 슈퍼마켓에서 구입할 수 있었고, 비용이 많이 들지 않았다. 당신의 로컬코드나 규제를 점검하기 위해 특별한 종류의 구입을 요구할 것이다.
- 경보기의 설치장소를 조언을 구하기 위해 경보기가 오면 같이 있는 설명서를 읽어보아라. 당신의 집에 각층에 적어도 한개씩의 경보기 설치하기 위해 구입을 했을 것이다. 가급적이면, 각각 침실 밖에 한개씩 놓는 것이 낫다.
- 경보기의 사용방법이나 관리방법을 알기위한 최선의 방법은 제조회사에 문의하는 것이다. 경보기는 삶을 안전하게 지켜주지만, 그것은 당신이 경보기를 정확하게 설치하고 유지시켰을 때의 경우이다.
- 화재경보기의 연결은 절대 끊어지면 안 된다. 스토브에 의한 열이나 부엌에서 나오는 스팀 때문에 문제가 생긴다면, 빠르게 다른 곳으로 이동시켜야 한다.
- 지저귀는 소리가 들릴 때나, 매년 한번씩은 배터리를 교체해야 한다(1월 1일에 교체하면 기억하기가 쉽다). 그리고 배터리가 제대로 작동하는지 버튼을 눌러서 확인을 해야 한다.
- 경보기를 깨끗하게 유지해야 한다. 먼지나 기름때, 다른 이물질들은 효과적으로 작동하는데 방해가 된다. 당신은 경보기의 청소를 위해 격자모양으로 만들어진 진공청소기를 원하게 될 것이다.

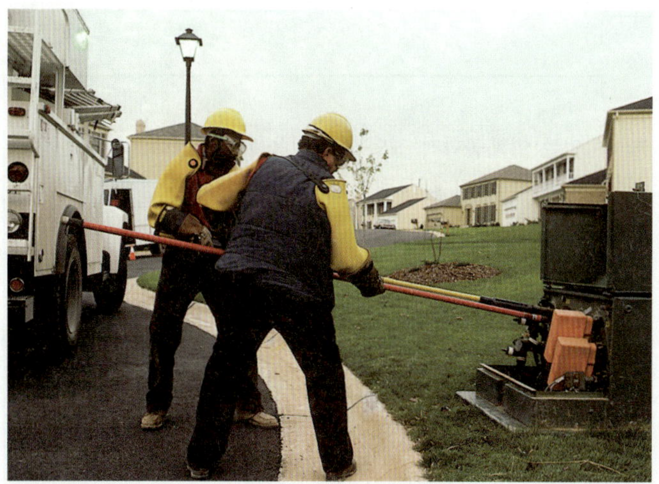
근로자들은 근무 중에 안전장비나 보호의를 언제나 착용해야 한다.

그들은 그 일을 그만 둘 때 까지 두 번 정도 더 경험한다(그림 21.6). 이 상해들은 자동차 사고, 가정사고 그리고 공공장소에서 일어난다. 2001년 실직자들의 상해비용은 1840억 달러로 추산된다.

직업병은 작업장에서 대부분 일어난다. 농업은 농부들이 해로운 화학물질을 접촉함으로서 가장 높은 피부병과 장애를 일으킨다. 일반적인 직업병은 피부장애, 독성물질을 흡입함으로서 호흡장애, 반복된 충격과 관련된 장애, 중독 그리고 진폐증이 있다. 이 발병률은 보고된 것 보다 더 높은 것 같다. 왜냐하면 많은 작업자들이 자기의 상해와 병에 대해서 의료상담을 하지 않기 때문이다.

손목관절터널증후군은 **동작누적장애**로 알려진 손상 중의

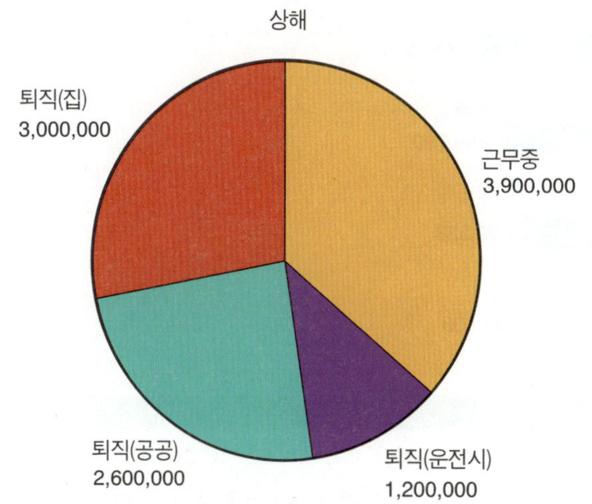

■ **그림 21.6**
2001년 미국내 근로자들의 근무 중이나 퇴직 후에 격게 되는 상해자 수
거의 모든 상해는 근무 중이나 퇴직 후에 두 가지 모두 똑같이 일어나게 된다.

동작누적 장애

경추 신경근종: 사람들이 컴퓨터 화면을 보기 위해 다가가거나 전화를 받을 때 어깨 위에 걸쳐놓고 기울여 받는 것이 위험하다.

회내근 증후군: 물리적으로, 야구에서의 투수나 이발사에게 위험하다.

손목관절터널 증후군: 타이피스트나 컴퓨터 프로그래머, 도공 등에게 위험하다.

흉곽출구 증후군: 트럭기사, 팔을 고정시키고 있어야 하는 사람들, 자세를 늘 어뜨리고 있는 사람들에게 위험하다.

팔꿉굴 증후군: 트럭운전수 또는 팔을 고정시키며 굴곡된 자세를 유지하는 사람은 위험하다.

척골말단신경병증: 정육업자, 조립라인근로자, 기계기사 등에 위험하다.

■ **그림 21.7**
동작누적장애
이 상해는 신경이나 근육, 인대에 영향을 준다.

하나이고, 오랜 시간동안 반복적인 동작으로 신체 일부분에 스트레스를 야기한다(그림 21.7). 손목관절터널증후군의 증상들은 손, 손가락, 손목이 경직되어 마비되고 쑤신다. 치과의사, 치과위생사, 마켓점원, 여자 재봉사, 뮤지션, 공장근로자, 컴퓨터키보드 사용자 그리고 외과의사 등이 손목관절터널증후군이 걸릴 위험이 높다. 더 좋은 제품 디자인, 작업자와 연장의 정확한 위치 그리고 같은 업무에 걸리는 시간제한은 동작누적장애의 발병을 증가시키는 문제로 조사되고 있다.

최근에 일어나는 현상으로 업무와 관련된 상해와 병은 사무실 근로자들에 의해 보고된 다양한 증상인 **빌딩증후군(새집증후군)**이다. 최근 조사에 따르면 건물 내 또는 근처에 오염물질 또는 부족한 환기 시스템과 병적증후군 사이에 상호 밀접한 관계를 발견했다. 이러한 증상의 많은 증거는 작업

용 어

동작누적장애 : 신체의 일부분이 반복적인 스트레스 인해 오는 질환으로; 손목관절터널증후군이 누적운동장애이다.

빌딩증후군(새집증후군) : 이 증상에 수집은 일부 현대식 건물에서 근무하는 근로자에 의해 보고되었다.

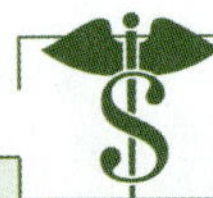

달러와 건강 상식

산업재해와 정부의 정책

노동통계부에 따르면, 산업재해의 약 4%가 반복운동장애(repetitive motion disorders)로 분류된다. 2000년도에 이러한 상해가 241,800건 보고되었다. 반복운동장애의 가장 일반적인 형태인, 손목굴증후군(carpal tunnel syndrome)은 평균 28일의 휴업을 발생시켰다. 이러한 장애에 주로 영향을 받는 근로자들은 트럭 운전수, 손을 사용하는 근로자, 간호조무사, 잡역부이다. 직장 내의 건강과 안전을 관할하는 직업안전위생관리국(The Occupational Safety and Health Administration; OSHA)은 반복운동장애에 대한 집중적인 연구를 수행하고, 이러한 종류의 상해를 크게 감소시키고 수백만 달러의 의료비용을 절약할 수 있는 인체공학적 작업장 규정을 개발하였다. 임기를 마치기 바로 직전, 전 대통령인 빌 클린턴은 행정명령에 의해 OSHA 규정을 시행하였다.

새로운 규정은 매우 논쟁적이었다. 노동조합과 근로자들은 그 규정을 지지했지만, 기업은 그렇지 않았다. 비록 새로운 규정이 상해, 상해로 인해 손실된 작업시간, 전체 의료비를 감소시킬 것으로 예상되었지만, 그 규정은 또한 근로자들이 컴퓨터 키보드 작업, 고기 썰기, 식료품 잡화점의 스캐너와 같은 반복적 작업을 수행하는 시간을 제한함으로써, 기업의 비용을 증가시켰다. 조지 부시 대통령이 취임하고 난 직후, 기업관계자들의 압력 하에서 새로운 OSHA 규정을 폐지하는 법안에 서명하였다.

자들에 의해 또는 의사 자료에 의해보고 되었다. 증상들은 천식, 폐질환, 현기증, 메스꺼움, 목구멍과 눈 염증, 피로, 헛기침, 숨이 지치고 차는 증상이 있다. 병적증후군에 근거한 한정된 자료, 환기법은 중요한 요소가 아니다. 환기법의 결합과 많은 새로운 제품에 사용된 휘발성 유기물이 결정인자일지도 모른다.

스포츠 상해 (sports injuries)

수백만의 젊은 미국인들은 학교 팀, 조별리그 또는 픽업 게임 등 여러 종류의 스포츠 활동을 한다. 아이들은 육상, 골프, 테니스, 스키, 사이클, 수영과 같은 경쟁적인 스포츠뿐만 아니라 농구, 축구, 풋볼, 야구, 하키와 같은 스포츠를 접한다. 스포츠를 하는 것은 즐겁고 건강하다. 그렇지만 매년 300만 명의 어린이, 십대, 어른들은 스포츠 상해로 인해 응급실에 시려 온다. 응급실에 있는 5세~24세 사람들 중에 1/4는 스포츠 상해 때문이다.

청년들 사이에서 농구로 인해서 가장 많은 스포츠 상해를 입고 다음으로 사이클, 풋볼이 있다(그림 21.8). 숫자로는 어느 것이 가장 위험한 스포츠인지 가리키지 않는다. 스포츠에 참가하는 사람 수를 모르기 때문이다. 5세~14세 아이들이 가장 많이 상해가 발생한다.; 어린이들도 나이가 들면서 상해의 기회가 감소된다. 스포츠 상해로 인해 응급실에 오는 경우는 남자들이 여자들보다 두 배나 많다. 그러나 여자들도 스포츠에 많이 참가함으로써 그 수가 더 늘어난다. 코치와 부모들은 어린이들이 보호 장비를 항상 착용하는지 무

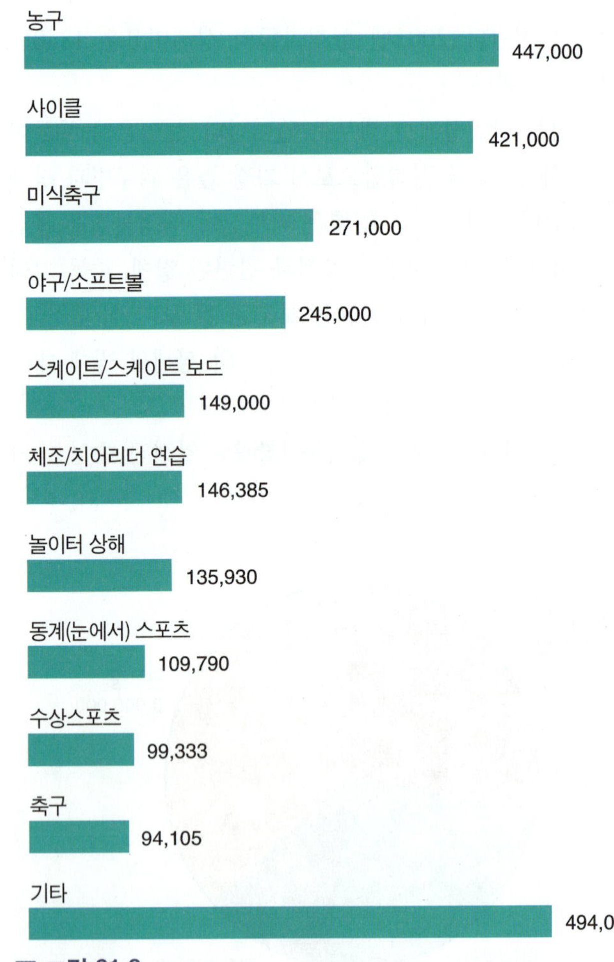

■ 그림 21.8

미국내 5~24세의 사람 중 여러 스포츠활동 중에 일어나는 부상자 수 (1997-1998).

상해 횟수의 측정은 이 연령대 사람들이 응급실을 1회 내지 4회 방문한 횟수를 측정.

출처 : Centers for Disease Control and Prevention.

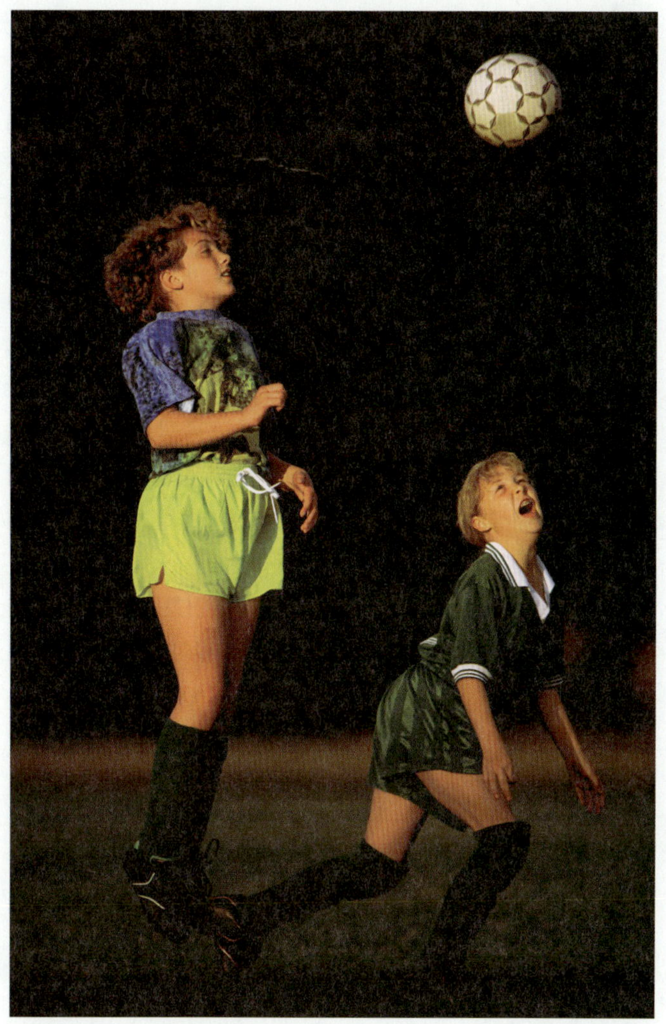

축구는 어린아이들에게 매우 인기있는 스포츠이다. 아이들에게 올바른 기술의 가르침이 상해를 예방할 수 있다.

모한 게임을 하지 않는지 지켜볼 의무가 있다. 스케이트보드와 스노보드 같은 익스트림 스포츠들은 인기가 증가하고 있어서 참가자들 또한 심각한 상해를 입는다. 아이들이 스포츠를 하거나 단지 놀 때도 주의하라고 아무리 얘기해도 지나치지 않지만, 적절한 조치는 상해를 예방하는 코치나 지원자가 있어야만 한다.

응급처치 (first aid and emergencies)

응급 시에 당신은 긴장하지 말고 의료진이 도착할 때 까지 그 상황을 다룰 수 있다고 자신감을 갖는다면 당신도 응급처치를 할 수 있다. 응급처치는 상해를 입거나 아픈 사람에게 즉각적인 보호를 주는 것으로 간주한다. 응급처치는 피해자가 회복될 때 까지 또는 의료진이 도움을 줄 수 있을 때 까지 도움을 주는 일시적인 도움이다.

응급처치와 응급의료에 관한 지식은 사실상 생명과 사망의 차이를 말할 수 있고 중상이거나 불구가 되는 것을 예방하는데 도움을 줄 수 있다. 응급처치기술의 지식은 적고 큰 응급상황을 다룰 때 당신의 신뢰가 가고 피해자가 안심 할 것이다.

사고 예방 (taking risks and preventing accidents)

생활에서 위험을 피하려 해도 지나치지 않다. ; 사고와 상해는 우리가 접하는 위험의 결과이다. 아이들이 기어 다니는 것을 배우자마자 남녀 불문하고 환경을 탐구하고 이해하려할 때 위험하게 된다. 생활의 각 단계에서 우리의 능력과 경험을 배우고 확장하는데 위험이 따른다. 우리는 도로를 건널 때, 버스를 잡으려고 달릴 때, 나뭇가지에 매달릴 때 위험이 따른다. 우리가 하이킹 갈 때, 오를 때, 스포츠에 참가할 때 위험을 가지고 있다.

당신이 요청할 중요한 질문은 내가 살아가는데 어떠한 위험이 필수불가결하게 받아들일 수밖에 없는가? 이다. 대답은 또한 당신의 상해위험을 결정할 것이다. 사람들은 위험한 행동에 대해 많이 다르다. 몇몇 사람들은 폴로, 경주차, 스카이다이빙과 같은 많이 위험한 것을 시도한다. 그러나 평안한 삶을 사는 사람도 혼란한 행동 또는 건강하지 못한 정신상태 때문에 상해를 입을 지도 모른다.

자신의 신념이 무엇이든 간에 안전한 생활에 대한 헌신은 언제나 만들 수 있다. 왜 지금 헌신하지 않는가? 음주를 줄이거나 안 하는 것은 여러 가지 상해를 특히 자동차 사고의 상해를 줄일 수 있다. 당신의 스트레스를 낮추는 것 또한 손상을 줄이는데 중요하게 기여한다. 가정에 소화기만 잘 두어도 갑작스런 화재 손상위험을 방지 할 수 있다. 새로운 물건을 작동하기 전에 매뉴얼, 경고사항을 읽어보고 따르는 것도 상해를 방지하는데 도움이 된다. 어떤 스포츠를 하기 전에, 사다리를 오르거나, 자전거를 타기 전에 필수 안전사항을 검토해야 한다. 안전규칙과 경고사항을 잘 확인해라. 위험한 행동을 할 때 건강한 신체와 긍정적인 생각을 유지해라.

갑작스런 상해가 대개 우스운 문제는 아니지만, 한 사고 통계치는 우스운 기록을 보인다. 토요일과 일요일은 치명적인 사고에 대한 가장 위험한 날이다. 단지 즐기기 위해 주말에 나가는 것은 심각한 상해를 증가 시킨다. 아마도 주말에 공부하거나 독서하는 것이 모든 면에서 좋은 생각이다.

건강에 대한 중요한 생각

1. 그림 21.4에 있는 역학적 삼자관계 (epidemiological triad)를 이용하여, 당신, 친구, 또는 가족 구성원에게 일어날 수 있는 최근 상해를 간단하게 설명하라.
   a. 상해와 관련된 인간의 요인들은 무엇인가?
   b. 상해와 관련된 (물리적이고 사회적인) 환경적 요인들은 무엇인가?
   c. 상해와 관련된 매개물 (또는 작용물)은 무엇인가?

   상해를 예방하기 위해서 어떤 요인(들)을 수정할 수 있는가?
2. 교통사고의 약 40%는 음주로 인해 발생한다. 사람들이 음주운전을 하지 않도록 돕기 위해서 당신의 학교와 지역사회는 무엇을 하는가? 생각해야 할 질문들은 다음과 같다.
   a. 교육 프로그램이 있는가? 있다면, 그 프로그램은 무엇이며, 누구를 대상으로 하는가?
   b. 당신의 동료들이 음주운전을 하지 않도록 하는 교육 프로그램을 어떻게 계획했는가?
   c. 특정시기(예를 들면, 고등학교 무도회나 7월 4일과 같은)에 음주운전의 위험성을 알리는 프로그램이 있는가?
   d. 캠퍼스 안과 밖에서, 음주운전사고와 사망자를 감소시키는 것에 대한 지방법 시행의 역할은 무엇인가?
3. 연방, 주, 지방자치는 지역사회 또는 개인에게 영향을 미치는 어떤 안전행동들 (safety behaviors)을 시행하는 법과 규정을 작성하고 통과시켰다. 이러한 법은 안전벨트 착용하기, 아이를 카시트에 앉히기, 오토바이나 자전거 탑승 시 헬멧 착용을 규정한다. 어떤 사람들은 어느 수준에서 정부가 개인의 안전과 상해 예방에 관한 법을 강요하지 말아야 한다고 생각한다. 다른 사람들은 공익을 위해서 시민들 사이의 안전행동들을 요구하는 것이 옳다고 생각한다. 당신의 의견은 어떠한가? 정부는 개인의 안전행동들을 규정해야 하는가? 왜 그래야 하는지 또는 왜 그러지 말아야 하는지에 대해서 설명하라.

건강 리뷰

- 불의의 상해와 사망은 매년 작업손실에 의한 비용 뿐만 아니라, 의료비에서 수십억을 손실시킨다. 불의의 상해와 사망은 예방할 수 있다!
- 많은 요인들이 불의의 사고를 일으킨다: 지식, 태도, 신념과 행동들; 경제적, 사회적 요인들; 능력; 환경적 조건들; 그리고 음주와 다른 약물 남용.
- Haddon matrix는 자동차 위험 요인들을 평가하기 위해서 개발되었으며, 예방 프로그램을 개발하기 위해서 이용된다.
- 상해예방을 위한 다방면적인 접근법에는 교육, 예방전략, 더 엄격한 법과 규정, 더 좋은 제품 설계가 있다.
- 자동차 사고에 의한 사망은 감소하고 있다. 그러나 1999년도에 약 41,300명이 자동차 사고로 사망하였다. 매 32분마다 음주와 관련된 사망자가 한 명씩 발생한다.
- 보행자와 자전거 안전 규칙과 장비는 사고를 예방하기 위해서 중요하다. 빛이 반사되는 옷을 입고, 교통법규를 지켜라.
- 집안에서의 안전은 낙상, 중독, 익사, 질식, 화재를 예방하는 것이다.
- 산업재해는 1984년 이후로 감소하고 있다. 그러나 산업재해는 여전히 고용주와 고용원의 많은 시간과 비용을 손실시킨다. 등이 가장 자주 손상되는 부위이며, 그 다음으로 다리, 팔, 몸통 순이다. 적절한 직장 안전 절차가 많은 산업재해를 예방할 수 있다.
- 매년 거의 3백만의 젊은이들이 운동 중 다쳐서 응급실에 간다. 농구, 사이클, 축구에서 가장 자주 상해가 발생한다.
- 사고와 상해는 우리가 감수하는 많은 위험요인들의 결과이다. 비록 우리가 행하는 대부분이 어느 정도 위험은 있다고 하더라도, 우리는 안전지식을 늘리고 예방조치를 취함으로써 위험을 줄일 수 있다.

건강과 웰니스 온라인

웹 사이트는 건강과 웰니스에 대한 풍부한 정보를 담고 있다. 웹 브라우저 소프트웨어를 이용하여 인터넷을 실행하면 건강과 웰니스에 대한 현존하는 많은 주제에 대해 새로운 통찰력을 얻을 수 있을 것이다.

Jones & Bartlett 출판사의 웹사이트인 health.jbpub.com/hwonline 을 실행해라.

참고 문헌

Ashley, S. (2001, October). Driving the info highway. *Scientific American*, 50–68.

Gladwell, M. (2001, June 11). Wrong turn. *The New Yorker*, 50–61.

Istre, G. R., McCoy, M. A., Osborn, L., et al. (2001). Deaths and injuries from house fires. *New England Journal of Medicine*, 344, 1911–1916.

McCartt, A. T. (2001). Graduated driver licensing systems: Reducing crashes among teenage drivers. *Journal of the American Medical Association*, 386, 1641–1632.

National Safety Council. *Injury facts*, 2002 edition. Itasca, IL.

Runge, K. W., and Cole, T. R. (2002). Crosswalk markings and motor vehicle collisions involving older pedestrians. *Journal of the American Medical Association*, 288, 2171–2174.

추천 도서

Ashley, S. (2001, October). Driving the info highway. *Scientific American*, 50–68. A discussion of all the electronic gadgets being used in automobiles and how they might affect safety.

Barss, P., Smith, G., Baker, S., and Mohan, D. (1998). *Injury prevention: An international perspective*. Cary, NC: Oxford University Press. Injuries are rapidly assuming epidemic proportions throughout the world. This book provides a worldwide overview of injury problems, including the epidemiology of injury, surveillance, and policy.

Gladwell, M. (2001, June 11). Wrong turn. *The New Yorker*, 50–61. An interesting look at why automobile safety measures may not be working as originally expected.

Injuries in the school environment: A resource guide. (1997). Children's Safety Network, 55 Chapel Street, Newton, MA 02158-1060 (free). The Children's Safety Network designed this packet of information to inform school personnel and other professionals about the extent of the problem of injury and to stimulate discussion.

추천된 웹 사이트

이들 웹사이트를 연결하기 위해 health.jbpub.com/hwonline을 방문하라.

Medlineplus on accident

어린이, 차량, 가족 및 기타 안전정보 제공

국립상해방지센타(U.S. National center for injury prevention and control)

장애, 사망률, 유병률감소와 상해에 관련된 치료비에 관한 정보등을 제공

미국 도로교통안전국(U.S. National Highway Traffic Safety Administration)

자동차안전에 관한 정보제공

미국 직업관련안전건강협회(U.S. National Institute of Occupational Health and Safety)

사업장의 안전과 건강에 전념.

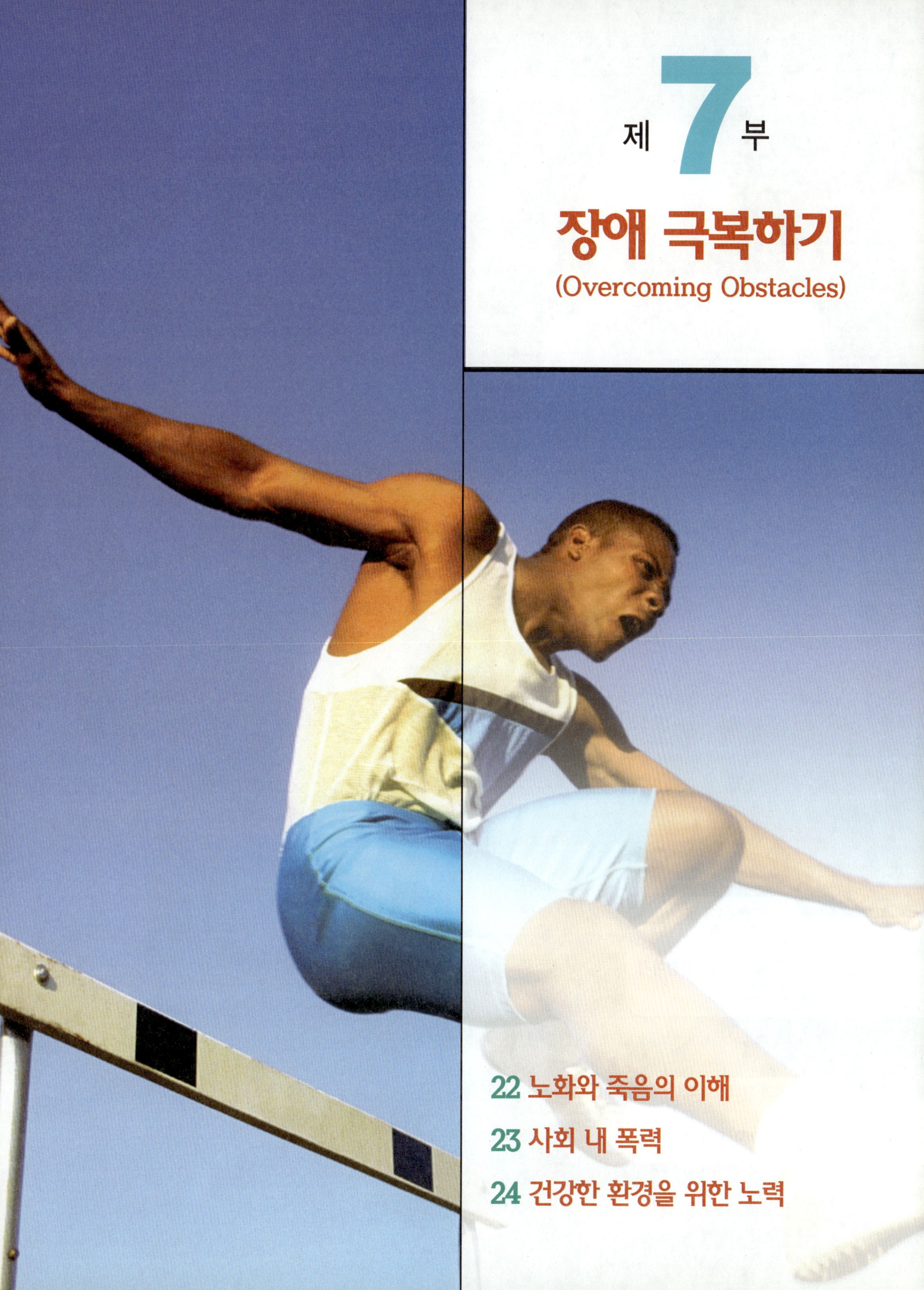

제 7 부

장애 극복하기
(Overcoming Obstacles)

22 노화와 죽음의 이해
23 사회 내 폭력
24 건강한 환경을 위한 노력

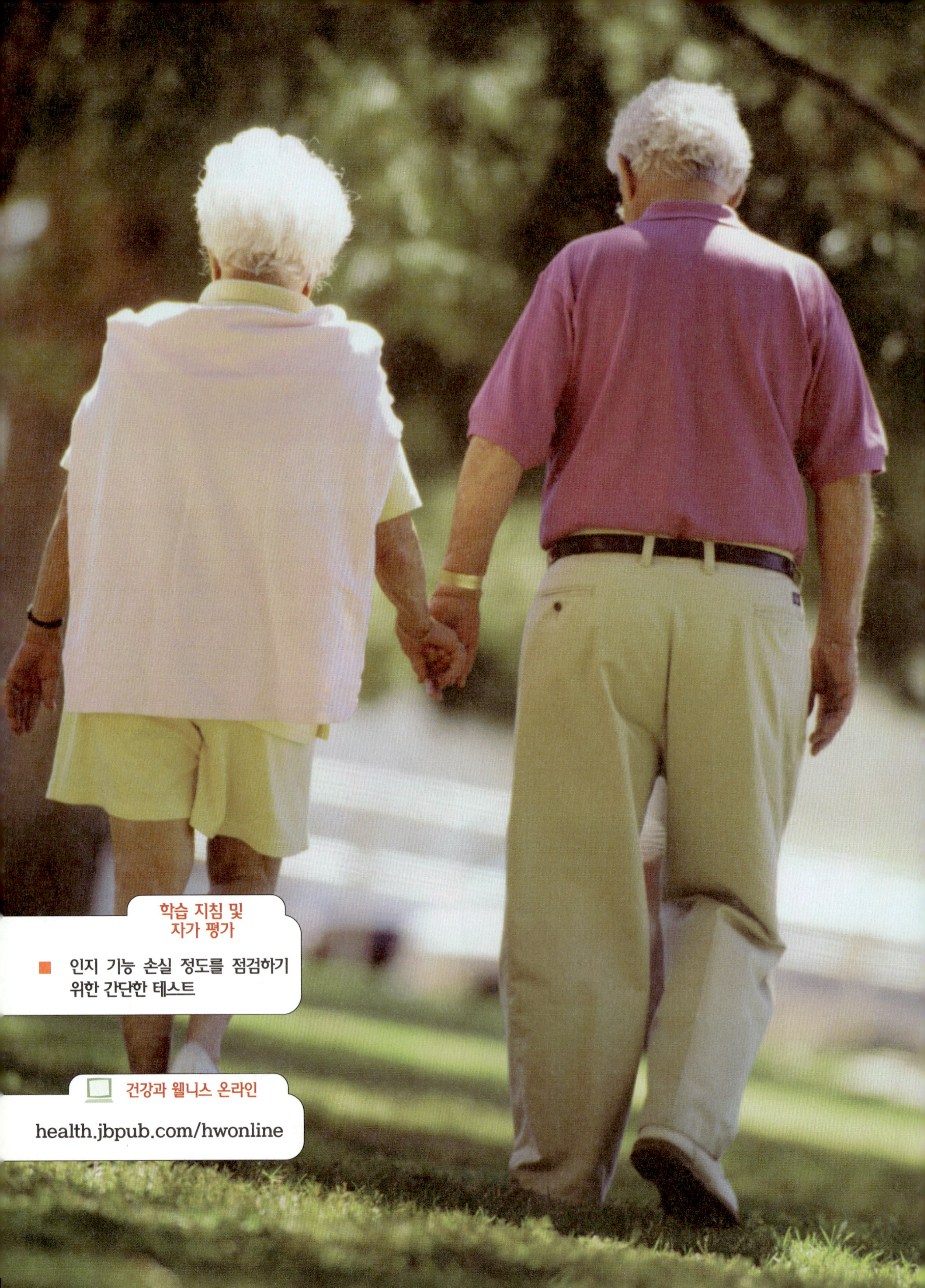
학습 지침 및
자가 평가
■ 인지 기능 손실 정도를 점검하기 위한 간단한 테스트
건강과 웰니스 온라인
health.jbpub.com/hwonline

제 22 장

노화와 죽음의 이해

(Understanding Aging and Dying)

학 습 목 표

1. 노화에 따른 생물학적인 변화에 대하여 기술할 수 있다.
2. 노화, 최대수명, 평균수명, 기대수명, 노인차별 및 노인학에 대하여 정의할 수 있다.
3. 미국인들의 나이에 따라 일반적으로 증가하는 건강과 관련된 사회적 영향에 대하여 말할 수 있다.
4. 2가지의 노화이론에 대하여 간단히 설명할 수 있다.
5. 저영양이 노화 과정에 미치는 영향에 대하여 설명할 수 있다.
6. 알츠하이머병과 노인성 치매에 대하여 말할 수 있다.
7. 골다공증을 예방하는 몇 가지 방법에 대하여 기술할 수 있다.
8. Elisabeth Kübler-Ross가 정의한 죽음의 단계에 대하여 정의할 수 있다.
9. 안락사와 의사 원조 자살(physician-assisted suicide)의 차이점을 설명할 수 있다.
10. 고식적 의료와 의사 원조 자살(physician-assisted suicide)을 비교할 수 있다.
11. 건강한 노화와 관련된 요인들에 대하여 기술할 수 있다.

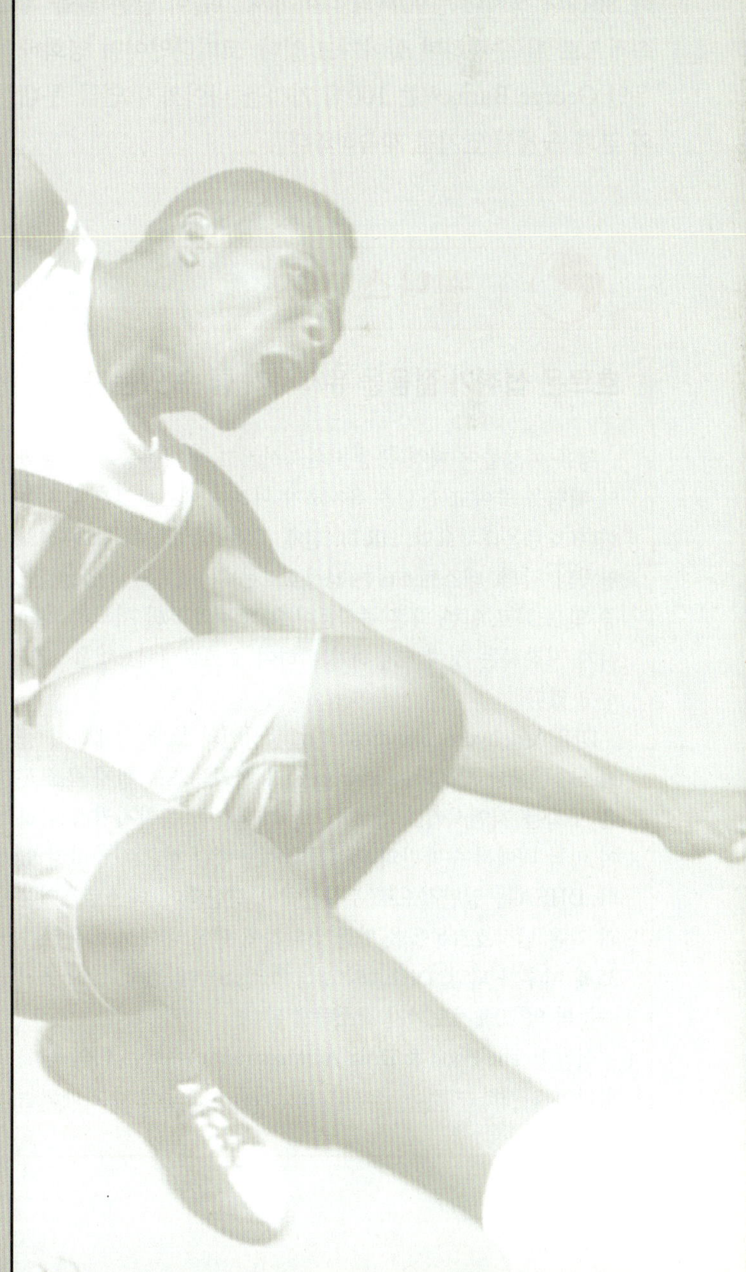

우주상의 모든 것들—식물, 동물, 산, 혹성, 행성 등—은 시간이 흐름에 따라 변화하며 결국, 죽거나(식물, 동물) 분화되고 사라진다(혹성, 행성). 우리가 살고 있는 지구는 자원이 고갈되고 환경이 변화하는 것과 같은 의미에서 볼 때 노화되어간다고 할 수 있다. 태양을 연료로 하는 핵반응은 서서히 감소할 것이며, 그렇게 되면 결국 태양은 지금으로부터 약 50억 년 후에 폭발할 것으로 예상된다.

> 젊음을 간직하기 위한 비밀은 정직하고, 음식을 천천히 씹어 먹고, 그리고 나이에 맞게 처신하며 사는 것이다.
>
> *Lucille Ball*

많은 사람들이 노화와 함께 질병에 노출되고, 무능력해지고, 고독감을 느끼며 활동력이 감소하게 된다. 그러나 노화의 그러한 부정적인 관점은 과장된 것이다; 오늘날의 많은 노인들이 성적 · 육체적으로 활동적이며, 80대나 심지어는 90대의 나이까지 그들이 맡은 일을 계속적으로 잘 수행하며 살아가고 있다. 코미디언이며 영화배우인 George Burns씨는 100세 가까운 나이까지 연극 무대와 영화 속에서 연기를 계속하였다.

미국에서는 노화에 대한 부정적인 면이 영화, TV, 특히 광고에 아직까지도 많이 남아 있다. 이상적인 미국인은 영원히 젊고 활동적이고 매력적이며 주름이 하나도 없는 삶을 꿈꾸며 살고 있다.

광고에서는 사람들에게 흰머리를 염색하고, 노화방지를 위한 특수한 허브나 비타민 보조물을 섭취하며, 젊음을 되찾을 수 있는 얼굴용 로션이나 바디 크림을 사용하게 하거나 다양한 성형수술 등을 통하여 노화의 가시적 증후들을 지연시키도록 선전한다.

노화의 일반적 과정이 질병에 의한 것이 아니므로, 노화는 치유될 수 없는 것이다. 인체 내의 기관, 뼈 및 조직들이 닳고 찢어지는 등의 현상에 의하여 노화 현상이 특징적으로 나타나게 되며, 이러한 현상에 의하여 나이가 들수록 근육이 약해지고, 면역체계의 기능이 감소하며, 성욕이 감퇴하는 등의 효율성이 점점 감소하게 된다. 아무리 건강한 신체라도 서서히 닳아서 노화된다. 그러나 젊은 시절에 건강한 생활습관을 발달시키고, 노화의 과정을 정확히 이해함으로써 생을 마감할 때까지 원기왕성하고 건강하게 살아갈 수 있다.

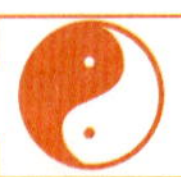

웰니스 지침

호르몬 섭취가 젊음을 유지시켜 줄 수 있는가?

많은 여성들이 폐경 증상을 완화시키고, 골다공증, 심장질환의 위험을 줄이고 건강을 유지하기 위하여 에스트로겐을 사용한다(호르몬대체요법; HRT). 현재 많은 남성들이 노화-신체 활력의 감퇴, 테스토스테론(남성호르몬)과 성욕의 감소, 불면증 및 노화로 인한 다른 증상들이 50세 이후부터 서서히 나타나기 시작하는 것에 역행하기 위하여 호르몬대체요법을 시도하고 있다.

DHEA(dehydroepiandrosteron; 정상인의 뇌에 존재하며 콜레스테롤에서 합성되는 androgen)라 불리는 노화방지 호르몬은 노화를 지연시키고 신체적 · 성적 활력을 증가시키기 위하여 미국 내에서 수백만의 남성들이 사용했던 것으로 알려져 있다. DHEA는 일반적으로 부신선에서 생산되며, 테스토스테론과 같은 남성호르몬들을 만들기 위하여 인체 내에서 이용된다. 35세 이후가 되면, DHEA의 생산이 감소하며, 결국 성인 초기 수준의 약 20%정도까지 감소하게 된다.

식약청(The Food & Drug Administration)에서는 마약을 처방하여 판매하는 것은 규제하지만, 식품 보조물로써 판매되는 물질들에 대해서는 규제하지 않는다. 이 범주에 속하는 비타민류, 허브류, 아미노산류 및 호르몬류 등의 보조물들은 연방의 규제를 받지 않고 판매할 수 있다.

DHEA가 테스토스테론의 수준을 높여준다는 것에 대해서는 이견이 없으며, 대부분의 남성들이 DHEA를 섭취하게 되면 여러 가지 면에서 보다 젊어짐을 느끼게 되고 젊게 행동하게 된다고 확신한다.

노화방지 호르몬으로써 인기를 얻은 또 다른 호르몬은 성장호르몬(HGH)이다. 성장호르몬은 유전적 결함으로 인해 비정상적으로 성장한 키가 작은 사람들에게 필요하다. 그러나, 성장호르몬의 유용성은 이미 고령 노인들의 체질량과 근력을 증가시키기 위한 용도로 사용하도록 자극이 되었다(Vance, 2003). HGH는 이런 용도로 사용하도록 승인되지 않았으나, HGH를 원하는 환자들을 위하여 내과 의사들에 의하여 종종 처방되기도 하였다. 여러 연구에서 저항성 운동이 GH보다 더 효과적으로 근력을 향상시킬 수 있다고 보고하였다. 국립노화연구소(National Institute on Aging)에서는 노인들의 노화방지를 위한 약품으로써, 또한 근력과 체력의 향상을 위한 도구로써 DHEA나 HGH 중 어느 것도 추천하지 않고 있다.

오늘날, 대부분의 미국인들이 '고령'을 예상할 수 있으나, 이것이 항상 똑같은 경우는 아니다. 노화 전문가인 Hayflick(1997)는 다음과 같이 말하였다:

> "인간이 지구상에서 살아왔던 시간 동안 출생 시의 기대수명은 30세~40세를 넘지 않았다. 생존할 수 있는 나이를 증가시키기 위하여 발전된 나라에서 잠재적 생존률을 높이는 것이 가능할 수 있었던 것은 인간이 육식동물, 집단 살인, 기아, 많은 사고의 원인 및 전염병 등을 피하기 위한 방법을 배운 후부터이다(Hayflick, 1997)."

미국 내에서의 기대수명은 매우 높아졌다. 2001년 백인 남성들의 평균 기대수명은 75.3세, 백인 여성들은 80.2세였다(미국 내 흑인들의 기대수명은 백인들보다 몇 년 더 적다). 1950년과 2001년 사이에 미국인들의 평균 기대수명은 약 9년이나 증가했다. 그러나 평균 또는 평균 이상의 기대수명을 얻기 위해서는 젊은 시절 동안에 건강한 행동과 생활습관을 가지는 것이 중요하다.

미국의 노인 인구 (America's aging population)

노화는 성적 성숙 후에 발생해서 사망할 때까지 계속되는 인체 기능의 정상적인 변화이다. 이상적인 환경 측면에서, 모든 동물은 그들의 종이 살 수 있는 **최대수명**까지 살아남을 수 있으며, 인간의 최대수명은 약 120년이다(그림 22.1). 현재까지 기네스북에 기록된 가장 오래 산 사람은 Jeanne Calment이라는 프랑스의 할머니로, 1997년 8월 4일 프랑스의 Arles에서 사망하였으며, 사망할 당시의 나이는 122세 164일이었다. 그녀는 또한 97세의 생존한 남동생과 장수하는 다른 친척들이 많았는데, 이는 그녀의 유전적 환경이 장수의 주요인이 되었을 것이라고 미루어 짐작할 수 있다. **평균수명**은 사망 인원수의 50%에 해당하는 평균 나이로 정의할 수 있다. 보험회사들은 생존 이익금을 지불하기 위해서 필요한 보험료(premiums)를 결정할 때 실제 인구에 근거한 자료를 사용한다. **기대수명**은 구성원이 생존하기를 기대할 수 있는 시간의 평균 길이를 말한다. 미국에서 출생 시 평균 기대수명은 1900년대까지 거의 30년 정도가 증가하였고, 현재는 백인 여성의 기대수명이 평균 80세를 넘어섰다. 그러나 모든 나라들이 다 그렇지는 않다. 러시아 남성들의 기대수명은 겨우 59.1세에 불과하다. 이러한 급격한 감소는 구소련의 붕괴에 따른 경제의 불황과 건강 보호 제도(health care system)의 몰락 등이 원인이다. 심각한 에이즈 전염병의 발병률이 높은 아프리카 여러 나라의 기대수명도 급격하게 감소하고 있다.

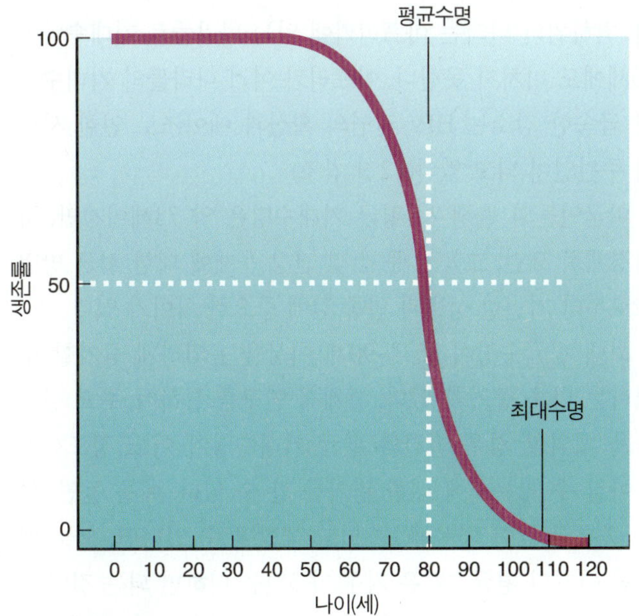

■ 그림 22.1
이상적인 노화 인구에 있어서 나이의 기능으로서의 생존

각종 질병, 사고 및 다른 요인들로 인하여 실제 세계의 인구는 이상적 환경에 따른 생존이 불가능하며 시대가 바뀌면서 다양한 커브를 그려 왔다(그림 22.2). 미국인의 평균수명은 1900년대 극적인 증가를 보였는데, 미국인들의 평균수명이 이처럼 증가한 이유는 고령인구가 증가했기 때문이다.

유전자가 인간의 노화와 수명에 중요한 역할을 하는 것이 확실함에도 불구하고, 여러 연구들은 각기 다른 사람들을 대상으로 수명의 차이점을 고려할 때 유전자가 미치는 영향은 50%이하 정도밖에 되지 않는다고 보고하고 있다. 만일 유전자가 수명에 있어서 핵심적인 요소로 작용한다면, 일란

용 어

노화(aging) : 성적인 성숙 이후부터 사망할 때까지 계속되는 신체 기능의 정상적인 변화

최대수명(maximum life span) : 어떤 종 내에서 개인이 생존할 수 있는 이론적인 최대 나이

평균수명(average life span) : 사망 인구수의 50%에 해당하는 평균 나이

기대수명(life expectancy) : 인간이 살기를 기대하는 나이의 평균 수치

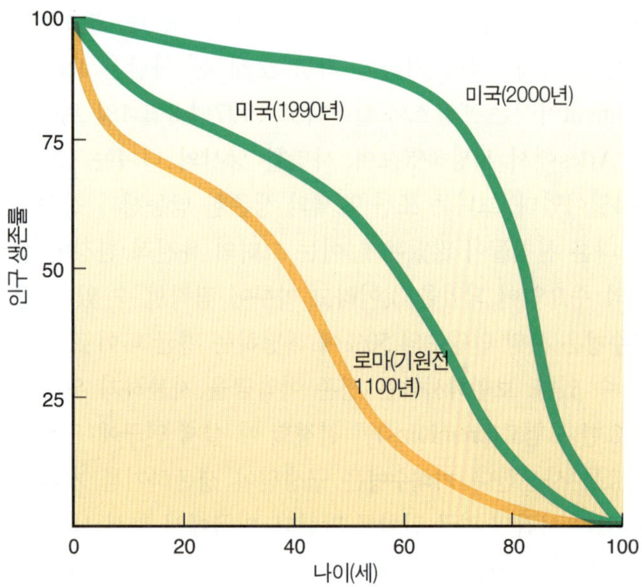

■ 그림 22.2

다양한 인구에 대한 대략적인 생존 곡선

미국인은 거의 이상 곡선을 그리기 시작하고 있다.

성 쌍둥이는 노화도 죽음도 같은 나이에 겪어야 하지만, 사실은 그렇지 않다. 일란성 쌍둥이와 이란성 쌍둥이에 관한 연구에서, 유전자는 수명에 있어서 개인차의 35%정도 밖에 고려할 수 없는 것으로 평가되었다(Finch & Tanzi, 1997).

미국의 '회색화(고령화)'는 사회적, 의학적, 경제적인 문제의 원인이 되고 있다. 가장 중요한 것은 미래에 사회안정 자금을 유지하기 위한 연방정부의 능력이다. 현재 미국의 인구 증가 추세로 볼 때, 30-40년 이내에 사회안정제도를 위한 자금이 바닥이 날 것이라고 연방정부는 예상하고 있다. 이러한 현상을 예방하기 위하여 미국 의회는 미래의 퇴직자들에게 퇴직 후에도 일을 계속할 수 있도록 하기 위한 사회안정 재구현 대책 방안을 강구하기 시작했다. 또 다른 문제는 노인들을 위한 의료시설이 더 필요하다는 것이다. 다수의 노인들이 원기왕성하고 건강함에도 불구하고, 65세 이상 고령자의 대다수가 의료적 혜택을 받아야하는 만성질환에 시달리거나 기타 장애로 고생하고 있으며, 이들 중 일부는 의료비가 매우 비싸고 오랜 기간 치료받아야 하는 경우도 있다. 노인들의 건강 유지를 위한 비용은 급격히 오르고 있으며, 이는 왜 노인들에 대한 건강보호 정책의 개선이 시급하게 요구되는지에 대한 당위성을 가진 정부와 공공단체에게 부담으로 작용할 것이다.

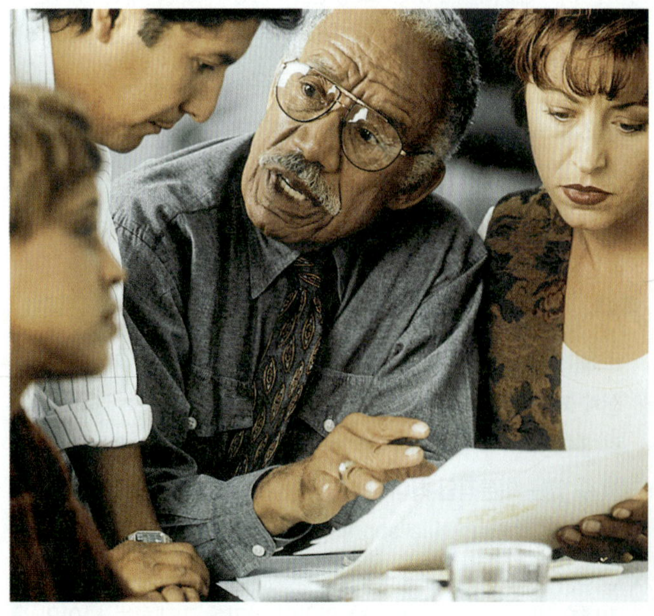

많은 고령자들이 '정상적인' 퇴직 후에도 오랜 기간 동안 계속하여 일을 즐기고 있다.

인간은 얼마나 오랫동안 살 수 있는가?
(How long can human beings live?)

노인학(노화의 원인과 메카니즘을 연구하는 과학)의 전문가들은 여러 나라에서 최장수를 누리는 사람들을 제외시키더라도, 평균수명이 85세~90세에 도달하여 최대 평균수명에 근접하고 있다는 사실을 믿고 있다. 85세~90세에 달하는 최대평균수명에 대한 증거 한 가지는 여러 나라 사람들의 기대수명이 차이가 있다는 정부의 조사에서 확인할 수 있다. 호주, 일본, 아이슬랜드 등의 나라들이 상위 그룹에 속해 있다. 최하위의 나라는 아프리카에 있는 나라들로 기대수명이 40세에도 미치지 못한다. 아프리카 여러 나라들의 기대수명의 급속한 감소는 HIV 감염의 확산과 에이즈로 인한 사망이 주원인이 되고 있다(12장 참조).

미국인들의 출생 시 평균 기대수명은 약 78세이지만, 사회경제적 요인, 교육적 문제 및 건강 문제에 대한 접근 방법으로부터 기인한 성별과 인종 간에 중요한 차이가 있다.

최대 평균수명이 85세~90세 이상을 유의하게 증가할 수 없다는 다른 증거가 있다. 통계적 연구를 통하여 주요 질병들을 제외할 경우 인간의 평균 기대수명이 어느 정도까지 높아질 수 있는지에 대한 평가를 할 수 있다. 예를 들면, 모든 종류의 암이 치유될 수 있고 예방될 수 있다면, 오늘 태어난 아기의 평균수명은 겨우 약 3년을 더하면 되는 것이다. 만일 모든 심장질환이 없어진다면, 출생 후 평균 기대수명은 14년이 증가될 수 있다. 따라서 심지어 의료적 치료를 통

표 22.1

세계 여러 나라의 기대수명

표 상단에 있는 나라의 국민들은 최대 평균기대수명에 근접하고 있다. 표 하단에 위치한 나라의 국민들은 기대수명이 40~50세에도 미치지 못하고 있다. 선진국일수록 여성들이 남성들보다 6년정도 더 오래 산다. 표에 있는 나라들의 서열은 남성과 여성의 기대수명의 합을 근거로 하여 정하였다.

	출생 시의 기대 수명	
나라	여성	남성
일본	84.2	77.7
호주	83.0	77.2
아이슬랜드	82.1	77.4
스페인	82.8	75.6
프랑스	83.1	75.2
영국	80.8	75.3
미국	80.2	74.5
멕시코	75.2	69.0
중국	73.9	67.0
러시아	73.0	62.3
브라질	67.9	59.4
방글라데시	60.7	61.1
하이티	51.3	47.9
아프가니스탄	45.9	47.3
잠비아	37.7	37.0
보타와	35.4	35.1

출처 : *World Almanac*, 2003.

하여 예상 외의 현저한 변화가 일어나더라도 대부분의 사람들은 그래도 100세 이전에 사망하게 된다.

최고령 집단이라 불리는 85세와 100세 집단 간의 연구에서 조금은 다른 노화에 대한 상황이 나타난다. 스칸디나비아의 최고령집단에 대한 통계학적 연구에서, 질병이 없는 상태에서 노환으로 인한 사망은 110세까지 발생할 수 있다는 것을 시사해 주었다. 그러나 질병에 걸리지 않고 살 수 있는 최대 기대수명이 85세, 100세 또는 110세이든지 간에 인간은 그 어느 누구도 967년이나 생존했다고 전해지는 창세기에 나오는 Methuselah 만큼 오래 살 수는 없다.

노화 이론 (theories of aging)

노화를 조절하는 생물학적 시계 (biological clocks regulate aging)

노화 이론은 크게 두 가지의 광의의 영역으로 나눌 수 있다. 한 가지는 각기 다른 종의 동물 특이성과 최대수명과 노화 속도를 결정짓는 생물학적, 유전적 메카니즘에 의하여 노화를 정의한다. 또 다른 이론은 영양, 질병에 대한 감염 및 운동과 같은 노화에 영향을 주는 환경적 요인에 초점을 둔다. 최대수명을 결정하는 생물학적 시계를 위한 증거는 다른 종의 포유류들에 의해 하루 동안 소비된 체중 1g당 에너지의 양을 측정하는 것이다. **특이대사율**(specific metabolic rate)이라 불리는 1일 에너지소비량은 다른 종의 최대수명과 매우 높은 상관관계가 있다(그림 22.3). 가장 높은 특이대사율을 가진 포유류는 수명이 가장 짧았으며, 인간은 대사율이 가장 느리고 가장 오래 사는 것으로 나타났다.

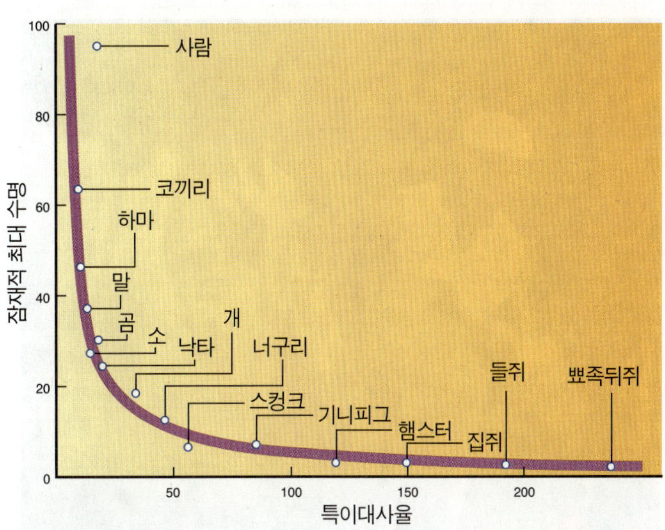

■ 그림 22.3

에너지 소비율과 잠재적 최대수명과의 상관관계

에너지 소비율은 하루에 체중 1g당 소비한 에너지로 계산된다. 위의 그림은 다양한 포유류의 수명을 보여준다. 그림의 상관관계는 인간의 최대수명이 궁극적으로 인체생물학과 인간유전자의 역할에 의하여 결정된다는 사실을 암시해준다.

노화를 지배하는 생물학적 시계에 대한 다른 증거는 실험실에서 이루어지는 세포 성장에 관한 연구를 통해서 찾아볼 수 있다. 여러 동물들의 서로 다른 조직으로부터 추출한 세포를 제한된 실험실 조건 하에서 배양될 수 있도록 환경을 설정하였다. 이러한 실험으로부터 얻은 놀랄만한 결과는 변함없는 생식을 위하여 실험실 내에서 세포들이 성장하고

용 어

노인학(gerontology) : 노화의 원인과 메카니즘에 대하여 연구하는 과학

특이대사율(specific metabolic rate) : 하루 동안에 체중 1g당 소비하는 에너지의 양

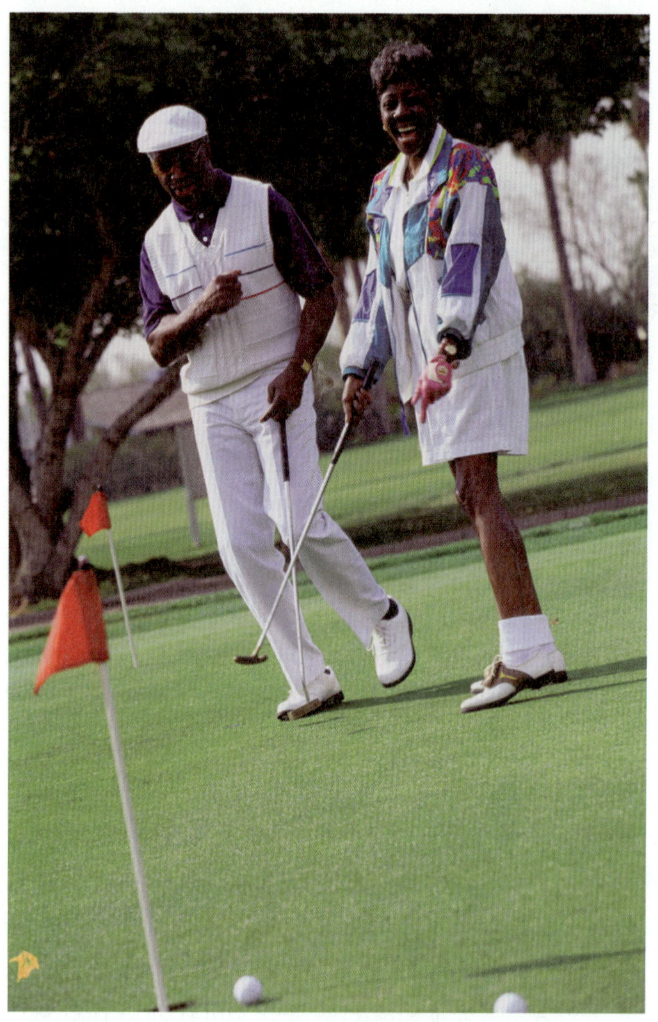

활동을 공유하는 것은 나이에 관계없이 건강에 많은 도움이 된다.

분화되며 그 후 죽는다는 것이다. 성장의 생식 수는 세포를 배양 받은 동줄의 최대수명과 관계가 있다. 쥐의 세포는 단지 몇 번에 걸쳐 분화되지만, 인간의 세포는 죽기 전까지 많은 수에 걸쳐 분화된다. 이러한 실험을 통해 얻을 수 있는 명확한 결론은 어떤 신호가 그들을 멈추라고 명령하기 전까지 얼마나 많은 횟수를 세포들이 성숙하고 분화되는가를 결정하는 유전학적으로 조절된 시계를 모든 동물 세포 내에 가지고 있다는 것이다.

> **인간은 누구나 오래 살기를 갈망한다. 그러나 늙고자 하는 사람은 아무도 없다.**
>
> *Jonathan Swift*

암세포가 다른 세포와 구별되는 특징은 정상 세포를 실험했던 똑같은 실험실 조건 하에서 실험했을 때, 암세포는 성장해서 결코 죽지 않는다는 것이다. 암세포는 새로운 영양소가 제공되는 한 끊임없이 성장하고 분화하는데; 인간의 종양으로부터 생긴 세포들이 30년이 넘는 기간 동안 아직까지 그 실험실에서 자라고 있다는 사실에서 확인할 수 있다. 그러므로 암세포는 인체 내에서나 실험실 내에서 모두 정상적인 성장과 노화에 대한 조절 능력을 세포라 할 수 있다(13장 참조).

노화에 영향을 미치는 환경적 요인 (environmental factors affect aging)

비록 유전적 요인이 노화에 기여한다 하더라도, 환경적 요인이 훨씬 더 큰 역할을 한다. 더 오래 살수록 인체는 세포 내 DNA에 손상을 줄 수 있는 방사능과 화학 물질에 더 많이 노출되며, 시간이 경과되면 인체 내 필수적인 세포들이 죽게 되는 원인이 될 수 있다. 예를 들면, 대부분의 세포들은 그들의 DNA에 대한 손상을 치유할 수 있는 효소들을 가지고 있는데; 노화에 따른 이들 세포 치료 효소들의 손실은 세포의 죽음을 확산시킬 수 있는 것이다. 이것을 노화의 '오류 사망'(error catastrophe) 이론이라 한다. 세포의 염색체 내의 변형이 계속적으로 축적됨으로써 암의 발병과 또한 노화를 초래할 수 있다.

방사능과 화학 물질에 대한 노출의 또 다른 형태의 영향은 '자유기'라 불리는 세포 내 매우 활성화 된 분자의 생산이다(14장 참조). 이러한 물질들은 세포 내에서 정상적으로 활성화되지 않으나, 노화가 진행됨으로써 체내에 있는 세포들은 자유기의 해로운 영향에 대처할 능력이 감소하게 된다. 또한 자유기는 모든 세포 내에 있는 복합 구조로써 세포의 성장과 기능을 위한 에너지를 제공해 주는 미토콘드리아에 대한 손상을 증가시킨다. 만일 충분한 에너지가 없다면 세포들은 병들거나 또는 죽을 수도 있으며; 만일 너무 많은 세포가 죽는다면, 인체 내 기관들이 제 기능을 하지 못하게 되고 인간은 결국 사망하게 된다. 또한, 나이가 들면 감염과 자가면역질환에 더욱 영향을 받기 쉬우므로 결국, 면역체계의 기능도 노화함에 따라 그 효과가 감소하게 된다. 전체적으로 종합하면, 노화는 유전적 · 환경적 요인의 복합 작용에 의해 초래되는 복잡한 과정이라 할 수 있다.

노화를 지연시키는 저영양 (undernutrition slows aging)

동물들의 노화에 관한 연구에서 **저영양**은 동물들의 생명을 연장시켜 준다고 보고했다(Campisi, 2000). 예를 들면, 실험실 쥐는 일반적으로 최대수명이 약 40개월이었으나, 열량 섭취를 제한시킨 쥐들은 최대수명이 약 57개월이나 되었

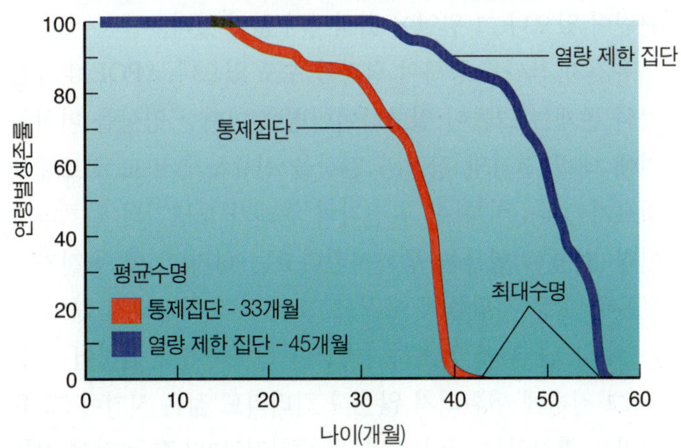

■ **그림 22.4**

식이 섭취 집단 쥐와 열량 섭취 제한 집단 쥐의 생존률

열량섭취 제한 식이요법을 실시하여 평균 45개월 생존한 쥐집단과 자유 식이섭취를 하도록 하여 33개월 생존한 쥐집단을 비교하였다. 열량섭취 제한 쥐의 최대수명이 현저하게 증가하였다.

출처 : "Caloric restriction and aging," Richard Weindruch. Copyright © 1996 by Scientific American, Inc. All rights reserved.

다(그림 22.4). 열량 섭취를 제한한 늙은 쥐들은 잘 먹인 통제집단의 늙은 쥐들보다 훨씬 더 건강하고 활발한 행동을 보였다(Weindruch, 1996).

저영양은 영양결핍이나 영양실조와는 의미가 다르다; 더 오래 생존한 실험실 동물들은 굶지도 않았고 어떠한 필수 영양소도 결핍되지 않았다. 단지 그들이 매일 섭취하도록 허락된 음식의 총량만 제한하였을 뿐이다. 또한 쥐를 대상으로 실시한 것과 유사한 열량 섭취 제한 실험 연구에서 다른 동물 집단에서도 생명이 연장되었음이 확인되었다.

열량 섭취 제한의 한 가지 문제는 음식의 양을 제한하기 시작하는 시기를 아는 것이다. 어린 동물(어린이를 포함한)들은 신체적 성장과 뇌의 발달을 위하여 풍부한 영양을 필요로 한다. 쥐를 대상으로 실시한 연구에서 열량 섭취 제한은 너무 늦은 시기에 시작하게 되면 생명 연장에 아무런 영향을 주지 못한다는 사실을 발견하게 되었다. 현재까지는 다만, 모든 사람들이 과체중 상태가 되지 않으면서 다양하고 건강한 식사를 하는 것 이외에는 인간에 대한 저영양과 생명 연장에 대하여 권장할만한 어떤 내용도 알려져 있지 않고 있다.

알츠하이머병과 노인성 치매 (Alzheimer's disease and senile dementia)

질병에 걸리지 않는다면, 100세가 넘더라도 정상적인 정신 기능을 유지할 수 있을 것이다. 그러나 85세 이상 고령자의 약 20%정도가 몇 가지의 간단한 질문에 대하여 즉각적으로 대답할 수 있는 정상적인 인지 기능에 장애를 가지고 있다. 노인들에게 나타나는 이러한 정신 기능 장애 또는 감퇴 현상을 의학 용어로 **노인성 치매**라 한다. 현재 미국인 중 2백만이 넘는 인구가 치매와 같은 형태의 질병으로 고통 받고 있다. 많은 질병이나 증세들이 노인성 치매의 원인이 될 수 있으나 그 중 가장 일반적인 원인은 기억 상실, 언어 사용 능력의 감퇴, 인지와 문제해결 능력의 장애 및 운동 능력의 감소 등이 특징으로 나타나는 **알츠하이머병**이다.

현재 4백만 명이 넘는 미국인이 알츠하이머병으로 고통받고 있으며, 그 수는 인구의 고령화가 계속 진행됨으로써 향후에는 더 극적으로 증가할 전망이다. 알츠하이머병의 발병률이 노화와 함께 선형적으로 증가하는데, 90세 인구의 50%이상이 알츠하이머병 증세를 가지고 있다. 비록 알츠하이머병이 근본적인 치료는 될 수 없을지라도, 질병의 진행을 지연시키거나 예방할 수 있는 어떤 치료법이 있어 치료를 필요로 하는 수많은 알츠하이머 환자들이 살고 있는 사회에 많은 이점을 제공할 것이다(그림 22.5).

이 질병은 노인성 치매로 사망한 환자의 조직을 전자현미경으로 관찰한 결과 비정상적인 뇌구조를 가지고 있음을 발견한 독일의 내과 의사 'Alois Alzheimer'의 이름을 따서 알츠하이머병이라 명명하였다. 알츠하이머가 환자를 해부하여 뇌구조를 조사한 결과; (1) 뇌의 어느 한 부분에서의 뒤엉킨 신경섬유 다발의 존재; 그리고 (2) 뇌의 어느 영역이나 혈관 내에 존재하는 **유사녹말체 단백질**(amyloid protein)이라 불리는 특이단백질의 존재 등과 같은 이 질병에 대한 진단상의 범주를 발견할 수 있었다. 이러한 변화들이 어떻게 인지 기능의 장애를 유도하여 뇌에 영향을 미치는지에 대해서는 아직 숙제로 남아 있다.

용 어

저영양 : 영양실조에 걸리지 않으면서 매일의 열량 섭취를 제한하는 것

노인성 치매 : 노인의 인지기능 장애

알츠하이머병 : 노인성 치매의 일반적 원인이며, 다른 증상이 있고 결국 죽음에 이르는 질병

유사녹말체 단백질 : 알츠하이머 환자의 뇌에 존재하는 비정상적인 단백질

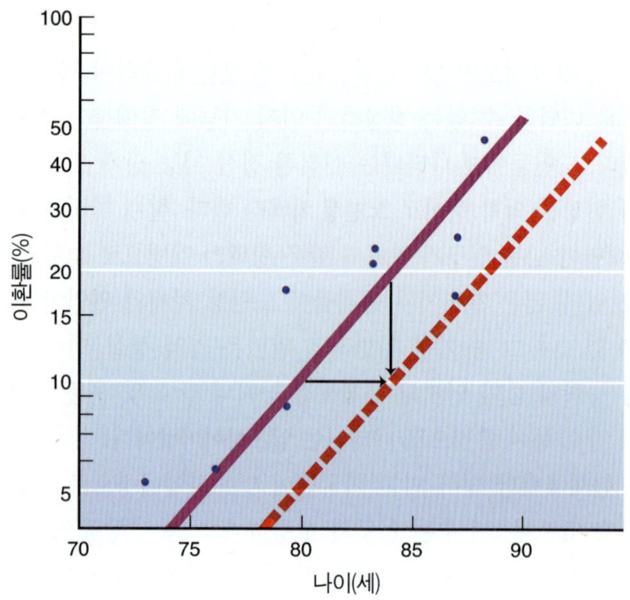

■ **그림 22.5**

알츠하이머병 발병 시기의 지연이 주는 이점

미국인 중 75세 노인 인구의 약 5%정도가 알츠하이머병에 이환되었으며; 80세에는 10%, 90세에는 거의 50%를 넘는다. 나이가 증가함에 따라 발병률이 선형적으로 증가함을 보여준다. 만일 질병의 발병 시기를 단 5년 정도만이라도 지연시키게 된다면, 질병 이환률이 50%로 감소하게 되어 85세 때 20% 이던 것이 10%로 감소할 수 있을 것으로 예상된다.

출처 : Courtesy Robert Katzman, University of California, San Diego.

비록 유전적 · 환경적 요인 모두에 의하여 발병되는 것처럼 생각되지만, 알츠하이머병에 대한 명확한 원인은 아직까지 잘 알려져 있지 않다. 어떤 가족들은 몇 세대에 걸쳐 알츠하이머병이 발병하고, 가족 구성원들 중에는 젊은 시절 사망하는 경우도 종종 있다. 이러한 가족들에 있어서, 물려받은 유전자가 질병의 전염에 기여한 것이 확실하다고 할 수 있다. 또한 알츠하이머병은 이전에 한 번도 질병에 이환되지 않았던 가족 구성원들에게서도 발병하는 경우가 있다. 대부분의 경우 알츠하이머병은 이러한 두 가지의 범주에 속하며, 알려지지 않은 환경적 요인에 의하여 이환된다고 할 수 있다.

연구자들은 알츠하이머 질환 감염을 증가시키는 유전자를 조사해 왔다. 세계에 단 100가족 정도 밖에 되지 않는 가족 내에서 발생한 세 가지 유전자(APP, PS1, PS2)로 인하여 많은 사람들이 알츠하이머병으로 고통 받고 있으며, 어떤 경우는 40세 이전에 발병한 경우도 있다. 이러한 유전자들 중 한가지의 존재가 결국은 알츠하이머병을 발병시키는 거의 확실한 매개체가 될 수 있는 것이다. APOEε4라는 또 다른 감염 유전자는 알츠하이머병 발병 위험률을 높이는 것과 관련이 있으나 그 원인이 밝혀지지 않고 있다.

유전자 검사를 통하여 결정될 수도 있으나, APOEε4 유전자의 존재는 그들이 알츠하이머병에 어떠한 영향을 미치는지에 대한 결과의 장점과 단점을 신중하게 비교 검토해볼 필요가 있다. 비록 이 유전자의 존재가 노년기의 알츠하이머병 발병 위험률을 증가시킨다고는 하지만, 이 유전자를 보유한 많은 사람들이 아직도 그 질병이 발병되지 않고 있다. 수십 년 후에 알츠하이머병이 발병하거나 심지어는 결코 그 질병에 이환되지 않는다 하더라도 젊은 시기에 그 유전자를 발견하는 것이 과연 유용한 것인가? 결국 정신 기능의 장애를 겪는다는 것이 운명적이라는 사실을 안다는 것은 보다 많은 사람들이 질병에 걸리지 않도록 조절할 수 있고 심지어 상담을 통해서도 예방이 가능한 것이다.

알츠하이머병의 발병을 지연시키기 위하여 수많은 약들이 개발되어 왔다. 그러나 이러한 약품들은 뇌에서 유사녹말체 단백질 침착물의 형성과 관련이 있다; 치료약이 개발될 수 있다는 희망은 세크레타아제(secretases)의 활성을 방해하고 유사녹말체 단백질의 형성을 예방해 줌으로써 알츠하이머병의 발병을 지연시키거나 예방할 수 있게 해준다. 다른 연구에서 유사녹말체 단백질의 형성을 억제하는 백신을 개발하는 데 도움이 되었으며, 이로 인하여 알츠하이머병을 예방하는 데 많은 도움이 되었다. 어떤 연구에서는 알츠하이머병의 발병을 지연시키는 데 도움을 주는 이부프로

건강 팁

알츠하이머병의 위험을 줄이는 방법

대부분의 사람들은 늙어서 정신력이 감퇴되는 것을 두려워한다. 알츠하이머병은 정신 기능의 심각한 장애와 죽음의 원인이 될 수 있으며, 나이를 먹어감에 따라 모든 사람들이 두려워하는 질병이다. 그 질병을 고칠 수 있는 치료약이 없으며, 검증된 예방법도 없다. 그러나 생애를 통하여 정신적으로 활동적이며 호기심 많은 상태를 유지하는 것이 알츠하이머병에 이환될 위험률을 감소시켜 줄 수 있다. 정신적으로 활발하고 기민한 상태를 유지하기 위하여 꼭 대학을 다니지 않아도 된다. TV를 끄고 독서를 한다. 도전적이며 자극적인 취미를 가진다. 십자말 풀이를 즐긴다. 새로운 것을 배우는 데 관심을 가지고 참여한다. 정신 활동을 활발하게 하고, 인지 기능 장애와 뇌질환의 예방에 도움이 되는 방법들이 많이 있다. 비록 운동의 유형과 방법이 변화 될지라도, 전 생애를 통하여 정신적, 육체적으로 활동적인 상태를 유지하도록 한다.

펜(ibuprofen; 항염증제)과 같은 비스테로이드계 약품(NSAIDs)들을 지적했다. 비타민E와 허브 은행나무를 대상으로 여러 번의 임상실험을 하였으며, 소수의 환자들에게 처방하여 관찰한 결과 미미한 향상이 나타났다.

결손 유전자를 발견하는 것과 알츠하이머병의 위험과의 관련성에 대한 최근의 연구에도 불구하고, 환경적 요인의 중요성은 매우 중요하다. 면역학적 연구에서 학력이 높을수록(전문대졸 이상) 학력이 낮거나 무학력자들 보다 알츠하이머병의 발병률이 낮은 것으로 나타났다. 76세에서 100세 사이에 사망한 수녀들에 대한 연구에서 학력의 중요성이 명백하게 밝혀졌다. 모든 수녀들이 일반인에 비하여 학력이 높았으며(전문대졸 이상), 알츠하이머병의 발병률도 훨씬 낮은 것으로 나타났다. 알츠하이머병 질환자들 중 소수는 사망 후 그들의 뇌를 대상으로 한 연구에서 알츠하이머병의 임상적 증상의 주요 원인이 되는 발작 증세가 나타난 것을 확인할 수 있었다.

알츠하이머병의 발병을 단계적으로 예방하도록 돕는 교육은 결코 쉽지 않다. 일생을 통하여 뇌를 활발하게 사용하는 습관을 들이는 것이 중요하다. 새로운 것을 배우고 새로운 모험에 도전하고 심지어 십자말풀이를 자주 하는 것도 질병 예방에 도움이 될 수 있다. 뇌세포가 일생을 통하여 계속적으로 성장하고 새로운 관계를 형성한다는 사실과 뇌의 성숙과 건강 유지가 정신적 자극에 의존한다는 사실은 명백하다. 전 생애에 걸쳐 체력을 유지하기 위하여 운동을 꾸준히 실천해야 하며, 정신적 기능을 유지하기 위하여 규칙적인 뇌운동이 필수적이다.

식이요법과 치매 (diet and dementia)

호모시스테인(Homocysteine)은 또 다른 아미노산인 메티오닌(methionine)으로부터 유래되었으며, 이들 두 가지 아미노산 모두 혈액을 따라 순환한다. 호모시스테인의 수준은 유전자의 구성이 다르기 때문에, 섭취하는 음식물과 개인의 특성에 따라 개인마다 다양하다. 혈액 내 호모시스테인의 수준이 높아지면 심혈관계 질환의 위험률이 더욱 높아지는 것과 관련이 있다(5장 참조). 최근의 연구에서 혈액 내 호모시스테인 수준과 노인성 치매의 위험률 사이의 관계를 규명하였다(Loscalzo, 2002). 체내의 호모시스테인의 수준은 폴산(folic acid; 빈혈 특효약)과 비타민 B_{12} 보조물의 섭취에 의하여 감소될 수 있으며; 이러한 보조물의 개입의 유용성을 검사하기 위한 연구가 계속적으로 진행되고 있다.

인도에서 알츠하이머병을 예방하기 위한 또 다른 식이요법의 실마리를 찾았다. 인도에 사는 65세 이상의 노인들 중에서 알츠하이머병에 걸린 사람은 단지 1%로 미국의 약 10%에 비하면 얼마나 적은 숫자인지 이해할 수 있을 것이다. 연구자들은 인도인들이 즐겨 먹는 카레에 초점을 맞추었다. 특히, 인도산 심황(turmeric) 카레 내에 포함된 복합영양분은 치매 예방 효과를 가진 항산화제를 함유하고 있다.

전 세계적으로, 약 2천 5백만 명이 치매로 고통 받고 있으며, 그들 중 대다수가 비타민 보조식품이나 다른 식이요법의 도움을 받고 있다. 치매 예방의 가장 큰 장애 중의 한 가

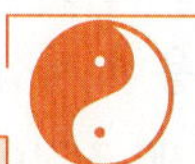

웰니스 지침

알츠하이머 치매 증상을 지연시켜 주는 은행나무 추출물

은행나무 추출물은 아시아에서 여러 세기 동안 다양한 질병을 치료하는 데 이용되어 왔다. 건조시킨 은행나무 잎은 다양한 질병의 증상을 완화시키기 위하여 차로 만들어 복용하였으며, 특히 노화와 관련된 질병에도 유용하게 사용되었다. 서양에서 은행나무 추출물은 주로 집중력 부족, 기억력 감퇴, 혼란스러운 증상 및 정신력 장애 등과 같은 상태를 포함하는 '소뇌기능부전' 과 관련된 증상에 주로 사용되었다. 이러한 증상은 주로 알츠하이머병적 특성을 지닌 치매의 초기 단계와 관련이 있다. 1998년에 은행나무는 미국에서 가장 많이 팔리는 식물치료제가 되었다.

은행나무를 가장 일반적인 처방약 중의 한 가지로 사용했던 프랑스와 독일 등과 같은 나라에서 추출 과정이 표준화되었다. EGB761은 인지기능 장애 환자들에게 임상적 실험을 통하여 검사되었던 은행나무 잎의 특수한 추출물이다. 그로부터 1년 후, 치매 환자 200여 명을 대상으로 위약 통제집단을 활용한 이중맹검법(double-blind) 연구에서, EGB761은 알츠하이머병 환자를 포함한 치매 환자들의 정신적 스트레스를 안정시키는 데 유효한 효과가 있는 것으로 나타났다. EGB761은 치매나 알츠하이머병을 치료하지는 못하지만, 증세를 지연시키거나 인지능력에 장애가 있는 사람들의 정신 기능을 향상시키는 데 도움을 줄 수 있다.

지는 증세가 심각한 상태가 되기 전에 위험에 대하여 올바르게 인식하는 것이다(Burns & Zaudig, 2002). 만일, 치매의 조기 증상을 평가할 수 있는 간단하고 신뢰성 있는 검사가 개발될 수 있다면, 치매의 진행 단계가 예방되거나 지연될 수 있을 것이다.

파킨슨씨병 (Parkinson' s disease)

파킨슨씨병(PD)은 노인들에게 두 번째로 많이 발생하는 신경퇴행성 질병이다(Nussbaum and Ellis, 2003). 파킨슨씨병으로 고통 받는 미국인은 약 100만 명 정도이며, 5만개의 새로운 사례가 매년 진단되고 있다. 알츠하이머병이나 루게릭병(ALS)과 같은 주요 신경학적 질병과 같이, 파킨슨씨병은 심신을 편하게 해주는 치료에도 불구하고 증상은 만성적이며 점차적으로 나빠진다. 파킨슨씨병은 1817년에 영국 내과 의사인, James Parkinson에 의해 최초로 기술되었는데, 그는 "흔들리는 마비 상태(shaking palsy)"를 파킨슨씨병의 증상이라고 설명했다.

파킨슨씨병의 네 가지 증상은 다음과 같다:

- *떨림(tremor)* : 파킨슨씨병으로 고통 받는 사람들의 떨림은 환자가 손가락 사이에서 환약을 굴리는 것처럼 보이는 엄지와 집게손가락을 앞뒤로 부비는 동작을 하며 리듬을 포함한다.
- *경직(rigidity)* : 신체의 모든 움직임의 기본적인 원리는 모든 근육이 길항근을 가지고 있다는 것이다. 움직임은 근육의 수축과 이완의 반복 작용에 의하여 이루어진다. 뇌를 움직이는 근육의 수축과 이완 신호가 자동적으로 근육으로 보내져서 우리가 원하는 움직임을 만들 수 있게 해 준다. 파킨슨씨병에 걸리면 뇌로부터 나오는 신호가 적합하지가 않아 근육의 수축과 이완 사이의 민감한 균형을 잃어버리게 된다. 파킨슨씨병에 걸리면 근육이 항상 긴장되어 있고 수축되어 있어서 뻣뻣함과 통증을 느낀다.
- *운동완만증(bradykinesia)* : 이것은 파킨슨씨병 환자들에게 가장 괴로움을 주는 증상일 것이다. 운동완만증은 자발적 운동(spontaneous movement)의 점차적인 감소 및 장애 증상을 말한다. 예를 들면, 파킨슨씨병 환자는 정상적으로 움직이며 길을 건너가가 어느 순간 환자는 꼼짝할 수 없이 얼어붙어 횡단보도 중간에서 움직일 수 없게 된다. 환자의 일상적인 움직임이 빠르게 또는 연속해서 수행되지 않기 때문에 씻기와 옷을 입는 것과 같은 일상적 활동이 몇 시간이나 걸릴 수도 있다.
- *자세 불안정(postural instability)* : 파킨슨씨병 환자들은 움직임의 균형과 협응이 불안정하기 때문에 앞뒤로 기울어지고 쉽게 넘어지는 경향이 있다. 질병이 진행되어 갈수록 점차 걷기가 어려워지고; 누군가가 부축해주지 않는다면 환자는 중간쯤에서 경직되어 넘어지고 말 것이다.

파킨슨씨병을 치료하는 데 사용되는 여러 가지의 약들 중에서 가장 효과적인 약은 L-dopa (L-3,4-dihydroxyphenylalanine)이다. 1960년대 개발되었을 때, L-dopa는 질병의 발병 시기를 지연시켰으며, 환자들이 어느 정도 정상적인 기능을 할 수 있을 때까지 일정 기간이 걸렸다. 파킨슨씨병 환자의 전부가 L-dopa의 도움을 받았으나 모두 똑같은 효과를 보지는 않았으며, 모든 파킨슨씨병 증상이 같은 정도로 개선되지는 않았다. 오늘날, L-dopa는 일반적으로 다른 약, carbidopa와 함께 복용되는데; 이렇게 함으로써 요구되는 L-dopa의 1회 복용량을 감소시키고 효과를 증가시켰다. 비록 다른 약과 함께 하는 L-dopa 처방이, 어떤 때는 효과적이지만, 결국 질병이 진행되면서 약의 효과는 떨어지게 된다. 파킨스씨병 환자들의 희망은 건강한 조직을 옮겨 심음으로써 두뇌에서 혹은 신경의 직접적인 대체 물질에서 도파민 신경(dopamine neurons)의 손실을 막을 수 있는 새로운 약을 개발하는 것이다.

골다공증 (osteoporosis)

뼈는 생명 유지에 필요한 기관에 대하여 이동 운동, 보호 수단, 그리고 칼슘이나 인 등과 같은 물질의 유용한 저장 기능을 제공한다. 뼈가 정교하게 균형 잡혀진 재생 조직이며, 혈액 세포의 파괴와 조성을 정확하게 조정한다는 것을 최근에서야 인식하게 되었다. 뼈의 신진대사 문제로 인하여 가장 흔히 발생하는 질병은 **골다공증**(osteoporosis)인데, 그것은 영양 부족, 흡연, 알콜 섭취 및 운동 부족 등과 같은 여러 가지의 환경적 요인의 결과로 일어난다. 대다수는 아니지만 일부 사람들에게서는 개인의 유전적 변인 또한 골다공증 발병의 중요한 요소가 될 수 있다.

미국 내의 골다공증 환자 수는 약 1,000만 명 정도이며, 대부분이 폐경 이후의 여성이다(Rosen, 2003). 최근 골다공증 환자를 치료하기 위한 의료비용은 매년 100억 달러에 이르고 있으며, 미국인의 나이에 비례하여 급격하게 늘어날 전망이다.

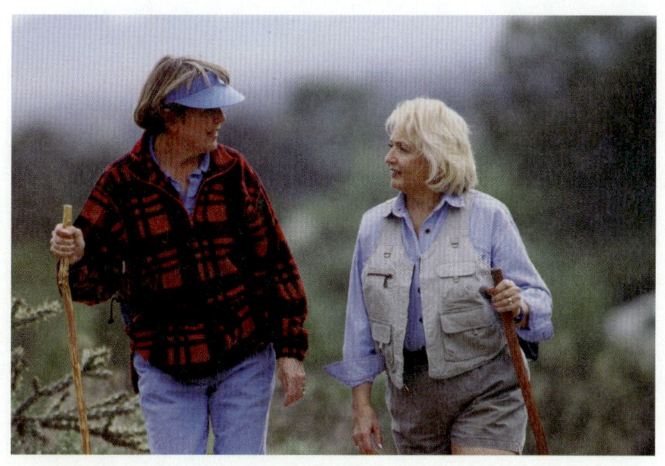

규칙적인 운동은 골다공증 위험율을 감소시키는 데 중요한 역할을 한다.

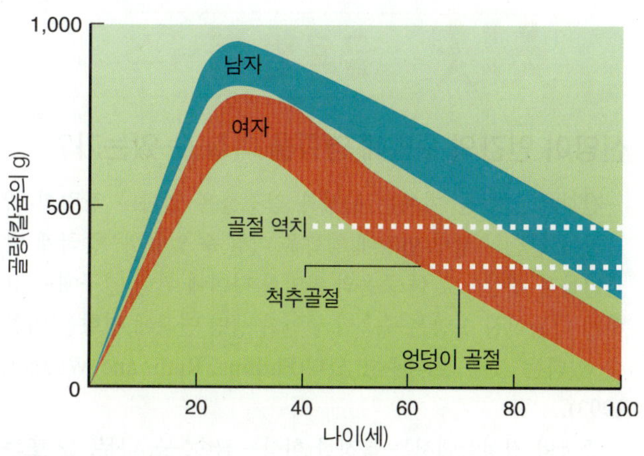

■ **그림 22.6**

남 · 여 노인에 있어서의 골량의 변화

골다공증이 원인이 되어 나타나는 골절의 위험은 골량이 이론적 역치 수준보다 낮을 때 발생하며, 심지어 약한 염좌도 골절의 원인이 될 수 있다.

골다공증은 뼈가 부서지는 비율이 재생 비율을 초과하기 때문에 발병하는데, 여기에는 많은 요인이 관련되어 있다. 여성 노인의 경우, 폐경과 함께 나타나는 에스트로젠의 감소는 뼈를 구성하는 내용물의 손실에 영향을 미친다. 노인 남성과 여성 모두에게서, 노화는 뼈의 손실과 약화의 증가에서 기인하는데, 이는 얼마나 많은 뼈의 내용물이 감소하는가에 달려있다(그림 22.6 참조). 일반적으로, 에스트로젠 감소에 의한 여성의 골 소실은 일반적인 노화 과정에 의한 골 소실보다 더욱 유의미하게 일어난다.

여성 노인에게서 골다공증의 위험은 **호르몬 대체 요법**(hormone replacement therapy, HRT)을 활용하여 소실된 에스트로젠을 대체함으로써 감소시킬 수 있다. 호르몬 대체 요법은 인생 후반기에 나타나는 골다공증의 위험을 줄일 수 있는 방법으로 매우 효과적이다. 그러나, 최근의 연구에서 이미 호르몬 대체 요법(HRT)을 받은 많은 폐경기 여성에게서 어느 정도의 심장 마비, 중풍 및 유방암을 증가시키는 결과가 나타났다고 보고했다. 다른 연구에서는 극소량의 에스트로젠 처치가 골다공증의 예방에 도움을 줄 수 있는 반면, 일반적인 HRT 처치는 위험할 수 있으므로 사용하지 않는 것이 좋다고 보고하였다. 또한 폐경기 이후 여성들에게 있어 적절한 에스트로젠 보충 요법은 알츠하이머병의 위험을 50% 정도 줄일 수 있다. 따라서, HRT 처치나 소량의 에스트로젠 보충 요법의 사용은 폐경기 이후의 여성들에게 있어서 효과적일 수도 있고 비효과적일 수도 있다. 정보에 근거한 의사결정을 내리기는 어렵지만, 어떤 사람의 건강을 유지해주는 것과 관련된 모든 선택에 대한 다양한 논의는 효과적일 수 있다.

골다공증을 피하는 가장 좋은 방법은 젊었을 때 충분한 칼슘과 운동을 통한 건강한 식이요법을 통해 골량을 가능한 한 많이 확보하는 것이다. 비록 나이든 사람에게서 나타나는 질병으로서 간주되지만, 골다공증은 어려서부터 시작된다. 미국 아동들의 10%만이 충분한 칼슘이나 비타민 D의 섭취 혹은 충분한 운동으로 성인기의 골다공증을 예방하고 있다. 심지어 아동들에게도 시간이 지날수록 나빠지기만 하는 저골다공증(low bone mass)이 나타날 수 있다.

성장 후에도 골량을 유지하기 위하여 여전히 칼슘과 비타민 D가 요구된다. 적어도 하루에 1g의 칼슘을 소모해야 하지만, 영양학적 조사에 의하면 미국인의 절반이 그 양을 소비하지 못하고 있다고 한다. 비타민 D는 인체의 골격 형성 과정에서 칼슘의 흡수를 돕기 때문에 필수적이다.

골격 본래의 모습을 유지하거나 새로운 성장을 자극할 수 있는 osteoprotegerin(OPG)와 같은 약이 개발되기를 과학자들은 기대하고 있다. 쥐에게 OPG를 주사한 후 쥐의 뼈와 연골의 파괴를 저지할 수 있음이 관찰되었다. 몇 년 동안 높은 콜레스테롤치를 낮추고 심장 발작의 위험을 줄이기 위해

용어

파킨슨씨병 : 신체의 움직임을 조절하는 뇌 기능이 점차적으로 감퇴하면서 발생하는 신경퇴행성 질환

골다공증 : 노인 특히, 여성 노인들에게 많이 발병하며, 골밀도가 감소하고 뼈에 구멍이 많이 생겨서 부서지기 쉬운 상태

호르몬 대체요법(HRT) : 폐경기 증상, 골다공증 및 심장 질환을 예방하기 위하여 폐경기와 폐경기 후의 여성에게 에스트로젠을 보충해 주는 것

글로벌 웰니스

신앙이 인간의 수명에 영향을 미칠 수 있는가?

건강에 영향을 미치는 사상과 감정들은 얼마나 강력할까? 신앙이 인간의 생명 연장에 영향을 미칠 수 있을까? 중국계 미국인들을 대상으로 한 죽음의 원인과 나이에 관한 연구에서 강하게 다듬어진 신앙은 죽음의 원인과 생명 연장에 영향을 미칠 수 있다는 것을 보여주고 있다(Phillips, Ruth, and Wagner, 1993).

중국의 점성학에서는 특정한 현상—금속, 물, 나무, 불 또는 흙—을 인간의 출생 연도와 연관지었다. 또한 각 현상과의 연관은 특정 질병(표 참조)에 잘 걸리기 쉽다고 했다. 중국의 점성학과 의학에 의하면, 특정 해에 태어나는 것은 그들이 태어난 현상과 관련된 질병에 더 잘 걸리기 쉽게 만든다고 했다. 거의 30,000명의 중국계 미국인의 사망 진단서에 대한 분석 결과, 태어난 해와 연결되어 특정 질병에 걸릴 것이라고 예언된 사람들은 같은 질병과 현상으로 사망한 백인 미국인보다 2년~5년 먼저 사망한 것으로 나타났다.

가장 전통적인 생활방식을 가진 중국인들은 그들이 태어난 해와 관련이 있는 질병에 걸려 수명이 더 단축되었다. 이 결과에 대한 가장 그럴듯한 설명은 중국 점성학을 믿는 중국계 미국인들은 그들이 사망하게 될 것이라는 질병에 가장 쉽게 굴복당할 것이라는 것이다. 신앙은 질병의 발병에 따른 건강에 영향을 미칠 뿐만 아니라 수명에도 영향을 미친다.

태어난 해의 끝자리 수	현상	걸리기 쉬운 질병
0 또는 1	금속	폐 질환
2 또는 3	물	신장 질환
4 또는 5	나무	간경화
6 또는 7	불	심장 발작
8 또는 9	흙	암, 당뇨, 궤양

"statins"라고 불리는 약이 사용되었다. 최근에, 이러한 약들이 골격 형성을 자극한다는 사실이 밝혀지고 있으며, 이러한 약들은 새롭게 제조되어 골다공증이면서 정상적인 콜레스테롤 수준을 가진 사람들의 콜레스테롤에 영향을 주지 않고 골격을 형성하도록 도와줄 것이다.

신약인 teriparatide(Forteo)은, 골다공증 치료에 사용되지만 "블랙 박스 경고(black box warning)"가 나타날 수 있는데, 그것은 FDA가 약에 사용할 수 있고 여전히 약으로 입증되는 가장 강력한 경고이다. 이 약은 실험실 동물에게서 골암의 원인이 되었으며 골다공증을 치료하기 위하여 폭넓게 사용된 다른 안전한 약들 보다 효과도 떨어진다.

많은 미국인들이 좌식 생활을 하기 때문에, 특히 그들이 나이가 들었을 때, 골다공증은 노인들에게서 더욱 큰 문제가 된다. 운동, 특히 중량 운동, 달리기, 하이킹 및 파워 워킹 등은 골다공증의 위험을 줄일 수 있는데, 왜냐하면 뼈는 규칙적인 운동에 의하여 새로 만들어지기 때문이다. 또한, 절제된 흡연 습관과 음주 습관은 골다공증을 예방하는 데 도움이 된다.

노화와 죽음에 대한 두려움 (fear of aging and dying)

늙거나 죽기를 원하는 사람은 아무도 없다. 젊은 시절, 우리는 결코 늙는다는 것에 대하여 생각해 본 적도 없고, 강하고, 원기 왕성하고, 적극적이며, 능동적이지 못해진다는 것에 대하여 상상해 본 적도 없다. 예외적으로, 대중 매체에서 노화를 질병, 비활동성, 신체적, 성적, 정신적 기능의 감퇴 등으로 둘러 쌓인 인생기로 묘사하고 있다. 노화에 대한 이러한 부정적 관점은 물건을 파는데 이용되며, 다수의 미국 노인들의 경험을 신뢰성 있게 묘사하지 못하고 있다.

인간의 모든 두려움 중에서 죽음에 관한 두려움이 제일 크다. 젊은 시절 우리는 죽음과 죽는다는 것에 대한 생각을 거의 하지 않았다. 대신에 우리는 삶, 배움, 그리고 일상적인 활동들을 생각했다. 우리가 언젠가 죽을 것이라는 것을 상상할 수 없다. 우리는 성장하면서 부모, 친척 그리고 친구 등과 같은 사람들이 죽는 것을 보면서, 우리는 우리가 죽음을 면할 수 없는 운명임을 깨닫게 된다. 죽음에 대하여 곰곰이 생각해 보는 것으로 시작하고자 한다.

노화와 죽음에 대한 두려움은 노화 과정을 촉진하는 분노와 스트레스를 만들어 낼 것이다. 사람들이 노화와 관련하여 가지는 많은 두려움은 질병, 가난 그리고 습격받거나 살해되는 것, 혼자 있는 동안 낙상으로 인한 부상, 생명에 대한 책임감 손실, 기억력 상실, 그리고 성적 무능력 등이다. 이러한 두려움의 대부분은 발견되지 않지만, 그것들은 자기 충족 예언으로 나타날지도 모른다. 그러나 연대기적 연령은 종종 생물학적 연령과 일치하지 않는다. 어떤 사람들은 나이가 들어서도 젊은 사람처럼 느끼고 행동하고 싶어한다.

죽음의 존엄성 (death with dignity)

죽음은 한순간의 사고 혹은 심장 발작과 같은 형태로 경고 없이 올 수 있다. 그러나 대다수의 사람들에게 있어서 죽음에 대한 생각은 고령이 되어서도 그들의 일상에서 자리잡고 있지 않다. 20대에는 너무나 바빠서 죽음에 대하여 생각할 여유가 없다. 그러나 70대나 80대가 되면 죽음이 필연적임을 깨닫고 그에 따라 그들의 삶과 일들에 대하여 적절하게 수정해 나갈 것이다. 암과 같이 생명을 위협하는 질병에 걸린 젊은 사람들 역시 죽음의 현실 앞에 직면해야 한다.

대부분의 사람들은 충만하고 만족한 삶을 산 이후에 잠든 것처럼 평화롭게 죽기를 바란다. 일부는 이처럼 죽는 행운을 가질 것이고, 다른 사람들은 여러 해 동안 상당한 아픔과 고통을 견뎌야만 할지도 모른다. 그들이 어떻게 죽어가는가에 대한 사실 이외에도 사람들은 보통 죽음 이후에 어떤 일이 발생하는지를 알고 싶어한다. 기독교는 영원히 신의 은총 안에 존재하는 한 사람의 "영혼(soul)"이 사는 천국이라는 것을 제공한다. 불교는 윤회의 믿음을 신봉한다; 죽음과 환생의 순환 이후에 인간은 깨달음을 영원히 얻는 단계인 "보리(Buddhahood)"에 이를 수 있게 된다.

죽음은 우리 사회에서 공개적으로 회자되지는 않지만, 그러나 이것이 변화하기 시작했다(1997년, 공중 라디오 방송은 죽음과 죽어가는 것에 관한 프로그램의 시리즈를 방영했는데 그것은 죽음의 질병으로 진단받아서 1주일 혹은 1개월 이내에 죽음을 맞이하는 사람들에 대한 면담을 포함하는 방송이었다). 죽어가는 사람들은 종종 병원에서 혼자 남겨지고 그들의 간호는 원치 않는 혹은 필요 없는 치료를 해야 하는 의사들에게 맡겨진다. 병원이나 가정에서 아무도 없는 상황에서의 비인간적인 죽음은 죽음과 죽어가는 과정에 대한 사람들의 두려움을 증가시키고 있다.

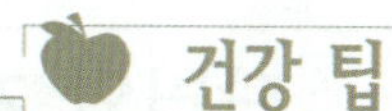

죽음에 대한 두려움을 극복하는 법

여기에서는 죽음에 대한 두려움과 죽는 것에 대한 생각으로 두려워지는 것을 극복할 수 있는 몇 가지 방법에 대하여 제안해보고자 한다.

- 미국 암 협회(American Cancer Society) 혹은 미국 호스피스 센터(American Hospice Centers)에 지원가가 되어라. 죽음에 직면해 있으면서 여러분과 생각을 나누고 싶어 하는 암이나 AIDS 환자들과 시간을 보내라.
- 죽음과 죽는 것에 대하여 여러분의 느낌을 적어 보아라. 장례식이나 죽어가는 사람과 함께 했던 여러분의 경험을 기록하여라.
- 두려움을 다루는 강력한 기술은 유머이다. 죽음과 죽어가는 것과 연결된 유머는 "블랙 유머(black humor)"라고 불리는데 왜냐하면 그것이 사상과 감정의 어두운 부분을 다루기 때문이다. 블랙 유머는 장기간 방영된 TV 쇼 *M*A*S*H*에서 죽음의 주제를 다루는데 사용되었다. 많은 영화에서 역시 청중을 편안하게 하기 위하여 유머 있는 방법으로 죽음을 그린다. Gary Larson(*The Far Side*)와 John Callahan(quadriplegia를 앓고 있는)이 그린 만화는 죽음과 죽어가는 과정을 유머 있는 방법으로 그리고 있다. 죽어가는 것에 대한 만화를 그리거나 재미있는 이야기를 쓰는 것으로 두려움을 극복하라.

죽음의 단계 (stages of dying)

사람들은 죽음과 죽어가는 것에 대하여 다양한 태도를 가지고 있다. 죽음에 대처하는 많은 사람들과의 대화에서, Elisabeth Kübler-Ross(1975)는 죽음의 과정에 대하여 5가지 단계를 정의했다.

모든 사람이 모든 단계를 경험하는 것은 아니지만, 그들이 대부분 경험하는 것은 다음과 같다. 죽음으로 이르는 단계는 (1) 부인(부정)과 고립, (2) 분노, (3) 거래하기, (4) 의기소침, (5) 수용이다.

Kübler-Ross의 연구는 특히 죽어가는 환자와 상담자 사이에서 폭넓은 수용을 발견했지만, 비판 또한 받고 있다. 연구가 과학적으로 이루어진 것이 아니라 개인적 관찰과 해석에 기초하고 있다는 것이 주요 반대 견해이다. 또 다른 비판은 Kübler-Ross가 폭넓게 수용되고 공표된다고 주장한 죽음의 단계 때문에, 일부 죽어가는 환자들은 그녀가 서술한 단계를 따라야 한다는 의무감을 느낄지 모른다는 것이다. 죽는다는 사실이 사는 것처럼 점점 더 개별적이고 인격적인 문제라고 인식되고 있다. 사람들은 시인 Dylan Thomas가 추천한 것처럼 "인생이 꺼져가는 것에 대한 분노, 분노"라고 할 수 있을 것이다. 혹은 그들은 "노화에 대한 보다 깊은 이해를 가지고, 인생의 끝이라는 사실을 보다 쉽게 수용하게 될 것이다"라는 생각을 하게 될지 모른다(Campion, 1998).

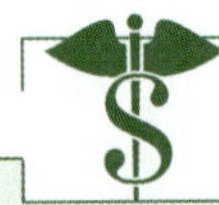

달러와 건강 상식

영원한 생명은 얼마인가?

나는 나의 일을 통하여 영원한 생명을 얻고 싶지 않다.
나는 죽지 않는 것으로 영원한 생명을 얻고 싶다.

우디 알렌(Woody Allen)

사람들은 죽음에 대하여 걱정하며 죽음 이후에 어떤 일이 일어나게 될지에 대하여 궁금해 한다. 대다수의 사람들이 그들의 "영혼(soul)"이 영원토록 지속되며 그들의 육체는 죽더라도 영원한 생명의 씨앗(원천)이 된다는 생각으로 편안함을 얻고자 한다. 그러나, 다수의 사람들은 죽음 이후에 즉각적으로 그들의 육체를 보존함으로써 그것이 성취될 수 있다고 믿는다. 그들은 미래에 노화와 질병이 정복되고, 그들의 보존된 육체가 생명을 다시 얻을 수 있다면 다시 살아난다고 믿는다. 인간 냉동 보존술(Cryonic) 장치는 미래의 어느 시기에 과학이 죽음과 질병을 극복할 때까지 신체를 보존하는 방법을 제공한다(Steven Spielberg의 영화 *A.I.인공 지능*에서 묘사된 것처럼).

여러분이 인간 냉동 보존술을 믿는다면(그리고 충분한 돈을 가지고 있다면), 여러분의 육체는 죽은 후에 즉시 냉동 상태로, 30년 이상 인간 냉동 보존술을 시행해 온 기구인 생명연장협회(Alcor Life Extension Foundation)에 의해 단단히 언 상태로 유지될 것이다. 약 120,000달러 정도면, Alcor 회사 직원들은 죽은 이후에 여러분의 육체를 얼리기 위해 대기할 것이고, Arizona에 있는 그들의 본부로 수송할 것이며, 본부에서는 여러분이 살아날 때까지 냉동 상태로 보관할 것이다. 50,000달러 정도이면, 여러분은 미래에 새로운 육체에 연결시키기 위한 생각을 가진 채로 편안히 두뇌를 보존할 수 있다. 아마, 여러분의 마음, 기억력 그리고 인성 등도 여러분의 두뇌를 얼린다면 보관될 수 있을 것이다.

Alcor는 인간 냉동 보존술을 통하여 영원히 사는 것은 진보된 생명과학이 손상된 조직을 회복시킬 수 있으며 심지어 새로운 기관과 신체를 만드는 것이 가능한 멀지 않은 미래에 실현될 것이라고 주장한다.

삶에 대한 의지 (living wills)

어떤 사람들은 오래 사는 것보다 삶의 질에 대하여 더욱 관심을 가진다. 그들에게 있어서 문제는 얼마나 오래 사는가가 아니라 삶의 질(수준)이다. 이러한 부류의 사람들은 심각한 사고나 예측할 수 없는 심각한 질병으로 인하여 그들로 하여금 삶에 대한 통제를 놓치고 싶어하지 않는다. 그들이 만일 그들 스스로 의사결정을 할 수 있는 능력이 없다면 의사나 다른 사람들이 치료에 대한 의사결정을 대신 하는 것을 원하지 않는다.

삶에 대한 의지란 당신이 무능력할 경우 의료적 치료를 기대하는 바람이라고 할 수 있다(그림 22.7). 삶에 대한 의지는 당신의 주치의와 가까운 친척에게 주어짐으로써 만일의 경우가 발생할 때 여러분의 바람을 따를 수 있도록 해야 한다.

안락사 (euthanasia)

대부분의 사람들은 죽는 순간까지 풍요롭고, 능동적이며, 만족한 삶을 살고 싶어 한다. 그러나 어떤 사람들은 의학적 치료로도 고칠 수 없는 장애, 고통 그리고 아픔 등의 오랜 시간을 가져오는 질병을 경험할 것이다. 현대 의학은 종종 죽어가는 사람이 살고자 하는 그 순간을 지나 수명을 연장하기 위한 수단이 되어 왔다. 주어진 선택에서, 일부 말기의 환자는 안락사를 선택한다. **안락사**는 평화롭고, 고통 없는 죽음을 경험하도록 돕는 행위로 정의된다. 수 년 동안 **의사 원조 자살**(physician-assisted suicide)은 안락사를 활발하게 하는 대안이 되었다.

의사 원조 자살에서, 정신적 능력이 있는 말기 환자들은 여러 가지 경우에서 죽기 위한 요구를 표현해야 한다. 그렇게 함으로써 두 번째 의사와 상담을 할 것이며, 끝으로, 두 의사들이 환자가 정신적으로 능력이 있으며 치료할 수 없고, 고통있는 질병이라는 것에 동의하면, 한 의사가 자살에 요구되거나 환자가 그들의 생을 마치는 데 도움이 될 수 있는 약을 환자에게 투여한다.

미국에서 수 천 명의 사람들이 영원한 식물인간처럼 병원에서 살고 있다. 그들은 기계와 의학적 기술에 의해 먹여지고 유지된다. 이러한 사람들에게 회복의 희망은 없으며, 그들을 살아있도록 유지하는 기계에서 떼어 낸다면 대부분은 죽을 것이다. 의사 원조 자살의 선택을 원하는 혼수상태와 말기 환자들과 관련된 적절한 선택에 대한 강한 법적 · 윤리적 논쟁이 있다.

1997년, 오레곤주에서는 죽음의 존엄성에 관한 법률(the Death with Dignity Act)을 통과시켰는데, 그것은 그 주에서 의사 원조 자살을 합리화 한 것이었다. 법안이 통과한 첫해

삶에 대한 의지

내 가족들, 주치의, 변호사, 성직자에게
내가 치료받게 될 의료인 누군가에게
나의 건강, 복지 혹은 나의 업무에 책임을 질 누군가에게

죽음은 탄생, 성장, 성숙 그리고 노화되는 것과 같은 실재로서-삶의 어떤 한 모습이다. 나에게 만일 __________ 되는 시간이 온다면, 더 이상 나의 미래에 대하여 의사결정을 할 수 없다면, 이 진술은 내 바람에 대한 표현을 대표하는 것으로 보지만, 나는 아직 온전한 마음이다.

신체적 혹은 정신적 장애로부터 회복할 이성적인 기대가 없는 상황이 발생한다면, 나는 나를 죽도록 내버려두어, 살리기 위한 인공적인 수단이나 "극단적인 방법(heroic measures)"에 의하여 살아있는 상태로 두지 않기를 요구한다. 나는 죽음 자체를 경멸스러운 퇴보, 의존 그리고 희망 없는 고통 등으로 느끼지 않는다. 그러므로, 죽음의 순간이 빨리 다가올지라도 고통을 완화할 수 있는 자비로운 약물치료가 이루어지기를 요구한다.

이 요구는 심사숙고를 한 후에 이루어진다. 나는 나를 간호하는 사람이 도덕적 책임 하에 이 위임을 수행하기를 바란다. 나는 이것이 당신에게 막중한 책임감을 준다는 것을 알지만, 그러한 책임감에서 여러분을 벗어나게 하고 나 자신의 강한 신념에 따른 것이라는 의도에 의해 이루어진 것으로, 이 진술은 다음과 같이 만들어진다.

날짜__________ 서명__________
증인__________ 증인__________

이 문서의 복사본은 다음 사람에게 주어진다:

__________ __________
__________ __________

■ 그림 22.7
삶에 대한 의지의 예시
복사본은 주치의와 친척들에게 주어서 그들이 여러분의 의지를 이해할 수 있도록 해야 한다. 미국의 많은 주에서 삶에 대한 의지에 관한 적법함을 실어주는 법률을 통과시켰다.

에, 23명이 치명적인 처치를 위한 처방전을 받았으며, 15명이 실제로 약을 먹고 죽었다. 1999년, 의사들은 다른 33명에게 치명적인 처방을 내렸지만, 일부는 약을 먹기 전에 죽었다(Sullivan, Hedberg, and Fleming, 2000). 이 수치에서 분명한 것은 지금까지 오레곤주에서 삶을 끝내기 위해 말기 환자들 사이에 붐을 이룬 적이 없었다는 것이다. 2001년, 미국의 Attorney General John Ashcroft는 의사 원조 자살에 관한 오레곤 법이 연방 관할 실체법(the federal Controlled Substances Act)을 위배된다는 것을 판결했다. 이 판결의 결과로서, 오레곤 법의 운명은 현재 불확실하다.

용어

삶에 대한 의지(living will) : 여러분이 스스로 의학적 결정을 할 수 없게 되었을 때 의학적 처치에 관한 여러분의 바람을 표현한 합법적인 문서

안락사(euthanasia) : 어떤 사람을 죽기 직전 혹은 고통 없이 죽게 하는 혼수상태가 되도록 도와주는 것

의사 원조 자살(physician-assisted suicide) : 자살하기 위하여 고통이 심하거나 치료가 되지 않는 질병으로 인하여 때문에 더 이상 삶에 대한 희망이 없는 환자에게 의사가 자살하도록 도와주는 능동적인 안락사의 형태

또한 의사 원조 자살은 네덜란드에서 공식적으로 불법이었음에도 불구하고, 수 년 동안 실행되어 왔다. 네덜란드에서는 수 천 명의 중환자들이 매년 의사들의 도움으로 죽는다. 이 나라에서 의사 원조 자살을 위한 준거는 다음과 같은 것을 포함한다:

- 환자가 반복적이며 외재적으로 죽기를 희망하는 요구를 하여야 한다.
- 환자의 결정은 잘 알려진 정보와 자유로운 상태에서 이루어져야 한다.
- 환자는 좋아질 것이라는 기대가 없는 심각한 신체적 혹은 정신적 고통으로부터 벗어나야만 한다.
- 치료를 위한 모든 다른 선택은 없는 상태이어야 한다.
- 의사는 적어도 한 명 이상의 다른 의사와 의논하여야 한다.

미국에서 의사 원조 자살을 공식적으로 지지하는 세력이 늘고 있지만, 다른 의사, 성직자, 그리고 살고자 하는 운동을 하는 구성원들 사이에서는 여전히 그것을 사용하는 것에 대하여 많은 거부감이 있다.

인생 종말 치료가 실제적으로 개선될 필요가 있다는 일반적 동조가 있다. 연구에 의하면 미국에서는 매년 2백만 명 이상이 사망하고 있으며, 매일 죽음을 기다리며 심각한 고통 속에서 입원 치료를 받고 있는 사람이 거의 절반이나 된다. 그리고 집에서 치료받고 있는 환자의 약 3분의 1만이 고통을 줄이는 적절한 치료를 받고 있다. 두 개의 국립보건간호기구는 죽어가는 환자의 모든 주치의는 다음과 같은 6가지 약속을 해야 한다고 했다(Mitka, 2000):

- 당신은 최상의 치료를 받게 되며, 그 치료를 통하여 질병의 악화를 막고, 신체 기능과 생존을 개선하며, 안락한 상태를 유지하도록 도움을 받을 것이다.
- 당신의 치료는 계속적이고, 포괄적이며, 조화롭게 이루어질 것이다.
- 당신과 당신의 가족은 투병 과정에서 일어날 수 있는 모든 것에 대한 준비를 해야 한다.

- 당신의 바람은 추구되고 존중될 것이며, 가능성은 언제든지 실현될 수 있을 것이다.
- 당신이 인격적이고 재정적인 형편을 고려하도록 도울 것이며 그들의 사용에 대한 당신의 선택을 존중할 것이다.
- 당신과 당신의 가족이 매일 최선을 다하는 기회를 가질 수 있도록 우리가 관찰 가능한 모든 것을 할 것이다.

미국 내에서 인생 종말 치료에 관한 합법적인 선택과 문제에 대한 공식적인 논란 및 법적 자유와 문제점에 대한 공식적인 토의가 25년 이상 활발하게 이루어져왔으며, 여전히 모든 사람의 만족을 해결하기에는 거리가 있다. 1990년, 미국 대법원은 의학적으로 더 이상 도움을 받을 수 없는 죽어가는 환자들에게 삶의 유지 혹은 포기를 지원하는 것은 합법적이라고 판결했다. 그러나 의사 원조 자살은 여전히 대부분의 주에서 비합법적이다.

> 진정한 여행자는 목표가 없으며, 목표가 없는 것이 궁극적인 여행자를 만들어내는 것이다.
>
> *Gao Xingjian*
> 영혼의 산
> (Soul Mountain)

치료 완화 (palliative care)

치료 완화는 죽어가는 사람들에게 비치료적인 처치에 초점을 두는 의학의 새로운 인식 분야이다. 세계보건기구(the World Health Organization)는 치료 완화를 다음과 같이 정의하고 있다:

- 생명을 단언하며 정상적인 과정으로 죽어가는 것을 보호하라
- 죽음을 서두르거나 늦추지 말라
- 고통과 다른 괴로운 증상으로부터 구원을 제공하라
- 환자 치료의 심리적이고 종교적인 측면을 통합하라
- 죽을 때까지 능동적으로 살아있는 환자를 돕는 지원 체제를 제공하라
- 환자의 질병과 죽음에 가족들이 대처하도록 돕기 위한 지원 체제를 제공하라

환자가 치료 완화를 선택할 때, 삶을 오래 사는 것에서 삶의 수준을 높이는 쪽으로 치료의 중요성을 강조하는 것이며, 이는 개인의 위엄을 보존하고 고통을 구제하는 것이다. 보통 의학 교수진은 환자와 가족들과의 상담에서, 치료 완화가 적절하다는 것을 제공할 것이다. 내과 의사가 돕는 자살에 대한 다수의 반대는 치료 완화를 포함하고 있으며, 의학적 실천의 윤리학에 일치하는 그 이상의 것이 있다. 치료 완화가 다수의 건강 보험 프로그램에 의해 치료의 보상적인 형태로 보여진다는 점에서, 마침내 모든 말기 환자들은 그러한 치료에 접근할 수 있으며, 더 이상 계속되는 아픔과 고통에 대한 두려움은 없을 것이다.

호스피스 (the hospice)

호스피스라는 말은 원래 중세 기독교 병원에서 가난한 사람, 나이든 사람, 그리고 아픈 사람을 돌보는 것에서 나온 말이다. 호스피스는 또한 종교 순례자들을 위하여 피난처를 제공하기도 했다. 신체적 요구, 의학적 치료 및 정신적인 안락함을 제공하는 것은 초기 종교적인 호스피스의 가장 중요한 목적이었다. 오늘날 미국에서 2,000명이 넘는 호스피스가 말기 환자들을 위한 포괄적인 치료를 제공하고 있다. 호스피스의 목적은 몇 주 혹은 몇 개월 살게될 지 모르는 환자의 전반적인—신체적, 정신적, 그리고 영혼적—건강 요구에 대처하는 것이다. 약물치료는 고통을 줄이기 위해 주어지지만, 마약 투여는 시도되지 않는다. 환자의 집이건 병원이건 관계없이 호스피스가 있다면 가족이나 친구들은 편안한 환경에서 환자를 방문할 수 있다.

호스피스 철학은 죽는 것이 삶의 일부이며 현대 의학 창고에 있는 어떤 무기로도 제지받아서는 안 된다. 호스피스 간호는 고통을 통제하고 환자를 편하게 만들기 위해 고안되었지만, 간병인들은 또한 죽음과 관련된 정서적이며 영혼적인 주제와 관련된 토론을 하도록 훈련받는다. 호스피스에 있어서 상담과 사회봉사는 필수적인 일이며, 친밀한 가족 구성원들이 일상적인 활동에 참가할 수 있도록 도와주어야 한다. 미국 내 호스피스의 약 3분의 2가 노인 의료 보험 제도에 의해 보상받을 수 있는 자격이 있다.

매년 미국에서 20만 명 이상의 환자들이 마지막 몇 주 혹은 몇 개월을 호스피스 간호를 받으며 보내고 있다. 이러한 환자들의 고령화가 진행될수록 더 많은 가족들과 개인들이 말기 질병과 죽음에 대한 문제에 직면하게 될 것이다. 비록

용어

호스피스 : 말기 환자들이 죽기 전에 육체적, 정서적 및 영혼적 요구를 보살핌 받지만 더 이상의 어떤 처치도 이루어지지 않는 환경에서 시간을 보내기 위한 곳; 호스피스 간호는 환자의 집에서도 이루어질 수 있다.

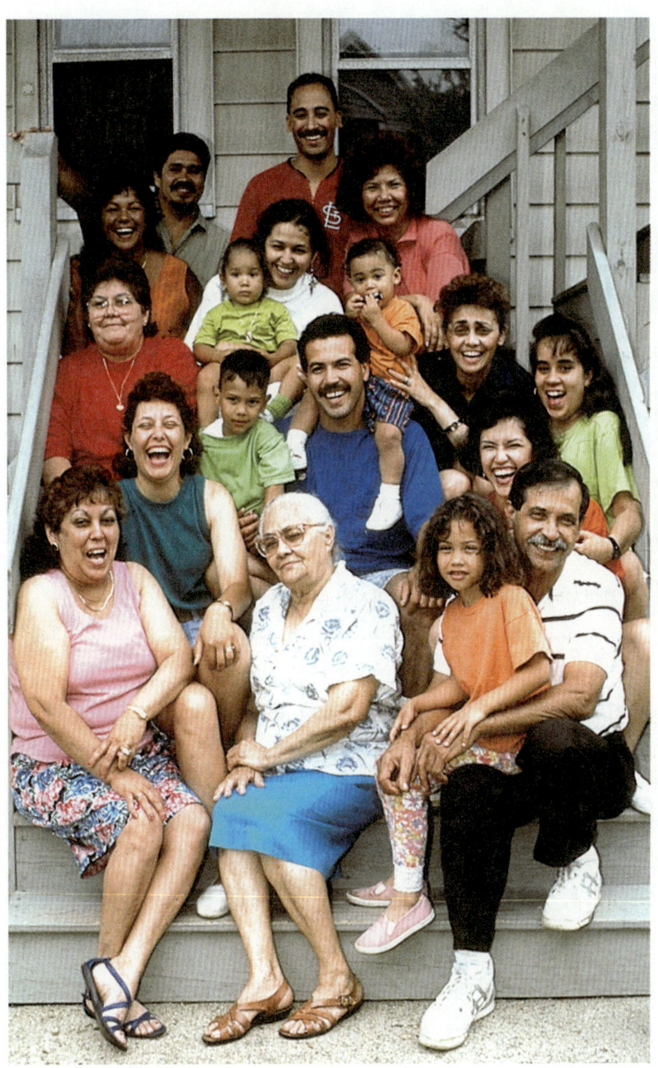

가족 간의 친밀한 유대관계는 연령의 고하를 막론하고 모두에게 건강함을 가져다준다.

호스피스가 환자들이 편안하도록 가능한 모든 것을 하지만, 그들의 능동적인 안락사를 방임하는 것은 아니다.

건강한 노화 (healthy aging)

미국과 다른 여러 나라에서 평균수명이 극적으로 증가함에 따라, 노인들의 건강을 개선하기 위해 개발된 방법들이 중요한 과제가 되고 있다. 일반적으로, 연령의 증가는 움직임 능력, 시력, 청력 등과 같은 장애의 증가와 기능 감소가 복합적으로 관련된다. 노인학의 한 가지 목표는 노화에 따른 장애를 최소화하거나 장애를 지연시킬 수 있는 방법을 찾아서 삶의 긍정적인 목적에 부합할 수 있도록 삶의 질을 높이는 것이다.

노인들에게서 나타나는 대부분의 장애와 장기간에 걸친 의학적 치료가 이미 중년기에 나타났던 주요 만성질환들로부터 기인한다는 것에 대한 과학적 증거가 넘쳐나고 있다. 건강한 노인에 있어서의 가장 중요한 예측 인자는 알맞은 혈압과 혈당 수준인데, 비만하지 않고, 젊은 시절 흡연하지 않은 경우이다. 또한 이러한 요인은 심혈관 질환, 암 및 당뇨병 등과 같은 질병을 예측하는 데에도 중요하게 작용한다. 그러므로 젊은 시절 평소에 건강한 생활습관을 기르는 것에 대한 중요성을 인식하는 것이 결정적 요소라 할 수 있다. 만일 "황금 시기(golden years)"가 개인의 신체적 정신적인 능력 본연의 모습으로 즐겨질 수 있다면 말이다.

현재 55세인 사람들은 평균 25년을 더 살 수 있을 것으로 기대할 수 있고; 75세인 사람들은 10년에서 12년 정도 더 살 수 있을 것으로 예상된다. 이렇게 많은 노인들이 상대적

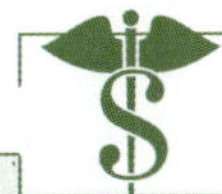

달러와 건강 상식

나이의 실제 가치

65세 이상의 노인들에 대해 지원을 제공하는 가장 중요한 정부 프로그램은 사회보장제도, 노인 의료보험제도 및 국민의료보장제도 등이다. 1970년대, 이러한 세 가지 프로그램은 연방 예산의 20%를 차지하였는데; 1999년에는 40%; 그리고 2030년에는 전체 연방 예산의 68%를 차지하리라 예측된다. 이렇게 거대한 경제적 부담은 1940년과 1960년 사이에 태어난 베이비 붐 세대 때문이다. 이 시기의 출생률은 인구 1,000명당 25명이었다; 그 이후 약 50%까지 떨어져서, 1,000명당 14명의 출생률을 기록하고 있다.

노동자가 퇴직을 위한 기금을 충분히 마련하고 있는 대부분의 다른 나라들과는 달리, 미국 사회보장제도는 노동자의 현 세대가 이전 세대 노동자의 퇴직을 위한 돈까지 지불하도록 되어 있다. 여기에 다소 불합리한 요소가 있다. 2030년에 노동자의 수는 베이비 붐 세대의 겨우 절반이 될 것이다. 노인의료보험은 2028년에, 그리고 2038년에는 사회보장까지 기금이 바닥날 것이라 예측된다. 이 글을 읽는 여러분은 부모님이 받았던 것처럼 풍족한 퇴직금을 받지 못할 것이다.

으로 건강해서 죽기 전에 장애를 갖는 시간이 짧다. 일반적으로, 질병 없이 장수하는 사람들은 올바른 영양섭취 습관을 가졌고, 신체적 정신적으로 적극적이며, 담배나 알코올을 과다하게 접하지 않았다.

건강한 노화에 있어서 영양 섭취가 어떤 역할을 하는가에 많은 관심이 집중되었다. 신선한 과일과 야채 소비의 증가가 노화 과정을 지연시키는 것으로 생각되며; 이러한 항산화제를 포함하고 있는 식품들은 특별히 효능 있는 노화방지 식품으로 여겨진다. 아보카도, 베리, 브로콜리, 양배추, 당근, 감귤, 포도, 양파, 토마토 및 시금치 등이 여기에 포함된다. 그러나 노화에 대한 항산화 이론을 믿는 사람들에 의하면, 충분한 양의 항산화 비타민제와 미네랄을 섭취하기 위해서는 영양보조물이 필요하다고 한다(표 22.2). 중년 초기에 비타민과 미네랄 보조물을 섭취하는 것은 보다 건강한 노년을 맞이할 수 있도록 도움을 줄 것이다.

언제, 어떻게 죽을지 혹은 우리가 죽게 되었을 때 무엇을 하거나 생각할 수 있는지를 알 수 있는 방법은 없다. 대부분의 사람들은 친한 누군가가 죽거나 혹은 우리 자신이 심하게 아프거나 다쳤을 때 비로소 죽음에 대하여 생각하게 된다. 그러나 만일 죽음에 대한 생각이 종종 떠오르거나, 갑자기 죽음에 대한 두려움을 느낀다면, 그 때에는 두려움을 극복하기 위한 도움을 받는 것이 좋을 것이다.

인생 전반에 걸쳐 성장과 만족을 위한 기회가 제공된다. 비록 우리 앞에 언제 심각한 질병이나 죽음이 닥칠지 모른다 하더라도, 우리는 매일을 어떻게 살아가야 할 것인가를 조절할 수 있고 우리가 인생에서 추구하는 만족을 얻을 수 있다. 젊은 시절 살기 위해 선택한 방법은 노년 시절의 건강에 크게 영향을 미칠 것이다. 예를 들면, 젊어서 담배를 피우는 것은 나중에 암과 심장 질환 등의 질병의 발병률을 높이기 쉽다. 상습적인 과음이나 불필요하게 술을 마시는 행위는 사망이나 영원한 장애의 원인이 되는 사고를 불러오는 원인이 될 수 있다. 개인의 수명은 부분적으로 유전인자에 의해 결정되는 반면, 영양, 운동 및 생활방식 등과 같은 환경적 요인 역시 우리가 얼마나 오래 사는가 뿐만 아니라 얼마나 잘 사는가를 결정하는 데 있어서 매우 중요하다.

표 22.2

노화 방지를 위한 영양 보조물과 1일 최대 섭취 요구량

만일 당신이 복합 비타민과 미네랄 보조물을 섭취하고 있다면, 아래에 제시된 섭취 요구량을 줄여도 된다.

영양 보조물	요구량
비타민 E	400 IU
비타민 C	1,000 mg(1g)
베타 카로틴(비타민 A)	10 mg*
크롬	200 μg
셀레늄	200 μg
칼슘	1,000~1,500 mg(1~1.5 g)
아연	15 mg
마그네슘	200~300 mg
조효소 Q	30 mg

* 흡연자에게 폐암의 위험을 증가시킬 수 있음

건강에 대한 중요한 생각

1. 구 소련이 해체된 이후에, 러시아에서 사람들의 기대수명은 극적으로 감소하였다. 이전과 비교하여 현재 러시아에서 기대수명을 단축시키게 된 요인들의 목록을 만들어 보라. 당신이 생각하는 기대수명의 감소에 기여한 각각의 요인들과 그것들이 얼마나 중요한가에 대하여 토의하라. 또한 러시아에서 기대수명을 감소시키는 데 기여했다고 토의했던 요인들이 이 장에서 논의되었던 흑인과 백인 미국인 간의 기대수명의 차이를 설명하는 데 얼마나 중요한지를 표시해보라.
2. 당신의 어머니가 치료될 수 없는 말기 암으로 고통받고 있다는 사실을 알게 되었다고 상상해 보라. 의사는 당신의 어머니가 몇 개월밖에 살 수 없으며, 어머니가 상당한 고통을 받을 것이라고 진단한다. 의사는 약이 고통을 줄여줄 수 있지만, 솔직하게 얼마나 효과적으로 고통을 줄여줄 수 있는지를 알 수 없다고 말한다. 당신의 어머니는 75세이고 그녀의 현재 상태를 자각하고 있다. 당신과 그녀가 그러한 상황에 대하에 이야기할 경우, 그녀는 몇 주 혹은 몇 달 동안 살기 위하여 더 이상 고통받고 싶지 않다는 강력한 의사를 표현한다. 그녀는 당신에게 선택의 기회가 주어질 때마다 삶을 안락하게 마감할 수 있는 약을 얻도록 도와달라고 부탁한다.

   이러한 상황에서 당신은 어떻게 느끼며 취해야 할 행동이 무엇인지에 대하여 기술해보라. 그녀의 의사, 종교적 상담가, 혹은 또 다른 누군가와 이 문제를 의논하겠는가? 당신이 치명적인 약을 구해서 어머니에게 사용하는 것이 합법적인 문제인가에 관하여 관심이 있는가? 비용이 얼마가 들더라도 어머니를 살 수 있도록 하고 싶고 그녀의 고통을 줄이기 위해 할 수 있는 모든 것을 할 것이라고 말할 것인가? 이러한 상황에서 여러분이 취하게 될 모든 과정에 대한 목록을 작성해보고 각 행동마다 이유를 설명해 보라.
3. 70세가 되었을 때, 얼마나 건강하게 살았는지 생각해 보고 당신의 인생에서 건강과 관련 된 모든 요인들의 목록을 만들어라(예: 흡연, 심한 과체중 등). 여러분이 만든 목록에 대하여 생각해보고, 어떤 행동 또는 생활양식 요인들이 건강한 노년을 향유할 수 있도록 하기 위하여 변화할 가치가 있는가에 대하여 스스로에게 질문해 보라. 아니면 당신이 현재 노년에 대하여 걱정할 가치가 없으며 현재를 어떻게 즐기는가 하는 것이 중요한 일이라고 느낄 것이다. 이렇게 다른 관점에 대하여 토의하고 당신에게 알맞은 노년에 대한 개인 철학을 계발하도록 노력하라.
4. 여러분의 할머니들(친가, 외가 양쪽 모두)께서 알츠하이머병에 걸렸기 때문에, 부모님이 비록 50대이지만, 다른 가족 구성원들은 자신의 미래 정신 건강에 대하여 보다 많은 관심을 가질 것이다. 알츠하이머병의 원인이 되는 특정 유전적 요인을 알아낸 후 의사는 이러한 유전자에 대하여 검사할 수 있으며, 여러분의 부모님은 검사를 받을 때의 유의사항에 대하여 의논할 것이다. 그들은 또한 당신이 알츠하이머 유전자 검사를 받고자 하는지를 물어볼 것이다. 당신은 그들에게 뭐라고 말해줄 것인가? 알츠하이머 보균 유전자 검사를 받기를 원하는가? 당신이 충고해주는 이유와 당신 스스로가 정하는 의사결정에 대하여 자세히 토론하라.

건강 리뷰

- 노화와 죽음에 이르는 것은 삶의 자연스런 단계이다. 사람들은 점차로 나이에 관계없이 삶의 모든 단계에서 육체적 · 정서적 · 정신적 및 종교적 차원에서 능동적으로 활동하기 위하여 노력한다.
- 인간의 최대수명은 대략 115세이다; 많은 나라에서 평균수명이 80+세라고 하는데, 그것은 그 나라의의 대다수가 80세 혹은 그 이상까지 살 것이라는 것을 의미한다.
- 미국인의 평균 연령이 증가하고 있는데, 이는 사회보장제도를 위한 건강 보험 비용과 재정 문제를 증가시키는 원인이 되고 있다.
- 노화는 유전적 요인과 나이에 따른 세포 변화가 원인이 되는 환경적 요인에 의해 결정된다. 동물 실험에서 저영양은 노화를 지연시키는 것으로 나타났으며, 아마 인간의 노화 과정도 늦출 수 있을지 모른다.
- 노인의 인지적 · 정신적 기능 장애를 노인성 치매라고 한다; 노인성 치매의 가장 흔한 원인은 알츠하이머병이다. 노화에 따른 골격 손실을 골다공증이라고 하며, 폐경기 이후의 여성에게서 아주 흔히 나타난다. 파킨슨씨병은 움직임에 영향을 미친다.
- 능동적인 안락사는 아픔 혹은 고통 없이 죽도록 도와주는 것을 말한다. 의사 원조 자살은 현재 미국에서는 불법인 능동적인 안락사의 한 형태인데, 일부 주에서는 그것을 합법화하는 법률이 제정 중이다.
- 치료 완화는 치료하지는 않지만 죽어가는 환자의 아픔과 고통을 경감시켜 주고 가족 구성원들의 우울을 치료해 준다.
- 호스피스 간호는 말기 환자들에게 삶의 마지막 몇 주 혹은 몇 개월 동안 의학적 · 정서적 · 영혼적 도움을 제공한다.

건강과 웰니스 온라인

웹 사이트는 건강과 웰니스에 대한 풍부한 정보를 담고 있다. 웹 브라우저 소프트웨어를 이용하여 인터넷을 실행하면 건강과 웰니스에 대한 현존하는 많은 주제에 대해 새로운 통찰력을 얻을 수 있을 것이다. Jones & Bartlett 출판사의 웹사이트인 health.jbpub.com/hwonline을 실행해라.

참고 문헌

Burns, A., and Zaudig, M. (2002). Mild cognitive impairment in older people. *Lancet, 360*, 1963–1965.

Campion, E. W. (1998). Aging better. *New England Journal of Medicine, 338*, 1064–1066.

Campisi, J. (2000). Aging, chromatin, and food restriction — Connecting the dots. *Science, 289*, 2962–2964.

Finch, C. E., and Tanzi, R. E. (1997). Genetics of aging. *Science, 278*, 407–411.

Hayflick, L. (1997, January). Myths of aging. *Scientific American*, 110–113.

Kubler-Ross, E. (1975). *Death: The final stage of growth*. New York: Prentice-Hall.

Loscalzo, J. (2002). Homocysteine and dementias. *New England Journal of Medicine, 346*, 466–468.

Mitka, M. (2000). Suggestions for help when the end is near. *Journal of the American Medical Association, 284*, 2441–2442.

Nuland, S. R. (2000). Physician-assisted suicide and euthanasia in practice. *New England Journal of Medicine, 342*, 583–584.

Nussbaum, R. L., and Ellis, C. (2003). Alzheimer's disease and Parkinson's disease. *New England Journal of Medicine, 348*, 1356–1364.

Phillips, D. P., Ruth, T. E., and Wagner, L. M. (1993, November 6). Psychology and survival. *Lancet, 342*, 142–145.

Rosen, C. J. (2003, March). Restoring aging bones. *Scientific American*, 71–77.

Sullivan, A. D., Hedberg, K., and Fleming, D. W. (2000). Legalized physician-assisted suicide in Oregon — The second year. *New England Journal of Medicine, 342*, 598–604.

Vance, M. E. (2003). Can growth hormone prevent aging? *New England Journal of Medicine, 348*, 779–780.

Weindruch, R. (1996, January). Caloric restriction and aging. *Scientific American*, 46–52.

추천 도서

Callahan, D. (2000). Death and the research imperative. *New England Journal of Medicine, 342*, 654–656. The author of this article argues that built into modern medicine is the goal of preserving life at any cost. This goal puts medical care at odds with patients who want to accept "death with dignity."

Casses, C. K. (2002). Use it or lose it: Activity may be the best treatment for aging. *Journal of the American Medical Association, 288*, 2333–2335. Discusses the latest research on slowing the effects of aging. Exercise comes out on top.

Goodwin, J. S. (1999). Geriatrics and the limits of modern medicine. *New England Journal of Medicine, 340*, 1283–1285. A thoughtful article about how we have "medicalized" many of the problems of old age and should be less aggressive in treating people in their 80s and 90s.

Humphry, D., and Clement, M. (1998). *Freedom to die — People, politics, and the right-to-die movement*. New York: St. Martin's Press. Presents arguments supporting the idea that physician-assisted suicide should be an option for terminally ill patients.

Olshansky, S. J., and Carnes, B. A. (2001). *The quest for immortality: Science at the frontiers of aging*. New York: W. W. Norton. Discusses the research that attempts to uncover the biological basis for aging and ways to slow the aging processes.

Rosen, C. J. (2003, March). Restoring aging bones. *Scientific American*, 71–77. The latest research on screening and treating osteoporosis.

St. George-Hyslop, P. H. (2000, December). Piecing together Alzheimer's. *Scientific American*, 76–83. Discusses the causes and possible cures for Alzheimer's disease.

추천된 웹 사이트

이들 웹사이트를 연결하기 위해 health.jbpub.com/hwonline을 방문하라.

호스피스넷(HospiceNet)

사별이나 말기 환자 간병을 포함하는 호스피스나 죽음 관련 문제에 관한 정보와 교육

미의학도서관 노인 건강(NIH Senior Health)

미국 의학 도서관 내 미국 노인을 위한 건강 관련 정보

미국노화행정국(U.S. Administration on Aging)

노화에 대한 일반적인 정보

미국노화협회 (U.S. National Institute on Aging)

노화 문제에 대한 연구를 위한 정보

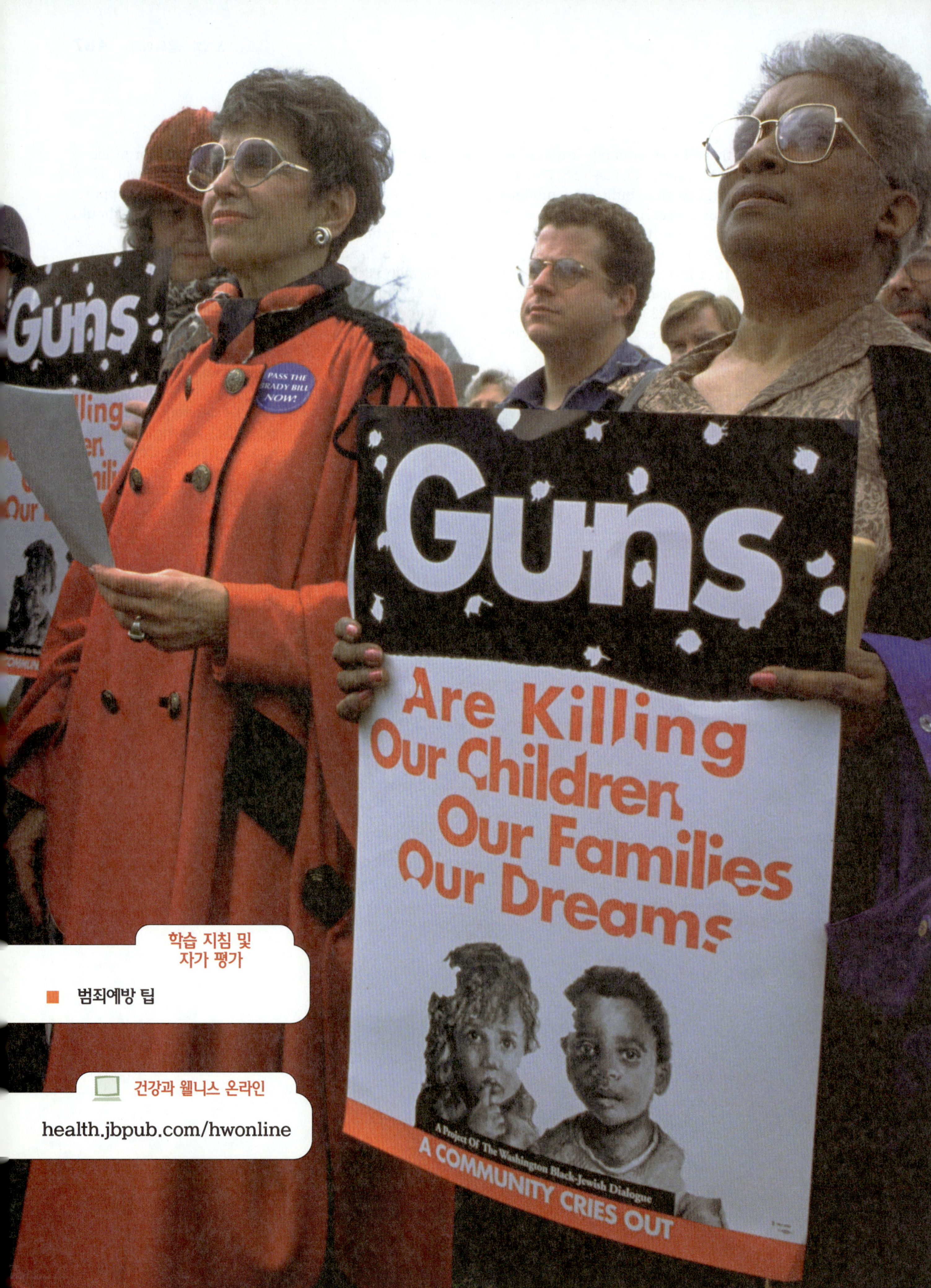

학습 지침 및 자가 평가

- 범죄예방 팁

건강과 웰니스 온라인

health.jbpub.com/hwonline

학 습 목 표

1. 가정폭력(interpersonal violence)의 다양한 종류들을 설명하시오
2. 폭력이 건강에 어떻게 영향을 주는지 설명하시오
3. 외상후의 스트레스 증후군의 증상들과 장기적 영향들을 논하시오.
4. 아동학대의 다른 형태들을 설명하시고 문화에 따라 일어나는 현상들이 어떻게 다른지 설명하시오.
5. 성폭행, 강제적 강간 및 지인강간(acquaintance rape)을 설명하시오.
6. 강제적 강간과 지인강간이 발생하는 이유를 설명하시오
7. 노인학대를 설명하고 발생요소들을 설명하시오.
8. 총기남용이 개인의 건강과 사회문제에 어떠한 방법으로 영향을 주는지 논하시오.

제 23 장

사회 내 폭력

(Violenc in Our Society)

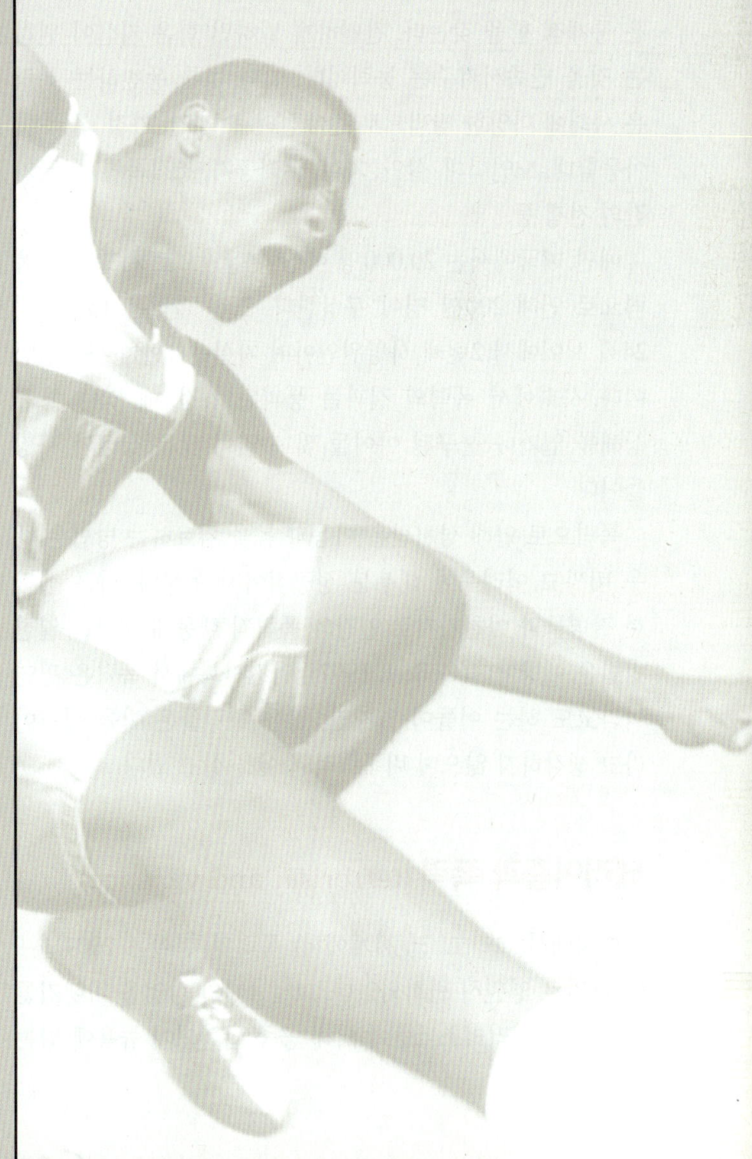

폭력은 동물세계의 한부분이며 "먹던지 먹히던지"라는 표현으로 설명될 수 있다. 포식동물들은 공격적인 폭력을 행한다. 동물들은 변함없이 이러한 폭력적 행동을 통해 음식과 물을 얻고 생식을 한다. 하지만 인간들은 다른 동물들보다 월등히 많은 폭력을 행한다. 전쟁은 물론 평화적인 상황에서도 사람들은 여러 가지 이유로 공격하고 상처를 주며 살인한다.

> 눈에는 눈의 방법은 양측이 장님이 되게 한다.
>
> *마틴 루터 킹*

폭력은 신체적일 수도 있고 구두적인 행동으로 누군가를 혹은 무엇에게 해나 상처를 주거나 파괴를 하는 것을 말한다. 인간들은 싸움을 포함한 상해나 사망의 결과에 대해 이해하는 방법이 특이하다. 사람들은 또한 무형적인 것에 대해 두려워한다 — 예를 들어, 굶주림에 대한 공포, 가난에 대한 공포, 습격에 대한 공포, 자신이 필요치 않거나 사랑받지 못한다는 것에 대한 공포 등. 이러한 모든 공포들은 폭력적인 행동으로 이어질 수 있다.

일부 사람들은 폭력을 통해 다른 이들에 대한 우월감 혹은 통제적 힘을 갖는다. 간단하게 말하면 힘은 자신이 원하는 것을 만족시켜주는 능력이다. 힘과 이를 동반하는 폭력은 사회에 다양한 방법으로 존재한다 — 강간, 가정 내 폭행, 아동학대, 노인학대, 살인, 자살, 테러공격, 조직폭력 및 국가간의 전쟁 등.

매년 미국에서는 20,000명 이상이 살인으로 사망하고 폭력으로 인해 200만 명이 부상한다. 또한 살인은 15세에서 24세 사이에서 2번째 사망원인이며 자살은 3번째 사망원인이다. 사회에서 폭력의 결과는 붕괴된 가정, 매 맞는 아내, 상해를 입거나 불구된 아이들 및 수없이 많은 상해와 사망들이다.

폭력으로 인해 상처받은 마음과 몸을 치료하는 방법은 매우 비싸고 어려우며 대부분 성공적이지 못하다. 다른 심각한 질병들과 마찬가지로 인간의 폭력적 행동에 대한 유일한 방법은 예방이다(Gellert, 1997). 인간사회에서 폭력은 필연이라고도 하는 이들이 있지만, 많은 사람들은 이를 필연이라고 생각하지 않으며 비폭력적인 삶을 살고 있다.

테러이즘과 폭력 (terrorism and violence)

미국에서(그리고 전 세계에서) 폭력의 현실은 2001년 9월 11일로 영원히 변화되었다. 그날 4개의 상업용 비행기들이 자살적 테러리스트들에 의해 공중 납치되어 뉴욕에 있는 세계무역센터와 워싱턴 DC에 있는 펜타곤과 펜실베이니아의 한 들판에 폭파하였다. 비행기 내와 땅에서는 3,000명 이상 사망하였다. 뉴욕에 있는 세계무역센터 빌딩은 붕괴하였고 맨해튼 하부에는 연기로 그을린 폐허만 존재하였다.

또한 테러리스트 공격에 사망한 사람들 이외 수천 명의 사람들이 공황과 두려움에 그곳을 도망쳤다. 전국 수백만 명의 사람들이 공포에 상황이 전계되는 것을 지켜봤다. 추측에 의하면 9월 11일 테러에 직접적으로 노출된 사람들의 35%는 결과적으로 외상후의 스트레스 증후군에 시달렸고 (3장 참조) 치료와 상담을 필요로 했다(Yehuda, 2002).

세상에 노출된 폭력은 사람들의 스트레스와 두려움의 강도를 증가시켰다. 연방과 지방 정부기관들은 대중건강과 안전에 위협이 되는 요소들과 대응하기 위해 노력중이다. 공항들과 공공장소들의 보안은 급격히 증가되었다. 세계 테러이즘을 막기 위해 아프가니스탄과 이락에 전쟁을 치러야 했다.

폭력이 난무하는 이 시대에 사람들은 작게는 자신들의 삶과 크게는 세상에 대한 화와 스트레스를 감소시켜야 한다. 증가된 불안과 보안으로 인해 불안한 이 시대에 이해심, 동정, 그리고 인내심을 통해 스트레스와 폭력을 감소하여야 한다.

생물테러의 위험 (the threat of bioterrorism)

비행기 공중납치 사건 이후 얼마 되지 않아 치명적인 탄저병 아포들이 플로리다, 뉴욕과 워싱톤 DC의 사무실에 배송되었다. 몇 명의 사람들은 독성 아포들을 흡입 한 후 사망하였고 많은 사람들은 병이 들었으며 그 외 수많은 사람들이 감염을 예방하기 위해 항생제를 투약해야 했다. 건물들은 닫히고 정화시켜야 했다. 우편 시스템은 할 수 없이 우편들이 처리되고 발송되고 개봉하는 과정을 교정해야만 했다. 탄저병 생물테러는 정치가들과 방송 관련인들을 대상으로 이루어 졌으며 기초적인 미국인들이 서비스와 사업운영을 방해하였다. 다행이도 더 이상은 생물테러가 일어나고 있지 않지만 다른 사건들이 일어날 가능성은 높게 존재하므로 연방정부는 이를 대비해 생물학적 물질로 단계적인 대비책을 마련해 놓은 상태이다.

탄저병에 이어 치명적인 생물학적 물질로는 천연두가 있으며 보다 약한 성분의 다른 박테리아와 바이러스 물질들이 존재한다. 천연두는 1997년에 세계에서 사라졌기 때문에 사람들은 더 이상 백신접종을 하지 않고 이로 인해 이에 의한 위험성은 노출된 상태이다(Brennan & Henderson, 2002). 일부 국가에서는 천연두를 실험실에 저장해 놓고 보관하고 있기 때문에 테러리스트의 손에 들어갈 확률이 존재한다. 미국정부에서는 새로운 천연두 백신을 생산하였고 일부 군인들과 의료진들을 백신접종하여 보호하기 시작하였다. 하지만 가설적인 천연두 테러를 대비해 전 국민들에게 백신접종을 하는 것에 대해서는 아직 매우 논쟁적이다(Blendon et al., 2003). 만약 전 국민들을 대상으로 백신접종을 할 경우 소수의 사람들에게 부작용이 발생할 것이고 일부는 사망할 가능성이 있다. 또한 1970년 대 천연두를 근절 경험을 통해 어떠한 급증도 빠르게 제어할 수 있다는 것을 확신하였다. 하지만 이 치명적인 질병에 접하는 사람들에게는 크게 위로되지는 않는다.

가정폭력 (interpersonal violence)

역사적으로 가정 내 폭력은 수세기 동안 외면되어 왔다. 미국이나 다른 선진국에서는1960년 대 까지는 가정폭력(interpersonal violence)을 흔치 않은 상황이라고 여겼다. 그 후 가정폭력과 아동학대를 병원, 의사 및 경찰서에서 연구차원에서 보고하도록 하기 시작하면서 가정폭력(interpersonal violence)은 건강문제에 주된 원인이라는 것을 인식하기 시작되었다. 1990년 대 아동학대, 성적학대, 배우자 학대(대부분 남성에 의해 발생), 그리고 노인학대에 대해 발표되기 시작하면서 이에 대한 대중인식이 크게 증가되었다.

니콜 브라운 심슨과 로날드 골드맨의 살인으로 인해 가정폭력에 대한 대중의 인식은 전례없이 매우 증가되었다. 가정폭력(interpersonal violence)의 3가지 비극적인 사실들은 다음과 같다:

- 미국에서는 강도, 강간, 그리고 교통사고 모두를 합한 것보다 더 많은 여성들이 폭력으로 인해 입원하고 있다.
- 미국에서 가정폭력(interpersonal violence)은 지난 5년 동안 베트남전쟁 당시보다 사망한 미국인들의 수보다 더 많은 사망으로 이어졌다.
- 임신 중 폭력은 선천적 결손증과 소아사망의 주원인이다.

FBI는 15분마다 한명의 여성이 남자친구나 남편에 의해 폭행당하고 있다고 발표하였다. 명확하게 가정폭력(interpersonal violence)은 유행성이다. 가정폭력이 심각한 건강문제로 전염되는 질병이라는 것을 인식하고 연방정부는 매

건강 팁

가정폭력 핫라인

당신이나 당신이 알고 있는 누군가가 가정폭력이나 가정폭력(interpersonal violence)을 경험하고 있다면, 지금 당장 전문인들의 도움을 요청해야 한다.

조언과 도움은 다음 두 번호를 통해 받을 수 있다.

미국정부의 가정폭력 핫라인:

800-799-SAFE(7233)

가정폭력예방기금 핫라인:

800-RX-ABUSE(792-2873)

년 10월 달을 전국 가정폭력 달로 지정하였다. 이 달에는 대중들의 인식을 증가시키고 교육시키는데 더 노력을 기울여 가정의 폭력을 피하고 예방하는데 힘을 기울이고 있다.

가정폭력 (domestic violence)

파트너나 지인에 의해 폭행이나 강간을 경험한 여성들은 신체건강 문제뿐만 아니라, 불안, 우울증, 만성골반통증, 위장장애, 약물남용, 비만 혹은 두통에 시달린다. 피해 여성들은 **외상후 스트레스 증후군**(PTSD) 증상들을 경험하며 이의 변형된 형태로 매 맞은 여성들의 증후군 혹은 강간외상 증후군 등을 경험한다. 폭행, 강간 및 성폭행 등의 장기적 건강장애는 PTSD와 관련되어 있다.

예를 들어, 외상을 경험한 이들은 자극에 의한 각성에 약하기 때문에 질병에 의한 통증과 일반적인 통증과 자극과의 차이를 구분하기 힘들며 이로 인해 병원을 찾는 일이 잦아진다. 또한 감정적인 긴장과 지속적인 방어 상태는 고통스러운 근육긴장과 골격의 정렬이 제대로 이루어지지 않을 것이다. 만성적인 불안감은 위장문제로 이어진다. 알코올, 니코틴, 그리고 다른 약물들은 폭력에 대한 기억을 지우기 위해 사용되며 강간이나 폭행에 대한 기억에 따른 감정이나 육체적 느낌을 지우려고 한다. 관계가 있는 사람으로부터의

용어

폭력(violence): 어떤 이 혹은 무언가를 해하거나 다치게 하거나 파괴하기 위한 육체적 혹은 구두적 행동

외상후 스트레스 증후군(posttraumatic stress disorder, PTSD): 심한 외상으로 발생된 육체적 혹은 정신적 질병으로 장기간 지속됨

폭력에 대한 외상에서 회복하기 위해서는 많은 노력과 도움이 필요하다. 피해자들은 친근 관계로부터 피해를 받은 이들을 전문적으로 담당하는 상담원에게서 심리상담을 받도록 권장되고 있다. 이러한 지원은 상처를 빨리 치료하게 해주고 회복시켜 주며 가해자로 인해 깨진 믿음을 다시 얻게 해준다. 지원그룹들은 피해자가 가해자로부터 피해야 할 경우 휴식처를 제공해 주거나 혼자 있는 것을 두려워 할 경우 친구가 되어 준다.

PTSD의 증후들은 다음과 같다:

- 외상에 대한 감입적인 이미지, 생각, 꿈들과 플래시백 등을 통해 외상성 상황들을 재경험한다 — 외상을 다시 경험하는 느낌을 경험하며 이에 따른 불편한 감정들도 다시 경험하게 된다.
- 외상성경험을 상징하는 것들에 대해 과민반응한다. 예를 들어, 강간을 회복하는 도중 피해자는 폭력이 발생한 장소와 흡사한 장소를 강력하게 두려워 할 수도 있다.
- 일부 피해자들은 강간을 생각할 때 멀미를 경험하며 일부 피해자들은 성관계를 유지하지 못한다.
- 외상(부정)을 기억하지 못하던지 "마음을 다른 곳으로 가게"하여 외상에 의한 아픈 기억들을 떠오르지 않게 한다(분열). 피해자들은 분리되거나 멀어지게 된다.
- 다른 이들과 환경을 조정하여 주위를 평온하고 제어된 분위기로 만든다. 피해자들은 실질적이거나 상상된 폭력을 피하기 위해 주위에 순응한다.
- 쉽게 잠을 청하거나 지속적으로 수면상태에 있기 힘들며 예민하거나 신경과민적이며 민감하고 가끔은 분별이 없이 화를 내는 지속적인 흥분 증후군를 경험한다. 피해자는 집중을 하기 힘들며 주위에 심하게 경계적이며 과장되게 놀라는 반응을 한다.

가정폭력의 원인 (causes of domestic violence)

가정폭력이 단일적인 원인은 없지만 원인이 되는 요소들은 다음과 같다:

- 가정 내 갈등과 스트레스 수치가 높음
- 남성우월주의며 여성과 아이들을 남성의 소유라고 생각함
- 가정폭력을 허용하는 문화 기준
- TV와 다른 매체에서 방영하는 폭력성
- 폭력적 가정에서 자람
- 알코올과 약물남용
- 피해자를 탓함("맞을 짓을 했다")
- 신체적 폭력 혹은 성폭력을 부인함

가정폭력으로 인한 심각한 상해에 대상일 가능성이 높은 여성들의 남성 배우자들은 알코올이나 약물을 과잉섭취하거나 실직상태 혹은 가끔씩 취직을 하거나 고등교육 이하의 교육을 받았을 가능성이 높다(Kyriacau et al., 1999).

가정폭력을 예방할 수 있는 방법에는 학대를 받은 여성들에게 숙소와 다른 보호적인 환경을 마련해 줘야 한다; 사회적, 금전적 요소들을 최소화시켜준다(실직, 가난과 인종차별); 가해자에게 자신의 행동에 대한 대가를 치르게 한다; 경찰관들과 의료진들을 교육시켜 가정폭력을 인식하고 이를 중재하도록 한다; 모든 사람들에게 폭력적이지 않는 방법을 사용해 문제를 해결할 수 있도록 교육 시킨다; 또한 TV, 영화 그리고 대중가요에 폭력적인 장면들을 최소화 시키도록 한다(Wathen과 MacMillan, 2003). 의료진들 또한 가정폭력은 인식하고 치료하며 도울 수 있도록 교육받고 있으며 휴식처와 지원을 받을 수 있도록 하고 있다.

가정폭력은 학대를 받고 있는 성인들에게만 영향을 주는 것은 아니며 학대적 환경에서 같이 살고 있는 아동들에게도 피해를 준다(표 23-1). 부모들 혹은 파트너들의 갈등을 해결하는 것이 아동의 장기적인 건강에 중요한 요소가 된다. 육체적으로 혹은 성적으로 폭력적인 환경에서 성장한 아동들은 성인이 되서 폭력적인 관계를 가질 확률이 높다.

표 23.1

부모에 의한 폭력을 경험한 아동들의 증후들

부모에 의한 폭력을 경험한 아동들은 다양한 증후들을 경험하게 된다.

행동적 증후들			
공격성	울화	미성숙	비행
감정적 증후들			
불안과 우울	자신감 저하	화	움추림
인지적 증후들			
학습능력저하	언어능력저하		
신체적 증후들			
섭식장애	운동능력저하	수면장애	성장저하
정신신체적 증후들			

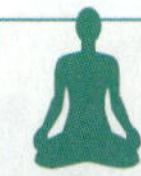

스트레스 관리

화를 다스리는 방법

화. 단어만으로도 주먹질, 고함과 폭력적인 행동을 상상하게 한다. 하지만 화는 사랑과 같은 인간의 감정이다. 화는 생존적 감정이다 화는 공격도피반응에서 공격부분이다. 우리는 화를 통해 우리의 감정을 표현하며 이는 성급함에서부터 분노까지 표현된다. 화는 인간의 감정 내의 정상적인 한계이지만, 화는 잘못 제어되었고 잘못 유도되었다. 불행하게도 우리는 화의 감정을 억제하도록 사회화 되었다. 결과적으로 내부로부터 강제 분리되거나 가끔씩 언어적인 폭력이나 육체적인 폭력이 폭발하게 되며 이러한 일들은 지방뉴스나 전국구 뉴스의 헤드라인에서 소개되기도 한다. 대부분의 경우 우리는 화를 현명하게 다루지 못한다.

연구에 의하면 사람들이 자신들의 화를 잘못 관리하는 매우 독특한 방법들이 있다.

1. **신체증상화(somatizers)**: 화를 절대 외적으로 표현하지 않고 기분을 마음에 담아두어 결과적으로는 큰 신체문제로 이어진다(예, 악관절 증후군, 대장염, 부분적 두통).
2. **폭발자들(exploders)**: 화산과 같이 터지며 노여움을 뜨거운 용광과 같이 주위에 퍼트리고 말과 행동으로 주위의 모든 사람들과 모든 것들을 파괴한다. 이러한 형태의 부적절한 화 제어 방법은 뉴스 헤드라인에서 찾아볼 수 있다.
3. **자아학대(self-punishers)**: 이들은 자신들의 화를 억압하지도 않고 폭발하지도 않지만, 죄책감으로 인해 적절한 화의 발산방법을 거부한다. 예를 들어, 과도한 잠, 음식섭취와 쇼핑 등이 있다.
4. **야비함(underhanders)**: 이들은 거의 사회적으로 용납되지 않는 행동으로 다른 이에게 방해를 하거나 복수를 한다. (예, 빈정거림, 지각, 전화거부 등)

화를 부적절하게 제어하고 풀지 않을 경우, 제어문제가 되거나 제어 드라마가 된다.

다음은 화를 센스 있거나 독창적으로 다룰 수 있는 방법들이다.

1. 상황으로부터 잠시 시간을 피한 후 시간을 투자해 상황을 해결한다.
2. 당신의 느낌을 외교적으로 표현한다.
3. 당신의 화에 대한 결과를 생각한다.
4. 상화에 몇 가지 옵션들을 계획한다.
5. 자신이 바라는 기준을 낮춘다.
6. 가장 중요한건 용서하는 방법을 배운다 — "과거의 화는 잊는다."

화는 우리 모두가 경험하는 감정이고 화가 날 경우 이것을 인식하고 관리하는 것이 매우 중요하다. 가끔은 당신을 화나게 하는 것들을 목록화하는 것이 해결과정의 시작단계일 수 있다. 중요한 것은 화가 날 때 문제를 해결하는 것을 습관화하는 것이 중요하다. 마음, 몸과 영혼에 독이되기 전에 화를 푸는 방법을 배운다.

폭력적 행동을 제어하는 뇌 (the brain controls violent behavior)

개인의 경험들, 사회적 환경, 그리고 일반화된 문화 등은 폭력적 행동을 표현하는데 모든 요소가 되며 뇌에는 폭력과 반사회적 행동을 제어하는 특정부분들이 있다. 신경학적 그리고 생리학적 요소들 및 환경정신적 요소들은 성격과 행동적 특징들을 구성한다. 뇌의 친밀한 행동제어에 대한 내용은 반세기전에 기괴한 사고를 통해 알려졌다.

1848년 9월 13일, 25세의 기차공사관리자인 피네스 피게이지는 특정한 지형을 평평하게 하여 기차길을 연결시키기 위해 바위에 폭발물을 설치하였다. 바위에 구멍을 뚫고 가루를 넣은 후 철 막대로 막았다. 이날 게이지가 폭발가루를 넣고 있을 때 가루가 조발하였다. 1인치 두께에 1야드 길이의 철 막대는 튀에 나와 그의 얼굴을 관통해 뇌를 뚫고 두개골로 빠져나가 몇 야드 밖에 떨어졌다. 놀랍게도 사고가 발생한지 얼마되지 않아 게이지는 정신을 차렸고 말을 할 수 있었으며 주위 사람들의 도움으로 걸어 현장을 떠날 수 있었다(Damasio et al., 1994).

게이지는 비극적인 사고에서 그의 모든 지식과 신체적 능력을 잃지 않고 살아남았다. 그의 언어능력은 영향을 받지 않았다. 그의 기억은 완전했고 정확했다. 하지만 게이지는 다른 사람이 되었다. 사고 전에는 책임감있고 사회적으로 원만한 대인관계를 유지하였으며 그의 동료들과 상사들에게도 인기가 많았다. 사고 후 그는 상스러워졌고 논쟁적이며 불손해졌다. 그는 사회모임에 대한 모든 존중을 모두 잃었다. 그는 모든 일에서 믿을 수 없고 신뢰할 수 없는 사람이 되었다. 그의 고용자들은 고용인들 중 그를 "가장 효율적이고 능력 있는" 사람이라 여겼지만 그를 해고해야만 했다.

게이지는 사망하기 전 15년 동안 방랑하며 떠돌고 대부분의 경우 실직한 상태로 어떤 회사에서도 환영받지 못하며 살았다. 그의 가족들은 그가 사망할 때 까지 돌봐줘야 했다.

사고 20년 후 존 할로우(John Harlow)라는 과학자는 사고 후 변한 그의 행동과 성격의 변화는 뇌의 특정 부분의 손상으로 인해 발생된 일이라고 주장하였다. 이것이 성격과 사회적 행동을 제어하는 뇌로 일반적으로 합리성이라 하며 이러한 발표는 공식적으로 인정된 첫 과학적 내용이다. 결과적으로 지능만을 제어하는 신경계가 존재하는 것이 아니라 도덕적, 윤리적 그리고 사회적 행동들을 제어하는 부분이 있다는 뜻이다.

현대 신경학적 실험들은 할로우에 대한 내용을 확인하였다. 전두엽에 상해를 입은 다른 환자들도 확인되었고 이들은 합리적인 행동들의 결핍현상과 함께 감정표현에 있어 결핍현상을 보였다. 미래 연구들은 전두엽에 있는 신경들이 사회적으로 허용되는 행동들을 생성하기 위해 어떻게 기능하는지를 밝혀야 할것이다 — 혹은 기능하지 못하는 이유.

아동학대 (child abuse)

모든 문화와 국가에서 아동들은 수세기동안 학대를 받아왔다. **아동학대**(child abuse)의 뜻은 모든 문화에서 같고 다음과 같다: 아동학대는 아동에게 이루어지는 해의 일부분이고 인간행동의 결과이며 금지, 예측 그리고 예방할 수 있다. 간단하게 말하면 아동학대는 인간의 행동으로 아동들에게 상처를 줄 수 있으며 예방할 수 있다.

대략 천 600백만 명의 미국 아동들이 매년 아동학대로 인해 병원 응급실을 찾고 있다(Peterson과 Gable, 1998). 그 중 수십만 명의 아동들이 입원치료를 받아야 하며 그중 최소한 30,000명이 영구적인 불구가 된다. 아동학대는 여러가지 형태로 나타나며 모든 형태의 학대들이 심각한 해로 이어진다(Teicher, 2002).

신체학대 모든 형태의 고의적인 힘에 의해 아동에게 상처를 입혔을 경우를 신체학대라고 한다. 상처는 신체학대가 아닌 사고에 의해 일어날 수 있다. 예를 들어, 아동이 뛰고

> **용 어**
>
> **아동학대:** 육체적 혹은 신체상해, 성폭력 혹은 착취, 학대 혹은 아동의 복리를 책임져야할 사람의 경시 등을 말한다; 아동의 건강 혹은 복리가 위협을 받거나 해가되는 상황을 뜻한다.

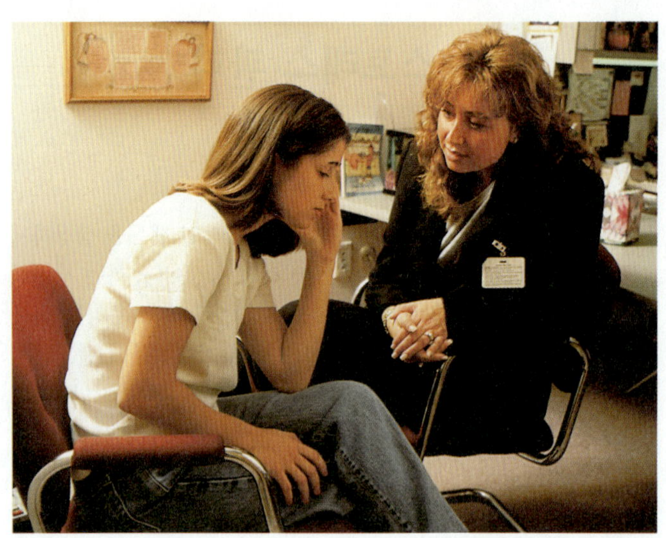

도움 받아야 할 일이 생긴다면, 이해해줄 수 있는 사람에게 전화를 해야 할 것이다.

놀다가 넘어져 다칠 수도 있다. 이러한 상처는 아동에게 사고로 기억되며 더 조심스러운 행동으로 이어질 수 있다. 이러한 상황은 아동이 자랑스러워하며 이에 대해 "대범"할 수 있다.

하지만 아동이나 십대를 교육하거나 제어하기 위해 사용되는 힘은 심각한 육체적 그리고 심리적 상처로 남는다. 대부분의 경우 부모는 아동의 행동과 관련 없이 다른 사람으로 인한 감정을 아동에게 화풀이 한다. 아동은 예측 못한 피해자이며 자신에게 일어나는 처벌이 부당하다는 것을 알고 있다. 아동이 어릴수록 육체적인 힘의 사용은 더 큰 상처로 남는다. 소아의 울음을 정지 시키거나 어떠한 이유로든 간에 소아를 흔들 경우 사망으로 이어질 수 있다.

감정적 학대 심리적인 학대는 심각한 감정문제를 유발하며 병과 폭력적인 행동으로 이어질 수 있고 이는 자살이나 피살을 유발할 수 있다. 아동에게 반복적으로 소리를 지르고 쓸모없거나 멍청하고 모자라다고 할 경우, 영구적으로 아동의 심리적 그리고 사회적 발전을 하지 못하게 된다.

성폭력 성폭력은 아동에게 있어 또 다른 형태의 학대이다. 문화적이나 형사법으로나 성인과 아동간의 성적접촉은 금지되어 있다. 미국에서 아동 성폭력이 정확히 얼마나 되는지는 알 수 없지만, 일부 설문조사에서는 15% 여성과 6% 남성이 어렸을 때 성폭력을 경험하였다고 한다. 성폭력은 사람들이 이야기 하고 싶지 않은 예민한 문제이기 때문에 보고된 것 보다 성폭력의 정도는 높을 것이라고 예상한다. 아동 성폭력은 성인이 되서 우울증, 불안과 전반적인 기능장애로 이어진다.

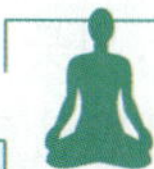

스트레스 관리

"도로 위 분노" 증가

미국차량협회의 보고에 의하면 "차량운전자들...특별한 이유없이 도로위에서 총을 맞거나 찔리거나 맞거나 치이는 경우가 늘고 있다." 분노의 이유는 차량 앞으로 급하게 들어오거나 뒤를 너무 심하게 따라오던지 헤드라이트를 깜빡이거나 욕을 하였기 때문이라고 한다(Adler, 1997).

우리는 한번쯤은 운전하면서 화가 난적이 있을 것이다 또한 한번쯤은 다른 이에게 해가되게 운전한 적이 있을 것이다. 많은 사람들이 운전대를 잡게 되면 특별한 이유없이 과격해 지며 다른 이들의 안전을 무시하게 된다. 밴, RV 및 트럭들은 "교외의 폭행차량"으로 알려져 있다.

차를 타고 운전할 경우 남을 배려하게 되면(다른 운전자들이 그렇지 않아도) 생존할 수 있다. 편안한 음악을 듣는다. 당신의 목표는 원하는 목적지에 문제없이 안전하게 도착하는 것이다. 당신의 건강과 생존이 이에 달려있다. "도로 위 분노" 에 의해 피해자가 되지 말자.

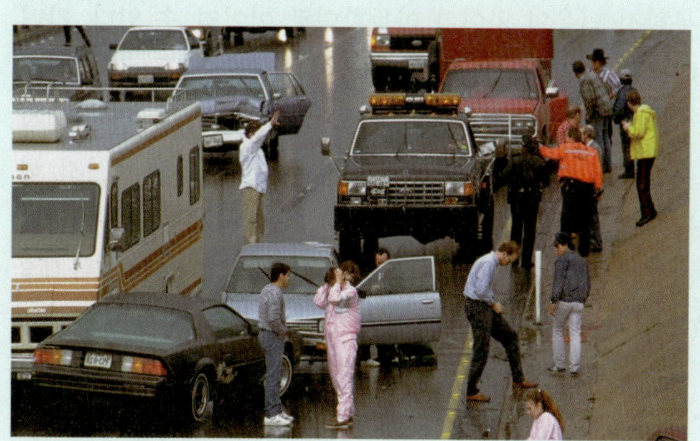

경시 경시는 아동학대의 가장 일반적인 형태일 것이다. 경시는 아동에게 적절한 음식과 옷 그리고 치료나 청결을 제공하지 않는 것 등을 포함한다. 경시받은 아동들은 오랫동안 성인의 관리없이 방치되고 자신에게 해가되는 행동을 하더라도 제어되지 않는다.

대부분의 경우 남성들이 특히 여아들을 대상으로 아동학대를 하지만, 어머니 또한 아동들을 육체적으로나 성적으로 학대한다. 자신의 아이들에게 심각한 상처를 주는 여성들은 정신병을 가지고 있는 경우가 많으며 해리성정체장애 혹은 다중인격장애가 있을 가능성이 높다.

아동학대는 아동에게 육체적인 상처(예, 골절, 화상 혹은 사망)뿐만 아니라 감정적인 상처(예, 자신이 폭력적이거나 자살 혹은 내성적)도 준다. 단기적 혹은 장기적 영향들은 모든 피해자들에게 파괴적일 수밖에 없다. 학대받은 아동들이 10살 혹은 이상이 되고 더 독립적이게 되면 희망이 없는 상황을 느끼고 가출하게 된다. 가출한 아이들은 침울하다: 원조교제, 불법 약물과 알코올 사용, 십대범죄 증가와 학교탈퇴. 아동학대는 사회에 높은 금전적인 부담이며 직접적으로나 간접적으로 모든 이들에게 영향을 준다.

아동학대의 사회적 국면 (social aspects of child abuse)

많은 아동학대들이 보고되지 않기 때문에 믿을 수 있는 정보를 찾기는 힘들다. 또한 가해자들과 피해자들이 쉽게 정보를 제공해 주지 않는다. 이의 결과로 아동학대에 대한 대부분의 정보는 옳지 않거나 잘못되었다.

많은 여성들이 일을 해야 하기 때문에 더 많은 남성들이 아동들을 돌보고 있다. 어떠한 이유로든 간에 남성들이 여성들 보다 아동학대를 더 많이 하는 편이다. 하지만 남성 가해자와 여성 가해자들에 대한 특징적 요소들을 구분하진 못한 상황이다. 남아들이 여아들보다 더 많이 학대를 받고 여아들보다는 남아들이 더 혹독하게 다뤄져야 한다고 부모들은 믿고 있다. 남아들은 여아들보다 학대에 대해 더 많이 자책을 하는 편이다.

학대받은 아동들의 3분의 2의 나이는 5세에서 17세 사이이다. 어릴수록 더 많은 학대를 받는데 그 이유는 아동학대를 대응할 신체적인 힘이 부족하며 무엇이 정상이고 비정상적인 행동인지 구분하지 못한다. 소아는 더 큰 아이들 보다는 학대받는 비율이 적지만 사망의 위험은 더 큰 편이고, 이러한 경향은 소아를 흔들어 발생하는 경우가 높다. 아이가 15세가 지나면 가족보다 같은 또래들에 의해 학대받게 된다.

시각장애, 청각장애, 정신장애 혹은 뇌성마비와 같은 신체 혹은 정신장애 아이들은다른 아이들보다 학대를 받을 확률이 높다. 장애 자체가 학대의 원인이 되는건지 이들을 관리하는데 받는 스트레스가 학대의 원인인지 확실치 않다. 신경질적, 충동적, 공격적이며 우울증 혹은 과잉행동의 경향이 있는 아동들이 학대를 받을 위험이 높다. 이러한 행동들은 부모의 스트레스를 유발해 아동학대의 원인이 된다.

아동학대의 문화적 방면 (cultural aspects of child abuse)

문화적 믿음의 차이가 아동학대로 이어질 수 있다. 라틴 아메리카 계열 남성들은 자신들이 *남성적*(masculine)이라고 생각하기 때문에 자신들의 가족과 아이들에 대한 학대적 행동을 정당화 한다. 그들의 사회에서는 이러한 남성적 행동들이 정상이라고 여기며 이러한 라틴계 가족들이 미국의 중산층에 적응하면서 이러한 아동학대는 감소된다. *남성우위*(남성이 힘 있게 보이는 것에 대한 필요성)는 모든 인종에서 찾아볼 수 있으며 아동학대는 모든 사회 경제적인 층에서 찾아볼 수 있다.

아동보호에 대한 지식과 기술들이 부족할 경우에도 아동학대의 원인이 되는데 그 이유는 아동의 필요성을 모르고 주위의 도움이 부족하기 때문에 좌절감과 스트레스를 받기 때문이다. 주로 아이를 돌보는 남성들은 아이를 돌보는 일에 대해 거의 트레이닝이 없다.

십대 어머니이거나 고등학교 중퇴와 같이 교육수준이 낮은 어머니일 경우, 남성들과 같이 아동보호를 적절히 하지 못한다. 이들도 적절한 아동보호에 대해 지식과 기술이 부족하다. 이렇게 부족한 지식과 기술은 어머니로 하여금 스트레스적인 상황에 노출될 상황을 증가시키며 이는 아동학대로 이어지게 한다. 이러한 어머니들은 자신에게 도움 줄 데가 없다고 느끼고 실제 상황도 그럴 가능성이 높다. 좌절감으로 이들은 아이들을 학대하게 된다.

가족들이 안전하지 못한 동네에서 살 경우, 가족의 멤버가 도움을 요청하기 위해 길거리를 돌아다니길 두려워한다. 이러한 두려움은 아동을 더 고립시키고 가족 갈등과 학대를 확대시킨다. 아동학대의 다른 이유들에는 사회고립, 친구결핍, 위험한 동네, 혹은 이동차량확보 부족 등이 있다.

아동학대예방 (child abuse prevention)

일부 아동학대예방 프로그램들은 아동학대를 유발하는 스트레스의 위험요소들을 감소시킬 수 있는 프로그램들을 제공하고 있다. 이러한 프로그램들은 부모들의 교육을 통해 적절한 아동보호와 아동학대 예방을 집중해서 교육한다. 십대 어머니, 젊은 부모와 아버지들, 아동보호를 한번도 해보지 못한 이들, 직업을 가진 어머니들, 편부모들, 의붓 부모들, 그리고 아동보호를 하는 형제자매들을 위해 개발된 각기 다른 스트레스 감소 프로그램들을 제공하고 있다. 스트레스관리 프로그램들은 실업률이 높은 공동체에서 특히 더 중요하다.

갈등해결 프로그램들 또한 아동학대를 예방할 수 있다. 힘을 사용하지 않고 갈등을 제어할 수 있다면, 아동학대의 위험률이 낮아진다. 화 중재 프로그램들과 갈등해결 프로그램들 모두 아동학대 발생률을 감소시킨다고 보고되었다. 아동학대에 관련된 이들에게는 삶과 대인관계 기술들에 대한 교육이 권장되고 있다. 남성들과 여성들 모두에게 부모다운 기술들에 대한 교육은 강하게 권장되고 있다. 이러한 교육은 도움을 청할 수 있는 방법들도 또한 포함하고 있다.

성폭력 (sexual assault)

강간, 근친상간과 원치 않은 성적접촉 등을 **성폭력**이라 한다. 최근 여성들을 대상으로 하는 성범죄에 대한 대중의 인식은 현저히 증가하고 있으며 이러한 인식은 명확한 입장의 강간 재판들을 보도하는 강력한 매체의 조사를 널리 알리고 있다. **강제적 강간**의 법적 뜻은 주마다 다르다. 하지만 강간은 완력이나 위협에 의한 체내 침투나 입, 항문 혹은 질과 같은 신체의 관 침투를 뜻하고 있다. 침투는 물체나 손가락 같은 신체의 일부분의 사용을 포함한다. 완력적인 성적 활동은 남성과 여성 사이에 이루어 질 수 있고 결혼을 하거나 하지 않은 사람들 사이에서도 이루어 질 수 있다. 피해자나

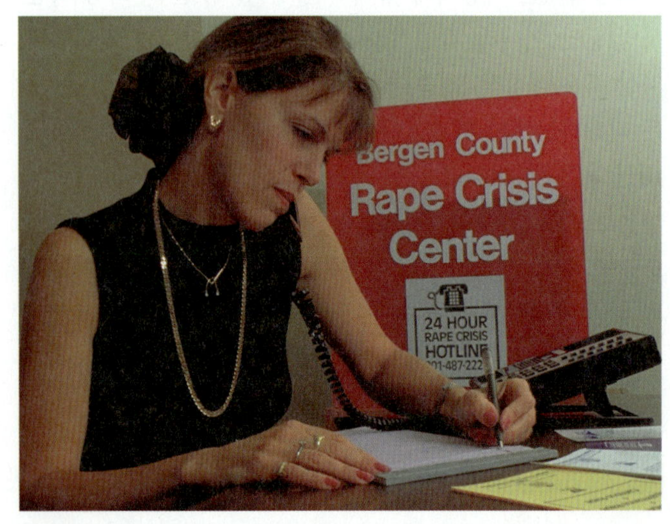

많은 지역에서 성폭행 피해자에 대한 전화 긴급 상담소를 운영하고 있다.

가해자의 신원과 상관없이 성폭력은 범죄적 행동이다; 이는 성관계가 아니고 성관계와 상관없다. 성폭력은 힘의 과시이며 피해자에게 굴욕감을 주는 행동이다. 단어가 성폭력이던 강제적 강간이던 상관없이 결과는 피해자에게 육체적 그리고 심리적 폭행이다.

일부 남성들은 "여성들은 강간을 즐긴다", "그녀가 원했다" 혹은 "싫다는 말이 사실이라 생각하지 않았다"라는 말로 성폭력을 정당화 시킨다. 이러한 말은 반복적으로 들을 수 있다; 하지만 성폭력은 간단하다:

- 성폭력은 힘 과시와 통제다 — 성관계나 정열이 아니다.
- 대부분의 성폭력은 보고 되지 않는다.
- 대부분의 성폭력은 충동적이거나 먼 곳에서 일어나지 않는다.
- 일부 추측에 따르면 80%의 성폭력은 가해자는 일상생활에서 편하게 알고 지내는 사람이거나 피해자의 친구 혹은 친척이다.
- 성폭력 가해자는 모든 사회경제적 그리고 인종 출신성분에서 찾을 수 있다.
- 강간자들은 성적으로 결핍된 사람들이 아니다.
- 여성들은 비밀스럽게 강간당하고 싶어하지 않는다.
- 데이트 중 강제적인 성접촉은 성폭력이다.

지인강간(acquaintance rape)

지인강간 혹은 데이트 강간은 피해자가 아는 사람이 강제적으로 섹스를 강요하는 것을 뜻한다. Warsaw(1998)는 84%의 성폭력은 피해자가 아는 지인에 의해 발생되며 57%의 모든 성폭력은 데이트 중 이루어지고, 남성 성폭력의 60%는 이미 알고 있는 다른 남성들에 의해 발생한다고 보고 하였다. 지인강간은 낯선 사람에 의한 성폭력과 동일한 법적 형벌을 선고 받고 있다.

여 고등학생과 대학생들이 지인강간의 가장 쉬운 대상들이다. 매년 100,000 건 이상의 강제적 강간이 미국에서 보고되고 있다. 많은 강간들이 피해자들에 의해 보고되고 있기 때문에 이 숫자는 아마도 낮게 보고되고 있을 것이다.

남성과 여성의 성관계에 대한 문화적 시각은 지인강간에서 유의한 역할을 한다. 많은 젊은 여성들이 자신들에게 일어난 일이 법적으로 정당한 성폭력이라는 것을 모르고 있다. 많은 여성들이 성폭력은 모르는 사람에 의해 이루어진다고 알고 있고 자신의 탓으로 돌린다. 강간자는 피해자의 거부가 정말로 거부한다고 생각하지 않을 수도 있다. 적극적인 남성들은 여성들이 싫다고 하면 자신들이 적극적으로 행동해야 한다고 생각한다. MS 잡지에 의해 실행된 설문에 의하면 법적으로 성폭력이라고 구분된 남성들의 84%는 자신들이 성폭력을 저지르지 않았다고 믿는다.

지인강간의 결과
(consequences of acquaintance rape)

지인강간의 피해자들은 대부분 심각하고 장기적인 심리적 영향에 시달린다. 낯선 이에 의한 강간과 비교해 보면, 지인강간의 피해자들은 대부분 자신들을 자책한다. 이들은 차후 다른 사람들을 만나도 쉽게 믿지 못한다. 지인강간은 회복기간이 매우 길며 이는 완력폭행으로 인해 강간을 당했을 경우 더 심하다. 지인강간 피해자들은 다른 강간 피해자들 보다 crisis 서비스를 찾던지 다른 이에게 이야기 하거나 경찰에 알리지 않으며 상담을 받는 경우가 적다. 가족과 친구들은 낯선 사람에 의한 강간보다 지원할 수 있는 가능성이 적다. 피해자가 가족이나 친구들에게 알린다면, 강간의 강도가 최소화되거나 성폭력에 대한 책임을 피해자에게 묻게 된다.

가족들과 배우자들은 그들이 알고 사랑하며 걱정하는 사람이 성폭력을 경험했다는 것을 알게되면 그들은 또 다른 피해자가 된다. 배우자는 상황을 알게되면 이에 대한 충격으로 인해 표현적이거나 제어된 표현을 하게된다. 일반적으로 피해자의 가족들과 배우자가 느끼는 일부 감정들은 표 23.2에 목록되어 있다.

피해자들은 대부분 두 가지 행동적 반응들을 한다: 표현적 혹은 제어적인 반응의 피해자들에게는 대부분 두려움, 화 그리고 불안과 같은 느낌들이 존재한다. 이들은 이러한 감정들을 울음, 긴장, 불안, 과잉행동 및 히스테이아로 표현

용어

성폭력: 강간, 근친상간, 강간미수, 그리고 강제적인 성접촉 등을 포함하는 폭력적인 행동

강제적 강간: 완력이나 협박을 사용해 행하는 성폭행을 뜻하며 피해자의 질, 입 혹은 항문의 성적 침투를 말한다.

지인강간: ("데이트 강간" 이라고도 함) 피해자와 강간범이 이미 알고 있는 사이이고 서로 사회적으로 적절한 예절을 갖춘 상황에서 이미 만난 적이 있는 사이에서 일어나는 성폭력을 뜻한다.

표 23.2

성폭력에 대한 피해자들의 배우자들이 갖는 반응과 느낌들

화	걱정	죄책감	창피함	나약함
• 폭력을 가한 가해자에게 • "그런 사람들"이 거리를 돌아다니게 하는 정부에게 • "위험한 행동"을 한 피해자에게	• 피해자의 복리와 안전에 대해 걱정 • 피해자와 significant other의 관계가 변할까봐 걱정 • 피해자의 권리에 대한 걱정	• 폭력을 예방하지 못해("그녀와 같이 있었어야 하는데" 혹은 "집까지 태워줬어야 하는데") • 그 당시 피해자를 보호해 주지 못해	• 소문에 대한 걱정(전설과 오명의 역할이 매우 크다) • 피해자 대신 창피함	• 그런 일이 나에게도 일어날 수 있다라고 깨달음 • 환경에 대한 인식이 매우 증가됨

한다. 자신의 감정을 제어하는 피해자들은 침착하고 조용하게 보이지만 이 두 반응 모두 피해자가 충격의 상태라는 것을 나타낸다(표 23.3). 표현적 혹은 제어적 느낌들은 언제나 나타날 수 있으며 사건 발생 후 수 차례 반복되어 나타난다. 이러한 감정들을 인정 혹은 인식하는 것이 정상적인 회복과정이다.

성폭력 후 대처방법 (What do after a sexual assault)

성폭행을 당한 사람은 다음과 같은 행동을 취하길 권장한다 :

- 강간문제 핫라인
- 중요한 증거를 남기기 위해서는 성폭행을 당한 장소(실내일 경우)를 정리하거나 샤워, 목욕, 관주를 하지 말며 당시 입고 있었던 옷을 갈아 입거나 소멸시키지 말아야 한다.
- 가까운 병원 응급실로 간다.

건강 팁

데이트 강간을 예방하는 방법

남성우월적인 남성과 순종적이며 소극적인 여성간의 고전적이고 판에 박힌 관계를 조심한다. 일반적인 상황에서의 우월감은 성관계에서도 적용될 가능성이 있다.

행동을 제어하거나 압력을 넣는 데이트는 조심한다.

대화할 때 명확하게 한다. "안돼"라고 할때 "어쩌면" 혹은 "그래"라는 뜻으로 전달되지 않게 말한다.

말이나 행동을 할때 애매모호하게 하지 않도록 주의한다. "안돼"라고 하면서 강한 포옹을 하면 혼란을 주거나 불명료해진다.

모르는 상대와 첫 데이트를 할 경우 단체로 하는 것이 더 안전하다.

도움을 청할 수 없는 먼곳이나 고립된 곳은 피한다.

표 23.3

성폭력 피해자들이 느끼는 보고된 감정들

두려움	창피함	수치심	죄책감	불안
• 죽음에 대한 두려움 • 강간범에 대한 두려움	• 자세한 내용을 논하기 창피함 • 자신의 몸에 대해 창피함을 느낌	• 자신감, 자부심, 자존심 파괴 • 신체검사를 받은 것에 대한 수치심 • 살기 위해 성적행동을 했다는 것에 대한 수치심	• 수치심과 강간을 유발시켰다는 느낌에 대한 죄책감 • 가해자 탓을 하는것에 대한 죄책감	• 떨림 • 악몽 • 잠을 자기 힘들거나 잠을 잘 수가 없음 • 지속적으로 자신이 "무엇을 하거나 해야 했는지" 생각함
어리석음	**나약함**	**걱정**	**분노**	**통제력 상실**
• 위험한 행동을 한것에 대해 어리석다고 느낌 • 너무 믿음을 줬다는 것에 대해 어리석다고 느낌	• 사람들에 대한 전반적인 두려움 • 과도한 공포감 • 환경에 대한 강한 의식	• 강간범이 정신치료를 받을 지에 대한 걱정 • 강간 사실을 보고하면 가해자가 어떻게 될건가에 대한 걱정	• 가해자에 대한 분노 • 자신에 대한 분노 • 특히 가해자와 닮았을 경우, 모든 남성과 여성들에 대한 분노	• 작은 결정이 너무 커보임 • 자신이나 행동에 대해 불확실함

- 경찰에 연락한다.
- 전문 상담원을 찾는다.

각 사람마다 성폭행에 대한 반응은 다르고 각 피해자의 고통과 필요로 하는 것은 다르다. 성폭력의 모든 피해자들 자신이 알고 믿는 사람으로부터 상담을 받도록 한다.

노인학대 (elder abuse)

우리는 노화되는 사회이며 불구가 되거나 정신 이상이 있는 노부모와 조부모를 돌봐야 하는 일이 늘고 있다. 노인학대 문제가 인지되고 보고된 것은 불과 최근 세대 내에서 부터이다. 미국에서는 백만 명의 노인들이 매년 학대를 받고 있다고 보고되고 있다. 또한 노인의 자식들에 의해 학대 받는 것은 물론이고, 노인의 배우자에게도 자주 학대를 받고 있다고 보고되고 있다. 미국에서의 노인학대 정도는 아동학대보다 약간 낮은 편이다.

노인학대는 육체적, 성적 혹은 감정적 학대 혹은 60세 혹은 이상의 노인에게서의 금전 착취를 뜻한다. 학대 혹은 방치는 모든 보호자에 의해 이루어 질 수 있으며 — 배우자, 자식, 친척, 혹은 친구 — 가정에서 이루어진다. 노인학대의 절반 가까이가 자아학대이기 때문에 자아방치 또한 노인학대에 포함된다.

> **용 어**
>
> **노인학대:** 육체적, 성적 혹은 감정적 학대 혹은 60세 혹은 이상의 노인에게서의 금전 착취를 뜻한다.

자아방치는 노인의 육체적 혹은 정신적 장애로 인해 발생된다. 노인은 필수적인 음식, 옷, 쉼터, 혹은 의료센터를 혼자 찾을 수 없다. 방치된 노인의 금전적인 문제는 복잡할 가능성이 높다. 노인학대 문제에 대한 대중인식이 증가되고 있지만 노인학대는 아직도 많이 감춰지고 있다.

가정환경에서 보호자의 보호아래 노인을 제어하기 위해 다양한 방법의 학대방법들이 보호자들로 인해 사용되고 있다. 학대방법에는 소리지름(가장 흔한 학대방법), 신체감금, 강제적 급식 혹은 약물, 손찌검 그리고 요양소로 보내겠다는 협박 등이 포함된다.

하지만 학대는 일방적인 것만 아니다. 불구거나 움직일 수 없는 노인들 또한 학대적인 방법으로 보호자들을 학대한다. 노인들은 소리 지르거나 토라지며 삐지고, 음식과 약을 거부하며 울거나 감정적이 되고 물건을 던지고 경찰을 부르겠다고 협박한다. 다른 형태의 학대와 같이 양측 사이에서 이루어지는 학대의 이유는 많다. 많은 경우 알코올이 원인이 되며 둘 중 하나 혹은 둘 다에게 존재하는 정신장애와 같은 감정적인 병이 또한 원인이 된다.

수많은 노인학대 문제가 감춰지고 보고 되고 있지 않는 이유는 많은 노인들이 가족의 사생활과 노출 및 창피함을 걱정하기 때문이다. 피해자는 학대를 하는 아이들을 키웠다는 수치심을 느낀다. 만약 자식이 돈을 훔친다면 자식이 교도소로 갈까봐 두려워 보고하지 못한다. 그리고 학대를 받

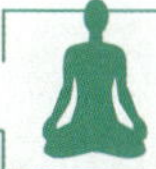

스트레스 관리

화 수치를 확인한다

다음 척도를 사용해 아래 질문들을 답하시오:

거의 않한다	1 점
가끔	2 점
자주	3 점
거의 항상	4 점

1. 나는 성격이 급하다. _____
2. 나는 성격이 불같다. _____
3. 나는 성미가 급한 사람이다. _____
4. 다른 사람들의 잘못에 화가 난다. _____
5. 내 일을 알아주지 않으면 짜증이 난다. _____
6. 난 쉽게 흥분한다. _____
7. 화가 나면 불쾌한 말과 욕을 한다. _____
8. 다른 사람들 앞에서 비판을 받으면 격노한다. _____
9. 난 좌절하면 누군가를 때리고 싶다. _____
10. 일을 잘하고도 좋은 평가를 받지 못하면 화가 난다. _____

22점 혹은 이상 나왔을 경우 당신의 화 수치는 높다. 점수를 재확인 하기 위해 친구 한명 혹은 이상에게 당신에 대한 평가를 부탁한다. 당신의 화 수치가 계속 높다면 화전문 상담을 받도록 한다. 화로 인해 다른 사람에게 완력을 사용 할 가능성이 높다.

아도 요양소보다는 학대받는 편이 더 낫다고 느낀다. 사람들의 수명이 점점 길어지고 80세 혹은 그 이상까지 생존하고 치매노인들이 증가함에 따라 노인학대는 미래 더 큰문제가 될 것이다(22장 참조).

총기폭력 (firearm violence)

매년 미국에서는 총기 사용은 수천 명의 생명을 앗아 간다 — 고의적이거나 사고로 인해 발생. 2002년 28,660명의 사망원인이 총기였다: 이 숫자의 반 이상이 자살이었고 반이 약간 못되는 숫자가 살인이었으며 나머지는 고의성 없는 총기 참사였다. 총기 참사에 더불어 매년 100,000 명의 상해가 총에 의해 발생된다.

총기로 인한 사망은 10세에서 24세 사이 청소년 사망원인의 두 번째 원인이다. 전국 대상 설문조사를 보면 12명의 학생 중 1명은 지난 1달동안 보호를 위해 혹은 싸움을 위해 총을 소지한 적이 있다고 보고 되었다(7.6%). 집에 총 없는 사람들에 비해 총이 있는 사람들의 자살 위험율은 5배라고 보고되었다. 설문결과들은 또한 대다수의 십대 자살이 총과 관련되었다고 한다. 수많은 연구들은 모두 같은 결과를 보였다: 바로 접할 수 있는 총기들은 미국에서 자살과 살인의 위험을 증가시킨다(Sherman, 2000).

미국인들은 오랬동안 총에 대한 애정과 증오의 감정을 느꼈으며 많은 사람들이 총기 소재와 사용에 대한 법적권리를 강력하게 찬성하고 있다. 이들의 뜻은 전국소총협회(NRA)의 돈과 로비를 통해 일반인들을 대상으로 하는 구매와 판매를 제한하거나 통제하는 법을 통과시키지 못하게 하고 있다. NRA는 의사, 보건단체 그리고 FBI와 같은 법 집행기관 등에 의해 반대되고 있으며 이들은 총기관리법이 더 엄격해지는 것을 지지하고 있다.

1993년 살인, 자살 및 폭력의 증가에 대한 반응으로 뉴욕, 뉴저지와 켈리포니아를 포함한 11개 주는 브래디 법안(Jim Brady는 1981년 로날드 레이건 대통령 암살시도 중 영구적으로 불구가 되었다)을 통과 시켰다. 브래디 법안은 소총구입 시 5일의 대기 시간을 필요로 하며 지방경찰서는 그 기간동안 구매자가 범죄기록이 있는지 확인한다.

폭력과 총기 사용은 미국 사회에서 가장 긴급한 문제들이 되었다. 21세 이하의 소년소녀들은 총기 소지 혹은 사용관련 체포율의 사분의 일을 차지한다. 미국 흑인 청소년들은 미국 백인 청소년들보다 총기 위반으로 인해 더 많이 체포되며 모든 살인 피해자들의 반 정도가 흑인들이다. 대부분의 살인 원인들은 인종차별로 인해 발생하지는 않지만, 94%의 피해자들은 같은 인종에 의해 살해되며 83%의 백인 피해자들은 다른 백인들에 의해 살해된다.

아무도 자살의 원인(4장 참조)은 모르지만 바로 사용가능한 총이 한 요소이다: 60%의 자살은 총기 사용으로 인해 발생한다. 자살의 이유와 원인은 복잡하지만, 유전적인 원인이 중요한 원인으로 작용한다(Ezzell, 2003). 자살 시도가 있었던 부모의 자식은 자살시도를 한번도 하지 않았던 부모의 자식들보다 자살확률이 6배나 된다. 또한 자살한 부모들에게서 태어난 일란성 쌍둥이들의 자살율은 13%인 반면 이란성 쌍둥이들의 자살율은 0.7%이다. 연구자들이 자살의 유전적인 원인을 밝혀 이에 대한 예방전략을 세우기를 기대한다.

청소년 갱단 (youth gangs)

미국에서는 청소년 갱단들이 거의 모든 대 도시에 존재한다. 설문조사들에 의하면 200,000명 이상의 청소년들과 청년들이 거의 4,000개의 갱단에 단원으로 있다고 한다. 예전에는 갱들은 로스앤젤레스, 시카고와 뉴욕과 같은 대도시에 주로 집중되어 있었지만 현재는 중서부, 북서부, 남부와 남서부의 대부분의 큰 도시들로 확산되었다. 갱들의 더 많은 도시로의 이동의 주 원인은 마약판매이다. 갱들이 있는 대부분의 도시들에서 영향을 받는 지역은 가난한 지역뿐만이 아니다; 갱 활동은 시외와 학교들로 확산되었다.

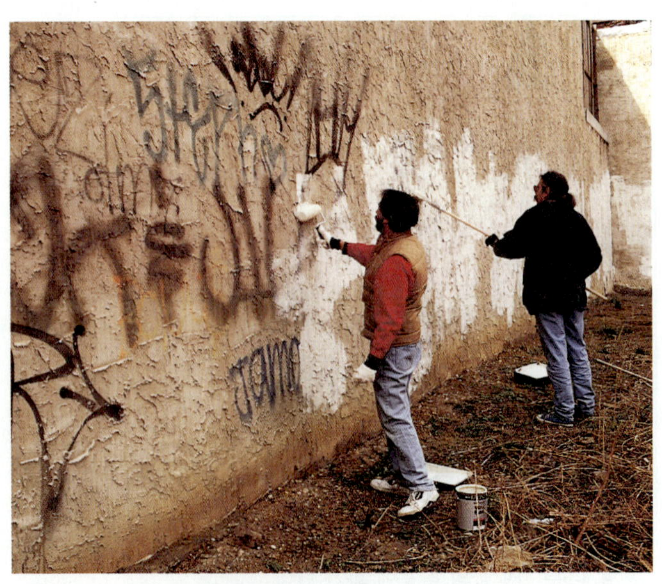

낙서는 청소년들이 자신들의 분노를 표출하는 방법 중 하나이다.

청소년들이나 젊은 성인들이 갱단에 가입하는 이유는 여러 가지이다: 가난, 학교문제, 약물사용, 가정불화 및 가정폭력 등이다. 접근이 쉬운 불법약물들과 판매로 인한 금전적 보상은 돈, 교육, 직업 및 미래가 없는 젊은이들에게는 매우 강한 유혹이다. 이들에게는 갱단의 삶이 자극적으로 가치 있다.

갱단의 풋내기들은 대부분 좋지 않은 자아상을 갖고 있으며 자신감이 없고 상담이나 지원을 해줄 수 있는 성인이 없다. 일부 갱단원들은 갱단원들의 자식들로 부모님들의 뒤를 잇는다. 갱단원들은 다른 갱단원들과 그들을 두려워하는 사회로부터 인정을 받는다 — 주목을 받고 존경을 받는 것 같이 인정을 받는다.

마약과 총은 갱단으로 인정되는 것의 일부분이다. 풋내기들이 총을 소지하기 전에는 갱단으로 적합하지 않다고 보는 경우가 많다 — 총기사용 또한 마찬가지인데 라이벌 갱단원을 대상으로 사용하거나 어떠한 범죄에 사용해야 한다. 교도소에 있는 청소년들의 반 정도가 정기적으로 총을 구입하고 판매하였으며 총기 절도는 중요한 갱활동이라고 보고 되었다. 그러므로 바로 접할 수 있는 총기들은 미국에서 갱활동의 직접적인 원인이며 수천 명의 젊은 사람들의 삶을 앗아간다.

학교폭력(school violence)

1990년대에 전 미국에서 연속적으로 발생한 십대 총기사고는 관련된 가족들과 지역사회에 공포와 비극을 가져다 주었다(Anderson, Kaufman과 Simon, 2001). 다음은 총기사고가 있었던 일부 학교들이다:

1997년 10월, Pearl, Mississippi: 16세 소년이 총으로 자신의 어머니, 전여자친구와 친구를 사살했다.

1997년 12월, West Paducah, Kentucky: 14세 소년은 3명의 학생을 사살하였다.

1998년 3월, Jonesboro, Arkansas: 13세 소년과 11세 소년은 5명의 학생들을 사살하였다.

1998년 4월, Edinboro, Pennsylvania: 14세 소년은 학교 댄스파티에서 교사를 사살하였다.

1998년 5월, Springfield, Oregon: 15세 소년은 부모들을 사살하고 학교로 이동해 2명의 학생들을 더 사살하였다. 다른 학생들이 심각한 부상을 입었다.

1999년 4월, Littleton, Colorado: 두명의 십대 소년들은 계획적으로 난사하며 12명의 학생들과 교사 및 자신들을 사살하였다.

2001년 3월, Santee, Ca: 문제있는 15세 소년은 2명의 급우를 사살하였고 13명을 다치게 하였다.

전국에서 십대 소년들이 어떠한 이유로 무분별한 폭력을 가했을까? 모든 분야의 전문인들이 설명과 사회적 이론들을 제시하였지만 Springfield, Oregon에서 살인혐의로 기소당한 아들을 둔 가족의 친구는 "당연한 설명은 없다. Kip은 단순히 나쁜 열매였을 뿐이다"라고 하였다. 이러한 학교살인들은 미국의 중산층 지역사회에서 발생하였고 도시 내 저소득층에서 발생한 살인보다 더 많은 방송의 주목을 받았다. 오늘날 부모님들은 자식들이 학교에 있을때 마음을 완전히 놓을 수가 없다. 모든 이상한 행동들과 위협들은 심각하게 받아들여져야 한다. 미국 내 학교에서 지속되는 폭력과 살인들로 인해 국민들은 십대 폭력문제 해결을 위해 더 많은 돈과 연구를 요구하고 있다.

> 전쟁은 다만 우리의 일상생활의 웅장한 표현일 뿐이다.
>
> *Krishnamurti*

학교 내 살인들은 많은 국민들이 주장하고 있고 미국헌법으로 인해 보호받고 있는 국민들의 총기소지권리 논란에 집중되고 있다. NRA는 총기 소지는 폭력 및 살인과 상관없다는 주장을 지속적으로 완고하게 주장하고 있다. Oregon주의 Springfield에서 발생한 살인사건 이후 NRA의 대변인은 "합법적인 총기 소지는 이 비극과 아무런 관련이 없다"라고 하였다. 한 유명한 의사는 다음과 같이 반박하였다:

> 아동들과 청소년들은 말 그대로 성숙하지 못하고 판단력이 부족할 수 있다. 삶의 낭패, 거절, 및 고뇌는 화를 부르며 더 나아가서는 분노를 부르고 복수의 욕구를 촉구할 수 있다. 충동적으로 일부 아이들은 다른 사람들 혹은 자신들을 공격한다. 하지만 이들은 살인을 할 수 있을 때만 살인자들이며 장전된 총은 '완벽한' 도구이다(kassirer, 1998).

거의 모든 미국인들은 살면서 한번쯤은 폭력을 경험해 보았다. 많은 도시와 지역사회에서는 밤에 밖을 나가거나 혼자 걷거나 조깅을 하기 두려워 한다. 두 가지 중요한 질문들은 미국사회에서 집고 넘어가야 된다. 첫 번째로 지속적으로 증가되는 모든 형태의 폭력의 원인은 무엇이고 - 아동학대, 배우자 학대, 폭파, 살인 및 모든 형태의 성폭력 - 폭력을 감소시키려면 어떻게 해야 하는가? 두 번째 질문은 미국인

글로벌 웰니스

미국의 폭력은 어떤 국가도 능가 한다

폭력을 측정하는 결정적인 것은 살인 즉 다른 사람을 죽이는 것이다. 기술적으로 발달된 선진국들 중 미국의 1인당 살인 율은 가장 으뜸이다(그림참조). 살인율이 다음인 이탈리아와 비교해 보았을 때 미국의 비율은 8배가 더 된다. 일본과 비교해 보았을 때 살인율은 40배에 가깝다. 문화적으로 미국과 흡사한 캐나다와 비교해 보았을 때도 살인율은 20배이다.

강제적 강간과 같은 다른 폭력들을 비교해 볼 경우 그래프는 거의 흡사하다. 실질적으로 대인관계 폭력에 대한 통계적 자료들을 보면 미국은 다른 나라들에 비해 10배 혹은 그 이상의 폭력율을 가지고 있다. 이러한 폭력의 결과로 미국은 다른 선진국들보다 더 많은 인구들을 수감하고 있다. 매년 지속적으로 증가하는 폭력율을 보았을 때 이 나라는 이러한 수준의 폭력을 얼마나 견딜 수 있는지 많은 사람들이 궁금해 하며 대답하기를 두려워하고 있는 상황이다.

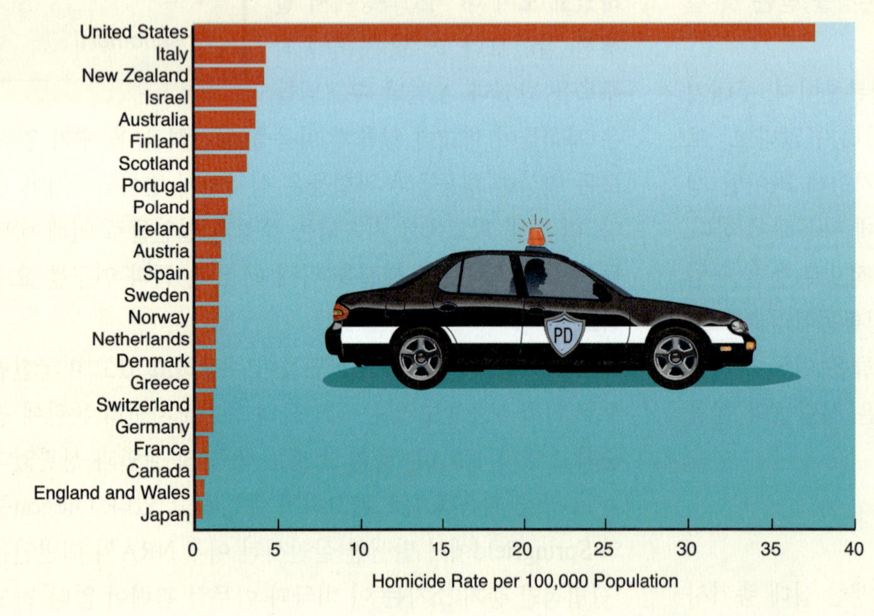

15세에서 24세 사이의 전 세계 남성들의 살인율, 1988-1991

출처 : National Center for Health Statistics, *Vital statistics*, 1990; World Organization, *Statistical annuals*,1990, 1991.

들은 국민들을 무장 해체할 수 있는 의지가 있으며 대부분의 폭력적인 범죄들의 원인을 감소시킬 수 있는가?

많은 연구들은 사회와 대인 폭력은 불평등으로부터 시작된다고 한다 — 부의 불평등, 교육의 불평등, 의료해택의 불평등, 그리고 직업의 불평등(Chasin, 1997). 미국 사회에서 이러한 불평등들을 변화시킨다는 것은 어렵거나 불가능 할 것이다. 만약 그렇다면, 폭력과 건강과 삶에 있어서 폭력의 많은 부정적인 영향들은 앞으로 계속 증가될 것이다.

폭력의 또 다른 주요 원인은 방송의 폭력이며 얼마나 아이들이 성장하면서 TV와 영화 등에서 노출되는 지와 깊은 관련성이 있다(Muscari, 2002). 수많은 연구들은 TV에서 방영되는 폭력들이 짧은 집중력과 과잉행동의 원인이 된다고 발표하였다. 매체폭력은 또한 아동들에게 있어서 가치에 대한 혼란을 주는 원인이 되며 문제들 대체방법으로 공격적 행동들이 합당하다고 받아들인다. TV 광고 또한 아동들에게 물질적인 것들을 요구하게 조장하여 아동들이 자신들의 요구들이 충족되지 못하면 화를 내거나 공격적이게 된다.

많은 사람들이 사람들과 사회에서 폭력은 필연이라고 믿고 있다; 다시 말해 폭력성은 생물학적으로 결정되어 있으며 변경될 수 없다는 것이다. 최대한 할 수 있는 일은 사회가 폭력의 양을 제한하도록 노력하고 범죄자들을 처벌하는 일이다. 전 세계적으로 사회들의 전통적인 삶의 방식이 붕괴되지 않았다면 폭력이 없거나 거의 찾아볼 수 없으며 위와 같은 믿음은 문화적 연구들에 의해 입증되지 못했다. 비폭력적인 사회들에는 말레시아의 세마이족과 자이르의 마부티 피그미족, 케나다의 이누이트 에스키모, 뉴 멕시코의 주니 푸에블로족 그리고 북서부 인디아의 라다크족 등이 있다. 특히 라다크족은 불교 사회로서 욕심, 증오, 공격성, 정욕, 질투와 자존심을 인간의 불행에 있어 결정적인 원인이라는 불교적 교리를 따르고 있다. 미국사회에서는 이러한 인간행동들을 받아들이게 되었다.

폭력에 대해 우리가 기억해야 할 것은 운동을 해야 하는가에 대해 자신이 결정하는 것 같이 폭력도 개인의 결정이라고 우리는 생각한다. 비폭력적인 사회들이 존재하는 것이 사실이고 비폭력적인 삶을 선택한 사람들은 폭력을 증오하는 모든 이들에게 자신들의 삶에서 폭력의 정도를 감소시키도록 권하도록 한다. 이렇게 한다면, 우리 사회의 폭력을 감소시킬 수 있을 것이다.

건강에 대한 중요한 생각

1. 다음 질문에 대해 학교에서 토론한다고 상상해 보자: "21세 이상의 모든 미국인들이 (a) 소총, (b) 장총, (c) 반자동식 무기, 혹은 (d) 자동식 무기를 소지하도록 허가해야 하는가?"

   전반적인 총기 소지에 대한 자신의 입장을 선택한다. 총기 소지를 지지한다면 4가지 종류의 총기들을 왜 소지해야 하는지 왜 소지하지 말아야 하는지 설명한다. 자신의 입장이 어떠하던 상관없이 총기 소지와 사용 가능성 여부가 폭력과 범죄에 영향을 주는지 논의해 본다.

2. 당신과 제니퍼는 15년 이상동안 친한 친구로 지내고 있다(고등학교에서부터 친했다). 제니퍼는 최근 이혼하였으며 티미라는 5세 아들이 있는데 아들은 당신이 생각해도 "키우기 힘든" 아이이다. 어느 날 하루 제니퍼가 어떻게 지내는지 궁금하여 퇴근길에 들리게 되었다. 당신은 티미가 절뚝거리며 다리에 멍이 몇 개 들어 있는 것을 발견했다. 당신이 티미의 절뚝거림에 대해 뭐라고 했더니 제니퍼는 날카롭게 아이를 쬐려보며 "나무에서 떨어졌지? 그치 티미?" 라고 하였다. 아이는 "네" 라고 웅얼거리며 방을 나갔다. 제니퍼는 긴장되어 보였고 말을 피했다. 당신은 집에서 바로 나왔지만 나오기 전에 그녀의 입김에서 알코올 냄새를 맡을 수가 있었다.

   이것이 아동학대라고 생각하는가? 만약 그렇다면 당신은 어떠한 행동을 취해야 하는가? 당신의 논의에서 당신이 남성인지 여성인지 밝힌다. 이 상황에서 성별에 따라 대처하는 방법이 다를 것이라고 생각하는가?

3. 지역사회에서 퇴직자들의 집 혹은 요양원에서 봉사를 해본다. 노인들에게 노인이 된 것이나 나약해 진 것에 대해 어떤 것이 좋고 싫은지에 대해 여쭤본다. 당신이 보기에 그곳에 살고 있는 분들 중 몇 분이 정신장애가 있고 그 장애가 얼마나 심한지 판단해 본다. 당신의 관찰내용과 결과들에 대한 보고서를 작성한다. 봉사를 하면서 노인들에 대한 자신의 인식이 변했는지 설명해 본다.

4. 모든 통계적 분석들을 살펴보면 선진국들 중 미국은 가장 폭력적인 사회이며 그 정도의 차이는 매우 크다. 미국은 인구 당 가장 높은 비율의 강제적 강간, 폭행당한 여성들, 살인 및 자살을 가지고 있다. 왜 우리 사회가 이렇게 폭력적인지 생각해 보고 이러한 폭력적인 현상을 어떻게 변화시킬 수 있는지 생각해 본다.

건강 리뷰

- 2001년 12월 11일 이후 미국과 다른 나라들은 전 세계적인 테러이즘에 대한 전쟁을 선포하였다.
- 가정폭력에는 이성간의 학대와 아동학대가 포함된다. 폭력은 완력과 힘을 사용하는 것을 뜻한다.
- 아동학대에는 신체적 학대, 감정적 학대, 성적 학대 및 경시 등을 포함한다.
- 폭행을 당한 여성들은 불안, 우울증, 약물 남용, 두통 및 다른 의학적 문제들을 경험한다. 이러한 증후들은 외상후 스트레스 증후군(PSTD)이라 한다. 성폭력으로 인한 장기적인 결과들은 PSTD와 관련되어 있다.
- 지인강간 혹은 데이트 강간은 피해자가 알고 있는 사람이 완력이나 힘을 사용해 성관계를 강요하는 것을 뜻한다. 고등학생 혹은 대학생 연령대의 여성들이 지인강간에 가장 공격받기 쉬운 대상이다.
- 아동학대는 가정폭력의 한 형태이며 모든 사회, 경제, 인종, 지역 및 교육의 장애를 뛰어 넘는다.
- 교육은 총기폭력, 남여폭력, 지인강간 및 아동학대 등의 모든 폭력 형태들을 예방하는 열쇠이다.
- 미국은 다른 모든 선진국들 보다 인구 당 강간, 살인, 자살 및 교도서에 있는 인구의 비율이 앞서 있다.
- 학교 내 폭력과 소총 존재 여부는 우리의 사회를 반영한다. 폭력은 우리 학교에서 교육보다는 두려움을 유발한다.
- 폭력은 인간행동의 필수적인 부분이 아니며 세계 많은 사회들이 비폭력적이다.

건강과 웰니스 온라인

웹 사이트는 건강과 웰니스에 대한 풍부한 정보를 담고 있다. 웹 브라우저 소프트웨어를 이용하여 인터넷을 실행하면 건강과 웰니스에 대한 현존하는 많은 주제에 대해 새로운 통찰력을 얻을 수 있을 것이다. Jones & Bartlett 출판사의 웹사이트인 health.jbpub.com/hwonline을 실행해라.

참고 문헌

Adler, J. (1997, June 2). "Road rage": We're driven to destruction. *Newsweek*, 70.

Anderson, M., Kaufman, J., Simon, T. B., et al. (2001). School-associated violent deaths in the United

States, 1994–1999. *Journal of the American Medical Association, 286*, 2695–2702.

Blendon, S. J., DesRoches, C. M., Benson, J. M., et. al. (2003). The public and the smallpox threat. *New England Journal of Medicine, 348*, 426–432.

Brennan, J. G., and Henderson, D. A. (2002). Diagnosis and management of smallpox. *New England Journal of Medicine, 346*, 1300–1308.

Chasin, B. H. (1997). *Inequality and violence in the United States*. New Jersey: Humanities Press.

Damasio, H., et al. (1994). The return of Phineas Gage: Clues about the brain from the skull of a famous patient. *Science, 264*, 1102–1105.

Ezzell, C. (2003, February). Why? The neuroscience of suicide. *Scientific American*, 45–51.

Gellert, G. A. (1997). *Confronting violence*. Boulder, CO: Westview Press.

Kassirer, J. P. (1998). Private arsenals and public peril. *New England Journal of Medicine, 338*, 1375–1376.

Kyriacou, D. N., et al. (1999). Risk factors for injury to women from domestic violence. *New England Journal of Medicine, 341*, 1892–1898.

Muscari, M. (2002). Media violence: Advice for parents. *Pediatric Nursing, 28*, 585–591.

Peterson, L., and Gable, S. (1998). Holistic injury prevention. In J. R. Lutzker (Ed.), *Handbook of child abuse: Research and treatment* (pp. 291–318). New York: Plenum.

Sherman, L. W. (2000). Gun carrying and homicide prevention. *Journal of the American Medical Association, 283*, 1193–1195.

Swenson, C. C., and Hanson, R. F. (1998). Sexual abuse of children. In J. R. Lutzker (Ed.), *Handbook of child abuse research and treatment* (pp. 475–500). New York: Plenum.

Teicher, M. H. (2002, March). The neurobiology of child abuse. *Scientific American*, 68–75.

Warsaw, R. (1988). *I never called it rape*. New York: Harper and Row.

Wathen, C. N., and MacMillan, H. I. (2003). Interventions for violence against women. *Journal of the American Medical Association, 289*, 589–605.

Yehuda, R. (2002). Post-traumatic stress disorder. *New England Journal of Medicine, 346*, 108–114.

추천 도서

Baumeister, R. F. (2001, April). Violent pride. *Scientific American*, 98–101. A psychologist explains why he believes that violent behaviors stem not from low self-esteem but from egotism, pride, and inflated self-esteem.

Byers, E. S., and O'Sullivan, L. F. (1996). *Sexual coercion in dating relationships*. New York: Haworth. Provides a good overview of the growing problem of date rape and steps to take to avoid the problem.

Gellert, G. A. (1997). *Confronting violence: Answers to questions about the epidemic destroying America's homes and communities*. Boulder, CO: Westview Press. A thoughtful and comprehensive discussion of all aspects of violence in America. The best source for persons who want to know more about specific kinds of violence and what to do about them. The author was working two miles from the blast that killed 169 people in Oklahoma City on April 19, 1995.

Miller, J., Engelberg, S., and Broad, W. (2001). *Germs: Biological weapons and America's secret war*. New York: Simon & Schuster. Three *New York Times* reporters reveal little-known facts about the development of biological weapons by the United States and other countries.

Muscari, M. (2002). *Not my kid: 21 steps to raising a nonviolent child*. Scranton, PA: Ridge Row Press/University of Scranton. Discusses how media violence influences children and how parents can reduce their children's exposure to violent media.

Robbins, P. E. (2000). *Anger, aggression and violence*. Jefferson, NC: McFarland Publishers. Explores how anger and aggression lead to violence.

추천된 웹 사이트

이들 웹사이트를 연결하기 위해 health.jbpub.com/hwonline을 방문하라.

질병 대책 및 예방 센터

폭력 사건과 예방에 대한 자료

가정 폭력에 관련한 단체들

가정, 사법 전문가들과 심리 건강과 사회 복지 전문가들을 위한 법률적이고 교육적인 참고자료들

폭력과 학대에 대비한 미네소타 센터

미네소타 대학의 폭력과 관련한 자료들의 연구, 교육, 그리고 접근

국가 가정 폭력 핫라인

전화 핫라인을 통한 유용한 정보와 자료들(800-799-7233)

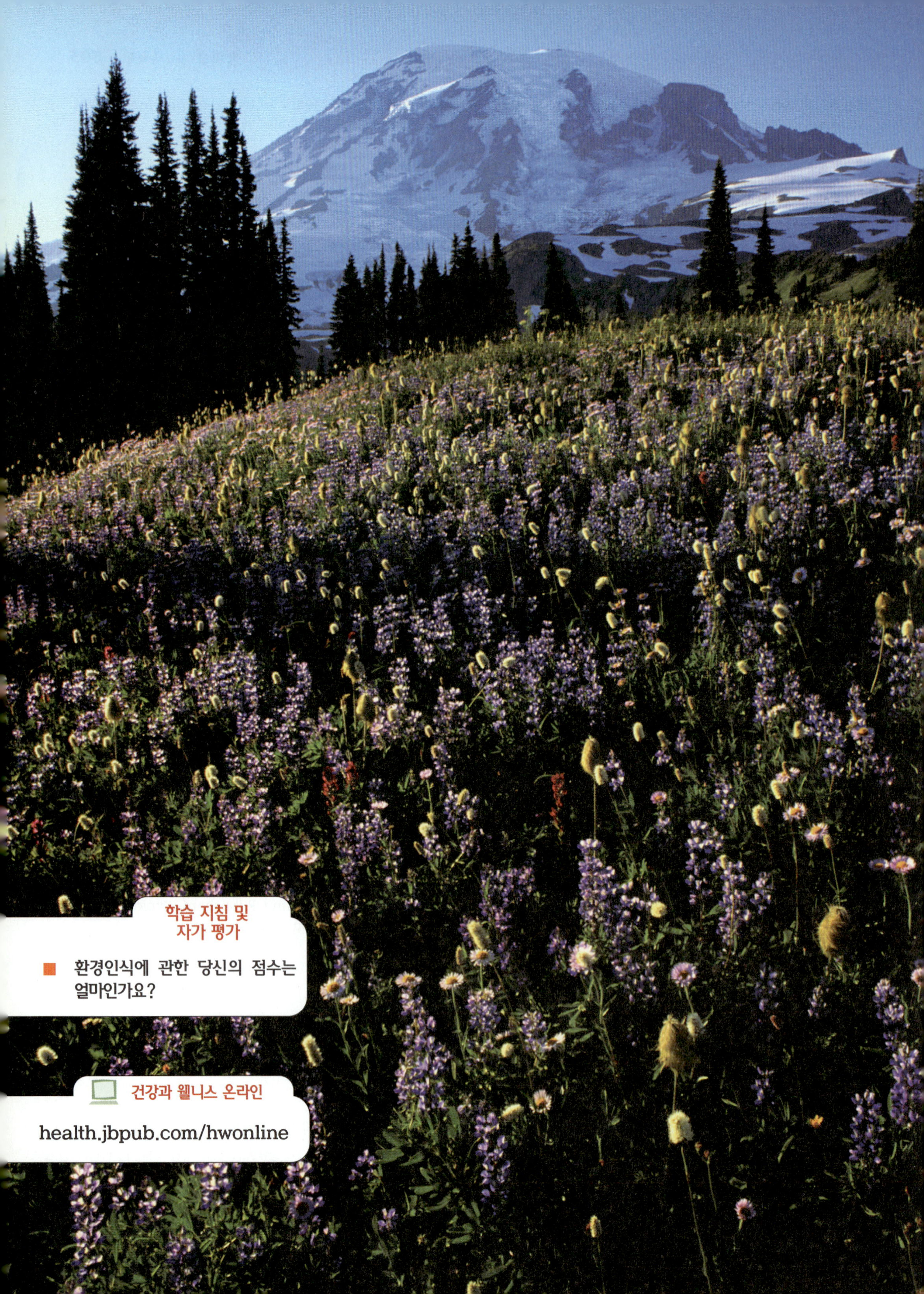

학습 지침 및 자가 평가

- 환경인식에 관한 당신의 점수는 얼마인가요?

건강과 웰니스 온라인

health.jbpub.com/hwonline

학 습 목 표

1. 환경과 건강과의 관계에 대해 논하시오.
2. 오존홀과 스모그를 포함하는 공기 오염이 건강에 미치는 영향을 설명하시오.
3. 온실 효과와 예상되는 지구온난화의 결과를 설명하시오.
4. 어린이의 건강과 지적능력에 납이 미치는 영향을 설명하시오.
5. 미국의 수질오염을 가져오는 물질을 설명하시오.
6. 식품 생산과 건강에 대한 토지 오염의 영향을 논하시오.
7. 살충제 오염의 근원과 건강에 미치는 영향을 설명하시오.
8. 소음공해 및 전자기장(EMFs)과 관련된 잠재적 건강문제를 규명하시오.
9. 어떻게 인구성장이 지구건강과 환경문제에 영향을 미치는가를 논하시오.

제 24 장

건강한 환경을 위한 노력

(Working Toward a Healthy Environment)

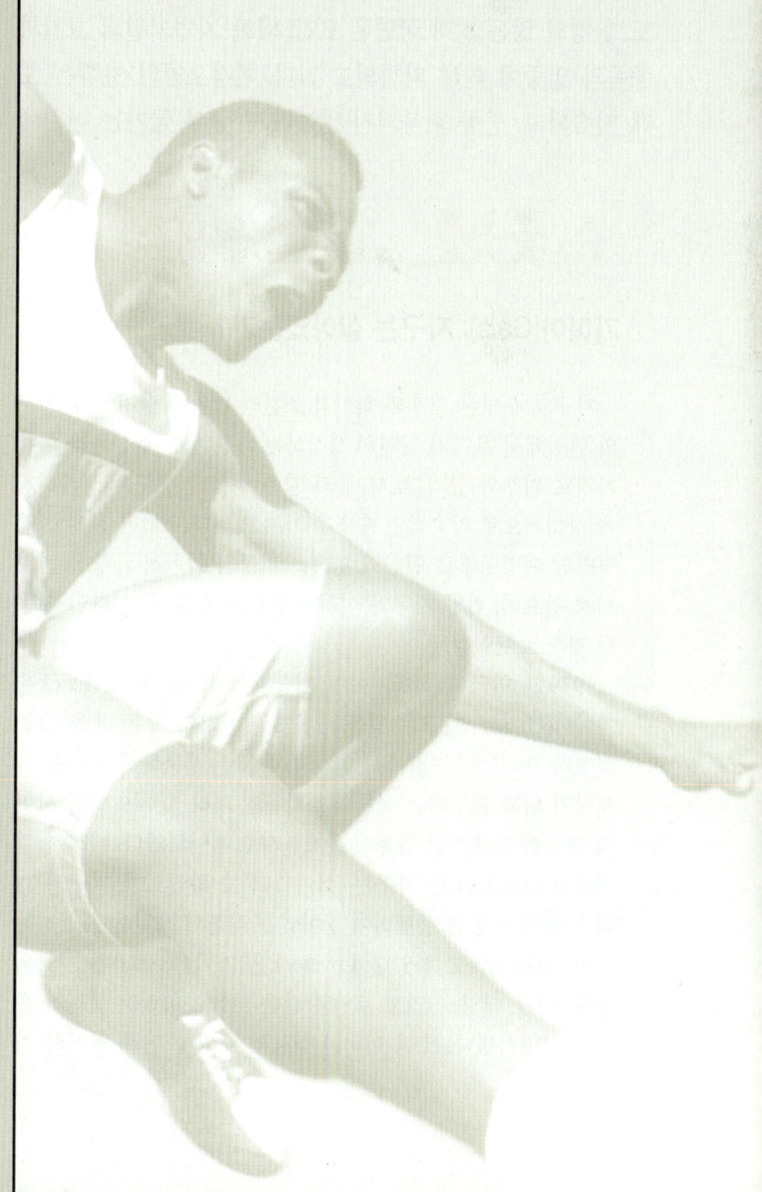

환경이란 용어는 우리에게 영향을 미치는 외적인 신체요인이다. 인간을 포함한 모든 동물들은 살아남기 위해, 고품질의 공기, 물, 식품과 주거를 요구한다. 기본적인 환경요인을 빼앗거나 환경이 유독화학물질로 오염되어 있다면, 건강은 부정적인 영향을 받을 것이다. 스모그나 먼지가 많거나 연기가 가득한 공기를 호흡하는 어려움을 경험한 사람은 오염된 공기의 건강하지 못한 영향을 알 것이다. 오염된 식품이나 물을 섭취하여 아픈 경험이 있는 사람은 오염되지 않은 식품과 물이 건강을 유지하는데 중요하다는 것을 알 것이다.

> 나는 도시화의 기준이 얼마나 높은 콘크리트 빌딩을 가지고 있는가가 아니라 사람들이 그들의 환경을 동시대인과 연관하여 얼마나 잘 배우고 있는 가로 생각한다.
>
> *치페와 부족(Chippewa Tribe)의 Sun Bear*

최적의 건강을 얻기 위해 우리는 반드시 고품질의 환경 속에서 살아야만 한다. 불행하게도, 환경의 많은 질적 국면은 오염, 퇴화, 자연자원의 고갈과 종족의 멸종에 의해 악화되고 있다. 환경오염의 영향은 오래 지속되고, 종종 회복되지 않는다. 사람과 국가는 건강에 부정적인 영향을 미치는 공기, 물, 그리고 토지오염의 심각한 진행 결과를 올바르게 인식하기 시작하였다. 생활습관과 산업기술의 급격한 변화는 현재의 오염을 감소시키고, 미래의 환경 파괴를 예방하기 위해 노력해야 한다.

환경문제는 미국이나 심지어 개발도상국에 제한되는 것은 아니다. 환경문제는 전 세계적이다. 전 세계의 문제는 다음과 같다.

- 대기의 이산화탄소와 다른 오염물질의 증가에 의해 지구는 온난화되어 가고 있다. 지구의 온난화는 기후를 변하시키고, 해수면과 해안선 홍수를 증가시키고, 세계의 식품공급을 손상시키며, 감염질환의 빈도와 분포를 증가시키고, 비정상적인 기상을 발생시킨다.
- 토지퇴화는 산림벌채, 사막화와 토양침식에 의해 야기된다. 토지퇴화는 자라나는 작물의 개체수와 신선한 물의 공급을 보호하는 능력을 감소시킨다.
- 신선한 물의 부족은 과잉인구와 세계의 부분적인 근대 위생설비의 부족, 그리고 오래된 관개수로의 사용에 의해 야기된다.

글로벌 웰니스

가이아(Gaia): 지구는 살아있는가?

지구의 수명은 기후와 화학적 조건의 범위에 달려있다. 지구의 관점에서 우리가 당연히 생각하는 다른 천연 생산물과 마찬가지로 기후와 공기, 토지, 물과 같은 화학적 성분은 생존하기에 상대적으로 지속적인 수명을 가지고 있다. 200년 전에 산업혁명의 여명이후로 인간의 활동은 지구의 화학적 균형을 변화시켜 왔으며, 만일 지구가 이러한 변화를 견딜 수 있다면 지속될 것으로 보인다.

1979년 미국의 화학자이며 기술자인 James E.Loveleck은 가이아(Gaia): '지구 수명을 새롭게 관찰하다' 라는 책을 출판하였다. 이 책은 수명(특히 인간의)과 모든 생물학적 수명을 유지하기 위해 요구되는 식물의 화학물질 처리 및 자연법칙 사이에 특별한 의존적인 관계가 존재한다고 제안하였다. 이러한 관점에서 Lovelock은 지구는 "살아있다"고 하였으며, 지구의 그리스 신의 이름을 선택하여 살아있는 식물의 생각을 표현하는 가이아(Gaia)라고 하였다. Lovelock은 가이아(Gaia)는 지구의 생물, 대기, 대양, 그리고 토양과 같은 것을 포함하는 복잡한 존재로 설명하였다. 또한 이러한 식물의 수명을 위한 최적의 자연과 화학적 환경을 찾는 반응(feedback)이나 인공두뇌학 체계를 완전히 구성해야 한다고 하였다(Lovelock, 1979).

Lovelock이 가이아 가설을 제안한 후 많은 과학자들은 기본적으로 실험적인 증명이 힘들다는 이유로 이 가설을 비평해 왔다. 어쨌든 지구가 스스로 조절하는 체계를 가지고 있다는 생각과 가이아의 가설로부터 비롯된 개념의 일부는 과학적으로 수용될 수 없다.

이것은 인간이 지구에 대한 가학을 빠른 시일 내에 변화시킬 것이라고 거의 지적하지 않았다. 따라서 가이아의 가설은 실험되어 지고 모든 인간은 그 결과를 보게 될 가능성이 있다. 지구가 인간의 활동이 미치는 영향에 적응하거나 적응하지 못할 것이다. 적응하지 못한다면, 인간이 멸종하게 될 것이라는 예상은 불합리하지 않다. 멸종은 심지어 자연재앙이 그들을 전멸시키기 전에 약 150만년동안 지속되었던 공룡처럼 지구에 존재하는 모든 종들에게 실재적으로 일어나는 종말이다.

현대의 인간이 심사숙고해야 할 문제는 지구와 조화를 이루며 살아갈 것인지 아니면 지구의 적응능력의 한계를 실험할 것인가이다.

- 산업, 자동차, 트럭의 사용에 의한 연료의 연소로부터 발생된다. 오염물질은 공기를 더럽히고, 호흡질환의 원인이 되며, 산성비에 의해 산림과 호수를 파괴하고, 생물학적 손상과 암의 위험을 증가시키는 대기의 오존을 파괴한다.
- 독성산업물질과 농작 화학물질의 노출은 인간, 동물, 미생물과 식품의 정상적인 생물학적 기능을 파괴시키고 암의 원인이 된다.
- 전형적인 열대우림과 과도한 사냥, 낚시, 인간 활동 서식지의 파괴, 새로운 환경으로 본 태생이 아닌 종족의 도입은 종족을 멸종시킨다.
- 핵, 화학물질, 그리고 생물학적 테러와 전쟁.

환경 건강 위협은 여러 가지 원인에 의해 야기된다. 환경법과 규칙의 법률조항 및 집행을 통해 미국은 환경오염과 부정적인 건강결과를 감소시켰다. 미국과 세계보건기구는 환경퇴화를 막고 건강에 미치는 영향에 관한 연구와 후원 프로그램을 시행하였다. 정부와 다른 기관들은 단독으로 환경문제를 해결할 수는 없다. 각 개인은 오염물질을 제거하거나 감소시키기 위해 노력하고, 건강한 환경을 만들기 위해 노력해야 한다. 사람들의 활동은 모든 환경오염과 문제의 근원이 된다.

외부 공기 오염 (outdoor air pollution)

순수한 공기는 생명에 필수적이다. 각 개인은 매일 공기의 35파운드를 호흡한다. 이것은 일 년에 6톤 이상이 된다. 신선하고 깨끗한 공기는 약 21%의 산소, 78%의 질소, 그리고 7가지 다른 가스의 극소량을 유지하고 있다. 공기 중의 산소는 인간이 살아가는데 필수적이다. 공기의 산소 포화량이 16%이하로 감소된다면, 신체와 두뇌기능은 손상된다. 단 몇 분간이라도 호흡을 멈춘다면 사람은 의식을 잃을 것이고, 호흡을 빨리 회복시키지 않는다면 죽을 것이다.

19세기 산업혁명이 시작된 이후로, 수송의 힘이 되는 석탄, 오일, 천연가스와 같은 연료의 연소와 산업은 점차적으로 이산화탄소, 이산화질소와 아황산가스, 매연, 건강문제를 야기할 수는 극소량의 기체들로 공기를 오염시켜왔다. 현대사회에서 사용되는 여러 가지 화학물질(프레온, 이산화물)은 공기를 오염시킨다. 따라서 지난 200년 이상 기술의 발달은 우리가 숨 쉬는 공기와 지구의 대기를 오염시켜왔다.

스모그 (smog)

모든 사람들은 **스모그**를 들어봤을 것이다. 이 용어는 안개속에 수증기와 연료의 연소로부터 나온 유황의 화학물질을 방사하는 공기의 해로운 결합을 영국에서 처음으로 묘사한 것이다. 스모그는 호흡문제, 기침, 기관지염, 천식, 그리고 심지어 폐질환을 가진 사람들을 사망에 이르게 하는 원인이 된다. 대부분의 미국 도시에서 스모그는 안개와 상관이 없으며, 자동차, 오일 정재소, 전기 발전소, 그리고 다른 산업으로부터 나온 여러 가지 화학물질과 공기 중의 극소량 포함된 물질들이 햇빛에 작용하여 발생하는 것이다.

이것이 스모그를 **광화학스모그**라고 부르는 이유이다. 광화학스모그는 지면 수준 오존과 일산화탄소, 아황산가스, 이산화질소, 그리고 특히 휘발성 유기화합물로 구성되었다(표 24.1).

지면오존수준. 오존(O_3)은 세 개의 산소원자로 구성되어 있으며, 이것은 우리가 호흡할 때 들이마시는 두 개의 산소원자(O_2)와는 다르다. 대기 상층의 오존은 태양의 해로운 자외선으로부터 지구표면을 보호하는 역할을 한다. 반면 지표면에서 높은 수준의 오존은 주요한 건강의 위험요인이 된다. 지표면의 오존은 자동차나 공장의 오염원으로부터 공기로 직접적으로 방출되지는 않지만, 햇빛이 휘발성 유기화합물(VOCs)과 질소 산화물(산화질소와 이산화질소)의 두 가지 오염물질과 결합하여 형성된다.

오존은 폐 조직을 손상시키고, 폐 기능을 감소시키며, 다른 자극원에 폐가 민감해지도록 한다. 심지어 여러 시간동안 적은 양의 오존에 노출되어도 운동하는 동안 건강한 사람의 호흡기에 염증을 유발할 수 있다. 폐 기능의 감소는 흉통, 기침, 재채기, 그리고 폐 울혈과 동반되어 나타난다. 천식과 같이 손상된 호흡기능을 가진 사람에게 오존은 매우 심각한 건강의 위험요인이 될 수 있다.

용어

환경(environment): 우리에게 영향을 미치는 외부의 모든 자연적 요인

스모그(smog): 화학제품, 담배, 티끌(particles)과 먼지에 의해 오염된 공기

광화학스모그(photochemical smog): 자동차와 산업 원료에 의해 발생되는 물질에 태양광선이 작용하여 생기는 공기오염

표 24.1

공기오염의 원인과 건강에 미치는 영향

공기 오염물질들은 호흡에 영향을 미치고, 폐를 손상시키며, 전반적인 건강문제의 원인이 된다. 공기오염의 주요한 원인은 공장의 배기물질과 자동차와 트럭에서 나오는 배기가스, 그리고 공장과 가정에서 사용되는 석탄과 기름의 연소물이다.

오염물질	건강에 미치는 영향과 증후
일산화탄소	낮은 수준의 일산화탄소는 어지러움, 두통 및 피로를 유발하고, 높은 수준의 일산화탄소는 혼수와 사망을 야기한다. 특히 천식과 심장질환을 가진 사람들에게 더욱 위험하다.
산화질소가스	냄새나는 갈색 연기는 눈, 코와 폐를 자극하여 염증을 유발한다.
황이산화물	황이산화물은 유독가스이다. 눈, 코, 기도와 폐를 자극하고, 식물을 죽이며, 금속을 부식시킨다.
미립자군 (직경이 10미크론 이하의 연기와 먼지로부터의 입자)	기도를 자극하고, 영구적으로 폐를 손상시킨다. 공장의 매연 미립자는 암을 유발할 수도 있다.
오존	성층권의 오존은 UV 광선으로부터 인간을 보호한다. 오존은 이산화질소와 유기화합물로부터 지표면에서 형성될 수 있으며, 눈을 자극하고, 기침과 호흡곤란의 원인이 된다.
휘발성 유기화합물	벤젠, 톨루엔, 염화메틸렌, 염화메틸과 같은 연기를 형성하는 화학물질이다. 모든 휘발성 유기화합물은 건강을 위협하는 원인이 된다.

일산화탄소 일산화탄소(CO)는 탄소를 포함한 연료가 불완전하게 연소될 때 생성되는 무색, 무취의 독성가스이다. 미국에서 방출되는 일산화탄소의 3/4는 대부분 자동차 배기가스와 같은 운송수단에서 발생된다. 다른 주요한 일산화탄소의 원인은 나무를 태우는 화로, 소각로와 공장이다.

일산화탄소가 혈류에 들어오면, 인체의 조직과 기간에 전달되는 산소의 양이 감소된다. 높은 수준의 일산화탄소에 노출되면 시각, 손놀림, 학습능력과 같은 복잡한 일을 수행하는 능력의 손상을 야기하게 된다. 공기에 일산화탄소 수준이 80ppm 이상이 되면, 인체에 공급되는 산소는 15%정도 감소된다. 혼잡한 고속도로의 일산화탄소 수준은 400ppm까지 증가한다. 대도시의 혼잡한 교통난을 경험하는 주민들이 집에 도착할 때 두통을 가지고 있는 것은 놀라운 일이 아니다. 오랜 시간동안 높은 수준의 일산화탄소에 노출되는 자동차와 주차장 안내원은 건강문제를 유발할 수 있다. 일산화탄소로부터 야기되는 건강의 위협은 심장질환을 가진 사람에게 가장 심각하다.

황이산화물 황이산화물(SO_2)은 가솔린, 경유, 석탄이나 오일과 같이 황을 포함한 물질이 차, 트럭, 엔진과 공장 및 가정의 난방시설에서 연소될 때 생성된다. 또한 황이산화물은 활화산에서도 생성된다. 황이산화물은 수증기와 혼합하여 황산을 형성하고, 높은 부식성 물질은 돌과 금속을 부식시키고, 유기조직을 손상시킨다. 황이산화물에 노출되면 호흡에 어려움을 유발하고, 호흡기와 심장혈관질환을 가진 사람들의 질환을 더욱 악화시키게 된다. 대기 중의 황이산화물은 물과 결합하여 산성비를 형성하므로, 세계 많은 지역의 수생동물 생태계와 산림을 손상시킬 수 있다.

질소 산화물 질소 산화물의 주요한 원료는 운송과 전기발전기 및 공업용 보일러이다. 질소 산화물은 산화질소(NO)와 이산화질소(NO_2)로 구성된다. 광화학스모그 산화질소는 갈색의 이산화질소로 전환되어 폐를 자극하고, 기관지염과 폐렴 및 다른 호흡기 감염을 유발하는 높은 반응성 물질이 된다. 또한 산화질소는 지표면의 오존과 산성비에도 영향을 주어 지상과 수중 생태계를 모두 교란시키는 역할을 한다.

미립자군 미립자군은 경유와 석탄이 연소될 때 발생되는 매우 작은 초소형 미립자이다. 이러한 미립자가 공기 중에 노출되면 광화학스모그와 관련된 엷은 연기와 토지의 손상 및 구조적인 변화를 유발하게 된다. 공기를 들이마실 때 초소형 미립자(직경이 10 미크론 이하인 PM10)는 호흡기를 손상시키고, 호흡곤란을 야기하며, 호흡기와 심장혈관계 질환을 가진 사람들의 질환을 악화시키고, 면역계를 변화시켜 암에 걸리기 쉽게 한다. 만성폐쇄성 폐질환 환자(COPD), 심혈관계 질환, 인플루엔자, 천식을 가진 사람, 노인과 어린이는 미립자군에 더 많은 영향을 받는다. 도시지역의 스모그는 모든 질환의 사망원인이 되며, 특히 호흡기와 심장질환은 미립자군의 수준이 증가할수록 발생률이 증가된다.

휘발성 유기화합물 휘발성 유기화합물(VOCs)은 가스처

건강 팁

다음에 차를 살 때는 에너지 절약(green) 자동차로 구입하세요.

연료효율이 좋고, 배기가스가 적은 자동차를 산다면, 돈을 절약하고, 건강을 증진시키며(당신 아이와 다른 아이들의 건강), 공기를 깨끗하게 하여 환경을 돕고, 대기 중의 이산화탄소에 의한 온난화를 감소시킬 수 있다. 갤런 당 5마일의 에너지 효율은 차에서 발생되는 이산화탄소의 양을 매년 2,800파운드 감소시킬 수 있다.

차를 사기전에 EPA's 웹사이트에 접속해서 차와 트럭의 연비, 이산화탄소 배출량, 매년 연료비, 공기 오염률과 안전정보를 비교하는 것이 필요하다(http://.fueleconomy.gov).

럼 공기 중에 존재하는 화학물질이다. VOCs의 약 50%는 공장과 석유정제, 프린트, 페인트와 드라이클리닝과 같은 물질의 공정과정에서 발생된다. VOCs의 약 40%는 자동차에서 배출된다. 약 5%는 동력기로부터 나오며, 나머지는 다양한 원인에 의해 발생된다. 햇빛에 노출될 때 어떤 VOCs(오존 전조)는 쉽게 다른 공기오염물질과 결합하여 지표면의 오존을 형성한다. 광화학스모그 외에도 일부 VOCs는 인간의 건강을 위협하는 물질이며, 위험한 공기 오염원이나 공기 독성으로 알려져 있다.

어린이와 스모그 로스앤젤레스와 멕시코시티와 같은 스모그 도시에서 살고 있는 어린이는 오염이 덜 된 지역에서 자란 어린이와 비교해서 폐 기능이 10~15%정도 감소되어 있다. 어린시기에 오염된 공기에 노출되면 호흡기가 손상되고, 성인기 호흡기 질환의 위험이 증가된다. 특히, 어린이들은 격렬한 신체활동 동안 성인보다 공기를 더 자주 들이마시고, 호흡이 빠르기 때문에 성인보다 스모그와 관련된 폐 손상이 더 잘 일어난다. 또한 어린이들은 다른 집단보다 야외에서 더 많은 시간을 보낸다. 1996년 애틀랜타 여름 올림픽 개최를 위해 전도시의 자동차 사용을 감소시켰을 때 공기 오염은 약 30%가 감소되었다. 이 시기동안 어린이 천식 환자도 약 40%가 감소되었다(Friedman 등, 2001). 이처럼 정화된 공기는 어린이들의 건강에 큰 영향을 미친다.

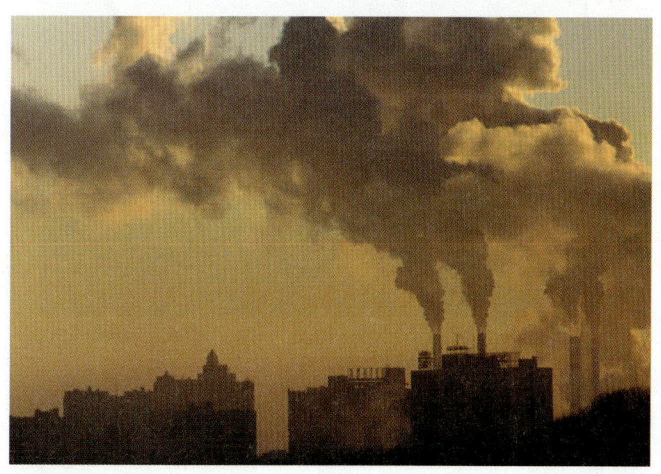

많은 대도시를 덮고 있는 오염된 '스모그' 공기는 호흡과 다른 질환의 원인이 되고 있다.

세계적 자동차 "집단"은 인구와 함께 폭발적으로 증가되었다. 1950년에는 전 세계적으로 약 5천만대의 자동차가 있었으나, 1990년에 자동차수는 4억대로 증가되었다. 세계인구의 38%에 달하는 인도나 중국과 같은 나라에서도 경제성장이 진행될수록 자동차 집단이 증가하였으며, 다른 덜 개발된 나라들의 자동차 집단도 증가되었다. 자동차 회사는 매출증가로 즐거움을 느끼겠지만, 공기와 토지를 파괴하는 공해수준은 매우 증가하였다.

매연방출을 감소시키기 위한 촉매변환장치를 장착한 근래의 미국자동차는 여전히 연료가 연소될 때마다 갤런 당 이산화탄소 20파운드를 생산한다. 이러한 양은 지구 온난화를 유도하기에 충분한 양이다. 평균적으로 10년이면 모든 미국 자동차는 대기 중으로 이산화탄소 50톤을 배출한다. 연비가 증가되고 자동차가 더욱 연료 효율적(저연비)으로 만들어진다면, 이산화탄소 배출량은 유의하게 감소할 것이다.

공기오염에 대한 전략에서 주요한 승리 중 하나는 미국의 휘발유에 포함된 납의 제거이다. 납을 포함한 휘발유의 단계적 제거는 1984년에 시작되었으며, 미국 인구의 혈중 납 수준은 유의하게 감소되었다(그림 24.1). 휘발유에서 납을 제거하기 위한 전략은 10년 이상 지속되었으며, 공기 오염원인을 변화시키기 위한 노력이 지속되었다. 이러한 노력은 오염된 연료의 사용을 지속적으로 감소시켰다.

1970년대에 대기오염방지법과 수질오염방지법이 통과되었을 때 미국 국회는 환경보호국(EPA)을 설립하여 이러한 문제를 관리하고 다른 환경법을 시행하도록 하였다. 국회와 대통령 행정기관이 환경보호를 주장할 때, 환경보호국(EPA)은 토지 환경정화를 위해 설계와 생산물 제조의 변화 비용이 미국 경제를 약화시킬 수 있다고 주장하는 공장들과 싸워야 했다. 공장들은 종종 과학적 연구를 통한 반론을 주장함으로써 변화에 대한 저항을 지속하였다.

미립자 물질이 건강위험물이라는 증거는 매우 강력했지

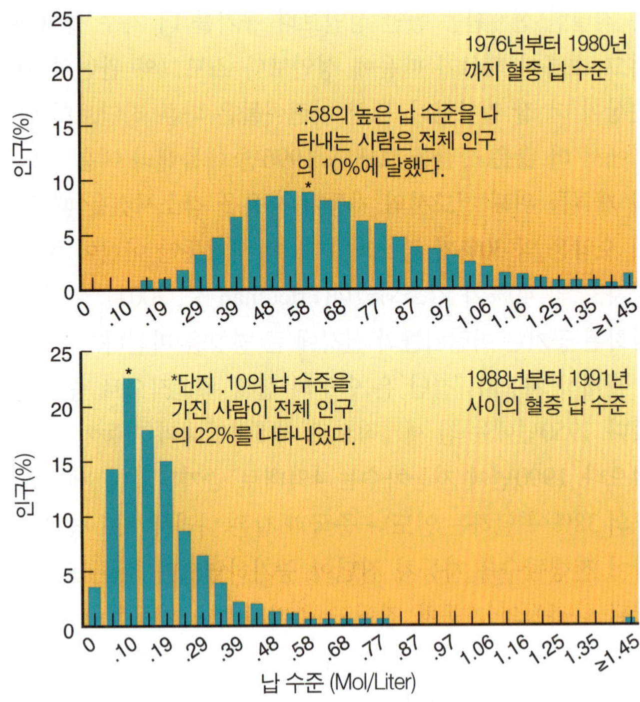

■ 그림 24.1

휘발유의 납을 제거한 결과 미국인의 혈중 납 수준은 감소되었다.

출처 : Data from the National Health and Nutrition Examination Survery, 1990.

만 공장들은 건강문제 이면에 잠재되어 있는 다른 공기오염원을 주장하였고, 미립자군이 원인이 아니라고 주장하였다. 열띤 논쟁이 10년 이상 지속되었으며, 휘발유속의 납이 어린이들의 뇌를 손상시킨다는 것을 증명하는 법적 소송이 지속되었다. 또한, 많은 노력과 연구가 클로로플루오로카본(CFCs)이 유해한 UV 광선으로부터 지구의 표면을 보호하는 오존층을 파괴하는 것을 증명하기 위해 조사되었다. 마침내, 휘발유의 납과 CFCs가 모두 금지되었다. 이러한 두 가지 노력으로 공기의 질은 개선되었다.

1997년 가을, 동남아시아(인도네시아, 말레이시아, 태국)는 인도네시아의 농작물을 태우면서 발생한 커다란 불에 의해 여러 달 동안 사실상 호흡하기가 불가능했다. 사람들은 집안에서만 생활하거나 입과 코를 마스크로 가리고 이동해야만 했다. 공기의 질은 전 세계적으로 나빠지고 있으며 마침내 모든 것에 영향을 미치게 되었다.

산성비 (acid rain)

산성비는 대기 중에 노출되어 있는 아황산가스와 이산화질소의 많은 양을 포함하고 있는 빗물을 이야기한다. 이러한 가스가 물과 결합을 하면, 이것은 아황산과 질산을 생산하고, 비를 통해 여러 곳으로 분사된다. 산성비는 산림에 해를 끼치며, 강과 호수의 산성화를 증가시키고, 물고기와 식물을 죽이게 된다.

캐나다와 미국은 1970년대에 호수와 시내(stream)의 산성비의 위험도 정도를 측정하기 시작했으며, 아황산가스의 유출을 줄이기 위해 노력했다. 1980년 이후로 미국은 아황산가스의 유출을 30%로까지 감소시켰으나, 동쪽 캐나다의 산성비 문제는 유의하게 개선되지 않았다. 캐나다는 미국보다 더 많은 아황산가스의 유출을 감소시켜왔으나, 호수, 시내와 산림의 더 이상의 파괴를 막기 위해서는 두 나라 모두 더 많은 아황산가스의 유출을 줄여야 할 것으로 나타났다.

산성비 문제의 해결은 여러 가지 경제와 정치적 의사결정이 수반된다. 산성비는 아황산가스 유출 근원지로부터 백마일 떨어진 곳까지 내리므로, 이것의 진정한 근원과 책임을 결정하기는 어려운 문제이다. 산성비는 국경이 없으므로, 국가들은 이를 해결하기 위해 협력해야 한다. 다른 대기오염 문제와 마찬가지로 산성비는 미래까지 계속 지속될 것 같다.

이산화탄소와 지구 온난화 (carbon dioxide and global warming)

산소(O_2), 질소(N_2)와 같이 이산화탄소는 지구 대기의 천연 성분이다. 식물은 더 많은 식물 재료를 만들기 위해 이산화탄소를 사용하며, 이 과정에서 동물이 호흡할 수 있는 산

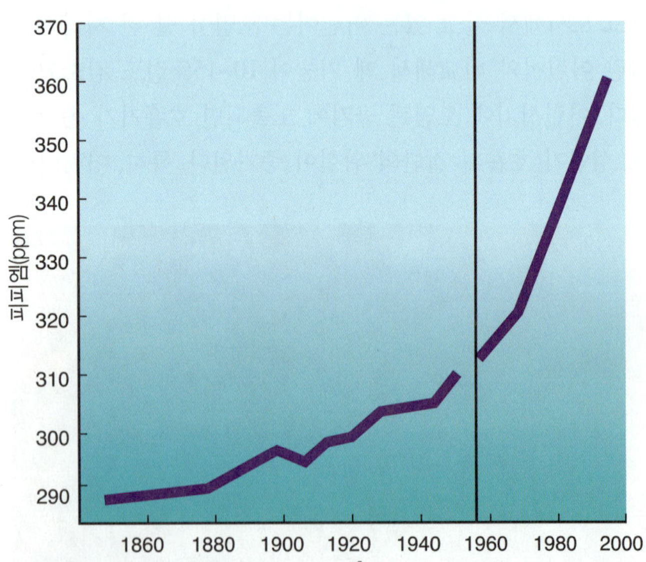

■ 그림 24.2

대기 중 이산화탄소 수준

1953년 이전의 자료는 얼음 표면으로부터 측정된 이산화탄소의 양이다. 1953년 이후의 자료는 대기 중 이산화탄소의 양을 직접 측정한 것이다.

출처 : National Oceanic and Atmospheric Administration.

소가 제공된다. 공기 중의 이산화탄소는 또한 탄산가스로 포화된 바위를 형성하고 있는 대양에 흡수된다.

인간이 산업혁명의 연료로 광대한 양의 석탄, 오일 및 천연가스를 연소하여 사용하기 전에는 대기 중의 이산화탄소는 million당 290 parts(ppm)를 구성하는 수준이었다(그림 24.2). 1920년대에 대기의 이산화탄소 수준은 약 300ppm으로 증가하였으며, 1950년대에는 315ppm으로 더 많이 증가하였다. 20세기의 후반기에 대기 중 이산화탄소 수준은 375ppm으로 급격히 증가하였으며, 이 수준은 계속 올라가고 있다.

1861년, 미국과학자들은 이산화탄소가 적외선을 흡수하는 좋은 물질이라고 지적하였다. 태양광선이 지구표면에 도달할 때, 빛 에너지의 일부는 적외선이나 열을 지구 대기권으로 복사한다. 이산화탄소는 적외선을 흡수하고, 대기 중에 열을 머무르게 한다. 이러한 과정은 정원의 온실(greenhouse)작업과 유사하기 때문에, 이러한 현상을 **온실효과**(greenhouse effect)라고 한다(그림 24.3).

20세기 후반의 과학자들은 대기 중 이산화탄소 수준(메

용 어

산성비(acid rain): pH가 5.6 이하인 비, 눈, 안개, 이슬비 등

온실효과(greenhouse effect): 대기의 이산화탄소 역할은 지구로부터 복사되는 열이 다시 지구로 되돌아오도록 하며, 이것은 지구의 온도를 세계적으로 올리게 된다.

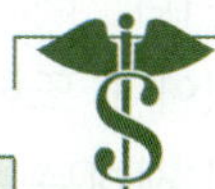

달러와 건강 상식

미국은 세계적으로 가장 큰 에너지 사용자이고 가장 거대한 오염원이다

미국은 중국과 인도에 이어 세계에서 세 번째로 인구가 조밀한 국가이지만, 미국인은 세계인구의 5%미만이다. 어째든 미국은 휘발유 형태의 거대한 세계에너지의 25%를 소비한다. 1997년 대략 501만대의 자동차가 전 세계에 등록되었다. 125만대나 전체의 1/4이 미국에서 등록되었다. 더 크고, 더 강력한 수송 자동차를 원하는 미국인들의 취향은 공기오염과 자동차 배출을 계속 증가시켰다(그림).

차가 더 많은 마일을 갈 수 있다면, 공기오염과 폐질환, 그리고 지구온난화의 위험은 덜 할 것이다. 1976년 미국 의회는 차와 트럭 제조업자들에게 에너지 효율성의 어떤 기준에 도달하도록 요구하는 '에너지 정책과 절약 법령'이 통과되었을 때 자동차에 의해 사용되는 초과 에너지 문제를 해결하기 위해 노력했다. 법인 평균 연료 경제(CAFE)라 불리는 이러한 기준은 제조업자들의 모든 선단에 적용되었다. 지난 10년 이상 CAFE 기준은 자동차는 27.5mph, 트럭은 20.5mph이었다. 어쨋든 제조업자들은 CAFE 기준을 교모하게 회피하기 시작했다. 작은 트럭, 미니밴과 SUVs는 트럭으로 분류되었고 그러므로 기준보다 낮은 마일을 달리게 만들어졌다. 물론 모든 사람들이 아는 것과 같이 이러한 자동차들은 작업용 트럭이 아니고 수송용 자동차로 사용하기 위해 대부분 구매되었다.

CAFE의 증가에 의해 선단 연료 효율성을 증가시키려는 의회의 어떤 노력도 자동차 제조업자들의 격렬한 이면공작(lobby)에 부딪쳤다. 2001년, 증가하는 군중압력은 CAFE의 기준을 조금 변화시키도록 하였으나 공기오염이나 연료 절약의 많은 어려움을 만들기에 충분하지 않았다. 수송용 자동차로서 미니밴과 SUVs의 재분류 시도는 또한 이루어지지 못했다. 제조업자들은 연료의 사용과 상관없이 크고 무거운 수송용 자동차를 미국 국민들이 원한다고 주장한다. 이러한 세계관의 우세가 지속되는 한 미국은 세계에서 가장 많은 에너지 사용 국가이며, 지속적인 공기오염의 주범이 될 것이다.

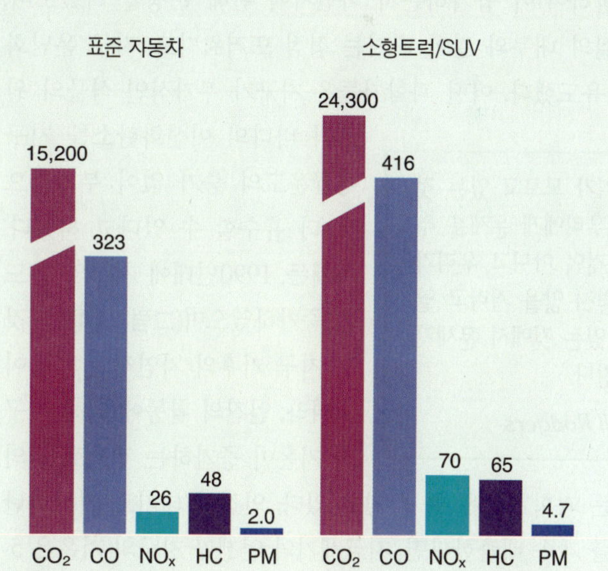

가벼운 트럭 및 SUVs와 비교하여 기준(standard) 자동차가 매년 방출하는 오염의 양

(CO_2: 이산화탄소, CO: 일산화탄소, NOx: 이산화질소, HC: 탄화수소, PM: 미립자 물체

출처 : Environmental Protection Agency.

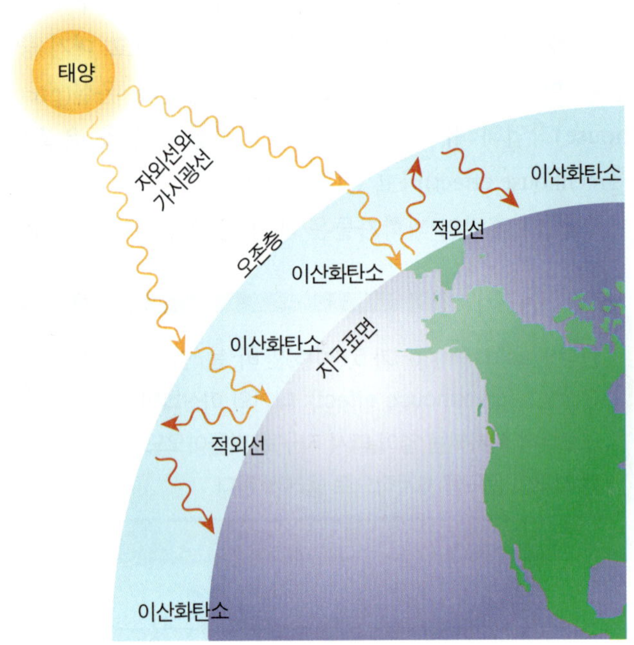

■ 그림 24.3

온실효과

지구대기의 이산화탄소는 온실의 유리지붕역할을 하는 것 같다. 이산화탄소는 태양으로부터 복사에너지를 통과시켜 지구에 도달하도록 하고, 이것은 온도를 증가시킨다.

탄과 이산화질소와 같은 이산화탄소(greenhouse gases)도 포함하여)이 증가하는지 아닌지에 관해 논쟁을 하였으며, 온실의 내부와 같이 대기는 점점 뜨거워지고, 지구 온난화를 유도했다. 어떤 과학자들은 지구가 부가적인 식물의 원료와 바다의 이산화탄소를 지구 평균온도의 증가 없이 부가적으로 더 흡수할 수 있다고 하였다. 어쨌든, 1990년대에 지구의 온도는 증가하였으며(그림 24.4), 이것은 지구 기후의 자연적인 변동이 아니라, 인간의 활동에 의해 지구의 기온이 증가하는 것으로 거의 모든 과학자들은 현재 믿고 있다. 인간이 대기로 이산화탄소를 계속 배출한다면, 지금세기의 언젠가 지구의 기온은 5-10°F 정도 올라갈 것이다. 5-10°F는 많아 보이지 않지만, 기후상의 조건에서는 굉장한 변화이다. 지구 온난화에 따라 예상되는 효과는 다음과 같다.

> 우리가 모르고 있는 것이 우리에게 문제를 주는 것이 아니고 우리가 그렇지 않을 거라고 알고 있는 것에서 문제가 생긴다.
>
> *Will Rodgers*

- 북극과 남극의 얼음 덩어리가 녹아서 해수면이 상승할 것이고 전 세계적으로 낮은 지역과 해수면은 거대한 산과 같은 홍수에 잠길 것이다. 지구 기온의 3℃ 증가는 해수면을 1-3피트(feet) 높일 것이다. 사람들은 거주지를 옮겨야 하며 엄청난 난민 문제가 발생할 것이다. 지난 세기동안 해수면은 4-10인치(inches)증가하였다. 북극해와 툰드라는 더 이상 겨울에 완전히 얼지 않는다. 델라웨이주(Delaware)와 같은 크기의 얼음이 남극의 빙붕을 부쉈으며, 남쪽 대양에서 녹았다.
- 지구 기온의 엄청난 변화가 나타났다. 열대 지역의 일부는 사막화될 것이며, 어떤 기후 지역은 더욱 사막화가 될 것이다. 세계의 일부지역에서는 강우가 증가할 것이고, 어떤 지역은 감소할 것이다. 겨울은 더 적은 눈을 가진 다소 높은 온도를 가지게 될 것이며, 여름은 더 덥고 습윤한 기후가 될 것이다. 지구 기온의 변화는 여러 가지 방법으로 전 세계의 식물 생산에 영향을 미칠 것이다. 또한 땅과 물에 살고 있는 식물과 동물의 자연적인 생태는 변화될 것이다.
- 많은 질병, 특히 곤충에 의한 질병이 새로운 지역으로 퍼져나갈 것이다. 이전에 남아메리카에서 알려지지 않았던 뎅기열이 지금 발병하고 있으며, 텍사스(Texas)와 같은 북쪽까지 퍼져가고 있다. 말라리아는 더운 지역으로 넓게 퍼져나갈 것이다.
- 허리케인, 사이클론, 가뭄, 심한 눈보라와 번갯불과 같은 격렬한 폭풍의 빈도와 강도가 세계적으로 증가할 것이다. 1992년 이래로 기록된 폭풍은 세계 주변 국가에 피해를 입혔으며, 강우, 가뭄, 허리케인과 미국지역에서 발생하는 토네이도와 같은 날씨 변화를 가져왔다.

1997년 12월 일본의 교토에서 열린 지구 온난화에 대한 국제회의는 선진국의 이산화탄소 방출을 극적으로 감소시키자는 역사적 조약을 체결하였다. 미국은 세계의 이산화탄소의 25%를 생산하고 있으며, 1990년부터 2012년까지 7% 이하로 감소시키는 것에 동의하였다. 어쨌든 2001년 초기 부시대통령은 교토협약을 부인하였으며, 이산화탄소 방출을 감소시키기 위한 위원회는 석탄, 석유, 자동화 시설, 전기 발전소와 미국의 주요 산업이 해가 되고 있으며, 세계 경제에 해를 입힐 것으로 보고 논쟁을 계속하고 있다.

산업과 노동조합 및 지속적인 이산화탄소 방출과 에너지에 의존하는 집단에 의해 발생된 미국경제의 전면적인 변화에 대한 저항은 지구 온난화를 막는데 방해가 되고 있다. 궁극적으로 우리의 환경이 어떻게 변할 것인가에 대한 선택은

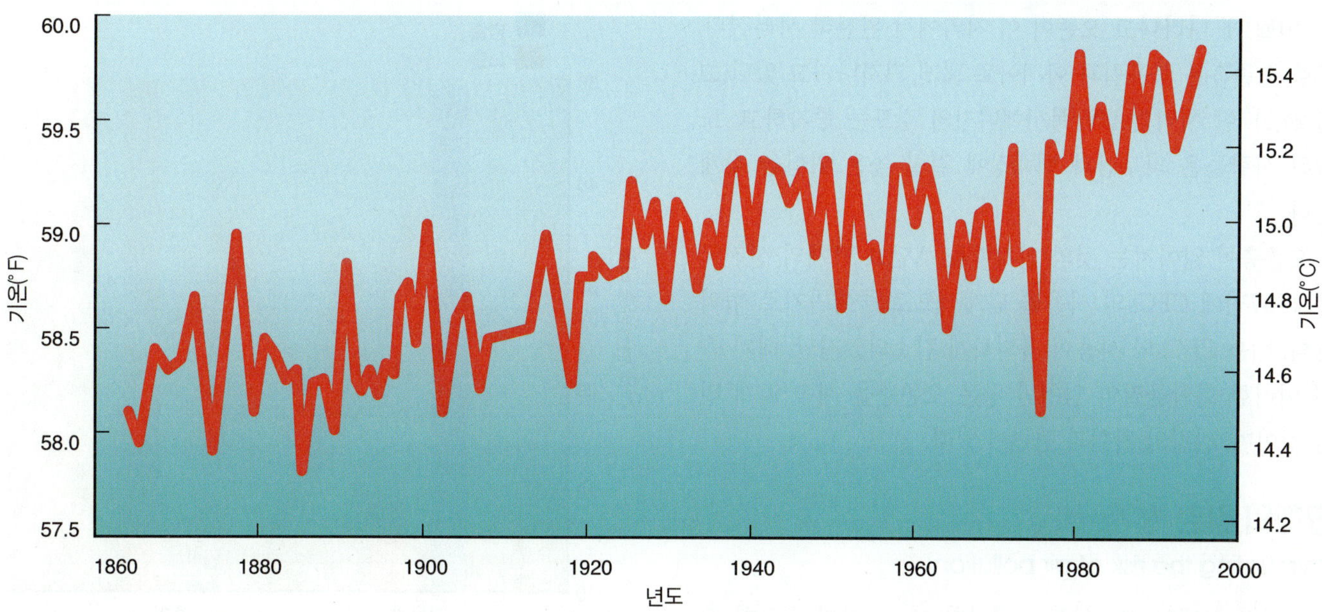

■ 그림 24.4

지구 온도 변화 (1880-2000)

대부분의 대기 과학자들은 지구 온난화가 사실이라고 확신하며, 지구 온도는 이산화탄소의 방출이 감소되지 않는다면 계속 증가할 것이라고 한다.

출처 : U.S. National Climatic Data Center.

미국국민에게 달려있다. 아이와 손자들을 위해 세계를 보호하기 원한다면, 현재의 생활습관을 바꾸는 것이 다가오는 세기의 이산화탄소 방출을 감소시키는 결정적인 요인이 될 것이다.

오존층 (the ozone layer)

오존층은 지구 대시의 가장 바깥부분에 층으로 형성된 오존분자(산소결합이 3개인 원자: O_3)로 구성되어있다. 오존층은 태양으로부터 방출되는 위험한 자외선(UV)을 흡수하고, 피부암과 눈 수정체의 백내장의 위험을 증가시키는 UV 복사에너지의 과다한 노출로부터 우리를 보호한다. 오존층의 오존은 광화학스모그에서 생산되는 화학물질과 같다. 어째든 대기오존의 상층은 생명을 보호하지만, 지상수준의 오존은 유독화학물질의 자극원이 된다.

용 어

오존층(ozone layer): 지구의 표면으로부터 10-30마일 떨어진 넓게 확장되어 있는 성층권에 존재하는 오존분자 층

프레온(CFCs): 이전에 대기 중에 유출된 냉각제로 사용되었던 화학물질로, 성층권의 오존을 파괴하는 원인이 된다.

오존홀(ozone hole): 1985년에 처음으로 보고된 후에도 지속적으로 커져가고 있는 남극의 대기 중 오존이 부족한 부분

프레온(CFCs)이라 불리는 화학물질의 등급은 지난 30년 동안 헤드폰의 압축 불활성가스와 냉각제로 널리 사용되었다. 이러한 CFCs가 대기로 새어나가고 오존층에 닿게 되면, 오존분자들이 파괴된다. 1970년대에 오존층이 얇아지고 있는 것이 발견되었다. 남극전역의 **오존홀**이 남극의 봄(9월에

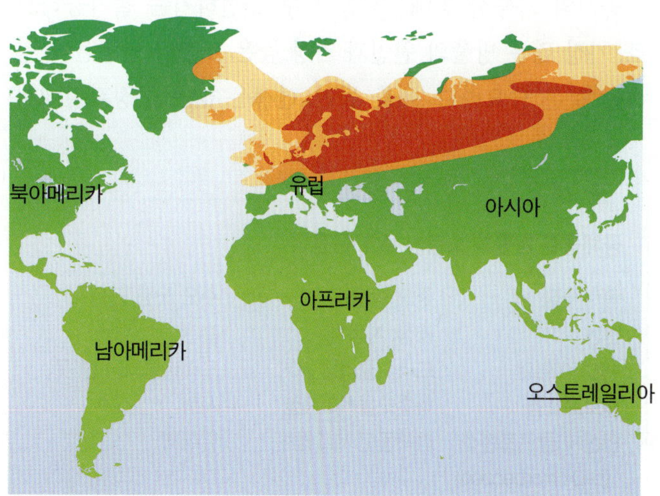

■ 그림 24.5

오존홀

1985년 이것이 발견된 이래로 오존홀은 극적으로 펴져나가고 있다. 밝은 색깔은 오존층의 위험지역을 나타낸 것이다. 보다 어두운 색깔은 덜 위험한 지역을 나타낸다.

서 10월)에 나타나고 오존이 이 지역에서 완전히 사라졌다. 또한 오존홀은 북유럽과 아시아로 넓게 펴져나가고 있다(그림 24.5). 이 지역의 UV 복사에너지의 강도는 증가하고, 노출된 사람들은 피부암과 백내장에 걸릴 높은 위험을 갖게 된다.

오존층이 얇아지는 것의 심각함을 깨닫고 31개의 선진국은 1987년에 CFCs의 사용을 단계적으로 줄여가기로 협약했다. 비록 CFCs의 사용이 유의하게 감소되었지만, 대기 속의 이러한 화학물질의 엄청난 양은 오존층을 계속 얇게 만들 것이며, 건강의 위험과 관련이 있다.

공해의 위험 평가 (evaluating the risk of air pollution)

치명적 공해의 건강위험을 평가할 때 두 가지 중요한 요인이 반드시 분리되어 평가되어야 한다. **방출**(emission)은 자동차나 다른 공해의 근원으로부터 대기로 유출되는 물질의 양을 말한다. **노출**(exposure)은 사람들이 노출되는 물질의 정도를 의미한다. 종종, 방출은 높을 수 있지만 노출은 낮을 수 있다. 반대로 방출은 적고 노출이 높을 수도 있다.

일산화질소, 벤젠, 클로로포름과 같은 공해의 많은 물질은 방출의 주요원인이 자동차, 공업, 하수도처리시설 등이다. 이러한 물질이 건강에 미치는 주요한 위험은 높은 방출의 원인으로부터가 아니라 가스난로, 담배, 그리고 샤워물의 클로로포름들로부터 이다(표 24.2).

공기의 가능한 공해물질을 모두 조절하기는 불가능하므로, 가장 많은 방출의 원인과 가장 높은 노출의 원인을 규명하는 것은 중요하다. 예를 들면, 벤젠은 많은 공정과정에서

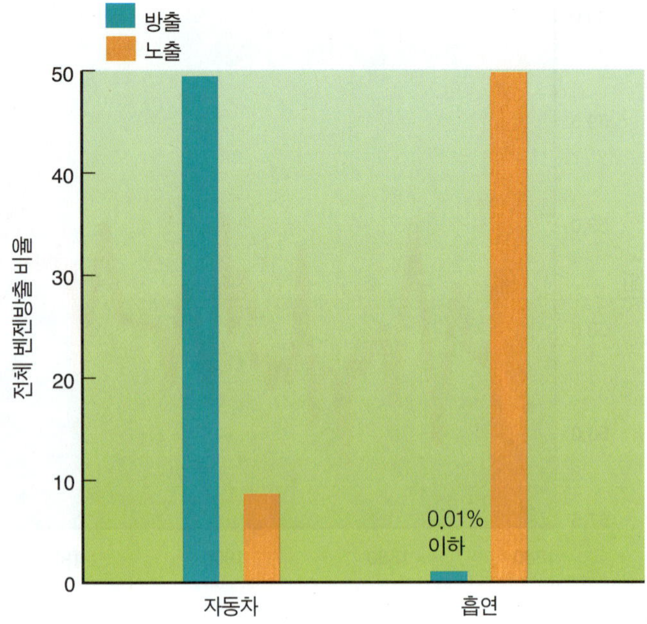

■ 그림 24.6
벤젠 방출
자동차는 공기 중에 전체의 50%에 달하는 가장 많은 벤젠을 방출한다. 어째든, 사람들이 호흡하는 벤젠의 양은 대부분 흡연으로부터 노출된다.

사용되는 중요한 화학물질이다. 이것은 또한 이것에 노출된 사람에게 백혈병의 원인이 된다. 공기 중에 유입되는 벤젠의 50%는 자동차로부터이다. 어쨋든 비록 담배가 자동차에 비하여 아주 소량의 벤젠을 방출하지만, 벤젠에 노출되는 인구의 최소한 절반은 흡연으로부터이다(그림 24.6). 심지어 비흡연자들도 자동차에서 배출되는 벤젠보다는 간접흡연에 의해 대부분 벤젠에 노출된다. 가장 심각한 내부공기오염은 흡연이다.

표 24.2

공해물질 방출과 노출의 주요 근원

공해물질	주요 방출 근원*	주요 노출 근원
벤젠	공장; 자동차	흡연
4염화에틸렌	드라이클리닝 가게	드라이클리닝 한 옷
클로로포름	하수오물처리시설	샤워
인산-이클로로벤젠 (p-Dichlorbenzen)	화학물질 제조업체	탈취제
미립자군	공장; 자동차; 난방기	집안에서의 흡연
일산화탄소	자동차	운전; 가스난로
이산화질소	공장; 자동차	가스난로

* 많은 위험한 공기연소 공해물질, 건강위험요인은 방출의 주요 근원과 유의하게 상관이 있는 것은 아니다(그림 24.6 참조).

내부 공해물질 (indoor pollution)

흡연은 담배를 피우는 사람에게 해로울 뿐만 아니라 다른 사람이 내뿜는 연기를 마시는 간접 흡연자에게도 해롭다(17장 참조). 담배가 가득한 방의 일산화탄소 수준은 위험수준에 도달한다. 예를 들어, 여러 사람들이 담배를 피우는 바(bar)나 회의장 공기의 일산화탄소수준은 50ppm이나 된다. 이 수준은 두통, 메스꺼움, 잘못된 판단, 그리고 다른 증후를 가져오기에 충분하다(표 24.3). 흡연은 공공빌딩과 대부분의 작업장에서 몇 년간 대부분 금지되었다. 샌프란시스코나 뉴욕과 같은 주요 도시에서는 식당과 바(bar)에서도 흡연이 금지되었다. 전 세계적으로 비행기에서의 흡연도 금지되었다. 이러한 노력은 공기의 질과 수많은 사람들의 건강을 유의하

표 24.3

일산화탄소(CO) 중도의 증후

혈중 CO 수준(%)	증후
0-2	아무 증상이 없음
2-5	대부분의 사람들에게 증상은 없으나 민감한 테스트에서 수학적 능력과 다른 인지능력을 약간 손상시키는 것으로 나타난다. 2-5%의 수준은 가볍거나 중정도의 흡연자에게 발견되는 수준이다.
5-10	심한 활동시 약간의 호흡곤란이 나타난다. 5-10%의 수준은 하루에 한갑이나 그 이상을 피우는 흡연자에게 나타난다.
10-20	중정도의 활동시 심하지 않은 호흡곤란과 두통이 나타난다. 이정도의 수준은 다른 근원으로부터 부가적인 일산화탄소에 노출되는 흡연자에게 나타난다.
20-30	욱신거리는 두통, 과민성, 잘못된 판단, 기억장애, 빠른 피로가 나타난다.
30-40	심한 두통, 허약함, 메스꺼움, 흐릿한 시각, 혼동이 나타난다.
40-50	혼동, 환상, 기능장애, 과호흡증후군, 폐의 산소부족이 나타난다.
50-60	경련과 함께 혼수상태에 빠진다.
60이상	대부분 사망에 이른다.

게 개선시키는 것으로 나타났다.

라돈 (radon)

내부공기오염의 또 다른 형태는 눈에 보이지 않으며, 무취인 방사능 가스인 **라돈**이다. 라돈은 우라늄 광석이 있는 지역에서 자연적으로 생산된다. 예를 들어, 뉴저지(New Jersey)에서 우라늄 광석이 포함된 바위 꼭대기에 지어진 일부주택의 경우 집안공기의 라돈수준은 안전한 수준의 백배 이상이다. 이러한 집들은 또한 라돈가스에 의해 부식되는 벽돌이나 방사능 광물을 포함하는 물질로 건축되었다. 라돈은 천천히 수년에 걸쳐 집으로 흘러들어갈 것이다.

라돈에 오랜 기간 노출되는 것은 폐암의 위험을 증가시킨다. 라돈에 몇 년간 노출되는 우라늄 광부는 평균보다 훨씬 높은 폐암의 위험을 가지고 있다. 흡연은 라돈과 함께 상승작용을 일으키는 것으로 보인다. 라돈에 노출된 흡연자는 라돈에만 노출되거나 흡연만 하는 사람과 비교하여 훨씬 높은 폐암 발생률을 나타낸다. 환경보호국(The EPA)은 집에서 라돈의 노출이 폐암사망의 30,000명에 달하는 책임이 있는 것으로 평가하였다. 라돈의 집에서의 실험은 가능하고 이것이 발견된다면 라돈의 양을 줄이도록 해야 한다.

중금속 오염 (heavy metal pollution)

납. 납은 수백만 미국 시민, 특히 어린이의 건강을 심각하게 위협하는 중금속이다. 납은 공기, 토지, 물, 그리고 납 성분이 포함된 페인트가 칠해져 있는 집에서 발견된다. **연독**(납중독)의 초기증상은 심욕감소, 허약과 빈혈증이다(표 24.4). 또한 납중독은 두뇌를 손상시키고 학습능력의 장애를 가진 어린이의 많은 수가 납중독에 의해 나타난다.

50년 이상, 미국의 질병관리와 예방센터(CDC)는 사람이 수용 가능한 혈중 납 수준을 지속적으로 낮추어왔다. 1960년대에 수용 가능한 납 수준은 60마이크로그램/데시리터(㎍/dl)였고, 1970년대 납 수준은 20이 적은 40㎍/dl로 낮추었으며, 오늘날 수용 가능한 수준은 10㎍/dl로 나타난다. 그럼 이 수준은 과연 안전한가? 아니다. 어린이의 지능검사를 실시한 연구에서 혈중 납 수준은 지능과 역의 상관관계를 나

표 24.4

납이 인체에 미치는 영향

혈중 납 수준(㎍/dl)	식별 가능한 영향
10	효소 억제, 학습장애
15-40	적혈구 세포 영향 받음
40-50	빈혈증, 불임(남성)
50-60	중추신경계의 손상, 기억 장애
60-100	영구적인 두뇌 손상, 사망

용어

방출(emission): 대기 중에 유출되는 물질의 양

노출(exposure): 사람들이 노출되는 물질의 실재 양

라돈(radon): 암의 위험을 증가시킬 수 있는 어떤 집에서 발견되는 방사능 가스

연독(plumbism): 납 중독에 의해 야기되는 질병

건강 팁

수은 온도계의 안전한 배치

미국 가정의 많은 의학 상자에는 여전히 수은 온도계가 배치되어있다. 만일 이러한 온도계의 하나가 깨져서 수은이 흘러나온다면 수은의 위험수준은 수은의 증발로 인해 공기 호흡에 섞이게 될 것이고, 오염된 지역에 몇 달이나 몇 년 동안 수은은 유입될 것이다.

수은 온도계를 가지고 있다면, 반드시 오염물 처리장에 버려야 한다. 또한 관찰관리소에 전화해서 어떻게 처리했는지를 알려야 한다. 수은이 당신의 집안에 흘러든다면, 반드시 그것을 깨끗하게 처리할 수 있는 위험물 처리 전문가를 불러야 한다.

타냈으며, 어떤 수준의 납 수준도 일부의 부정적인 영향을 주는 것으로 나타났다(Canfield 등, 2003). 이러한 연구는 더 많은 수의 어린이들의 두뇌가 이전에 생각했던 것보다 환경에 영향을 받는 것으로 보고하였다. 2000년에 질병관리와 예방센터는 혈중의 납 수준이 10㎍/dl이상인 미국의 어린이가 454,000명에 이르는 것으로 보고하였다(Rogan과 Ware, 2003). 또한 납이 있는 환경의 노출은 성장의 지연, 호르몬 문제와 소녀들의 사춘기를 지연시키는 것과 관련이 것으로 나타났다.

혈중의 납 성분이 10㎍/dl 이상인 1-5세 사이의 불쌍한 어린이는 60%에 달하며, 그들 중 83%는 납 성분 수준이 20㎍/dl 이상인 것으로 나타난다(Center for Disease Control, 2000). 이러한 어린이들은 파편이 떨어져 있는 납 성분이 포함된 페인트가 포함된 오래된 노후한 시내의 집에서 산다. 아기들은 페인트 파편을 먹고 집안의 먼지를 통해 납을 섭취한다. 어린이의 납중독으로부터 손상을 예방하는 건강 정책은 납 중독이 있는 모든 어린이들을 검사해서 신체의 납 성분을 해독하는 화학약품을 사용하는 것에 초점을 맞추고 있다. 그러나 불행하게도, 납 중독으로부터 손상된 신경은 해독으로 회복되지 않는다. 납 공해로부터 어린이의 학습능력을 저해하는 납 중독을 예방하는 최선의 방책은 환경을 깨끗하게 하는 것이다.

납은 전지(battery) 산업과 같은 많은 산업에서 중요하고, 여전히 환경으로 유입되는 납의 성분을 줄이고 납 성분의 주요 근원을 깨끗하게 하기 위한 힘든 전쟁을 계속하고 있다. 납 중독으로 고생하는 어린이의 대부분은 거의 정치적인 힘이 없는 가난한 가족들에게 나타난다. 진보적인 사회에서 환경의 납 성분을 줄이려는 노력에도 불고하고, 수백만 어린이의 신경 발달은 납의 독성의 위험에 여전히 노출되어 있다.

수은. 1953년 메틸수은 중독에 의한 전염병이 일본 미나마타 만(Minamata Bay) 주위 여러 지역에서 발생하였다. 발생 이후, 수은 중독은 "미나마타 질병"으로 알려졌다. 어떤 형태건 높은 수준의 수은은(특히 메틸수은) 실명, 귀머거리, 혼수와 사망과 같은 여러 가지 심각한 신경학적 증후를 야기한다. 낮은 수준의 수은 중독은 탈모와 만성적인 피로를 야기한다. 1970년대에 메틸수은의 높은 수준이 화학공장들이 황폐한 볼모지로 만들어 놓은 캐나다의 St. Clair 호수에서 발견되었다. 그 결과 식약관리청(The Food and Drug Administration)은 호수와 강의 수은 오염도를 검사하였다. 오염된 물과 물고기에서 높은 수준의 메틸수은이 발견되었기 때문에 많은 주에서 낚시금지령을 내렸다.

메틸수은은 전 세계적으로 신선한 물과 토지 및 바다에서 발견되는 환경 오염물질이다. 신선한 물과 바다에서 사는 물고기에 포함된 메틸수은 오염물질은 이제 공공연한 사실이다(Bolger와 Schwetz, 2002). 낮은 수준의 수은도 태아 발생에 부정적인 영향을 미치기 때문에 임신한 여성(또는 임신을 하려고 계획 중인 여성)은 높은 수준의 수은을 가지고 있는 물고기 종류는 섭취해서는 안 되며, 일반적으로 제한된 물고기를 섭취해야 한다(표 24.5).

수은과 다른 중금속 오염은 대기 중에서도 발견할 수 있으며, 공기의 흐름을 따라 세계적으로 이동할 수도 있다. 비는 이것의 근원지로부터 멀리 떨어진 지역까지 수은을 내려

표 24.5

판매되는 물고기의 메틸수은 수준

종	메틸수은 오염도(ppm)
옥돔	0.65-3.73
황새치자리	0.65-3.73
왕 고등어	0.10-1.67
상어	0.05-0.78
참치(날것과 냉동)	ND-1.3
대구류	ND-0.78
참치(캔)	ND-0.75
메기	ND-0.31
연어(날것과 캔)	ND-0.18
새우	ND

ND, 발견되지 않음

보내며, 광범위한 중금속 오염을 야기한다(Raloff, 2003). 많은 심각한 환경오염 문제와 마찬가지로, 해결은 국가 간의 협력과 책임에 의해 달라진다.

수질오염 (water pollution)

공기 다음으로 물은 인간의 가장 기본적인 요구조건이다. 우리는 공기 없이 몇 분밖에 살지 못하지만 물이 없다면 아마 여러 날밖에 살지 못할 것이다. 우리의 몸은 60%의 수분으로 구성되어 있으며, 물은 신체 각 기관에서 수행하는 모든 기능에 필수적이다.

농업, 도시, 그리고 지역산업은 거대한 양의 물을 소비한다. 예를 들면, 휘발유 1갤런(gallon)을 생산하기 위해서는 5갤런의 물이 필요하다. 또한 맥주 1배럴을 생산하기 위해서는 천 배럴의 물을 필요로 한다. 신문 1톤은 50,000갤런의 물이 필요하고, 강철 1톤은 25,000갤런이 필요하다. 그리고 오렌지 나무의 경작을 위한 관계수로는 1년에 1만 갤런의 물을 소비한다. 4명의 가족이 소비하는 물은 매일 600갤런 정도이다.

물은 지속적으로 증발과 비로의해 환경으로 되돌아온다. 어째든, 더 많은 물이 농약과 화학물질, 기름의 유출과 하수에 의해 오염되고 있으며, 인간과 농작물이 소비하기에 적당한 물은 점점 줄어들고 있다. 좀 더 특별한 관심은 강과 호수의 화학적 오염물과 우리가 필요로 하는 물의 대부분을 공급하는 물 공급지에 쏠려야 한다. 세계 주변국가에서 안전하고 충분한 물의 공급이 가능한 지역은 제한되고 있다(Perkins, 2002). 전 세계적으로 1.2조의 사람들이 덜 안전하고 오염되지 않은 마시는 물을 공급받는 것으로 측정된다.

유아콜레라, 장티푸스 열과 이질(설사)과 같은 수인성 질병은 북아메리카에서 공중위생시설과 물 처리방법을 통해 실질적으로 제거하였다. 많은 지역사회에서 가정에 공급되는 물은 침전작용, 여과와 염소처리를 통해 정화된다. 부가되는 염소처리는 물의 위험한 미생물을 죽이는 역할을 한다. 어째든 이것은 또 다른 건강 위험요인을 생산할 수도 있다. 염소와 물에서 생산되는 독성물질이 상호작용하여 클로로포름과 클로라마인(chloramines)과 같은 물질이 생성되면 이것은 암을 유발하는 작용제로 활동하게 된다. 세계적으로 사용되는 세제, 제초제, 농약, 화학비료와 다른 화학물질은 또한 수질오염을 증가시키는데 공헌을 한다. 1993년에 밀워키(Milwaukee) 도시의 400,000명 이상의 사람이 병에 걸렸으며, 이중 50명 이상이 사망했다. 이것은 지방자치도시에서 마시는 물에 정상적인 수질처리과정에서 통과되는 미생물, '*Cryptosporidium*'에 의해 오염되었기 때문으로 밝혀졌다.

1970년 초에 환경보호단체는 많은 마을과 도시의 물 공급이 병원균 미생물과 독성 화학물질에 의해 오염된 위험한 상태라는 것을 발견했다. 이러한 발견에 따라 의회는 1974년 '안전한 마시는 물 조례'를 통과시켰으며, 58,000개의 지역사회의 물 공급업체와 또 다른 160,000개의 사설기업에 공포하였다. 그 조례는 연방정부의 마시는 물의 안전 기준에 이러한 업체들이 도달해야 한다는 것이다. 그러나 이것은 단지 법률을 통과시킨 것의 하나이고 또 다른 압력을 실행하였다.

1996년 의회는 1974년의 '안전한 마시는 물 조례'를 개정하였다. 새로운 조례아래, 소비자들은 물의 오염도와 안전도가 연방정부의 기준에 도달하지 않는 가를 알 수 있을 뿐만 아니라 오염균이 발견되었을 때는 언제든지 알 수 있었다. 미국의 지역사회 물 공급업체는 반드시 80개의 오염균 검사를 실시해야만 한다. 매년 지역사회 물 공급업체의 7%가 최소한 한 개의 오염균에 의해 연방정부의 안전 수준을 초과하는 것으로 보고된다.

수만의 미국시민은 여전히 건강과 안전을 위한 연방정부의 기준에 도달하지 않는 물을 공급받고 있으며, 이러한 사람들은 병에 든 물을 구매하거나 매년 급상승하는 물 정화시설을 구매하고 있다.

토지오염 (land pollution)

상대적으로 최근까지 주변국가의 쓰레기 처리와 매립지의 고체 쓰레기는 관심을 받지 못했다. 어째든, 지금은 우리가 제거하기 원하는 성분을 버리기 위한 공간이 없어지기 시작했다. 미국은 매년 8만의 자동차와 트럭이 폐물이 된다. 100억 개의 깡통, 병, 그리고 200만 톤 이상의 쓰레기가 나오고 있다. 평균 미국인들은 다른 선진국의 도시보다 2배 이상의 쓰레기를 만들어낸다. 미국정부는 매년 한 개인당 1,587파운드의 쓰레기를 생산하고 일본은 902파운드, 유럽연합은 660파운드를 생산하는 것으로 나타난다.

아주 오랫동안 버려진 고체쓰레기 처리부지는 부식되고, 가연성이 있거나 독성 화학물질을 포함하고 있는 위험한 물질을 포함하고 있으므로 건강에 위험을 받는다(표 24.6).

표 24.6

많은 건강 문제를 야기하는 환경으로 도피하는 위험한 쓰레기

이러한 재질들의 수만 톤이 매년 미국에서 버려지고 있다.

재질	근원	건강에 미치는 영향
수은	클로랄칼리 설비의 침전물, 전력 시설, 형광 빛	떨림, 정신 장애, 치아 손상, 신장 손상, 신경 손상
비소	석탄연소와 수은 제련소로부터의 비소 삼산화물	설사, 구토, 마비, 피부 암
카드뮴	전기도금 공장의 쓰레기, 페인트 용기, 니켈-카드뮴 건전지	폐 질환
청산염	전기도금 공장의 쓰레기	중독, 세포 에너지 대사 장해
농약	고체 쓰레기와 용해성 쓰레기	발진, 호흡기와 위장의 증후, 신경 장애, 출혈과 같은 다양한 영향

1980년 의회는 '공해방지사업을 위한 대형자금 조례(the Superfund Act)' 를 통과시켰으며, 대부분 위험한 쓰레기부지를 정화하도록 하였다. 2000년까지, 1,507개의 위험한 부지중 757개의 용지가 공해방지상업을 위한 대형자금 명단에서 없어졌다. 한 매립지 부지를 정화하는 데 필요한 평균 비용은 27만 달러정도이다. 이러한 높은 비용은 우리가 필요로 하는 물건을 제조업체들이 더욱 환경적으로 안전하게 만들고 우리가 버리는 것을 재활용하도록 하였다.

예를 들어, 버려진 자동차 바퀴는 매립지의 주요한 문제가 된다. 미국시민은 1년에 약 250만개의 바퀴를 버린다. 전문가들은 정부가 바퀴 조각을 이용하여 전력을 생산할 수 있도록 환경적으로 안전한 방법을 연구하기를 바란다. 각 자동차 바퀴는 2.5갤런의 석유와 같다. 주변국가의 산더미 같은 매립지는 178만 배럴의 석유를 부가적으로 소모한다. 그러나 미국의 정치와 경제적 압력은 전문가에게 환경을 정화하고 에너지를 생산하는 새로운 방법을 찾는 것 보다는 외국의 석유를 수입하는데 초점이 가해지고 있다.

당신은 오래된 바퀴에 대해 생각해본 적이 있는가? 이것은 우리가 반드시 해결해야 될 문제이다.

농약 (pesticides)

토양, 물, 그리고 식품은 잡초, 곤충과 식물 병을 조절하기 위해 사용하는 화학물질에 의해 오염이 증가되고 있다. 살상력이 있는 화학물질은 모두 **농약**이라고 한다. 특정한 종류의 유기체를 파괴하기 위해 만들어진 특정 종류의 화학물질은 **살충제**(곤충을 죽임), **살균제**(곰팡이와 균류를 죽임), **제초제**(잡초를 죽임), 그리고 **쥐약**(쥐와 생쥐를 죽임) 등이다. 농약은 농업 산업에 중요하고, 이것은 수년 동안 농작물 해충을 파괴하는데 사용된 화학물질에 의존해온 미국에서 식품 경작의 질과 풍작을 가져왔다고 주장되었다.

농약이 농작물의 생산성을 유지시켜주는 반면(비록 이것은 유기농법을 운영하는 사람들에게 논쟁거리가 되어 왔지만), 환경에서 농약의 세계적인 보급은 사람과 동물에게 건강과 오염문제를 야기한다.

농약사용의 안전성에 대한 증거는 혼란과 논쟁이 되어왔다. 농약 제조업자들은 그들의 생산물이 직접 사용되었을 때도 완전히 안전하다고 주장한다. 식품의 농약잔여물의 검사는 위험한 수준은 아닌 것으로 나타난다. 어째든, 소비자와 많은 과학자들은 농약이 사람과 환경 모두에게 이익보다는 해로움을 더 많이 야기할 것이라고 주장하며, 많은 건강 문제의 원인이 된다고 이야기 한다.

많은 농약은 너무 위험해서 농약의 사용을 조절하는 연방정부와 EPA에 의해 사용이 금지되어 왔다. 대부분 널리 사용되는 농약 중 하나인 DDT는 발암성이 있는 것으로 발견

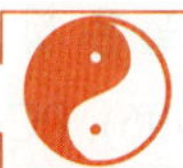

웰니스 지침

농약 사용을 위한 예방조치

- 농약을 사기전에, 사용법과 건강 및 안전에 관한 경고를 읽어라. 혼합했을 때, 권고된 양 이상으로 농약의 농도를 증가시키지 않도록 해라. 적절히 농약을 사용할 수 없다면(올바른 장비가 없어서) 구매하지 마라. 제공된 건강과 안전 정보가 완전히 안전하다고 느껴지지 않거나 이해되지 않는다면, 농약을 사용하기 전에 더 많은 정보를 구해라. 또한 농약을 보관할 적절한 저장소에 대해 고려해야 한다. 더 큰 병이 더 싸겠지만, 안전하게 보관할 수 있는지 고려해야 한다.
- 해충 조절문제를 위해 가능한 최소한의 독성을 가진 살충제를 사용해라. 효과적인 해충조절과 사람, 해충, 그리고 다른 유기체의 안전사이의 균형을 유지하도록 노력해라. 피부와 호흡기에 살충제의 접촉을 최소화해라. 고무장갑을 사용하는 것이 좋다. 장갑을 선택할 때, 살충제가 피부에 스며들 수 있는 가능성과 살충제에 용해될 수 있는 가능성에 대해 고려해라. 스프레이나 분말형태의 살충제를 흡입하지 않도록 마스크를 사용해라.
- 의도했던 만큼의 농약만을 사용해라. 예를 들어, 어떤 목재용 방부재는 밖에서만 사용되는 것으로 집안에서 사용하면 안 된다.
- 아이들의 손이 닿는 곳에 다 사용한 농약용기를 놓지 마라. 아이들은 실재로 농약 잔여물이 남아있는 "빈" 용기의 농약을 마시고 중독된다.
- 농약을 사용할 때 절대로 담배를 피우거나, 먹거나, 마시면 안 된다.

되었으며, 수천 톤이 환경으로 유입된 후에 EPA에 의해 사용이 금지되었다.

헵타클로르(heptachlor), 케폰(kepone), 디엘드린(dieldrin), 마이렉스(mirex)와 톡소펜(toxophene)과 같은 농약은 사용이 금지되었으며, 이러한 화학물질은 미국의 시장에서 수년간 사라졌었다. EPA가 직면한 곤경은 농작물의 적정한 화학물질의 사용과 공공 건강을 보호하는 다른 사업과의 균형이다. 또한 금지된 농약의 많은 수가 여전히 주변 국가의 여러 지역에서 사용되고 있다.

미국의 수만 가구는 흰개미를 조절하기위해 사용하였다. 최근까지 흰개미를 죽이기 위해 일반적으로 사용된 화학물질은 클로로데인(chlordane)과 헬타클로르(heptachlor)이며, 이것은 DDT의 화학구조와 관련이 있다. 이러한 화학물질은 빨리 분해되지 않는다. 이것은 가정과 환경에서 최소한 25년간 유지된다. 이러한 농약에 노출되면 두통, 호흡문제, 피로, 신경계 장애, 간과 신장 손상과 암의 원인이 된다. 어떤 사람들은 흰개미를 죽이기 위해 사용한 농약으로부터 건강문제가 생겨서 집을 포기하기도 한다. 매년 미국시민의 집에서 사용되는 농약은 62만 파운드 이상인 것으로 측정되고 있다.

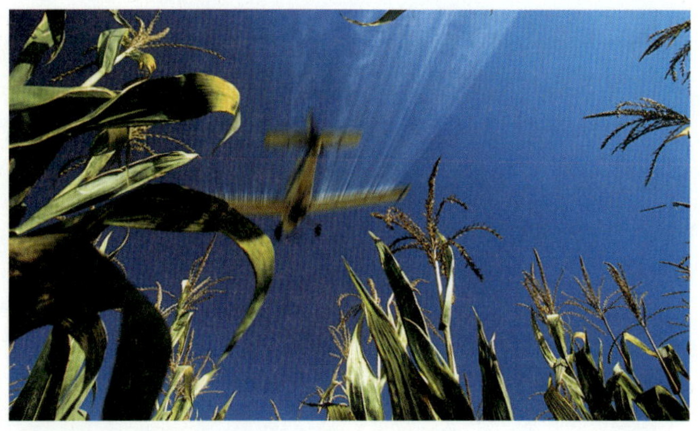

많은 사람들이 식탁에 공급되는 식품에 사용되는 농약을 감소시키려고 노력하고 있다.

일반적으로, 사람과 다른 동물에 대한 농약이 건강에 미치는 효과는 아주 미묘하다. 대부분, 농약은 갑자기 심각한 병이나 극도로 높은 수준에 노출되지 않는 한 사망을 야기하지는 않는다. 죽음을 야기할 수 있는 농약의 양은 감염되기 쉬운 개인적인 문제와 마찬가지로 특정한 화학물질에 따라 다양하게 나타난다. 어떤 살충제와 쥐약은 매우 적은 양

용어

농약(pesticide): 원하지 않는 유기체를 죽이는 화학물질
살충제(insecticide): 곤충을 죽이는 농약
살균제(fungicide): 균류를 죽이는 화학물질
제초제(herbicide): 잡초를 죽이는 화학물질
쥐약(rodenticide): 생쥐와 쥐를 죽이는 화학물질

으로도 성인을 죽일 수 있다. 어쨌든, 환경에 농약의 잔여물은 모방 호르몬(호르몬의 역할과 비슷한 기능을 함)과 유방암 및 자궁암의 증가와 관련이 있다.

매년 다양한 농약의 수천 톤이 환경으로 유입된다. 이러한 화학물질의 대부분은 쉽게 퇴화되지 않으며, 토지, 호수와 강에 축적된다. 환경의 식물과 동물은 화학물질을 흡수하고, 먹이 사슬을 따라 이동하여 더욱 농축되게 된다.

동물, 새와 물고기와 같은 큰 먹이사슬은 조직에서 높은 수준의 농약이 검출된다. 예를 들어, 플로리다(Florida) 호수의 악어 알 중 80-95%는 최근 몇 년간 부화하는데 실패하였으며, 정상보다 사망률이 10배나 높다. 악어 알은 모든 동물들의 기본적인 생식호르몬인 에스트로겐과 테스토스테론의 수준이 비정상적인 것으로 나타난다. 비정상적인 생식력을 가지고 살아남는 수놈과 암놈은 거의 없다. 어떤 수놈은 비정상적으로 작은 음경을 가지고 있다. **Dicofol**로 불러지는 농약은 DDT와 구조가 유사하며, 사용 후 화학 공장에서 해안에 쏟아버린 결과 호수에서 발견된다. Dicofol은 에스트로겐의 작용을 모방하였으며, 비정상적인 생산력과 성적 발달을 야기한다.

사회적으로 우리는 농약을 포기할 준비가 되지 않았다. 어쨌든, 각 개인은 우리자신과 환경을 보호하기위해 가능한 농약의 사용을 제한해야 한다. 이러한 목표를 달성하기위해 많은 사람들은 농약을 사용하지 않고 자신이 직접 채소를 재배한다. 농약이나 제초제를 사용하지 않은 유기농 과일과 채소를 파는 가게들도 있다.

폴리 염화 비페닐 (polychlorinated biphenyls)

폴리 염화 비페닐(PCBs)는 1930년부터 1970년대 후반까지 산업용 냉각기, 특히 강력한 변압기로 널리 사용된 200개 이상의 화학구조로 이루어진 물질이다. PCBs는 실험실 동물에게 암을 유발하는 것으로 밝혀졌으며, 그 이후 사용이 금지되었다. 비록 PCBs의 사용이 몇 년간 금지되었지만, PCBs는 환경 속에 남아서 이것에 노출되는 인체에 영향을 미친다. 20세기에 120개 이상의 다른 종류의 PCBs가 제조되었으며, 세계 생명보호 기금은 최소한 1억 파운드가 전 세계 환경보호를 위해 투입된 것으로 측정되었다.

미시간 주(Michigan)의 1980년대에 태어난 어린이들은 PCBs에 노출되었으며, 정신장애, 학습장애, 그리고 낮은 지능 점수를 나타내었다. 비록 이런 중산층 어린이들의 대부분은 여전히 정상적인 지능범위에 속하지만, 그들은 정상범위의 아래쪽에 속한다(Jacobson과 Jacobson, 1996). PCB에 오염된 식품을 섭취한 남성들의 정자는 운동성과 난자를 통과할 수 있는 능력을 잃어버린 것으로 보고되었다.

환경 호르몬 (endocrine disruptors)

환경호르몬은 신체에 들어가서 하나나 그 이상의 호르몬에 방해 작용을 하는 환경속의 화학물질이다. 어떤 환경 호르몬은 호르몬의 효과를 모방하여, 정상적인 생물학적 과정의 조절을 과 발현시킨다. 다른 환경 호르몬은 정상 호르몬의 역할을 차단하여 생물학적 과정을 완전히 억제하거나 줄이게 된다. 인체에서 분비되는 호르몬의 양은 소량이기 때문에 아주 작은 양의 환경 호르몬도 인체 호르몬의 신호체계에 영향을 미칠 수 있다.

어떤 환경호르몬은 DDT, PCBs와 글로르덴과 같은 오염물질로 잘 알려져 있다. 이러한 물질은 그들의 독성과 환경에 대한 부정적인 효과 때문에 사용이 금지되었다. 어쨌든, 앞에서 언급한 것과 같이 아주 많은 양이 사용되었기 때문에 이러한 물질들은 물과 토양에 아직 존재하며, 환경호르몬으로서 작용을 하고 있다. 다른 환경 호르몬으로는 산업장의 소각장에서 생기는 다이옥신, 플라스틱 포장지 제조업체들이 사용한 화학물질인 탈레트, 식품 용기, 정원 호스, 아이들 장난감, 아기 고무젖꼭지, 손톱 광택제와 향수 등이 있다.

인체의 건강에 환경 호르몬이 미치는 영향은 여전히 연구되고 있다. 한 연구는 소각로 근처의 PCBs와 다이옥신에 노출된 청소년들은 이러한 호르몬에 노출되지 않은 어린이에 비하여 더 나이가 들어보이게 일찍 성숙하며, 소년들은 더 작은 고환을 가지게 된다고 하였다(Staessen 등, 2001). 또 다른 연구는 조기에 가슴이 발달한 소녀들의 75%는 혈중에 높은 탈레트 수준을 가지고 있는 것으로 보고하였다(Colon 등, 2000). 또한 플라스틱 제조업체에서 사용하는 탈레트에 노출된 남성 노동자는 고환암의 위험이 증가하는 것으로 알려졌다(Ohlson 과 Hardell, 2001).

전자기와 극초단파 방사능 (electromagnetic and microwave radiation)

전력 선, 가전제품, 전동기, 텔레비전 세트, 전기오븐과 전동 기구는 모두 매우 낮은 빈도의 **전자기장(EMFs)**을 방출한다. 지구의 전자기장을 제외하고 모든 전자기장은 모든 종류의 전기장치에서 생성되는 전기로부터 나온다(표 24.7). 전시대에는 자장에 노출되는 사람들이 거의 없었다. 최근까지 전자기장은 너무 약해서 살아있는 유기체에 영향을 미치지 않는 것으로 생각되었으며, 따라서 건강에 미치는 영향은 무시되었다.

어떤 역학적 연구에서 어린이 백혈병과 뇌종양, 그리고 전자기장의 노출 사이에 상관성이 있다고 보고하였다. 고압 전력선이나 전압박스에 가까이 살고 있는 가족들은 더 많은 질병과 암을 경험한다. 어째든, 어린이의 백혈병 위험도와 전자기장의 노출에 관한 매우 조심스러운 연구에서 암의 위험이 증가하지 않는 것으로 보고하였다. 반면에 다른 연구들은 성인 철도 근로자들 사이에 전자기장의 노출은 백혈병에 걸린 가능성이 높다고 제시하였다(Savitz, 2001).

우리는 모두매일 전자기장에 노출된다. 전기면도기나 헤어 드라이는 비록 사용자가 하루에 겨우 몇 분 사용하지만 강력한 전자기장을 내보낸다(그림 24.7). 고압 변속기 선 근처에 산다면, 전자지장에 노출은 집과 선 사이의 거리에 따라 상당히 다를 것이다. 또한 노출은 하루 종일 계속된다. 전자기장 노출의 계산은 대략적으로 산출되고, 이것은 전자기장에 대한 증거와 건강에 미치는 해로움에 대해 논쟁이 되는 이유의 하나가 된다.

휴대폰은 두뇌와 다른 형태의 암의 위험을 증가시키는 것으로 알려져 왔다. 어째든, 대부분의 모든 연구는 휴대폰과 암 사이에 상관성이 없다고 보고하였다(Muscat 등, 2000). 2002년에 매릴랜드(Maryland) 연방 법원은 휴대폰이 뇌종양을 유발했다고 주장하는 소송에 800만 달러를 지불했다.

휴대폰은 극초단파 방사능 전파를 방출한다. 휴대폰을 사용하는 100만 미국인은 하루에 여러 시간을 이용한다. 전 세계에서 수백만의 사람들이 사용하는 휴대폰의 오랜 기간 동안 사용이 건강에 미칠 수 있는 결과는 아직 불분명하다.

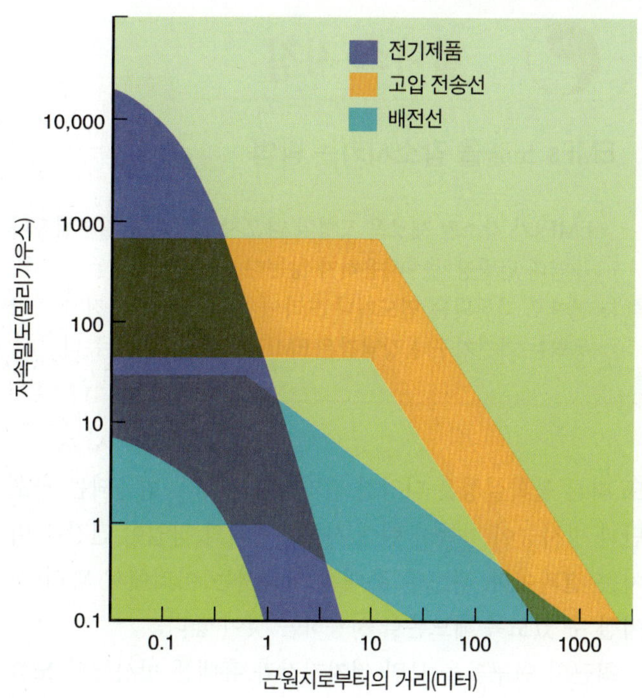

■ **그림 24.7**

전자기장(EMFs)의 근원지로부터 방출되는 자장의 크기

작은 가전제품은 강한 영역을 만들지만, 자장의 크기는 몇 피트(feet)이내에서 사라진다. 고압전력선은 자장의 크기는 덜 하지만, 넓은 지역까지 영향을 미친다.

출처 : Keith Florig.

표 24.7

가정에서 방출되는 전자기장의 크기

많은 가전제품, 특히 모터를 가진 제품은 매우 강한 자장을 생산한다. 그러나 가전제품으로부터 거리가 증가하면 자장이 미치는 영역의 크기는 빠르게 감소된다.

	근원으로부터 거리에 따른 강도(milligauss)	
근원	4cm	20cm
100-watt 백열등	2.5	—
냉장고(뒤쪽)	11	5
200-watt 스테레오	27	5
80-watt 형광등	34	18
커피메이커	90	7
전기드릴(electric drill)	600	6
헤어드라이어(hair dryer)	1,000	0.1

용어

디코폴(dicofol): 에스트로겐의 작용과 비슷한 작용을 하고 비정상적인 생식력을 야기하는 농약

폴리 염화 비페닐(polychlorinated biphenyls; PCBs): 인간의 갑상선과 동물의 생식계에 영향을 미치는 금지된 합성된 유기적 화학물질

환경호르몬(endocrine disruptors): 하나나 그 이상의 신체 호르몬 작용에 영향을 미치는 환경속의 화학물질

전자기장(electromagnetic fields; EMFs): 암의 위험을 증가시킬 수 있는 전력선과 가전제품에 의해 생산되는 방사능

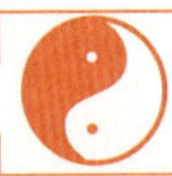

웰니스 지침

EMFs 노출을 감소시키는 방법

- EMFs가 감소된 새로운 모형이 나오지 않는다면 전기담요나 물침대 난방장치는 사용하지 않는다.
- 전지로 작동되는 면도기나 드라이기를 사용한다. 전지로 작동되는 가전기구나 장남감은 EMFs를 방출하지 않는다.
- 컴퓨터, TV, 선풍기나 조명기구에 너무 가깝게 앉지 않는다.
- EMFs에 장시간동안 노출이 요구되는 일을 한다면, 그것을 줄일 수 있는 방법을 찾아라. 오랜 시간동안 컴퓨터 화면에 너무 가깝게 앉지 않는다.
- 집을 빌리거나 산다면, 고압전류나 변압기 가까운 곳은 선택하지 않는다.

또 다른 불확실성은 다양한 전기기구로부터 방출되는 극초단파 방사능이 가득한 현대 사무실에서의 작업이 건강에 미치는 결과이다. 과도한 휴대폰 사용자는 머리에서 멀리 떨어질 수 있도록 헤드폰을 사용하는 것이 좋다.

최근의 연구들을 보면 전자기장과 휴대폰 방사능의 노출이 건강에 미치는 위험은 공기, 토양, 물과 식품의 화학적 공해위험과 적게 비교됨에 틀림이 없다. 더 나아가 우리의 생활은 생활을 더욱 편안하게 만드는 전기와 가정용기계에 너무 의존하여 전기사용의 주요한 변화는 나타날 것으로 기대되지 않는다.

소음공해 (noise pollution)

당신은 밤중에 수돗물소리나 이웃 파티소리에 잠 못 이루고 깬 적이 있는가? 사이렌이나 경적소리로 신경이 거슬린 적이 있는가? '저 소리가 멈추지 않으면, 비명을 질러버릴거야' 라고 혼자 생각한 적이 있는가? 모든 사람은 소음에 민감하고 과도한 소음은 스트레스를 유발하고 건강상의 문제를 일으킬 수 있다. 소음은 수면을 방해하고 심하면 피로, 흥분, 긴장 및 불안 까지 유발할 수 있다

소음은 신경계를 자극하여 호르몬, 심혈관, 생식기능에 영향을 미친다. 소리는 '스트레스 제공원' 이어서 높은 수치로서 혈압을 증가시고, 호르몬수치를 변경시키며, 혈관을 수축시키며 강한 통증을 유발할 수 있다.

소음은 **데시벨**이라는 단위로 측정된다. 청취력장애를 유발하는 위험수치는 85db에서 시작하는데, 이 수치는 아이들로 가득찬 학교버스 혹은 창문을 열고 드라이브할 때 생기는 소음수치이다. 많은 일상적인 활동들 속에서 우리들을 청취력에 피해를 줄 수 있는 정도의 소음수치에 노출되어 있다. 미국에 있는 수백만의 사람들은 매일 청취력감퇴를 유발할 수 있는 위험스러운 소음수치에 노출되어 있는 것이다.

록음악가나 록음악을 즐겨듣는 사람들은 특히 청취력감퇴의 위험에 처해 있다. 많은 유명한 록밴드멤버들은 **이명현상**—귀에서 지속적으로 소리가 울리는 현상—으로 고통

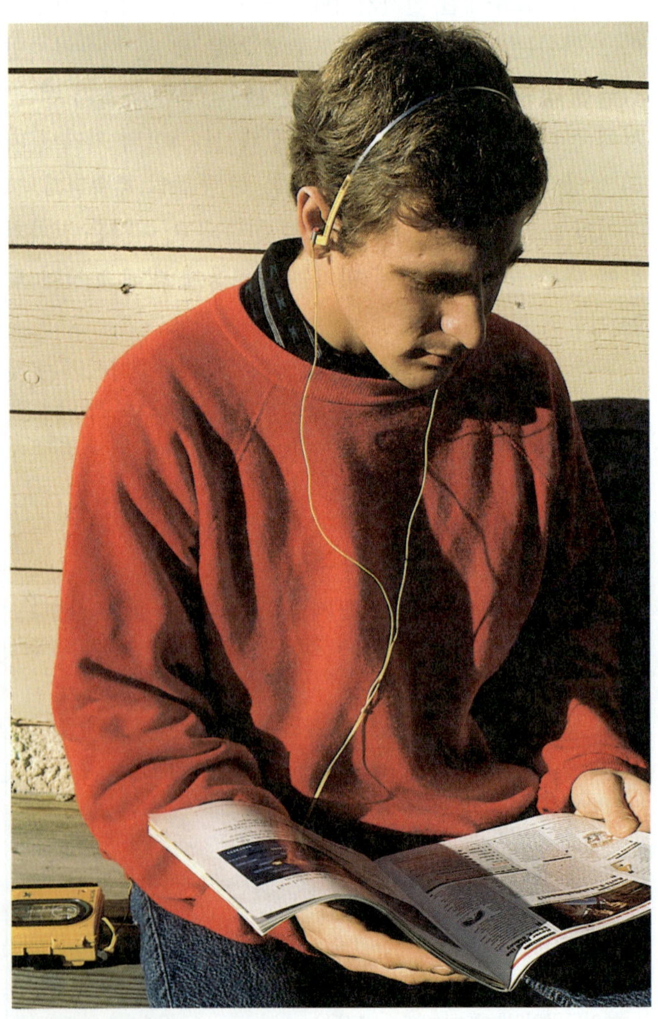

청력 감소를 예방하기 위해 음량을 낮게 유지해라.

표 24.8

일상생활과 기구에서 발생되는 소음 수준

85dB 이상의 소음수준은 청각을 손상시키고, 반복 노출될 경우 청력을 손실하는 원인이 된다.

소음 원인	소음 수준(dB)
소화기	140~170
제트기	140
록 콘서트	90~130
증폭된 자동차 스테레오	140(최대 음량시)
휴대용 스테레오(예. 소니 워크맨)	115(최대 음량시)
전기 잔디 깎는 기계	105
수동착암기	100
지하철	100
비디오게임코너	100
컨버터블로 고속도로 주행	95
전기톱	95
전기면도기	85
만원 학교버스	85
학교 휴식시간이나 집합	85

받고 있거나, 심각한 수준까지 청취력을 잃은 경우가 많다. 특히 어린이들은 위험스러울 만치 높은 소음수준까지 볼륨을 높이고 이어폰으로 음악을 듣는 경향이 있다.

많은 사람들이 도시생활의 시끄러운 소음 속에서 살아가며 일하고 있으며, 고요함이 주는 휴식과 평화로움을 잊고 있다. 당신이 외딴 숲이나 산속에서 홀로 시간을 보낼 기회를 가진다면, 조용함이 주는 혜택을 알고 될 것이다. 고요함이 인간에게 필요하다는 것은 1854년 Chief Seattle에 의해서 감동적으로 표현된 바 있으며, 이후 그의 이름이 워싱턴주의 도시이름으로 명명되기도 했다 :

> 백인들의 도시에는 고요한 곳이 없네. 봄에 잎들의 나풀거리는 소리나 곤충들이 스치는 소리를 들을 수 있는 곳이 없네. 그러나 아마 그건 내가 야만인이고 이해를 못해서이겠지. 떠들썩한 소리들은 오로지 내 귀를 욕보일 뿐.... 외로운 새 울음소리를 듣지 못하거나 밤에 연못가 개구리 소리를 듣지 못한다면 인생이 무엇이 있으리?

용 어

데시벨(decibel) : 소음(음향)수준 측정단위

이명현상(tinnitus) : 커다란 소음에 갑자기 노출되거나 반복 노출되면 종종 귀에서 지속적으로 윙윙거리는 소리가 들리게 되는 현상.

인구증가가 우리에게 미치는 영향 (How human population growth afffects us)

1999년 10월 12일 UN에 의하면, 세계의 인구는 6십억 명에 달했다. 40년 전인 1960년에는 세계인구가 3십억 명이었다. 여성 한 명당 2.7명의 출산율이 지속된다면, 2050년에는 90억 명이 될 것으로 예상된다.

이 숫자들은 환경오염과 인간의 건강과 관련하여 어떤 의미를 가지는 것인가? 빠른 속도의 인구증가와 관련하여 해결되는 않는 문제점은 세계가 그들을 먹여 살 릴 수 있는 충분한 식량이 있느냐 하는 것이다. 영양결핍과 기아문제에 추가하여, 인구밀집과 가난은 피부질환과 범죄증가 등 이 나라와 세계 몇몇 지역에서 이미 나타나고 있는 문제들을 일으키고 있다. 오늘을 살아가는 60억 이상의 인구들중에서, 10억명 정도가 물을 정화하고자 하는 시도조차 해보지 않으며, 20억명 정도가 부적절한 위생 상태에 있으며, 15억명 정도가 오염되고 비위생적인 공기를 마시고 있는 것으로 추정된다. 인간의 활동들은 결국 일 년에 거의 1만 동식물의 멸종으로 귀결된다. 몇백년 전만 해도 멸종은 일 년에 10여종 정도에 해당되었다.

> 우리는 적을 만났는데, 그 적은 우리자신이다.
>
> *Walt Kelly*
> Pogo

나무벌목, 동식물 멸종, 자연자원의 고갈, 그리고 공기오

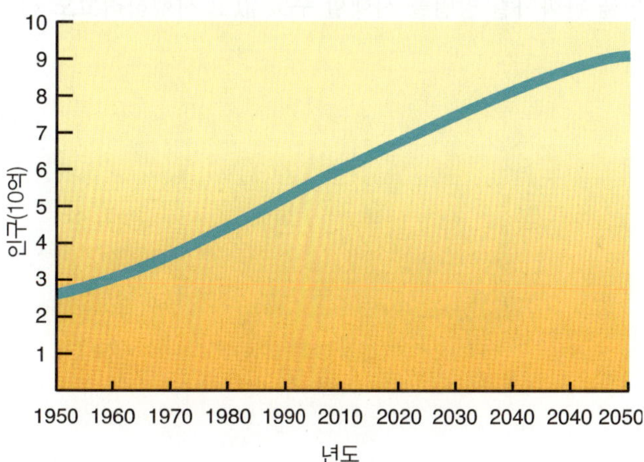

■ **그림 24.8**

1950부터 2050년까지의 인구 증가율

출처 : U.S.Bureau of the Census

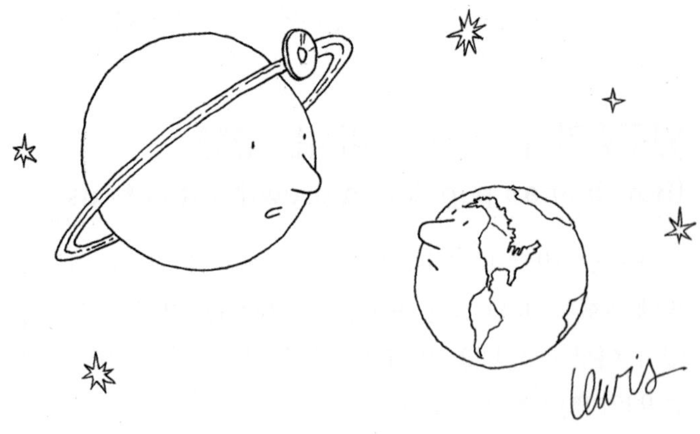

"너의 별에는 인간이 있는 것 같아 걱정된다."

염, 수질오염, 토양오염 등은 모두 너무 많은 사람들이 너무 많은 고갈자원을 필요로 하는 것과 관련이 있다. 현대적인 생활스타일과 생산품에 대한 사람들의 수요는 환경파괴와 오염문제를 더욱 심각하게 하고 있다. 사실, 자연에 대해 조금만 관찰해본다면 사람들은 이렇게 말할 것이다. "우리 세상은 너무나 아름답고 흥미롭고 다양한 곳이다. 그 문제점에 대해서 주의를 기울이기만 한다면 그대로 유지될 것이다"(2003, Pimm)

사람들의 행동, 필요, 목적들은 환경문제와 자연에 대한 계속되는 파괴에 뿌리를 두고 있다. 지구를 둘러싸고 자연의 경제성이 높아지면서 인간의 욕망이 증가함에 따라 환경파괴의 비율도 증가하고 있다. 인구문제에 대한 정치적이고 경제적인 해법이 논의되고 있으나, 많은 나라들은 인구성장률을 완화시킬 방법을 시행할 수도 없고 시행하려고도 하지 않는다. 어떤 나라에서는 가족계획프로그램을 가지고 있기도 하지만, 이 프로그램의 성공여부는 사람들을 교화시키는데 달려 있으며, 또한 대가족이라는 게 최선의 이익이 아니라는 것을 사람들이 이해하도록 그들 삶의 표준을 끌어올리는데 있다. 세계인구의 대부분은 어떠한 형태의 출산통제도 반대한다. 그래서 세계 인구는 앞으로 적어도 50년은 계속 증가할 것으로 예상된다.

미국은 환경오염과 인구증가율감소(대부분의 선진국의 목표는 인구증가율 0%이다)에 성과를 보이고 있다. 법령제정, 환경법률소송, 기술개발 등에 힘입어, 공기의 질이 보나 나아졌고 20년 전보다 많은 수로가 깨끗해졌으며, 환경으로 유해폐기물을 버리는 행위가 급감하고 있다. 이 모든 것이 좋은 소식인 반면에, 앞으로 환경과 인구문제를 해결하기 위해 가야할 길이 멀리 남아있는 것이다. 세계인구증가율에 대한 대부분의 관측자들은 미래에 대하여 낙관적이다. 이 지구상에 살았던 모든 동식물의 99%이상이 멸종하였다. 공룡은 1억5천만년동안 생존하였으나 6천5백만 년전에 사라졌다. 공룡의 멸종은 기후를 급격히 변화시킨 거대한 유성충돌에 의한 것일 것으로 추정된다. 인류학자들에 따르면 현대 인간은 이제 겨우 3백5십만 년동안 존재해왔다. 지구자원을 소비하면서, 환경을 오염시키면서, 거주지를 파괴하는 만큼, 우리는 우리의 멸종을 촉진시키고 있는지도 모른다.

우리가 시작이라고 부르는 것들은 종종 마지막이라네.
그리고 끝을 맺는 것은 시작을 하는 것이자 마지막은
우리가 시작하는 곳이라네.

- TS 엘리어트

건강에 대한 중요한 생각

1. 집이나 아파트 주위를 체크하라. 그리고 어딘가에 놓아둔 농약이나 제초제 목록을 작성해보아라. 그리고 어떤 것들이 당신이 정말로 필요하며 어떤 것들을 버릴 수 있는지를 결정하라(농약이나 제초제를 적절히 처리하기 위해서 지역쓰레기당국을 체크하라). 농약을 언제, 어떻게 사용했는지, 그리고 농약을 사용할 때 주의사항을 잘 지켰는지 목록을 만들어라. 목록이 완성되면, 얼마나 사용량을 줄였으며, 농약과 제초제에 노출되었는지를 기록해라.
2. 미국은 앞으로 몇 년 이내에 극적으로 이산화탄소 방출을 줄이기로 협약했다. 이것을 달성하기 위해서, 사회는 공업 생산물과 에너지 및 수송의 사용을 조절하는 것이 필요하다. 모든 사람들은 이러한 노력을 실천할 것이다. 당신이 할 수 있는 것이 무엇인지 목록을 만들어 보아라.
   a. 전기 사용을 30% 줄여라. 가전제품 중에 가장 많은 전기 에너지를 사용하는 것은 무엇이며, 이것의 사용을 줄이기 위해서 어떤 변화를 할 수 있는가?
   b. 자동차 사용을 30%나 그 이상 줄여라. 자동차를 이용한 교통수단을 줄이기 위해 당신이 할 수 있는 생활습관의 변화는 무엇인가?
   c. 어떠한 산업이 제조과정에서 이산화탄소를 방출하는지 살펴보아라. 이러한 공산품이 당신의 생활에 필수적이지, 아니면 이것이 없어도 살 수 있는지 생각해 보아라.
3. 환경을 위협하는 주요한 세계문제는 (a)핵, 화학물질, 그리고 생물학 전쟁, (b) 오존층의 고갈, (c) 지구 온난화, (d) 토양과 바다의 퇴화, (e) 동식물 멸종이다. 이러한 지구환경문제 중 어떤 것이 가장 당신에게 개인적으로 관심이 가는지 이야기해보아라. 그 문제에 대해서 당신은 개인적으로 무엇을 할 수 있는가? 정부는 그 문제에 대해서 무엇을 해야 된다고 생각하는가? 지금과 미래에 당신 생활에 이 문제가 어떤 영향을 미칠지를 토의해보라.
4. 세상 어디에 살수 있다는 특권을 가진다면 당신은 어디서 살기를 희망하는가? 당신의 선택은 일자리 기회, 환경관심, 좋아하는 스포츠에 접근 가능성(수영과 같은), 혹은 다른 변수들에 의해서 정해지는가? 당신의 선택을 구체적으로 토의하고, 선택하는데 있어서 가장 중요한 것을 설명해 보아라. 당신의 선택은 지금부터 10년간 똑같을 거라고 생각하는가? 왜 바뀔 수도 있는가?

건강 리뷰

- 좋은 건강을 유지하기 위해서 사람들은 적절한 오염되지 않은 공기, 물, 음식, 휴식처를 필요로 한다.
- 우리가 숨 쉬고 있는 공기는 종종 오존, 일산화탄소, 탄화수소, 질소, 아황산, 납, 담배연기, 그리고 다른 오염물질들에 의해서 오염된다.
- 지구온난화는 금세기에 심각한 환경 파괴를 유발할 것으로 예상된다.
- 온실효과와 오존홀은 인간 활동에 의해서 야기된 지구환경문제의 표본이다.
- 납과 같은 중금속으로부터 오염된 공기, 토양, 수질은 특히 건강에 해롭다. 납이나 수은은 조금만 섭취하더라도 어린이들에게는 성장장애와 학습장애를 유발한다.
- 마시는 물은 병을 유발할 수 있는 화학물질이나 미생물로 오염될 수도 있다.
- 소음공해는 스트레스, 귀울림과 청각손실과 같은 광범위한 건강문제를 유발할 수 있다.
- 환경호르몬과 같은 농약은 특히 생식과 관련된 건강에 해롭다.
- 세계 인구는 향후 50년 이내 30억이 증가할 것으로 예상된다. 이는 이미 고갈된 환경에 부담을 주고 건강과 환경과 관련된 문제를 만들어낼 것이다.

건강과 웰니스 온라인

웹 사이트는 건강과 웰니스에 대한 풍부한 정보를 담고 있다. 웹 브라우져 소프트웨어를 이용하여 인터넷을 실행하면 건강과 웰니스에 대한 현존하는 많은 주제에 대해 새로운 통찰력을 얻을 수 있을 것이다. Jones & Bartlett 출판사의 웹사이트인 health.jbpub.com/hwonline 을 실행해라.

참고 문헌

Bolger, P. M., and Schwetz, B. A. (2002). Mercury and health. *New England Journal of Medicine, 347,* 1735–1736.

Canfield, R. L., Henderson, C. R., Cory-Sechta, D. A., et al. (2003). Intellectual impairment in children with blood level concentrations below 10 μg per deciliter. *New England Journal of Medicine,* 348, 1517–1526.

Centers for Disease Control and Prevention. (2000, December 8). Recommendations for blood lead screening of young children. *Morbidity and Mortality Weekly Report,* 49.

Colon, I., et al. (2000). Identification of phthalate esters in the serum of young Puerto Rican girls with premature breast development. *Environmental Health Perspectives,* 108, 895–900.

Friedman, M. S., et al. (2001). Impact of changes in transportation and commuting behaviors during the 1996 summer games in Atlanta on air quality and childhood asthma. *Journal of the American Medical Association,* 285, 897–905.

Hsu, P-C., et al. (2003). Sperm changes in men exposed to polychlorinated biphenyls and dibenzofurans. *Journal of the American Medical Association,* 289, 2943–2944.

Jacobson, J. L., and Jacobson, S. W. (1996). Intellectual impairment in children exposed to polychlorinated biphenyls in utero. *New England Journal of Medicine,* 335, 783–789.

Lovelock, J. E. (1979). *Gaia: A new look at life on Earth.* New York: Oxford University Press.

Muscat, J. E., et al. (2000). Handheld cellular telephone use and risk of brain cancer. *Journal of the American Medical Association,* 284, 3001–3007.

Ohlson, C. G., and Hardell, L. (2001). Testicular cancer and occupational exposures with a focus on xenoestrogens in polyvinyl chloride plastics. *Journal of the National Cancer Institute,* 93, 203–207.

Perkins, S. (2002). Crisis on tap? *Science News,* 162, 42–43.

Pimm, S. L. (2003). *The world according to Pimm: A scientist audits the earth.* New York: McGraw Hill.

Raloff, J. (2003). Why the mercury falls. *Science News,* 163, 72–74.

Rogan, W. I., and Ware, J. H. (2003). Exposure to lead in children — How low is low enough? *New England Journal of Medicine,* 348, 1515–1516.

Savitz, D. A. (2001). Electromagnetic fields and cancer in railway workers. *American Journal of Epidemiology,* 153, 836–838.

Staessen, J. A., et al. (2001). Renal function, cytogenetic measurements, and sexual development in adolescents in relation to environmental pollutants. *Lancet,* 357, 1660–1669.

추천 도서

Davis, D. (2002). *When smoke ran like water*. New York: Basic Books. The author, a noted environmental researcher, discusses many aspects of pollution and the harm it causes to people and the environment.

Epstein, P. R. (2000, August). Is global warming harmful to health? *Scientific American, 283,* 50–57. A thorough discussion of the health effects expected from an increase in global warming.

Gleick, P. H. (2001, February). Making every drop count. *Scientific American*, 41–45. Discusses the urgent need for safe, sanitary water supplies around the world.

Pimm, S. L. (2003). *The world according to Pimm: A scientist audits the earth*. New York: McGraw Hill. A scientist has studied the environment on all continents and describes the serious problems facing us and our planet.

Potts, M. (2000, January). The unmet need for family planning. *Scientific American,* 88–93. Discusses the need worldwide for family planning to slow human population growth.

Rampton, S., and Tauber, J. (2001). *Trust us, we're experts. How industry manipulates science and gambles with your future*. New York: Penguin Putnam. An inside look at how industry public relations experts manipulate research and words to protect their clients.

Rothfeder, J. (2002). *Every drop for sale: The desperate battle over water in a world about to run out*. New York: Tarcher/Putnam. The author explains why, sooner or later, the world will run out of water and how companies and nations are trying to profit from the coming shortage.

추천된 웹 사이트

이들 웹사이트를 연결하기 위해 health.jbpub.com/hwonline을 방문하라.

환경 보호

맑은 환경에 대한 정보와 교육, 그리고 주장

납 산업 광고의 역사

신시내티 어린이 병원은 납 산업 광고 캠페인이 어린이들의 죽음에 납을 포함한 페인트의 증거에 맞서고 있는 것으로 묘사한다.

기후변화에 대한 정부 간 위원단

인간이 초래한 기후변화의 위험을 이해하기에 적절한 과학적, 기술적, 사회경제학적 정보에 대해서 세계기상기관(WMO)과 국제연합환경조직(UNEP)에서 나온 전문가 분석

국립안전위원회

80가지 이상의 독성 화학물질이 건강에 미치는 영향에 관한 사실 보고

환경 건강을 위한 미국 센터

환경 건강 주제와 관련된 질병 조절 및 예방에 대한 센터의 정보

미국 환경보호국

공기, 물, 토지와 다른 오염원에 대한 정보

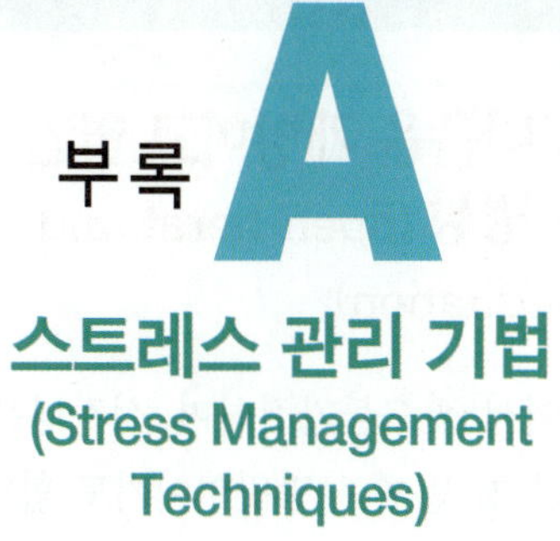

부록 A 스트레스 관리 기법 (Stress Management Techniques)

이 부록은 여러분이 유용하다고 생각할만한 몇 가지 이완 운동과 스트레스 관리 기법을 담고 있습니다. 이 책의 전체에 걸쳐 언급되었듯, 스트레스와 건강상의 좋지 않은 결과 사이의 연관성은 체계적으로 문서화 되어있습니다. 이완 운동과 스트레스 감소 운동을 여러분의 일상생활에 실질적으로 통합함으로써, 신체적, 정신적 건강을 유지하는데 도움을 줄 것입니다.

여러분은 이 부록에서 설명하는 신체적, 정신적 이완 운동을 해보고 싶어 하실 겁니다. 이러한 기법에는 (산 속 호숫가의 평화로움을 체험하는) 내적 심상, (점진적 근육 이완을 통한) 근육 스트레스 감소, 그리고 (요가와 T' ai Chi를 통한) 전신과 육체의 조화 운동이 포함됩니다. 여러분은 운동에 집중하는 동안 지시사항을 듣기 위해 테이프에 지시 사항을 녹음하기 원하실지 모릅니다. 이완 운동에 대한 오디오CD 녹음본은 Jones and Bartlett Publishers (800-832-0034)에서 구입 가능합니다.

Exercise 1 – 산 속 호숫가의 평화로움을 체험 (experiencing the peacefulness of a mountain lake)

여러분이 주변 산을 따라 난 길을 따라 이른 아침 홀로 걷고 있다고 상상해 보십시오. 여러분 주위에 있는 것이라곤 산들바람에 살랑거리는 나무들과 부드러운 잎들과 소나무 잎으로 덮인 산 길 뿐입니다. 공기는 시원하나 차갑지 않으며 여러분이 숲을 천천히 거니는 동안 몸이 편안해짐을 느낍니다. 여러분은 도시 생활의 끊임없는 소음과는 주변의 정적이 얼마나 다른지를 인식하게 됩니다. 천천히 산책하는 동안 여러분은 여러분의 도착을 알려오는 여러 지저귀는 새들의 노랫소리를 듣게 됩니다. 그리고 소나무향과 유칼립투스의 향이 가미된 시원한 공기를 호흡합니다. 햇살을 받으며 걸으며, 여러분은 저 멀리 산봉우리의 그림자도 보게 됩니다.

차츰 높이 올라갈수록, 여러분은 바위에 쏟아지는 폭포수의 희미한 소리와 커다란 나뭇가지를 관통하는 바람의 소리를 듣게 됩니다. 저 높은 곳에선, 어느 방향으로 갈지 고민하며 잠시 멈춰선 채, 고목의 그루터기에 앉은 날다람쥐도 보입니다. 갑자기 그 다람쥐는 사라지고, 이제 여러분은 숲 속 꽃 주위를 윙윙거리며 날아다니는 형형색색의 곤충들을 인식하게 됩니다. 내리막길이 되자, 걷는 속도가 빨라지며 공기가 약간 더 시원해짐을 느낍니다. 이제 길이 좀 더 험해지고 여러분이 산굽이에 다다르자 갑작스레 깊고 푸른 산속 호숫가가 여러분의 시야에 들어옵니다. 여러분은 호수 전체가 훤히 잘 보이는 더 좋은 위치인 큰 바위위에 올라섭니다. 이제 여러분은 물, 바람, 그리고 세월에 풍화된 커다란 바위위에 편히 앉습니다.

호숫가 근처엔 키가 큰 푸르른 나무들이 서있고 호수 뒤편엔 가문비나무, 소나무, 포플러, 박달나무가 한 데 모여 펼쳐져 있습니다. 저 멀리 나무 한 그루 꼭대기엔 독수리일지 모르는 커다란 새 한 마리가 앉아있습니다. 당신이 지켜보는 동안 그 새는 날개를 활짝 펼치더니 호수위로 나즈막히 날아들더니, 다시 비상하며 저 멀리 사라집니다. 호수를 에워싸는 산봉우리는 회색과 흰색의 눈들이 아직 남아 있습니다. 여러분의 시선이 호수에서 산 정상으로 그리고 다시 호수로 향하면서 여러분은 풍경의 일부가 다른 일부분과 완벽한 균형을 이루고 있음에 자연이 이루는 조화를 느끼게 됩니다.

하늘엔 산 정상을 한 번 휘감아 끝없이 펼쳐진 파란 빛 사이로 사라지는 조그마한 하얀 조각구름밖엔 구름 한 점 없습니다. 여러분이 앉아있는 바위는 태양에서 흡수한 열기를 방출하며, 당신은 차츰 몸이 편안한 바위 의자에서 녹아내리듯 편안해짐을 느낍니다. 여러분의 시선은 호수표면에 이르고, 이제 여러분은 표면에 펴지는 고른 잔물결들을 보게 됩니다.

정적인 호수표면과는 상반되는 바람이 일으키는 물결에 집중하면서, 당신은 호숫가 잔물결과 몸속에 흐르는 긴장감 사이의 상징적인 연관을 짓게 됩니다. 여러분은 여러분의 몸이 호수의 가장 고요한 부분과 같이 조용하고 편안한 상태가 되길 원할 것입니다. 산들바람의 멈춤이 잔물결을 멈추게 하듯, 여러분 마음 속 사고의 중단은 긴장감이 사라지게끔 해 줄 것입니다. 여러분이 호수 표면을 바라보는 동안 여러분의 모든 관심은 만들어졌다 물가로 퍼지고 이내 사라지는 잔물결에 집중하게 됩니다.

횡격막에서부터 깊고 천천히 호흡합니다. 그리고 여러분 마음속에 떠오르는 아름답고 깨끗한 산 속 호숫가의 고요함에 계속 집중합니다. 거울과 같이 매끄러운 호수의 표면을 만들어낼 수 있다고 인지합니다. 이것을 통해 여러분의 모든 긴장감과 잡념 그리고 걱정거리 따위는 마음속에서 사라지게 되며 몸은 한껏 긴장감을 늦추게 됩니다. 이러한 차분하고 편안한 마음의 상태를 원하는 만큼 길게 유지하시오. 그리고 이 공간이 여러분이 언제든 긴장하고, 스트레스를 받거나 화가 나는 일이 있을 때 마다 마음속에서 떠올릴 수 있는 곳임을 자신에게 상기시키십시오. 이곳은 항상 차분하고 편안한 기분을 이끌어낼 수 있는 여러분의 개인적 안식처와도 같은 곳입니다.

참고: 정신적, 신체적 휴식을 원할 때마다 단순히 이 지시문을 듣기 위해서 여러분은 이미지를 시각화, 영상화키는 이 운동을 녹음기에 직접 녹음하거나 가까운 친구에게 녹음해 줄 것을 부탁하셔도 됩니다. 또한, 이미지의 상세한 부분은 여러분 개개인의 경험과 상상에 따라서 적합하게 수정될 수도 있습니다.

Exercise 2 : 마음을 개방하고 연민의 감정을 느끼는 명상 (open herat and compassion meditation)

심장은 생명체에게 있어서 필수불가결하며, 심장병은 여전히 산업화된 나라에서의 첫 번째 사망원인이기도 합니다. 심장은 몸 전체에 혈액을 순환시키는 펌프입니다. 하지만 상징적으로, 우리는 심장을 감정의 중심이라 여기며 사랑이 심장으로부터 샘솟는 것이라 생각합니다. 그러나 반대로 우리는 비정한 심장(hardened heart)을 교활하고, 가증스러우며, 파괴적이고, 무관심하며, 인정머리 없는 감정을 표현하는 것으로 여기기도 합니다. 상징적으로 심장에서 느껴지는 것은 스트레스와 생리학적 변화로 명백히 드러날 수 있으며 궁극적으로 질병을 초래할 수 있습니다. 타인에 대한 분노, 혐오, 두려움과 같은 감정은 심장질환 뿐만 아니라, 다른 질병을 유발할 수 도 있습니다. 건강을 위한 목적이라면 독살스러우며 파괴적인 감정들을 없애고, 고의로든지 혹은 부주의하게 우리에게 상처를 준 사람일지라도, 그 사람에 대한 애정과 깊은 연민의 감정을 키워야 합니다. 다음에 이어지는 내용들은 타인에 대한 애정과 연민의 감정을 키우기 위해 개방적인 마음가짐을 갖는데 도움을 주기 위해 짜여 진 것입니다.

- 바닥이나 의자에 편한 자세로 조용히 앉아 몇 분간 호흡에 집중합니다. 공기가 코를 통해 확장된 폐 속을 따라 흐르고 여러분의 횡격막은 바깥쪽으로 움직입니다. 열을 세며 천천히 숨을 들이마시고 천천히 내뱉습니다. 한 번 한 번 호흡하면서 여러분의 몸이 차츰 편안해진다는 생각으로 이 과정을 몇 차례 반복합니다. 소리 내지 않고 마음속으로 "나의 몸은 차분하고 편안하다."라고 반복하는 것도 도움을 줄 수 있습니다.
- 호흡이 느려지고 고르게 되고나면 심장이 위치해 있는 흉부 왼쪽 편에 초점을 맞추십시오. 그리고 마음속에 사랑을 연상시킬 수 있는 꽃이나 다른 사물과 같은 심장을 상징할만한 것을 그려보십시오. 당신이 꽃을 그려보았다면, 장미꽃 봉오리가 개화할 때처럼 꽃 봉우리에서 시작해 활짝 피어나는 모습을 상상해 보십시오.
- 호흡하면서 꽃과 같이 여러분의 심장을 상징하는 사물이 여러분 마음 전체에 사랑을 내뿜는 발산하는 것을 느껴보십시오.
- 여러분의 사랑과 깊은 열정을 보내줄 사람을 마음속에서

그려봅니다. 사랑과 보살핌의 빛줄기가 그 사람을 감싼다고 상상해보십시오.

- 여러분의 마음속만큼 깊은 애정과 연민의 감정을 낳을 때 이러한 상상을 가능케 할 수 있습니다. 마음속에서의 따뜻한 기운을 느껴보십시오.
- 이러한 사랑의 감정이 여러분이 진정으로 사랑하는 사람에게 뿐만 아니라, 당신을 화나게 하고 좌절시켰던 사람들에게도 전해질 수 있다는 것을 명심하십시오. 마음속에 떠오르는 사람에게 사랑과 보살핌의 감정이 보내질 수 있게 상상력을 발휘해 보십시오. 직장에 또는 집에서 여러분이 보낸 감정을 그 대상이 어떻게 반응할지 떠올려보고 싶어질지 모릅니다.
- 타인에게 사랑과 열정의 감정을 느끼고 공유하는 것은 여러분을 정신적으로 영적으로 건강하게 유지하는데 도움이 될 것입니다.

Exercise 3: 점진적 근육 이완법 (progress muscular relaxation)

다음에 이어질 내용은 1929년 Chicago에서 Edmund Jacobson이라는 한 외과의사에 의해 발전된 스트레스 경감 기법을 약간 변형시킨 것입니다. 이 기법은 신체의 여러 근육을 다양한 정도도 고의로 긴장감을 주는 것과 관련이 있습니다. 이 운동에서 열거된 각각의 신체 부위들은 약 5초 동안 (1) 할 수 있는 한 가장 큰 긴장감 (2) 처음의 절반정도의 긴장감 (3) 매우 약한 긴장감을 주어 근육을 긴장시키는 것입니다. 그렇게 함으로써, 여러분은 신체의 다양한 부위에서 다양한 정도의 긴장감을 인식하는 훈련을 하게 되며, 더욱 중요한 것은 긴장을 완화시키는 방법을 훈련하게 된다는 것입니다. 이 운동을 얼마 동안 행하고 나면, 여러분은 자동적으로 신체의 다른 부위에서 긴장감이 축적되는 것을 인식하게 되며 그 긴장감의 완화를 일으키는 법도 깨닫게 됩니다.

이 운동에서 우리는 가장 흔히 긴장감이 쌓이는 다양한 신체 부위를 어떻게 수축하고 이완시키는지를 설명하고 있습니다. 점진적 근육 이완법을 얼마 동안 연습하고 나면, 여러분은 긴장감을 해소시키고 싶은 그 어떤 신체부위에도 같은 원리를 적용시킬 수 있습니다.

턱 (jaws)

턱의 근육을 느껴볼 시간을 잠시 갖습니다. 아주 경미한 것일지라도, 근육의 긴장감을 인식해봅니다. 턱 근육은 감지할 수 없는 많은 근육의 긴장감을 지니고 있을 수 있습니다. 이제 의식적으로 턱의 근육을 할 수 있는 한, 가장 강하게 긴장시킵니다. 긴장감을 지속시킨 상태로 계속 더 강한 긴장감을 갖도록 합니다. 이제 근육의 긴장감을 풉니다. 숨을 내뱉고 근육의 긴장감이 완전히 사라지는 기분을 느껴봅니다. 입이 살짝 벌어 지는듯한 느낌을 가질 수도 있습니다. 근육들이 100% 수축되었을 때와 비교하여 느껴지는 차이를 감지해 봅니다. 긴장감이 완전히 사라진 것을 느껴 봅니다. 이제, 앞서 긴장했던 것의 50% 수축에 해당하는 강도로 같은 근육을 긴장시킵니다. 긴장감을 한동안 유지했다가 다시 긴장을 풉니다. 근육들이 편안해진 상태를 느껴 봅니다. 이 전에 느꼈던 근육 이완과의 차이를 느껴봅니다. 긴장 강도의 차이를 비교해본다면 더 큰 편안함을 느낄 수 있을 것입니다. 한 번 더, 같은 근육을 단지 5%의 수축을 주어 긴장시킵니다. 5%의 수축은 매우 가벼운 정도로, 근육이 가볍게 수축되었다는 인식정도만이 있을 뿐 어떠한 움직임을 동반하지 않습니다. 한동안 긴장감을 유지하였다가 긴장을 풉니다. 근육이 완전히 풀어지고 편안해질 수 있게 남아있는 모든 긴장을 모두 풀어줍니다. 그리고 근육이 얼마만큼 편안한 상태인지를 지각해봅니다. 편안한 느낌을 좀 더 느껴보려면 편안하게 천천히 깊은 호흡을 하고 근육이 얼마만큼 이완되었는지 느껴 봅니다.

어깨 (shoulders)

목이나 팔 위쪽 근육과는 완전히 분리되었다는 기분으로 어깨 근육에만 집중합니다. 어깨의 근육을 느껴볼 시간을 잠시 동안 갖습니다. 어깨 근육 또한 경직을 유발하는 감지되지 않는 많은 긴장감을 가지고 있을 수 있습니다. 상징적으로 어깨는 사고의 무게는 물론이고 근심과 걱정을 모두 짊어지는 부위입니다. 이제 의식적으로 어깨 근육을 할 수 있는 한 가장 강하게 긴장시키도록 합니다. 강한 긴장감을 유지시킨 상태로 더 긴장시키도록 합니다. 이제 근육의 긴장을 풀고 긴장감이 완전히 사라지는 것을 느껴봅니다. 근육이 100% 수축했을 때 경험한 것과 비교하여 느껴지는 차이점을 감지해 봅니다. 다시 한 번, 앞서 긴장했던 것의 50% 정도의 긴장감을 가지고 같은 근육을 수축시키도록 합니다. 긴장감을 한 동안 유지했다가 완전히 풀어줍니다. 어깨 근육이 얼마만큼 편안해 졌는지를 느껴 봅니다. 그리고 이전에 느꼈던 것과 이완된 차이를 느껴 봅니다. 긴장 강도의 차이를 비교함으로써 더 큰 편안함이 부각될 것입니다. 마지막으로, 같은 근육을 5%만 수축시킵니다. 5%의 수축감은 어깨 근육이 옷감에 닿았다는 느낌으로 단지 근육이 수축했다는 것을 인지할 정도의 가벼운 정도입니다. 가벼운 긴장감을 잠시 동안 유지하다가 긴장감을 모두 풀어줍니다. 근육이 완전히 풀어지고 편안해 질 수 있게 남아있는 모든 긴장감을 배출시킵니다. 편안함을 좀 더 강하게 느껴 보려면 천천히 깊이 호흡하며 어깨 근육이 얼마만큼 편안해 지고 있는지를 인지해봅니다.

손과 팔 (hands and forearms)

손과 팔뚝의 근육에 집중합니다. 손가락, 손바닥, 팔목은 물론 팔뚝의 근육을 포함한 근육을 느껴 볼 시간을 잠시 갖도록 합니다. 약간의 긴장감을 인지합니다. 이제, 주먹을 쥐어 의식적으로 할 수 있는 한 가장, 강하게 양쪽 손과 팔뚝의 근육을 수축시킵니다. 마치 무엇을 강타한다는 느낌으로 긴장감을 계속 유지합니다. 이제, 주먹을 펴고 긴장감을 풀어줍니다. 긴장감이 완전히 사라지는 것을 느껴 봅니다. 양쪽 손을 천천히 펴고 손가락을 쭉 편 다음 약간 다시 감기도록 합니다. 100% 수축시켰을 때 느낀 것과 비교하여 근육이 얼마나 편안해졌는지 차이를 느껴 봅니다. 이 근육들은 반드시 매우 편안해져 있어야만 합니다. 이제 약 50%, 절반가량의 강도를 가지고 같은 근육을 수축합니다. 잠시 동안 긴장감을 유지하였다가 다시 긴장감을 풀어줍니다. 근육들이 얼마만큼 편안해 졌는가를 느껴봅니다. 전에 비해서 편안해진 느낌을 비교해 봅니다. 긴장과 이완 사이의 차이를 느낌으로써 더 깊은 편안함이 나타나게 될 것입니다. 이제, 같은 근육을 아주 경미하게 수축합니다. 경미한 수축은 마치 손바닥에 속이 빈 깨지기 쉬운 달걀껍질을 쥐고 있는 듯한 느낌을 의미합니다. 그러한 상황을 상상하며 잠시 동안 긴장감을 유지했다가 풀어줍니다. 손과 팔이 완전히 편안해 질 수 있게 남아있는 모든 긴장감을 다 풀어줍니다. 편안함을 좀 더 강하게 느껴 보려면 천천히 깊이 호흡하며 손과 팔뚝의 근육이 얼마만큼 편안해 지고 있는지를 인지해봅니다.

복부 (abdominals)

복근에만 모든 정신을 집중하도록 합니다. 복부 기관과 근육에 잔존해있는 긴장감을 느낄 수 있는 시간을 잠시 갖도록 합니다. 이제 의식적으로 마치 누군가 복부를 강타하려고 하고 여러분은 그것을 막아낸다는 느낌으로 강하게 복부 근육을 긴장시키도록 합니다. 할 수 있는 한 가장 강하게 복부를 수축시키고 긴장감을 한동안 계속 유지시킵니다. 이제 긴장감을 풀고 긴장감이 완전히 사라지는 것을 느껴봅니다. 100% 수축시켰을 때 느낀 것과 비교하여 근육이 얼마나 편안해졌는지 차이를 느껴 봅니다. 다시 한 번, 앞서 긴장했던 것의 50% 정도의 긴장감을 가지고 같은 근육을 수축시키도록 합니다. 50%의 수축은 가성으로 위를 두드리는 것을 준비하는 것과 같다. 당신은 위가 접촉하길 원치 않는다는 것을 알지만, 이 경우에 당신은 준비를 원한다. 긴장감을 갖고, 그것을 유지한 다음 이완시킨다. 이 근육들이 얼마나 이완되었는지 느껴라. 당신이 전에 느꼈던 것과 이완했을 때의 느낌을 비교하라. 긴장 수준과 현재 이완 상태 사이의 차이를 비교할 때, 이완감이 더 커진것을 느끼게 된다. 마지막으로, 이들 같은 근육들을 위가 있는 부위의 옷을 거의 느끼지 못할 정도로 접촉시킨다. 그 다음 그것을 유지하고, 이완시킨다. 근육이 완전히 이완되도록 남아있는 어떤 장력도 모두 이완시킨다. 이들 근육이 어떻게 이완되었는지 느껴라. 이러한 이완감을 강화시키기 위해 천천히, 그리고 깊게 호흡하고 당신의 복부부위가 어떻게 이완되는지 느껴라.

발 (feet)

발의 근육에만 집중하도록 합니다. 일반적으로 발의 근육은 잘 긴장하지 않지만 서있음으로 인해서 발의 근육이 많은 긴장감을 가질 수 있습니다. 게다가 신발 안에 갇혀있으면서 근육이 긴장하게 됩니다. 발가락을 의식적으로 할 수 있는 한 가장 강하게 수축시킵니다. 긴장감을 유지한 채로 더욱 수축시킵니다. 이제 근육을 풀어주고 긴장감이 완전히 사라짐을 느낍니다. 긴장을 풀면서 발이 따뜻해짐을 느낄 수 있습니다. 수축했을 때와 비교하여 근육이 어떻게 느껴지는지 차이를 느껴 봅니다. 절반가량의 긴장감을 가지고 같은 근육을 다시 한 번 수축시킵니다. 긴장감을 잠시 동안 유지했다가 다시 풀어줍니다. 100%의 긴장감을 가지고 수축했을 때와 비교하여 완화된 느낌을 느껴 봅니다. 긴장 강도의 차이를 비교함으로써 더 큰 편안함이 부각될 수 있습니다. 이제 같은 근육을 살짝만 수축시켜봅니다. 잠시 긴장감을 유지시켰다가 풀어줍니다. 근육이 완전히 편안함을 느낄 수 있게끔 남아있는 모든 긴장감을 해소합니다. 오직 완전히 근육이 이완되어 있다는 것에만 집중합니다. 편안함을 더 높이기 위해서 천천히 깊은 호흡을 하면서 발과 몸 전체가 편안해짐을 느껴 봅니다. 전신이 완전히 편안하고 평온함을 느낍니다.

이제, 가만히 누워서 온전한 편안함을 만끽하도록 합니다.

Exercise 4: 하타요가 자세 (hatha yoga postures - asanas)

요가는 수 세기동안 신체적, 정신적 긴장감 완화와 건강 및 정신적 안정을 향상시키기 위해 사용되어왔습니다. 다음의 하타요가 동작들은 (또는 *asanas*) 일반 요가 클래스를 나타내기위해 선정되고 정리된 것들입니다. 각각의 동작은 고통을 느끼지 않을 정도만큼만 천천히 해야만 합니다. 완벽한 깊은 호흡을 유지하면서 할 수 있을 만큼만 자세를 취합니다. 각각의 동작 내내 호흡을 유지해야 하는 것이 매우 중요합니다. 각 동작은 최소 30초 이상 유지합니다. 어떠한 고통이라도 느껴진다면 (특히 무릎이나 허리에), 고통이 가라앉을 때까지 자세를 편안히 해줍니다. 자신을 평가하는 마음을 버리십시오. 요가는 이상향에 도달하거나 경쟁적인 운동이 아닙니다. 요가는 몸을 움직이고 신체에 귀를 기울이며 오랜 기간에 걸쳐 몸의 유연함을 증가시키는 운동입니다.

여러분이 이러한 동작들이 긴장감을 해소하는데 유익하고 도움이 된다고 판단된다면, 지도해줄 사람이 있다는 것이 매우 도움을 주기 때문에 요가 학원에 등록하고 싶어질지 모릅니다. 또한, 편안한 시간에 각자의 집에서 지시 동작을 따라 할 수 있게끔 해주는 비디오테이프도 이용가능 합니다. 다음 요가 동작의 비디오를 보기위해서는 health.jbpub.com/hwonline을 방문하시면 됩니다.

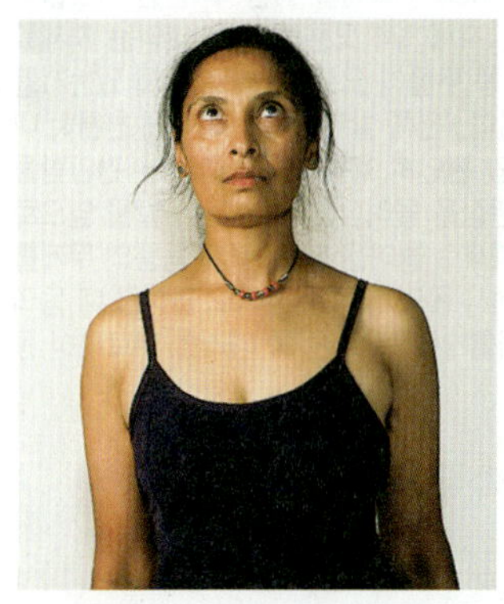

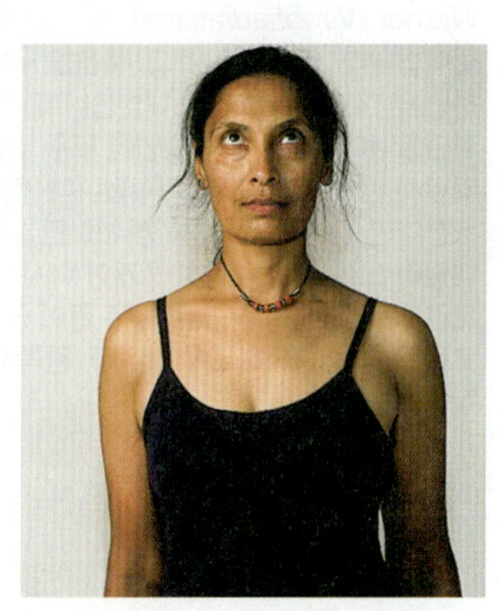

안구 운동 (eye exercise) 바닥이나 의자에 편안히 앉은 상태로 척추를 펴고 안면 근육에 긴장감을 풉니다. 이 운동을 하는 내내 정상적으로 호흡을 해야만 한다는 것을 명심하십시오. 머리는 움직이지 않고 안구만 천천히 부드럽게 움직입니다. (1) 위를 쳐다봅니다. 그리고 몇 번의 호흡을 하는 동안 눈을 깜빡이지 않고 계속 시선이 위를 향하도록 고정시킵니다. (2) 시선이 오른 쪽을 향하게 한 후 잠시 시선을 고정시키고 왼쪽을 바라본 후 잠시 시선을 왼쪽 편에 고정시킵니다. 다시 시선이 중앙을 향하게 합니다. (3) 시계 방향으로 천천히 눈을 돌리고 반시계 방향으로도 똑같이 합니다. 마찰열을 내기위해 손바닥을 맞대 빠르게 문지르고 눈을 부드럽고 편안히 하기위해 눈을 감고 그 위해 손바닥을 살짝 갖다 댑니다.

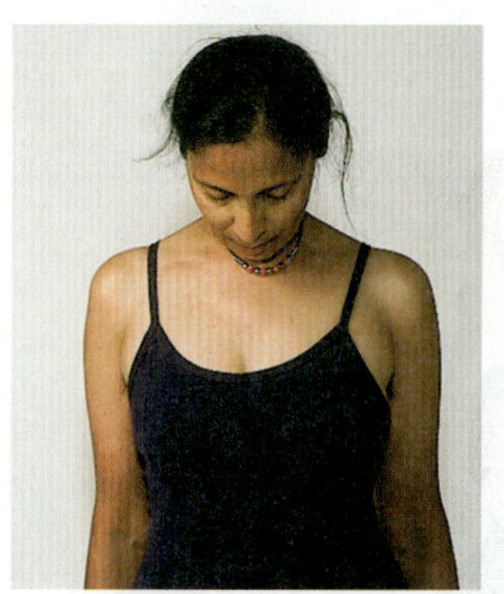

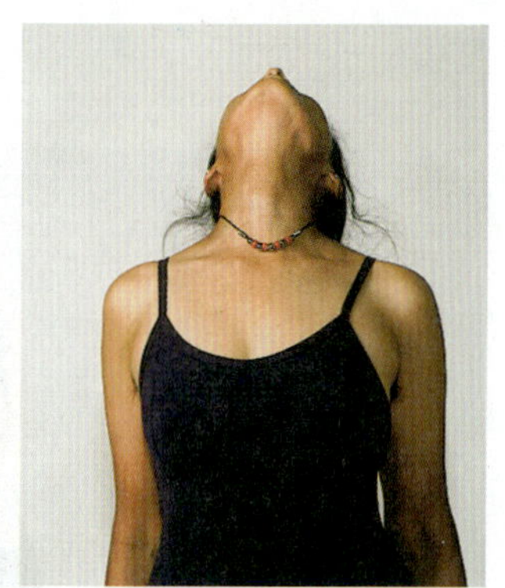

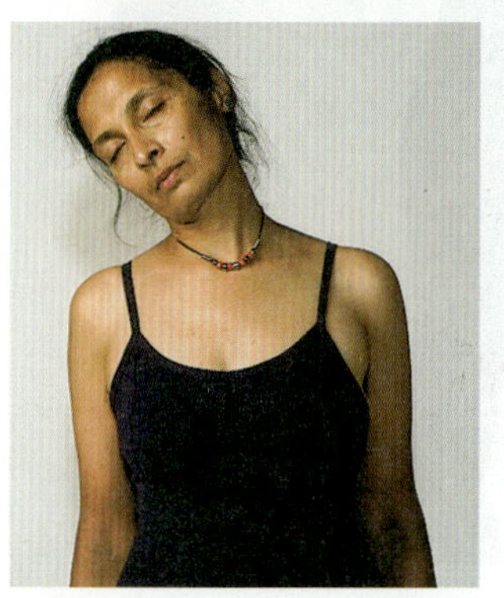

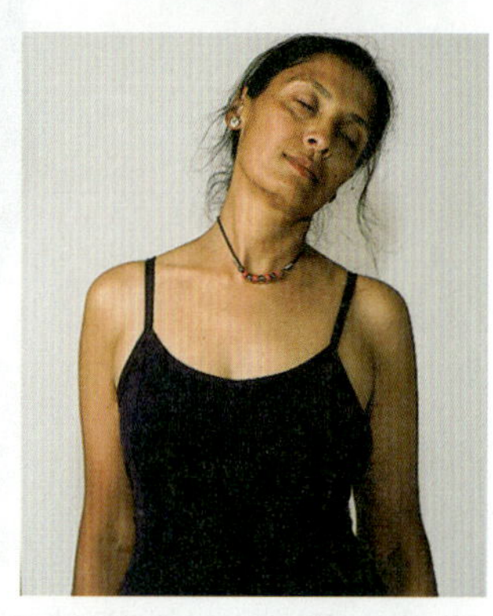

목 운동 (neck exercise) (1) 상체를 곧게 세우고 부드럽게 천천히 머리를 앞으로 숙여서 목 뒷부분의 근육이 펴질 수 있도록 합니다. 편하게 호흡을 들이쉬고 내쉬면서 머리의 무게로 근육이 쭉 펴지는 것을 돕게끔 합니다. 고개를 뒤로 젖히고 척추의 끝부분에서 기울입니다. (귀 정도의 높이) 부드럽게 턱을 천장을 향하게 하며 고개를 불편하지 않을 만큼 뒤로 최대한 젖혀줍니다. 목에서 우두둑하는 소리가 나지 않게 주의하며 목을 길게 늘여줍니다. 앞뒤로 이 동작을 몇 번 반복합니다. (2) 오른쪽 귀를 오른쪽 어깨를 향해 천천히 움직이면서 오른쪽으로 고개를 기울입니다. 스트레칭 하면서 호흡을 하는 동안 어깨가 들썩이지 않도록 높이를 일정하게 유지합니다. 왼쪽으로 동작을 반복합니다.

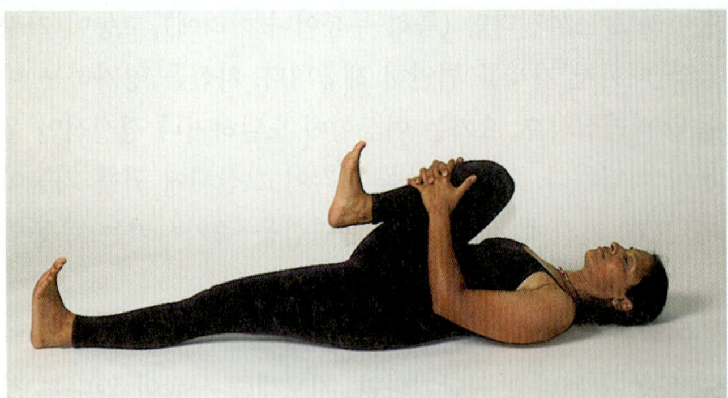

Wind Relieving Pose *(Pavanmuktasana)* 등을 편 상태로 바닥에 등을 대고 눕습니다. 오른쪽 무릎을 머리 쪽으로 가까이 가져오고 오른쪽 허벅지가 가슴에 오게끔 합니다. 다리를 몸에 가까이 밀착시키기 위해 무릎, 혹은 무릎 뒤쪽을 단단히 잡습니다. 이때 왼쪽 다리는 바닥에 대고 쭉 펴주어야 합니다. 이 자세를 유지하면서 편안하게 호흡을 들이쉬고 내쉽니다. 왼쪽 무릎을 몸에 가까이 밀착시키고 오른쪽 다리를 바닥에 대고 쭉 폅니다. 이 자세를 유지하는 동안 편안하게 호흡을 들이쉬고 내쉽니다.

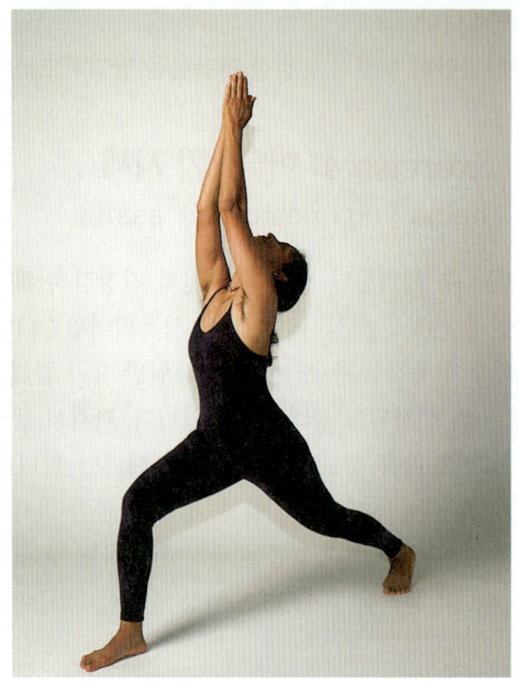

Warrior *(Virabhadrasana)* 산 자세 (Mountain Pose)를 취한 후 편안히 호흡을 들이쉽니다. 허리를 낮추고 무릎을 구부린 자세에서 오른쪽 발을 내딛는 자세를 하면서 "하"하는 소리를 내뱉습니다. 오른쪽 무릎이 오른 발 바로 위에 있는지를 확인합니다. (앞뒤 양쪽 측면을 모두 맞춥니다.) 왼쪽 발뒤꿈치를 바닥에 천천히 내리면서 왼쪽 다리를 뒤로 쭉 폅니다. 몇 분간 편안히 호흡하도록 합니다. 편안함을 느낀다면 등을 살짝 아치 형태로 만들어 천장을 올려다봅니다. 왼쪽 발을 앞으로 내딛어 오른 발과 나란히 포개어 다시 산 자세로 돌아올 때 두 팔과 몸통의 무게를 오른 쪽 다리에 실어줍니다. 두 팔이 공중에서 몸의 양쪽 제자리로 돌아올 때 몸의 모든 감각을 인지하도록 합니다. 왼쪽 다리를 앞으로 오른 쪽 다리를 뒤로하여 동작을 반복합니다.

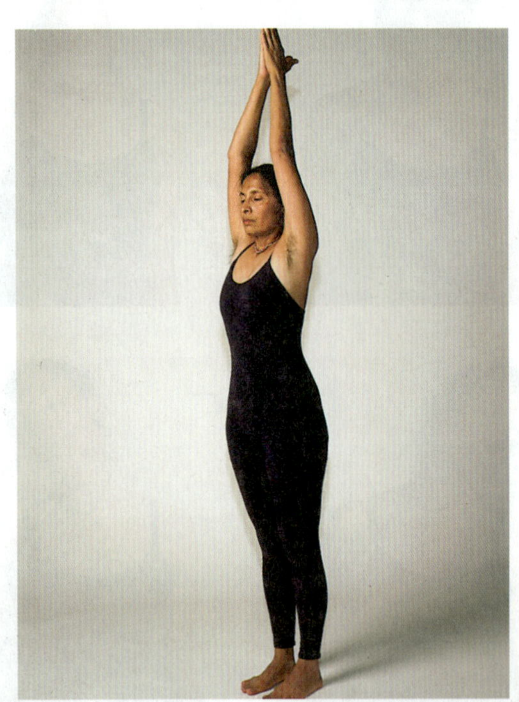

Mountain *(Tadasana)* 다리를 엉덩이 간격으로 벌리고 편안하게 서서 머리를 척추 끝에서부터 위쪽을 향해 쭉 폅니다. 몸 양쪽에서 아래로 늘어져있는 팔의 무게를 느껴 봅니다. 손바닥이 마주보게 머리위로 팔을 들 때 두 팔이 양쪽으로 최대한 쭉 펴지게 합니다. (이때 등이 굽어져서는 안 됩니다. 등이 굽어졌다면, 팔을 몸의 앞쪽으로 오게 합니다. 또한 무릎도 lock해서는 안됩니다.) 편안하게 충분히 몇 차례 호흡한 뒤, 팔을 천천히 아래로 내립니다.

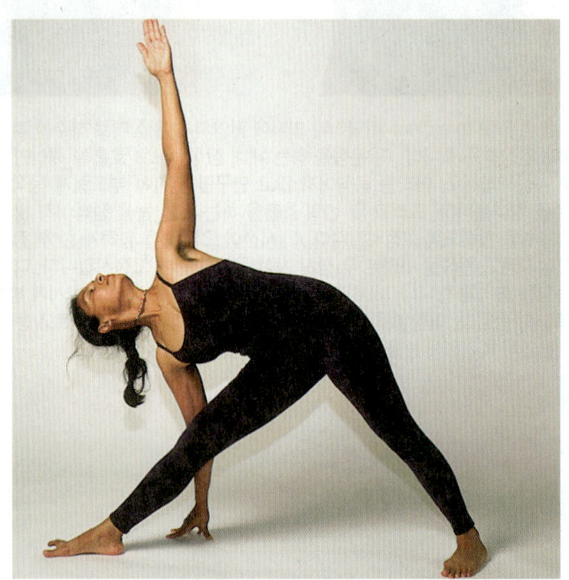

Triangle *(Trikonasana)* 산 자세 (Mountain Pose)를 취합니다. 발 사이의 간격이 약 3feet정도 벌어지도록 오른쪽으로 살짝 발을 옮겨 딛고 손바닥을 바닥으로 향하게 한 채, 팔을 어깨 높이 정도로 양쪽으로 들어 올립니다. 무릎과 발을 오른쪽으로 틀기 위해 고관절에서부터 오른쪽 다리를 바깥쪽으로 돌립니다. 숨을 들이마시고 내뱉으면서 손끝을 최대한 멀리 뻗고 엉덩이를 왼쪽으로 천천히 움직입니다. 호흡을 들이마실 때 편안함을 깨닫도록 합니다. 손바닥이 정면을 향하게 한 채, 왼쪽 팔을 천장으로 높이 들고 오른 팔을 다리 쪽으로 교대하면서 숨을 내 뱉습니다. 고개는 왼쪽 손을 쳐다보며 위를 향하게 돌려줍니다. 지속적으로 호흡해야 합니다. 호흡에 불편함을 느낀다면 상체를 약간 위로 옮깁니다. 바로 선 자세로 천천히 돌아와 왼쪽으로 같은 동작을 반복합니다.

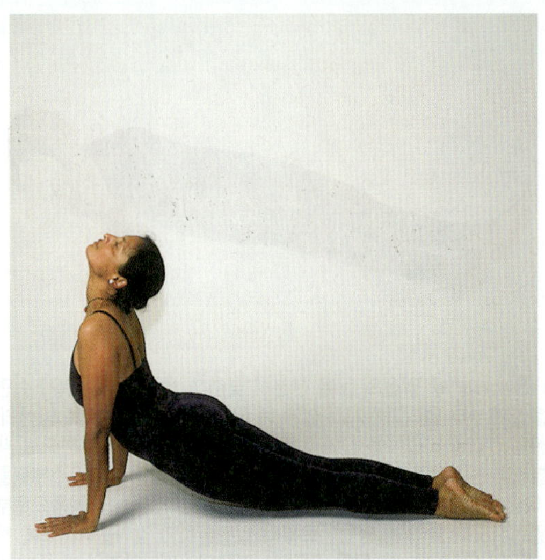

Cobra *(Bhujangasana)* 다리를 한데 모은 채로 배를 바닥에 대고 편안하게 눕습니다. 호흡하며 바닥에 몸을 편안히 밀착시킵니다. 어깨 너비 정도로 간격을 유지한 채, 어깨 아래 바닥으로 손바닥을 놓습니다. 손바닥을 바닥에 대고 부드럽게 압력을 가하면서 고개를 쭉 펴 둥글게 위쪽으로 말아줍니다. 팔꿈치는 최대한 몸 쪽으로 밀착시키며 어깨가 귀에서 최대한 멀어진다는 느낌으로 어깨를 아래로 늘여줍니다. (허리에서 우두둑하는 느낌이 나지 않게 무리하지 않습니다. 어떠한 통증이라도 느껴진다면 반드시 원위치로 돌아옵니다.) 호흡을 몇 차례 들이쉬고 내쉽니다. 그리고 척추를 길게 늘인 채로 쭉 폅니다.

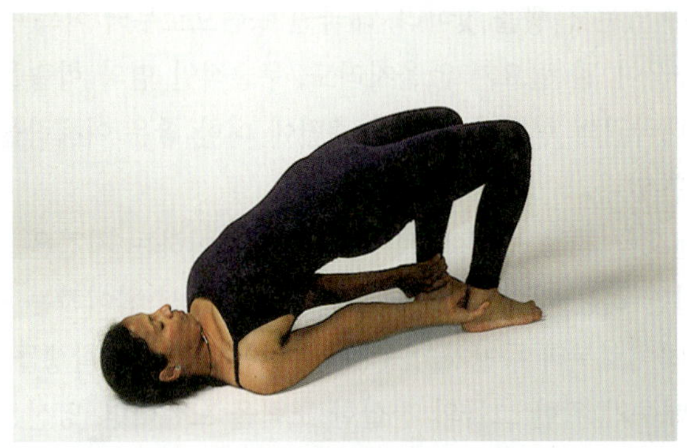

Bridge *(Setu bandhasana)* 무릎을 구부린 채로 등을 바닥에 대고 눕습니다. 어깨뼈를 넓게 좍 펴고 허리를 바닥에 편안히 놓습니다. 발뒤꿈치를 엉덩이 너비로 벌린 채, 엉덩이 쪽으로 잡아당깁니다. 엉덩이를 바닥에서 들기 시작합니다. 이 때 무릎은 발쪽으로 향하게 움직이고 서서히 바닥에서 등을 떼고 목과 어깨를 향해 둥글게 감쌉니다. 팔꿈치를 쭉 펴고 양쪽 어깨뼈를 몸 뒤쪽으로 이완시킬 때, 손을 아래로 움켜줍니다. 이 자세를 유지한 상태에서 호흡이 편안하게 이루어질 수 있도록 합니다. 자세를 풀 때에는 잡은 손을 놓고 어깨와 등을 넓힌 후 천천히 바닥에 대고 등을 폅니다.

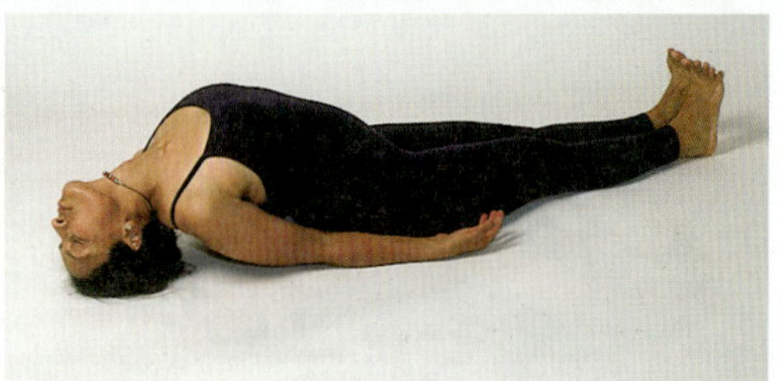

Fish *(Matsyasana)* 양쪽 다리를 앞으로 모으고 등을 넓고 길게 펴 눕습니다. 팔을 펴고 손바닥이 바닥을 향하게 한 채 엉덩이 아래 양쪽 손을 위치시킵니다. 고개를 뒤로 둥글게 말아 젖히고 흉부와 상체를 위로 끌어올리며 팔꿈치를 바닥으로 강하게 눌러줍니다. 정수리를 바닥에 편히 대고 목의 앞부분을 쭉 늘여줍니다. 호흡하면서 상체를 계속 늘이고 넓게 펴줍니다. 발꿈치를 앞으로 쭉 펴고 준비가 되면 턱을 숙이고 천천히 등을 바닥에 편안히 댑니다. 양팔을 편하게 풀고 휴식을 취하며 호흡에 유념합니다.

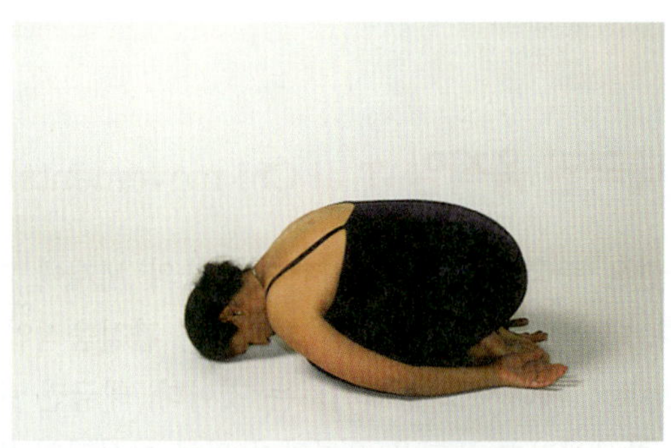

Child *(Gharbasana)* 무릎을 꿇고 척추를 쭉 편 채로 발뒤꿈치 위에 가만히 앉습니다. 흉부가 무릎에 닿을 수 있게 앞쪽으로 구부립니다. 이마가 바닥이나 베개위에 편안히 닿을 수 있게 합니다. 양 팔을 몸 앞쪽으로 쭉 펴서 바닥에 편히 내려놓습니다. 안면 근육을 편하게 풀고 호흡하며 허벅지와는 반대로 장기가 편안히 풀어지는 느낌을 맛봅니다. 척추를 넓고 길게 펴줍니다. 몇 분 동안 자세를 유지한 후 준비가 되면 천천히 부드럽게 상체를 양손으로 지탱하여 다시 무릎을 꿇은 자세로 돌아옵니다.

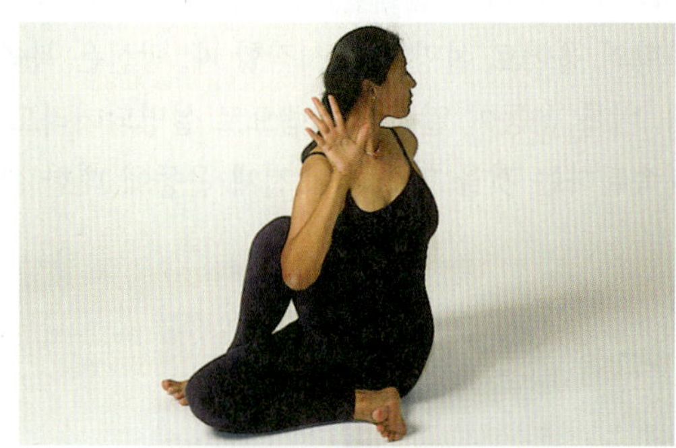

Spinal twist *(Matsyendrasana)* 편안하게 앉은다음, 다리를 앞쪽으로 뻗는다. (편안하게 앉을 수 없다면, 허리를 펴고, 쿠션이나 수건이나 담요를 말아서 그 위에 앉는다.) 왼쪽 다리를 굽히고, 당신의 오른쪽 무릎보다 오른쪽으로 민다. 발이 바닥에 닿아있는 동안 당신은 왼쪽 무릎을 가능한 당신쪽에 가깝게 당겨라. 팔을 굽혀서 몸통이 앞쪽과 위쪽으로 갈 수 있도록 왼쪽 무릎을 당긴다. 오른쪽 발은 당신 앞쪽으로 뻗은채로 유지하고, 무릎은 바닥을 향해 개방하고 발은 고정한다. 숨을 들이마시고 왼팔을 어깨 높이에서 바깥쪽으로 가져가고 손바닥은 바닥을 향한다. 당신이 숨을 내쉴 때, 당신의 팔과 눈, 그리고 머리는 척추를 완전히 돌려서 천천히 회전시킨다. 왼손을 바닥에 내려놓고 당신의 몸에 가깝게 붙여서 더 똑바른 자세가 되도록 스스로 지지한다. 당신이 호흡할 때 당신의 몸이 움직이도록 해라. 감겼던 척추를 풀면서 편하게 되돌아 온다. 반대편으로 왼쪽 다리를 낮추고 오른쪽 무릎을 세워서 오른쪽으로 비트는 동작을 반복하라.

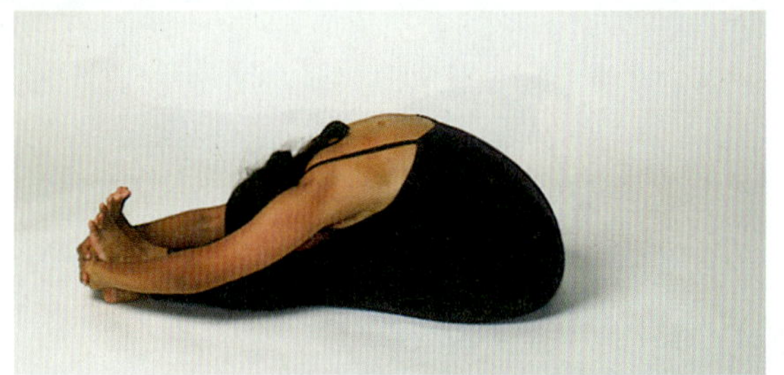

Stretch of the west *(Paschimottanasana)* 편하게 앉아서 다리를 모으고 당신의 앞쪽으로 쭉 뻗는다. (편안하게 앉을 수 없다면, 허리를 펴고, 쿠션이나 수건 또는 타월을 말아서 그 위에 앉아라). 손을 깍지껴서 바닥에 대고 몸통을 가능한 늘려서 바닥으로 누른다. 척추를 길게 유지하고 허리가 굽혀지지 않도록 한다. 엉덩이관절을 굴곡시키면 쉽게 앞으로 숙일 수 있다. 무릎을 바닥에 대고 가능한 펴고, 어깨가 앞으로 말리지 않도록 주의해라. 무릎 뒤쪽을 개방하고 발가락을 당신쪽으로 당기며 호흡할 때 몸을 편하게 하라. 감각을 느끼면서 머리와 몸통을 천천히 들어올린다.

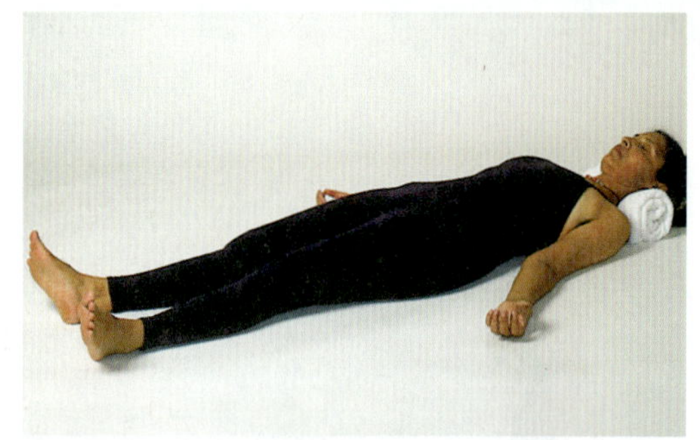

Corpse *(Savasana)* 당신의 등을 천천히 낮춘다. 바닥에서 누워서 쉬면서 당신의 머리를 발로부터 멀리가져가기 쉽게 목 근육을 늘려라. 손으로 당신의 몸을 감싸고 당신의 견갑골 바깥쪽을 잡아라. 팔을 내려 놓으며 몸의 측면으로부터 약 30도정도 벌리며 손바닥은 위쪽을 향하게 한다. 천천히 바닥으로 요추부위를 누르고 힘을 뺀 다음, 척추가 자연스러운 굴곡이 되도록 한다. 당신의 몸통으로부터 발뒤꿈치가 멀어지도록 늘리고, 엉덩이로부터 발뒤꿈치가 감아올려지도록 하고 발은 벌린다. 얼굴과 모, 어깨, 팔, 몸통, 엉덩이, 복부와 골반, 다리와 발 중에서 몸의 어느부분이 긴장되는지 찾아라. 당신이 천천히 호흡하는 동안 적어도 10분동안 편하게 쉬고 있는다.

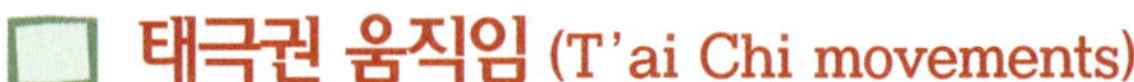

태극권 움직임 (T'ai Chi movements)

태극권은 중국으로부터 시작됐고 무술의 체계에 기초하고 있다. 태극권 수련은 인체의 자유로운 관절움직임에 집중하고 내적 에너지를 발달시키는 것이다. 태극권 수련은 건강을 향상시키고 체형을 유지하기 위한 이상적인 방법이다. 태극권은 몇가지 주요한 스타일이 있고 각 스타일에는 다양한 변형이 있다. 모든 태극권 형태는 저충격이고, 평형성과 협응성을 향상시키며, 이동성을 증가시키고 스트레스를 줄여준다. 태극권 각 형태는 5분에서 거의 1시간까지 다양한 움직임 세트가 있다. 여기에 그려진 예는 양 스타일(Yang style) 형태에서 발췌한 것이다. 인체의 방향을 동서남북 방향의 용어로 설명한다. 시작할 때, 당신은 북쪽을 보고 선다. 비록 운동이 일련의 스텝으로 설명되더라도, 움직임은 지속된다는 것을 명심하라. 전체 운동에 대한 짧은 비디오를 보기 위해서는 Jones & Bartlett 웹사이트 www.jbpub.com/hwonline을 방문하라.

태극권에 흥미가 있다면, 선생을 찾는것이 중요하다. 왜냐하면 책이나 비디오로부터 배우는 것이 어렵기 때문이다. 태극권 형태로부터 손밀기, 복싱과 무기 형태같은 자기방어 움직임을 적용하기 위해서는 태극권의 무술적인 면을 연습할 수 있는 선생을 찾아라. 태극권 수련으로부터 이득 중 큰 싸움꾼이 될 필요가 없을지라도, 무술적인 면의 학습을 통해 태극권의 형태와 건강적 측면에 대한 좋은 이해력을 얻을 수 있다.

선생을 찾는 방법에서 두 번째 따라야하는 지침은 단지 보기만 하는 것이 아니라, 수업을 찾아가서 참여하는 것이다. 참여로부터 무언가 배운것을 느끼고, 선생과 학생들로부터 배우기 위한 그들의 진실한 노력을 느낀다면, 당신은 아마도 좋은 수업과 선생을 찾은 것이다. 당신이 즐기고 완전

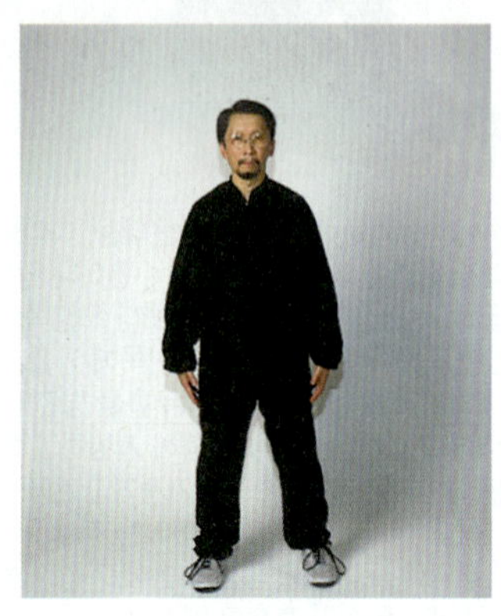

시작자세 (starting position) 발을 어깨너비로 벌리고 똑바로 서고, 손은 당신의 옆에 놓고 손바닥이 다리를 향하게 하고 턱은 들고 정면을 바라본다.

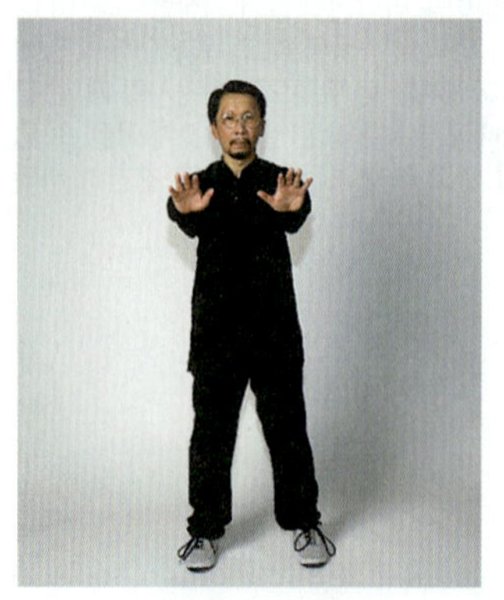

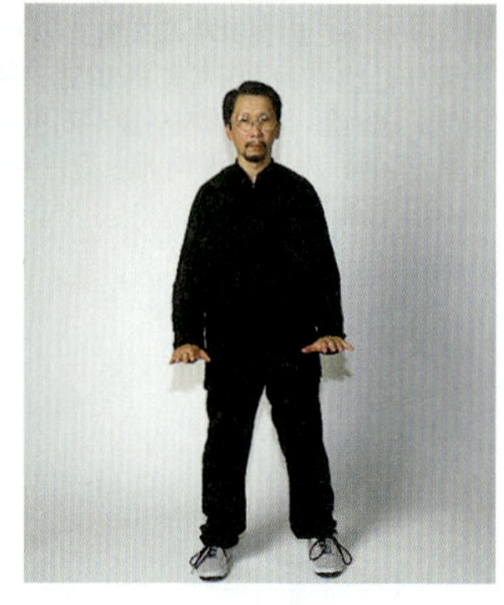

기초 자세 (beginning position) 손목을 따라서 당신의 팔을 어깨 높이까지 정면으로 천천히 들어올린다. 팔꿈치는 천천히 굽히고 어깨는 이완한다. 팔꿈치를 따라 당신의 팔과 손을 손목높이까지 천천히 시작자세로 되돌리도록 한다.

이 몰입할 수 있는 동작을 좋아하면, 태극권을 연습하는 것은 즉각적인 이득을 제공해 줄 수 있다. 그러나 높은 기술 습득을 위해서는 몇 년이 걸린다. 자신만의 비결이 있으며 속성교육법이 있다고 말하는 선생을 조심하라. 왜냐하면 그와같은 일은 없기 때문이다. 당신이 태극권의 완전한 이득을 가져다줄 수 있도록 스스로 부지런히 연습하라. 선생은 당신이 찾으려는 곳에 있을 것이다.

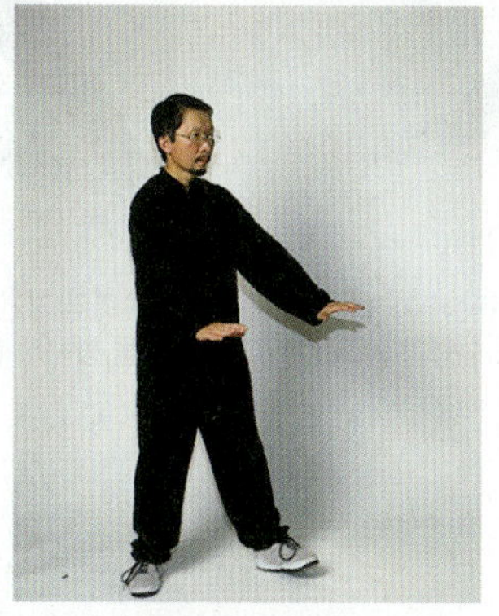

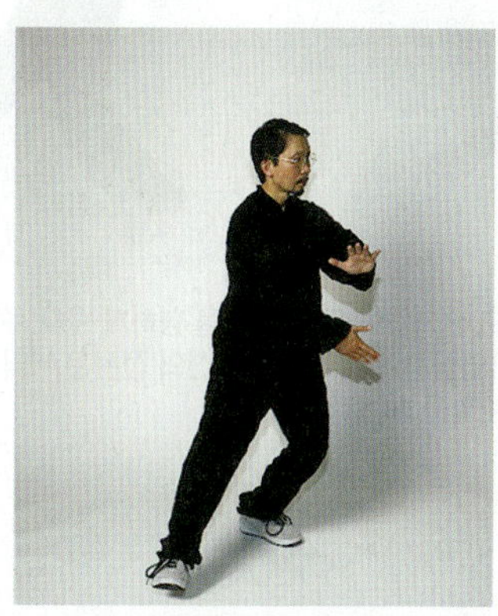

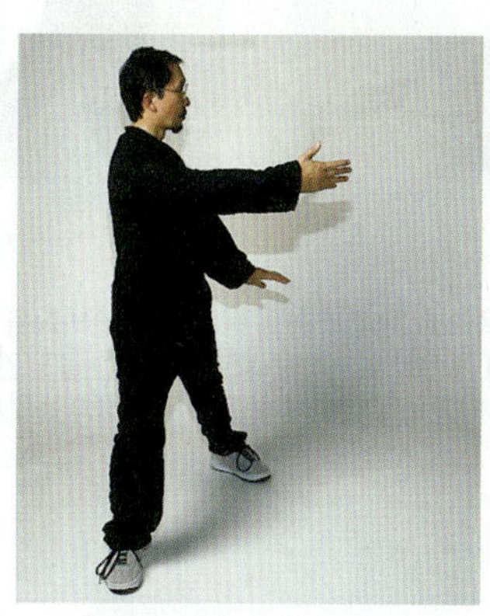

오른손 휘젓기 (right hand ward-off) 오른발에 체중을 싣고 당신의 몸을 왼쪽으로 90도 피벗한다. 팔은 당신의 몸 앞에서 유지하고 손바닥은 허리높이에서 바닥으로 향한다. 당신의 몸을 돌릴 때 체중을 왼발로 옮기고, 무릎을 굽힌다. 왼손을 가슴높이까지 들고 손바닥을 아래로 향하게 한다. 오른손을 허리높이까지 올리고 손바닥을 하늘을 향하게 하며 두 손 사이에 간격을 유지한다. 오른발을 북쪽으로 내딛는다. 체중을 다시 오른발로 옮기고 오른쪽 팔을 어깨높이까지 들어올린다. 왼손은 손목 높이까지 낮추고 손바닥은 아래로 향하게 하고 팔을 뻗는다.

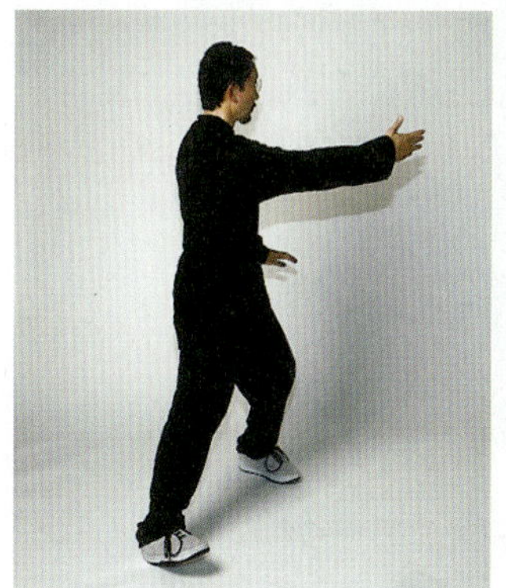

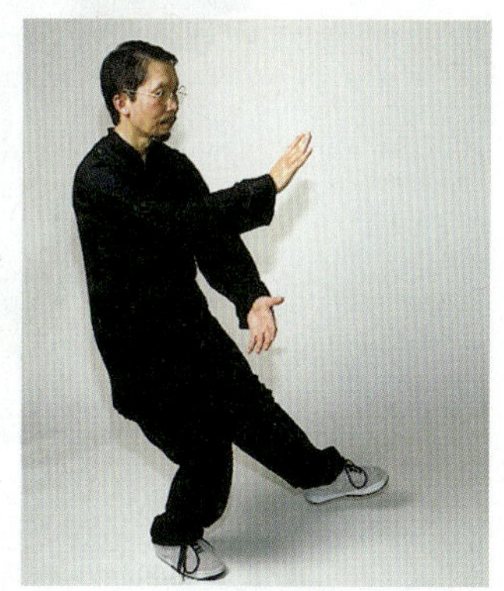

왼손 휘젓기 (left hand ward-off) 체중을 왼발로 옮기면서 무릎을 굽혀라. 오른쪽 발 뒤꿈치로 피벗하면서 당신의 오른발을 천천히 당신의 몸쪽으로 으로 당겨라. 당신의 오른팔을 움직여서 팔과 손을 턱 높이까지 가져오고 팔은 바깥쪽으로 스트레칭을 유지한다. 발뒤꿈치에서 왼발을 고정하고 서쪽으로 기울인다. 오른손바닥을 바깥쪽으로 돌리고 손을 가슴쪽으로 당기기 시작하며 팔꿈치를 굽힌다. 왼팔은 몸을 가로질러 당기고 오른팔 아래쪽으로 가되 손바닥은 안쪽을 본다.

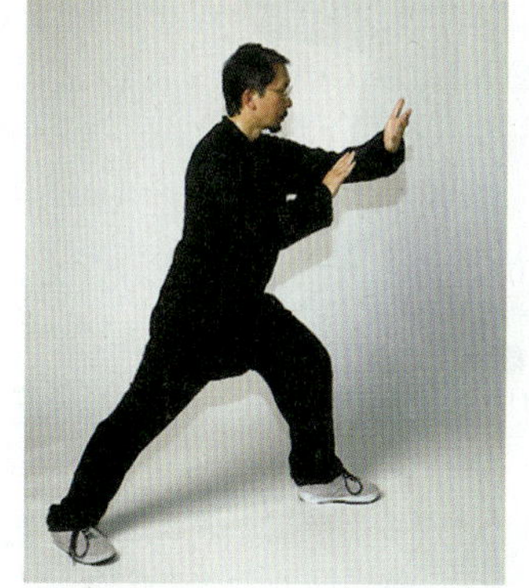

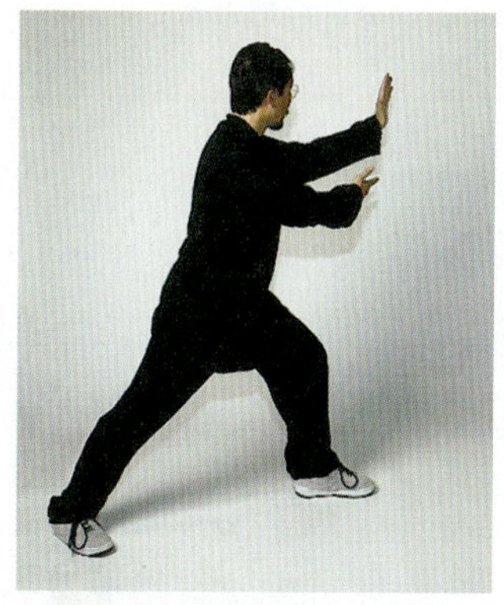

새꼬리 잡기 (grasp the bird' s tail) 당신의 체중을 앞쪽에 있는 왼발로 옮겨라. 이 동작을 하는 동안, 당신의 왼팔을 구부린채로 턱 높이까지 당겨서 손바닥이 안쪽으로 향하게 한다. 당신앞에 오른손은 손바닥이 바깥쪽을 향하게 하고 유지한다. 양 팔을 바깥쪽으로 미는 동안 왼손을 얼굴앞에서 방향을 바꾼다.

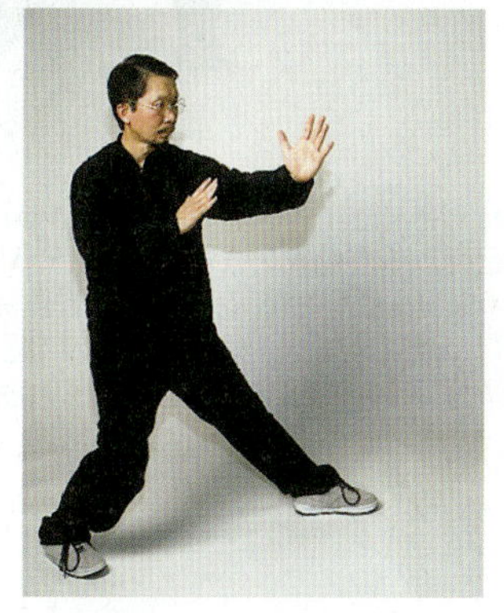

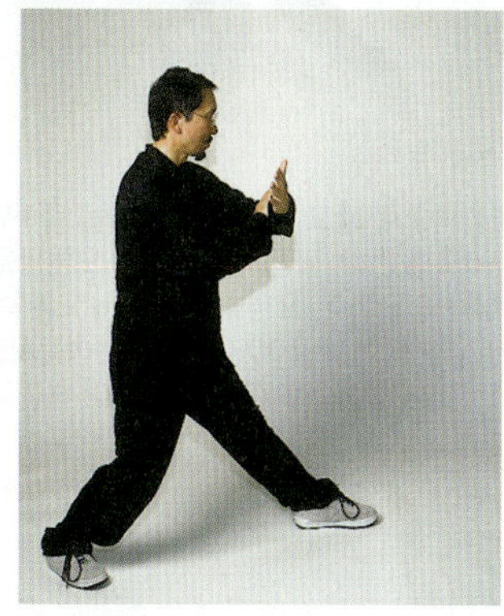

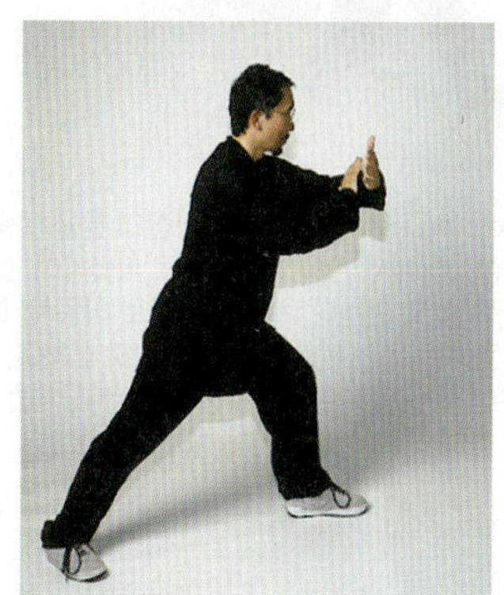

되돌아서서 밀기 (rollback and press) 체중을 당신의 오른쪽 다리에 올려서 뒤로 이동시킨다. 이 때 무릎은 굽히고 몸을 오른쪽으로 돌린다. 오른팔을 가슴이 있는 뒤쪽으로 당기고 팔꿈치는 굽히고 어깨 높이에서 양 손이 서로 마주보게 한다. 몸을 왼쪽으로 돌리고, 오른손을 당신의 가슴에 가까이 가져간다. 왼팔을 당신의 몸을 가로질러 당기고, 손바닥이 왼손을 향하게 해서 두 손이 마주보게 한다. 체중을 왼다리로 옮길때, 양 팔을 당신의 몸 정면으로 민다. 오른팔이 손목높이에서 왼팔을 민다.

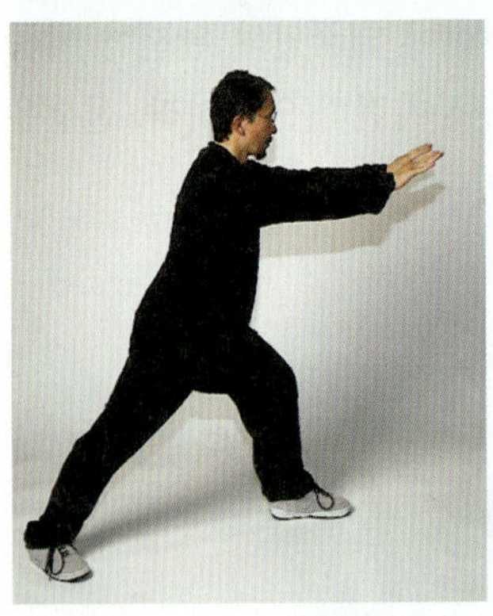
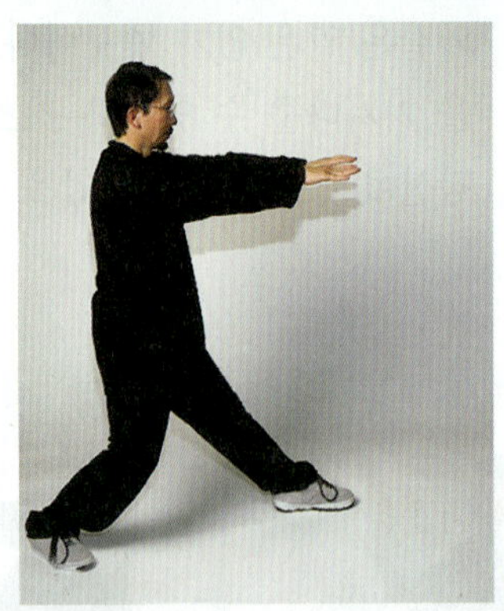
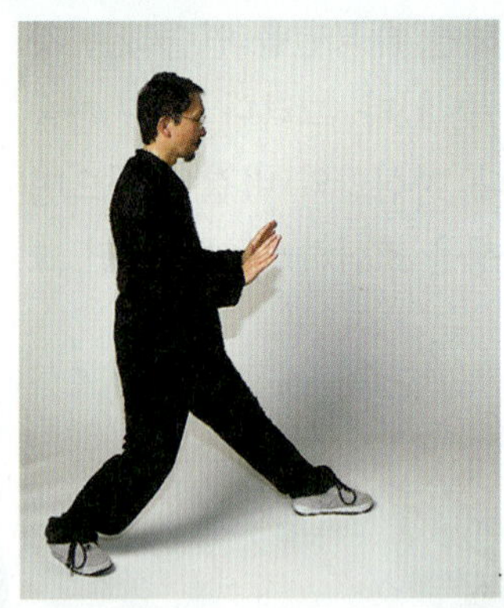
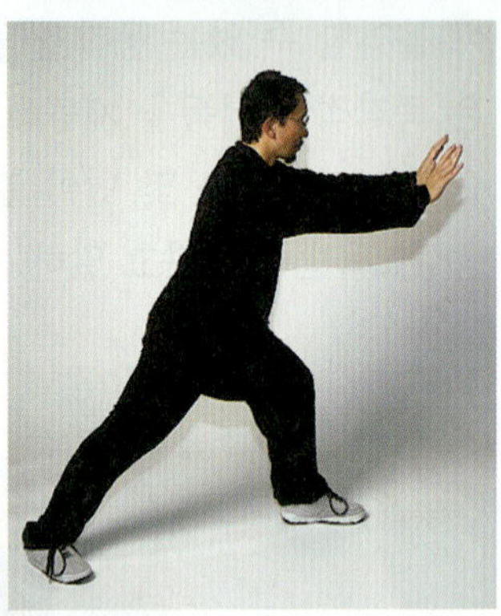

밀기 (push) 계속 앞쪽으로 기대고, 팔을 뻗는다. 양 손바닥을 펴고 손가락이 약간 위쪽을 향하게 한다. 손바닥이 아래쪽을 보게 하고, 뒤로 당기면서 체중을 오른발로 이동시킨다. 팔꿈치를 따라 자신의 위가 있는 방향으로 양손을 당긴다. 팔꿈치가 굽혀지고 당신의 전완은 바닥과 수평이 되고 손바닥은 앞쪽을 향하게 한다. 체중을 왼쪽 다리로 옮기고 손바닥은 계속 바깥쪽을 향하게 하고 마치 벽을 미는것처럼 팔을 뻗는다.

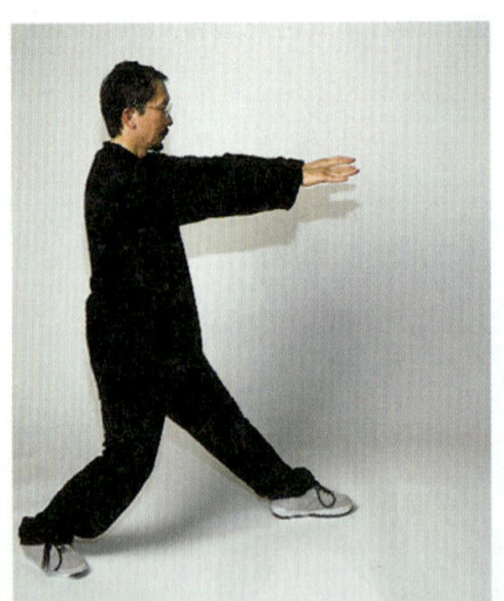
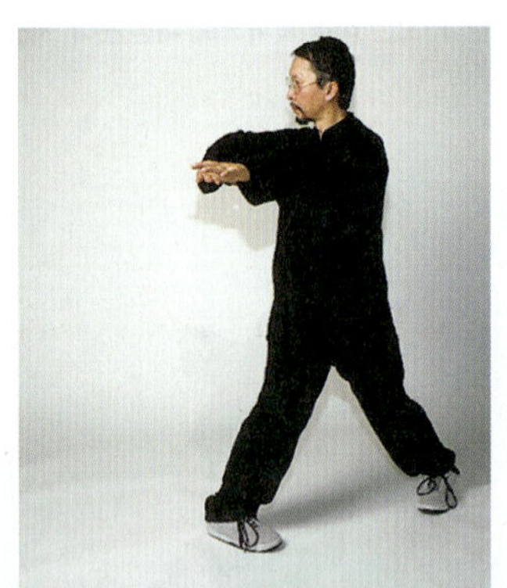
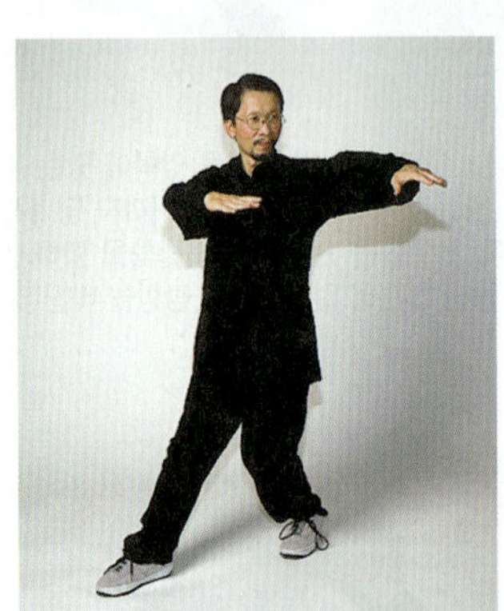
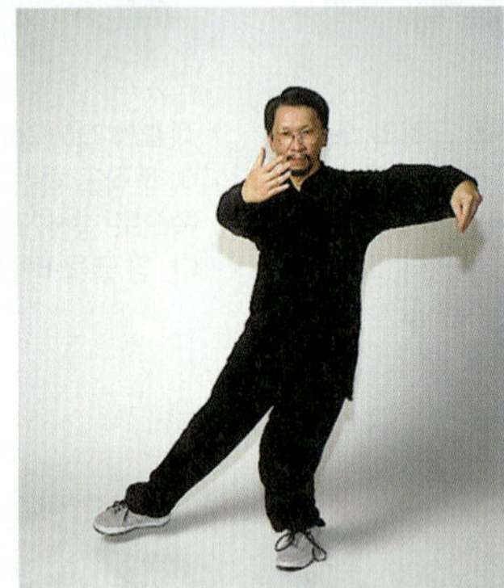
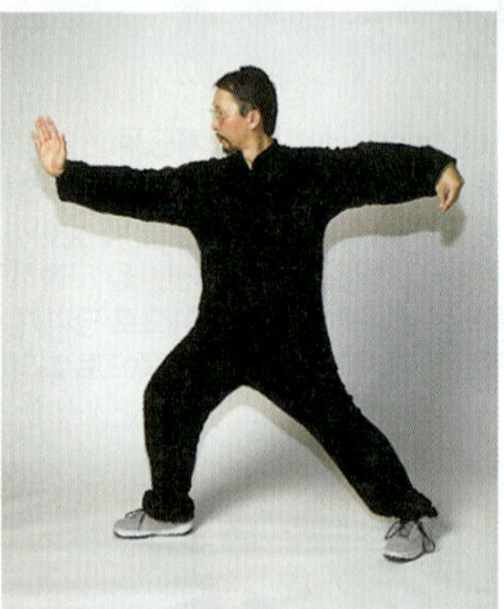

버티고 한손 후리기 (holding a single whip) 당신의 팔을 계속 바깥쪽으로 뻗고, 손바닥이 바닥을 향하면서 이완시킨다. 체중을 오른발에 실어서 무릎을 굽힌 채 뒤로 이동시킨다. 오른발을 굽힌상태에서 왼쪽 발뒤꿈치로 피벗하여 발을 90도 돌린다. 팔꿈치 높이에서 오른팔을 굽히고, 오른손을 가슴쪽으로 가져오고 손바닥은 지속적으로 얼굴을 향한다. 왼팔은 계속 뻗고 있는다. 체중을 왼발로 이동시키고 무릎을 굽히며, 오른발을 들어서 오른쪽 45도 각도로 딛는다. 같은 자세로 팔을 유지하고 몸을 돌린다. 당신의 체중을 왼발로 이동하는 동안 왼손은 바닥을 향하게 하고, 왼팔을 바닥에서 들어서 동쪽으로 이동시킨다. 오른손의 손바닥을 턱 높이에서 얼굴쪽으로 돌린다. 왼쪽 손목을 굽히고 손의 네 손가락은 엄지손가락 주변을 감싼다. 체중을 오른발로 이동시키고 오손바닥이 바깥쪽을 향하게 하는동안 손을 벌린다(몸과 손바닥은 동쪽을 본다). 왼손은 당신 뒤에 있도록 한다.

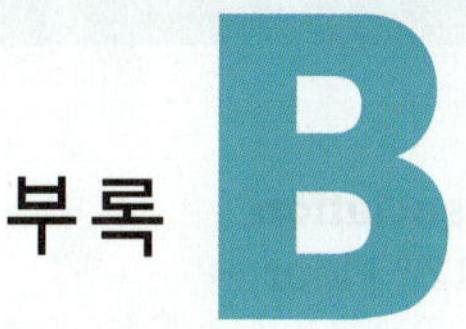

건강 기관의 행사 달력 (Calendar of Events and Health Organizations)

January

National Volunteer Blood Donor Month
American Association of Blood Banks
8101 Glenbrook Road
Bethesda, MD 20814
301-907-6977
www.aabb.org
Contact: Public Relations

February

American Heart Month
American Heart Association
7272 Greenville Avenue
Dallas, TX 75231
800-AHA-USA1
www.americanheart.org
Contact: Local chapters

National Children's Dental Health Month
American Dental Association
211 E. Chicago Avenue
Chicago, IL 60611
312-440-2593
www.ada.org
Contact: Public Information

National Child Passenger Safety Awareness Week
U.S. Dept. of Transportation
National Highway Traffic Safety Administration
400 Seventh Street, SW
Washington, DC 20590
202-366-0123
www.nhtsa.dot.gov

March

Hemophilia Month
National Hemophilia Foundation
116 West 32nd Street
11th Floor
New York, NY 10001
800-42-HANDI
www.hemophilia.org

National Kidney Month
National Kidney Foundation
30 E. 33rd Street, Suite 1100
New York, NY 10016
800-622-9010
www.kidney.org
Contact: Local chapters

National Chronic Fatigue Syndrome Awareness Month
National Chronic Fatigue Syndrome Association
3521 Broadway
Suite 222
Kansas City, MO 64111
816-931-4777

National Nutrition Month
American Dietetic Association
120 South Riverside Plaza
Suite 2000
Chicago, IL 60606-6995
800-877-1600
www.eatright.org/

Red Cross Month
American Red Cross
National Headquarters
431 18th Street, NW
Washington, DC 20006
Contact: Public Inquiries
www.redcross.org

National Poison Prevention Week
Poison Prevention Week Council
4330 East West Highway
Bethesda, MD 20814
301-504-0580 x1184
Third full week in March

April

National Alcohol Awareness Month
National Council on Alcoholism and Drug Dependence
20 Exchange Place, Suite 2902
New York, NY 10005
212-269-7797
www.ncadd.org

Cancer Control Month
American Cancer Society
1599 Clifton Road, NE
Atlanta, GA 30329-4251
800-ACS-2345
Contact: Local chapters
www.cancer.org

National Child Abuse Prevention Month
National Committee to Prevent Child Abuse
2950 Tennyson Street
Denver, CO 80212
303-433-2541
www.childabuse.org

Alcohol-Free Weekend
Rhode Island Council on Alcoholism and Drug Dependence
500 Prospect Street
Pawtucket, RI 02860
800-622-7422

World Health Day
American Association for World Health
1825 K Street, NW
Suite 1208
Washington, DC 20006
202-466-5883
www.thebody.com/aawh/aawhpage.html

National Minority Cancer Awareness Week
National Cancer Institute
NCI Public Inquiries Office
Suite 3036A
6116 Executive Boulevard, MSC8322
Bethesda, MD 20892-8322
800-4-CANCER (Cancer Information Service)
http://nci.nih.gov

May

Clean Air Month
American Lung Association
61 Broadway, 6th Floor
New York, NY 10006
212-315-8700
www.lungusa.org

Mental Health Month
National Mental Health Association
2001 N. Beauregard Street, 12th Floor
Alexandria, VA 22311
703-684-7722
www.nmha.org

National High Blood Pressure Month
National Heart, Lung, and Blood Institute
P.O. Box 30105
Bethesda, MD 20824-0105
301-592-8573
www.nhlbi.nih.gov

National Physical Fitness and Sport Month
President's Council on Physical Fitness and Sports
200 Independence Avenue, SW
Humphrey Building, Room 738H
Washington, DC 20201
202-690-9000

Older Americans Month
Administration on Aging
One Massachusetts Avenue
Suites 4100 & 5100
Washington, DC 20201
202-619-0724
www.aoa.dhhs.gov

National Employee Health and Fitness Day
National Association for Health and Fitness
401 West Michigan Street
Suite 560
Indianapolis, IN 46202-3233
317-955-0957
www.physicalfitness.org
Third Wednesday in May

World No Tobacco Day
Coalition for World No Tobacco Day
P.O. Box 3543
New York, NY 10163
212-601-8245
www.wntd.com

June

Dairy Month
American Dairy Association
O'Hare International Center
10255 W. Higgins
Suite 900
Rosemont, IL 60018-5616
800-853-2479
www.dairyinfo.com

National Safety Week
American Society of Safety Engineers
1800 E. Oakton Street
Des Plaines, IL 60018-2187
847-699-2929
www.asse.org

July

National Therapeutic Recreation Week
National Therapeutic Recreation Society
22377 Belmont Ridge Road
Ashburn, VA 20148
703-858-0784
www.nrpa.org/index.cfm?publicationID=21

August

National Water Quality Month
Culligan International
One Culligan Parkway
Northbrook, IL 60062
847-205-6000
www.culligan.com/

September

National Cholesterol Education Month
National Cholesterol Education Program
Program Information Center
P.O. Box 30105
Bethesda, MD 20824-0105
301-592-8573
www.nhlbi.nih.gov/cholmonth
Contact: Information Center

National Sickle Cell Month
Sickle Cell Disease Association of America
200 Corporate Pointe
Suite 495
Culver City, CA 90230-8727
800-421-8453

Treatment Works Month
National Clearinghouse for Alcoholism and Drug Information
P.O. Box 2345
Rockville, MD 20852
800-729-6686
www.health.org

October

Family Health Month
American Academy of Family Physicians
11400 Tomahawk Creek Parkway
Leawood, KS 66211-2672
800-274-2237
www.aafp.org

National Breast Cancer Awareness Month
Susan G. Komen Breast Cancer Foundation
5005 LBJ Freeway
Suite 250
Dallas, TX 75244
972-855-1600
www.komen.org/

National Collegiate Alcohol Awareness Week
Interassociation Task Force on Campus Alcohol and Other Substance Abuse Issues
P.O. Box 100430
Denver, CO 80250
Starts the third Sunday in October

World Food Day
National Committee for World Food Day
2175 K Street, NW
Washington, DC 20437
202-653-2404

American Heart Association's HeartFest
American Heart Association
7272 Greenville Avenue
Dallas, TX 75231
800-AHA-USA1
www.americanheart.org
Contact: Local chapters

National Adult Immunization Awareness Week
National Coalition for Adult Immunization and National Foundation for Infectious Diseases
4733 Bethesda Avenue
Suite 750
Bethesda, MD 20814-5278
301-656-0003
www.nfid.org/ncai
Last full week in October

November

National Alzheimer's Awareness Month
Alzheimer's Association
225 N. Michigan Avenue
Suite 1700
Chicago, IL 60601-7633
800-272-3900
www.alz.org

Great American Smokeout
American Cancer Society
1599 Clifton Road, NE
Atlanta, GA 30329-4251
800-ACS-2345
www.cancer.org
Contact: Local chapters

December

National Drunk and Drugged Driving Prevention Month
National Coalition Against Drunk Driving
8403 Colesville Rd, Suite 370
Silver Spring, MD 20910
240-247-6004
www.ncadd.com

World AIDS Day
American Association for World Health
1825 K Street, NW
Suite 1208
Washington, DC 20006
202-466-5883
www.thebody.com/aawh/aawhpage.html

어휘 용어정의

ㄱ

가족력 고지혈증(familial hyperlipidemia) : 혈액에 극도로 높은 수준의 콜레스테롤을 야기하는 유전 질병

간염(hepatitis) : 간염 바이러스 B,C 또는D에 의해 유발되는 심각한 간질환; 화학물질 또는 알코올에 의해 유발될 수도 있다.

감마 방사선 요법: 음식 보존의 비화학적인 방법

갑상선종: 요오드의 결핍으로 갑상선이 커져 목의 전면이 부풀어 오름

갑작스런 상해: 사고의 결과나 사고로 인한 상해를 일컫는 말.

강박관념 장애: 완고하고, 비우호적인 사고와 이미지 그리고 강요는 통제되지 못하는 특정한 의식에 포함될 필요가 있다고 생각하는 장애.

강제적 강간: 완력이나 협박을 사용해 행하는 성폭행을 뜻하며 피해자의 질, 입 혹은 항문의 성적 침투를 말한다.

거식증(bulimia) : 특히 청소년들과 젊은 여성들 사이에 흔히 나타나는 심각한 장애로 많은 양의 음식을 섭취한 후 스스로 구토, 설사 혹은 공복을 시도하는 증상이 나타난다.

건강: 건전한 신체적, 정신적, 사회적 웰빙 상태

건강식구성탑: 건강을 강화하고, 과체중을 줄이기 위한 식이 지침

건강유지기관(health maintenance organization, HMO) : 회원에게 의료 서비스를 제공하는 직원을 지원하는 의사 협회(비이윤 또는 이윤).

경동맥 내막절제술(carotid endarterectomy) : 뇌졸중을 막기 위한 목의 동맥에 있는 지방 퇴적물의 제거

경부캡: 경관을 덮는 작은 고무 캡으로써, 캡안에 있는 살정제 젤리나 크림과 같이 사용한다.

경색(infarction) : 혈액 공급이 막힌 결과로 심장세포의 죽음

경선(meridians) : 에너지의 흐름이 있고 침점이 위치한 신체를 따라 존재하는 채널

경성하감(chancre) : 주로 매독 1기에 나타나며, 쓰라리고 통증 없는 염증이나, 궤양이 음경 혹은, 질 조직에 종종 나타난다.

경피적 경혈관 관상동맥 성형술(PTCA; percutaneous transluminal coronary angioplasty) : 막힌 혈관을 개방하는 시술

계절적 영향성 장애: 가을이나 겨울 그리고 산발적으로 봄에 나타나는 우울증 증상.

고밀도 지단백(high-density lipoprotein; HDL) : 순환에서 제거하기 위해 조직에서 간으로의 콜레스테롤 운반체; "좋은" 콜레스테롤 운반체

고혈압(hypertension) : 높은 혈압

고환(testes) : 정자세포와 남성의 성 호르몬들을 생산하는 한 쌍의 남성 생식 기관

골다공증: 노인 특히, 여성 노인들에게 많이 발병하며, 골밀도가 감소하고 뼈에 구멍이 많이 생겨서 부서지기 쉬운 상태

골반내 염증 질환: 골반 구조들의 염증, 특히 자궁과 수란관이다. 주로 성전염성질환에 의해 걸린다.

골병증(osteopathy) : 치료를 위해 조작(manipulation)과 의학을 사용하는 대체 의학; 골병의는 일반의와 견줄만한 훈련을 받고 약물을 처방할 수 있다.

공포: 어떤 사물에 대한 강력하고 분별없는 두려움.

공황장애: 신체적 증상을 동반한 심각한 불안상태.

과당: 과일과 꿀에서 발견되는 단당

관리된 의료(managed care): 비용절감을 주요 목표로 삼고 있는 건강관리 시스템

관상 동맥(coronary artery): 대동맥으로부터 두 갈래로 뻗어나온 동맥으로 심장근육에 혈액을 공급해 준다.

관상동맥 우회술(coronary artery bypass surgery): 심장근으로 혈액 공급을 향상시키는 수술; 좁아진 관상동맥이 심장으로 산화된 혈액이 심장으로 흐르는 것이 줄어들었을 때 가장 자주 수행된다.

광화학스모그(photochemical smog): 자동차와 산업 원료에 의해 발생되는 물질에 태양광선이 작용하여 생기는 공기오염

괴저(gangrene): 혈액공급이 제한될 때 조직의 부패

궤양(ulcers): H.pylori 로 감염된 작은 소장이나 위에 발병하는 개방성 sore(미란, 아픔)

귀두지(smegma): 음경의 음경꺼풀 아래 축적되어있는 하얗고 치즈와 같은 물질

근긴장(myotonia): 근육의 긴장

근력 트레이닝: 저항을 이용하여 힘을 쓰거나 힘에 저항하는 능력을 향상시켜, 운동/일 수행 능력을 키우는 것.

근생검(biopsy) : 현미경 검사를 위해 종양으로부터 세포를 떼어내는 것

글리코겐 : 탄수화물의 저장형태

금기사항(contraindication): 특정 약물 섭취를 막는 의학적 원인

금단현상(withdrawal symptom): 신체적으로 중독된 약물을 중지한 후에 나타나는 불안하고 때로는 위험한 반응

금욕(celibacy): 성적 절제

기관(trachea) : 호흡 기관의 위쪽 부분

기관지염(bronchitis) : 자극의 결과로서 폐의 기관지 염증; 만성 기침이 흔히 수반된다.

기능 식품: 병 혹은 질병을 예방하거나 치료하기 위한 식이 보충제

기능성 식품: 음식물에 부가적으로 비타민, 무기질, 허브 혹은 다른 물질을 첨가하여 제조업자가 건강에 대한 가치를 부여하게 함

기대수명(life expectancy) : 인간이 살기를 기대하는 나이의 평균 수치

기면발작 또는 낮잠(narcolepsy): 대낮에 잠에 빠지기 쉬운 성향.

기본세포암(basal cell carcinoma) : 보통 외과수술로 제거될 수 있는 피부암의 종류

기분변조: 오랫동안 지속되는 경미한 형태의 우울증.

기억 상실: 술 마시는 동안 발생한 정상적 혹은 비정상적인 행동이나 일들을 기억하지 못하는 것

기초대사: 신체가 살아있도록 하는데 필요한 최소의 에너지량

기초대사량: 하루에 휴식시 신체의 기능 유지에 필요한 에너지량

기초체온법(BBT method): 매일 아침 일어나서 즉시 측정한 체온을 이용해, 배란의 기간을 확인한다; 배란 약 24시간 이후에 BBT 는 상승한다.

기형유발물질(teratogen): 태아 비정상적 발육의 원인이 되는 환경 물질

기회 감염: 면역체계가 약한 환자에게 생긴 감염성 질병 ; 에이즈 환자에게 주로 발생한다.

ㄴ

나-서술문(I-statement): "나"로 시작되는 서술; 긍정적인 커뮤니케이션 기술

나쁜 스트레스: 불쾌한 스트레스원에서 생기는 스트레스

나팔관(fallopian tubes): 수정이 일어나는 부위; 난자가 난소에서 자궁으로 이동하는 경로로 관모양 구조

낙태: 수정란이나 태아가 자립적인 생명이 가증하기 전에 자궁으로부터 착상형성을 제재하거나 적출한다

난관 결찰: 여성의 수란관이 잘려지고, 묶이고, 마비되어 임신을 예방하는 수술 절차 불임수술의 종류

난소(ovaries): 여성의 성 호르몬과 난자를 생산하는, 여성의 복부에 위치한, 한 쌍의 아몬드 모양의 기관

난자(ova): 여성의 알 (단수 ovum)

난포자극 호르몬(follicle-stimulation hormone): 성숙한 난포(난자를 가지고 있는)를 발달시키기 위해 난소를 자극시키는 호르몬; 난포는 에스트로겐을 생산한다.

내성(tolerance): 원하는 효과를 내기 위해 필요한 약물의 양의 증가나 중독성 행동에 노출이 증가하는 상태

너-서술문(you-statement): "너"로 시작되는 진술; 부정적인 커뮤니케이션 기술

노르에피네프린: 에피네프린, 엔돌핀, 엔케펠린과 여러 모로 동일한 효과가 있는 호르몬.

노인성 치매: 노인의 인지기능 장애

노인학(gerontology): 노화의 원인과 메카니즘에 대하여 연구하는 과학

노인학대: 육체적, 성적 혹은 감정적 학대 혹은 60세 혹은 이상의 노인에게서의 금전 착취를 뜻한다.

노출(exposure): 사람들이 노출되는 물질의 실재 양

노화(aging): 성적인 성숙 이후부터 사망할 때까지 계속되는 신체 기능의 정상적인 변화

녹말: 포도당 분자의 복합 고리

농약(pesticide): 원하지 않는 유기체를 죽이는 화학물질

뇌졸중(stroke): 뇌로가는 혈액의 불충분한 공급, 그 결과 근육기능의 손실, 언어 손실 또는 다른 징후가 나타남

뉴로펩티드(neuropeptides): 뇌 속 감정중추의 세포와 여러 기관들, 특히 장과 면역체계의 세포들을 묶어 몸 전체로 순환시켜주는 작은 분자들. 이 분자들은 심신의 의사소통에 이용된다.

니코틴 대체 요법(nicotine replacement therapy): 니코틴을 함유

한 껌, 피부 부착포(patch), 코에 뿌리는 스프레이, 금연 시에 니코틴 금단 증상을 완화하기 위해 흡입하는 물질을 사용하는 것

니코틴(nicotine) : 증가된 각성, 다양한 기타 심리학적 영향, 빠른 맥박을 일으키는 담배에 있는 중독성 화학성분

ㄷ

다발성경화증(multiple sclerosis) : 중추신경계에 영향을 주는 자가면역 질환

단당: 단당류라 불리는 탄수화물의 종류; 모든 탄수화물은 소화를 위하여 단당으로 감소되어야 함

단백 동화 스테로이드: 근육 크기와 근력을 강화하는데 사용되는 남성 호르몬

단백질: 모든 체세포의 기초; 아미노산 고리로 구성된 생물학적 분자.

단순불포화지방: 가능하다면 수소 원자를 1개 운반함

당원: 인간과 동물에 저장된 탄수화물의 형태

대동맥(aorta) : 심장에서 온 몸으로 혈액을 운반하는 큰 동맥

대사: 음식이나 신체로부터 얻어진 분자의 화학적 분해를 통해 에너지와 물질을 얻는 과정

대식구(macrophages) : 외부 물질과 미생물들을 공격하여 제거하는 특수한 세포

대음순(labia majora) : 소음순을 감싸고 있는 한 쌍의 겹쳐진 살집

대체의학(alternative medicine) : 서양 의학의 과학적 근거에 의해서 승인되거나 사용되지 않는 치유나 치료의 모든 형태.

대체전략: 이행하지 못한 욕구의 정서적 스트레스를 예방하거나, 회피 또는 조절하고자 하는 궁리.

데시벨(decibel) : 소음(음향)수준 측정단위

데포-프로베라: 프로게스테론과 비슷한 호르몬으로 주사로 사용 가능.

도전 상황: 주요한 인생 전환을 포함하며, 스트레스를 유발할 수도 있는 긍정적인 사건들

동맥(arteries) : 심장에서 인체의 모든 부분으로 운반시키는 일련의 혈관

동맥경화증(arteriosclerosis) : 동맥의 경화

동맥류(aneurysm) : 정맥 또는 동맥이 부풀어 오르는 것

동맥촬영법(심장 카테터) : 색소를 주입하여 혈관이 막힌 것을 시각화 하고 혈류 흐름을 모니터링 하는 것

동방결절(sinoatrial node) : 심장의 수축을 야기하는 전기적 신호를 생성하는 심장 부위

동작누적장애: 신체의 일부분이 반복적인 스트레스 인해 오는 질환으로; 손목관절터널증후군이 누적운동장애이다.

동종요법(homeopathy) : 환자의 증상을 모방하는 매우 희석된 기질 용액을 투여하는 대체 의학

등척성 트레이닝: 근력 트레이닝의 일종

디옥시리보 핵산(deoxyribonucleic acid, DNA) : 세포핵에서 존재하는 물질; 유전자 운반체; 모든 종의 체세포에 존재함.

디코폴(dicofol) : 에스트로겐의 작용과 비슷한 작용을 하고 비정상적인 생식력을 야기하는 농약

ㄹ

라돈(radon) : 암의 위험을 증가시킬 수 있는 어떤 집에서 발견되는 방사능 가스

라이트닝(lightening) : 자궁 내에서 하강함으로써 출산을 위해 태아가 자리를 잡는 것

라임병(Lyme disease) : 진드기가 물었을 때 진드기 안의 세균에 의해 야기되는 심각하고 진단하기 어려운 감염성 질환

락타아제: 소장에서 분비되는 효소로 젖당을 단당으로 전환함

랩틴: 식욕조절 호르몬

레시틴: 세포막의 필수 구성 성분

리놀레산: 음식으로부터 섭취되어야 하는 필수 지방

리듬 조절법: 성교할 때 수정 가능 날짜, 혹은 위험한 날들을 예상하는 방법

림프계: 인체 내에 이질적인 이물질과 유기체들을 추적하는 혈액계 ; 면역계는 림프계의 일부분

림프절: 감염을 유발하는 유기체와 이물질을 감지하는 림프관사이의 절

ㅁ

마리화나(marijuana) : 심리활성적 물질로서 genus Cannabis 식물의 마른 잎, 줄기, 꽃, 씨로부터 얻어낸다.

마황(ephedra) : 약초로 만들어진 체중감량제품에 포함된 자극제

만다라(mandala) : 명상의 목적으로 이용되는 예술적이고 종교적인 디자인.

만성 폐쇄성 폐질환(chronic obstructive pulmonary diseases : COPD) : 호흡기 구조물인 기관지와 폐를 통해 산소 흡수에 신체 능력을 제한하는 질병으로 천식, 기관지염, 폐기종이 포함된다.

만트라(mantra) : 명상의 상태를 만들도록 돕기 위해 마음속으로 반복되는 소리나 어구.

말라리아(malaria) : 고열, 빈혈 등을 유발하고 결국 사망에 이르게 하는 적혈구 질환

매개체(vector) : 어떤 숙주로부터 다음 숙주로 병원체를 옮기는 동물

매독(syphilis): 스피로헤타 박테리아에 의해 발생하는 성병

메틸 알콜: 목질 알콜 또는 메탄올

면역계: 감염체와 해로운 이물질로부터 인체를 보호하는 기관과 세포가 상호작용 하는 것

면역법: 세균과 바이러스로 야기되는 다양하고 심각한 질병을 예방하기 위한 예방 주사

면역억제 약물: 면역계의 기능을 억제하는 약물(예로, 장기 이식 후)

명상(meditation): 마음을 내적인 이미지나 소리 혹은 지나가는 생각에 집중하여 생긴 마음의 긴장이 풀린 상태.

모든 혈액형 공혈자: 자신의 혈액을 모든 사람에게 수혈할 수 있는 혈액형의 소유자

모든 혈액형 수혈자: 모든 종류의 혈액을 수혈받을 수 있는 사람

모세혈관(capillary): 산화된 혈액을 조직으로 전달하는 극도의 작은 혈관

몽유병(somnambulism): 자면서 걸어다님.

무기질: 체내에서 유기물과 조합으로 혹은 단독으로 발견되는 무기 요소

무월경(amenorrhea): 월경의 중지

무의식: 마음속에 무언가가 존재하고 있으나, 의식적인 상태에서는 떠오르지 않는 상태.

문자로 된 메세지(literal message): 부호에 의해 전달되는 메시지

미니 필: 프로게스틴-피임용 알약

미니복부절개술: 배의 작은 절개로 수라관이 결찰되고 마비되는 여성 불임수술 절차

미엘린(myelin): 뇌와 척수의 개별 신경 섬유를 둘러쌓아 격리시키는 물질

미용 성형 수술(cosmetic surgery): 의학적인 상태뿐만 아니라 고령에 의한 시각적 효과를 향상시키기 위해 이루어지는 수술.

ㅂ

반응성 저혈당: 탄수화물 섭취 후 인슐린 분비로 이어져 발생되는 현상

발병률: 특정 질병의 발생 빈도

발암성 물질(carcinogen): 사람이나 다른 동물에게서 암을 일으킬 수 있는 물질.

방관(spectatoring): 자기가 성관계에 전적으로 참여하는 것이 아닌 자기 자신의 성적 경험을 관찰하는 것

방광염(cystitis): 방광의 염증

방사선 치료: 암세포를 죽이거나 몇 가지 암의 형태를 치료할 때 X-ray와 같은 고에너지 광선을 사용

방어기전: 유쾌하지 못한 감정을 회피하기 위한 정신적 전략.

방출(emission): 대기 중에 유출되는 물질의 양

배란(ovulation): 난소로부터 난자의 방출

배아: 임신의 첫 2달 동안 성장되는 영아

백신: 주사로 주입하거나 섭취하는 비활성화 된 세균이나 바이러스; 항체 생산에 반응하고 오래 면역력을 제공한다.

백혈구(leukocytes): 감염에 대해 방어 역할을 혈액세포

벤조카인(benzocaine): 미각을 마비시키는 체중관리 약제로 사용되는 마취제로, 의사의 처방전 없이 구매할 수 있음

변이(mutation): 세포 유전정보의 영구적인 변화; 정충과 달걀의 돌연변이만 대물림된다.

병리학자(pathologist): 질환의 원인을 전문으로 다루는 의사

병원균(pathogen): 감염증을 일으키는 기생생물

병인(etiology): 병의 원인

보완의학(complementary medicine): 보편적인 의학적 치료의 보조로서 또는 조화를 이루어 사용되는 대체 의학.

보호과정: 가까운 알콜 중독자에 의한 과도한 음주를 거부하는 것

복강경 검사: 체내 기관들을 보기 위해 배를 절개하는 수술

복제: 식물이나 동물을 유전적으로 동일하게 만드는 과정

복합 탄수화물: 복합당이라 불리는 탄수화물의 한 종류; 음식은 녹말과 섬유소로 구성됨

복합 호르몬 피임약: 여성들의 자연 난소 호르몬들인 에스트로겐과 프로게스테론, 와 화학적으로 유사한 두개의 합성 호르몬을 포함하는 알약, 피부첨포, 질 삽입 그리고 주사.

복합불포화지방: 포화지방일 때보다 적어도 수소 원자를 2개 적게 운반함

본질적 메세지(metamessage): 수신자와 송신자 사이에 메시지가 해석되는 방법

본태성(일차성) 고혈압(essential(primary) hypertension): 어떠한 드러나는 질병에 의해 야기되지 않는 고혈압

부고환염(epididymitis): 부고환의 감염, 수정관과 고환에 연결되어 있는 구조

부인: 술에 관한 문제가 있는 당신 혹은 누군가를 받아들이는 것을 거절하는 것

부작용(side effects): 약물의 의도하지 않은 빈번한 위해 작용

분만 1단계: 규칙적인 자궁 수축이 일어나는 분만의 시작

분만 2단계: 질을 통해서 분만되어진 아이가 움직이는 단계

분만 3단계: 후산이 방출된 단계

분만: 출산의 과정

불면증(insomnia): 장기적으로 충분한 수면을 취하지 못함.

불안: 상상 속에서 위협을 느끼는 두려움.

불용성 섬유: 물에 녹지 않음

불임 인식 방법: 부부가 여성의 수정이나 배란 주기를 기록하거나, 기초 체온, 점액 변화 혹은 다른 신호로 수정가능 기간을 확인하는 피임법이다.

불임성: 임신을 못하거나 임신을 못 시키는 능력

불임증: 임신을 하거나 수정 할 수 없는 상태

브락스톤 힉스 수축(Braxton-Hicks Contraction): 임신 기간 내 주기적으로 발생하는 정상적인 자궁 수축

비만: 체중에서 저장된 체지방이 30% 초과 시.

비처방약(over the counter(OCT) drugs) : 처방이 필요 없는 약

비타민: 체내의 특수한 기능을 위해 매일 적은 양의 필수 유기적 물질

비필수 아미노산: 단백질 합성에 필요한 11개의 아미노산으로 체내에서 만들어지며 식이에서 특별히 요구되지는 않음.

빈혈증: 적혈구의 결핍; 종종 불충분한 철분이 원인이 됨

빌딩증후군(새집증후군): 이 증상에 수집은 일부 현대식 건물에서 근무하는 근로자에 의해 보고되었다.

빠른 동공운동 수면(rapid eye movement, REM sleep): 꿈이 나타나는 수면 단계.

ㅅ

사건수면(parasomnias): 휴식을 취할 만한 수면을 방해하는 활동.

사고: 연속적으로 예상치 못한 상해나 사망 혹은 재물손상이 일어나는 것.

사고경감: 계획에 없는 사건으로 인한 사고의 손상을 최소화하는 방법.

사고예방: 계획에 없는 상해의 발생을 제거하는 방법.

사망률: 사망 비율, 특정 지역, 나이 범위 혹은 다른 그룹 안에서 인구 단위 당 사망자의 숫자(백 명당, 만 명당, 백만 명 당 등)

사면발이(pubic lice): 생식기와 직장부위의 털에 주로 사는 작은 벌레

사이토카인(cytokine): B세포와 T세포의 활동을 조정하는 작은 물질

사회 공포증: 사회적 상황에서 타인에 의해 관찰되고 평가되는 것이 두려움.

사회적 웰니스: 사회적 역할을 효과적이고 편안하고 다른 사람에게 해를 입히지 않고 수행할 수 있는 능력

사회화(socialization): 개인들에 대하여 사회 그룹들이 갖는 태도와 기대에 의한 과정

산성비(acid rain): pH가 5.6 이하인 비, 눈, 안개, 이슬비 등

산욕: 분만 후 6주

살균제(fungicide): 균류를 죽이는 화학물질

살정제: 피임을 위해 사용되는 거품, 크림, 젤, 그리고 좌약같이, 정자를 죽이는 성분

살충제(insecticide): 곤충을 죽이는 농약

삶에 대한 의지(living will) : 여러분이 스스로 의학적 결정을 할 수 없게 되었을 때 의학적 처치에 관한 여러분의 바람을 표현한 합법적인 문서

상해역학: 상해에 대한 발생, 원인, 예방을 연구하는 학문

상호의존: 중독되지 않은 가족 구성원들이 알콜 중독자와 동일시하는 관계 패턴

생리통(dysmenorrhea): 월경 중의 복부통증("월경성 경련")

생식기 사마귀(genital warts): 인간 유두종 바이러스(HPV)에 의해 야기되며, 딱딱한 것 자라 생식기나 항문의 피부에 생긴다.

생식주기(fertility cycle): 대략 한달 정도 주기의 수정 가능한 난자의 생산

생체자기조절 훈련법(biofeedback training): 마음이 원하는 방향으로 반응을 진행시키도록 하여 정보를 피드백해주는 모니터를 이용, 생리과정을 조정하는 것.

선천성 결함: 신생아에게 관찰되는 신체적, 생물학적 이상

섬모(cilia): 기관지에 분포하고 있는 미세한 털

섬유: 식물의 골격을 구성하고 있는 복합물; 소화되지는 않음

성교(copulation): 육체적인 성관계

성병(sexually transmitted diseases; STDs): 성적 접촉에 의해 사람에서 사람으로 감염된다.

성분표: 무게에 의해서 내림 순서로 제조품에 성분을 표시한 표

성선자극 호르몬: 임신의 첫 단계 동안 생산되는 호르몬; 임신테스트를 위한 기초로도 사용되곤 한다.

성장욕구: 사회적 소속감, 자긍심 및 영혼의 성장을 포함한 인간의 욕구.

성적 반응 주기(sexual response cycle): 남성과 여성의 성적 흥분에 반응하는 네 가지 생리적 단계

성적본능(sexual orientaion): 성적 또는 낭만적으로 특정한 성에 이끌리는 경향

성폭력: 강간, 근친상간, 강간미수, 그리고 강제적인 성접촉 등을 포함하는 폭력적인 행동

세동(fibrillation): 심장의 빠르고, 불규칙적인 수축

세척: 액체로 질 관을 닦아내는 피임이나 성병 예방에 효율적이지 않다.

세포 매개성 면역: 감염에 대항하는 T-세포의 반응

셀룰로오스: 탄수화물에서 대부분의 식물 구조와 식물 세포에서 골격을 형성함; 자연의 다당류에 주로 풍부하고 식이 섬유의 공급원임.

소음순(labia minora): 질을 감싸고 있는 한 쌍의 겹쳐진 살집

수동자궁진공흡인법(MVA): 가장 일반적인 방법으로서 자궁안을 수동세척기로 약간 빨아들임으로 자궁을 비운다

수면 무호흡증(sleep apnea): 수면시 호흡이 곤란해지거나 방해를 받는 상태.

수면제(hypnoics): 중추신경계의 진정제로서 졸림 유발과 수면을 유도하는데 사용된다

수용성 비타민: 물에 녹음; 9가지의 수용성 비타민이 있음

수용성 섬유: 물에 녹음

수용체(receptor) : 세포의 표면이나 내부에서 약물이나 천연물이 결합하여 세포기능에 영향을 미치도록 하는 단백질

수정(insemination) : 자궁 내로 정액유입

수정(fertilization) : 정자와 난자의 결합

수축기(systolic) : 심장이 수축할 때 동맥의 압력(높은 숫자)

숙취: 과도한 알콜 섭취로 인한 불쾌한 신체적 느낌

순수 프로게스틴 피임약: 배란을 억제하거나, 경부점액을 두껍게 함으로써 기능을 갖는다 양면성 있음

술마시고 떠들기 : 몇일 동안 과음하는 것

스모그(smog) : 화학제품, 담배, 티끌(particles)과 먼지에 의해 오염된 공기

스트레스: 신체와 마음의 조화를 깨뜨리는 어떤 자극에 대한 신체적이고 정서적인 반응들의 총합

스트레스원 : 스트레스를 유발하는 어떤 신체적 혹은 심리학적 상황

습관화(habituation) : 약물의 반복사용으로 일어나는 심리적 의존

습식 코담배(moist snuff) : 공기와 화기에 오래 보관된 담배잎사귀로부터 만듦; 무연 담배의 가장 해로운 형태

시상하부-뇌하수체- 부신 축: 뇌의 시상하부와 뇌하수체, 그리고 부신선을 포함하는 스트레스에 대한 조절된 생리학적인 반응

시험관 내 수정(IVF): 원숙한 난포로부터 난(egg)을 제거하고, 정액세포를 인체의 외부에서 주입시키는 과정; 수정된 난(egg)은 약 2일 동안 안전한 환경으로 격리되고 나서, 자궁으로 주입된다.

식물 화학물: 식물에서 만들어진 화학물

식욕억제제(appetite suppressants) : 공복감을 줄이는 약제들

식욕조절: 식욕과 섭취를 조절하며 시상하부에 위치함

식이 보충제: 1개 혹은 그 이상의 40개 필수 영양소 혹은 비타민, 무기질, 효소, 아미노산, 허브, 호르몬 그리고 핵산과 같은 비필수 영양소를 공급하는 생산품

식이섬유 제품들(bulk-producing agents) : 위장관의 포만감을 느끼게 해서 식욕을 억제시키는 약제들

식품구성탑: 곡물, 과일, 채소류를 바탕으로 한 건강 식이에 대한 지침

신경성식욕부진증(anorexia nervosa) : 주로 성인 여성들에게서 발생하는 질환으로, 비정상적인 신체이미지, 비만에 대한 두려움, 음식에 대한 지속적인 거부 등의 특징을 가짐. 간혹 사망에 이르게 할 수도 있음

신체이미지(body image) : 자신의 신체에 대해 마음속으로 그리는 그림

신체적 웰니스: 올바른 식사, 규칙적인 운동, 유해한 습관의 자제, 건강에 대한 유용하고 책임감 있는 선택을 통한 신체의 건전한 상태의 유지

신체적 의존(physical dependent) : 지속적으로 약물에 의존하는 생리적 상태; 약물이 없을 때 불안, 흥분, 두통, 땀흘림(금단현상) 그리고 때로는 사망을 유발할 수 있다.

신체질량지수: 체지방률의 측정은 신장(cm)의 제곱 값으로 체중(kg)을 나누어 계산되어진다.

신체화 장애(somatization disorder) : 질환 또는 상해 때문에 생기는 것이 아닌 장기적인 통증과 기타의 증상들.

신체화(somatization) : 신체상으로 존재할 수 있는 어떠한 질환이나 상해 없이 신체적인 증상이 발생하는 것.

실패율: 일년동안 피임법을 썼을때의 임신 확률

심근(myocardium) : 수축과 이완을 하는 심장의 근육벽

심리적 의존(psychological dependent) : 약물이 유발하는 즐거운 정신적 효과 때문에 나타나는 의존

심박조율기(pacemaker) : 심장박동을 조절하기 위해 가슴에 이식하는 전기 장치

심장개방 수술(open-heart surgery) : 혈액 공급이 심장-폐 기관을 통해 순환되는 동안 개방된 심장에서 이루어지는 수술

심장내과의사(cardiologist) : 심장병에 전문인 의사

심장발작(heart attack) : 불충분한 혈액 공급에 의한 심장근 부분의 사망 또는 손상

심혈관 질환(cardiovascular disease) : 심장 또는 심장으로부터 혈액을 운반하는 동맥에 손상을 야기하는 어떤 질환

심혈관조영술(angiocardiography) : 관상동맥과 심장의 x선 검사; 혈관조영이라고 부르는 사진을 만든다.

씹는 담배(chewing tobacco) : 잘게 썰어진 무연 형태의 담배, 아랫 입술과 잇몸 사이의 입안에 놔두거나, 씹음.

ㅇ

아나필락시스 쇼크 : 전신에 생기는 심각한 알레르기 반응으로 죽음을 유발한다.

아동학대: 육체적 혹은 신체상해, 성폭력 혹은 착취, 학대 혹은 아동의 복리를 책임져야할 사람의 경시 등을 말한다; 아동의 건강 혹은 복리가 위협을 받거나 해가되는 상황을 뜻한다.

아로마테라피(aromatherapy) : 치료를 촉진하기 위해 식물에서 추출한 향을 사용하는 것.

아미노산: 단백질의 불럭을 만드는 질소를 포함한 화합물.

아세트알데하이드: 간이 알콜을 분해하면서 생기는 독성의 부산물

아유르베다의학(Ayurvedic medicine) : 힌두교에 뿌리를 두고 있고, 인도에서 널리 사용되고 있는 의학의 한 형태.

아이소프로필 알콜: 소독용 알콜, 때때로 마취를 위해 사용

아질산염: 소금 혹은 질산 에스테르를 함유한 방부제.

아탈구(subluxation) : 올바른 자세로부터 척추가 정열이 틀어진 상태

아편(opiates) : 중추신경계의 진정제로서 양귀비에서 얻어낸다

아황산염: 샐러드, 신선한 과일, 채소, 와인, 맥주, 말린 과일을 위한 방부제; 특히, 천식을 가진 사람은 심각한 부작용을 보이기 쉬움.

악성종양(malignant tumor): 세포가 전신에 퍼지는 종양

안드로스텐다이온: 테스토스테론과 같은 호르몬.

안락사(euthanasia): 어떤 사람을 죽기 직전 혹은 고통 없이 죽게 하는 혼수상태가 되도록 도와주는 것

안전: 갑작스럽게 일어날 수 있는 위험으로부터 받게 되는 재물손상이나 질병, 상해 등을 최소화 시킬 수 있는 상태로 유지하는 것.

알러젠(항원): 면역계에 의해 알레르기 반응을 유발하는 이물질

알츠하이머병: 노인성 치매의 일반적 원인이며, 다른 증상이 있고 결국 죽음에 이르는 질병

알콜 남용: 빈번히, 많은 양의 알콜을 섭취하는 것.

알콜 중독: 알콜에 취해 컨트롤을 잃어버림.

알콜 중독자: 알콜에 의존하는 사람.

암 감수성 유전자(cancer susceptibility gene): 한 가족의 유방암의 원인이되는 유전자와 대장암의 감수성을 초래하는 유전자; 일생에 암을 발달시키는 사람의 위험을 증가시킴

암(cancer): 조절되지 않는 체세포 증식

암페타민(amphetamines): 중추신경계를 자극하고 때로는 도취상태를 유발하는 합성약물

약물 과민성(drug hypersensitivity): 약물에 대한 알레르기(과민) 반응

약물(drug): 신체의 생물학적 기능을 하나이상 변경시키는 약물내의 단일 화학물질

약물남용(drug-abuse): 의학적 혹은 건강상의 이유 없이 지속적이고 과량의 약물 사용

약초의학(herbal medicines): 질병과 손상을 치료하기 위해 잎, 가루, 고약의 형태로 만드는 식물과 기타 유기물에서 추출하는 물질들.

약품(medicine): 병을 예방하고 처치하고 치려가거나, 보조치료, 혹은 증상을 억제해주는 약제들

양극장애: 마니아적 증상발현 이후에 우울증이 나타나는 장애.

양막: 배아와 태아의 주변을 둘러싸고 보호하는 유액이 가득찬 주머니를 형성하는 내부막

양성종양(benign tumor): 신체의 다른 부위로 퍼지지 않는 종양

양수: 양막낭에 있는 유액

양수검사(aminocentesis): 자궁에서 채취한 양수 샘플을 이용하여 태아의 유전적 혹은 해부학적 결함을 알아보는 검진 절차

양수천자: 태아의 확실한 이상 발견을 위한 자궁에서 양수의 흡인을 포함하는 절차

엉터리 치료(quackery): 특히 의학적 문제와 건강 증진을 위해, 승인되지 않고 가치없는 상품의 판매를 촉진하고 판매하는 것.

에너지 균형: 음식에서 에너지를 섭취할 때 생활에서 동일한 양의 에너지 소비를 말함.

에이즈 항체 검사: 혈액 속에 HIV의 투여에 따라 생산되는 항체를 찾는다.

에틸알콜(에탄올): 알콜 음료에 들어있는 정신에 영향을 주는 소비 가능한 알콜의 형태, 때때로 곡주라 불림

에피네프린: 주로 부신수질에서 분비되는 호르몬으로, 심장 자극, 간과 근육에 탄수화물을 공급하는 일, 지방을 지방 세포에서 분리하는 일 등 다양한 기능을 한다.

엔돌핀과 엔케팔린: 뇌에서 분비되는 모르핀과 같은 물질로서 고통을 완화하는 역할을 하며, 근력 운동과 출산 시에 분비된다.

역학(epidemiology): 인간 집단의 질환의 원인과 빈도를 연구하는 과학의 한 분야

연독(plumbism): 납 중독에 의해 야기되는 질병

영양 분석표: 제조품에 특정 영양소의 양과 영양소의 하루 필요율을 표시한 표

영양학적 칼로리: 에너지 단위; 종종 킬로칼로리라는 용어와 교체 사용됨

오르가즘(orgasm): 성적 반응의 최고 상태와 생리적 성적 긴장의 완화

오존층(ozone layer): 지구의 표면으로부터 10-30마일 떨어진 넓게 확장되어 있는 성층권에 존재하는 오존분자 층

오존홀(ozone hole): 1985년에 처음으로 보고된 후에도 지속적으로 커져가고 있는 남극의 대기 중 오존이 부족한 부분

온실효과(greenhouse effect): 대기의 이산화탄소 역할은 지구로부터 복사되는 열이 다시 지구로 되돌아오도록 하며, 이것은 지구의 온도를 세계적으로 올리게 된다.

옴(scabies): 현미경으로 볼 수 있는 진드기에 의해 피부에 감염

완벽한 채식주의자: 식이에서 모든 동물성 제품을 제외하고, 우유, 치즈, 달걀 그리고 다른 유제품을 포함하는 사람

외상후 스트레스 증후군(posttraumatic stress disorder, PTSD): 심한 외상으로 발생된 육체적 혹은 정신적 질병으로 장기간 지속됨

외음문(vulva): 여성의 외부 생식 구조들

요가(yoga) : 몸과 마음의 긴장이 풀리게 해주는 신체적 움직임과 정신 운동을 결합한 것.

요도(urethra): 방광으로부터 바깥으로 소변을 운반하는 관

요도망울샘(Cowper's glands): 요도 안으로 염기화 액체를 분비하는 작은 분비기관

요도염(urethritis): 박테리아로부터 발생되는 요도의 자극 혹은 감염

요로감염(urinary tract infection(UTI)): 흔히 박테리아에 의해 일어나는 요도와 방광의 염증이나 감염

욕구단계: 생리적 욕구, 안전, 사랑, 자긍심 및 자아실현을 포함한

인간의 요구에 대한 과정.

우울증: 무력함, 절망감 및 자책감을 특징으로 하는 정신적 상태.

운동과다 증후군: 운동을 너무 많이 하여 근육, 힘줄, 인대, 관절에 부상을 입는 것.

운동선수 무월경증: 과도한 운동으로 인해 월경이 불규칙해지거나 중단되는 현상

월경(menstruation): 자궁의 내벽이 정규적으로 벗겨 질을 통해 나가는 현상

월경전 불쾌장애(premenstrual dysphoric disorder(PMDD)): 개인 활동에 지장을 미칠 정도의 극심한 월경 전 증후군

월경주기(menstrual cycle): 한 월경에서 다음 월경까지의 기간

웨스턴 블롯(Western Blot): 특별한 HIV 단백질 유무를 결정하는 검사 ; 매우 정확한편

웰니스: 건강을 증진시킬 수 있는 생활 습관의 연습을 통해 웰빙하기 위한 개인의 책임을 강조하는 것

위협 상황: 해악과 손실이 발생할지도 모른다는 인식으로 인해 스트레스를 유발하는 사건들

유당: 포도당과 젖당의 분자가 화학적으로 결합됨, 주로 유유에서 발견됨

유란 채식주의자: 고기, 가금과 생선은 제외하고, 달걀과 유제품은 포함한 사람

유방(breasts): 지방조직 안에 있는 모유 분비 기관과 송수관의 조직망

유방암 X선 검진(mammogram): 유방의 악성종양을 찾아내는데 사용되는 X선 사진

유병률: 특정 질병의 두드러짐

유사녹말체 단백질: 알츠하이머 환자의 뇌에 존재하는 비정상적인 단백질

유산소 트레이닝: 산소를 이용할 수 있는 몸의 능력을 키우는 운동.

유연성: 관절의 운동 가동 범위를 전부 움직일 수 있는 능력

유전병(hereditary(genetic) disease): 한쪽 또는 양쪽 부모로부터 결함있는 유전자나 염색체가 유전되어 발생하는 질환

유전자 상담: 아기를 가지려는 사람들에게 유전적 결함이 있는 태아의 임신이나 분만에 대한 정보를 검토해 주는 것

유전자 조작 식품: 다른 유기체의 유전자(외부 유전자)를 이식하여 만든 식물이나 동물 등의 식품

유전자 치료: 유전병을 가진 사람에게 인체 조직들(tissues)에서 결함 유전자를 정상 유전자로 대체하는 기법

유제품 채식주의자: 고기, 가금, 생선, 달걀을 제외하고, 유제품을 포함한 사람

유지욕구: 생리적 안전과 생존을 위한 요구 즉, 음식과 수분 섭취 등을 포함한 인간의 욕구.

융모막 검사(chorionic villus sampling): 양수검사의 대안으로, 임신 초기 태아의 유전적 혹은 해부학적 결함 여부를 알아보는 검진 절차

융모막검사(CVS): 태아에게 있어서 생화학적인 장애와 염색체 이상을 확인하는 방법

음경(penis): 성교와 소변 방출을 위한 남성 기관

음경꺼풀(foreskin): 음경의 끝부분을 싸고 있는 피부의 겹

음낭(scrotum): 고환을 담고 있는 피부로 둘러싸인 주머니

음식 알레르기: 먹는 것에 대해 알레르기 반응이 있는 것.

음핵(clitoris): 질 입구 위에 위치한 성적으로 민감한 기관

의사 원조 자살(physician-assisted suicide): 자살하기 위하여 고통이 심하거나 치료가 되지 않는 질병으로 인하여 때문에 더 이상 삶에 대한 희망이 없는 환자에게 의사가 자살하도록 도와주는 능동적인 안락사의 형태

의식: 자신 안에서 무언가를 알고 있거나 이해하고 있는 상태.

의학낙태: 비수술적 낙태는 전문약물로 임신을 중지시키는데 사용된다.

의학적 모델: 건강을 질병의 유무를 해석하는 것

이명현상(tinnitus): 커다란 소음에 갑자기 노출되거나 반복 노출되면 종종 귀에서 지속적으로 윙윙거리는 소리가 들리게 되는 현상.

이미지 시각화기법(image visualization): 치료를 촉진시키고 행동을 변화시키기 위해 정신적인 이미지들을 이용하는 것.

이온화한 방사선(ionizing radiation): 세포를 손상시키고 암을 일으킬 수 있는 X-레이 같은 방사선; 또는 암을 치료하는데 사용하는 방사선

이완 반응(relaxation response): 정신적인 이완 기법들에서 비롯되는 몸속의 생리학적인 변화들.

이완기(diastolic): 심장이 이완할 때 동맥의 압력(낮은 숫자)

이중맹검법(double-blind): 약물을 투여받는 자와 투여하는 자 모두 그 약물이 위약인지 진짜 약인지 모르는 경우

이차성 고혈압(secondary hypertension): 인지된 질병에 의해 야기되는 고혈압

이환률: 주어진 지역사회에서 건강한 사람에 대한 질병에 걸린 사람의 비율

인간 면역결핍 바이러스(human immunodeficiency virus; HIV): AIDS를 야기하는 바이러스. 이는 백혈구 내에 침투하고 증식하여 체내 면역계 결함을 야기한다.

인간 유두종 바이러스(human papillomavirus; HPV): 바이러스의 속(genus)에 포함되며, 유두종(피부나 점막에 작은 젖꼭지 모양으로 돌출되어 있음)과 사마귀를 야기한다.

인간백혈구항원(human leukocyte antigens): 기증자와 수혜자 간의 기관 이식의 적합도를 결정하기 위해 측정되는 항원

인공수정: 자연적인 방법이 아닌 인공적인 방법으로 정액을 자궁이나 수란관 안으로 유입시키는 것이다.

인공지방: 칼로리는 없지만 지방의 맛과 씹히는 감을 위해 화학적으로 첨가된 포장식품

인구 통계: 출생, 사망, 질병, 결혼, 건강에 따른 수치화된 자료

인지: 광범위한 감정을 알고자 하는 행위 또는 과정.

일반적 적응 증후군(GAS): 스트레스에 대한 세 가지 단계의 생물학적 반응

일반화된 불안장애: 지속적이고 비특이적인 걱정과 불안이 동반된 장애.

임신중독증: 고혈압과 액체잔류가 특징인 임신 중의 드문 합병증

임질(gonorrhea): 임질균에 의해 발생하는 성병

ㅈ

자가 면역 질환: 신체의 조직을 공격토록 하는 면역계 기능 장애

자간전증: 단백뇨, 고혈압, 부종이 특징인 임신중독증의 전 단계

자간증: 흐린 시야, 두통, 경련, 혼수, 어쩌면 사망이 특징인 임신중독증의 후기 단계

자궁(uterus): 그 안에서 태아가 성장하는 여성의 기관

자궁경부(cervix): 자궁 아래의 좁은 출구

자궁내막(endometrium): 자궁의 안쪽 벽

자궁내피임기구: 구부리기 쉽고, 대부분 플라스틱이며, 임신을 막기 위해 자궁내에 삽입되는 기구이다.

자궁외 임신(ectopic pregnancy): 자궁의 바깥쪽, 일반적으로 자궁관 밖에서 발생되는 임신

자궁적출술: 자궁을 제거하는 수술

자극제(stimulants): 중추신경계의 활성을 증가시키는 물질

자기공개(self-disclosure): 누군가와 개인적인 경험과 감정을 공유하는 것.

자기공명이미지(MRI): 강력한 자기성을 이용하여 신체 내부의 이미지를 제공하는 것으로 특히 부드러운 조직들을 위해 유용하다.

자당: 일반적 정제 설탕; 포도당과 과당의 분자가 화학적으로 결합됨

자아실현: Maslow의 욕구체계도에서 성장에 있어 보다 높은 단계를 달성한 상태.

자연요법(naturopathy): 치유를 촉진하기 위해 영양소, 약초, 마사지 그리고 기타 기법을 사용하는 대체의학

자위(masturbation): 스스로 유발시키는 성적 자극

자율신경계(autonomic nervous system): 몸 안의 기관들과 그 기관의 기능들 중 일부를 통제(조절)해주는 특수 신경그룹.

저밀도 지단백(low-density lipoprotein; LDL): 혈액에서 "나쁜" 콜레스테롤 운반체

저영양: 영양실조에 걸리지 않으면서 매일의 열량 섭취를 제한하는 것

저장지방: 저장지방이라고도 불림; 신체의 여러 부위에 지방처럼 에너지가 저장되어 있음.

전립샘(prostate gland): 요도의 밑에 있는 정액을 제공하는 분비기관

전립선 특수 항원 검사(prostate-specific antigen(PSA) test): 전립선의 비정상적인 성장과 연관된 단백질을 탐지하는 혈액검사

전염병(communicable disease): 한 사람에서 다른 사람으로 옮겨가는 감염성 질병

전염성 단핵구증(Mononucleosis): 대학생 또래에게 일반적인, 엡스타인 바 바이러스(EBV)에 의해 야기되는 감염성 질환

전이(metastasis) : 암세포가 전신에 퍼지는 과정

전이지방산: 단순불포화지방과 복합불포화지방산의 화학적 성질을 바꾸어 만든 인공지방

전자기장(electromagnetic fields; EMFs): 암의 위험을 증가시킬 수 있는 전력선과 가전제품에 의해 생산되는 방사능

전형적 실패율: 피임법과 관련된 모든 잠재적 문제들을 고려하였을 때의 임신 확률

점진적 근육이완법(progressive muscle relaxation): 근육을 긴장시켰다가 이완시키면서 이완상태를 만들어내는 특별한 기법

접촉성 피부염: 피부에 접촉함으로 생기는 알레르기 반응

접합체: 수정란의 제1세포

정관절제: 남성에서, 수정관을 잘라 정자의 통행을 막기 위해 양끝을 묶는 수술.

정낭(seminal vesicles): 정액의 요소인 액체를 분비하는 분비기관

정리운동: 경기나 트레이닝 세션 다음에 곧바로 하는 가볍거나 중간 강도의 운동. 정리 운동의 가장 주된 목적은 근육에 남아 있는 젖산을 빨리 제거하고, 몸이 천천히 휴지기의 상태로 돌아가게 하기 위한 것이다.

정맥(veins): 조직에서 심장으로 혈액을 되돌리는 혈관

정맥류(varicos vein): 결함있는 판막의 결과로 일반적으로 다리쪽의 정맥의 부종

정서적 웰니스: 감정을 이해학 일상생활에서 발생하는 문제에 대처하는 방법과 스트레스를 해소하는 방법을 아는 것

정세관: 정자를 생산하는 고환에서의 소용돌이 모양의 가는 관

정신분열증(schizophrenia): 생각하는 것이나, 현실을 직시하는 것 또는 기능을 하는 것이 교란되어 있는 정신적 장애.

정신신체 질환(psychosomatic illnesses): 스트레스나 감정의 기복과 같은 부정적인 정신상태 때문에 생기는 신체적 질병

정신적 웰니스: 당신과 다른 사람들 간의 균형과 조화를 이루는 상태

정신활성제(psychoactive): 주로 기분, 인지 그 외 뇌의 기능을 변화시키는 물질

정액(semen): 정액을 포함하는 하얗고 크림과 같은 액체

젖당: 유당에서 분리된 단당류

젖뗌: 모유수유를 멈추고 다른 방법으로 영양을 제공하는 것

제왕절개(C-section): 복부와 자궁을 수술적 개방을 통한 태아의 분만

제초제(herbicide): 잡초를 죽이는 화학물질

조직적합성(histocompatibility): 다양한 사람들의 세포에 있는 항원들의 비슷한 정도

종양 바이러스(tumor viruses): 세포를 감염시키고, 세포의 성장 특성을 변화시키며, 암을 일으키는 바이러스

종양(tumor): 비정상 세포 덩어리

좋은 스트레스: 즐거운 스트레스원에서 생기는 스트레스

주요 건강 지표: 중요한 미국의 공중 보건 문제를 나타내는 10가지 범주의 건강 목표들

죽상동맥경화증(atherosclerosis): 지방덩어리인 플라그가 동맥에 쌓이고 혈류 흐름을 막는 질병 과정

준비운동: 근육과 관절의 운동 능력 향상, 부상 방지, 운동 기능의 강화, 혈액이 근육과 심장에까지 전달되게 하는 능력의 강화를 위하여 본격적인 신체 활동 전에 하는 저강도의 운동.

중독(poison): 병이나 상해 혹은 사망을 일으킬 수 있는 화학적 물질

중독(addiction): 약물, 물질, 행동에의 신체적 정신적 의존

중성지방: 지방의 저장형태

중피종(mesothelioma): 폐암의 한 종류로 석면에 의해 발생한다.

쥐약(rodenticide): 생쥐와 쥐를 죽이는 화학물질

증상 체온법: 기초체온법과 점액법을 동시에 사용하는 방법

지구력: 장시간 지치지 않고 운동할 수 있는 능력

지방: 콜레스테놀과 트리틀리세리드와 같은 지방

지방산: 포화지방 혹은 불포화지방(단순불포화지방 혹은 복합불포화지방)이든 지방에서 자연적으로 발생됨

지방흡입술(liposuction): 신체의 일부분을 성형하기 위한 목적으로, 피하지방을 제거하기 위해 시행되는 수술

지용성 비타민: 지방에 녹음; 4가지의 지용성 비타민이 있음

지인강간: ("데이트 강간"이라고도 함) 피해자와 강간범이 이미 알고 있는 사이이고 서로 사회적으로 적절한 예절을 갖춘 상황에서 이미 만난 적이 있는 사이에서 일어나는 성폭력을 뜻한다.

지적 웰니스: 새로운 아이디어나 개념에 대해 마음을 여는 것

직업적 웰니스: 돈을 벌고 사회에 공헌하기 위해 당신이 하는 것을 즐기는 것

직접-소비자 광고(direct-to-consumer advertising): 약의 수요를 자극시키기 위한 소비자에게의 처방약 마케팅

진단(diagnosis): 의사에 의해 결정되는 모든 질환과 질병의 원인

진정 섬망증; DTs: 알콜에 대한 중독성 때문에 때때로 환각과 몸이 떨림.

진정제(sedative): 중추신경계의 진정제로서 불안과 공포, 격정을 이완시키는데 사용된다

질 난관 결찰(culpotomy): 여성 불임수술의 절차

질(vagina): 여성의 성교 기관으로 출생 시에는 태아가 나가기 위한 통로

질산염: 소금 혹은 질산의 에스테르를 함유한 방부제. 어떤 사람은 질산염에 민감하여 섭취 후 두통, 설사 혹은 두드러기로 고생할 수 있음.

질염(vaginitis): 질의 감염

질외사정: 다른 말로 빼다, 혹은 중절 성교라고 부르며, 사정 직전에 음경을 질에서 빼는 것이다.

ㅊ

채식주의자: 고기, 가름, 혹은 생선을 먹지 않는 사람

첨가물: 알콜 음료에 들어있는 맛이나 색깔을 내는 화학적 성분들

체액성 면역: 감염에 대항하는 B-세포의 반응

초경(menarche): 월경의 시작

초유: 누르스름한 액체로 항체와 단백질을 포함한다.

초음파 검사(ultrasound scanning): 초음파를 이용하여 자궁내 태아를 시각화하여 검사하는 방법

최대수명(maximum life span): 어떤 종 내에서 개인이 생존할 수 있는 이론적인 최대 나이

최면요법(hypnotherapy): 질병 치료를 위해 최면술을 이용하는 것.

최저 관찰된 실패율: 어떠한 방식이 의도적이고 지속적으로 쓰였을 때의 임신 확률

치료적 마사지(therapeutic massage): 피부와 근육의 마사지에 의한 이완과 치유의 촉진법.

침술(acupuncture): 치유 에너지를 생성하기 위해서 인체의 특정 지점으로 삽입되는 얇은 바늘을 사용하는 고대 중국의 대체 의학

ㅋ

카이(chi): 체내의 에너지 균형에 주목한 중국 용어. 기의 영어발음.

카이로프랙틱(chiropractic): 치유를 위해 척추와 관절의 조작을 사용하는 대체 의학

카페인(caffeine): 다양한 식물에서 얻어지는 천연자극제로, 주로 차, 커피, 초콜릿, 음료수 등에서 발견된다.

칼로리: 14.5℃의 물 1g을 15.5℃로 1℃ 올리는데 필요한 에너지량

코담배(snuff): 무연 담배의 형태; 분말이나 가늘게 썬 담뱃잎으로 만듬

코카인(cocaine): 코카시럽에서 얻어지는 자극제 약물로서, 흥분의 감정, 도취감, 신체적 활기를 유발한다.

콘돔: 음경(남성 콘돔) 이나 질 안에 (여성 콘돔) 덮는 고무 또는 폴리우레탄 씌우개 차단식 피임법으로 작용하며 성병을 예방한다.

콜레스테롤: 담즙, 혈액, 뇌, 신경조직, 간 그리고 신체의 다른 부분에서 발생되는 지방과 유사한 혼합물

크레아틴: 골격 근육 조직에 있는 자연 물질로, 먹을 수 있는 보조제로 섭취가 가능한데 근육의 수행 능력을 향상시키는 효과가 있다.

크세노에스트로젠(xenoestrongens): 자연 에스트로겐의 효과를 모방하는 환경적 화학 물질

클라미디아(chlamydia): 클라미디아 트라코마티스 박테리아에 의해 발생하는 성병

킬로칼로리: 에너지 단위; 1kg의 물을 1℃ 올리는데 필요한 열로 1,000칼로리와 동일함

ㅌ

타르(tar): 담배 흡연의 황갈색 찌꺼기

타르트라진: 황색 식용 색소로 식품의약국에서 "FD & C 황색 5번"으로 불림

탄수화물: 가장 경제적이고 효율적인 에너지원; 생물학적 분자는 1개 혹은 그 이상의 설탕 분자로 이루어짐

태반: 배아와 태아 발달로부터 나오는 분비물들을 제거하고, 아기가 태어난 후 후산에 없어지는 영양분이 제공되는 임신한 자궁내 편평한 원형의 혈관구조

태아 알콜 증후군: 선천적 결함과 정신적 지체는 임신기간의 음주에 의해 나타난다.

통합의학(integrative medicine): 치료 행위에 보편적인 의술과 대체의학을 모두 사용하는 의사에게 의뢰하는 것

통합적 모델: 건강의 생리적, 정신적, 정서적, 사회적, 정신적, 그리고 환경적 측면을 포함

투여량(dose): 투여될 약물의 양

투쟁 혹은 도피 반응: 유기체가 호르몬, 심혈관계, 대사와 다른 것들을 발휘함으로써 투쟁과 도피를 준비하는 방어적 반응

트란퀼라이저(tranquilizer): 중추신경계의 진정제로서 신체를 이완시키고 불안을 안정시킨다

트레이닝 효과: 운동 결과 나타나는 생리학적인 긍정적인 변화

특이대사율(specific metabolic rate): 하루 동안에 체중 1g당 소비하는 에너지의 양

ㅍ

파킨슨씨병: 신체의 움직임을 조절하는 뇌 기능이 점차적으로 감퇴하면서 발생하는 신경퇴행성 질환

페니실린(penicillin): 곰팡이에서 만들어지는 항생제로 박테리아성 감염을 치료할 수 있다.

펜시클리딘(phencyclidine, PCP): 투약경로와 투여량에 따라 자극제, 진정제 혹은 환각제가 될 수 있는 약물; 원래 동물 마취제로 개발되었다

편평상피세포암(squamous cell carcinoma) : 피부 가장 바깥 쪽에서의 암, 일찍 제거하면 대부분 치료가능

평균수명(average life span) : 사망 인구수의 50%에 해당하는 평균 나이

폐경(menopause): 중년에 일어나는 월경의 정지

폐기종(emphysema) : 폐포의 점진적인 퇴행으로 호흡과 산소 흡수가 더욱 어렵게 된다.

폐포(alveoli): 산소와 이산화탄소를 교환하는 폐 속의 작은 공기주머니

포경수술(circumcision): 음경으로부터 음경꺼풀을 제거하기 위한 수술과정

포도당: 모든 세포에서 주요 에너지원; 우선당이라고도 불림

포진(herpes): 단순 헤르페스 바이러스(HSV)에 의해 발생하는 성병

포화지방: 일반적으로 실내 온도에서는 고체로 있음; 동물에서 얻어짐

폭력(violence): 어떤 이 혹은 무언가를 해하거나 다치게 하거나 파괴하기 위한 육체적 혹은 구두적 행동

폭식증 장애(binge eating disorder): 단숨에 많은 양의 음식을 조절하지 못하고 섭취하는 증상으로, 배고픔의 증상을 느끼지 않는다.

폭음: 술자리에서 남성의 경우 5잔 이상, 여성의 경우 4잔 이상 마시는 것

폴리 염화 비페닐(polychlorinated biphenyls; PCBs): 인간의 갑상선과 동물의 생식계에 영향을 미치는 금지된 합성된 유기적 화학물질

프레온(CFCs): 이전에 대기 중에 유출된 냉각제로 사용되었던 화학물질로, 성층권의 오존을 파괴하는 원인이 된다.

프로락틴(젖분비호르몬) : 분만 후 젖분비를 자극하여 유지하는 하수체전엽 호르몬의 일종.

프루프 : 제품에 함유된 알콜 함량의 2배로 나타내는 수치

프리온(prion): 유전정보를 가지고 있지 않는 단백질 관련 감염요인, 그럼에도 드문 감염성 질환을 유발할 수 있다.

플라그(plaque): 동맥의 안쪽벽에 쌓이는 지방 물질

플라시보 효과(placebo effect): 의학적 가치가 전혀 없는 치료에

대해 개인이 갖는 신념에서 비롯되는 치료.

피드백(feedback) : 메시지를 받았다고 송신자에게 알리는 수신자의 반응

피임 스펀지: 살정제를 씌운 둥근 모양의 기구.

피임용격막: 고무인, 부드럽고 둥근모양의 피임기구로써, 살정제 젤리나 크림이랑 같이 쓰여 경관위에 씌여진다.

피트니스: 신체가 몸을 사용하는 노력에 반응할 수 있는 정도.

필수 아미노산: 아미노산으로 체내에서 만들어지지 않은 것으로 음식에 의해서만 공급됨.

필수 영양소: 식품에서 얻어지는 화학적 물질로 신체의 성장, 유지, 혹은 조직의 재생에 필요함; 신체에서 만들어지지 않음; 반드시 식품을 통해서 얻어짐

필수 지방: 정상적인 신체기능에서 요구되는 필수지방.

ㅎ

하루 필요율: 식품에서 발견되는 특정 영양소의 하루 권장량의 비율

하루권장량(RDA): 국가식품영양국에 의해 권고된 영양 수준으로 건강한 개인의 성별과 나이에 따른 하루 섭취량

하시시(마리화나) (hashish) : Cannabis 식물의 끈적끈적한 수액

항산화제(antioxidant) : 다른 화합물에 산화작용을 막는 약간의 물질

항상성(homeostasis) : 신체시스템(body systems)들이 지속적인 생리적 상태를 유지하는 방식으로 서로 상호작용하려는 경향.

항원: 항체를 형성하게 하는 감염성 유기체의 외부 단백질

항체: 비활성 상태인 바이러스, 박테리아와 유기체와 독성을 지닌 이물질이 인체에 침입했을 때 인지하는 단백질

해악과 손실 상황: 죽음, 재산손실, 부상, 그리고 질병을 포함하여 스트레스를 주는 사건들

핵형(karyotype) : 유전병들의 염색체 이상을 식별할 수 있도록 염색체를 시각적으로 표상한 것

허혈(ischemia) : 심장으로의 혈액의 불충분한 공급

헤미셀룰로오스: 식물 세포의 벽에서 발견되는 물질로 다양한 설탕들이 화학적으로 얽혀있음.

혈관충혈(vasocongestion) : 성적흥분에 반응하여 나타난 신체의 특정한 부위에서 나타나는 혈관의 울혈

혈소판(platelets) : 응고에 필수적인 혈액내 세포

혈우병: 필수 응고인자의 결핍에 의해 발생하는 유전병. 어떠한 상처나 손상에 과도한 출혈을 야기

혈중 알콜 농도: 혈중에 있는 알콜의 양

협심증(angina pectoris) : 관상동맥 질환으로 인해 야기된 가슴 통증에 대한 의학적 용어; 심장근이 혈액을 충분히 공급받지 못한 상황으로 가슴 통증이 나타남.

호르몬 대체요법(HRT) : 폐경기 증상, 골다공증 및 심장 질환을 예방하기 위하여 폐경기와 폐경기 후의 여성에게 에스트로젠을 보충해 주는 것

호르몬(hormones) : 내분비선에서 생산되고 분비되어, 혈액을 통해 운반되는 화학물질들

호모시스테인: 아미노산 메티오닌에서 추출된 물질로; 혈중 높은 수치는 심장병의 위험을 높임; 적절한 엽산의 섭취로 낮춰짐

호스피스: 말기 환자들이 죽기 전에 육체적, 정서적 및 영혼적 요구를 보살핌 받지만 더 이상의 어떤 처치도 이루어지지 않는 환경에서 시간을 보내기 위한 곳; 호스피스 간호는 환자의 집에서도 이루어질 수 있다.

홍반성 루푸스: 주로 여자에게 영향을 끼치는 자가 면역 질환

화학요법: 암세포를 죽이거나 몇 가지 암의 형태를 치료할 때 독성 화학물질을 사용

화학적 발암물질(chemical carcinogen) : 세포를 손상시키고 암을 유발한다.

환각제(hallucinogens) : 심리활성물질로서 뇌의 감각 과정을 변화시키고, 비현실의 시각적 청각적 감각을 유발한다(예, 환각적)

환경(environment) : 우리에게 영향을 미치는 외부의 모든 자연적 요인

환경적 모델: 사회경제적 상태, 교육, 그리고 다양한 환경요인과 같은 생태계의 현대적 분석과 건강에 대한 환경적 위험요인

환경호르몬(endocrine disruptors) : 하나나 그 이상의 신체 호르몬 작용에 영향을 미치는 환경속의 화학물질

활성산소(free radical) : 혈관과 조직에 손상을 줄 수 있는 인체내 산화 물질

황체형성 호르몬(luteinizing hormone) : 하수체 전엽으로써, 난포로 하여금 숙성된 난자를 방출해 황체가 되게 하는 것 남성에서는, 테스토스테론과 정자의 생성을 촉진시킨다.

회음절개: 분만동안에 아이 머리의 통로를 도와주면서 여성의 손상을 최소화하기 위해 회음부 절개

효소(enzyme) : 화학반응을 일으키거나 촉진시키는 세포내 단백질

후두근수축: 물을 마시는 동안 후두에 경련(발작)이 일어나는 것

후산: 태반과 태막

후천성면역결핍증(AIDS) : HIV 바이러스에 의해 수십가지 질병의 증상들

흑색종(melanoma) : 피부암의 특별히 위험한 종류

흡연 중단 일(quit date) : 흡연을 완전히 중단하려는 사람으로서 흡연자가 지정한 날.

흡입제(inhalants) : 증발물질로 흡입하면 알코올과 같이 취하게 된다

히스타민: 알레르기 반응시 세포에서 방출하는 화학 물질 ; 염증을

유발 한다

기 타

2차 과음 효과: 다른 이의 과음으로 인한 부정적인 경험들

2차 성징(secondary sex characteristics) : 남성과 여성을 구분하는 사춘기에 나타나는 해부학적 특징

A타입 행동(type A behavior) : 심장병의 위험에 공헌하는 화 또는 적대감 같은 특징으로 특성화되는 행동

B-세포 : 항체를 생산하는 면역 세포

C-반응성 단백질(CRP) : 만성 염증과 심장 발작의 위험을 측정하는 혈액속의 단백질

LSD: 강력한 환각 화학물질; 투약은 뇌의 화학을 변화시키고 다양한 환각상태와 행동적 효과를 일으킨다

Preferred provider organization(PPO) : 협회에 의해 타협된 절감된 비용으로 의학관리를 제공하는 협회에 소속된 의사들

T-세포: 인체에 침입한 이물질을 공격하는 면역세포

제 1 장

학습목표를 리뷰하고 이 책에 대한 당신 지식을 테스트하기 위해 이 장의 핵심 용어를 리뷰한다. 핵심 용어는 웹사이트에 있는 플래시 카드로 이용가능하다. *health.jbpub.com/hwonline*

학습 목표

1. 건강이 무엇을 의미하는지 서술하시오.
2. 건강의 의학적, 환경적, 통합적 혹은 웰니스 모델을 서술하시오.
3. 웰니스 연속체와 개인 건강에 대한 그것의 영향을 설명하시오.
4. 웰니스의 6가지 범주들을 정의하고 서술하시오.
5. 웰니스의 6가지 범주와 관련된 개인의 자질에 대해 서술하시오.
6. 통합적 건강의 철학에 대해 설명하시오.
7. 최근 사망의 주요 원인이 되는 3가지를 나열하고, 생활습관과 행동이 이 질병에 어떠한 영향을 미치는지 설명하시오.
8. 현대 생활양식이 근시에 어떤 영향을 미치는지 설명하시오.
9. 영성이 어떻게 건강을 증진시키는지 설명하시오.
10. 2010년 국가의 건강 목표들의 중점을 설명하시오.

핵심 용어 (페이지)

정서적 웰니스 (8)

환경적 모델 (5)

건강 (4)

통합적 모델 (5)

발병률 (5)

지적 웰니스 (8)

주요 건강 지표 (15)

의학적 모델 (5)

이환률 (5)

사망률 (5)

직업적 웰니스 (8)

신체적 웰니스 (8)

유병률 (5)

사회적 웰니스 (8)

정신적 웰니스 (8)

인구통계 (5)

웰니스 (4)

건강 탐색

당신은 얼마나 잘 살고 있는가?

당신의 현재 웰니스 정도를 알아보기 위하여 다음의 건강과 웰니스 설문지를 완성하세요. 각각의 문제의 답에 해당하는 번호에 동그라미를 치세요.

5 항상 그렇다
4 가끔 그렇다
3 종종 그렇다
2 거의 그렇지 않다
1 절대 그렇지 않다

1. 나는 나에게 지나친 스트레스를 주는 상황과 요인이 무엇인지 판단할 수 있다. 5 4 3 2 1
2. 나는 내가 배고프다고 느낄 때만 먹는다. 5 4 3 2 1
3. 나는 휴식을 위해 안정제나 다른 약을 복용하지 않는다. 5 4 3 2 1
4. 나는 우리 지역의 환경오염을 줄이기 위해 힘쓴다. 5 4 3 2 1
5. 나는 트랜스 지방이 있는 음식을 사는 것을 피한다. 5 4 3 2 1
6. 나는 다른 것에 대해 걱정하는 것 때문에 내가 하는 것에 집중하지 못한 적이 없다. 5 4 3 2 1
7. 나의 고용인(학교)은/는 나의 작업(학습)환경이 안전한지를 확인하기 위해 평가를 한다. 5 4 3 2 1
8. 나는 기분이 좋지 않을 때 약을 사용하지 않으려고 노력한다. 5 4 3 2 1
9. 나는 스트레스에 대한 반응으로 생기는 어떤 신체적 반응이나 질병을 판단할 수 있다. 5 4 3 2 1
10. 나는 진단용 x-레이의 필요성을 고려하고 있다. 5 4 3 2 1
11. 나는 심장병, 암, 그리고 다른 생활습관병의 위험요인인 습관을 고치려고 노력한다. 5 4 3 2 1
12. 나는 잠들기 위해 수면제를 먹는 것을 피한다. 5 4 3 2 1
13. 나는 정제당이나 옥수수당이 조미료로 들어간 음식을 먹지 않기 위해 노력한다. 5 4 3 2 1
14. 나는 스스로 세운 목표를 성취한다. 5 4 3 2 1
15. 나는 신체의 유연성을 위해 매일 몇 분 씩 스트레칭을 한다. 5 4 3 2 1
16. 나는 모든 아이들이 일반적인 소아 질병에 대해 예방접종하는 것을 지지한다. 5 4 3 2 1
17. 나는 친구들이 음주운전 하는 것을 막기 위해 노력한다. 5 4 3 2 1
18. 나는 소금섭취를 최소화 한다. 5 4 3 2 1
19. 나는 다른 사람들이나 상황 때문에 시간을 낭비하는 것을 상관하지 않는다. 5 4 3 2 1
20. 나는 엘리베이터 보다 계단을 이용한다. 5 4 3 2 1
21. 나는 과일과 야채를 섭취한다. 5 4 3 2 1
22. 나는 최소한 하루에 한번 치실을 사용한다. 5 4 3 2 1
23. 나는 내용물을 알기 위해 음식의 식품영양표를 읽는다. 5 4 3 2 1
24. 나는 정상체중을 유지하기 위해 노력한다. 5 4 3 2 1
25. 나는 일기장이나 수첩에 나의 기분이나 생각을 기록한다. 5 4 3 2 1
26. 나는 잠드는데 문제가 없다. 5 4 3 2 1
27. 나는 최소한 일주일에 세 번 격렬한 신체활동에 참여한다. 5 4 3 2 1
28. 나는 매일 나의 마음을 안정시키고 긴장을 완화하는 시간을 갖는다. 5 4 3 2 1
29. 나는 친한 우애와 친밀한 인간관계를 만들고 유지하고 싶다. 5 4 3 2 1
30. 나는 음식 또는 비타민 보충제로부터 일일 비타민 필요량을 섭취한다. 5 4 3 2 1
31. 나는 긴장이나 편두통 또는 어깨와 목의 통증이 거의 없다. 5 4 3 2 1
32. 나는 운전할 때 안전벨트를 착용한다. 5 4 3 2 1
33. 나는 나를 과식을 하게 만드는 정서적 그리고 상황적 요인을 알고 있다. 5 4 3 2 1
34. 나는 음주 후에 운전하는 것을 피한다. 5 4 3 2 1
35. 나는 내가 복용하는 약의 부작용을 알고 있다. 5 4 3 2 1
36. 나는 슬픔, 우울함, 불안한 감정을 받아들일 수 있고, 그것이 일시적이라는 것을 알고 있다. 5 4 3 2 1
37. 나는 주치의가 나에게 수술을 추천한다면 몇몇 다른 전문가의 의견도 알아볼 것이다. 5 4 3 2 1
38. 나는 비흡연가는 공공장소에서 담배연기를 맡지 않아야 한다는 의견에 동의한다. 5 4 3 2 1
39. 나는 흡연하는 임산부는 그들의 아이에게 악영향을 미친다는 의견에 동의한다. 5 4 3 2 1
40. 나는 수면시간이 충분하다고 생각한다. 5 4 3 2 1
41. 나는 주치의에게 왜 어떤 약은 처방이 필요하며 혹시 대체가능한 것은 없는지 물어본다. 5 4 3 2 1
42. 나는 나의 활동으로 소비되는 칼로리를 알고 있다. 5 4 3 2 1
43. 나는 다른 사람들이 나에게 부탁하는 것에 대해서 "안된다"라고 대답함으로써 나 자신의 시간과 정신적 여유를 먼저 살필 의향이 있다. 5 4 3 2 1
44. 나는 가능할 때마다 운전하는 대신 걷는다. 5 4 3 2 1
45. 나는 일일 칼로리, 단백질, 비타민 섭취량의 1/3을 포함하고 있는 아침식사를 한다. 5 4 3 2 1
46. 나는 집에서 흡연하는 것을 금지한다. 5 4 3 2 1
47. 나는 나의 꿈에 대해 기억하고 생각한다. 5 4 3 2 1
48. 나는 연간 주기적으로 검사를 하는 것보다 상태가 점검이 필요하나도 생각되는 징후나 느낌이 있을 때만 의학적 검사를 받는다. 5 4 3 2 1

49. 나는 나의 집을 사고 없는 곳으로 만들기 위해 노력한다. 5 4 3 2 1
50. 나는 주치의에게 내가 관리할 수 있도록 이해할 때까지 나의 문제에 대한 진단을 설명해달라고 요구한다. 5 4 3 2 1
51. 나는 일일 식단에 섬유질이나 통낟알, 신선한 과일, 야채 또는 겨 등을 포함하기 위해 노력한다. 5 4 3 2 1
52. 나는 술이나 감정조절 약물 없이 나의 정서적 문제를 해결할 수 있다. 5 4 3 2 1
53. 나는 나의 학교나 직업에 만족한다. 5 4 3 2 1
54. 나는 내 차에 타는 어린이들이 유아용 좌석에 앉거나 아동용 안전벨트를 하도록 요구한다. 5 4 3 2 1
55. 나는 삶에 대해 긍정적인 태도를 갖고 있는 사람과 친해지기 위해 노력한다. 5 4 3 2 1
56. 나는 사탕, 빵, 그리고 다른 인스턴트식품을 먹지 않기 위해 노력한다. 5 4 3 2 1
57. 나는 항상 우울해서 주변을 우울하게 만드는 사람을 피한다. 5 4 3 2 1
58. 나는 내가 먹는 음식의 칼로리 양을 알고 있다. 5 4 3 2 1
59. 나는 식후에 양치질을 한다. 5 4 3 2 1
60. *(여성만)* 나는 나의 유방검사를 주기적으로 한다. 5 4 3 2 1
(남성만) 나는 고환암의 징후를 알고 있다. 5 4 3 2 1

점수내는 법

동그라미 친 숫자를 아래 표의 문항 옆에 적고 각 열의 합계를 낸다. 그리고 각각 범주에 대한 당신의 웰니스 정도를 알기 위하여 웰니스 상태 해답을 사용한다.

정서적 건강	체력과 신체 관리	환경적 건강	스트레스	영양	의학적 자기 책임감
6 ______	15 ______	4 ______	1 ______	2 ______	8 ______
12 ______	20 ______	7 ______	3 ______	5 ______	10 ______
25 ______	22 ______	17 ______	9 ______	13 ______	11 ______
26 ______	24 ______	32 ______	14 ______	18 ______	16 ______
36 ______	27 ______	34 ______	19 ______	21 ______	35 ______
40 ______	33 ______	38 ______	28 ______	23 ______	37 ______
47 ______	42 ______	39 ______	29 ______	30 ______	41 ______
52 ______	44 ______	46 ______	31 ______	45 ______	48 ______
55 ______	58 ______	49 ______	43 ______	51 ______	50 ______
57 ______	59 ______	54 ______	53 ______	56 ______	60 ______
Total ______	Total ______	Total ______	Total ______	Total ______	Total ______

웰니스 상태

여섯 범주의 각각에서 당신의 상태를 평가하기 위해서는 당신의 각 열에서 당신의 전체 점수를 다음 해답과 비교해야 된다.

0-34, 향상이 필요함; **35-44**, 양호함: **45-50**, 훌륭함

당신과의 약속

당신의 웰니스 상태 결과에 기초하여 당신이 향상시키고 싶은 범주에서 적절한 변화를 만들어라. 당신이 바꾸고 싶은 것을 나열하고 그것을 시작할 시작을 정하고, 언제 그 변화가 당신의 삶에 완전히 흡수되었으면 좋을지 결정하라.

예를 들어.

원하는 변화

- 금연
- 명상
- 희망 적기

변화 시작

- 1주일 이내
- 즉시
- 금연 이후

할당된 시간

- 1달
- 2주
- 1주

당신의 목록에 적힌 변화들을 한번에 다 실시하려고 노력하지 말라. 가장 중요한 한두 가지 또는 당신이 이룰 수 있다고 생각하는 한두 가지부터 시작하라. 그리고 그 다음에 한 두 개씩 바꾸도록 하라.

제 2 장

학습목표를 리뷰하고 이 책에 대한 당신 지식을 테스트하기 위해 이 장의 핵심 용어를 리뷰한다. 핵심 용어는 웹사이트에 있는 플래시 카드로 이용가능하다. health.jbpub.com/hwonline

학습 목표

1. 정신과 신체의 소통(화학적과 전기적)이 어떻게 신체적, 정신적 웰빙을 강화하는지 설명한다.
2. 건강 유지를 위한 생체항상성의 역할을 설명한다.
3. 자율신경계의 기능을 설명한다.
4. 중국 사상에서의 음(yin)과 양(yang) 그리고 카이(chi) 에너지를 설명한다.
5. 호르몬과 신체 기능 사이의 관계에 대하여 설명한다.
6. 신체화 장애(somatization disorder)의 의미가 무엇인지 설명한다.
7. 시험에 대한 걱정 완화 방법에 대하여 설명한다.
8. 기도와 최면술이 어떻게 치료에 사용되는지 논의한다.
9. 이미지 시각화기법이 어떻게 행동의 변화를 증진시킬 수 있는지 설명한다.

핵심 용어 (페이지)

자율신경계 (26)

생체자기조절 훈련법 (27)

카이 (26)

항상성 (25)

호르몬 (28)

최면요법 (36)

이미지 시각화기법 (40)

만다라 (38)

만트라 (38)

명상 (38)

뉴로펩티드 (27)

플라시보 효과 (31)

점진적 근육이완법 (38)

정신신체 질환 (28)

이완 반응 (38)

신체화 (29)

신체화 장애(30)

요가(38)

건강 탐색

시각화기법은 통증을 제거시킨다.

누구나 가벼운 수술과 치과 치료 시에 발생하는 통증을 감소시키거나 제거하는 방법을 습득할 수 있다. 통증을 감소시키는 한 가지 방법은 약한 고통을 상상하는 것이다; 대부분의 사람들은 통증을 극복하는 것은 어려울지라도 약한 고통은 제어할 수 있다. 자신이 유도한 깊은 정신 이완, 또는 자기-최면은 말기 암과 같은 큰 통증도 효과적으로 억제할 수 있다. 한 여성이 치과 수술의 통증을 조절하기 위해 그녀가 사용한 시각화기법을 설명한다.

이틀 전, 어금니를 뽑으러 가기 전에 나는 긴장을 풀고 통증과 출혈이 없는 수술을 상상하였다. 이것은 마치 프로그램된 것처럼 되었다. 치아를 긁어내고 잇몸을 꿰맸음에도 불구하고 출혈과 통증은 없었으며, 코데인(진통제)의 처방도 필요하지 않았다. 최근의 이러한 경험에 앞서 통증에 대한 나의 인내(역치)는 실제로 존재하지 않았으며, 수년간 나는 치과의사의 진료실에서나 가벼운 수술을 할 동안 많은 피를 흘렸었다. 현재 나는 더 이상 "출혈자(bleeder)" 가 아닌 신봉자(believer)이다.

- 이미지 시각화기법을 통한 두 가지 다른 사례는 통증의 발생을 막을 수 있음을 설명한다.
- 시각화기법의 사용으로 통증을 감소시키는 하나의 사건을 묘사한다(예, 스포츠, 부상, 의사의 진료실 방문).

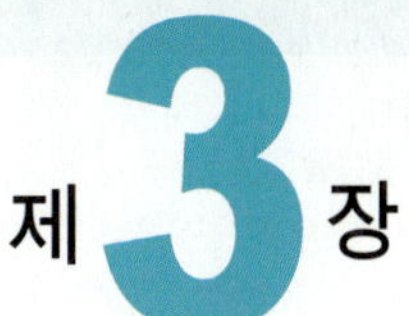

제 3 장

학습목표를 리뷰하고 이 책에 대한 당신 지식을 테스트하기 위해 이 장의 핵심 용어를 리뷰한다. 핵심 용어는 웹사이트에 있는 플래시 카드로 이용가능하다. *health.jbpub.com/hwonline*

학습 목표

1. 스트레스, 스트레스원, 좋은 스트레스, 나쁜 스트레스, 그리고 스트레스와 관련된 질병 등의 용어를 정의한다.
2. 스트레스의 정신적 요소와 스트레스 경험에 영향을 미치는 요인들에 대해 설명한다.
3. 스트레스의 생리학적 요소들에 대해 설명한다.
4. 일반적 적응증후군의 3가지 단계를 설명한다.
5. 생활의 변화 단위와 그것이 스트레스 측정에 어떻게 사용되는지 설명한다.
6. 스트레스와 관련된 질병들을 적어도 3가지는 나열한다.
7. 스트레스가 어떻게 면역계에 영향을 미치는 지를 설명한다.

핵심 용어 (페이지)

도전 상황 (48)

나쁜 스트레스 (48)

좋은 스트레스 (48)

투쟁 혹은 도피 반응 (49)

일반적 적응 증후군 (56)

해악과 손실 상황 (48)

시상하부-뇌하수체-부신 축 (49)

외상후 스트레스 증후군(PTSD) (56)

스트레스 (46)

스트레스원 (46)

위협 상황 (48)

건강 탐색

여러분의 스트레스 반응들은 어떠한가?

많은 사람들은 과도한 스트레스에 대한 특별한 신체 반응들을 경험한다. 여기에 몇 가지 일반적 스트레스 반응들의 목록이 있다. 여러분이 자주 경험하는 것들은 무엇인가? 본 목록에 없는 몇 가지 반응들은 여러분이 추가할 수 있다.

반응	하루에 한번	2~3일마다 한번	1주일에 한번	1달에 한번	최근 2달안에는 없음
두통	______	______	______	______	______
신경성 경련과 경직	______	______	______	______	______
흐릿한 시력	______	______	______	______	______
현기증	______	______	______	______	______
피로	______	______	______	______	______
기침	______	______	______	______	______
숨가쁨	______	______	______	______	______
등 통증	______	______	______	______	______
근육 경련	______	______	______	______	______
가려움	______	______	______	______	______
과다 발한	______	______	______	______	______
심계항진	______	______	______	______	______
변비	______	______	______	______	______
턱 조임	______	______	______	______	______
빈맥	______	______	______	______	______
무기력	______	______	______	______	______
골반 통증	______	______	______	______	______
복통	______	______	______	______	______
빈혈	______	______	______	______	______
빈뇨	______	______	______	______	______
피부염(발진)	______	______	______	______	______
과환기	______	______	______	______	______
불규칙한 심장박동	______	______	______	______	______
고혈압	______	______	______	______	______
생리불순	______	______	______	______	______
냉 배출	______	______	______	______	______
손톱 물어뜯기	______	______	______	______	______
가슴앓이	______	______	______	______	______

여러분은 스트레스에 어떻게 영향을 잘 받는가?

몇몇 사람들은 다른 것보다 스트레스의 해로운 영향들을 더 잘 받아들인다. 다음의 목록들은 스트레스에 대한 여러분의 민감성 정도를 제공할 수 있다. 각 항목의 점수들은 그것을 여러분에게 적용할 때 1(거의 항상)에서 5(결코 아니다)까지 있다. 전체 점수가 50보다 낮으면 여러분은 특별히 스트레스에 노출되어 있지 않음을 나타낸다. 50-80점은 약간의 노출 가능성이 있음을, 80점 이상은 노출 가능성이 매우 높아서 생활의 변화를 가져와야 하는 시기임을 나타낸다.

______ 1. 나는 하루에 적어도 한 번은 뜨거운 영양 식사를 한다.

______ 2. 나는 일주일에 적어도 4일 밤은 7~8시간 잔다.

______ 3. 나는 정기적으로 다른 사람을 사랑한다.

______ 4. 나는 50마일 이내에 내가 의지할 수 있는 가까운 사람이 적어도 한 명은 있다.

______ 5. 나는 1주일에 적어도 두 번은 땀을 흘릴 만큼 운동을 한다.

______ 6. 나는 하루에 담배를 10개피 이하로 핀다.

_______ 7. 나는 1주일에 알코올 음료를 5회 이하로 섭취한다.
_______ 8. 나는 신장과 나이에 따른 적절한 체중을 유지한다.
_______ 9. 나는 기초 비용과 욕구를 충족할 수 있는 충분한 돈을 갖고 있다.
_______ 10. 나는 나의 종교적 신념이 강건하다고 느낀다.
_______ 11. 나는 정기적으로 클럽 또는 사회적 활동들에 참가한다.
_______ 12. 나는 약간의 가까운 친구와 지인들이 있다.
_______ 13. 나는 사적인 문제들에 대해 비밀을 털어 놓을 수 있는 한 명 이상의 친구가 있다.
_______ 14. 나는 기본적으로 상당히 건강하다.
_______ 15. 나는 화가 나거나 근심이 있을 때 나의 감정을 터놓고 이야기할 수 있다.
_______ 16. 나는 사소한 일, 돈, 그리고 일상 생활 문제들을 함께 사는 사람들과 토론한다.
_______ 17. 나는 일주일에 적어도 한 번은 즐길 수 있는 무언가를 한다.
_______ 18. 나는 스트레스를 느끼지 않는 내 시간을 조직할 수 있다.
_______ 19. 나는 하루에 세 잔 이하의 커피(티 혹은 탄산음료)를 마신다.
_______ 20. 나는 하루 중 적어도 한 번은 명상의 시간을 갖는다.

총 점수 _______

자료출처 : L.H. Miller and A.D. Smith에 의해 개발된 검사에서 채택함.

여러분은 조급증(hurry sickness)을 갖고 있나요?

행동	거의 항상	때때로	거의 없음
1. 다른 사람의 말이 끝나기 전에 끼어드는가?	_______	_______	_______
2. 선에서 기다릴 때 안절부절 하는가?	_______	_______	_______
3. 빨리 먹는가?	_______	_______	_______
4. 한 번에 한 가지 이상의 일을 하려고 하는가?	_______	_______	_______
5. 스포츠나 게임에서 지면 화를 냈는가?	_______	_______	_______
6. 말해야 할 것을 얼마나 자주 잊어버리는가?	_______	_______	_______
7. 앉아 있을 때 손가락을 치거나 발을 두드리는가?	_______	_______	_______
8. 교차로에서 황색 주의 신호등에 속도를 내어 지나가는가?	_______	_______	_______
9. 신호가 바뀌길 기다릴 때 자동차 엔진을 공회전하는가?	_______	_______	_______
10. 완성해야 할 일을 늦게 하는가?	_______	_______	_______

점수를 계산하는 방법은 다음과 같다: 만약 *거의 항상*으로 표시하면, 3점이 된다. *때때로*에 표시하면 2점, 그리고 *거의 없음*은 1점이 된다. 그리고 모든 점수를 합한다. 총 점수가 25~30이면, 아마도 조급증을 갖고 있으며(그것이 치명적이지는 않기 때문에 걱정하지는 마라), 좀 더 천천히 이완하는 활동이 필요하다. 총점이 16-24점이면, 조급증의 잠재성을 갖고 있다. 총점이 16점 이하이면, 당신은 꽤 느긋한 성격을 갖고 있다.

"글쓰기" 방법으로 스트레스에 대처하라

우리가 스트레스를 받거나 곤란에 처했을 때, 우리는 아주 종종 우리의 감정에 휩쓸려서 어떻게 행동할 지에 대해 올바르게 판단하는 능력을 잃는다. 우리는 단지 괴롭다는 것만을 안다.

개인의 충격적 체험에 대해 적는 것은 스트레스를 줄이고, 면역 기능 개선과 건강과 웰빙을 길러준다는 것이 연구에서 확인되었다. 분명하게, 심리적으로 고통스런 경험들을 글로 적음으로써 우리는 의식적인 자각에서 벗어나서 고통스런 불쾌감을 유지하는 것과 관련 있는 스트레스와 근심으로부터 해방된다. 정신적 충격에 대해 글을 쓰는 것은 그것을 분류하고 이해하며, 그 경험을 과거로 갖다 놓는데 도움을 준다.

여러분의 생각과 감정을 글로 쓰는 것으로부터 이익을 얻기 위해 정신적 충격을 경험할 필요는 없다. 글로 감정을 표현하는 것은 여러분이 어떤 방식으로 느끼는지 이유와 여러분의 사고나 인식, 그리고 반응들이 여러분의 생활에 어떻게 영향을 미치는지를 분류하는 데 도움을 줄 수 있다. 글쓰기는 여러분의 생활을 정직하게 바라보게 한다. 또한 글쓰기는 누군가 다른 사람들의 반응과는 무관하게 개인적으로 자신을 표현하게 한다.

일기에 규칙적으로 들어가는 "건강 글쓰기"는 매일의 사건 기록 대신 사고와 감정을 표현하는 것을 제외하고는 일기와 유사하다.

- 일기를 위한 특별한 노트북을 사용하라
- 조용한 곳에서 글을 쓰라
- 일기를 사적으로 관리하면 자신을 정직하게 나타낼 수 있다.
- 계속적으로 일기를 쓰라. 문법이나 철자에 신경 쓰지 마라.
- 자기 감정을 표현해라. 뜻을 통하게 하는데 신경 쓰지 마라.

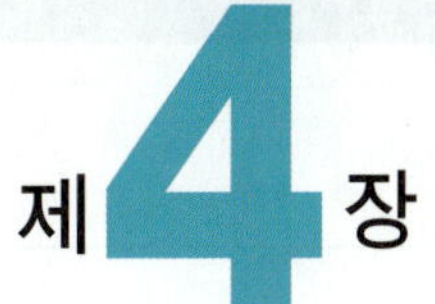

제 4 장

학습목표를 리뷰하고 이 책에 대한 당신 지식을 테스트하기 위해 이 장의 핵심 용어를 리뷰한다. 핵심 용어는 웹사이트에 있는 플래시 카드로 이용가능하다. *health.jbpub.com/hwonline*

학습 목표

1. Maslow의 욕구 체계도와 그것이 정서적 안녕감에 어떤 역할을 하는지 설명하시오.
2. 정서적 스트레스를 다루기 위한 여러 전략들을 정의하시오.
3. 여러 가지 방어기전을 정의하시오.
4. 공포와 공포병을 정의하고, 설명하시오.
5. 우울증의 특성을 설명하시오.
6. 자살의 유병율과 여러 증세에 대해 논하시오.
7. 정신적 웰빙을 위한 수면의 중요성에 대하여 논하시오.
8. 정신분열증의 특성을 정의하시오.

핵심 용어 (페이지)

불안 (71)

양극장애 (75)

인지 (67)

의식 (67)

대체전략 (68)

방어기전 (68)

우울증 (74)

기분변조 (75)

일반화된 불안장애 (73)

성장욕구 (66)

욕구단계 (66)

불면증 (81)

유지욕구 (66)

기면발작 또는 낮잠 (81)

강박관념 장애 (74)

공황장애 (73)

사건수면 (82)

공포 (71)

빠른 동공운동 수면 (82)

정신분열증 (84)

사회 공포증 (72)

계절적 영향성 장애 (75)

몽유병 (82)

자아실현 (66)

무의식 (67)

수면 무호흡 (82)

공포 또는 공포증에 대해 정의하시오.

두려워 하는 상황이나 사물	공포감 없음	경미한 공포감	강한 공포감
비행기	______	______	______
새	______	______	______
박쥐	______	______	______
피	______	______	______
공동묘지	______	______	______
죽은 동물	______	______	______
곤충	______	______	______
많은 사람들	______	______	______
어두운 곳	______	______	______
치과의사 또는 의사	______	______	______
병원	______	______	______
오물이나 쓰레기	______	______	______
호수 또는 바다	______	______	______
강아지 또는 고양이	______	______	______
기타 동물	______	______	______
총	______	______	______
벽장, 엘리베이터	______	______	______
높은 곳	______	______	______
여러 사람이 모인 곳	______	______	______
소음	______	______	______
운전	______	______	______
비난 당함	______	______	______
거절 당함	______	______	______
밤에 혼자 산책	______	______	______
기타 다른 공포	______	______	______

수면과 꿈의 상태를 기록하시오.

일주일 동안 매일 아침, 다음 페이지에 나와 있는 차트에 수면 행동을 측정하시오; 또한 꿈을 꾼 내용을 노트에 면밀히 기록하시오.

꿈을 기록하기 위한 힌트 :

1. 침대 주변에 펜이나 연필, 그리고 메모지를 비치한다.
2. 꿈을 기억하고자 하는 수면 전 상태를 상기한다.
3. 잠에서 깨어나자마자 꿈의 내용을 기록한다.

수면 평가 챠트

	일요일	월요일	화요일	수요일	목요일	금요일	토요일
취침시간							
잠든 시간(대략 일어난 시간)							
잠들기 전 느낌							
잠들지 못하는 이유? (예/아니오)							
수면 보조물을 이용하는가?(우유, 알약)							
저녁에 잠자면서 일어난 횟수							
잠이 깬 시간							
침대에서 나온 시간							
잠에서 깼을 때의 느낌							
꿈을 꾸었는가?(예/아니오)							
총 수면시간							

"아니오"라고 말하기

많은 사람들은 다른 사람이 부탁하는 것에 대해 "아니오"라고 말하기를 힘들어 하며, 그들이 원한 것에 대해 흥쾌히 "예"라고 말하기도 힘들어 한다. 시간과 에너지를 발산하는 것을 열정이라고 생각하는 반면, 자신의 희망만을 추구하면 이기적인 것으로 생각한다. 그러나, 타인에게 "아니오"라고 하거나, 스스로에게 "예"라고 말하는 것이 적절할 때가 많다. 여러분의 정서는 이러한 시기를 말해주고 있는 것이다. "아니오"라고 하는 대답은 "예"라고 말하는 것이 여러분을 화나게 하거나 분개하게 할 때 나온다. 반면, 본인에게 "예"라고 하는 대답은 사랑과 평화를 느끼는 내적 감정이 증가할 때 나온다.

"아니오"라고 말하길 원했으나, "예"라고 말한 횟수가 최근에 얼마나 되는지 생각해 보시오. 다음과 같이 작성하세요: 사실 저는 "아니오"라고 말하고 싶었습니다. 당신이 저에게 ________________을 요구했던 ________________시점에 스스로 다음 번에 일어날 동일한 또는 다른 요구사항에 대해 "아니오"라는 답변을 준비하시오. 스스로에게 "아니오"라고 말한 답변이 다른 사람들의 반응을 확고하고, 공정하게 처리하고 있음을 상상해 보시오. "아니오"라고 말하는 답변을 꾸준히 연습하고, 처음에 어렵게 느껴지더라도 포기해서는 안 된다.

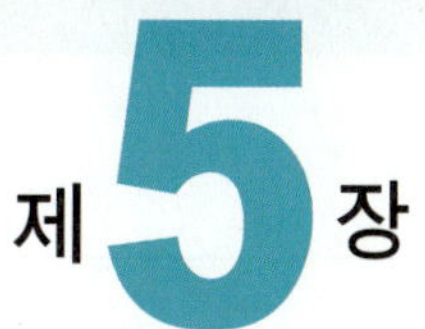

제 5 장

학습목표를 리뷰하고 이 책에 대한 당신 지식을 테스트하기 위해 이 장의 핵심 용어를 리뷰한다. 핵심 용어는 웹사이트에 있는 플래시 카드로 이용가능하다. *health.jbpub.com/hwonline*

학습 목표

1. 식이 선택에 영향을 미치는 다양한 요인들을 열거하시오.
2. 건강 단체에 의해 제안된 식이 지침을 기술하시오.
3. 식품구성탑에서 맨 아래와 위에 위치한 식품과 그렇게 위치된 이유를 기술하시오.
4. 가공 식품의 성분과 영양분석표 라벨을 기술하시오.
5. 식품의 3가지 기능을 기술하시오.
6. 칼로리를 정의하시오.
7. 식품의 7가지 성분과 각 성분을 확인할 수 있는 일반적 식품을 나열하시오.
8. 음식으로 약으로 사용되는 식이 보충제를 규정하고 구분하시오.
9. 항산화제의 근원을 정의하고 밝히시오.
10. 3가지 유형의 채식 식단과 채식주의의 이유를 기술하시오.

핵심 용어 (페이지)

아미노산 (100)

빈혈증 (98)

항산화제 (107)

인공지방 (106)

기초대사량 (99)

기초대사 (99)

칼로리 (99)

탄수화물 (102)

셀룰로오스 (105)

콜레스테롤 (105)

복합 탄수화물 (102)

디옥시리보 핵산(DNA) (102)

식이 보충제 (112)

필수 아미노산 (100)

필수 영양소 (98)

지용성 비타민 (107)

지방산 (105)

섬유 (104)

플라보노이드 (111)

식품구성탑 (93)

과당 (102)

기능성 식품 (107)

젖당 (102)

감마 방사선 요법 (116)

포도당 (102)

당원 (105)

갑상선종 (98)

건강식구성탑 (95)

헤미셀룰로오스 (105)

호모시스테인 (110)

성분표 (96)

불용성 섬유 (105)

킬로칼로리 (99)

락타아제 (103)

유란 채식주의자 (118)

유당 (102)

유제품 채식주의자 (118)

레시틴 (105)

리놀레산 (105)

지방 (105)

대사 (99)

무기질 (110)

단순불포화지방 (105)

질산염 (101)

아질산염 (101)

비필수 아미노산 (100)

기능 식품 (112)

영양 분석표 (96)

영양학적 칼로리 (99)

하루 필요율 (96)

복합불포화지방 (105)

단백질 (100)

반응성 저혈당 (119)

하루권장량(RDA) (98)

포화지방 (105)

단당 (102)

수용성 섬유 (105)

녹말 (104)

자당 (102)

아황산염 (113)

타르트라진 (114)

전이지방산 (106)

완벽한 채식주의자 (118)

채식주의자 (118)

비타민 (107)

수용성 비타민 (107)

식물 화학물 (111)

건강 탐색

식사 일기

자료수집

2일간 먹는 모든 것을 기록하라. 당신의 일상적인 음식 소비 형태가 반영된 날을 선택해야 한다. 당연히 각 음식의 양, 시간, 식사로나 간식으로 먹든, 배가 고프거나 다른 이유로 먹든, 먹을 때 느낌, 주변 환경(예를 들면, 혼자, 친구와 같이, 가족과 같이)도 기록해야 한다.

음식	양	시간	식사 혹은 간식	배고픈가?다른 이유는?	기분은?	환경은?
시리얼	한 그릇	오전 6:30	식사	배고픔	졸림	혼자
바나나	1	9	9	9	9	9
저지방 우유	컵	9	9	9	9	9

자료 분석

당신의 식사 일기로부터 대표 음식의 영양소를 분석하라.

1. 대표 음식을 선택하라.
2. 일리노이 대학의 영양분석계산기에 로그온하고 영양분석을 위해 대입하라. *Health and Wellness*의 웹사이트에서 확인할 수 있을 것이다.
3. 분석을 출력하라.
4. 식품구성탑(93쪽)에 제시된 지침과 음식 섭취를 비교하면서 1쪽을 작성하라.

나의 식습관: 칼로리에 대한 실마리

칼로리는 모든 종류의 음식에 발생한다. 충분히 먹었는가? 혹은 요구량보다 더 많이 먹었는가? 식사 형태, 그리고 무엇을 왜 먹는지를 생각하라. 당신의 식사 형태를 알려주는 모든 답을 확인하라.

주로 무엇을 먹는가?

_______ 다양하고 균형 잡힌 식이.
_______ 지방과 당분만 적절한 식이.
_______ 기름에 오래 튀긴 빵.
_______ 샐러드드레싱, 감자 토핑, 스프레드, 소스, 그레이비와 같은 "별다른" 것.
_______ 캔디, 케이크, 파이 같은 단맛의 풍부한 디저트.
_______ 지방과 염분이 높은 칩과 과자와 같은 간식.
_______ 탄산음료.

주로 언제 먹는가?

_______ 식사 시간에
_______ 공부할 때
_______ 식사 준비나 정리할 때
_______ 친구와 시간을 보낼 때
_______ TV를 보거나 다른 활동을 할 때
_______ 언제든지

어디서 먹는가?

_______ 부엌이나 식당에서
_______ 학교 식당에서
_______ 패스트푸드 매장에서
_______ TV 앞이나 공부하면서
_______ 배고플 때 아무 곳에서나

왜 먹는가?

_______ 먹을 시간이 되어서
_______ 배가 고파서
_______ 음식의 유혹에 의해서
_______ 다른 사람들이 먹기에
_______ 먹지 않는다면 음식이 사라질까봐
_______ 지루하거나 욕구불만으로

만들고 싶은 변화는

1. ______________________________

2. ______________________________

3. ______________________________

출처 : 미국농무부(U. S. Department of Agriculture) (1992). *Dietary guidelines and your health: Health educator's guide to nutrition and fitness*. Washington, D.C.: U.S. Government Printing Office.

풍부한 영양으로 먹기

"행동" 중인가? 이 모습에 평생 머물 것인가? 아래를 통해 건강에 도움이 되는 7가지 지침을 확인하라.

_______ 소금과 염분은 적절히 사용
_______ 지방, 포화지방, 콜레스테롤이 낮은 식이 선택
_______ 간식 피하기
_______ 건강을 위해 하루 1개 사과 먹기
_______ 설탕은 적절히 사용
_______ 포장된 후식 피하기
_______ 건강 체중 유지하기
_______ 알코올 음료 제한하기
_______ 하루에 2-3서빙 채소 먹기
_______ 캔디, 칩, 탄산음료 피하기
_______ 채소, 과일, 곡물이 풍부한 음식 선택하기
_______ 다양하게(골고루) 음식 먹기
_______ 패스트푸드 피하기

식이 지침을 따르면 건강할 것이다. 어떻게 먹을 것인지를 적어보자.

____

____

____

____

사인 ______________________________

날짜 ______________________________

출처 : 미국농무부(U. S. Department of Agriculture) (1992). *Dietary guidelines and your health: Health educator's guide to nutrition and fitness*. Washington, D.C.: U.S. Government Printing Office.

다양하게 먹기 위해서 하루치(diet rate)를 어떻게 할 것인가?

다양식은 건강식이다. 음식 선택에서 다양함을 어떻게 기술할 것인가?

	거의 안함	일주일에 1-2번	일주일에 3-4번	거의 매일
얼마나 자주 먹는가:				
1. 하루에 적어도 6서빙의 빵, 시리얼, 쌀, 밥, 크래커, 파스타 혹은 곡물로 만들어진 음식을 먹는가?	❑	❑	❑	❑
2. 정제되지 않는 곡물로 만든 음식을 먹는가?	❑	❑	❑	❑
3. 하루에 세 종류의 다른 채소를 먹는가?	❑	❑	❑	❑
4. 마른 콩이나 완두를 먹는가?	❑	❑	❑	❑
5. 시금치와 브로콜리 같은 진녹색 채소를 먹는가?	❑	❑	❑	❑
6. 하루에 두 종류의 과일이나 주스를 먹는가?	❑	❑	❑	❑
7. 하루에 3서빙의 우유, 요거트 혹은 치즈를 먹는가?	❑	❑	❑	❑
8. 하루에 2서빙의 저지방 고기, 가금 혹은 생선, 달걀, 마른콩 혹은 견과를 먹는가?	❑	❑	❑	❑
각 칸에서 체크된 수를 계산하라.	총 _______	_______	_______	_______

다양식을 먹기 위해서 나는 ______________________________

____

____

____

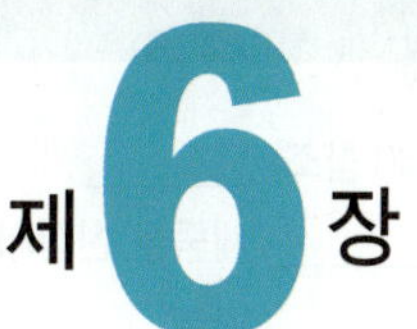

제 6 장

학습목표를 리뷰하고 이 책에 대한 당신 지식을 테스트하기 위해 이 장의 핵심 용어를 리뷰한다. 핵심 용어는 웹사이트에 있는 플래시 카드로 이용가능하다. *health.jbpub.com/hwonline*

학습 목표

1. 미국사회에서 과체중의 증가정도와 원인을 설명하시오.

2. 건강을 위한 신체질량지수(BMI)의 중요성을 설명하시오.

3. 식욕조절과 영향을 미치는 요인들에 대하여 설명하시오.

4. 체중 감량을 위한 방법으로서 칼로리 제한 방법이 왜 실패하는가를 설명하시오.

5. 효과적인 체중관리 방법을 나열하시오.

6. 과체중을 위한 의학적 치료방법들의 장점과 단점에 대하여 논하시오.

7. 일반적으로 유행하는 체중 감량법과 잘못된 이론에 대하여 설명하시오.

8. 신경성 식욕부진, 거식증 그리고 폭식증에 대한 정의를 내리시오.

핵심 용어 (페이지)

신경성식욕부진증(anorexia nervosa) (141)

식욕조절(appestat) (130)

식욕억제제 (appetite suppressants) (138)

벤조카인(benzocaine) (137)

폭식증 장애(binge eating disorder) (143)

식이섬유 제품들(bulk-producing agents) (138)

신체이미지(body image) (140)

신체질량지수(body mass index) (129)

거식증(bulimia) (142)

에너지 균형(energy balance) (131)

마황 (ephedra) (139)

필수 지방(essential fat) (128)

글리코겐(glycogen) (130)

호르몬(hormones) (139)

랩틴(leptin) (132)

지방흡입술(liposuction) (135)

비만(obesity) (128)

____

저장지방(storage fat) (128)

____

중성지방(triglyceride) (130)

____

건강 탐색

여러분의 체중을 이루는 구성성분은 어떠한가요?

아래 빈칸을 채우시오.

신장은 (신발 벗고) _______ inches (X 0.254 = _______ meters)

체중은 (옷을 입고) _______ pounds (÷ 2.2 = _______ kilograms)

(성인기준) 가장 높았던 체중은 _______ pounds(이때 연령은 _______ 세)

(성인기준) 가장 낮았던 체중은 _______ pounds(이때 연령은 _______ 세)

신장 대비 권장되는 체중은 (페이지 130 참조) _______

신체질량지수 (페이지 131 참조) _______ 체중을 신장의 제곱으로 나눔.

체중을 잘 살펴보시오.

음식섭취 일기장을 참조하여 아래의 사항을 완성하시오.

1. 식생활과 관련된 허기짐과 다른 느낌을 나열하시오.

2. 배가 고프지 않을 때 먹는 일 대신에 할 수 있는 활동들을 나열하시오.

신체 이미지

아래 나열된 표의 항목에서 나타난 자신의 외형을 보고 어떤 기분이 드시나요?

	매우 만족	다소 만족	다소 불만족	매우 불만족
머리	❑	❑	❑	❑
팔	❑	❑	❑	❑
손	❑	❑	❑	❑
발	❑	❑	❑	❑
허리	❑	❑	❑	❑
엉덩이	❑	❑	❑	❑
골반	❑	❑	❑	❑
다리와 발목	❑	❑	❑	❑
허벅지	❑	❑	❑	❑
가슴	❑	❑	❑	❑
자세	❑	❑	❑	❑
호감도	❑	❑	❑	❑

1. 여러분의 신체 이미지를 좋게 만드는 생각과 행위로는 어느 것들이 있습니까?

____

____

2. 여러분의 신체 이미지를 나쁘게 만드는 생각과 행위로는 어느 것들이 있습니까?

____

____

3. 여러분의 신체 이미지에 가장 강하게 영향을 주는 사회적 요인(친구와 부모님의 기대, 광고, 유명인사 및 전문 운동선수 등)은 무엇입니까?

____

____

4. 여러분의 신체 이미지에 더욱 만족할 수 있게 만드는 것은 무엇입니까?

____

____

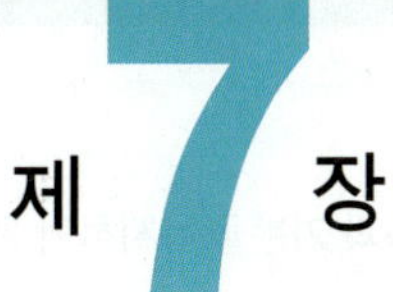

제 7 장

학습목표를 리뷰하고 이 책에 대한 당신 지식을 테스트하기 위해 이 장의 핵심 용어를 리뷰한다. 핵심 용어는 웹사이트에 있는 플래시 카드로 이용가능하다. *health.jbpub.com/hwonline*

학습 목표

1. 신체활동의 의미를 정의 하라.

2. 신체 활동을 통해 얻을 수 있는 건강상의 이점을 기술하라.

3. 신체 활동을 통해 얻을 수 있는 심리적인 이점을 기술하라.

4. 유산소 트레이닝과 근력 트레이닝의 개념을 정의하라.

5. 신체활동을 생활 속에서 생활 학습할 수 있는 방법을 계획하라.

6. 운동과다증후군을 설명하라.

핵심 용어 (페이지)

유산소트레이닝(151)

단백동화스테로이드(153)

안드로스텐다이온(155)

운동선수 무월경증(158)

정리운동(157)

크레아틴(154)

엔돌핀과 엔케팔린(151)

지구력(156)

마황(154)

에피네프린(150)

피트니스(151)

유연성(156)

등척성 트레이닝(153)

노르에피네프린(151)

운동과다증후군(158)

근력트레이닝(151)

트레이닝효과(151)

준비운동(157)

건강 탐색

체력수준결정방법

하버드스텝테스트는 심장혈관지구력 검사이다. 하버드스텝 테스트는 아주 쉽게 실시할 수 있는 기초적이고 비용이 저렴한 검사 방법이다. 의자, 상자, 스텝벤치를 12 또는 18인치 높게 한 후 초시계를 이용해서 메트로놈 리듬을 100-120템포/분 에 맞춘다. 이 모든 준비가 되면 다음은 측정을 위해 시작을 한다.

1. 심박수를 분당으로 15초식 측정하면서 4를 곱해준다. 시작하기 전에 충분히 안정시심박수를 유지하도록 한다.
2. '시작' 구령과 함께 먼저 한 발을 위에 올리고, 그 다음으로 다른 한 발을 위로 올려 차렷 자세를 취한다.
3. 리듬에 맞추어 먼저 한 발을 바닥에 내리고, 그 다음으로 다른 한 발을 내린 후 바닥에서 차렷 자세를 취한다. 구령을 지속적으로 해준다. 업-업-다운-다운-업-업-다운-다운.....
4. 지속적으로 3분 동안 스텝을 하도록 한다. 도중에 발의 순서가 바뀌어도 무방하다.
5. 3분간의 측정 후 심박수를 측정하는데 15초30초 후에 체크하고 덧붙여서 60-75초 120-135초 180-195초 240-255초 그리고 마자막 체크로는 300-315초로 측정한다.
6. 그래프를 이용하여 15초 마다 심박수에 4를 곱해준다.
7. 컴퓨터에다 체력에 대한 목록을 만들고 분당 심박수를 추가해서 3분 후에 변화되는 것을 알 수 있도록 한다.

체력목록	기준
90이상	아주우수함
80-89	우수함
65-79	보통
55-64	조금 낮음
55이하	아주 낮음

하버드스텝 테스트 데이터 기록

시간	심박수15초		심박수분
휴식	______	× 4=	______
15-30초	______	× 4=	______
60-75초	______	× 4=	______
120-135초	______	× 4=	______
180-195초	______	× 4=	______
240-255초	______	× 4=	______
300-315초	______	× 4=	______

유연성 수준 결정 방법

신체를 젊고 지속적으로 좋은 컨디션닝과 기분을 유지하기 위해서는 신체 유연성 기르는 것이 가장 기초이다. 가장 일반적으로 많이 사용되고 있는 슬건과 척추기림근 유연성 측정은 YMCA 테스트 방법이다. 유연성을 증가시키기 위해서는 요가책을 찾아서 운동 하면 여러분들의 유연성 향상에 도움이 될 것이다.

1. 검사 전에 준비운동과 적절한 스트레칭을 한다.
2. 바닥에 앉아서 양다리를 약간 벌리고 앞으로 쭉 펴준다.
3. 앞으로 쭉 뻗은 양다리 발 뒤굽치에 테이프가 붙여진 선의 가장 자리에 닿는다.
4. 15인치의 야드자를 똑바로 놓고 바닥과 지정 테이프를 직각이 되게 붙여 놓는다.
5. 천천히 양 팔을 멀리 당겨서 앞으로 굽히게 하는데 있어 가능한 멀리 움직이고 접촉 부위에 멈추도록 하고 야드자에 닿도록 한다.
6. 2회-3회 반복해서 가장 좋은 것을 점수로 한다.

인치		기준
남자	여자	
22-23	24-27	아주 우수함
20-21	21-23	우수함
14-19	16-20	보통
12-13	13-16	낮음
0-11	0-12	아주 낮음

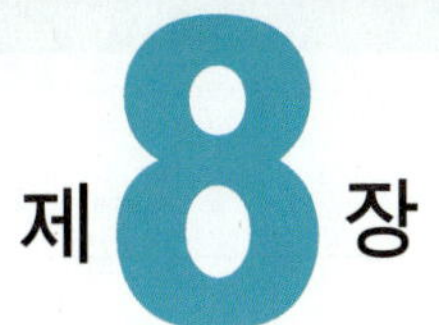

학습목표를 리뷰하고 이 책에 대한 당신 지식을 테스트하기 위해 이 장의 핵심 용어를 리뷰한다. 핵심 용어는 웹사이트에 있는 플래시 카드로 이용가능하다. *health.jbpub.com/hwonline*

학습 목표

1. 인간의 성행위(human sexuality)에 관한 주요 특징을 열거하고 구별할 수 있어야 한다: 신체적, 심리적, 본능적, 행동적, 관계적
2. 여성과 남성의 성 생식계 해부학(sexual anatomy)을 설명해야 한다.
3. 월경의 주기를 설명하고, 세 가지 일반적인 월경의 어려움(difficulties)을 열거한다.
4. 성적 본능에 대한 정의를 내릴 수 있어야 한다.
5. 성적 반응 주기(sexual response cycle)를 열거하고 설명해야 한다.
6. 일반적인 성적 장애들(sexual difficulties)을 설명한다.
7. 교제의 발전 단계를 설명한다.
8. 올바른 교제의 필수요소를 밝히고 설명한다.

핵심 용어 (페이지)

무월경 (174)

유방 (172)

금욕 (179)

자궁경부 (170)

포경 수술 (175)

음핵 (170)

성교 (175)

요도방울샘 (175)

방광염 (172)

생리통 (173)

자궁내막 (173)

나팔관 (169)

피드백 (187)

생식주기 (173)

난포자극호르몬 (173)

음경 꺼풀 (175)

나-서술문 (186)

대음순 (170)

소음순 (170)

문자로 된 메세지 (186)

황체형성호르몬 (173)

자위 (179)

초경 (174)

폐경 (174)

월경주기 (173)

월경 (173)

본질적 메세지 (186)

근긴장 (177)

오르가즘 (178)

난자 (168)

난소 (169)

배란 (170)

음경 (175)

월경전 불쾌장애 (174)

전립샘 (175)

음낭 (175)

2차 성징 (169)

자기공개 (183)

정액 (175)

정낭 (175)

성적본능 (176)

성적 반응주기 (177)

귀두지 (175)

사회화 (176)

방관 (179)

고환 (175)

요도 (172)

요도염 (172)

요로감염 (172)

자궁 (169)

질 (169)

질염 (170)

혈관충혈 (177)

외음문 (170)

너-서술문 (186)

건강 탐색

사랑에 대한 당신의 태도는 얼마나 현실적인가?

당신은 사랑이 모든 사람들에게 똑같은 의미를 갖지 않는다는 것을 이해할 수 있을 것이며, 이는 인성학을 연구하는 전문가들에게는 더욱 확실한 사실로 인식되고 있다. 한 인간으로서 우리의 사랑에 대한 생각은 낭만적인 상상에서부터 시작했지만, 시간이 지날수록 우리의 경험에 따라서 많은 부분이 냉소적인 현실로 바뀌게 된다.

각각의 문장에서, 당신의 생각과 가장 가까운 번호에 표시를 해보자.

	매우 그렇다	약간 그렇다	매우 그렇지 않다
1. 나는 사랑을 주제로 한 연구를 믿지 않는다. 왜냐하면 사랑은 신비로운 것이기 때문이다.	3	2	1
2. 사랑은 인생에서 가장 중요한 것이다.	3	2	1
3. 사랑을 하지 않을 때의 나의 인생은 매우 불행하다	3	2	1
4. 나는 사랑하는 사람이 없더라도 일상적인 삶을 잘 살아갈 수 있다.	1	2	3
5. 사랑은 어린 아이들이나 좋아할 만한 공상이다.	1	2	3
6. 모든 사람들은 자신만이 찾을 수 있는 "유일무이한" 사람이 어딘가에 있다.	3	2	1
7. 당신이 "유일무이한" 사람을 찾는다면, 당신은 어떠한 사람에게서도 매력을 느끼지 못할 것이다.	3	2	1
8. 당신이 너무 많은 사랑을 준다면, 상처받을 것이다.	1	2	3
9. 나는 나를 사랑하는 사람이 아무도 없다고 하더라도, 일상적인 삶을 잘 살아갈 수 있다.	1	2	3
10. 머리가 좋은 사람이라면 다른 사람에게 매달리지 않는다.	1	2	3
11. 나는 처음 본 사람에게 사랑을 느낀다면, 바로 말을 걸 수 있다.	3	2	1
12. 가장 좋은 관계를 형성하는 것에는 사랑보다 더 중요한 것들이 있다.	1	2	3
13. 내가 누군가를 충분히 사랑하고 있다면, 그로 인해 발생하는 어떠한 종류의 관계에서의 문제라도 극복할 수 있다.	3	2	1
14. 내가 가난과 사랑 없는 삶 중에 하나를 고르라고 한다면, 나는 가난하지만 사랑이 있는 삶을 택하겠다.	3	2	1
15. 어떤 사람이 당신이 그들을 사랑하고 있다고 생각하면, 그들은 당신을 이용하기 시작할 것이다.	1	2	3
16. 당신이 가난한 사람과 사랑에 빠진다면, 당신은 어리석은 사람이다.	1	2	3

총점: ____________

해석:

40 ~ 48점: 당신은 사랑에 대해서 매우 낭만적인 생각을 가지고 있다. 당신은 공동체에서 다른 고려사항을 무시하고 사랑만을 지나치게 강조할 가능성이 있다.

24 ~ 39점: 당신은 사랑에 대해서 약간 현실적인 생각을 가지고 있다. 당신에게 사랑은 중요하지만, 또한 공동체에 있어서 사랑보다 중요한 것들이 많이 있다는 것을 알고 있다.

16 ~ 23점: 당신은 사랑에 대해서 매우 냉소적으로 보인다. 아마도 당신은 예전에 상처를 입은 경험이 있거나, 사랑을 중시하지 않는 가정에서 성장했을 것이다. 당신의 태도는 또다시 상처를 받을 만한 상황을 피하겠지만, 사랑의 관계에서 느낄 수 있는 즐거움도 얻을 수 없을 것이다.

출처 : Byer, C. O., Shainberg, L.W., & Galliano, G.(1999). *Dimensions of human sexuality*. Boston, MA: McGraw-Hill College, p.86.

성적 의사소통에 대한 평가

의사소통 기술은 대인 관계에서 많은 방법으로 영향을 미친다. 효율적인 의사소통 기술은 부부관계에서 경험하는 많은 종류의 문제들을 피해가거나 해결할 수 있도록 도움을 줄 수 있다. 당신의 의사소통 기술은 어느 정도인가?

각각의 지문에서 본인에게 적절한 번호에 표시를 해보자.

	종종 그렇다	가끔 그렇다	절대로 그렇지 않다
1. 나는 나의 성적이지 않은 요구나 느낌에 대한 표현을 쉽게 생각해 낸다.	2	1	0
2. 나는 나의 성적 요구나 느낌에 대한 표현을 쉽게 생각해 낸다.	2	1	0
3. 나는 다른 사람들이 표현하는 요구와 느낌을 잘 느끼고, 특히 말로 표현하지 않는 의사전달에 대해서도 잘 이해할 수 있다.	2	1	0
4. 다른 사람들과 나의 관계는 항상 즐겁고 관계를 유지할만한 가치를 느낀다.	2	1	0
5. 내가 속한 관계에서 마찰이 발생하더라도, 그것을 쉽게 해결할 수 있다.	2	1	0
6. 나는 성별에 상관없이 다른 사람과 쉽게 의사소통을 한다.	2	1	0
7. 나는 다양한 인종이 섞여 있는 집단에 있더라도 효율적으로 의사소통을 할 수 있다.	2	1	0
8. 나는 내가 전달하고자 하는 표현이나 생각의 정확한 단어를 생각해 낼 수 있다.	2	1	0
9. 나는 다른 사람이 전하는 말로 하지 않는 의사전달을 설명할 수 있다.	2	1	0
10. 나는 나에게 말하는 다른 사람을 방해하지 않기 위해서 많은 노력을 한다.	2	1	0
11. 다른 사람들이 그들의 생각과 느낌을 나와 공유하려 할 때, 나는 나의 개인적인 판단을 배재하기 위해서 많은 노력을 한다.	2	1	0
12. 토론의 진행방향이 나의 의도와 달라서 불편함을 느끼게 될 때, 나는 토론이 끝나거나 주제가 바뀌지 않기 위해서 많은 노력을 한다.	2	1	0
13. 나는 사람들이 예 / 아니오 질문 보다는 자유롭게 표현할 수 있는 대답을 유도하는 질문을 할 수 있도록 돕는다.	2	1	0
14. 나의 느낌을 표현하고 싶을 때, "나" 중심의 말보다, "너" 중심의 말로 표현하기 위해서 노력한다.	2	1	0
15. 나는 충분히 자기주장이 강하다고 생각한다.	2	1	0
16. 나는 어떤 사람들이 나의 권리나 생각을 존중해 주지 않을 때, 그들이 충분히 알 수 있게 한다.	2	1	0
17. 원하지 않는 성적인 활동에 대한 압박으로부터 거절하는 방법을 쉽게 찾아낸다.	2	1	0
18. 나는 성적인 파트너의 가능성이 있는 상대에게 성병의 방지에 대해서 말하는 방법을 쉽게 찾아낸다.	2	1	0
19. 내가 속한 관계에서 마찰이 발생했을 때, 나는 가능하다면, 문제의 해결을 위해서 기꺼이 양보할 의사가 있다.	2	1	0
20. 내가 속한 관계에서 마찰이 발생했을 때, 나는 모든 사람들의 안전을 보장할 수 있는 해결책을 찾기 위해서 노력한다.	2	1	0

총점: ____________

해석:

36 ~ 40점: 당신의 자기주장과 의사소통 방식은 상당히 높은 수준이다.

32 ~ 35점: 당신의 자기주장과 의사소통 기술은 평균 이상이다.

28 ~ 31점: 당신의 자지주장과 의사소통 기술은 평균 수준이다. 당신의 대인관계에서의 자기주장과 의사소통 기술들을 향상시킬 필요가 있다.

27점 이하: 당신의 의사소통 기술을 향상시킬 필요가 있다. 의사소통 기술을 향상 시킨다면, 당신의 대인관계에서 더욱 많은 역할을 할 수 있고, 많은 것을 얻을 수 있을 것이다.

출처 : Byer, C. O., Shainberg, L.W., & Galliano, G.(1999). *Dimensions of human sexuality*. Boston, MA: McGraw-Hill College, p.68.

사회에서의 성역할

목적: 이 표는 사회에서 정형화된 남성과 여성의 역할에 대한 당신의 태도를 알게 되는 데에 도움을 줄 것이다. 이 전통적인 성별에 대한 역할을 바라보는 사람들의 시각은 바뀌겠지만, 모든 사람들이 똑같지는 않을 것이다. 따라서 당신이 당신만의 가치를 이해하는 것뿐만 아니라, 당신이 서로 영향을 주고받는 사람들에 대한 가치를 이해하는 것 또한 중요하다.

방법: 각각의 글들을 신중히 읽고 아래에 주어진 단계에 따라서 생각을 작성한다. 첫 번째 열에 당신의 생각을 작성한다. 그리고 당신이 작성한 부분을 종이로 가린 후에 당신의 친구나 배우자가 두 번째 열을 작성하게 한다.

당신	친구	매우 그렇다 1	그렇다 2	그렇지 않다 3	매우 그렇지 않다 4

______ ______ 1. 남성은 여성에게 꽃을 받으면 행복함을 느낀다.

______ ______ 2. 피임은 여성의 책임이기 때문에 여성은 임신을 막기 위해서 필수적인 절차를 항상 지켜야 한다.

______ ______ 3. 여성의 역할은 집에 있으면서 아이들을 돌보고, 남편이 일을 잘 할 수 있도록 집에서 도움을 주는 것이며, 남편의 역할은 가정에 금전적인 지원을 하는 것이다.

______ ______ 4. 남성은 누구의 수입이 더 높은가에 관계없이, 부인이 직업 때문에 이사하는 것을 받아들여야 한다.

______ ______ 5. 남성은 여성이 방에 들어갈 때에 문을 열어주기 위해서 서있어야 한다.

______ ______ 6. 남성과 여성은 집에서의 의사결정에 있어서 동등해야 한다.

______ ______ 7. 여성은 데이트에서 가격의 절반을 지불해야 한다.

______ ______ 8. 여성은 남성에게 데이트를 신청할 수 있어야 한다.

______ ______ 9. 좋은 직업을 얻는 것을 중요시하는 여성은 좋은 어머니가 될 수 없다.

______ ______ 10. 남성은 여성이 하는 만큼 개방적으로 자신의 감성을 표현해야 한다.

______ ______ 11. 여성은 성행위의 시작에서 자유로워야 한다.

______ ______ 12. 자식 교육은 남편과 부인 모두에게 중요하다.

______ ______ 13. 오직 남성만이 군대에 징병되어야 한다.

______ ______ 14. 사회에서는 여성을 차별하는 직업이 존재한다.

______ ______ 15. 사회에서는 남성을 차별하는 직업이 존재한다.

______ ______ 16. 부모는 아들이 인형을 가지고 노는 것을 허락해야 한다.

______ ______ 17. 여성은 추구하고자 하는 일이 있을 때에 남편의 관심사나 직업을 불편하게 하지 않도록 고려할 필요가 있다.

______ ______ 18. 소녀들은 그들의 일이 아내와 어머니라는 것에 대해서 자랑스러움을 가질 필요가 있다.

______ ______ 19. 의상, 직업, 레크레이션, 그리고 교육에서 성별에 따른 차이를 없애는 것은 위험하다.

______ ______ 20. 모성애와 양육은 여성에게만 있는 본능이다.

______ ______ 21. 남성은 성적인 가치를 추구하며, 여성은 출산에 대한 가치를 중시한다.

______ ______ 22. 소년들은 그들이 원하는 것이 성행위일 때에 사랑을 하며, 소녀들은 그들이 원하는 것이 사랑일 때에 성행위를 한다.

______ ______ 23. 결혼한 여성은 결혼을 해서 받게 된 이름을 들었을 때에 편안함을 느껴야 한다.

______ ______ 24. 남성들은 단지 여성들이 만족할 만큼 여성의 마음을 얻기 위해서 기다린다.

______ ______ 25. 이상적인 부부는 어디를 가더라도 함께 있어야 한다.

______ ______ 26. 여성들이 전쟁이 일어났을 때에 군대에 지원하는 것은 허락되어야 한다.

반응: 다음의 질문에 대답을 적어보자.

1. 당신의 파트너와 서로 대답이 다른 문항은 어떤 것인가?

2. 당신의 반응에 대한 차이에 대해서 토론한 후에, 잠재적인 위험을 내포하고 있는 장소에 대해서 토론해보자. 왜 그러한지, 아니면 그렇지 않은지에 대해서 토론해보자.

3. 질문에 대한 당신의 대답이 당신과 같은 연령대의 다른 사람들의 의견과 같은지, 아니면 다른지에 대해서 이야기 해보자.

출처 : Valois, R.F., and Kammerman, S.(1992). Your sexuality (2nd ed.). New York, NY: McGraw-Hill, 4-6.

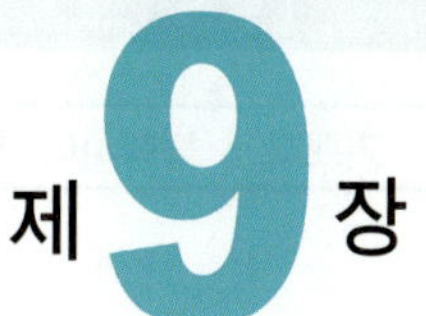

제 9 장

학습목표를 리뷰하고 이 책에 대한 당신 지식을 테스트하기 위해 이 장의 핵심 용어를 리뷰한다. 핵심 용어는 웹사이트에 있는 플래시 카드로 이용가능하다. health.jbpub.com/hwonline

학습 목표

1. 임신과 피임의 이유에 대해 토론해보자.
2. 수정이 시작되면서 임신 중에 발생되는 것에 대해 설명해보자.
3. 임신 중 네 가지 중요한 건강습관을 설명하고 간단히 기술하시오.
4. 출산 준비에 대해 논의하시오.
5. 태아성장에 대해 세 가지 위험요인들을 확인하시오.
6. 분만 장애를 확인하는 두 가지 방법에 대해 논의하시오.
7. 임신 중 네 가지 잠재적인 문제들에 대해 확인하고 간단히 설명하시오.
8. 분만 과정을 기술하시오.
9. 분만에 있어서 의학적 중재에 대한 몇 가지 방법들에 대해 논의하시오.
10. 모유수유의 pros와 cons에 대해 확인하시오.
11. 불임 부부의 몇몇 불임 이유와 선택에 대해 확인하시오.
12. 입양의 유형에 대해 논의하시오.

핵심 용어 (페이지)

후산 (206)

양수천자 (202)

양막 (197)

양수 (197)

인공 수정 (209)

브락스톤 힉스 수축(Braxton-Hicks contractions) (204)

제왕절개 (206)

융모막 검사(chorionic villus sampling) (202)

초유 (208)

자간증 (200)

자궁외 임신 (196)

배아 (194)

회음절개 (206)

수정(194)

분만 1단계 (204)

성선자극호르몬(HCG) (196)

시험관내 수정(IVF) (209)

불임증 (209)

수정 (209)

분만(204)

라이트닝(lightening) (204)

태반 (197)

자간전증 (200)

프로락틴 (208)

산욕 (206)

분만 2단계 (206)

정세관 (194)

분만 3단계 (206)

임신중독증 (200)

젖뗌 (209)

접합체 (194)

건강 탐색

임신 또는 불임

목적 : 두 사람이 아이를 임신하길 원하게 되면 두 사람은 임신할지 여부와 임신할 때를 결정해야 한다. 더욱 신뢰 있는 임신 조절 방법들의 출현과 함께 커플들은 부모가 되거나 되지 않는 것을 결정하면서 몇 년을 보낼 것이다. 아이를 갖길 고려하거나 원할 때, 이러한 훈련은 당신과 당신 파트너의 임신 대한 가능성을 검사하는 기회를 제공할 것이다. *부모가 되는 것이 먼 미래라고 느끼는 경우에조차* 이것은 현재의 가능성을 결정하는 데 도움을 줄 것이다.

방향 : 각각의 다른 종이에 당신과 당신의 파트너는 각각의 질문에 대한 답을 문장으로 쓰거나 두 가지 답변을 독립적으로 작성한다. 그리고나서 *당신이 무엇을 썼는지 확인하고,* 만일 이것이 실현된다면 각각의 예후가 당신을 '기쁘게 하다', '불행하게 하다'. '둘 다 아니다' 에 대해 적절한 문장에 체크를 한다. 질문에 포함된 영역들 중 당신의 결정에 가장 중요한 것을 선택하라.

	기쁘다	불행하다	둘 다 아니다
1. 아기를 임신하는 것이 당신의 파트너, 당신의 직업과 교육에 어떻게 영향을 미치는가?	______	______	______
2. 아기가 현재와 이후의 경제적인 상황에 어떻게 영향을 미치는가?	______	______	______
3. 아기가 다른 사람과의 관계에 어떻게 영향을 미치는가?	______	______	______
4. 아기가 가족과 친구들간의 관계에 어떻게 영향을 미치는가?	______	______	______
5. 아기가 자유, 사생활과 자발성에 어떻게 영향을 미치는가?	______	______	______
6. 나의 파트너와 내가 임신과 출산을 어떻게 대처할 것인가?	______	______	______
7. 각자 생후 8개월 정도의 어린 아기를 어떻게 감독하고, 훈련하고, 키울 것인가?	______	______	______
8. 각자 좀 더 큰 어린이 또는 청소년을 어떻게 감독하고, 훈련하고, 키울 것인가?	______	______	______
9. 우리의 아기에게 발생할 수 있는 건강과 인성에 대한 가능한 문제들을 어떻게 다룰 것인가?	______	______	______
10. 우리는 오늘의 세계가 아이를 키우는 것에 대해 어떻다고 느끼는가(예를 들어, 어떠한 종류의 문제들과 해결방안들이 아이들의 미래세계에 존재하는가?)	______	______	______

점수 : 당신 파트너의 대답과 비교하시오. 부모가 되는 것에 대한 실제적인 가능성을 논의하는 것은 약간의 두려움(또는 마음에 다른 생각이 드는 것)을 줄여줄 수 있으며, 결정을 하는 시점이 될 수 있다.

반응 : 다음의 질문들에 대한 반응을 위해 예비의 공간을 사용하라.

1. 질문들에 포함된 영역 중 당신의 결정에 가장 중요한 것은 무엇인가?

2. 이 시점에서 당신은 당신의 미래에 어린이를 예견하는가? 설명하시오.

참고 : Valois, R.F., and Kammerman,S.(1992). *Your sexuality* (2nd ed.). New York, NY: McGraw-Hill, pp.239-240.

제 10 장

학습목표를 리뷰하고 이 책에 대한 당신 지식을 테스트하기 위해 이 장의 핵심 용어를 리뷰한다. 핵심 용어는 웹사이트에 있는 플래시 카드로 이용가능하다. *health.jbpub.com/hwonline*

학습 목표

1. 피임 실패율을 정의하여라.

2. 질외사정과 세척법의 결점을 설명하여라.

3. 복합 프로게스틴과 순수 프로게스틴 호르몬의 피임의 장단점을 설명하고 적어라.

4. 자궁내피임기구(IUD)의 사용법을 설명하여라.

5. 차단식 피임법을 설명하여라.

6. 피임에서 임신 계산 방법 4가지를 설명하여라.

7. 남성과 여성의 불임시술을 설명하여라.

8. 피임법 결정에 영향을 미치는 요인들을 밝혀라.

9. 의학적 유산과 외과적 유산을 설명하여라.

핵심 용어 (페이지)

낙태[abortion] (231)

기초체온법 [basal body temperature (BBT) method] (226)

리듬조절법[calendar rhythm] (226)

경부캡[cervical cap] (222)

복합 호르몬 피임약 [combination hormonal contraceptive] (218)

콘돔[condom] (223)

피임 스펀지 [contraceptive sponge] (222)

질 난관 결찰[culpotomy] (228)

데포-프로베라[depo-provera] (220)

피임용격막[diaphragm] (221)

세척[douching] (217)

자궁외 임신[ectopic pregnancy] (221)

실패율[failure rate] (217)

불임인식방법[fertility awareness method] (225)

자궁적출술[hysterectomy] (228)

자궁내피임기구[intrauterine device (IUD)] (220)

복강경검사[laparoscopy] (228)

최저 관찰된 실패율[lowest observed failure rate] (216)

황체형성호르몬[luteinizing hormone] (227)

수동자궁진공흡인법[manual vacuum aspiration] (231)

의학 낙태[medical abortion] (232)

미니복부절개술[minilaparotomy] (228)

미니필[mini-pill] (220)

골반내 염증 질환[pelvic inflammatory disease (PID)] (221)

순수 프로게스틴 피임약[progestin-only contraceptives] (220)

살정제[spermicide] (222)

불임성[sterility] (227)

증상체온법[sympto-thermal method] (227)

난관결찰(불임술)[tubal ligation] (228)

전형적 실패율[typical failure rate] (217)

정관절제[vasectomy] (227)

질외사정[withdrawal] (217)

학습 지침 및 자가 평가

건강 탐색

편안한 피임 신뢰 척도

다음 질문의 대답을 통해 당신이 사용하거나 고려중인 피임 방법을 결정하는데 직접적인 도움을 줄 것이다. (커플 구성원의 대답은 분리되어야 한다)

경구피임조절법을 고려하는 경우: ____________

과거에 시간조절법을 사용한 경우: ____________

아래의 각 질문에 예, 아니오를 체크 하시오	예	아니오
1. 예전에도 이 방법을 사용하여 문제가 있었습니까?	____	____
2. 이 방법을 사용하는 동안 임신이 된 적이 있습니까?	____	____
3. 이 방법을 사용하는 것이 두렵습니까?	____	____
4. 정말 오히려 이 방법을 사용하지 않을까요?	____	____
5. 나 혹은 파트너가 이 방법을 사용하여 문제점을 기억할 수 있습니까?	____	____
6. 나 혹은 파트너가 이 방법을 정확하게 사용하여 문제를 가질수 있습니까?	____	____
7. 난 아직 이 방법에 대한 풀리지 않는 질문이 있으십니까?	____	____
8. 이 방법은 생리 기간 동안 더 많은 고통을 만드나요?	____	____
9. 이 방법은 비용이 감당할 수있는 것보다 더 많은 가요?	____	____
10. 이 방법은 좀 심각한 합병증을 일으킬 수 있을까요?	____	____
11. 어떤 종교적 또는 도덕적 신념 때문에 이 방법을 반대하는 건가요?	____	____
12. 내 파트너는이 방법에 반대 합니까?	____	____
13. 이 방법은 내 파트너의 지식 없이 방법을 사용할 것입니까?	____	____
14. 이 방법은 내 파트너를 당황하게 만들 것입니까?	____	____
15. 이 방법은 나를 부끄럽게 할 것입니까?	____	____
16. 이 방법 때문에 파트너와의 성관계가 적을것 같습니까?	____	____
17. 만일 이 방법이 야한 인터럽트 라면 피할 것입니까?	____	____
18. 간호사나 의사가 이 방법을 사용하지 말라고 한적이 있습니까?	____	____
19. 나를 이끌거나 내 파트너가 이 방법을 부적절하게 사용하는 것에 서로간의 어떤 문제는 없습니까?	____	____
20. 이 방법을 사용할 때 에이즈 (에이즈 바이러스) 또는 기타 성적으로 노출되는 어떤 위험이 이 있지 않습니까?	____	____

대부분의 사람들은 "예" 대답을 할 것이다. "예" 대답의 의미는 문제가 발생된다는 의미이다. 만일 더 적게 "예" 가 나왔다면 당신은 의사, 상담원, 파트너 들이 당신이 이 방법을 사용하거나 어떻게 사용하는지에 대한 결정에 상담을 원할 것이다. 일반적으로, 보다 "예" 가 더 많이 나왔다면, 당신은 이 방법을 사용하는데 덜 즐길것이므로 매번의 성관계에서 적절하게 이 방법을 적절하게 해야 할 것이다.

출처 : Byer, C. O., Shainberg, L.W., and Galliano, G.(1990). Dimensions of human sexuality. Boston: McGraw-Hill College, p.455.

제 11 장

학습목표를 리뷰하고 이 책에 대한 당신 지식을 테스트하기 위해 이 장의 핵심 용어를 리뷰한다. 핵심 용어는 웹사이트에 있는 플래시 카드로 이용가능하다. *health.jbpub.com/hwonline*

학습 목표

1. 성관계로 전염되는 성병(STDs)의 사회적인 영향에 대해 알아본다.

2. STD에 감염되었을 때의 위험요인을 알아본다.

3. 질병을 유발하는 원인과 증상, 치료법을 알아본다. : 트리코모나스감염증, 클라미디아, 임질, 매독, 생식기 포진, 생식기 사마귀, 사면발이 기생증, 옴, 그리고 AIDS

4. HIV 감염 검사와 적절한 검사 절차의 중요성을 알아본다.

5. 몇 가지 "안전한 성관계" 습관을 알아본다.

6. STDs와 AIDS의 위험성 감소에 있어 실질적인 대화의 중요성에 대해 알아본다.

핵심 용어 (페이지)

경성하감(chancre) (242)

클라미디아(chlamydia) (241)

부고환염(epididymitis) (241)

생식기 사마귀(genital warts) (243)

임질(gonorrhea) (241)

혈우병 (247)

포진(herpes) (242)

인간 면역결핍 바이러스 (human immunodeficiency virus; HIV) (245)

인간 유두종 바이러스 (human papillomavirus; HPV) (243)

사면발이(pubic lice) (244)

옴(scabies) (245)

성병(sexually transmitted diseases; STDs) (238)

매독(syphilis) (242)

건강 탐색

HIV 자가 측정

가정에서 HIV를 측정하기 위한 장비는 Home Access Corporation에서 배포하였고, 이에 대한 약물을 구입할 수 있으며, 1-800-HIV-TEST에 연락하여 제공받을 수도 있다. 혈액 샘플은 가정에서 직접 채취한 후, 익명의 일련번호를 부착하여 연구소로 보내면, 결과는 3~7일 내에 전화로 통보 받을 수 있다. 전화 상담 서비스는 하루 종일 가능하며, 양성 반응을 보인 사람은 자동적으로 상담원과 연결된다. 모든 사람들은 상담원과 상담 할 수 있으며, 테스트 전·후로 정보를 제공받을 수 있었다.

제 12 장

학습목표를 리뷰하고 이 책에 대한 당신 지식을 테스트하기 위해 이 장의 핵심 용어를 리뷰한다. 핵심 용어는 웹사이트에 있는 플래시 카드로 이용가능하다. *health.jbpub.com/hwonline*

학습 목표

1. 다음을 정의하시오. 병원체, 전염성 질환, 병충, 면역, 기회성(opportunistic) 감염, 면역계, 항체, 항원, 자가면역 질환
2. 감염성 질환을 어떻게 예방하고 치료하는지 규정하고 설명하시오.
3. 박테리아성 감염과 연관된 항생제의 중요성과 박테리아의 항생제-저항성 합병증에 대하여 논하시오.
4. 면역은 어떻게 감염을 방지하는지 논하시오.
5. 감기, 인플리엔자, 단핵증, 궤양 등의 치료와 증상, 병인학에 대하여 논하시오.
6. 항생체가 어떻게 감염성 질환과 싸우는지 설명하시오.
7. 면역계의 원하지 않는 활성이 어떻게 알레르기를 일으키는 지 설명하시오.
8. 기관 이식, 수혈, Rh 인자에 대하여 논하시오.
9. HIV가 어떻게 AIDS를 일으키는지 설명하시오.

핵심 용어 (페이지)

AIDS(후천성면역결핍증) (280)

AIDS 항체 검사 (282)

아나필락시스 쇼크 (274)

항체 (268)

항원 (269)

자가면역질환 (276)

B 세포 (269)

세포 매개성 면역 (269)

섬모 (260)

전염병 (257)

접촉성 피부염 (273)

사이토카인 (270)

DNA (259)

병인 (257)

음식 알레르기 (275)

간염 (265)

히스타민 (273)

조직적합성 (278)

HIV(인간 면역결핍 바이러스) (280)

HLA(인간 백혈구 항원) (278)

체액성 면역 (269)

면역계 (268)

면역법 (271)

면역억제 약물 (279)

백혈구 (260)

홍반성 루푸스 (277)

라임병 (262)

림프절 (269)

림프계 (269)

대식구 (260)

말라리아 (257)

전염성 단핵구증 (263)

다발경화증 (278)

미엘린 (278)

기회 감염 (281)

병원균 (256)

페니실린 (259)

프리온 (266)

T 세포 (269)

궤양 (264)

모든 혈액형 공혈자 (280)

모든 혈액형 수혈자 (280)

백신 (271)

웨스턴 블롯(Western Blot) (282)

매개체 (257)

알러젠 (273)

건강 탐색

현재 당신의 예방주사 현황은 어떻습니까?

성인예방주사 스케줄

백신	지시	경고 및 금기
결핵예방접종(BCG)	다양한 약제-내성 결핵의 고위험이 있는 성인들에게는 논쟁적인 이득	면역약화
헤모필루수 인플루엔자 Type B	비장기능이상, 다른 위험 조건이 있는 환자	임신중 안정성 확인안됨
A형 간염	다음 위험 요소가 있는 성인, 풍토병지역 여행자, 동성애자, 약물남용자, 탁아 근로자	임산부 위험 확인안됨
B형 간염	혈액 접촉성 건강관리 근로자, 풍토병 지역에서 6개월이상 거주한 자, 그밖의 위험인자	태아 안전성 확인안됨
인플루엔자	고위험 상태의 성인, 65세이상 건강한 자, 건강관리 종사자	달걀 과민증환자, 임신 첫 3개월간
홍역	1956년 이후 출생한 홍역이 없는 자(의사에 의해 혹은 면역 검사에서 진단받은) 혹은 생-바이러스 예방접종, 죽은 홍역 백신을 받은 사람의 재백신(1963-1967)	임신, 면역약화, 달걀 혹은 네오마이신 과민증 환자
수막구균 다당류	풍토성 수막구균병 지역 여행자	임산부 안정성 확인안됨
볼거리	과민증 성인	임신, 면역약화, 달걀 혹은 네오마이신 과민증 환자
폐렴알균 다당류	폐렴알균 질환 고위험자, 65세 이상 건강한 성인	임산부 안정성 확인안됨
회색질척수염(불황성)	18세 이상에서 선호	태아 안정 확인안됨, 스트렙토마이신, 네오마이신에 대한 과민반응의 병력
회색질척수염(경구)	조기 예방접종한 사람의 효능 촉진제, 부분 예방접종 성인의 완료, 여행전 1개월 이전일 때 불활성 회색질척수염 백신에 대한 대체; 18세 이상 조기 예방접종한 사람	면역약화된 숙주
풍진	과민증 성인, 특히 출산 가능 연령의 여성	임신, 면역 약화, 네오마이신에 대한 과민반응의 병력
파상풍 디프테리아	성인	임신 첫 3개월, 이전 약물에 대한 과민증 혹은 신경적 반응
수두	미감한 아동과 성인, 특히 건강 관리 종사자와 노출되기 쉬운 다른 사람	임신, 면역 약화

Source : Adapted in part from data of the Centers for Disease Control and Prevention.

제 13 장

학습목표를 리뷰하고 이 책에 대한 당신 지식을 테스트하기 위해 이 장의 핵심 용어를 리뷰한다. 핵심 용어는 웹사이트에 있는 플래시 카드로 이용가능하다. health.jbpub.com/hwonline

학습 목표

1. 암을 예방하기 위한 가장 중요한 방법을 알아보고, 설명하라.

2. 오늘날 암의 발병률과 사망률이 떨어지지 않는지를 간단히 논의하라.

3. 암(cancer), 종양(tumor), 악성 종양(malignant tumor), 전이(metastasis), 그리고 합성에스트로젠(xenoestrogen) 등의 용어를 정의하라.

4. 유전병(inherited disease)와 발생적인 병(genetic disease) 간의 차이점을 설명해라.

5. 암을 일으키는 환경적인 동인의 종류를 설명하라.

6. 피부암 예방법을 설명하라.

7. 유방암과 관련된 몇 가지 위험요소를 논하시오.

8. 유방자가진단(BSE)법을 설명하시오.

9. 흡연이 암에 어떻게 공헌하는 지를 논하시오.

10. 다이어트와 암 간의 관련성을 논하시오.

11. 암에 대한 3가지 의료적인 치료를 간단히 논하시오.

12. 암에 걸린 사람을 위한 몇 가지 완화 기전을 설명하시오.

13. 암 감수성 유전자에 대한 검사의 위험과 이점을 설명하시오.

핵심 용어 (페이지)

기본 세포암 (302)

근생검 (291)

암 (289)

암 감수성 유전자 (292)

화학적 발암물질 (295)

화학요법 (304)

역학 (293)

이온화한 방사선 (294)

악성 종양 (290)

유방암 X선 검진 (299)

흑색종 (301)

중피종 (296)

전이 (290)

변이 (294)

병리학자 (290)

전립선 특수 항원 검사 (300)

방사선 치료 (304)

편평상피세포암 (302)

종양 (289)

종양 바이러스 (295)

크세노에스트로젠 (296)

양성 종양 (289)

건강 탐색

환경적인 암의 위험을 줄여라

당신이 지난 6개월 이내에 노출되어 왔다고 생각하는 발암성으로 알려진 환경적인 동인과 물질의 목록을 만들어라.

1. ______
2. ______
3. ______
4. ______
5. ______
6. ______
7. ______
8. ______
9. ______
10. ______

힌트: 몇 가지 일반적인 예로, X레이, 흡연, 석면분진, 그리고 가정 살충제 등이 있다.
어떤 방법으로 당신은 이런 것들과 다른 발암성 물질들에 대한 노출을 줄일 수 있을까?

제 14 장

학습목표를 리뷰하고 이 책에 대한 당신 지식을 테스트하기 위해 이 장의 핵심 용어를 리뷰한다. 핵심 용어는 웹사이트에 있는 플래시 카드로 이용가능하다. *health.jbpub.com/hwonline*

학습 목표

1. 심장이 어떻게 기능하는지 설명하시오.
2. 심혈관 질환, 경색, 관상동맥 질환, 뇌졸중, 그리고 심장발작을 정의하시오.
3. 심장질환에서 죽상동맥경화증의 역할을 설명하시오.
4. 막힌 동맥을 회복하는데 사용하는 시장 수술의 종류를 확인하고 설명하시오.
5. 변할 수 없는 심장질환의 주요 위험 요인과 변할 수 있는 주요 위험 요인과 다른 유발요인을 확인하라.
6. 심장 질환에서 호모시스테인의 역할을 설명하시오.
7. 콜레스테롤 수준을 줄이기 위한 다양한 방법을 논의하시오.
8. 어떠한 스트레스가 고혈압에 영향을 주는지 설명하시오.
9. 건강한 심혈관계를 유지하는데 도움을 주는 식이 제제와 음식을 나열하라.

핵심 용어 (페이지)

동맥류(aneurysm) (320)

협심증(angina pectoris) (315)

심혈관조영술(angiocardiography) (317)

항산화제(antioxidant) (328)

대동맥(aorta) (313)

동맥(arteries) (312)

동맥촬영법(arteriography(cardiac catheterization)) (317)

동맥경화증(arteriosclerosis) (315)

죽상동맥경화증(atherosclerosis) (315)

C-반응성 단백질(C-reactive protein) (316)

모세혈관들(capillaries) (312)

심장내과의사(cardiologist) (314)

심혈관 질환(cardiovascular disease) (312)

경동맥 내막절제술(carotid endarterectomy) (320)

관상 동맥(coronary artery) (312)

관상동맥 우회술(coronary artery bypass surgery) (317)

이완기(diastolic) (324)

본태성(일차성) 고혈압(essential(primary) hypertension) (324)

가족력 고지혈증(familial hyperlipidemia) (322)

세동(fibrillation) (314)

활성산소(free radical) (329)

괴저(gangrene) (325)

심장발작(heart attack) (312)

고밀도 지단백(high-density lipoprotein; HDL) (321)

고혈압(hypertension) (324)

경색(infarction) (312)

허혈(ischemia) (312)

저밀도 지단백(low-density lipoprotein) (321)

심근(myocardium) (313)

심장개방 수술(open-heart surgery) (318)

심박조율기(pacemaker) (314)

경피적 경혈관 관상동맥 성형술(percutaneous transluminal coronary angioplasty; PTCA) (318)

플라그(plaque) (315)

혈소판(platelets) (326)

이차성 고혈압(secondary hypertension) (324)

동방결절(sinoatrial node) (314)

뇌졸중(stroke) (312)

수축기(systolic) (324)

A타입 행동(type A behaviour) (326)

정맥류(varicose vein) (314)

정맥(veins) (312)

건강 탐색

심혈관 위험을 검사한다.

표 아래로부터 당신의 모든 위험 요인들의 점수를 합하라.	
나이	
고밀도 콜레스테롤	+
총콜레스테롤	+
수축기 혈압	+
흡연	+
당뇨	+
좌심실 비대	+
총점	

주의 : +는 점수를 합하고, - 는 점수를 빼라.

나이 위험

당신의 나이에 상응하는 점수를 찾아라.

남성		여성	
나이	점수	나이	점수
30	-2	≤30	-12
31	-1	31	-11
32-33	0	32	-9
34	1	33	-8
35-36	2	34	-6
37-38	3	35	-5
39	4	36	-4
40-41	5	37	-3
42-43	6	38	-2
44-45	7	39	-1
46-47	8	40	0
48-49	9	41	1
50-51	10	42-43	2
52-54	11	44	3
55-56	12	45-46	4
57-59	13	47-48	5
60-61	14	49-50	6
62-64	15	51-52	7
65-67	16	53-55	8
68-70	17	56-60	9
71-73	18	61-67	10
74	19	68-74	11

혈중 지질 위험

HDL 콜레스테롤		총 콜레스테롤	
HDL	점수	총 콜레스테롤	점수
25-26	7	139-151	-3
27-29	6	152-166	-2
30-32	5	167-182	-1
33-35	4	183-199	0
36-38	3	200-219	1
39-42	2	220-239	2
43-46	1	240-262	3
47-50	0	263-288	4
51-55	-1	289-315	5
56-60	-2	316-330	6
61-66	-3		
67-73	-4		
74-80	-5		
81-87	-6		
88-96	-7		

혈압 위험

수축기 혈압 (SBP)	
SBP	점수
98-104	-2
105-112	-1
113-120	0
121-129	1
130-139	2
140-149	3
150-160	4
161-172	5
173-185	8

다른 위험들

요인	점수
흡연	4
당뇨 남성	3
당뇨 여성	6
좌심실비대(LVH)	9

당신의 점수에 상응하는 위험을 측정하라.

심장발병 가능성		
점수	5년 위험	10년 위험
1 or less	less than 1%	less than 2%
2	1%	2%
3	1%	2%
4	1%	2%
5	1%	3%
6	1%	3%
7	1%	4%
8	2%	4%
9	2%	5%
10	2%	6%
11	3%	6%
12	3%	7%
13	3%	8%
14	4%	9%
15	5%	10%
16	5%	12%
17	6%	13%
18	7%	14%
19	8%	16%
20	8%	18%
21	9%	19%
22	11%	21%
23	12%	23%
24	13%	25%
25	14%	27%
26	16%	29%
27	17%	31%
28	19%	33%
29	20%	36%
30	22%	38%
31	24%	40%
32	25%	42%

미국인 집단에 대한 10년간 평균 위험율을 비교하라.

10년간 평균 위험		
age	여성	남성
30-34	1% 미만	3%
35-39	1% 미만	5%
40-44	2%	6%
45-49	5%	10%
50-54	8%	14%
55-59	12%	16%
60-64	13%	21%
65-69	9%	30%
70-74	12%	24%

제 15 장

학습목표를 리뷰하고 이 책에 대한 당신 지식을 테스트하기 위해 이 장의 핵심 용어를 리뷰한다. 핵심 용어는 웹사이트에 있는 플래시 카드로 이용가능하다. *health.jbpub.com/hwonline*

학습 목표

1. 몇 가지 선천성결함(congenital birth defects)을 열거하고 설명하시오.
2. 선천성결함의 원인이 되는 화학물질을 몇 가지 열거하고 설명하시오.
3. 유전병(hereditary disease)에 대하여 설명하시오.
4. 건강과 질환에 있어서 유전자(gene)의 중요성에 대하여 토론하시오.
5. 유전자 질환에 대한 태아검진(prenatal testing)에 대하여 설명하고, 유전 상담(genetic counseling)의 중요성에 대하여 토론하시오.
6. 몇 가지 유전병에 대하여 어떻게 치료하는가를 설명하시오.
7. 몇 가지 유전자 차별(genetic discrimination)에 대하여 기술하시오.
8. 유전자 검사(genetic testing)와 유전자 치료(gene therapy)에 대하여 설명하시오.

핵심 용어 (페이지)

양수 검사(amniocentesis) (341)

융모막 검사(chorionic villus sampling) (342)

복제, 클로닝(cloning) (347)

선천성 결함(congenital defect) (336)

DNA(deoxyribonucleic acid) (340)

효소(enzymes) (341)

유전자 치료(gene therapy) (344)

유전자 상담(genetic counseling) (341)

유전자 조작 식품(genetically modified food, GMF) (345)

유전병(hereditary (genetic) disease) (339)

핵형(karyotype) (340)

기형유발물질(teratogen) (337)

초음파 검사(ultrasound scanning) (342)

제 16 장

학습목표를 리뷰하고 이 책에 대한 당신 지식을 테스트하기 위해 이 장의 핵심 용어를 리뷰한다. 핵심 용어는 웹사이트에 있는 플래시 카드로 이용가능하다. *health.jbpub.com/hwonline*

학습 목표

1. 약물과 의약품의 차이를 설명하라.

2. 약물 수용체의 개념 및 부작용과의 관계를 설명하라.

3. 약물효용성에 대한 이중맹검법 연구의 논리를 서술하라.

4. 미국사회에서 합법 약물의 남용과 약물사용에 있어서 약품광고의 영향에 대한 예를 들어라.

5. 중독, 육체적 의존성, 습관성, 내성, 금단현상의 용어를 정의하라.

6. 정신활성 의약품의 주요 군들: 즉 자극제, 강하제, 마리화나(대마), 환각제, PCP(속효성 환각제), 흡입제의 서로 다른 효과들을 서술하라.

7. 아나볼릭 스테로이드의 사용에 따른 건강 위험성을 서술하라.

핵심 용어 (페이지)

중독(addiction) (363)

암페타민(amphetamines) (366)

카페인(caffeine) (367)

코카인(cocaine) (365)

금기사항(contraindication) (356)

직접-소비자 광고(direct-to-consumer advertising) (360)

투여량(dose) (356)

이중-맹검법(double blind) (357)

약물(drug) (354)

약물남용(drug-abuse) (360)

약물 과민성(drug hypersensitivity) (355)

습관화(habituation) (364)

환각제(hallucinogens) (370)

하시시(마리화나) (hashish) (370)

수면제(hypnoics) (368)

흡입제(inhalants) (372)

LSD (371)

마리화나(marijuana) (369)

약품(medicine) (354)

아편(opiates) (369)

비처방약(over the counter(OCT) drugs) (358)

펜시클리딘(phencyclidine, PCP) (371)

신체적 의존(physical dependent) (363)

정신활성제(psychoactive) (358)

심리적 의존(psychological dependent) (364)

수용체(receptor) (354)

진정제(sedative) (368)

부작용(side effects) (355)

자극제(stimulants) (364)

기형유발물질(teratogen) (355)

내성(tolerance) (364)

트란퀼라이저(tranquilizer) (368)

금단현상(withdrawal symptom) (364)

건강 탐색

당신이 사용하는 약물

일주일동안 당신이 소비한 비필수적인 약물의 항목을 만들어라. 커피, 차, 콜라 음료(카페인함유); 알코올; 니코틴; 통증완화제 등이 포함되는 것을 잊지 말라. 당신이 얼마나 많은 비필수약물을 사용하는지에 놀랍지 않은가? 이제, 다음 주 항목을 만들고, 다만 비필수 약물들 중 하나를 제거했을 때 당신의 느낌을 적어보라.

1주	일	월	화	수	목	금	토
카페인(하루 몇 잔의 커피나 12온스잔의 콜라?)							
알코올(하루 몇 잔의 12온스 잔의 맥주, 몇 잔의 포도주나 칵테일?)							
니코틴(하루 몇 개의 담배, 권련, 파이프, 씹는담배)							
진통제(하루 몇 정?)							
기타:							
기타:							

2주	일	월	화	수	목	금	토
카페인(하루 몇 잔의 커피나 12온스잔의 콜라?)							
알코올(하루 몇 잔의 12온스 잔의 맥주, 몇 잔의 포도주나 칵테일?)							
니코틴(하루 몇 개의 담배, 권련, 파이프, 씹는담배)							
진통제(하루 몇 정?)							
기타:							
기타:							

식견있는 소비자 되기

당신이 약을 처방받았다면, 도서관이나 약사, 의사들을 통해 약의 부작용이나 금기사항이 있는지 조사하라.

약물	부작용	금기

1. 치료효과와 관련하여 약물 사용의 위험성을 평가하라.

2. 약물을 사용하지 않고, 의학적으로 필요한 치료의 방법을 의사와 상의하라.

제 17 장

학습목표를 리뷰하고 이 책에 대한 당신 지식을 테스트하기 위해 이 장의 핵심 용어를 리뷰한다. 핵심 용어는 웹사이트에 있는 플래시 카드로 이용가능하다. health.jbpub.com/hwonline

학습 목표

1. 흡연의 해악을 기술할 수 있다.

2. 연기 없는 담배 사용의 해악을 기술할 수 있다.

3. 담배의 생리적인 영향을 알고 설명할 수 있다.

4. 어린이들을 포함한 비흡연자에 있어서 담배연기 흡입의 영향을 기술할 수 있다.

5. 왜 일부 사람들이 흡연을 하는지 설명할 수 있다.

6. 금연 방법을 알 수 있다.

7. 담배 회사가 젊은이들에게 흡연을 장려하는 다양한 방법을 기술할 수 있다.

8. 젊은 남 · 녀를 목표로 삼는 광고 주제를 인지할 수 있다.

9. 담배와 관련된 법률과 그 법률이 사회 전체에 미치는 영향에 대해 간단히 논의할 수 있다.

10. 담배 생산과 담배 사용의 규제에 있어서 미국 정부의 역할을 논의할 수 있다.

핵심 용어 (페이지)

폐포(alveoli) (383)

기관지염(bronchitis) (383)

발암성 물질(carcinogens) (383)

씹는 담배(chewing tobacco) (380)

만성 폐쇄성 폐질환(chronic obstructive pulmonary disease: COPD) (383)

폐기종(emphysema) (383)

습식 코담배(moist snuff) (380)

니코틴(nicotine) (379)

니코틴 대체 요법(nicotine replacement therapy) (386)

흡연 중단 일(quit date) (386)

코담배(snuff) (380)

타르(tar) (379)

기관(trachea) (383)

건강 탐색

금연 참여

당신의 금연을 위한 참여 계획과 담배 없는 삶을 시작하기 위해 각각의 항목을 점검하시오(http://www.cancer.org).

1. 금연을 위한 결정
   - ❑ 금연을 결정한 이유.
   - ❑ 선택한 날짜. 달력 위에 표시.
   - ❑ 금연이 마치 당신에게 중요한 의미가 있는 것처럼 말하시오. 잠자리에 들기 전에 매일 밤 금연을 하는 이유를 10회 반복해서 말한다.

2. 금연 준비하기
   - ❑ 흡연 중단 방법 선택. 약사 또는 의사와 함께 당신이 선택할 수 있는 것을 논의한다.
   - ❑ 점선 위에 서명한다. 문서에 금연을 위한 당신의 결의를 쓰고 서명한다.
   - ❑ 혼자 금연을 시도하지 않는다. 가족에게 도움을 요청하고, 당신이 아는 사람들 중에 금연에 동참할 다른 흡연자들을 모집한다.
   - ❑ 흡연을 유발하는 계기를 제거한다. 담배, 흡연과 관련된 장비, 그리고 당신의 집, 자도차, 사무실, 옷에서 쾌쾌한 공기나 담배 냄새를 제거한다.
   - ❑ 대안적 활동을 계획한다. 흡연자가 모이는 장소를 피하고 흡연이 허락되지 않는 장소를 선택한다. 좋은 습관이 당신의 마음을 차지하게 하고 손을 바쁘게 한다.

3. 다음과 같이 행하라.
   - ❑ 당신이 주거하는 지역의 미국암협회 사무국을 통해서 또는 처방전 없이 판매되는 니코틴 대체요법의 일부로 카운셀링(counseling) 지지 프로그램에 등록하라.
   - ❑ 실천하는 4Ds(Deep breathe-심호흡, Drink lots of water-물 많이 마시기, Do something-무언가 하기, Delay reaching for a cigarette-담배 멀리하기)로 흡연욕구와 싸워라.
   - ❑ 금연하는 당신에게 스스로 상을 주어라.

제 18 장

학습목표를 리뷰하고 이 책에 대한 당신 지식을 테스트하기 위해 이 장의 핵심 용어를 리뷰한다. 핵심 용어는 웹사이트에 있는 플래시 카드로 이용가능하다. health.jbpub.com/hwonline

학습 목표

1. 대학생들 사이의 음주의 유형, 이유, 태도에 대하여 논의해보자.
2. 술이 신체에 미치는 영향을 설명해보자.
3. 술이 신체에 흡수되는 방법과 혈중 알콜 농도의 흡수에 대하여 설명해보자.
4. 술이 성적 행동을 포함한 행동에 미치는 영향에 대하여 논의해보자.
5. 장기적인 과음의 영향에 대하여 설명해보자.
6. 과음과 알콜 중독을 정의해보자.
7. 알콜 중독의 단계를 설명해보자.
8. 술이 주변인에게 미치는 영향과 가족과 알콜 중독자를 도울 수 있는 방법에 대하여 설명해보자.

핵심 용어 (페이지)

아세트알데하이드 (400)

알콜 남용 (403)

알콜중독자 (404)

알콜중독 (404)

술마시고 떠들기 (405)

폭음 (398)

기억 상실 (404)

혈중 알콜농도(BAC) (400)

상호의존 (406)

첨가물 (400)

진전섬망증(DTs) (404)

부인 (406)

보호과정 (405)

에틸 알콜(에탄올) (398)

태아 알콜 증후군 (403)

숙취 (400)

아이소프로필 알콜 (398)

메틸 알콜 (398)

프루프 (398)

2차 과음 효과 (398)

건강 탐색

당신의 음주를 줄이는 방법

당신이 너무 술을 많이 마신다면 술을 줄임으로써 당시의 삶과 건강을 개선할 수 있다. 당신이 너무 많이 마신다는 것을 어떻게 알 수 있을까? 다음의 질문을 읽고 예, 아니오로 답하시오.

- 화나거나 슬플 때 혼자 술을 마십니까?
- 술로 인해 직장에 지각한 적이 있습니까?
- 당신이 술 마시는 것을 가족들이 걱정합니까?
- 앞으로 안 마신다고 다짐하고 또 마신 적이 있습니까?
- 술 마시는 동안에 한 행동이 기억 안 나는 경우가 있습니까?
- 술 마신 후 두통이나 숙취가 있습니까?

당신이 하나라도 "예" 라고 했다면 당신은 알콜 문제가 있는 것이다. 의사에게 확실하게 검사를 받아라. 의사는 술을 줄이거나 끊도록 말해줄 수 있다. 당신이 알콜 중독자이거나 건강상 문제가 있다면 음주를 줄이거나 완전히 끊어야 한다. 의사는 어떤 것이 당신에게 옳은 것인지 충고할 것이다.

의사가 술을 줄이라고 말한다면, 다음의 단계가 도움을 줄 수 있다.

1. **술을 줄이거나 끊어야 하는 이유를 글로 써라.**

2. **음주량을 정하라.**

마시는 양을 정하라. 당신은 술을 줄이거나 전혀 안 마실 수 있다. 당신이 술을 줄인다면 아래의 한계를 지켜라.

- 여성 : 하루에 한잔 이상 마시지 않는다.
- 남성 : 하루에 두잔 이상 마시지 않는다.

지금 당신의 음주 목표량을 종이에 적어라. 당신이 볼 수 있게 목욕탕 거울이나 냉장고에 붙여라. 그 종이에는 이렇게 적혀있어야 한다.

나의 음주 목표량은
나는__________에 시작할 것이다.
나는 하루에 ______잔 이상 마시지 않을 것이다.
나는 1주일에 ______잔 이상 마시지 않거나 술을 끊을 것이다.

3. **음주 일지를 만들어라. 3-4주간 당신이 술을 마시는 매번 적어라.**

주			
	마신 양	술의 종류	마신 장소
월			
화			
수			
목			
금			
토			
일			

이제 당신은 왜 조금 마시길 원하는지 알고 있으며 목표가 있다. 당신이 스스로 술을 줄일 수 있는 방법은 많다. 이러한 방법들을 실천해 보라.

4. **집에서 주의하라.**
집에 적은 양 혹은 아예 술을 두지 마라. 유혹의 상황을 만들지 않는다.

5. **천천히 마실 것.**
술 마실 때는 천천히 마신다. 마시는 동안 1시간씩 쉬면서 마신다. 음료수, 물, 쥬스 등을 술과 함께 마신다. 빈속에 술을 마시지 말 것! 술 마시면서 음식을 먹어라.

6. **휴식을 취하라.**
전혀 술을 마시지 않을 하루나 이틀을 정하라. 그다음 1주일 동안 술을 안 마시도록 시도하라. 그동안 당신의 신체적, 감정적인 느낌이 어떤지를 생각하라. 이것이 계속되고 느낌이 좋다면 당신은 술을 줄이는 방법을 쉽게 찾을 수 있다.

7. **"싫어요" 라고 얘기하는 방법을 배워라.**
다른 사람이 술을 마실 때 당신도 술을 마실 필요는 없다. 당신에게 주어진 술을 반드시 마실 필요도 없다. 공손하게 거절하는 방법을 연습하라. 예를 들어, 다른 사람들에게 술을 조금 마시니 기분이 좋다라고 사람들에게 말할 수 있다. 당신이 술을 안 마신다고 뭐라고 하는 사람들로부터 떨어져 있어라.

8. **언제나 능동적으로 행동하라.**

9. **도움을 받아라.**
술을 줄이는 것은 어려운 일이다. 당신의 목표에 도달할 수 있도록 가족과 친구들에게 물어라. 술을 줄이는 것에 문제가 있으면, 의사와 상담하라. 목표 달성을 위한 도움을 얻어라.

10. **유혹을 조심하라.**
당신이 마시고 싶지 않을 때 당신이 마시게 만드는 사람들과 장소, 시간을 조심하라. 많이 마시는 사람이나 당신이 다니던 술집에서 떨어져 있어라. 당신이 유혹을 받을 때 마시는 것을 피할 수 있는 방법을 계획하라.
화가 나거나 기분이 안 좋은 날 술을 마시지 않는다. 이것은 당신이 술을 적게 마시길 원한다면 깨야할 습관이다.

11. **포기하지 말라!**
대부분의 사람들은 술을 줄이거나 한 번에 끊는 것을 포기한다. 다이어트와 같이 그렇게 변하는 것은 쉽지 않다. 하지만 괜찮다. 첫 번에 당신의 목표에 도달하지 못한다면 또다시 시도하라. 당신을 걱정하고 당신에게 도움 되길 원하는 사람들로부터 도움을 받는 것을 기억하라.

(출처: 미국국립보건원, 1996)

학습 지침 및 자가 평가

제 19 장

학습목표를 리뷰하고 이 책에 대한 당신 지식을 테스트하기 위해 이 장의 핵심 용어를 리뷰한다. 핵심 용어는 웹사이트에 있는 플래시 카드로 이용가능하다. *health.jbpub.com/hwonline*

학습 목표

1. 현명한 건강관리 전문가가 알아야 할 점들에 대해 설명하시오

2. 건강관리 전문가의 종류에 대해서 구분하여 설명하시오.

3. 개인 건강 보험, preferred provider organization, 건강유지협회에 대해 대조, 비교하시오.

4. 건강관리의 비용이 왜 향상되었는지 설명하시오.

5. 건강보험의 재정비와 이것이 개인 건강보험에 미치는 영향에 대해서 논하시오.

6. 모든 미국인을 위한 필수적인 건강관리 요인들이라고 생각되는 것에 대하여 논하시오.

핵심 용어 (페이지)

미용성형수술(cosmetic surgery) (425)

진단(diagnosis) (418)

건강유지기관(health maintenance organization, HMO) (420)

자기공명이미지(magnetic resonance imaging, MRI) (423)

관리된 의료(managed care) (420)

Preferred provider organization(PPO) (421)

건강 탐색

총명한 건강 소비자의 예

이 연습은 소비자가 혼돈스럽고 정확하지 않은 정보, 건강에 관련된 사기, 엉터리 치료에 노출될 때 총명하게 대처하여 결정하는 것을 도와줄 수 있다. 오른쪽 표에서 자신이 선택한 답변에 해당되는 칸에 체크하시오.

	매우 그렇다	그렇다	조금	매우 조금	전혀
당신은 충분한 정보를 알고 있으며 적절한 결정을 내릴 수 있는가?					
정보가 필요할 때 어디서 정보를 얻는가?					
전문건강협회 또는 전문가					
정부 건강관련 에이젼시					
광고					
신문 또는 잡지					
라디오 또는 TV					
아는 사람					
뉴스기사 또는 광고를 통해 제시된 정보들을 어느 정도까지 받아들이는가?					
건강 진료자를 선택할 때 당신은:					
첫 진료를 받기 이전에 말을 해 보거나 방문한다.					
자격요건에 대해 체크하거나 물어본다.					
인지도에 대해 친구 또는 이웃에게 물어본다.					
비용과 지불 과정에 대해 물어본다.					
사기 진단, 엉터리 치료와 진단, 또는 열등한 결과 또는 서비스를 받을 때 어느 정도선까지 고발하는가?					

Source: H. J. Cornacchia and S. Barrett, *Consumer Health: A Guide to Intelligent Decisions*, 5th ed. (St. Louis, MO: Mosby, 1993), p. 11.

학습 지침 및 자가 평가

제 20 장

학습목표를 리뷰하고 이 책에 대한 당신 지식을 테스트하기 위해 이 장의 핵심 용어를 리뷰한다. 핵심 용어는 웹사이트에 있는 플래시 카드로 이용가능하다. *health.jbpub.com/hwonline*

학습 목표

1. 현대의학 치료와 대체의학간의 주요한 차이점을 설명한다.

2. 대체 의학의 4가지 범주를 정의한다.

3. 침술, 카이로프랙틱, 약초 의학, 동종요법에서의 치료철학과 방법을 논의한다.

4. 사람들이 현대 의학 대신 대체 의학을 선택하는 이유에 대해 논의한다.

5. 대체의학으로 성공적으로 치료될 수 있는 질병들을 나열한다.

6. 사기로 간주되는 대체의학을 설명하고, 그 이유를 설명한다.

7. 건강 사기로 뷔 자신을 보호하는 방법을 설명한다.

핵심 용어 (페이지)

침술(acupuncture) (437)

대체의학(alternative medicine) (432)

아로마테라피(aromatherapy) (443)

아유르베다의학(Ayurvedic medicine) (433)

카이로프랙틱(chiropractic) (436)

보완의학(complementary medicine) (432)

약초의학(herbal medicines) (438)

동종요법(homeopathy) (435)

통합의학(integrative medicine) (432)

경선(meridians) (438)

자연요법(naturopathy) (440)

골병증(osteopathy) (437)

엉터리 치료(quackery) (442)

아탈구(subluxation) (436)

치료적 마사지(therapeutic massage) (441)

건강 탐색

대체 의학 치료 체크리스트

대체 의학 치료의 사용을 결정하는 것은 매우 중요하다. 다음의 주제들은 대체의학 치료를 선택하기 전에 고려되어야 한다. 치료나 처치의 안정성과 효과, 건강관리 시행자의 전문성과 질, 서비스 전달의 질. 어떠한 실행가나 치료를 선택하더라도 이러한 사항을 고려하라.

치료의 안정성과 효과의 평가

일반적으로, 안정성은 치료나 처치의 위험성을 넘어서는 효과를 말한다. 안전한 상품과 실행은 정의된 상태에서 사용되고 의도되는 대로 사용될 때 해롭지 않은 것을 말한다.

효과는 평균적인 환자들에게 평균적인 실행가들에 의해서 일반적인 상태 하에 적용되는 실행, 처치, 기술로부터 오는 이점과 같은 것이다.

실행가의 전문성을 조사하라

건강 소비자는 그것이 의사이든 대체 의학 건강관리 실행가이든지, 배경, 자질, 다른 잠재적인 건강관리 실행자와의 경쟁 등에 대해 밀접하게 들여다보길 원할 것이다.

이것은 당신이 원하는 치료나 처치를 실행하는 실행가들의 권위가 있는 주(state) 또는 지역 관리 기관의 접촉에 의해서 수행될 수 있다. 그러나, 대체의학의 실행은 일반적으로 전통 의학의 실행에서와 같이 조절되지는 않는다. 따라서, 다른 건강 전문 실행가와 당신이 고려하고 있는 실행가에게 경험이 있는 사람 모두로부터 이야기를 듣는 것이 도움이 될 수 있다. 환자로부터 어떠한 불편사항에 대한 접수가 있었는지의 여부를 확인하라. 마지막으로, 실행가에게 이야기 하라. 얼마나 자주 실행가가 자신이 시행하고 있는 방법의 기술적인 측면이라든가 부작용의 가능성, 잠재적인 문제점들에 대해 환자와 대화하는지 확이하라.

서비스 전달을 고려하라

서비스 전달의 질 또는 처치와 치료가 어떻게 주어지고 어떠한 상태 하에 있는지는, 중요한 문제이다. 그러나, 서비스의 질은 처치나 실행의 효과 또는 안전성과는 반드시 관련되지는 않는다.

실행가의 사무실, 클리닉, 병원을 방문하라. 일반적으로 얼마나 많은 환자들이 매일 또는 매주에 오는지 그리고 얼마나 많은 시간을 환자와 보내는지를 실행가에게 물어 보아라. 사무실과 클리닉 상황을 보라. 서비스의 전달이 의학의 안전성과 관리를 위한 등록된 표준을 고수하는지를 고려하라.

비용을 고려하라

비용은 고려시에 중요한 요인인데, 많은 대체 의학 치료가 건강 보험에 의해서 변상되지 않기 때문이다. 많은 환자들은 이러한 서비스를 위해 직접 비용을 지불한다. 당신의 실행가나 건강 보험 관계자에게 어떠한 처치와 치료가 배상을 받을 수 있는지를 질문하라. 또한, 비용의 적절성을 평가하기 위해 동일한 치료에 대해 몇몇 실행가들이 지불을 요청하는거이 무엇인지 확인하라.

당신의 건강 관리 제공자에게 의뢰하라

가장 중요한 것은, 의사이건 대체의학실행가이건간에 당신의 건강 관리 제공자와 처치와 치료에 관한 모든 이슈를 논의하라. 당신의 치료 계획에 관한 완전한 그림은 당신이 받고 있는 전통의학과 대체의학 모두에 대한 지식을 요구한다.

제 21 장

학습목표를 리뷰하고 이 책에 대한 당신 지식을 테스트하기 위해 이 장의 핵심 용어를 리뷰한다. 핵심 용어는 웹사이트에 있는 플래시 카드로 이용가능하다. *health.jbpub.com/hwonline*

학습 목표

1. 안전, 사고와 갑작스런 상해에 대해 정의를 내리시오.
2. 갑작스런 상해예방에 여러 가지 방법을 설명하시오.
3. 갑작스런 상해위험 요인의 전염병적인 3가지 단계를 증명하시오.
4. 하던모형의 설명과 왜 그것이 개발되었는지 설명하시오.
5. 자동차사고, 오토바이사고, 자전거 사고 및 보행자사고를 예방하는 여러가지 방법을 논의하시오.
6. 직장 및 가정내 안전을 증진시키기 위한 여러 가지 방안을 설명하시오.

핵심 용어 (페이지)

사고 (448)

사고경감 (449)

사고예방 (449)

동작누적장애 (459)

상해역학 (450)

후두근수축(후두경련) (457)

중독 (456)

안전 (448)

빌딩증후군(새집증후군) (459)

갑작스러운 상해 (448)

건강 탐색

갑작스러운 상해의 예방

질문에 yes나 no로 대답하시오.

1. 약이나 술을 남용한다.	Y	N
2. 차량에 탑승할 때 나 운전할 때 좌석벨트를 착용한다.	Y	N
3. 내 차량은 전방에 에어백이 있다.	Y	N
4. 경쟁적인 운전보다는 방어운전을 하는 편이다.	Y	N
5. 날씨상황에 알맞게 운전하는 편이다.	Y	N
6. 내 차량에 와이퍼, 브레이크, 타이어, 라이트를 올바르게 유지한다.	Y	N
7. 나는 오토바이나 롤러브레이드를 탈 때 헬맷이나 보호의를 착용한다.	Y	N
8. 차량운전 시 안전규칙을 따른다.	Y	N
9. 나는 휘발류, 페인트, 기름수건, 신문지, 플라스틱이나 다른 가연성물질을 열로부터 떨어뜨려 놓는다.	Y	N
10. 나는 전기회선에 과부하는 피한다.	Y	N
11. 나는 내 집의 사방에서 열을 안전하게 사용하고 있다.	Y	N
12. 침실에서 흡연은 피한다.	Y	N
13. 내 집의 각층에는 화재경보기가 설치되어있다.	Y	N
14. 내 집에는 소화기가 있다.	Y	N
15. 내 차와 집에 응급치료상자가 있다.	Y	N
16. 나는 중독통제센터와 병원응급실 전화번호를 알고있다.	Y	N
17. 나는 여가활동을 즐길 때도 안전규칙을 따른다.	Y	N

위의 질문들에 대한 당신의 답변들에 근거하여, 당신의 삶에서 해결해야 할 상황이나 행동들이 있는가?

개인으로써, 그리고 지역사회 구성원으로써, 국제적인 상해와 사망에 관련하여, 당신은 어떤 관심을 가지고 있는가?

건강 탐색

고의성 사고의 예방

질문에 yes 나 no 로 대답하시오.

1. 나는 집에 총기를 보유하고 있다. Y N
   만일 있다면, 안전하게 보관하고 있습니까? Y N
   사용할 때, 언제나 안전하게 사용합니까? Y N
2. 유대관계에서 욕설을 한다. Y N
3. 범죄가 많은 지역에 살고 있다. Y N
4. 약물이나 술을 남용한다. Y N
5. 위험한 요소가 많은 직업을 갖고있다. Y N
6. 나는 내 직장에서 나의 목표나 한계에 대해 의사소통을 한적이 없다. Y N
7. 나는 응급상황시 걸어야할 전화번호나 즉시 가야할 곳을 알고 있다. Y N
8. 나는 내 고통을 견디는 방법을 알고 있다. Y N
9. 나는 자살의 적신호를 알고 있다. Y N
10. 나는 내가살고 있는 지역사회에서 정신건강 상담에 대한 방법을 알고있다. Y N

위의 질문들에 대한 당신의 답변들에 근거하여, 당신의 삶에서 해결해야 할 상황이나 행동들이 있는가? 만일 있다면, 그것들은 무엇인가?

개인으로써, 그리고 지역사회 구성원으로서, 국제적인 상해와 사망에 관련하여, 당신은 어떤 관심을 가지고 있는가?

출처: Birch and Creary, *Managing your health: Assessment and action*, ⓒ 1996 by Jones and Bartlett Publishers, Inc.

학습 지침 및 자가 평가

제 22 장

학습목표를 리뷰하고 이 책에 대한 당신 지식을 테스트하기 위해 이 장의 핵심 용어를 리뷰한다. 핵심 용어는 웹사이트에 있는 플래시 카드로 이용가능하다. *health.jbpub.com/hwonline*

학습 목표

1. 노화에 따른 생물학적인 변화에 대하여 기술할 수 있다.

2. 노화, 최대수명, 평균수명, 기대수명, 노인차별 및 노인학에 대하여 정의할 수 있다.

3. 미국인들의 나이에 따라 일반적으로 증가하는 건강과 관련된 사회적 영향에 대하여 말할 수 있다.

4. 2가지의 노화이론에 대하여 간단히 설명할 수 있다.

5. 저영양이 노화 과정에 미치는 영향에 대하여 설명할 수 있다.

6. 알츠하이머병과 노인성 치매에 대하여 말할 수 있다.

7. 골다공증을 예방하는 몇 가지 방법에 대하여 기술할 수 있다.

8. Elisabeth Kübler-Ross가 정의한 죽음의 단계에 대하여 정의할 수 있다.

9. 안락사와 의사 원조 자살(physician-assisted suicide)의 차이점을 설명할 수 있다.

10. 고식적 의료와 의사 원조 자살(physician-assisted suicide)을 비교할 수 있다.

11. 건강한 노화와 관련된 요인들에 대하여 기술할 수 있다.

핵심 용어 (페이지)

노화 (469)

알츠하이머병 (473)

유사녹말체 단백질 (473)

평균수명 (469)

안락사 (480)

노인학 (470)

호르몬 대체요법 (477)

호스피스 (482)

기대수명 (469)

삶에 대한 의지 (480)

최대수명 (469)

골다공증 (476)

파킨슨씨 병 (476)

의사 원조 자살 (480)

노인성 치매 (473)

특이대사율 (471)

저영양 (472)

건강 탐색

인지 기능 손실 점검을 위한 간단한 테스트

사람의 이름이나 약속을 망각하는 것은 정신을 잃어버렸다는 신호가 아니다. 질병이나 상해 등으로 인한 인지 기능의 상실은 몇 가지의 간단한 문답 활동을 통하여 예방할 수 있다. 다음에 제시된 5가지 문항은 인지 기능 상실 정도를 결정하기 위한 간단한 점검용 문항이다. 문항에 대한 각각의 정답에 대하여 1점을 부여한다. 대부분의 노인들이 19점 만점에 적어도 17점을 얻는다.

- 계절, 연도, 날짜, 달, 요일의 이름을 말해 보시오. (5가지)
- 지금 보이는 사물의 이름 세 가지를 말해 보시오. (3가지)
- 알파벳을 역순으로 하여 끝에서부터 5개를 말해 보시오. (5가지)
- 만일, "그리고 또는 그러나"를 사용하지 않은 문장을 말해보시오. (3가지)
- 방금 전에 언급했던 세 가지 사물의 이름을 다시 말해 보시오. (3가지)

제 23 장

학습목표를 리뷰하고 이 책에 대한 당신 지식을 테스트하기 위해 이 장의 핵심 용어를 리뷰한다. 핵심 용어는 웹사이트에 있는 플래시 카드로 이용가능하다. *health.jbpub.com/hwonline*

학습 목표

1. 가정폭력(interpersonal violence)의 다양한 종류들을 설명하시오.

2. 폭력이 건강에 어떻게 영향을 주는지 설명하시오.

3. 외상후의스트레스 증후군의 증상들과 장기적 영향들을 논하시오.

4. 아동학대의 다른 형태들을 설명하시고 문화에 따라 일어나는 현상들이 어떻게 다른지 설명하시오.

5. 성폭행, 강제적 강간 및 지인강간(acquaintance rape)을 설명하시오.

6. 강제적 강간과 지인강간이 발생하는 이유를 설명하시오.

7. 노인학대를 설명하고 발생요소들을 설명하시오.

8. 총기남용이 개인의 건강과 사회문제에 어떠한 방법으로 영향을 주는지 논하시오.

핵심 용어 (페이지)

지인강간(aquaintance rape) (497)

아동학대(child abuse) (494)

노인학대(elder abuse) (499)

강제적 강간(forcible rape) (496)

외상후 스트레스증후군(posttraumatic stress disorder, PTSD) (491)

성폭력(sexual assault) (496)

폭력(violence) (490)

건강 탐색

범죄예방 팁

현명하고 안전하게 행동하시오.

- 똑바로 서서 자신감 있게 걷는다. 당신이 어디를 가는지 주위에 어떤 일이 벌어지는지 확인하며 걷는다.
- 밝고 분주한 길로 걷고 친구들과 같이 걷는다. 어두운 골목길이나 사람이 없는 지름길은 피한다.
- 차로부터 괴롭힘을 당했을 때는 안전을 위해 빠르게 걷거나 반대쪽으로 뛰어간다. 만약 정말 무섭다면 소리를 지른다.
- 히치하이크는 절대 하지 않는다. 차는 평소에 잘 알거나 믿는 사람의 차만 탄다.
- 현금은 남들에게 보이지 않는다. 항상 응급시 공중전화에서 전화를 걸 수 있는 동전을 휴대한다.
- 당신의 주변에 대해 알아둔다. 가게와 식당들의 영업시간을 알아둔다. 경찰서와 소방서, 도서관 및 학교들의 위치를 미리 알아둔다. 이러한 곳들은 응급상황 시 필요할 수 있다.
- 늦은 식사 혹은 심야영화를 보러 외출을 할 경우 친구와 함께 간다. 혼자서의 외출은 금한다. 대부분의 폭행은 혼자 있는 피해자에게 발생한다.
- 누군가에게 본인이 어디를 가고 언제 돌아 올 것인지 알려준다. 만약 늦게 되면 연락을 해준다.
- 운전을 할 경우 밝은 곳에 주차하고 차에서 내린 후 차문을 잠근다. 차에 타기 전에 뒷좌석이나 바닥에 누가 있는지 확인 하고 탑승을 한다.
- 차에 다가설 때 차 열쇠는 미리 손에 갖고 있는다. 차에 도착한 후 열쇠를 찾는 것은 피한다.
- 반복적인 일상생활을 피한다. 매일 반복적인 생활을 바꾸고 가능하면 직장이나 학교로 가는 길을 매번 바꾼다.

조깅이나 자전거를 탈 경우:

- 친구와 같이 가고 익숙하고 많이 다니는 길을 선택한다.
- 저녁에는 조깅이나 자전거를 타지 않는다.
- 헤드폰을 사용하지 않고 한다. 헤드폰을 사용하지 않을 경우 당신 주위나 뒤에 어떠한 일이 일어나는지 더 잘 알 수 있다.

만약 당신이 범죄의 피해자라면:

- 누군가가 당신을 습격한다면, 최대한 당황하지 않는다. 습격자를 자세히 보고 경찰에게 적절히 설명할 수 있도록 한다. 나이, 인종, 피부 색상, 옷, 키, 몸무게, 머리, 눈 혹은 색다른 특징 등을 기억하도록 한다.
- 모든 범죄는 가까운 경찰서에 신고한다. 목숨에 위협을 주는 응급상황 시에는 119에 신고한다.
- 공격자에게 흉기가 있고 돈이나 물품만을 요구한다면 저항하지 않는다. 당신의 목숨과 안전이 가장 중요하다.
- 갱단에 의해 괴롭힘을 당한다면, 열린 가게, 주유소, 소방서 혹은 사람들이 있는 곳으로 피한다.

Source : Courtesy of the Columbus, Ohio, Police Department, 1998.

제 24 장

학습목표를 리뷰하고 이 책에 대한 당신 지식을 테스트하기 위해 이 장의 핵심 용어를 리뷰한다. 핵심 용어는 웹사이트에 있는 플래시 카드로 이용가능하다. *health.jbpub.com/hwonline*

학습 목표

1. 환경과 건강과의 관계에 대해 논하시오.

2. 오존홀과 스모그를 포함하는 공기 오염이 건강에 미치는 영향을 설명하시오.

3. 온실 효과와 예상되는 지구온난화의 결과를 설명하시오.

4. 어린이의 건강과 지적능력에 납이 미치는 영향을 설명하시오.

5. 미국의 수질오염을 가져오는 물질을 설명하시오.

6. 식품 생산과 건강에 대한 토지 오염의 영향을 논하시오.

7. 살충제 오염의 근원과 건강에 미치는 영향을 설명하시오.

8. 소음공해 및 전자기장(EMFs)과 관련된 잠재적 건강문제를 규명하시오.

9. 어떻게 인구성장이 지구건강과 환경문제에 영향을 미치는가를 논하시오.

핵심 용어 (페이지)

산성비 (512)

프레온(CFCs) (515)

데시벨 (524)

디코폴 (522)

전자기장(EMFs) (523)

방출 (516)

환경 호르몬 (522)

환경 (508)

노출 (516)

살균제 (520)

온실효과 (513)

제초제 (520)

살충제 (520)

오존홀 (515)

오존층 (515)

농약 (520)

광화학스모그 (509)

연독 (517)

폴리 염화 비페닐(PCBs) (522)

라돈 (517)

쥐약 (520)

스모그 (509)

이명현상 (524)

건강 탐색

환경에 관한 지식점수는 얼마일까요?

각 문항에 대하여 가장 적절한 답에 동그라미를 하시오

개미나, 바퀴벌레, 또는 파리와 같은 곤충을 죽이기 위해 집에서 농약을 사용하나요?

1. 자주 사용한다.
2. 가끔 사용한다.
3. 거의 사용하지 않는다.

정원과 운동장 주위의 곤충과 잡초를 죽이기 위해 농약이나 제초제를 사용하나요?

1. 자주 사용한다.
2. 가끔 사용한다.
3. 거의 사용하지 않는다.

신문이나 다른 종류의 종이를 재활용하나요?

1. 전혀 하지 않는다.
2. 가끔 한다.
3. 정기적으로 한다.

병, 캔이나 플라스틱을 재활용하나요?

1. 이러한 용기의 재활용은 거의 안한다.
2. 이러한 용기의 재활용을 가끔씩 한다.
3. 정기적으로 재활용한다.

소풍을 가거나 하이킹을 갈 때, 당신은 쓰레기를 묶어서 적절한 쓰레기 저장소에 처치를 하나요?

1. 거의 하지 않는다.
2. 가끔 한다.
3. 항상 한다.

반마일 보다 가까운 곳으로 심부름을 갈 때 당신은 자동차 대신에 걷거나 자전거를 이용하나요?

1. 거의 하지 않는다.
2. 종종 한다.
3. 대부분 이용한다.

정말로 필요하지 않을 때에는 불필요한 전기를 끄거나 가전제품을 사용하지 않음으로서 전기를 절약하나요?

1. 좀처럼 하지 않는다.
2. 때때로 한다.
3. 항상 한다.

샤워, 수세식 변기, 자동차 세차 등을 할 때 물을 절약하려고 노력하나요?

1. 거의 하지 않는다.
2. 때때로 한다.
3. 항상 한다.

적절한 조치를 하는 대신에 하수구 밑으로 휘발유와 페인트 용매와 같은 위험한 화학물질을 흘려보낸 적이 있나요?

1. 종종
2. 가끔
3. 거의 없다.

빈 깡통이나 병을 주위에 던진 경험이 있나요?

1. 지난 일주 이내에 있다.
2. 지난 한달 이내에 있다.
3. 기억할 수 있는 지난 1년 이내에는 없다.

흡연을 한다면, 흡연을 외부에서 했을 때 담배꽁초를 주위로 던진 적이 있나요?

1. 주로 그렇다.
2. 때때로 그렇다.
3. 전혀 없다.

당신 자동차의 평균 마일리지 종류는?

1. 갤런 당 20마일 이하
2. 갤런 당 20에서 30마일
3. 갤런 당 30마일 이상

야외에서 라디오를 들을 때, 라디오의 소리는 어느 정도인가요?

1. 가능한 제일 크게
2. 들을 수 있을 만큼 크게
3. 다른 사람을 방해할 수 있는 야외에서는 듣지 않는다.

필요한 생산품을 사러 갔을 때, 환경적으로 안전한 제품을 선택하나요?

1. 아니다. 가장 싸고 최고의 제품을 선택한다.
2. 때때로 필요하다고 요구되어지는 경우에 선택한다.
3. 찾을 수 있다면 거의 그렇다.

자동차, 오토바이, 모터보트, 제트스키 등과 같은 자동차류를 몇 대나 소유하고 있나요?

1. 4대 이상
2. 2대에서 4대
3. 한 대

환경질문서의 점수가 45점이면 만점이다. 그러나 아무도 완벽하지는 않다는 것을 기억해라. 당신을 답을 복습함으로서 환경에 대한 인식도를 증진하는 방법을 찾을 수 있을 것이다. 그리고 당신의 건강에도 기여할 수 있을 것이다.

찾 아 보 기

[ㄱ]

가정안전 455
가정폭력 491
가족력 고지혈증 322
간염 265
간접 흡연 384
감기 261
감마 방사선 요법 116
감염 471, 472
감염성 258
갑상선종 98
갑작스런 상해 448
강박 363
강박관념 장애 74
강제구매 72
거래하기 479
거미막하 출혈 320
거부 68, 69
거식증 142
건강 4
건강 믿음 모델 17
건강관리 416
건강보험 420
건강식구성탑 95
건강한 사람 2010 15
게이 유전자(gay gene) 345
결손 유전자 475
결핵 257, 259
경고단계 56
경동맥 내막절제술(carotid endarterectomy) 320
경색(infarct) 312
경선(meridian) 438
경성하감(chancre) 242
경시 495
경직(rigidity) 476
계절적 영향성 장애 75
고령 469
고령인구 469
고밀도 콜레스테롤(HDL) 316
고혈압 324
고환 175
골 소실 477
골다공증 476
골병증 (osteopathy) 437
골암 478
공포 71
공해 516
공황장애 73
과당 102
과일반화 75
과체중 126, 473
관리된 의료(managed care) 420
관상동맥 우회술(coronary artery bypass surgery) 317
관절염 277
광장공포증 72
광화학스모그 509
괴저 325
궤양 264
균형 476
근력 트레이닝 151, 153
근생검 291
근시 14
근육 468
글루코사민(glucosamine) 432
글리코겐 130
금기사항 356
금단현상 364
금연 과정의 단계 387
금욕 179
기관 468
기관지염 383
기능 식품 112
기능성 식품 107
기대수명 469
기면발작 81
기분 75
기분변조 75
기아 469
기억 상실 473
기초(혹은 안정) 대사 99
기초대사량 99, 130
기형유발물질 337
꿈 82

[ㄴ]

나쁜 스트레스 48
나쁜 습관 72
나팔관 169
낙상 456
낙태 231
난소 169
난포자극 호르몬(FSH: follicle-stimulating hormone) 173
남성 콘돔 223
내성 364
내적 평화 69
네프론 324
노르에피네프린 151
노여움 79
노인 468
노인성 치매 473
노인학 470, 483
노인학대 499
노화 468
노화 이론 471
노화 현상 468
노화방지 468, 484
녹내장 370
녹말 104
농약 520
뇌색전증 320
뇌졸중 320

뇌혈전증 320
뉴로펩타이드 69
뉴로펩티드 27
니코틴 대체 요법 386
니코틴(nicotine) 379
니트로글리세린 316

[ㄷ]
다발경화증 278
다이어트 139
단당 102
단백동화 스테로이드 153
단백질 100
단순불포화 105
담배(tobacco) 379
담배사업법(Master Settlement Agreement: MSA) 389
당뇨병 483
당원 105
대동맥(aorta) 313
대사 99
대식구 260
대안 치료(alternative therapies) 432
대용량비타민(megavitamins) 432
대음순(labia majora) 170
대체 의학 (alternative medicine) 432, 433
대체전략 68
대퇴 내전근(서혜부) 스트레칭 160
데시벨 524
데이트 강간 497
도로 위 분노 495
도박 72
도샤(doshas) 434
도전 상황 48
도취감 75
독감 261
동맥(artery) 312
동맥경화증(arteriosclerosis) 315
동맥류 320
동맥촬영법(arteriography) 317
동방결절(sinoatrial node) 314
동작누적장애 459
동종요법 (homeopathy) 432, 434, 435
두려움 70
등, 대퇴이두근 스트레칭 160
디에틸스틸베스트롤 (DES) 338
디옥시리보 핵산(DNA) 102
떨림(tremor) 476

[ㄹ]
라임병 262
락타아제 103
런지 자세 스트레칭 160
레시틴 105
렙틴 132
리놀레산 105
리듬 조절법 226
림프계 269
림프절 269

[ㅁ]
마리화나 364, 369
마사지(massage) 432
마약 482
마이오글로블린 317
마이오신 317
마황 139, 154
만성 폐쇄성 폐질환(COPD) 383
만성질환 470
매개체 257
매독(syphilis) 242
면역계 268
면역체계 468, 472
명상 38, 452
모세혈관(capillary) 312
목 스트레칭 159
목회하는 의사(preacher-physician) 437
몰핀 364
몽유병 82
무기질 110
무능력 478
무사마귀(molluscum contagiosum) 244
무연 담배 380
무월경(amenorrhea) 174
물리수기요법(physical manipulation) 437
미토콘드리아 472
민간 요법자(tribal healer) 432
민간의학(folk remedies) 432

[ㅂ]
바이러스 262
바이오피드백 432
박테리아 259
반응성 저혈당 119
발기부전(erection problem) 181
발병률 5, 475
발암성 물질 383
발작 475
방광염(cystitis) 172
방사능 472
방어기전 68
방어운전 451
배란 195
배아 194
백신 271
백혈구 260
벤조카인 137
변형된 허들 자세 스트레칭 160
변화 이론 모델 18
변화 진행과정 모델 18
병원 419
병원균 256
병인 257
보완의학(complement medicine) 432
보행자 안전 454
복제(cloning) 347
복합 탄수화물 102
복합불포화 105
본태성 고혈압 324
부상 478
부인(부정)과 고립 479
부작용 355
부정적 여과 75
분노 478, 479
분만 204
불면증 81
불안 68, 71
불안장애 73
불용성 섬유 105
불임증 209
블랙 박스 경고 478
비난 79
비디(bidis) 379
비만 128, 483
비스페놀 A (bisphenol A) 338
비처방약 358
비타민 107
비타민 보조물 468
비타민 보조식품 475
비필수 100

빈혈증 98
빌딩증후군(새집증후군) 459
빠른 동공운동 82
빠른 사정(rapid ejaculation) 181
뼈 468, 476

[ㅅ]
사건수면 81, 82
사고 448
사망 126
사망률 5, 77
사면발이(puvic lice) 244
사회 공포증 72
사회 재적응 척도 점수(SRRS) 50
사회적 웰니스 8
산성비 512
산화 질소 372
상담자 479
상상기법 72
상실 478
상실감 79
상완삼두근 스트레칭 159
상체 등 스트레칭 159
상해역학 450
상호 공감 182
생리통(dysmenorrhea) 173
생물학적 471
생식주기(fertility cycle) 173
생활 변화 단위(LCUs) 50
생활 습관병 10
생활방식교정 137
생활습관 468
선천성 결함 (congenital defects) 336
섬모 260
섬유 104
성병 238
성분표 96
성선자극 호르몬 196
성숙 469
성욕 468
성장욕구 66
성적 468
성적본능(sexual orientation) 176
성폭력 494
성형수술 468
세동(fibrillation) 314
세로토닌 366
세포 매개성 면역 269
셀룰로오스 105
소음공해 524
소음순(labia minora) 170
수면 단계 82
수면 무호흡 82
수면 패턴 81
수면 환경 80
수면부족 81
수면시간 80
수면제 368
수용 479
수용성 107
수용성 섬유 105
수용체 354
수은 518
수정 194
수줍음 73
수질오염 519
스모그 509
스트레스 46, 68, 77, 478
스트레스원 46
스트레칭 운동 159
습식 코담배(moist snuff) 380
시상하부-뇌하수체-부신(HPA) 축 49
시험관내 수정 209
식물 화학물 111
식욕조절 130
식욕중추 132
식이 보충제 112
식이요법 137, 475
식이장애 74
식품구성탑 93
신경성식욕부진증 141
신경퇴행성 질병 476
신체 이미지 140
신체적 웰니스 8
신체적 의존 363
신체존중감 140
신체질량지수 129
신체활동 130
실무율(all-or-none)적 사고 75
심-신 교류 434
심근(myocardium) 313
심리적 상담 134
심리적 의존 364
심박 조율기(pacemaker) 314
심장 마비 477
심장 발작 479
심장개방 수술(open-heart surgery) 318
심장도관법(caediac catherization) 317
심장진탕증 327
심장질환 470
심폐소생술(CPR) 317
심혈관계 질환(cardiovascular disease) 312, 475
심혈관조영술(angiocardiography) 317
씹는 담배(chewing) 380

[ㅇ]
아나볼릭 스테로이드 372
아동학대 494
아로마테라피 (aromatherapy) 443, 434
아미노산 100
아유르베다 (Ayurveda) 433, 434
아질산 아밀 372
아질산염 101
아큐탄 (accutane) 338
아편 364, 369
아황산염 113
악몽 82
안락사 480
안전 448
안전벨트 453
알(난자, ova) 168
알레르기 반응 355
알츠하이머병 473
알콜 남용 396, 403
알콜 섭취 476
알콜 중독 404
암 289, 472
암세포 472
암시 40
암을 예방하는데 도움이 되는 추천 식단 303
암페타민 366
압박감 77
약물 135
약물 남용 360
약물치료 482
약초 의학 (herbal medicine) 432, 434, 438
양극장애 75
양막 197
양수 197

양수검사(amniocentesis) 341, 342
양수천자 202
어깨스트레칭 159
에너지 균형 131
에너지 치유법(energy healing) 432
에너지소비 127
에스트로젠 477
에이즈 261, 470
에틸알콜(에탄올) 398
에피네프린 150
엑스터시 366
엔케팔린 151
여성 콘돔 223
연쇄산구균(streptococcal) 314
열등감 70
열량 130
염색체 (chromosomes) 340, 472
엽산(folic acid) 337
영양 471
영양 분석표 96
영양결핍 473
영양보조물 484
영양실조 473
영양학적인 칼로리 99
예측 인자 483
오류 사망(error catastrophe) 이론 472
오르가즘 178
오존층 515
오토바이 안전 454
온실효과 513
옴(scabies) 245
완벽한 채식주의자 118
외상후 스트레스 증후군 56, 491
외음문(vulva) 170
요가 432
요도(urethra) 172
요도망울 샘 (Cowper' s glands) 175
요도염(urethritis) 172
요로감염(urinary tract infection 172
욕구 단계 66
우울증 74
우울증 고리 76
운동 471
운동 부족 476
운동과다 증후군 158
운동선수 무월경증 158
운동완만증(bradykinesia) 476
울화 492
움직임 476
웃음 69
월경(menstruation) 173
월경전불쾌장애 174
웰니스 4
웰니스연속체 6
위식도역류질환 358
위약 33
위약효과 357
위절제술 135
위협 상황 48
유당 102
유란 채식주의자 118
유방암 298, 477
유병률 5
유사녹말체 단백질 473
유산소 트레이닝 151
유연성 156
유전병 (hereditary diseases) 339
유전병 치료 (treating hereditary diseases) 343
유전자 339, 469
유전자 검사 (genetic testing) 344, 474
유전자 상담 341, 342
유전자 조작 식품 (genetically modified foods) 345
유전자 차별 346
유전자 치료 (gene therapy) 343
유전적 메카니즘 471
유전적 환경 469
유제품 채식주의자 118
유지욕구 66
육체적 468
융모막 검사(CVS) 202, 342
음경 175
음경꺼풀(foreskin) 175
음부포진(genital herpes) 242
음주 396
음주운전 402
응급 피임 231
의기소침 479
의료시설 470
의사 417
의사 원조 자살 480
의사소통 185
의학 전문가 417
의학적 모델 5
이뇨제 325
이란성 쌍둥이 470
이명현상 524
이미지 시각화기법 40
이온화한 방사선 294
이완반응 38
이중맹검법 357
이차성 고혈압 324
이환률 5
익사 457
인 476
인간 유두종 바이러스와 생식기 사마귀 (human papillomavirus and genital warts) 243
인공수정 209
인공지방 106
인구통계 5
인지 67
인지적 행위치료 75
일란성 쌍둥이 469
일반적 적응 증후군 56
임신중독증 200
임질(gonorrhea) 241

[ㅈ]

자가 도움 그룹(self-help groups) 432
자가 면역 질환 276, 278, 472
자가 유방 진단법 298
자가-인지 69
자간전증 200
자간증 200
자격박탈 75
자궁 169
자궁 외 임신 196
자궁경부(cervix) 170
자극제 364
자기공개(self disclosure) 183
자당 102
자살 77
자세 불안정(postural instability) 476
자아실현 66
자연식이요법(macrobiotic diets) 432
자연요법 (naturopathy) 440
자위 179
자유기 472
자율신경계 26

자전거 안전 455
작업장 안전 458
잠 80, 82
잠재적 생존률 469
재충전 능력 66
저골다공증 477
저밀도 콜레스테롤(LDL) 316
저영양 472
저장지방 128
저항단계 56
전립샘(prostate gland) 175
전립선암 300
전염병 257, 469
전염성 단핵구증 263
전이지방산 106
접촉성 피부염 273
정골의들(osteopathic physicians) 437
정낭(seminal vesicles) 175
정리운동 157
정맥(vein) 312
정맥류(varicose veins) 314
정서 70
정서적 건강 66
정서적 웰니스 8
정세관 194
정신분열증 84
정신적 웰니스 8
정신활성제 358
정액(semen) 175
젖당 102
젖뗌 209
제1형 당뇨병 13
제2형 당뇨병 13, 126
제왕절개 206
조직 468
조직적합성 278
종아리 스트레칭 160
종양 289
종양 바이러스 295
좋은 스트레스 48
좌업생활습관 127
좌절감 80
주요 건강 지표 15
죽음 479, 480
준비운동 157
중금속 오염 517
중독 363, 456
중성지방 130
중의학 434
중풍 477
지각 67
지구 온난화 512
지구력 156
지방 105
지방산 105
지방흡입술 135
지용성 107
지적 웰니스 8
직업적 웰니스 8
진단 418
진정 섬망증 404
진정제 368
질 169
질병 468
질산염 101
질식 457
질염(vaginitis) 170
질외사정 217

[ㅊ]

채식주의자 118
천식 359
청소년 갱단 500
체액성 면역 269
체중 감량 132
체중감량(bariatric) 수술 135
체지방 133
초경(menarche) 174
초유 208
초음파 검사 342
총기폭력 500
최근 생활 변화 설문지(RLCQ) 51
최대 평균수명 470
최대수명 469
최면술 35, 432
최면요법 72, 134
충수절제술(appendectomy) 438
치료 480
치료 완화 482
치료적 마사지 (therapeutic massage) 441
치매(dementia) 432
치은염(gingivity) 316
친밀감 182
침술 (acupuncture) 432, 437
침액-코담배(snuff dipping) 380

[ㅋ]

카이 26
카이로프랙틱 (chiropractic) 434, 436
카페인 367
칼로리 99, 130
칼슘 476
켈레이트 요법 329
코담배(snuff) 380
코카인 364, 365
콜레스테롤 105
크레아틴 154
크레아틴 키나아제 317
크세노에스트로젠(환경호르몬) 296
클라미디아(chlamydia) 241
킬로칼로리 99

[ㅌ]

타르(tar) 379
타르트라진 114
탄수화물 102
탈리도마이드 (thalidomide) 338
탈진단계 56
태반 197
태아검진 (prenatal testing) 341
태아알코올증후군(fetal alcohol syndrome, FAS) 338, 403
태양경배자세 152
테스토스테론 372
토지오염 519
통합의학 432
통합적 건강 9
통합적 모델 5
투여량 356
투쟁 혹은 도피 반응 49
트로포닌 317
트리코모나스감염증(trichomoniasis) 240
특이단백질 473
특이대사율 471

[ㅍ]

파킨슨씨병 476
패스트푸드 127
펜시클리딘 371
평균수명 469
폐경 174, 476

폐기종 383
폐렴 259
폐포(alveoli) 383
포경수술(circumcision) 175
포괄적 무연 담배 보건 교육법 (Comprehensive Smoleless tobacco Health Education Act) 381
포도당 102
포만감 138
포화 105
폭식증 장애 143
폴리 염화 비페닐 522
프레온 515
프로락틴 208
프리온 병 266
플라그(plaque) 315
플라보노이드 111
플라시보 효과 31
피드백(feedback) 187
피부암 301
피임법 219
피트니스 151
필라테스 158
필수 100
필수 영양소 98, 473
필수 지방 128

[ㅎ]

하루 필요율 96
하루권장량(RDA) 98
하시시 370
하체 등 스트레칭 160
하타 요가 150
학교폭력 501
학습 67
항산화제 107, 328, 475
항상성 25
항생제 259
항원 269
항체 268
해악과 손실 상황 48
핵형(karyotype) 340, 341
허혈(ischemia) 312
헤미셀룰로오스 105
혈당 483
혈소판 326
혈압 483
혈액 세포 476
혈중 알코올 농도(BAC) 400
협심증(angina pectoris) 315
협응 476
호르몬 28, 139
호르몬 대체 요법 477
호모시스테인 110, 326
호스피스 482
혼수상태 480
홍반성 루푸스 277
화를 다스리는 방법 493
화재경보기 458
화학 물질 472
환각제 370
환경 508
환경적 모델 5
환경적 요인 471
환경호르몬 522
활동력 468
활성산소 329
황체 형성 호르몬(LH: luteinizing hormone) 173
회색화 470
회음절개술 206
효소 341, 472
후두근수축 457
후산 206
후천성 면역 결핍증(acquired immune deficiency syndrome; AIDS) 245, 280
흑색종 301
흡연 476
흡입제 372

[기타]

Artemisia vulgaris 438
A타입 행동 326
braxton hicks contractions 204
B형 감염 (hepatitis B) 244
C-반응성 단백질(C-reactive protein; CRP) 316
DNA(deoxyribonucleic acid) 340, 341
HIV 470
HMOs 420
holistic medicine 441
lightening 204
LSD 371
Medicaid 421
Medicare 421
moxibustion 438
PCP 371
PPOs 421
runner' s high 150
STDs 238

사진 제공
(Photo Credits)

p. 1, © PhotoDisc; p. 2, © Steve Mason/PhotoDisc; p. 4, © Frank Priegue/International Stock; p. 7, © Mark N. Boulton/Photo Researchers; p. 9, © Keith Brofsky/PhotoDisc; p. 10, © PhotoDisc; p. 14, © Skip Nall/PhotoDisc; p. 15, © PhotoDisc; p. 20, © Ryan McVay/PhotoDisc; p. 28, © Stephen Collins/Photo Researchers; p. 34, © ThinkStock LLC/Index Stock Imagery; p. 35, © Courtesy of Gordon Edlin; p. 40, © Neil Beer/PhotoDisc; p. 44, © William Bacon III/AllStock/PNI ; p. 46, © Sheila Terry/Science Source/Photo Researchers; p. 51, © Owen Franken/Stock, Boston/PNI; p. 52, © Hisham F. Ibrahim/Photodisc/Getty Images; p. 56, © Stewart Cohen/Tony Stone Images; p. 61, © Richard T. Nowitz/Science Source/Photo Researchers; p. 65, © AbleStock; p. 69, © David Young-Wolff/PhotoEdit; p. 71, © Rob Melnychuk/Photodisc/Getty Images; p. 78, © Charles Gupton/Stock Boston/PNI ; p. 82, © Art © by Richard Borge, www.richardborge.com.; p. 89, © Anthony Blake/Tony Stone Worldwide; p. 93, © PhotoLink/PhotoDisc; p. 103, © Erlanson Productions/The Image Bank/PNI; p. 110, © Kevin Morris/AllStock/PNI; p. 112, © Robert W. Ginn/PhotoEdit; p. 116 © (L) SPL/Custom Medical Stock Photo, © (R) SPL/Custom Medical Stock Photo; p. 117, © Stock South/PNI ; p. 118, © Brand X Pictures/Alamy Images; p. 122, © Ryan McVay/PhotoDisc; p. 124, © Jen Morin; p. 130, © AbleStock; p. 133, © Steve Mason/PhotoDisc; p. 134, © David Weintraub/Stock Boston; p. 135, © Jones and Bartlett Publishers; p. 139, © Karl Weatherly/PhotoDisc; p. 139, © SW Productions/PhotoDisc/Getty Images; p. 140, © Peter Mumford/Alamy Images; p. 141, © Jones and Bartlett Publishers; p. 142, © Jones and Bartlett Publishers; p. 148, © B. Seitz/Photo Researchers; p. 163, © PhotoDisc/Getty Images; p. 165, © PhotoDisc; p. 166, © P.P. A/Explorer/Photo Researchers; p. 172, © James Davis/International Stock; p. 179, © Jones and Bartlett Publishers; p. 180, © PhotoDisc; p. 182, © Roger Tully/Tony Stone Images; p. 187, © Reproduced with the permission of the Minister of Public Works and Government Services Canada, 2003.; p. 192, © Rubberball Productions; p. 202, © Cindy Karp/Black Star/PNI; p. 208, © Creatas; p. 210, © Meryl Levin, 1994; p. 214, © Vanessa Vick/Photo Researchers; p. 220, © (L) Biophoto Associates/Photo Researchers, (R) © CDC/Science Source/Photo Researchers; p. 221, © Dr. P. Marazzi/Science Photo Library/Photo Researchers; p. 232, © Russell D. Curtis/Science Source/Photo Researchers; p. 235, © (left) NIBSC Science Photo Library/Photo Researchers, Inc. ; p. 235, © (right) A.B. Dowsett/Science Photo Library/Photo Researchers, Inc.; p. 239, © David M. Phillips/Photo Researchers, Inc. ; p. 244, © Phil Schofield/Tony Stone Images; p. 258, © CDC/Science Source/Photo Researchers, Inc.; p. 264, © AP Photo/Khue Bui; p. 266, © SIU/Photo Researchers, Inc.; p. 268, © NCI/Science Source/Photo Researchers; p. 276, © Keith Brofsky/PhotoDisc; p. 278, © William Gage/Custom Medical Stock Photo; p. 286, © Steve Mason/PhotoDisc; p. 295, © M. Bernsau/The Image Works, Inc.; p. 303, © Blair Seitz/Photo Researchers; p. 308, © Charles Gupton/Stock Boston/PNI ; p. 310, © 1998 PhotoDisc, Inc; p. 316, © SIU/Visuals Unlimited; p. 326, © PhotoDisc/Creatas; p. 332, © David R. Frazier/Science Source/Photo Researchers; p. 340, © Robert V. Eckard, Jr./Stock Boston; p. 342, © Michael Hardy/Woodfin Camp & Associates/PNI; p. 345, © Custom Medical Stock Photo; p. 350, © Corbis; p. 355, © Northwind Picture Archives; p. 358, (T) © Jeffrey Dunn/The Picture Cube, (B) © Richard T. Nowitz/Science Source/Photo Researchers; p. 362, © AP Photo; p. 366, © David Harry Stewart/Tony Stone Images; p. 371, © PhotoDisc; p. 374, © Christopher Brown/Stock Boston; p. 376, © Bill Aron/PhotoEdit; p. 384, © Blair Seitz/Science Source/Photo Researchers; p. 389, © AbleStock; p. 393, © Owen Franken/Stock Boston; p. 398, © Chave/Jennings/Tony Stone Images; p. 404, © Ouellette/Science Source/Photo Researchers; p. 407, © Paul Biddle/Science Source/Photo Researchers; p. 412, © LiquidLibrary; p. 420, © Oli Tennent/Tony Stone Images; p. 421, © Reproduced with the permission of the Minister of Public Works and Government Services Canada, 2003.; p. 423, © Judy Gelles/Stock Boston; p. 425, © AP Photo/Mark Duncan; p. 425, © Robert Rathe/Stock Boston; p. 427, © Rim Light/PhotoLink/PhotoDisc; p. 432, © Steve Mason/PhotoDisc; p. 436, © Bruce Ayres/Tony Stone Images; p. 437, © Steve Mason/PhotoDisc; p. 441, © Steve Mason/PhotoDisc; p. 446, © Mimi Cotter/International Stock; p. 450, © Rick Reinhard/Impact Visuals/PNI; p. 456, (T) © Sean O'Brien/Custom Medical Stock Photo, (B) © Bob Daemmrich/Stock Boston/PNI; p. 458, © Rhoda Sidney/Stock Boston/PNI; p. 461, © Ted Curtin/Stock Boston; p. 466, © Alex L. Fradkin/PhotoDisc; p. 470, © PhotoDisc; p. 479, © Jan Suttle/Life File/PhotoDisc/Getty Images; p. 480, © Andy Sacks/Tony Stone Images; p. 484, © Margot Granitsas/Photo Researchers; p. 493-497, © Jones and Bartlett Publishers